危重新生儿救治中心能力建设系列教程 之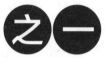

危重新生儿诊治

主　编／封志纯　李秋平

副主编／孙建华　陈平洋　周　伟　杨传忠　岳少杰

人民卫生出版社

·北　京·

图书在版编目（CIP）数据

危重新生儿诊治 / 封志纯, 李秋平主编 . —北京：
人民卫生出版社, 2020.6

危重新生儿救治中心能力建设系列教程之一

ISBN 978-7-117-29653-3

Ⅰ.①危… Ⅱ.①封… ②李… Ⅲ.①新生儿疾病-
险症-诊疗-教材 Ⅳ.①R722.1

中国版本图书馆 CIP 数据核字（2020）第 104314 号

人卫智网	www.ipmph.com	医学教育、学术、考试、健康，购书智慧智能综合服务平台
人卫官网	www.pmph.com	人卫官方资讯发布平台

危重新生儿救治中心能力建设系列教程之一
危重新生儿诊治
Weizhong Xinsheng'er Jiuzhi Zhongxin
Nengli Jianshe Xilie Jiaocheng Zhi Yi
Weizhong Xinsheng'er Zhenzhi

主　　编：封志纯　李秋平
出版发行：人民卫生出版社（中继线 010-59780011）
地　　址：北京市朝阳区潘家园南里 19 号
邮　　编：100021
E - mail：pmph @ pmph.com
购书热线：010-59787592　010-59787584　010-65264830
印　　刷：河北新华第一印刷有限责任公司
经　　销：新华书店
开　　本：787 × 1092　1/16　　印张：31
字　　数：754 千字
版　　次：2020 年 6 月第 1 版
印　　次：2020 年 9 月第 1 次印刷
标准书号：ISBN 978-7-117-29653-3
定　　价：90.00 元

打击盗版举报电话：**010-59787491**　E-mail：**WQ @ pmph.com**
质量问题联系电话：**010-59787234**　E-mail：**zhiliang @ pmph.com**

编 者（以姓氏笔画为序）

马秀伟　中国人民解放军总医院第七医学中心八一儿童医院
王自珍　中国人民解放军总医院第七医学中心八一儿童医院
孔祥永　中国人民解放军总医院第七医学中心八一儿童医院
史　源　重庆医科大学附属儿童医院
付雪梅　中山大学附属第八医院
吕　梅　中南大学湘雅医院
朱稚玉　上海交通大学医学院附属上海儿童医学中心
刘　玲　贵阳市妇幼保健院
刘　俐　西安交通大学第一附属医院
刘卫鹏　中国人民解放军总医院第六医学中心
刘燕斐　贵阳市妇幼保健院
许　煊　中国人民解放军总医院第七医学中心八一儿童医院
孙建华　上海交通大学医学院附属上海儿童医学中心
花少栋　中国人民解放军总医院第七医学中心八一儿童医院
李　广　中国人民解放军总医院第七医学中心八一儿童医院
李　婷　中国人民解放军总医院第七医学中心八一儿童医院
李秋平　中国人民解放军总医院第七医学中心八一儿童医院
李晓莺　济南市儿童医院
李管明　中山大学附属第七医院
杨　尧　中国出生缺陷干预救助基金会
杨玉兰　中国科学院大学深圳医院
杨传忠　南方医科大学深圳市妇幼保健院
吴本清　中国科学院大学深圳医院
沈　蔚　厦门市妇幼保健院
张　珊　中国人民解放军总医院第七医学中心八一儿童医院
张艳平　中国人民解放军总医院第七医学中心八一儿童医院
张雪峰　中国人民解放军总医院第五医学中心
陈平洋　中南大学湘雅二医院
林新祝　厦门市妇幼保健院
罗　睿　贵阳市妇幼保健院

编者

岳少杰　中南大学湘雅医院
周　伟　广州医科大学附属广州市妇女儿童医疗中心
周文浩　复旦大学附属儿科医院
周伟勤　首都医科大学附属北京友谊医院
房晓祎　中山大学附属第七医院
赵丹华　中国人民解放军总医院第七医学中心八一儿童医院
胡章雪　中国人民解放军陆军特色医学中心
段　江　昆明医科大学第一附属医院
洪小杨　中国人民解放军总医院第七医学中心八一儿童医院
封志纯　中国人民解放军总医院第七医学中心八一儿童医院
徐发林　郑州大学第三附属医院
高喜容　湖南省儿童医院
唐　军　四川大学华西第二医院
黄柳明　中国人民解放军总医院第七医学中心八一儿童医院
章丽燕　福建省福州儿童医院
梅亚波　中国人民解放军总医院第七医学中心八一儿童医院
曹传顶　中南大学湘雅医院
韩树萍　南京市妇幼保健院
程秀永　郑州大学第一附属医院
童笑梅　北京大学第三医院
潘丹丹　贵阳市妇幼保健院

序

我国的新生儿科在近 20 年得到长足发展,2017 年全国新生儿死亡率已经降至 4.5‰,达到了发展中国家最好水平,但距离发达国家低于 1.0‰ 的最好水平尚有一定差距。国际同行的经验告诉我们:新生儿死亡率越是接近低位,难度越大,需要付出的努力也越大。审视我国新生儿科现状,主要问题是"发展不均衡"。从宏观来看,存在地域、城乡和医院级别之间的诸多不均衡;从微观来看,则主要存在技术能力的不均衡,技术能力的要素包含硬件即设施与设备、软件即人员与管理,其中人员素质是最根本的因素。因此,进一步降低新生儿死亡率的攻坚战,成败取决于全国新生儿科医护人员达到高标准、均衡的技术能力水平即"同质化"。

党和政府对新生儿科同质化非常重视,按照国家卫生健康委员会(简称卫健委)的部署,中国医师协会新生儿科医师分会 2018 年确定了力推的三项重点工作:一是联合国与卫健委妇幼司联合项目《中国危重孕产妇和新生儿救治中心建设和评估》,分会承担危重新生儿救治中心部分的工作,制订的《危重新生儿救治中心建设和管理指南》,2018 年初已由卫健委正式颁布并督促落实。二是由卫健委主导,中国医师协会毕业后教育委员会执行的《中国专科医师规范化培训制度试点》工作,新生儿围产期医学专科已经列入第二批试点专科,相关工作顺利开展。三是卫健委医政医管局倡导的专科医联体项目,中国医师协会新生儿科医师分会组织的全国新生儿专科医联体已于 2018 年 3 月 29 日启动,以全国新生儿科专家为骨架,覆盖全国各级医疗机构的新生儿科诊疗、培训和转化网络已经形成。这三项工作相辅相成,目标一致,剑指新生儿科同质化,其核心是新生儿科医护技术能力同质化。

新生儿科医护技术能力水平的提高,不可替代的途径之一是培训;而培训工作需要适宜的教材。目前,我国新生儿科学领域的专著、译著较多,结构、内容各有千秋,但是尚无一套适合危重新生儿救治中心医护人员培训使用的教程。因此,在卫健委妇幼司及相关处室领导的支持和指导下,中国医师协会新生儿科医师分会组织部分专家编写了这套《危重新生儿救治中心能力建设系列教程》。本套教程分《危重新生儿诊治》《危重新生儿转运》《危重新生儿护理》三部分;内容以新生儿重症监护病房及其转运网络诊疗救护实际工作思路为主要脉络,注重危重新生儿救治基本理念、基础理论、基本知识、基本技能的介绍,突出危重新生儿救治中心技术能力建设的系统化属性与高技术属性,主要目标人群是具有一定普通儿科基础并有初步新生儿科医护技术体验的医护工作者;旨在通过按本丛书构建的理论和技术体系进行强化培训,使之达到系统掌握新生儿科诊疗救护、建设运作的要求,从而尽快为我国各级危重新生儿救治中心打造一支合格的技术骨干队伍。

为了实现这一初衷,我们遴选了我国省级以上医疗机构Ⅲ级B等以上新生儿病房的中青年现职主任和护理骨干担任本套丛书的编者。他们活跃在新生儿科临床、教学和科研第一线,既掌握国内外本领域最新进展,又拥有丰富的实际工作经验,加之他们对本丛书编写的工作热情和认真态度,是本丛书特色和品质的基本保证。而且,他们都是危重新生儿救治中心建设和管理、新生儿围产期医学专科医师规范化培训试点、全国新生儿专科医联体等三项行业重点工作的实践者和专家,是我国新生儿专科各类培训工作当然的骨干教员;可以预料,通过他们的努力,本套丛书出版后一定能起到快速推进我国新生儿科医护技术能力同质化的目的,为进一步降低我国新生儿死亡率作出贡献。

封志纯

2019 年 7 月

前言

新生儿科医疗已有许多专著，其中不乏《实用新生儿学》《新生儿急救学》等广受欢迎的经典著作；但是，它们的内容、结构无一例外都是以疾病为主线，更适合基本理论、基本知识、基本技能的学习、深造或查询，与临床思维的路线并不吻合。危重新生儿救治中心能力建设培训的对象主要是具有一定普通儿科基础并有初步新生儿科医护技术经验的医护工作者，这种培训性质更接近实践场景教学；所以，我们考虑到应该对传统的著书形式做一些改变。

经过大家集思广益，我们选定了以症状为主线的内容结构方式。本书开篇第一章内容为危重新生儿救治的诊疗基础，随后各章按症状来源的系统划分，每一个症状都依次介绍症状的概念、原因、病理机制、可能的若干疾病诊断、鉴别诊断和治疗护理原则等，辅以该系统病症救治的关键技术，并提供经典的教学案例供读者思考。本书与临床危重新生儿救治现场工作完全贴切：从接诊时获取的症状信息、对症处理，到诊断和对因处理，就是活生生的临床场景再现。与其说这是一种教材内容结构的改变，不如说是对临床教学模式的改革。经过本书模拟的 NICU 医疗教学训练，读者如同身临其境，思路对、记得牢、用得上，完全符合"以问题为导向"的临床医学教学方向，必定有利于新生儿科医生水平的强化提高。我们期待新模式的理想效果能在各类危重新生儿救治中心医生培训项目中得以验证。

本书编委都是目前活跃在省级危重新生儿救治中心工作一线的科主任、主任医师，他们年富力强、学富五车，在本书的编辑过程中毫不吝啬的奉献出他们的学识和经验，在此一并表示诚挚的感谢！由于专业发展迅速，编者学识局限，加之时间仓促，因此本书难免有遗漏与错误之处，恳切希望广大读者在阅读过程中不吝赐教，欢迎发送邮件至邮箱 renweifuer@pmph.com，或扫描封底二维码，关注"人卫儿科学"，对我们的工作予以批评指正，以期再版修订时进一步完善，更好地为大家服务。

封志纯

2020 年 5 月

目录

第一章
诊疗基础

第一节 新生儿病房分级建设与管理

教学大纲

熟悉:《中国新生儿病房分级建设与管理指南(建议案)》及《危重新生儿救治中心建设与管理指南(试行)》。掌握我国3级六等新生儿病房分级标准及省、市、县三级危重新生儿救治中心划分标准。

了解:新生儿病房分级建设与管理的历史及现状。

婴儿死亡率是衡量国民经济和社会发展水平的重要指标。据世界卫生组织 2002~2003 年的统计数字,新生儿死亡率占 5 岁以下儿童死亡率的 37%,显示新生儿作为一个特殊的群体,是婴儿乃至儿童死亡的主体。经过多年来几代人的努力,我国的婴儿死亡率已降至 13.1‰,5 岁以下儿童死亡率下降到 16.4‰,主要健康指标总体位居发展中国家前列。但与发达国家相比,差距依然较大。国务院印发的《卫生事业发展"十二五"规划》及卫生部发布的"2013 年卫生工作要点"中,均把提高儿童保健水平、降低婴儿尤其是新生儿死亡率作为重要的工作目标,并提出了非常具体的下降指标。新生儿救治管理效率和技术水平的提高,直接影响到以上目标的实现。由于人口基数大,我国每年分娩新生儿数量约为 1 500 万~1 600 万,其中早产儿超过百万,每年需要接受专业监护治疗的危重新生儿以百万计。尤其是全面两孩政策的实施,大量高龄产妇以及短期内出生人数的激增,将给我国新生儿救治工作带来巨大挑战。

建立合理的新生儿分级诊疗体系,充分利用稀缺的新生儿重症监护病房(neonatal intensive care unit, NICU)资源,是提高新生儿救治水平的重要内容。欧美发达国家新生儿医学发展的重要成就,是形成了规范的 NICU 分级管理制度和区域性新生儿转运制度。通过对 NICU 实行分级管理,不同级别的 NICU 以高级别 NICU 为核心,形成地区级甚至国家级的 NICU 网络,并通过网络医院间新生儿转运,实现了医疗资源的良性分布和合理利用。美国儿科学会推荐的大学附属医院 NICU 分级标准一般分为三级六等。Ⅰ级健康新生儿室:新生儿基础护理。Ⅱ级特护婴儿室:新生儿特别护理,根据能否提供辅助通气(包括持续正压通气)分为Ⅱa、Ⅱb两个级别。Ⅲ级新生儿重症监护病房:分为Ⅲa、Ⅲb、Ⅲc三种等级。其中最高的Ⅲc级必须隶属于大学或研究所,并拥有体外膜氧合(extracorporeal membrane oxygenation,ECMO)和需要体外循环的严重先天性心脏病修补术等大型手术的能力。各级NICU之间患儿通过转运实现合理的双向分流,从而保证患儿得到最好的治疗。我国新生儿医学起步于20世纪80年代,进入21世纪以来,始进入发展的快车道。各地、各级医院纷纷建立新生儿重症监护病房,但因起步较晚,与发达国家相比,我国重症新生儿的救治长期以来缺乏科学有效的组织体系和规范的技术标准,存在地区差异大、无序建设、收治混乱、水平参差等诸多问题,严重制约了我国新生儿整体救治水平的提高。

有鉴于此,中国医师协会新生儿科医师分会率先在国内承担起建立我国新生儿病房分级建设与管理指南的重任。在国家卫生计生委的领导下,2009年、2011年先后两次开展全国范围的NICU现状调查,了解国内NICU建设的基本情况和发展差异。在立足国内现状和广泛借鉴国外NICU分级管理经验的基础上,于2013年制订了我国第一个《中国新生儿病房分级建设与管理指南(建议案)》,并全文在国内杂志公开发表。2016年起,国家卫生计生委与联合国儿童基金会合作开展"危重新生儿救治中心建设试点项目",项目制订了《危重新生儿救治中心建设与管理指南(试行)》,并征求了全国各省、市、自治区医疗机构的意见,反复修订稿件,并正式发布。该中心建设和管理指南与2013年指南的内容不尽相同,分级也从3级六等更改为县、市、省三级,为更好配合项目实施,对具体建设要求和标准也进行了相应修订。将两份指南附后,供国内新生儿病房建设参考。

中国新生儿病房分级建设与管理指南(建议案)
中国医师协会新生儿专业委员会

一、引言

降低新生儿死亡率是党和政府的卫生事业的主要指标之一。新生儿重症救治难度大,成功与否有赖于新生儿重症监护病房(NICU)内以多学科协作的精英团队和优化方案为基础的全时、整体、有效的护理治疗,以及不同能级新生儿病房之间的适时、合理、有序的转诊。为指导和加强医疗机构新生儿病房和区域性新生儿转运系统的规范化建设和管理,充分利用新生儿疾病诊治医疗资源,提高新生儿疾病诊断和救治水平,保证医疗质量和医疗安全,特参考有关文献并结合我国新生儿医学发展的实际情况,制订《新生儿病房分级建设与管理指南(建议案)》,供参照执行。

二、新生儿病房的基本定义

(一)病房形式定义:新生儿病房形式可以根据医院实际需要和区域卫生规划设置为新生儿病室、新生儿病区或新生儿科。其中:新生儿病室是儿科或其他科室病区中与其他专业共用护理站的新生儿住院单元。新生儿病区是设有独立护理站的新生儿住院区域。新生儿科是由医疗机构直接领导的设有专门病区的独立临床科室。

（二）病房分级定义：依据新生儿病情复杂、危险程度对诊疗护理水平的需求，以及与之相适应的资源配置、组织管理、诊疗技术等方面的条件和能力水平；新生儿病房新生儿病房可以分为Ⅰ级、Ⅱ级和Ⅲ级。Ⅰ级为新生儿基础护理病房；Ⅱ级为新生儿特别护理病房，根据其是否具有短时间辅助通气的技术条件和能力分为Ⅱ级 a 等（简称Ⅱa）和Ⅱ级 b 等（简称Ⅱb）；Ⅲ级为新生儿重症监护病房，根据其是否具有常规儿童外科等专业支撑，以及高级体外生命支持的技术条件和能力分为Ⅲ级 a 等（简称Ⅲa）、Ⅲ级 b 等（简称Ⅲb）和Ⅲ级 c 等（简称Ⅲc）。具体定义附件 1-1，建设标准附件 1-2。

原则上，设产科的医疗机构都应设有新生儿病房，县（市、旗）区域内至少应有 1 家医疗机构设有不低于Ⅱb 的新生儿病房，地（市、州、盟）区域内至少应有 1 家医疗机构设有不低于Ⅲa 的新生儿病房，省（市、自治区）区域内至少应有 1 家医疗机构设有不低于Ⅲb 的新生儿病房，国家级各区域中心城市至少应有 1 家医疗机构设有Ⅲc 的新生儿病房。

各级新生儿病房应当严格按照其相应功能任务，提供医疗护理服务，并开展规范的新生儿转运工作，以保证每个新生儿能够获得适宜的医疗服务。

三、新生儿病房的人员配备

（一）各级新生儿病房应当根据其功能任务，配备资历、能力和数量适宜的医护人员（附件 1-3），进修生等非固定人员不得超过同类人员总数的 40%。有条件的新生儿病房，可以根据需要配备适当数量呼吸治疗师、心理咨询师、临床药师、临床营养师和辅助诊断技师、设备维修工程师等类人员。

（二）新生儿病房负责人应当具有符合病房等级标准要求的专业技术职务任职资格和工作经历等。Ⅲb 和Ⅲc 新生儿病房应当具有正高级专业技术职务任职资格和 5 年以上新生儿专业工作经历，为国内或区域内较高学术权威。Ⅱ级和Ⅲ级新生儿病房的护士长应当具有中级以上专业技术职务任职资格，在新生儿专业工作 5 年以上，并具备一定管理能力。

四、新生儿病房的设施建设

（一）新生儿病房应当按照服务对象和服务区域设置适宜的床位数量。所在医疗机构每年每出生 1 000 个新生儿，Ⅰ级新生儿病房至少配置新生儿床位 2~4 张，Ⅱ级新生儿病房至少配置床位 4~7 张，Ⅲ级新生儿病房至少配置床位 5~8 张。承担区域内高危新生儿转运诊疗服务的，应当以所服务的各医疗机构每年出生新生儿数的总和为基数进行规划。

（二）从医疗安全角度考虑，新生儿病房每个管理单元以≤50 张床位为宜；床位使用率若超过 110% 则表明新生儿病房的床位数不能满足医院的临床需要，应该增加新生儿病房单元数。

（三）新生儿病房应当按照功能任务要求系统化配置设备，保证各级新生儿疾病救治需要。有条件的，应当购置使用新生儿专用设备，必要时包括新生儿转运车及车载便携系列设备。新生儿保暖箱内温度控制精度应在目标值 ±0.8℃以内。双层壁暖箱箱内湿度控制精度在目标值 ±5%RH 以内。

（四）新生儿病房应该设置方便患儿转运、检查和治疗的区域，接近产房、产科病房、手术室、医学影像科、化验室和血库等。无法实现横向"接近"时，应当考虑楼上楼下的纵向"接近"。

（五）新生儿病房的整体布局应该使放置病床的医疗区域、医疗辅助用房区域、污物处理区域和医务人员生活辅助用房区域等有相对的独立性，以减少彼此之间的互相干扰并有利于感染的控制。

（六）新生儿病房床位空间应当满足患儿医疗救治的需要，无陪护病室抢救单元每床净使用面积不少于6m²，间距不小于1m；其他床位每床净使用面积不少于3m²，间距不小于0.8m。有条件的医疗机构，可以设立单间或家庭式新生儿重症监护病房。有陪护病室每床净使用面积不低于12m²。

（七）新生儿病房医疗用电和生活照明用电线路分开，应当采用双路供电或备用的不间断电力系统，保证应急情况下的供电。每个床位的电源应是独立的反馈电路供应。有条件的可以配备功能设备吊塔。

（八）新生儿病房地面覆盖物、墙壁和天花板应当符合环保要求，有条件的可以采用高吸音建筑材料。除了患儿监护仪器的报警声外，电话铃声、打印机等仪器发出的声音等应当降到最低水平。原则上，白天噪声不要超过45dB，傍晚不超过40dB，夜间不超过20dB。

（九）新生儿病房建筑装饰必须遵循不产尘、不积尘、耐腐蚀、防潮防霉、防静电、易清洁和符合防火要求的原则。应具备良好的通风、采光条件，有条件者应装配气流方向从上到下的空气净化系统，能独立控制室内温度和湿度。每个单间的空气调节系统应该独立控制。

（十）新生儿病房应当配备必要的清洁和消毒设施；新生儿病房的洗手槽设计应保证洗手时不溅水、不积水。洗手槽的体积最小设计应为61cm×41cm×25cm，洗手槽上应贴有关于洗手说明的指示图。水龙头旁不能有通风设备，与洗手装置相连的墙壁不得疏松多孔，还应设有放置洗手液及纸巾及垃圾回收桶的空间。最好设置自动纸巾分发设备，以保证纸巾只在洗手过程中才与使用者接触。

（十一）新生儿病房的建筑布局应当符合环境卫生学和医院感染预防与控制的原则，做到布局合理、分区明确、人物分流，标识清晰，以最大限度减少各种干扰和交叉感染，同时满足医护人员便于随时接触和观察患儿的要求。NICU家属接待室设置应尽量方便家属快捷地与医务人员联系。探视通道不能直视到的区域应设置视频监控系统保证家长可观察到患儿。

（十二）新生儿病房应建立完善的通讯、监控、网络与临床信息管理系统。

五、新生儿病房的医疗管理

（一）新生儿病房应当按照要求成立科务委员会或区（室）务管理组，组成人员3~5名，包括科室正副主任（病区或病室负责人）、护士长（小组长）和医疗护理骨干。负责本科室(病区或病室)业务发展规划的制订、人才配置、培养计划的审议和落实、各项制度落实情况的检查、经济核算和经费管理督导等科室(病区或病室)重要事宜。

(二)新生儿病房应成立质量控制小组,由新生儿病房负责人和中级技术职称医疗护理人员组成,负责本科室(病区或病室)全过程质量控制,定期分析医疗护理质量,提出改进意见并落实,保证科室(病区或病室)医疗护理技术质量和服务质量的持续改进。

(三)新生儿病房应建立健全各种行政例会、经济管理、卫生和保安制度。各种行政、业务活动以及药物、耗材、设备使用均应有完整记录,并应健全资料库,确保新生儿病房各项工作安全、有序地运行。

(四)新生儿病房必须确保贯彻落实临床工作核心制度,并结合实际情况建立健全与各级新生儿病房工作特征相符合的专业医疗护理规章制度。

(五)新生儿病房应该注意技术项目的系统化建设,形成各类新生儿患者救治需要的技术体系。分级定义标准要求的新生儿内科以外的技术项目,如外科诊疗、辅助诊断、辅助治疗和信息化管理等,无论是借助院内相关专科技术条件和能力保障,还是在本新生儿病房开展,都应该能胜任新生儿专业的要求。

(六)新生儿病房必须常规开展患儿病情、诊疗效果和卫生经济学评估工作。应结合临床开展科学技术研究工作,积极组织或参与多中心协作临床观察项目,并承担相应的教学培训工作。

六、新生儿病房感染预防与控制

(一)新生儿病房应当加强医院感染管理,制订符合新生儿特点的医院感染管理规章制度和工作流程,包括医院感染监测制度、消毒隔离制度、手卫生制度、配奶间与沐浴间管理制度等。有效落实各项医院感染预防与控制措施,降低发生医院感染风险。

(二)新生儿病房工作人员进入工作区应当更换(室内)工作服、工作鞋。在诊疗过程中应当实施标准预防,并严格执行无菌操作技术和手卫生规范。接触患儿前后应当严格手卫生,接触患儿的血液、体液、分泌物、排泄物时应当戴手套,操作结束后应脱掉手套并洗手。

(三)新生儿病房应当建立有效的医院感染监测与报告制度,严格按照《医院感染监测规范》的要求,开展呼吸机相关性肺炎、中心静脉导管相关血流感染等目标性监测,每季度进行空气净化与消毒效果监测。以及时发现医院感染的危险因素,采取有效预防和控制措施。发现有医院感染聚集性趋势时,应当立即开展调查,根据调查结果采取切实可行的控制措施。

(四)医务人员在诊疗护理操作时,应当按照先早产儿后足月儿、先非感染性患儿后感染性患儿的原则进行。发现特殊或不明原因感染患儿时,应当严格按照《医院隔离技术规范》等有关规定,实施区域隔离措施。

(五)新生儿使用的器械、器具及物品,应当遵循以下原则:

1. 手术使用的医疗器械、器具及物品应当灭菌。

2. 一次性使用的医疗器械、器具应当符合国家有关规定,不得重复使用。

3. 氧气湿化瓶、吸痰瓶应当每日更换清洗消毒,呼吸机管路的清洗消毒按照有关规定执行。

4. 蓝光箱和暖箱应当每日清洁并更换湿化液,一人一用,用后清洁消毒。同一患儿需要长期连续使用暖箱,应当每周更换。暖箱箱内温度控制精度目标值 ±0.8℃以内。

5. 接触患儿皮肤、黏膜的器械、器具及物品应当一人一用一消毒。如雾化吸入器、面罩、氧气管、体温表、吸痰管、浴巾、浴垫等。

6. 患儿使用后的奶瓶、奶嘴一用一洗一消毒;盛放奶瓶、奶嘴的容器、保存奶制品的冰箱应当每日清洁与消毒。

7. 新生儿使用的被服、衣物等应当保持清洁,潮湿、污染后应当及时更换。患儿出院后应当对床单位进行终末消毒。

8. 新生儿配奶间应当由专门人员管理,并保持清洁、干净,定期消毒。配奶工作应当由经过培训的工作人员负责,并严格手卫生,认真执行配奶流程、奶瓶奶嘴清洗消毒流程等。配奶应当现配现用,剩余奶液不得再用。

(六)新生儿沐浴间应当保持清洁,定期消毒,适时开窗通风,保持空气清新。工作人员应当严格手卫生,并按照新生儿沐浴流程,采用淋浴方式对新生儿进行沐浴;沐浴物品专人专用;新生儿沐浴前后应当放置在不同的区域。

(七)新生儿病房的医疗废物管理应当按照《医疗废物管理条例》《医疗卫生机构医疗废物管理办法》及有关规定进行处置。

《中国新生儿病房分级建设与管理指南（建议案)》工作小组

组　　长: 封志纯

副 组 长: 陈超,母得志,俞惠民,何少茹,毛健,童笑梅

组　　员(以姓氏汉语拼音为序):常立文,付雪梅,高喜容,李莉,李秋平,李占魁,刘敬,刘莉,史源,孙建华,王斌,严超英,张雪峰,郑军,周晓玉

顾　　问: 魏克伦,杜立中,陈自励,杨于嘉,薛辛东,余家林

秘　　书: 刘敬,李秋平

通讯作者: 封志纯

附件 1-1

新生儿病房分级定义

Ⅰ级新生儿病房(新生儿基础护理病房)

具备下列能力和条件:(1)新生儿复苏;(2)健康新生儿评估及出生后护理;(3)生命体征平稳的轻度外观畸形或有高危因素的足月新生儿*的护理和医学观察;(4)需要转运的病理新生儿离院前稳定病情。

Ⅱ级新生儿病房(新生儿特别护理病房)

本级分为两等:

a 等:具备Ⅰ级新生儿病房的能力和条件,以及下列能力和条件:(1)生命体征稳定的出生体重≥2 000g的新生儿或胎龄≥35周的早产儿的医疗护理;(2)生命体征稳定的病理新生儿**的内科常规医疗护理;(3)上级新生儿病房治疗后恢复期婴儿的医疗护理。

b 等:具备Ⅱ级a等新生儿病房的能力和条件,以及下列能力和条件:(1)生命体征稳定的出生体重≥1 500g的低出生体重儿或胎龄≥32周的早产儿的医疗护理;(2)生命体征异常但预计不会发展到脏器功能衰竭的病理新生儿***的医疗护理;(3)头颅B超床边检测;(4)不超过72小时的连续呼吸道正压通气(CPAP)或不超过24小时的机械通气。

Ⅲ级新生儿病房(NICU)

基本要求:具备Ⅰ、Ⅱ级新生儿病房的能力和条件,以及下列特殊能力和条件:(1)呼吸、心率、血压、凝血、电解质、血气等重要生理功能持续监测;(2)长时间辅助通气;(3)主要病原学诊断;(4)超声心动图检查。本级分为三等:

a 等:具备下列特殊能力和条件:(1)出生体重≥1 000g的低出生体重新生儿或胎龄≥28周的早产儿的医疗护理;(2)严重脓毒症和各种脏器功能衰竭内科医疗护理;(3)持久提供常规机械通气;(4)计算机X线断层扫描术(CT);(5)实施脐动、静脉置管和血液置换术等特殊诊疗护理技术。

b 等:具备Ⅲ级a等新生儿病房的能力和条件,以及下列特殊能力和条件:(1)出生体重<1 000g的低出生体重新生儿或胎龄<28周的早产儿的全面医疗护理;(2)磁共振成像(MRI)检查;(3)高频通气和NO吸入治疗;(4)儿科各亚专业的诊断治疗,包括:脑功能监护、支气管镜、胃镜、连续血液净化、早产儿视网膜病治疗、亚低温治疗等;(5)实施中、大型外科手术****。

c 等:具备Ⅲ级a、b等新生儿病房的能力和条件,以及下列特殊能力和条件:(1)实施有创循环监护;(2)实施体外循环支持的严重先天性心脏病修补术;(3)实施体外膜氧合(ECMO)治疗。

注:*:生命体征平稳的轻度外观畸形的足月新生儿,如多指、耳前赘、睾丸鞘膜积液或疝气等。生命体征平稳的有高危因素的足月新生儿,如G-6-PD缺乏症患儿、乙型肝炎患儿或病毒携带者母亲新生儿、糖尿病母亲新生儿、发热母亲新生儿、胎膜早破新生儿、轻度胎粪污染新生儿等。

**:Ⅱ级A等新生儿病房收治的生命体征稳定的病理新生儿,如:(1)出生后5分钟Apgar评分4~6分和/或需要任何形式复苏的新生儿;(2)需要静脉给予葡萄糖、电解质溶液以及抗生素的新生儿;(3)需要鼻饲喂养的新生儿;(4)需要隔离护理新生儿;(5)需要面罩或头罩给氧的新生儿;(6)需要特殊护理的患有先天畸形的新生儿;(7)需要接受光疗的新生儿;(8)过期产儿;(9)足月小样儿或巨大儿;等。

***:生命体征异常但预计不可能发展到脏器功能衰竭的病理新生儿,如呼吸系统疾病、循环系统疾病或感染性疾病出现呼吸、心率、血压、体温等异常,但预计不会发展到呼吸、心脏、微循环等脏器功能衰竭。这类患儿需要持续脏器功能监测,但预计不需要应用机械通气、连续血液净化、手术治疗等上级NICU所具备的能力和条件。

****:中、大型外科手术,如动脉导管未闭、腹壁裂、坏死性小肠结肠炎合并肠穿孔、气管食管瘘、食管闭锁、先天性胃肠道畸形、泌尿道畸形、脊髓脊膜膨出等疾病的手术治疗。

附件 1-2

新生儿病房分级建设标准（建议案）

序号	级别 / 等次	I级新生儿病房	II级新生儿病房 A等	II级新生儿病房 B等	III级新生儿病房 A等	III级新生儿病房 B等	III级新生儿病房 C等
一	人员配备						
1	学科带头人（具有新生儿专科资质）	中级技术职称以上	中级技术职称以上	副高级技术职称以上	副高级以上技术职称	正高级技术职称，硕士生导师	正高级技术职称，博士生导师
2	学科骨干（具有新生儿专科资质）	不要求	中级技术职称以上	副高级技术职称以上≥1人（比学科带头人年龄小5岁以上≥1人）	副高级技术职称以上≥2人（比学科带头人年龄小5岁以上≥1人）	副高级技术职称以上≥4人（比学科带头人年龄小5岁以上≥2人）	副高级技术职称以上≥6人（比学科带头人年龄小5岁以上≥3人）
3	护士长（具有新生儿专科资质）	护师职称以上	中级技术职称以上	中级技术职称以上	中级技术职称以上	中级技术职称以上	中级技术职称以上
4	医生专科资质比例	具有新生儿专科资质≥50%	具有新生儿专科资质≥50%	具有新生儿专科资质≥60%	具有新生儿专科资质≥60%	具有新生儿专科资质≥67%	具有新生儿专科资质≥67%
5	护士专科资质比例	具有新生儿专科资质≥50%	具有新生儿专科资质≥50%	具有新生儿专科资质≥60%	具有新生儿专科资质≥60%	具有新生儿专科资质≥67%	具有新生儿专科资质≥67%
6	医生床位比	≥0.2	≥0.2	≥0.2	抢救单元≥0.5，其他床位≥0.2	抢救单元≥0.5，其他床位≥0.2	抢救单元≥0.5，其他床位≥0.2
7	护士患者比	≥0.5	≥0.5	≥0.5	抢救单元≥1.5	抢救单元≥1.5	抢救单元≥1.5
8	医生学位构成比	学士及以上学历≥50%	学士及以上学历≥70%	硕士及以上学历≥40%	硕士及以上学历≥50%	硕士及以上学历≥60%	硕士及以上学历≥70%
9	医生职称构成比	中高级职称≥20%	中高级职称≥30%	中高级职称≥30%	中高级职称≥40%	中高级职称≥40%	中高级职称≥40%

续表

序号	级别 等次	I级新生儿病房	II级新生儿病房 A等	II级新生儿病房 B等	III级新生儿病房 A等	III级新生儿病房 B等	III级新生儿病房 C等
二	设施建设						
10	病房形式	可为新生儿病室	可为新生儿病室	可为新生儿病室或区	新生儿病区或科	新生儿病区或科	新生儿科
11	总床位数	≥6张	温箱床位≥12张，婴儿床位≥3张，合计≥15张	抢救单元≥1张，温箱床位≥15张，婴儿床位≥4张，合计≥20张	抢救单元≥6张，温箱床位≥20张，儿床位≥4张，合计≥30张	抢救单元≥12张，温箱床位≥30张，儿床位≥8张，合计≥50张	抢救单元≥25张，温箱床位≥45张，婴儿床位≥10张，合计≥80张
12	床均净面积	≥3m²，床间距≥0.8m	≥3m²，床间距≥0.8m	≥3m²，床间距≥0.8m	抢救单元≥6m²，床间距≥1m	抢救单元≥6m²，床间距≥1m	抢救单元≥6m²，床间距≥1m
13	流动式温水洗婴室	专用洗婴设置	专用洗婴设置	独立设置	独立设置	独立设置	独立设置
14	配奶室	独立设置	独立设置	独立设置	独立设置	独立设置	独立设置
15	空调设施	恒温26℃±2℃	恒温26℃±2℃	恒温26℃±2℃	恒温26℃±2℃	恒温26℃±2℃	恒温26℃±2℃
16	万用电源插座	每床≥3组	每床≥3组	每抢救单元≥6组	每抢救单元≥10组，其他每床≥3组	每抢救单元≥10组，其他每床≥3组	每抢救单元≥10组，其他每床≥3组
17	非接触式洗手池	每病室≥1个	每病室≥1个	每病室≥1个	每病室≥1个	每病室≥1个	每病室≥1个
18	中心供氧终端数	≥床位数	≥床位数	每抢救单元≥2，其他每床位≥1	每抢救单元≥2，其他每床位≥1	每抢救单元≥2，其他每床位≥1	每抢救单元≥2，其他每床位≥1
19	中心吸引终端数	≥床位数	≥床位数	≥床位数	≥床位数	≥床位数	≥床位数
20	恢复期	不要求	病房内特定区域	病房内特定区域	独立设置	独立设置	独立设置
21	中心供气终端数	不要求	≥床位数	≥床位数	≥床位数	≥床位数	≥床位数
22	护理站	不要求	护理办公合	独立护理站	独立护理站	独立护理站	独立护理站
23	治疗室（配液＋摆药）	不要求	独立设置	独立设置	独立设置	独立设置	独立设置

续表

序号	等次	Ⅰ级新生儿病房	Ⅱ级新生儿病房		Ⅲ级新生儿病房		
			A等	B等	A等	B等	C等
24	医疗设备存储室	不要求	独立设置，≥6m²	独立设置，≥6m²	独立设置，≥6m²	独立设置，≥10m²	独立设置，≥10m²
25	X线屏蔽设施	不要求	不要求	每病区≥1组	每病区≥1组	每病区≥1组	每病区≥1组
26	静脉营养配制超净台	不要求	不要求	每病区≥1台/院内配置中心	每病区≥1台/院内配置中心	每病区≥1台/院内配置中心	每病区≥1台/院内配置中心
27	器械处置室	不要求	不要求	独立设置	独立设置，≥10m²	独立设置，≥10m²	独立设置，≥10m²
28	医生办公室	不要求	不要求	独立设置	独立设置	独立设置	独立设置
29	家长接待室	不要求	不要求	独立设置	独立设置	独立设置	独立设置
30	探视通道/设施	不要求	不要求	独立设置	独立设置	独立设置	独立设置
31	监控设施	不要求	不要求	病区全面覆盖	病区和出口全面覆盖	病区和出口全面覆盖	病区和出口全面覆盖
32	更衣室	不要求	不要求	男女独立设置	男女独立设置	男女独立设置	男女独立设置
33	工作通道	不要求	不要求	医疗用品、医务人员、污物通道分设	医疗用品、医务人员、污物通道分设	医疗用品、医务人员、污物通道分设	医疗用品、医务人员、污物通道分设
34	药品库房	不要求	不要求	不要求	独立设置，≥10m²	独立设置，≥10m²	独立设置，≥10m²
35	总务库房	不要求	不要求	不要求	独立设置，≥10m²	独立设置，≥10m²	独立设置，≥10m²
36	主任办公室	不要求	不要求	不要求	独立设置	独立设置	独立设置
37	高级职称办公室	不要求	不要求	不要求	独立设置	独立设置	独立设置
38	医生值班室	不要求	不要求	不要求	男女独立设置	男女独立设置	男女独立设置
39	护士值班室（置病区外）	不要求	不要求	不要求	独立设置	独立设置	独立设置
40	医护盥洗室	不要求	不要求	不要求	独立设置	独立设置	独立设置

序号	级别/等次	I级新生儿病房	II级新生儿病房 A等	II级新生儿病房 B等	III级新生儿病房 A等	III级新生儿病房 B等	III级新生儿病房 C等
41	卫生工作间	不要求	不要求	不要求	独立设置	独立设置	独立设置
42	弃物处置室	不要求	不要求	不要求	独立设置	独立设置	独立设置
三	设备配置						
43	婴儿保暖箱	数目≥设置床位数1/2	数目≥设置暖箱床位数的110%	数目≥设置暖箱床位数110%	数目≥设置暖箱床位数的110%	数目≥设置暖箱床位数的110%,其中双层壁暖箱数≥10%	数目≥设置暖箱床位数的110%,其中双层壁暖箱数≥10%
44	电子称,身长测量仪	≥1套	≥1套	≥1套	每病区≥1套	每病室≥1套	每病室≥1套
45	新生儿辐射抢救台	≥1台	≥1台	每病室≥2台,洗婴台≥1台	每病室≥2台,洗婴台≥1台	每病室≥2台,洗婴室≥1台	每病室≥2台,洗婴室≥1台
46	负压吸引器	≥2台	≥3台	每抢救单元和每抢救台≥1,其他床位≥1/3	每抢救单元和每抢救台≥1,其他床位≥1/3	每抢救单元和每抢救台≥1,其他床位≥1/3	每抢救单元和每抢救台≥1,其他床位≥1/3
47	喉镜(舌片齐)	≥2套	≥2套	≥2套	每抢救单元≥1套	每抢救单元≥1套	每抢救单元≥1套
48	复苏气囊	≥2只	≥2只	≥2只	每抢救单元≥1只	每抢救单元≥1只	每抢救单元≥1只
49	蓝光治疗仪	≥床位数1/4	≥床位数1/4	≥床位数1/4	≥床位数1/4	≥床位数1/4	≥病床数1/4
50	微量血糖仪	1台	1台	每病室≥1台	每病室≥1台	每病室≥1台	每病室≥1台
51	经皮黄疸测定仪	≥1台	≥1台	≥1台	每病室≥1台	每病室≥1台	每病室≥1台
52	氧浓度检测仪	≥1台	≥1台	≥1台	每病区≥1台	每病区≥1台	每病区≥1台
53	微量输液泵和注射泵	≥床位数1/2	≥床位数2/3	≥床位数	每抢救单元和每抢救台≥4,其他每床位≥1台	每抢救单元和每抢救台≥4,其他每床位≥1台	每抢救单元和每抢救台≥4,其他每床位≥1台

续表

序号	级别 等次	I级新生儿病房	II级新生儿病房		III级新生儿病房		
			A等	B等	A等	B等	C等
54	监护仪	脉搏氧饱和度监护仪≥床位数2/3	脉搏氧饱和度监护仪≥床位数2/3	多功能生理监护仪≥床位数2/3	多功能生理监护仪≥床位数2/3	多功能生理监护仪≥床位数2/3	多功能生理监护仪≥床位数2/3
55	血气分析仪	院内可测	院内可测	≥1台	≥1台	≥1台	每病区≥1台
56	输氧泵/空氧混合器	不要求	≥床位数1/5	≥床位数1/5	≥床位数1/4	≥床位数1/4（早产儿专区≥床位数1/2）	≥床位数1/4（早产儿专区≥床位数1/2）
57	T-组合复苏器	不要求	≥1台	每病室≥1台	每病室≥1台	每病室≥1台	每病室≥1台
58	床边X线机	不要求	≥1台/院内可实现床边检测	≥1台/院内可实现床边随时检测	≥1台/院内可实现床边随时检测	≥1台/院内可实现床边随时检测	≥1台/院内可实现床边随时检测
59	耳声发射仪	不要求	≥1台/院内可实现床边日常检测	≥1台/院内可实现床边日常检测	≥1台/院内可实现床边日常检测	≥1台/院内可实现床边日常检测	≥1台/院内可实现床边日常检测
60	间接检眼镜	不要求	≥1套/院内可实现床边日常检测	≥1套/院内可实现床边日常检测	≥1套/院内可实现床边日常检测	≥1套/院内可实现床边日常检测	≥1套/院内可实现床边日常检测
61	床旁心电图机	不要求	≥1台	≥1台	≥1台	≥1台	≥1台
62	CPAP无创呼吸机	不要求	不要求	≥床位数1/6	每抢救单元≥1/2台	每抢救单元≥1/2台	每抢救单元≥1/2台
63	机械呼吸机	不要求	不要求	≥1台	每抢救单元≥1台	每抢救单元≥1台，其中高频振荡呼吸机占比例≥20%	每抢救单元≥1台，其中高频振荡呼吸机占比例≥20%
64	转运温箱	不要求	不要求	≥1台/专业转运机构协定	≥1台/专业转运机构协定	≥1台/专业转运机构协定	≥1台/专业转运机构协定

续表

序号	级别/等次	Ⅰ级新生儿病房	Ⅱ级新生儿病房		Ⅲ级新生儿病房		
			A等	B等	A等	B等	C等
65	转运车	不要求	不要求	≥1辆/专业转运机构协定	≥1辆/专业转运机构协定	≥1辆/专业转运机构协定	≥1辆/专业转运机构协定
66	除颤仪	不要求	不要求	不要求	≥1台	≥1台	≥1台
67	NO吸入治疗仪	不要求	不要求	不要求	不要求	≥1台	≥1台
68	脑功能监护仪	不要求	不要求	不要求	不要求	≥1台	≥1台
69	亚低温治疗仪	不要求	不要求	不要求	不要求	≥1台	≥1台
四	技术项目						
70	新生儿复苏	开展	开展	开展	开展	开展	开展
71	普通氧疗	开展	开展	开展	开展	开展	开展
72	气管插管	开展	开展	开展	开展	开展	开展
73	蓝光治疗	开展	开展	开展	开展	开展	开展
74	静脉留置针	开展	开展	开展	开展	开展	开展
75	出院后管理	开展	开展	开展	开展	开展	开展
76	听力筛查	开展	开展	开展	开展	开展	开展
77	无创生理功能监护	不要求	开展	开展	开展	开展	开展
78	全天候新生儿转运	不要求	开展	开展	开展	开展	开展
79	患儿危重程度评分	不要求	不要求	开展	开展	开展	开展
80	超声诊断	不要求	不要求	设备≥1台/院内可实现随时床边检测（包括超声心动图）	设备≥1台/院内可实现随时床边检测（包括超声心动图）	设备≥1台/院内可实现随时床边检测（包括超声心动图）	设备≥1台/院内可实现随时床边检测（包括超声心动图）

续表

序号	级列 / 等次	I级新生儿病房	II级新生儿病房			III级新生儿病房		
			A等	B等	A等	A等	B等	C等
81	TPN	不要求	不要求	开展	开展	开展	开展	开展
82	CPAP	不要求	不要求	开展	开展	开展	开展	开展
83	常规机械通气	不要求	不要求	>24小时	开展	开展	开展	开展
84	PS应用	不要求	不要求	开展	开展	开展	开展	开展
85	ROP筛查	不要求	不要求	开展	开展	开展	眼底照相机≥1台/院内实现NICU内筛查	眼底照相机≥1台/院内实现NICU内筛查
86	胸腔闭式引流	不要求	不要求	开展	开展	开展	开展	开展
87	换血治疗	不要求	不要求	不要求	开展	开展	开展	开展
88	脐动、静脉置管	不要求	不要求	不要求	开展	开展	开展	开展
89	PICC	不要求	不要求	不要求	开展	开展	开展	开展
90	脑功能监护	不要求	不要求	不要求	不要求	开展	开展	开展
91	亚低温治疗	不要求	不要求	不要求	不要求	开展	开展	开展
92	高频通气	不要求	不要求	不要求	不要求	开展	开展	开展
93	NO吸入治疗仪	不要求	不要求	不要求	不要求	开展	开展	开展
94	腹膜透析	不要求	不要求	不要求	不要求	开展	开展	开展
95	新生儿激光眼底治疗	不要求	不要求	不要求	不要求	新生儿适配器≥1台,院内/固定院际	新生儿适配器≥1台,院内/固定院际	新生儿适配器≥1台,院内/固定院际
96	支气管镜	不要求	不要求	不要求	不要求	新生儿型号≥1套,院内实现NICU内治疗	新生儿型号≥1套,院内实现NICU内治疗	新生儿型号≥1套,院内实现NICU内治疗

续表

序号	级别 / 等次	I级新生儿病房	II级新生儿病房 A等	II级新生儿病房 B等	III级新生儿病房 A等	III级新生儿病房 B等	III级新生儿病房 C等
97	胃镜诊疗	不要求	不要求	不要求	不要求	新生儿型号≥1套,院内实现NICU内治疗	新生儿型号≥1套,院内实现NICU内治疗
98	CRRT	不要求	不要求	不要求	不要求	新生儿型号≥1套,院内实现NICU内治疗	新生儿型号≥1套,院内实现NICU内治疗
99	有创循环监测	不要求	不要求	不要求	不要求	不要求	开展
100	ECMO	不要求	不要求	不要求	不要求	不要求	设备≥1套/院内实现NICU内治疗
五	支撑条件						
101	生化检验	院内	院内	院内	院内	院内	院内
102	免疫检验	院内	院内	院内	院内	院内	院内
103	细胞检验	院内	院内	院内	院内	院内	院内
104	输血科	不要求	配血	配血	储血、配血	储血、配血	储血、配血
105	病理科	不要求	不要求	不要求	院内	院内	院内
106	分子检验	不要求	院内	院内	院内	院内	院内
107	CT	不要求	不要求	不要求	院内	院内	院内
108	染色体检验	不要求	不要求	不要求	院内	院内	院内
109	医护网络办公	不要求	不要求	不要求	院内	院内	院内
110	PACSX系统	不要求	不要求	不要求	院内	院内	院内
111	MRI	不要求	不要求	不要求	不要求	院内	院内

续表

序号	等次	I级新生儿病房	II级新生儿病房		III级新生儿病房		
			A等	B等	A等	B等	C等
112	儿童康复室	不要求	不要求	不要求	床边评估和治疗	床边评估和治疗	床边评估和治疗
113	新生儿幽门肥厚手术治疗	不要求	不要求	不要求	不要求	院内	院内
114	新生儿动脉导管未闭结扎术	不要求	不要求	不要求	不要求	院内	床边
115	新生儿消化道闭锁手术治疗	不要求	不要求	不要求	不要求	院内	院内
116	新生儿胃肠道穿孔手术治疗	不要求	不要求	不要求	不要求	院内	院内
117	新生儿先天性膈疝手术治疗	不要求	不要求	不要求	不要求	院内	院内
118	新生儿食管气管瘘手术治疗	不要求	不要求	不要求	不要求	院内	院内
119	新生儿脑膜膨出瘀除术	不要求	不要求	不要求	不要求	院内	院内
120	新生儿颅内血肿清除术	不要求	不要求	不要求	不要求	院内	院内
121	新生儿泌尿道畸形矫治手术	不要求	不要求	不要求	不要求	院内	院内
122	遗传代谢病筛查诊断	不要求	不要求	不要求	不要求	院内/固定院际	院内/固定院际

序号	级别 / 等次	I级新生儿病房	II级新生儿病房		III级新生儿病房		
			A等	B等	A等	B等	C等
123	需要体外循环的新生儿先天性心脏病矫治手术	不要求	不要求	不要求	不要求	不要求	院内
六	医护管理						
124	临床工作核心制度	存文,知晓,落实	存文,知晓,落实	存文,知晓,落实	存文,知晓,落实	存文,知晓,落实	存文,知晓,落实
125	新生儿专业医护制度	存文,知晓,落实	存文,知晓,落实	存文,知晓,落实	存文,知晓,落实	存文,知晓,落实	存文,知晓,落实
126	行政例会制度	存文,知晓,落实	存文,知晓,落实	存文,知晓,落实	存文,知晓,落实	存文,知晓,落实	存文,知晓,落实
127	经济管理制度	存文,知晓,落实	存文,知晓,落实	存文,知晓,落实	存文,知晓,落实	存文,知晓,落实	存文,知晓,落实
128	产儿科协作制度	存文,知晓,落实	存文,知晓,落实	存文,知晓,落实	存文,知晓,落实	存文,知晓,落实	存文,知晓,落实
129	环境卫生制度	存文,知晓,落实	存文,知晓,落实	存文,知晓,落实	存文,知晓,落实	存文,知晓,落实	存文,知晓,落实
130	保安制度	存文,知晓,落实	不要求	不要求	不要求	存文,知晓,落实	存文,知晓,落实
131	规范化培训制度	不要求	不要求	不要求	不要求	存文,知晓,落实	存文,知晓,落实
132	研究生培养制度	不要求	不要求	不要求	不要求	存文,知晓,落实	存文,知晓,落实
133	内部人才培养制度	存文,知晓,落实	存文,知晓,落实	存文,知晓,落实	存文,知晓,落实	存文,知晓,落实	存文,知晓,落实
134	空气培养	≤4CFU/15min·直径9cm平皿,并未检出致病菌	≤4CFU/15min·直径9cm平皿,并未检出致病菌	≤4CFU/15min·直径9cm平皿,并未检出致病菌	≤4CFU/15min·直径9cm平皿,并未检出致病菌	≤4CFU/15min·直径9cm平皿,并未检出致病菌	≤4CFU/15min·直径9cm平皿,并未检出致病菌
135	年度总结、计划	存文,知晓,落实	存文,知晓,落实	存文,知晓,落实	存文,知晓,落实	存文,知晓,落实	存文,知晓,落实

说明（1）抢救单元必须须配备呼吸机、多参数生理监护仪、暖箱或辐射抢救台；（2）除"支撑"类项目可为医院内相关科室外，其余的所有项目均为新生儿科（病区或病房）的实际情况；（3）技术类项目"开展"要求为可常规由本单位人员进行或非偶尔常规由外请人员进行；（4）本标准各项目均为应达到的最低要求。相应等级要求。

附件1-3

新生儿病房医护人员业务资历、能力基本要求

一、医师

（一）应经过规范化的相关学科轮转培训,获得儿科医师执业资格,并接受国家卫生部委托的新生儿专科医师培训基地的严格专业理论和技术培训,通过专门考核,获取专科资质认证,以确保具有对新生儿患儿进行各项监测与治疗的全面能力。

（二）必须具备重症医学相关生理学、病理学、病理生理学、系统功能监测和支持以及临床药理学、伦理学的基础理论和知识。主要内容包括:（1）胎儿和新生儿整体及系统器官发育规律;（2）新生儿窒息复苏;（3）休克;（4）呼吸功能衰竭;（5）心功能不全;（6）肺动脉高压;（7）严重心律失常;（8）急性肾功能不全;（9）中枢神经系统功能障碍;（10）严重肝功能障碍;（11）胃肠功能障碍与消化道大出血;（12）急性凝血功能障碍;（13）严重内分泌与代谢紊乱;（14）水电解质与酸碱平衡紊乱;（15）肠内与肠外营养支持;（16）镇静与镇痛;（17）脓毒症和多器官功能障碍综合征;（18）免疫功能紊乱;（19）院内感染控制;（20）疾病危重程度评估。

（三）除一般临床监测和治疗操作技术外,新生儿病房医师应当具备以下监护与生命支持操作技术的基本知识:（1）心肺复苏术;（2）人工气道建立与管理;（3）机械通气和安全氧疗技术;（4）新生儿换血术;（5）深静脉及动脉置管技术;（6）血流动力学监测技术;（7）心包穿刺术及胸腔穿刺闭式引流术;（8）电复律与心脏除颤术;（9）腹膜透析和持续血液净化技术;（10）床边颅脑B超检测技术;（11）侧脑室穿刺术及脑脊液引流术;（12）早产儿视网膜病（ROP）筛查技术;（13）支气管镜技术。Ⅰ、Ⅱ级新生儿病房的医师应当具备独立完成第1、2项监护与生命支持技术的能力,Ⅲ级新生儿病房的医师应当具备独立完成上述第1至8项监护与生命支持技术的能力。

（四）每年至少参加1次省级或省级以上新生儿医学相关继续医学教育培训项目的学习,不断加强知识更新。

二、护士

（一）Ⅰ、Ⅱ级新生儿病房护士应当接受相关学科的岗前培训;Ⅲ级新生儿病房的护士应当经过规范化的相关学科轮转培训,获得护士执业资质,并接受卫生部委托相关组织开展的新生儿护士专业理论和技术培训,通过考核,获取专科护理资质认证;以确保具有对新生儿疾病患儿进行各项监测与护理的全面能力。

（二）掌握新生儿疾病监护与生命支持技术护理的基本理论和知识:（1）新生儿温箱的保养与使用;（2）新生儿各系统疾病重症的观察和护理;（3）新生儿静脉穿刺和留置针;（4）输液泵的临床应用和护理;（5）新生儿疾病患儿抢救配合技术护理;（6）给氧治疗、气道管理和人工呼吸机监护技术护理;（7）新生儿疾病患儿营养支持技术护理;（8）心电监测及除颤技术护理;（9）水、电解质及酸碱平衡监测技术护理;（10）胸部物理治疗技术护理;（11）外科各类导管的护理;（12）深静脉及动脉置管技术护理;（13）循环系统血流动力学监测护理;（14）血液净化技术护理;（15）体外膜肺（ECMO）技术护理等。Ⅰ、Ⅱ级新生儿病

房的护士应当具备独立完成第1至10项监护与生命支持技术护理的能力,Ⅲ级新生儿病房的护士应当具备独立完成上述第1至15项监护与生命支持技术护理的能力。

(三)除新生儿疾病监护的专业技术外,还应具备以下能力:新生儿疾病患儿出入院管理,新生儿转运管理和护理,新生儿病房的感染预防与控制,新生儿疾病患儿的疼痛管理,新生儿疾病的心理护理等。

(四)每3年至少参加1次省级或省级以上新生儿护理相关继续医学教育培训项目的学习,不断加强知识更新。

危重新生儿救治中心建设与管理指南

第一章 总 则

第一条 为指导和加强危重新生儿救治中心建设与管理,构建区域性危重新生儿救治体系,提高新生儿疾病救治能力和水平,保证医疗质量和安全,根据《中华人民共和国母婴保健法》《中国儿童发展纲要(2011—2020年)》《中华人民共和国执业医师法》《医疗机构管理条例》和《护士条例》等有关法律、法规,制订本指南。

第二条 危重新生儿救治中心是指医疗机构内独立设置的,以新生儿病房和新生儿重症监护病房为依托实体,具有危重新生儿监护诊疗能力,承担区域内危重新生儿救治、转运、会诊和新生儿专科技术培训、指导任务的临床单位。

第三条 各级卫生计生行政部门应当加强对医疗机构危重新生儿救治中心建设、管理的指导和检查,促进危重新生儿救治中心工作标准化、规范化和科学化。

第二章 区域组织管理

第四条 危重新生儿救治中心按照服务能力基本要求(附件1-4)分为省(区、市)、市(地、州)、县(市、区)三级。各级危重新生儿救治中心的认定由本级卫生计生行政部门组织,建立由上级专家参加的评审委员会,采用材料审核和现场评估的方式确认。

第五条 危重新生儿救治中心的设置应当符合区域医疗卫生服务体系规划,遵循择优确定、科学布局、分级诊疗的原则。

(一)地方各级卫生计生行政部门应当根据医疗机构设置规划和新生儿诊疗需求,对区域内危重新生儿救治中心的数量和布局进行统筹规划。

(二)医疗机构可以根据区域医疗服务需求、区域卫生规划和医疗机构设置规划,结合自身功能定位确定危重新生儿救治中心服务能力的层级目标。

(三)原则上所有的省(区、市)、市(地、州)、县(市、区)行政区域应当至少设立1个服务能力不低于相应层级的危重新生儿救治中心。

第六条 各级行政区域应依托危重新生儿救治中心建立健全危重新生儿救治协作网,参照新生儿转运工作指南开展转运工作。所有开展危重新生儿医疗服务的机构,超出技术能力范围或床位满员时,应当及时将患儿转运至适宜的危重新生儿救治中心,以保证区域内每个新生儿均能及时获得适当的医疗与护理服务。

第七条 危重新生儿救治中心应当系统开展区域内相关专业人员的技术培训和继续教育,积极开展科研工作,组织或参与多中心协作项目,促进本区域及本中心新生儿医学水平不断提升。

第三章　机　构　管　理

第八条　设置危重新生儿救治中心的医疗机构应当参照本指南进行建设和管理,安全、优质地开展相应服务能力层级所有的基本技术项目(附件1-5)。

第九条　危重新生儿救治中心按照服务区域的层级、服务对象的多少、服务范围的大小设置适宜的病房床位规模,新生儿病房每个护理单元以不超过60张床位为宜,如床位使用率长期持续超过100%,应当扩大病房规模。调增床位,要符合区域卫生规划,优先内部调剂。

第十条　危重新生儿救治中心应当设置在方便患儿检查、治疗和转运的区域,工作用房应当明确划分病房区、医疗护理辅助区、工作人员生活区和污物处理区,根据新生儿医疗护理特点设置各种功能间。

第十一条　危重新生儿救治中心医疗用电和生活照明用电线路分开。应当采用双路供电或备用的不间断电力系统,保证应急情况下供电。有条件的可以配备功能设备吊塔。

第十二条　危重新生儿救治中心病房地面覆盖物、墙壁和天花板应当符合环保要求,有条件的可以采用高吸音的建筑材料。

第十三条　危重新生儿救治中心病房家属接待室应当有识别标志,家属到达接待室或探视入口时能够快捷地与医务人员取得联系。探视通道不能直视到的区域应当设置视频系统,保证家长在探视间可观察到患儿。有条件的可安排家长床旁探视。

第十四条　危重新生儿救治中心应当按照功能任务要求系统化配置设备(附件1-6),新生儿内科以外的技术项目如专科诊疗、辅助诊断、辅助治疗等所需的设备,如果院内相关专科不能提供保障,应当在危重新生儿救治中心配置,保证开展相应层级危重新生儿救治中心应有的监护和诊疗技术项目。

第十五条　危重新生儿救治中心应建立完善的通讯、监控、网络基础硬件系统,建立符合国家相关功能指引要求的临床信息管理系统。

第十六条　各级危重新生儿救治中心应当按照其功能任务,配备资历、能力和数量适宜的医护人员和负责人(附件1-7)。每人每两年至少参加1次省级及以上专科范畴继续医学教育项目学习。进修生等非固定人员不得超过同类人员总数的40%。

第四章　业　务　管　理

第十七条　危重新生儿救治中心应当加强质量管理工作。

(一)成立中心管理委员会,组成人员3~5名,包括中心正主任、副主任、护士长和医疗护理骨干。负责本中心业务发展规划制订、人员配置、培养计划的审议和落实及各项制度落实情况的监督检查等事宜。

(二)成立质量控制小组,由中心负责新生儿医疗的副主任和中级以上专业技术职务任职资格的医疗与护理人员组成。负责全过程质量控制,定期分析医疗与护理质量,提出改进意见并落实,保证本中心医疗与护理技术质量和服务质量的持续改进。

(三)贯彻落实临床工作核心制度,建立健全与危重新生儿监护诊疗工作符合的基本工作制度(附件1-8)和医疗护理常规。各种行政、业务活动以及药物、耗材、设备使用均应有完整记录,确保各项工作安全、有序运行。

(四)常规开展患儿病情、诊疗效果分析和死亡病例讨论,参与新生儿死亡评审,应当建立健全数据库,按要求及时向各级卫生计生行政部门报送信息。

第十八条 危重新生儿救治中心应当加强医院感染管理,有效落实各项医院感染预防与控制措施(附件1-9),降低医院感染发生风险,及时妥善处置医院感染事件。

第十九条 危重新生儿救治中心应当依据《医疗机构新生儿安全管理制度(试行)》,制订工作细则,杜绝新生儿安全事故发生。

第二十条 危重新生儿救治中心应当全面贯彻落实《促进母乳喂养成功十项措施》和《国际母乳代用品销售守则》,积极创建爱婴医院。

第二十一条 危重新生儿救治中心应当积极推行发育支持护理策略,实施环境保护、集束化操作、镇静镇痛、体位护理、床边抚触等措施,创造条件开展袋鼠式护理等亲子交流模式,营造最佳生长发育氛围。

第五章 监 督 管 理

第二十二条 省级卫生计生行政部门可以设置省级危重新生儿救治质量控制中心或者其他相关组织,对辖区内危重新生儿救治中心进行质量评估、检查指导和动态管理。

第二十三条 医疗机构应当配合卫生计生行政部门及其委托的危重新生儿救治质量控制中心或者其他相关组织,开展对危重新生儿救治中心的检查和指导,不得拒绝和阻挠,不得提供虚假材料。

第六章 附 则

第二十四条 本指南由国家卫生计生委负责解释。

第二十五条 本指南自发布之日起实施。

附件1-4

危重新生儿救治中心服务能力基本要求

一、基本要求

危重新生儿救治中心应当具备下列能力:呼吸、心率、血压、凝血、生化、血气、胆红素等重要指标监测,X线和B超床边检查,常频机械通气治疗。

二、县(市、区)级危重新生儿救治中心

符合危重新生儿救治中心基本要求,并具备下列服务能力:

(一)新生儿复苏;

(二)健康新生儿评估及出生后护理;

(三)生命体征平稳的轻度外观畸形或有高危因素的足月新生儿的护理和医学观察;

(四)生命体征稳定的出生体重≥1 500g的低出生体重儿或胎龄≥32周的早产儿的医疗和护理;

（五）生命体征异常但预计不会发展到脏器功能衰竭的病理新生儿的医疗和护理；

（六）不短于 72 小时的持续呼吸道正压给氧（CPAP）或不短于 24 小时的常频机械通气；

（七）需要转运的病理新生儿离院前稳定病情。

三、市（地、州）级危重新生儿救治中心

除有县（市、区）级危重新生儿救治中心的服务能力以外,还应具备下列服务能力：

（一）出生体重≥1 000g 的低出生体重新生儿或胎龄≥28 周的早产儿的医疗护理；

（二）严重脓毒症和各种脏器功能衰竭内科医疗护理；

（三）细菌、真菌、TORCH 等病原学诊断；

（四）持续提供常频机械通气；

（五）早产儿视网膜病变筛查；

（六）实施脐动、静脉置管以及外周静脉置管和换血治疗等诊疗护理技术。

四、省（区、市）级危重新生儿救治中心

除有市（地、州）级危重新生儿救治中心的服务能力之外,还应当具备下列服务能力：

（一）出生体重 <1 000g 的低出生体重新生儿或胎龄 <28 周的早产儿的全面医疗护理；

（二）磁共振成像（MRI）检查和新生儿遗传代谢病质谱学筛查；

（三）儿科各亚专业的诊断治疗,包括：脑功能监护、支气管镜、胃镜、有创循环监测、连续血液净化、早产儿视网膜病变治疗、高频通气、一氧化氮吸入治疗、亚低温治疗等；

（四）实施中、大型外科手术。

（五）鼓励具备实施体外循环支持的严重先天性心脏病矫治术、体外膜氧合（ECMO）治疗和遗传代谢病诊断和处置的能力。

附件 1-5

危重新生儿救治中心技术项目要求

序号	需求	危重新生儿救治中心服务能力层级		
		县（市、区）级	市（地、州）级	省（区、市）级
1	新生儿复苏	必须	必须	必须
2	普通氧疗	必须	必须	必须
3	气管插管	必须	必须	必须
4	蓝光治疗	必须	必须	必须
5	静脉留置针	必须	必须	必须
6	出院后管理	必须	必须	必须
7	听力筛查	必须	必须	必须
8	无创生理功能监护	必须	必须	必须
9	全天候新生儿转运	必须	必须	必须

序号	需求	危重新生儿救治中心服务能力层级		
		县（市、区）级	市（地、州）级	省（区、市）级
10	患儿危重程度评分	必须	必须	必须
11	床边超声诊断	必须	必须	必须
12	床边 X 线摄影	必须	必须	必须
13	全胃肠道外营养	必须	必须	必须
14	持续呼吸道正压给氧	≥72h	必须	必须
15	肺表面活性物质应用	必须	必须	必须
16	胸腔闭式引流	必须	必须	必须
17	机械通气	≥24h	必须	必须
18	溶血病检测	院内必须	院内必须	院内必须
19	生化检验	院内必须	院内必须	院内必须
20	输血科	院内必须	院内必须	院内必须
21	早产儿视网膜病变筛查	期望	必须	必须
22	换血治疗	期望	必须	必须
23	脐动、静脉置管	期望	必须	必须
24	外周静脉置管	期望	必须	必须
25	主要病原学诊断	期望	必须	必须
26	免疫学检验	期望	院内必须	院内必须
27	细胞学检验	期望	院内必须	院内必须
28	病理科	期望	院内必须	院内必须
29	康复诊疗	期望	床边	床边
30	染色体检验	期望	院内必须	院内必须
31	CT	期望	院内必须	院内必须
32	一氧化氮吸入治疗	期望	期望	必须
33	高频通气	期望	期望	必须
34	遗传代谢病质谱方法筛查	期望	期望	必须
35	脑功能监护	期望	期望	必须
36	亚低温治疗	期望	期望	必须
37	腹膜透析	期望	期望	必须
38	早产儿视网膜病变治疗	期望	期望	必须
39	支气管镜	期望	期望	必须
40	胃镜诊疗	期望	期望	必须
41	连续血液净化	期望	期望	必须
42	有创循环监测	期望	期望	必须

序号	需求	危重新生儿救治中心服务能力层级		
		县（市、区）级	市（地、州）级	省（区、市）级
43	MRI	期望	期望	院内必须
44	分子检验	期望	期望	院内必须
45	幽门肥厚矫治手术	期望	期望	院内必须
46	动脉导管未闭结扎术	期望	期望	院内必须
47	消化道闭锁矫治手术	期望	期望	院内必须
48	胃肠道穿孔矫治手术	期望	期望	院内必须
49	先天性膈疝矫治手术	期望	期望	院内必须
50	食管气管瘘矫治手术	期望	期望	院内必须
51	脊膜膨出矫治手术	期望	期望	院内必须
52	颅内血肿清除术	期望	期望	院内必须
53	泌尿道畸形矫治手术	期望	期望	院内必须
54	需要体外循环的手术	期望	期望	期望
55	体外膜氧合技术	期望	期望	期望
56	遗传代谢病诊断和处置	期望	期望	期望

附件 1-6

危重新生儿救治中心设施、设备、人员配置要求

序号	项目	危重新生儿救治中心服务能力层级		
		县（市、区）级	市（地、州）级	省（区、市）级
一	设施			
1	病房形式	新生儿病区	新生儿病区或科	新生儿科
2	床位数	抢救床≥2张，总床位≥10张	抢救床≥6张，总床位≥30张	抢救床≥20张，总床位≥50张
3	空调设施	恒温26℃±2℃	恒温26℃±2℃	恒温26℃±2℃
4	万用电源插座	每床≥6组	每抢救床≥10组，其他每床≥3组	每抢救床≥10组，其他每床≥3组
5	非接触式洗手池	每病室≥1个	每病室≥1个	每病室≥1个
6	中心供氧终端数	每抢救床≥2，其他每床≥1	每抢救床≥2，其他每床≥1	每抢救床≥2，其他每床≥1
7	中心空气终端数	≥床位数	≥床位数	≥床位数
8	中心吸引终端数	≥床位数	≥床位数	≥床位数
9	X线屏蔽设施	每病区≥1组	每病区≥1组	每病区≥1组
10	静脉营养配制超净台	每病区≥1台/院内配置	每病区≥1台/院内配置	每病区≥1台/院内配置

序号	项目	危重新生儿救治中心服务能力层级		
		县（市、区）级	市（地、州）级	省（区、市）级
11	独立设置器械处置室	必须	≥10m²	≥10m²
12	独立设置设备存储室	≥6m²	≥6m²	≥10m²
13	独立设置洗婴室	必须	必须	必须
14	独立设置配奶室	必须	必须	必须
15	独立设置恢复期病室	必须	必须	必须
16	独立设置护理站	必须	必须	必须
17	独立设置治疗室	必须	必须	必须
18	独立设置医生办公室	必须	必须	必须
19	独立设置家长接待室	必须	必须	必须
20	探视通道/设施	必须	必须	必须
21	监控设施病区全覆盖	必须	必须	必须
22	男女独立设置更衣室	必须	必须	必须
23	物、人、污通道分设	必须	必须	必须
24	独立设置隔离室	期望	必须	必须
25	独立设置药品库房	期望	≥10m²	≥10m²
26	独立设置总务库房	期望	≥10m²	≥10m²
27	独立设置主任办公室	期望	必须	必须
28	独立设置医生值班室	期望	必须	必须
29	独立设置护士值班室	期望	必须	必须
30	独立设置医护盥洗室	期望	必须	必须
31	独立设置卫生工作间	期望	必须	必须
32	独立设置弃物处置室	期望	必须	必须
二	设备			
1	婴儿保暖箱	≥床位数60%	≥床位数60%	≥床位数60%，其中双层壁暖箱数≥总暖箱数的20%
2	电子称、身长测量仪	≥1套	每病区≥1套	每病区≥1套
3	新生儿辐射抢救台	每病室≥2台，洗婴室≥1台	每病室≥2台，洗婴室≥1台	每病室≥2台，洗婴室≥1台
4	负压吸引器	每抢救床≥1	每抢救床≥1	每抢救床≥1
5	喉镜（舌片齐）	≥2套	每抢救台≥1套	每抢救台≥1套
6	复苏气囊	≥2只	每抢救床≥1只	每抢救床≥1只
7	蓝光治疗仪	≥床位数1/4	≥床位数1/4	≥床位数1/4
8	微量血糖仪	每病室≥1台	每病室≥1台	每病室≥1台
9	经皮黄疸测定仪	≥1台	每病室≥1台	每病室≥1台

序号	项目	危重新生儿救治中心服务能力层级		
		县（市、区）级	市（地、州）级	省（区、市）级
10	氧浓度检测仪	≥1 台	每病区≥1 台	每病区≥1 台
11	微量输液泵和注射泵	≥床位数	每抢救床≥4 台，其他每床≥1 台	每抢救床≥4 台，其他每床≥1 台
12	多功能监护仪	≥床位数 2/3	≥床位数 2/3	≥床位数 2/3
13	血气分析仪	≥1 台	每病区≥1 台	每病区≥1 台
14	空氧混合器	≥床位数 1/5	≥床位数 1/4	≥床位数 1/2
15	T– 组合复苏器	每病室≥1 台	每病室≥1 台	每病室≥1 台
16	床边 X 线机	实现床边随时检测	实现床边随时检测	实现床边随时检测
17	耳声发射仪 + 自动脑干诱发电位仪	实现床边日常检测	实现床边日常检测	实现床边日常检测
18	新生儿眼底照相仪	可用检眼镜替代	实现床边日常检测	实现床边日常检测
19	床旁心电图机	≥1 台	≥1 台	≥1 台
20	超声诊断仪	实现床边随时检测	≥1 台	≥1 台
21	CPAP 无创呼吸机	每抢救床≥1/2 台	每抢救床≥1/2 台	每抢救床≥1/2 台
22	机械呼吸机	≥1 台	每抢救床≥2/3 台	每抢救床≥2/3 台，其中高频振荡占≥30%
23	转运温箱	≥1 台	≥1 台	≥1 台
24	转运车	≥1 辆 / 急救站协定	≥1 辆 / 急救站协定	≥1 辆 / 急救站协定
25	除颤仪	不要求	≥1 台	≥1 台
26	一氧化氮吸入治疗仪	不要求	不要求	≥1 台
27	脑功能监护仪	不要求	不要求	≥1 台
28	亚低温治疗仪	不要求	不要求	≥1 台
29	母乳收集和储存设备	≥1 套	≥1 套	≥1 套
三	人员			
1	医生床位比	≥0.2	抢救床≥0.5，其他床位≥0.2	抢救床≥0.5，其他床位≥0.2
2	护士床位比	≥0.6	抢救床≥1.5，其他床位≥0.5	抢救床≥1.5，其他床位≥0.5
3	硕、博士医生构成比	不要求	≥10%	≥30%
4	科主任资历	中级以上	副高级及以上	正高级，硕士生导师
5	骨干技术职称	中级及以上≥1 人	副高级及以上≥2 人	副高级及以上≥4 人
6	护士长技术职称	护师及以上	中级及以上	副高级及以上

附件1-7

危重新生儿救治中心医师、护士知识和技能要求

一、医师

（一）必须具备重症医学相关生理学、病理学、病理生理学、临床药理学、伦理学和器官功能支持的基础理论和知识。主要内容包括：

1. 胎儿和新生儿整体及系统器官发育规律；

2. 新生儿窒息复苏；

3. 休克；

4. 呼吸功能衰竭；

5. 心功能不全；

6. 肺动脉高压；

7. 严重心律失常；

8. 急性肾功能不全；

9. 中枢神经系统功能障碍；

10. 严重肝功能障碍；

11. 胃肠功能障碍与消化道大出血；

12. 急性凝血功能障碍；

13. 严重内分泌与代谢紊乱；

14. 水电解质与酸碱平衡紊乱；

15. 肠内与肠外营养支持；

16. 镇静与镇痛；

17. 脓毒症和多器官功能障碍综合征；

18. 免疫功能紊乱；

19. 院内感染控制；

20. 疾病危重程度评估。

（二）除一般临床诊疗操作技术外，危重新生儿救治中心医师应当具备以下重症监护和诊疗操作技术的基本知识：

1. 心肺复苏术；

2. 人工气道建立与管理；

3. 机械通气和安全氧疗技术；

4. 胸腔闭式引流术；

5. 新生儿换血术；

6. 电复律与心脏除颤术；

7. 早产儿视网膜病变（ROP）筛查技术；

8. 脐静脉、动脉及经外周静脉中心导管置管术；

9. 腹膜透析技术；

10. 深静脉、动脉置管术；

11. 血流动力学监测技术；

12. 持续血液净化技术；

13. 心包穿刺术；

14. 床边颅脑 B 超检测技术；

15. 侧脑室穿刺术及脑脊液引流术；

16. 早产儿视网膜病变（ROP）治疗技术；

17. 支气管镜技术；

18. 体外膜肺氧合技术。

县（市、区）级危重新生儿救治中心的医师应当具备独立完成第 1 至 4 项重症监测和诊疗技术的能力，市（地、州）级危重新生儿救治中心的医师应当具备独立完成上述第 1 至 8 项监测和诊疗技术的能力，省（区、市）级危重新生儿救治中心的医师应当具备独立完成上述第 1 至 12 项监测和诊疗技术的能力。

二、护士

（一）掌握新生儿疾病重症监护和治疗技术的基本理论和知识：

1. 新生儿温箱的保养与使用；

2. 新生儿各系统疾病重症的观察和护理；

3. 新生儿静脉穿刺和留置针；

4. 输液泵的临床应用和护理；

5. 新生儿疾病患儿抢救配合技术；

6. 给氧治疗、气道管理和人工呼吸机监护技术；

7. 新生儿疾病患儿营养支持技术；

8. 心电监测及除颤技术；

9. 水、电解质及酸碱平衡监测技术；

10. 胸部物理治疗技术；

11. 外科各类导管的护理；

12. 脐静脉、动脉置管术；

13. 经外周插管的中心静脉导管置管术；

14. 深静脉、动脉置管术；

15. 血流动力学监测技术；

16. 血液净化技术等。

县（市、区）级危重新生儿救治中心的护士应当具备独立完成第 1~10 项监护和治疗技术的护理操作能力，市（地、州）级危重新生儿救治中心的护士应当具备独立完成上述第 1~13 项监护和治疗技术的护理操作能力，省（区、市）级危重新生儿救治中心的护士应当具备独立完成上述第 1~16 项监护和治疗技术的护理操作能力。

（二）除新生儿疾病监护和治疗的专业护理技术外，还应当具备以下能力：

1. 新生儿疾病患儿出入院管理；

2. 新生儿转运管理和护理；

3. 危重新生儿救治中心的感染预防与控制；

4. 新生儿疾病患儿的疼痛管理；

5. 新生儿疾病的心理护理等。

附件 1-8

危重新生儿救治中心专科医疗基本工作制度目录

一、各级医师职责

二、转运制度

三、入院管理制度

四、出院管理制度

五、转科（转出、转入）制度

六、母乳喂养保障制度

七、产、儿科合作制度

八、伦理学评估和审核制度

九、医疗设备操作、管理制度

十、特殊药品管理制度

十一、抗菌药物分级使用管理制度

十二、安全管理制度

十三、不良预后处置管理制度

十四、不良事件防范与报告制度

十五、突发事件应急处置预案

十六、定期随访制度

十七、探视制度

十八、出生缺陷报告制度

十九、死亡报告卡管理制度

二十、死亡新生儿遗体处理制度

附件 1-9

危重新生儿救治中心感染预防与控制措施

一、应当加强医院感染管理,建立感染控制小组并定期召开例会;制订符合新生儿特点的医院感染管理规章制度和工作流程,包括感染控制及医院感染监测制度、消毒隔离制度、手卫生制度、配奶间与沐浴间管理制度等,降低发生医院感染风险。

二、建筑布局应当符合环境卫生学和医院感染预防与控制的原则,做到布局流程合理、洁污分区明确,标识正确清晰。

三、应当具备良好的通风、采光条件,遵循《医院空气净化管理规范》的要求,采用正确的空气净化方法,每季度进行空气净化与消毒效果监测。

四、病房床位空间应当满足患儿医疗救治和医院感染控制的需要。每床净建筑面积为抢救单元≥6m²,其他床位≥3m²;床间距应≥0.9m。

五、应当配备必要的清洁和消毒设施;手卫生设施应当符合《医务人员手卫生规范》的要求,每个房间内至少设置1套洗手设施,包括洗手池、非手触式水龙头、清洁剂、干手设施和洗手流程图等,每床配备速干手消毒剂。

六、工作人员进入工作区应当更换(室内)工作服、工作鞋。在诊疗过程中应当实施标准预防,并严格执行无菌操作技术和手卫生规范。

七、应建立有效的医院感染监测与报告制度,严格按照《医院感染监测规范》的要求,开展呼吸机相关性肺炎、中心静脉导管相关血流感染等目标性监测,及时发现医院感染的危险因素,采取有效预防和控制措施。发现有医院感染聚集性趋势时,应当立即报告并开展调查,根据调查结果采取切实可行的控制措施。

八、医务人员在诊疗与护理操作时应当按照"先早产儿后足月儿、先非感染性患儿后感染性患儿"的原则进行。每接触一次患儿后需洗手方可接触下一名患儿。发现特殊或不明原因感染患儿时,应当严格按照《医院隔离技术规范》等有关规定,实施隔离措施。

九、新生儿使用的器械、器具及物品,应当遵循以下原则:

(一)手术使用的医疗器械、器具及物品应当灭菌。

(二)一次性使用的医疗器械、器具应当符合国家有关规定,不得重复使用。

(三)氧气湿化瓶、吸痰瓶应当每日更换清洗消毒,呼吸机管路的清洗消毒按照有关规定执行。

(四)蓝光箱和暖箱应当每日清洁并更换湿化液,一人一用,用后清洁消毒。同一患儿需要长期连续使用暖箱,应当每周更换。

(五)接触患儿皮肤、黏膜的器械、器具及物品应当一人一用一消毒。如雾化吸入器、面罩、复苏囊、喉镜、氧气管、开睑器、体温表、吸痰管、浴巾、浴垫等。

(六)患儿使用后的奶瓶、奶嘴一用一洗一消毒;盛放奶瓶、奶嘴的容器、保存奶制品的冰箱应当每日清洁与消毒。

(七)新生儿使用的被服、衣物等应当保持清洁,潮湿、污染后应当及时更换。患儿出院后应当对床单位进行终末消毒。

十、新生儿配奶间应当由专门人员管理,并保持清洁、干净,定期消毒。按无菌操作要求进行母乳收集和储存。配奶工作应当由经过培训的工作人员负责,并严格手卫生,认真执行配奶流程、奶瓶奶嘴清洗消毒流程等。配奶应当现配现用,剩余奶液不得再用。

十一、新生儿沐浴间应当保持清洁,定期消毒,适时开窗通风,保持空气清新。工作人员应当严格手卫生,并按照新生儿沐浴流程,采用淋浴方式对新生儿进行沐浴;沐浴物品专人专用;新生儿沐浴前后应当放置在不同的区域。

十二、医疗废物管理应当按照《医疗废物管理条例》、《医疗卫生机构医疗废物管理办法》及有关规定进行处置。

(李秋平　封志纯)

第二节 新生儿急诊、分诊、评估和治疗

一、概述

新生儿急诊是指给予新生儿紧急、适当处理，以拯救其生命、缩短病程或维持各系统功能的过程。它的存在保证了新生儿在突发疾病或危重状态时，可于最短时间内得到专业、科学救治。新生儿急诊主要包括分诊、评估和急诊治疗，由于新生儿各系统发育不成熟、代偿能力差、病情变化迅速，易出现死亡，因此，正确的分诊、迅速评估和及时治疗对挽救危重新生儿和有潜在病情变化新生儿的生命至关重要。

新生儿分诊是指医务工作人员对每一位来诊患儿所进行的简单、迅速评估，了解医疗需求，决定就诊的紧急程度，使其获得恰当治疗与护理的过程。分诊的目的是合理安排就诊顺序，优先处理危重症患儿，提高抢救成功率，提高急诊工作效率并有效控制急诊室内就诊人数，维护急诊室内秩序并安排适当的诊治地点。

二、新生儿常见急症表现

新生儿分诊必须由熟悉新生儿特点及有工作经验的护士或医生完成，在新生儿到达急诊病区后应即刻开始检查体温、呼吸、脉搏、血压和体重，并注意有无以下急症表现。

1. **气道或呼吸问题** 是否存在阻塞性呼吸困难、呼吸暂停、中心性发绀、重度呼吸窘迫；是否有呼吸、气道梗阻、发绀（中心性发绀）、严重的呼吸窘迫。

2. **循环障碍表现** 患儿手足冰冷、毛细血管再充盈时间 >3 秒或脉搏细速。

3. **抽搐或昏迷** 弹足底或轻抚背部无反应或疼痛刺激无反应，或抽搐发作。

4. **重度脱水表现** 患儿存在腹泻或其他脱水情况（如呕吐，或由于精神萎靡和发热等原因导致的液体摄入不足），并伴有以下 3 种症状其中之一：昏睡或昏迷、眼窝凹陷、皮肤的回弹速度慢（>2 秒）。

三、新生儿评估

随着急救医学的发展和各地新生儿监护病房的建立，就诊的危重新生儿的比例逐渐上升，利用准确有效的评估系统对新生儿进行危重程度评估，对疾病的预后和预测并发症有指

导意义。

（一）婴儿临床危险指数评分

1988 年，英国开始用婴儿临床危险指数评分（clinical risk index for babies，CRIB）预测胎龄≤32 周的早产儿死亡率，项目包括出生体重、胎龄、先天畸形、生后最初 12 小时的最大碱缺失、生后最初 12 小时的最低适合吸入氧浓度、生后最初 12 小时的最高适合吸入氧浓度。CRIB 的主要优点：①资料容易收集，可快速对新生儿进行评估；②评估时间早，在生后 12 小时内评估，受治疗效果的影响较小。

2003 年制订的 CRIB-Ⅱ是对 CRIB 的改进，同样适用于胎龄≤32 周的早产儿，评估项目包括出生体重、胎龄、性别、入院时体温和生后最初 12 小时的碱缺失 5 项，可早期快速对早产儿的死亡率进行预测，受治疗果的影响较小，但入院时体温可受护理因素的影响。

（二）新生儿急性生理学评分

1993 年，Richardson 等总结制订了新生儿急性生理学评分（score for neonatal acute physiology，SNAP）。SNAP 比较复杂，包括出生 24 小时内血压、心率、呼吸频率、体温、氧分压、氧分压 / 吸入氧浓度比值、二氧化碳分压、氧合指数、血细胞比容、白细胞计数、未成熟中性粒细胞比例、中性粒细胞绝对值、血小板计数、血尿素氮、血肌酐、尿量、未结合胆红素、结合胆红素、离子钠、离子钾、离子钙、血糖、血清碳酸氢盐、血 pH、惊厥、呼吸暂停和血便共 27 个评估项目，优点是可应用于任何一个住院新生儿，可评估患儿的生理状况并预测其死亡率，但项目资料难以获得，随着治疗的推进，评估变量值会发生变化，临床实用性不高，且对于小早产儿的评估敏感性较低。

因此，2001 年在 SNAP 的基础上制订了 SNAP-Ⅱ，包含了平均血压、最低体温、氧分压 / 吸入氧浓度比值、血 pH、多次惊厥发作及尿量 6 个评估项目，简化了评估过程，易于快速获得评估结果。新生儿紧急生理学评分围产期补充（score for neonatal acute physiology-perinatal extension Ⅱ，SNAPPE-Ⅱ）是在 SNAP-Ⅱ的基础上，增加了出生体重 <749g、出生 5 分钟的 Apgar 评分 <7 分、小于胎龄儿（出生体重在同龄儿平均出生体重的第 10 个百分位以下）3 个评估项目，能更好地预测死亡率。

（三）新生儿治疗干预评分系统

新生儿治疗干预评分系统（national therapeutic intervention scoring system，NTISS）发表于 1992 年，包括吸氧、肺表面活性物质的使用、气管切开术的护理、气管切开术、持续正压通气、气管内插管、机械通气、高频通气、体外膜氧合、吲哚美辛应用、扩容、血管活性药物、起搏器的使用、心肺复苏、抗菌药物、利尿剂、糖皮质激素、抗惊厥药物、氨茶碱、代谢性酸中毒的处理、心电呼吸监测、静脉切开术、环境的温度调节、非侵入性氧监测、动脉血压监测、中心静脉压监测、静脉输注脂肪乳、静脉输注氨基酸、光疗、胰岛素应用、钾的使用、静注丙种球蛋白、输注悬浮红细胞、部分换血、输注血小板、输注白细胞、双倍换血、转运、小型手术、胸腔穿刺术、大型手术、心包穿刺、透析、血管通道、外周静脉置管、动脉置管、中心静脉血管等 60 个变量。主要评价患儿接受的治疗而不是评估患儿本身的生理因素，其个体差异较大，不能在不同新生儿病房之间比较,且人为因素太多,评价相对不够客观。

(四)新生儿危重病例评分

为了快速识别危重患儿,提高抢救成功率,我国 1995 年制订了新生儿危重病例评分,并于 2001 年由中华儿科学会急诊学组、新生儿组及中华急诊医学会儿科组在总结大量经验的基础上再次修订并发表,主要在国内广泛应用,可用于横向、纵向的 NICU 技术评估,且能排除出生体重、性别、诊断等因素的干扰,使评估建立在相同的疾病危重度的基础上。内容包括:①新生儿危重病例单项指标;②新生儿危重病例评分(表 1-1)。

表 1-1　新生儿危重病例评分(讨论稿)

检查项目	测定值	入院分值 月 日	病情 1 月 日	病情 2 月 日	出院分值 月 日
心率(次/min)	<80 或 >180	4	4	4	4
	80~100 或 160~180	6	6	6	6
	其余	10	10	10	10
收缩压(mmHg)	<40 或 >100	4	4	4	4
	40~50 或 90~100	6	6	6	6
	其余	10	10	10	10
呼吸(次/min)	<20 或 >100	4	4	4	4
	20~25 或 60~100	6	6	6	6
	其余	10	10	10	10
PaO_2(mmHg)	<50	4	4	4	4
	50~60	6	6	6	6
	其余	10	10	10	10
pH	<7.25 或 >7.55	4	4	4	4
	7.25~7.30 或 7.50~7.55	6	6	6	6
	其余	10	10	10	10
Na^+(mmol/L)	<120 或 >160	4	4	4	4
	120~130 或 150~160	6	6	6	6
	其余	10	10	10	10
K^+(mmol/L)	<2.0 或 >9.0	4	4	4	4
	2.0~2.9 或 7.5~9.0	6	6	6	6
	其余	10	10	10	10
Cr(μmol/L)	>132.6	4	4	4	4
	114~132.6	6	6	6	6
	其余	10	10	10	10

续表

检查项目	测定值	入院分值	病情 1	病情 2	出院分值
		月　日	月　日	月　日	月　日
BUN（mmol/L）	>14.3	4	4	4	4
	7.1~14.3	6	6	6	6
	其余	10	10	10	10
血细胞比容	<0.2	4	4	4	4
	0.2~0.4	6	6	6	6
	其余	10	10	10	10
胃肠表现	腹胀并消化道出血	4	4	4	4
	腹胀或消化道出血	6	6	6	6
	其余	10	10	10	10

注：1. 分值 >90 分为非危重，70~90 分为危重，<70 分为极危重；

2. 用镇静剂、麻醉剂及肌松剂后不宜进行 Glasgow 评分；

3. 选 24 小时内最异常检测值进行评分；

4. 首次评分，若缺项（≤2 项），可按上述标准折算评分，如缺 2 项，总分则为 80 分，分值 >72 分为非危重，56~72 分为危重，<56 分为极危重（但需加注说明情况，何时填写）；

5. 当某项测定值正常，临床考虑短期内变化可能不大，且取本不便时可按测定正常对待，进行评分（但需加注说明病情、时间）；

6. 不吸氧条件下测 PaO$_2$；

7. 1mmHg=0.133kPa

凡符合下列指标一项或以上者可诊断为新生儿危重病例：①需行气管插管机械辅助呼吸者或反复呼吸暂停对刺激无反应者；②严重心律失常，如阵发性室上性心动过速合并心力衰竭、心房扑动和心房纤颤、阵发性室性心动过速、心室扑动和纤颤、房室传导阻滞（Ⅱ度Ⅱ型以上）、心室内传导阻滞（双束支以上）；③弥散性血管内凝血者；④反复抽搐，经处理抽搐仍持续 24 小时以上不能缓解者；⑤昏迷患儿，弹足底 5 次无反应；⑥体温 ≤30℃或 >41℃；⑦硬肿面积 ≥70%；⑧血糖 <1.1mmol/L（20mg/dl）；⑨有换血指征的高胆红素血症；⑩出生体重 ≤1 000g。

四、新生儿急诊治疗

对上述急症患儿需尽快清理呼吸道和留置胃管，必要时给予合理氧疗或行气管插管，迅速建立静脉通路，监护生命体征，对低血糖、惊厥、休克及脱水等情况要给予相应的处理，同时尽快通知各新生儿病区医生会诊，在密切监护和新生儿医生陪同下分诊至各新生儿病区。

（一）低氧血症的诊断及氧疗

推荐应用指尖血氧饱和度来判断所有伴有危急表现的患儿是否存在低氧血症。对仅存在呼吸窘迫的患儿，血氧饱和度 <90% 时可给予氧疗。若患儿存在其他危急表现，无论是否伴有呼吸窘迫，血氧饱和度 <94% 时应给予氧疗。若有条件进行血气分析，通常吸入空气 PaO$_2$<50~60mmHg 时应考虑给予吸氧，严重呼吸困难的患儿应给予吸氧。

危重患儿出现阻塞性呼吸困难、中心性发绀或重度呼吸窘迫的表现，以及出现休克、昏迷时,应维持血氧饱和度≥94%,经鼻导管给予标准氧流量的吸氧(0.5~1L/min),或选择大小适中的面罩给予面罩吸氧(氧流量>4L/min)。采用标准氧流量进行吸氧治疗时不需额外加湿。当经鼻导管吸氧的氧流量>4L/min、吸氧时间大于1~2小时,应予以有效的加温加湿。为确保呼吸通畅或需要机械通气时,可给予气管插管。

(二)循环障碍患儿的液体治疗

患儿仅有1~2个循环障碍的表现,如四肢冰冷、毛细血管再充盈时间>3秒或脉搏细速,但没有充分的休克表现(以上3个症状同时出现),不应给予快速补液,但应予以补充与其年龄和体重相适应的维持液体量。

休克患儿(即同时存在以下3种表现:四肢冰冷、毛细血管再充盈时间>3秒、脉搏细速)应给予静脉补液;30~60分钟内应输注10~20ml/kg的等渗晶体液。如果补液结束后仍存在休克,可继续补液,30分钟输注10ml/kg液体;如果休克已纠正,仅补充可供维持正常水合状态的液体量(即维持液体量)。

重度贫血的患儿出现休克时,应尽早输血治疗,其他静脉输液仅用于补充维持液体量。

重度急性营养不良的患儿出现休克时,第1小时内静脉输液10~15ml/kg。首次补液后病情好转的患儿,改为仅经口或鼻饲补充维持液体量;输液1小时后病情无改善的患儿应行输血治疗(10ml/kg,缓慢输注,至少持续3小时)。

(三)惊厥患儿的急诊治疗

新生儿惊厥原因多样,且临床表现可不典型,应迅速查明病因并立即予对症治疗,急性抽搐或意识改变的患儿应进行以下诊断性检查:血糖、血钠(严重脱水或腹泻时)、血钙,可疑脑膜炎的发热患儿应进行腰椎穿刺检查。患儿存在意识改变或新发局灶性神经功能异常时,应考虑行神经系统影像学检查(床旁超声、CT或MRI)。

对于低血糖导致的惊厥予静脉注射10%葡萄糖注射液2ml/kg;低钙导致惊厥时可静推10%葡萄糖酸钙2ml/kg(需稀释);不明原因惊厥时止痉药物首选苯巴比妥钠,首剂静脉推注15~20mg/kg,如不能缓解,可追加至最大剂量30mg/kg。

确定癫痫持续状态(如应用两次苯二氮䓬药物后仍持续抽搐)的患儿,在充分监测下可继续静脉注射丙戊酸钠、苯巴比妥钠或苯妥英钠。

重度脱水患儿液体补充的总量包括三方面:

1. **累计损失量** 重度脱水丢失体重的10%以上,补充累计损失液体,钠、水比例按脱水性质而定,等渗性脱水给予1/2张含钠液,低渗性脱水和高渗性脱水分别给予2/3张和1/3张含钠液。若判断脱水性质困难,可先按等渗性脱水处理,再根据治疗后的反应随时调整。

2. **生理需要量** 水约100~120ml/(kg·d);Na⁺足月儿约为2~3mmol/(kg·d)、早产儿为3~4mmol/(kg·d),一般用1/5张或1/6张含钠液补充。

3. **继续损失量** 按每天实际从消化道或尿丢失量计算,一般用1/2或1/3张含钠液补充。

输液速度取决于脱水程度。需扩容者使用2∶1等张液(0.9%氯化钠∶1.4%碳酸氢钠)20ml/kg,于30~60分钟内快速静脉滴注,扩容液量从总液量里扣除;无需扩容者可直接从补充累计损失量的阶段开始,于8小时内输注总液量的1/2,一般为8~10ml/(kg·h);脱水基本纠正后,进入维持液量阶段,补充生理需要量及继续损失量,补液宜慢,余量在 16 小时内滴完。

存在重度酸中毒的患儿,可酌情以 1.4% 碳酸氢钠代替 2∶1 等张液扩容,所需补充的碳酸氢钠量(mmol/L)=(22- 测得 HCO_3^-)×0.5× 体重(kg)。一般先给予计算量的 1/2,以后根据临床表现和血气分析结果确定是否需要继续补充及补充量。

有尿后需监测血钾,如明显缺钾者按低钾血症处理,静脉补钾滴注时间不应少于 6~8 小时。重度脱水酸中毒纠正后,应监测血钙,必要时可静脉补充。

(尹晓娟　赵丹华)

第三节　危重新生儿转运

教 学 大 纲

掌握:新生儿转运的分类方法;新生儿转运的指征;转运基本流程,尤其是转运前准备、病情沟通以及"STABLE"转运中病情处理模式;膈疝、气胸、休克等特殊情况的稳定措施。

熟悉:新生儿转运设备与用品;新生儿转运团队的构成与要求;转运后交接、转运管理与质量控制。

一、概述

美国 1950 年成立了新生儿转运系统(neonatal transport system, NTS),20 世纪 80 年代后期和 90 年代初,随着国内新生儿重症监护病房(neonatal intensive care unit, NICU)的建立,我国的危重新生儿转运工作也逐步开展,近年来发展迅速,转运规模不断扩大,转运技术不断完善和提高,部分地区已建立区域性危重新生儿转运系统,将危重新生儿转运到适宜的 NICU 救治,得到最好的诊疗和护理,提高危重新生儿的抢救成功率,降低新生儿死亡率。

二、转运方式

新生儿转运有以下几种分类方法:

1. **按转运时间**　分为宫内转运和新生儿转运。宫内转运是将高危孕产妇转送到有 NICU 或靠近 NICU 的围产中心分娩,是一种安全、节约、便利的新生儿转运方法。新生儿转运即新生儿生后转运,在某些情况下,如高危孕产妇、产时的并发症、未预计到的围产期情况等,生后转运也是必要的。

2. **按使用交通工具**　分为陆地、空中及水上转运,陆地转运是目前最常用的转运方式,以救护车为主要运输工具。

3. **按转运范围** 分为院内转运和医院间转运,通常所指的新生儿转运为医院间转运。医院内危重新生儿的转运也是非常重要的,应按院间转运的标准执行。

三、转运指征

1. **出生后转运** 超出当地医疗机构救治水平的危重新生儿必须转运,二级医院往三级医院具体转运指征可参考表 1–2。

表 1–2　危重新生儿转运指征

类别	表现
早产儿	出生体重≤1 500g 和/或胎龄≤32 周
呼吸系统	吸入 FiO$_2$>0.4 仍缺氧、需机械通气、呼吸道有梗阻症状、反复呼吸暂停、二氧化碳分压升高、气胸等
窒息	需气管插管的新生儿,窒息后有神经系统异常(肌张力低、抽搐、抑制状态)
循环系统	血压低、少尿、皮肤充盈不佳、休克或严重贫血、复杂先心病、心功能不全、心律失常
外科疾患	气管食管瘘、胃肠道闭锁、膈疝、脊髓脊膜膨出、脐膨出等
产伤	产伤性颅内出血及其他
严重感染	败血症、脑膜炎等
其他	严重酸中毒、血糖升高或下降、低血钙;母亲糖尿病、宫内发育迟缓
	新生儿溶血病、出血性疾病等;先天性遗传代谢性疾病伴代谢或功能紊乱者;情况不好而原因不明;有医疗纠纷时

2. **宫内转运**

（1）适应证:早产儿是宫内转运最常见的指征,可随转运单位救治早产儿的水平而异,多数二级医院将早产儿转运孕周定于≤32 周。具体的适应证为:①先兆早产;②孕妇年龄<16 岁或 >35 岁;③既往有异常妊娠史者;④各种妊娠并发症;⑤产前诊断胎儿先天畸形出生后需外科手术者;⑥可能发生分娩异常者;⑦胎盘功能不全;⑧妊娠期接触过大量放射线、化学毒物或服用过对胎儿有影响的药物者;⑨盆腔肿瘤或曾有过手术史者。

（2）禁忌证:并非所有的孕妇都适合宫内转运,综合评估转运的风险和益处,若弊大于利时,就不适合采取宫内转运,如估计转运途中可能分娩、途中无有经验的人员陪同、胎儿急性宫内窘迫、孕妇病情不稳定、恶劣天气等不适宜宫内转运。

四、转运设备及用品

危重新生儿的转运实质上是交通工具上配备了所有的抢救、监护设备、用品和药物,如同一个流动的 NICU。

1. **转运车** 要求基本同一般救护车,但应配备有可升降、固定移动转运暖箱的装置。

2. **转运暖箱** 新生儿转运应配备专用于新生儿转运的暖箱,用来在转运期间维持患儿体温恒定,要求重量轻、体积小,便于移动和升降,箱内有安全带固定患儿,便于转运期间观察和处理患儿。

3. **其他设备** 包括车载呼吸机、空氧混合仪、监护仪、脉搏氧饱和度监护仪、微量血糖仪、便携式血气分析仪、电解质分析仪、瓶装氧气、负压吸引器、输液泵、喉镜、气管导管、吸痰管、胃管、吸氧管、复苏囊、面罩、胸腔闭式引流材料、听诊器、固定胶带、体温计、其他急救物品及药品等。有条件的可配备 NO 和亚低温治疗设备。

4. **通讯设备**　转运途中必须保持信息联络通畅。有条件可以使用互联网远程会诊系统，以便转运途中实时监控与联系。

五、转运人员和培训

转运过程中应能提供三级医疗救治，由新生儿专科医师和注册护士等 2~3 人组成团队，转运人员要求掌握如下技术：新生儿复苏；潜在呼吸衰竭的识别；气管插管和表面活性物质的应用；气囊正压人工通气、CPAP、机械通气技术；建立周围血管通路、脐血管插管和输液；休克的早期识别和扩容纠酸；气漏、窒息、发绀、惊厥、低血糖、发热、冻伤、呕吐、腹泻、脱水、心律失常等常见问题的处理；外科有关问题的处理；新生儿急救用药的剂量和方法；转运所需监护、治疗设备的应用和数据评估。转运医疗负责人有责任确定转运的模式、转运方案以及参与转运的人员。

转运队员必须接受专门的培训。除培训新生儿专科技能和转运对患儿的生理影响外，还应包括每个转运队员的职责、组织协调和沟通能力及相关设备在不同环境条件下的使用与维护等相关知识。

六、转运前准备

1. **转诊医院的联络工作**　转出医院主管医师及负责人根据患儿疾病情况决定是否转运，与家长沟通，告知转运的必要性和途中可能发生的风险和有关费用，若家长同意转运再联络接收医院，报告患儿初步诊断、处理及目前生命体征状况；按接收医院医师的建议做好转运前病情稳定工作，完成转诊记录。

2. **接收医院的准备工作**　接收医院接到转运电话后，应充分了解患儿病情，指导转诊医院转运前稳定病情、做好转运有关准备。立即启动转运程序，转诊小组人员及时到位，迅速检查所有设备及药物是否齐全，准备转运所需设备和用品，特别是医用气体，调试各种医疗设备设施至正常工作状态；根据患儿情况设计最佳的转运方案、路线和特殊准备，估计转运时间，在规定时间内出发。

3. **转运前患者的处理**　转运人员到达后必须了解患儿病史、详细检查、预测患者在转运过程中需要采取的措施比正确的诊断更为重要。评估患儿的整体状况，完成并记录病情危重度评分。高危新生儿在转运前应尽可能达到基本的稳定状态，避免转运途中死亡。大多数情况要达到新生儿基本需要才能开始转运——中性温度、心肺功能许可、血糖正常。目前国际上采用 STABLE 模式在转运前对患儿进行处理：S（sugar，血糖），维持患儿血糖稳定；T（temperature，体温），保持体温稳定，确保患儿的体温维持在 36.5~37.2℃；A（airway，气道），确保呼吸道通畅；B（blood pressure，血压），维持血压稳定；L（lab work，基本实验室检查），尽可能使患儿各项实验室指标达正常值或允许范围；E（emotional support，情感支持），待患儿病情稳定后，由医师向法定监护人讲明目前患儿的病情，再次告知转运的必要性及途中可能发生的各种意外情况，家属充分理解配合方能转运，必要时给予家属情感方面的支持。

4. 特殊情况的稳定措施

（1）胎粪吸入：生后羊水胎粪污染且新生儿无活力（呼吸抑制、肌张力低下和心率 <100 次 /min），应立即气管插管气道吸引，需要重复吸引时应重新气管插管。

（2）气胸：听诊时一侧呼吸音减弱，可行胸部 X 线检查或透光试验明确诊断；如有呼吸困难，需胸腔穿刺抽出气体或胸腔闭式引流，同时给予适当的氧疗措施。

（3）膈疝：转运前怀疑或已经确诊膈疝的患儿，因面罩复苏囊正压通气时大量空气进入胃肠道，扩张的胃肠进入和占据胸腔，应插入大口径胃管（10 号或 12 号）以防止胃肠扩张导致的呼吸困难；需正压通气时应立即给予气管插管。

（4）食管闭锁和 / 或气管食管瘘：应抬高新生儿头部，以免胃内容物反流吸入；插入口饲管到遇到阻力处后，连接吸引器低负压间断吸引；禁食及建立静脉通道；必要时气管插管呼吸支持，气管导管的远端应尽可能超过瘘口远端，以减少加压气体进入远端食管和胃内。

（5）腹裂或脐膨出：腹裂是患儿低体温和低血糖的高危因素，需按无菌技术处理膨出的脏器，减少热量和液体丢失。腹裂患儿常有肠管血运障碍，转运人员必须密切观察肠道血运情况。推荐转运时患儿取侧卧位，适当支撑外露的肠管，以避免腹壁紧张或肠扭转。所有腹裂或脐膨出患儿均需插胃管。

（6）Pierre-Robin 综合征：转运时需调整患儿体位以保持气道通畅，必要时给予人工口咽气道及气管插管；注意患儿是否合并腭裂。

（7）坏死性小肠结肠炎：疑似坏死性小肠结肠炎（necrotizing enterocolitis，NEC）的患者应转运至具有小儿外科救治能力的医院治疗。转运过程中重点是支持治疗，腹胀患儿易合并呼吸衰竭，必要时需气管插管。

七、转运途中处理

1. 转运途中的监护与救治　途中应妥善固定患儿和转运暖箱，也可将患儿抱于怀中并系好安全带，如遇路况不佳、颠簸严重，可用手固定患儿头部以防震荡。在转运途中应严密观察病情，做好各种生命体征的监测，并维持其相对稳定，途中主要监护体温、呼吸、心率、血氧饱和度、血糖和血压。

2. 家长参与转运　家长参与式护理是改善医疗服务质量的新模式，在转运途中若有家长参与，可得到家长更多的支持与理解。

3. 转运途中记录单的填写　转运人员必须填写完整的转运记录单，内容包括途中的一般情况、生命体征、监测指标、接受的治疗、突发事件及处理措施等。

4. 途中安全保障　在转运途中，必须避免救护车发生交通事故，应挑选经验丰富的司机并合理安排，避免疲劳驾驶和违章开车，特殊情况下需鸣笛超车或在应急车道行驶，强化医务人员安全意识，每次转运必须系好安全带，保证车内急救设备的固定和安全保护。

八、转运后工作

1. 患儿到达接收医院后，由绿色通道直接入住 NICU，NICU 值班人员需按照先稳定患儿病情、后办理住院手续的程序进行处置。转运人员需与 NICU 值班人员进行详细的交接班，将当地医院的所有资料交给 NICU 值班人员，详细介绍患儿转运全过程的情况。

2. 患儿进入 NICU 时,值班人员对患儿进行必要的处置,包括病情危重度评分,待患儿病情基本稳定后,协助家长办理入院手续。再进一步详细询问病史,完成入院时所需的各种知情同意书的告知并签字。

3. 患儿入住 NICU 后,详细检查已使用过的转运设备,补充必要的急救用品,完毕后将转运设备放回待转运处,以备下一次使用。

九、转运的评估与质控

1. **评估** 转运评估的内容包括转运时间、规范程度、有效性及满意度。

2. **质量监督**

（1）区域性新生儿转运网络（regional neonatal transport network,RNTN）:应收集新生儿转运的资料,建立数据库,实施连续的专业转运培训和健全的风险报告机制,对转运质量定期进行评估并持续改进,以保证转运的质量和安全。尤其需要制订转运的质量控制标准和计划,包括转运督导和不良事件报告制度。

（2）转运督导:每月1次,主要审查以下内容:①转运时间（特别是动员时间）、转运前的处理、转运日志记录是否完整准确及家属满意度等,并将督导结果通报;②对转运设备进行核查,对转运队员进行必要的评估和考核,重点考察转运队员独立实施重症患儿转运的能力和意识。

（3）建立转运患儿资料库:①定期对转运资料进行总结分析,特别是对转运至 NICU 新生儿的数量、病死率、对患儿预后有严重影响的主要合并症,以达到提高危重新生儿救治水平的目的;②进行年度总结,找出存在的问题和解决办法,不断优化危重新生儿转运的运行。

十、转运中的法律问题

1. **医疗法律问题** 在转运过程中涉及许多的医疗法律问题。相关的法律要求应包括在转运计划中,并在转运过程中得以实施。不能在公共场所讨论患儿病情。转运医生须根据实际情况选择合适的转运模式,确保转运的程序和接收的医院是最适合患者病情的。如果患者的病情处于不稳定状况,且转出医院有能力使患儿情况进一步稳定,则不适合转运。如患者不稳定而转出的医院不能为患者提供所需的治疗,此时必须征求家属知情同意后方能转运,让他们充分了解转运可能存在的风险和转运的益处并签字。

2. **医疗责任** 在电话要求转运前的医疗责任是由转出医院承担。一旦接收医院同意接收患者（电话中）并给予了医疗建议,医疗责任就由大家分担。在转运队伍离开转出医院前,转出医院对患儿的医疗行为承担主要责任,此时转运工作人员与转出医院的协同工作,辅助转出医院进行有关治疗。但转运团队的行动又具有一定的独立性,因为如果给患者实施了不合适的治疗或者意见分歧,可能使转运团队和转出医院都承担风险。有关最佳治疗方案有分歧时问题的处理非常具有挑战性,须妥善处理。在患儿床旁就治疗措施发生争议是不合适的,尤其在家属面前。转运团队需遵循转出医院的意愿,高级别的医疗处理不宜在转出医院执行,而应在救护车上完成。

3. **转运记录单** 转运人员必须填写完整的转运记录单,内容包括转运途中患儿的一般情况、生命体征、监测指标、接受的治疗、突发事件及处理措施。这些必须是转运过程中真实记录,也可以在随后处置中提供有效的法律依据。

（高喜容　张艳平）

第四节 新生儿血管穿刺与置管

一、概述

危重症新生儿的抢救与治疗需要选择安全有效的血管通路，血管的选择和通道建立取决于患儿的日龄、体重、病情轻重和所需治疗的长短等。过去只能采用穿刺外周血管进行新生儿输液治疗。危重新生儿、早产儿，尤其是（超）极低出生体重儿治疗周期长，需要较长时间的肠外营养支持，而外周血管导管很难长时间保留，输注全静脉营养液时易出现外渗，严重时可造成皮肤水疱、溃疡、皮下坏死等不良反应，不能及时满足治疗、护理工作的需要。近年来，新生儿脐动脉置管、脐静脉置管、经外周静脉穿刺中心静脉置管（peripherally inserted central venous catheter，PICC）等相继应用于临床护理工作中，并取得较好的疗效。脐血管插管多用于刚出生的危重患儿的抢救和换血治疗，还可用于输注血制品和采集血标本，可作为新生儿早期救治的首选血管通路。PICC 具有操作方法简单、穿刺成功率高、导管留置时间长、并发症少等优点，是早产儿营养支持的有效通路。出生不久的早产儿皮肤薄，常水肿明显，出生后即行 PICC 穿刺难度大，而且新生儿专用 PICC 导管不能用于留取血标本和输血治疗。新生儿外周静脉置管是新生儿最常见的静脉输液途径，但无法满足长期住院期间静脉输液的需要，作为新生儿病房的专科医生和护士要有计划选择和保护外周静脉实施穿刺，而不是在大量外周静脉破坏无法实施穿刺后无奈的选择深静脉或 PICC 置管。现阶段，国内血管通路的建立尚缺乏统一的标准和专门的操作人员。在临床治疗护理工作中，最重要的是根据患儿治疗的需要，在不同的时间建立不同的血管通路，必要时选择联合导管留置。

二、各种导管的置管实施与流程

（一）脐血管置管术

1. 适应证 脐动脉置管主要用于新生儿溶血、红细胞增多症需进行动脉换血、动脉有创血压的持续监测、需要反复留取动脉血标本及血管造影；脐静脉置管主要用于新生儿复苏和危重新生儿的抢救、TPN 及药物的输注、新生儿换血、输血、留取静脉血标本、严重休克者监测中心静脉压。

2. **禁忌证** 脐炎或脐周皮肤病变、脐膨出、脐血管畸形、脐部周围相关疾病、腹裂、腹膜炎、坏死性小肠结肠炎、脐血管损伤、有出血倾向、凝血功能障碍。

3. **置管流程**

（1）人员准备：充分了解患儿病情，核对患儿基本信息，查看病历，检查患儿凝血指标，查看患儿皮肤是否有破损、红肿现象，确认家属是否签署知情同意书，连接心电监护仪。计算脐血管置管长度。脐动脉插管有三种计算方法：①高位插管长度（cm）=4× 体重（kg）+7；②中位插管长度（cm）=3× 出生体重（kg）+9；③低位插管长度（cm）= 出生体重（kg）+7。脐静脉插管有两种计算方法：①插管长度（cm）=1/2［3× 体重（kg）+9］+1；②插管长度（cm）= 1.5× 体重（kg）+5.5。每种测量方法均加上脐残端长度。

（2）物品准备：无菌手术衣、无菌手套、手术包（2个弯盘、2把止血钳、2把镊子、1把手术刀、1把剪刀、1块治疗巾、1块孔巾、纱布、棉球、丝线、缝针）、脐动静脉导管（体重 <1.2kg 用 3.5Fr、<3.5kg 用 5Fr、>3.5kg 用 8Fr）、碘伏、0.9% 生理盐水、肝素钠盐水（肝素钠 5U/ml）、注射器（规格 10ml）、敷料、三通接头或正压接头。

（3）置管前准备：①常规消毒脐残端及周围皮肤，消毒范围上界平剑突，下界平耻骨联合，左、右界平腋中线，铺巾。②用 5U/ml 的肝素生理盐水预冲脐动脉导管，确保导管内无空气后备用。③用有齿钳将脐带提起，距脐根部 1~1.5cm 处切断脐带（注意止血）。④用无齿镊取出脐带残端脐动脉或静脉中的血凝块。⑤分辨脐动静脉：脐动脉两根在脐切面的 4 点方向至 7 点方向处，腔小、壁厚、触角状（可有变异）；脐静脉仅一根在脐切面的 11 点方向至 1 点方向处，腔大、壁薄、扁平（可有变异）。

（4）脐动脉及脐静脉置管：①置入脐动脉时用血管钳将脐带拉直，导管前端与脐动脉对齐，插管方向与腹壁垂直，在插入 1~2cm 处（达腹壁）常遇阻力，可持续轻柔旋转推进。进腹壁后与脐端水平呈 45° 缓慢推进，助手将脐带向头侧牵拉以拉直脐动脉（脐动脉进腹壁后折向下行），有助于插入。在插入 5~7cm 处（膀胱水平）如遇阻力，可退出 1~2cm 再旋转推进，禁止用力过度，以免穿破动脉。②置入脐静脉时，先用血管钳将脐带拉至导管前端与脐静脉对齐，与下腹部呈 30°~45° 角，稍偏左，缓慢旋转插入脐静脉，插至脐轮时把脐带拉向下腹壁倾斜成 50° 左右，将导管向患儿头部方向插入，如遇有阻力不能强行插入，应将导管稍退出 2cm 再重新插入，以免穿透血管壁。

（5）置管后固定：将导管置入预定深度时，回抽注射器有血液流出，并可见动脉搏动，再将血液重新注回、冲净，接三通及输液管，以 1ml/h 速度泵入肝素生理盐水（1~5U/ml）；如无回血或回血不畅，表明位置不当，应重新调整。置管成功后，将导管与脐端进行荷包缝合后做搭桥式固定，进行床旁 X 线或超声检查导管尖端定位并记录，过长可以适当退出，过浅则不可再插入。

4. **置管后护理**

（1）记录：记录导管插管过程，如患儿是否耐受、术中失血量、有无并发症等。详细记录导管留置日期、型号、长度、内置长度、X 线定位导管末端位置。导管拔除后需要双人核对导管是否完整，测量总长度，并详细记录拔管日期、拔管原因等。

（2）评估：在脐血管插管上内置刻度位置做标识，每天至少一次评估确认插管刻度位置没有移动，记录脐血管外露长度。更换三通、输液管道时注意评估各连接接头是否紧密，每班认真检查脐带创面有无渗血、渗液，评估"搭桥"胶布有无松动，发现松动时及时更换或者加强固定措施。

（3）观察腹部情况：有无腹胀、腹壁静脉充盈、脐周红肿及腹部皮肤颜色改变等，早期识别 NEC 临床症状，若发现上述异常情况需要及时拔管。

（4）脐部护理：暴露脐部，每天进行脐部护理至脐残端自然干结，尿布盖在脐以下腹部，防止尿液及大便浸湿污染导管。脐动脉留置时间 7~10 日，脐静脉留置时间不可超过 14 日，满足治疗需要后尽早拔管。

5. 常见并发症及护理

（1）导管穿破脐血管：插管过程遇有阻力时不要强行插入，退出导管调整角度或更换导管型号重新插入。

（2）脐出血：穿刺成功后注意缝合结扎脐轮的力度要适中，拔管后注意按压止血时间充分。

（3）空气栓塞：严格遵守输液操作规范，保持脐血管管路密闭状态，更换液体时注意排尽空气。

（4）动静脉栓塞：提高穿刺技术，避免反复插管，插管前清理干净脐残端的血凝块，适当使用肝素生理盐水冲洗导管。

（5）血液循环障碍：为脐动脉插管中发生率最高的并发症，有脐动脉置管时禁忌使用血管活性药物。当下肢和臀部皮肤颜色发生改变，皮肤发白，双下肢皮肤颜色、肤温不一样时考虑发生血液循环障碍，应立即拔出导管。

（6）感染：置管时严格注意无菌操作，最大化设置无菌屏障，置管后规范化护理，每日评估脐周皮肤有无红肿、渗液，定时更换输液装置，评估导管留置的必要性，尽可能减少留置时间。

（二）经外周静脉置入中心静脉导管置管术

1. 适应证　住院时间长、需要长期输液、早产儿，尤其是极低出生体重儿及长期需要胃肠外营养、使用血管刺激性强的药物者。

2. 禁忌证　血液黏稠度高，有血栓病史，穿刺部位有感染、破损，出凝血时间异常。

3. 置管流程

（1）护士准备：护士 2 名，主操作护士具有 PICC 置管资质；充分了解患儿病情，核对患儿基本信息，查看病历，检查患儿凝血指标，确认家属是否签署知情同意书，连接心电监护仪。全面评估血管及穿刺部位。测量置管长度，上肢首选贵要静脉，其次为肘正中静脉，将患儿手臂外展呈 90°，从顶点预穿刺点沿静脉走向至胸骨；下肢选大隐、小隐静脉，将患儿的下肢外展 45°，从穿刺点沿静脉走向腹股沟至脐至剑突。

（2）物品准备：一次性 PICC 穿刺包（也有 PICC 导管为自带无菌物品齐全的置管一次性专用无菌包）、安尔碘、0.9% 氯化钠注射液、10ml 注射器 2 支、5U/ml 肝素钠生理盐水、无菌手套、无菌纱布、无菌正压接头、新生儿专用 1.9Fr 的 PICC 导管、垫巾。

（3）置管前准备：①将垫巾四分之一折，在折角处剪一个小洞，确保操作时患儿肢体能够通过。如果需要，适当约束患儿肢体。②用温水或中性清洁剂清洁准备穿刺的肢体。③操作护士及助手均按七步洗手法洗手至肘关节，穿手术衣，戴无菌手套。④助手打开 PICC 穿刺包，操作护士打开无菌包至第二层，将操作所需无菌物品递给操作者，用 10ml 注射器分别抽取肝素生理盐水及无菌生理盐水备用。⑤用肝素生理盐水预冲 PICC 导管,并使肝素生理盐水充盈导管的塑料包装,来回轻轻晃动导管使肝素生理盐水浸湿导管的外面,将 PICC 按需要裁剪到合适的长度。⑥消毒穿刺部位:上肢上至肩部、腋下,下至整个手指;下肢上至腹股沟,下至整个脚趾。用无菌纱布包住穿刺部位。⑦助手再次洗手后穿手术衣、戴手套,握住消毒好的肢体。⑧操作护士分别在穿刺肢体的下方及身上铺无菌巾,尽可能展开最大的无菌空间,铺完无菌巾后更换无菌手套再铺洞巾。⑨助手再次消毒穿刺部位、待干。应注意:消毒后不能再次触摸穿刺部位。

(4)PICC 置管:①把穿刺所需用的无菌弯盘移到辐射台或暖箱内至操作者手可及的地方(无菌弯盘、纱布、镊子、导入鞘、导管);②安抚患儿或给予镇痛,如口服 24% 蔗糖 + 安抚奶嘴;③扎止血带进行穿刺,穿刺成功见回血后按下安全阀弹出针芯;④用无齿镊夹住导管缓慢送管,并注意观察心电监护仪有无心律不齐发生;⑤通过导入鞘送至理想长度后退出,导入鞘至皮肤外后撕开鞘;⑥用纱布清洁穿刺部位的血渍,如果穿刺部位持续出血,应持续按压 3~5 分钟,直至出血停止,连接正压接头或肝素帽。

(5)PICC 固定:①用第一条无菌输液贴或无菌胶条(如容易出血则针眼处垫一小纱布)固定针眼处;②将外露导管呈 U 形、S 形或盘成圈在肢体上方或下方用胶条固定;③用无菌贴膜在皮肤无张力情况下盖住穿刺部位及外露导管部分;④在胶条上写上置管日期、时间、置管人、外露与内置长度,床旁拍 X 线片行导管尖端定位;⑤整理用物,脱去手套,协助患儿采取舒适体位,并记录。

4. 置管后护理

(1)确定位置:立即给予胸部 X 线检查,确定导管尖端是否已在准确位置(上、下腔静脉内)。拍片时,患儿取仰卧位,四肢自然伸展。经头部穿刺者采用颈胸部 X 线平片,经双下肢穿刺者采用胸腹部 X 线平片。在未确定导管尖端位置前,禁止使用导管给药。

(2)做好相关医疗护理记录:包括导管类型、型号、置入长度、外露长度、部位、局部伤口情况、双侧上肢、双股围或置管侧上臂、大腿中段周径。

(3)局部止血:术后两小时内密切观察穿刺部位有无出血,必要时可加压止血。

(4)导管维护:①每天使用脉冲式冲洗导管,封管时使用正压封管方式,在注射最后 0.5ml 肝素生理盐水时,边注射边向后退针。②严格遵守输液操作规范,保持输液装置管路密闭状态,更换液体时注意排尽空气。尽量保持输液的连续性,用输液泵以大于 3ml/h 的速度匀速输注,每 12 小时使用 1U 肝素盐水正压冲洗导管一次。③1.9Fr 的 PICC 导管禁止用于输血治疗。使用高黏度大分子药物,如白蛋白、人血丙种球蛋白、血浆、甘露醇、脂肪乳剂等药物后,应及时用肝素化生理盐水冲管。中断输液或输液结束后及时用脉冲式正压冲管,冲管液的最少量为导管和附加装置容量的 2 倍。④置管后 24 小时内更换敷料一次,此后为必要时更换敷贴,操作时由四周向中心揭开敷贴,再自下向上拆除敷料,注意勿猛拉,防止脱管或导管异位。用消毒棉签以穿刺点(导管入口处)为中心环形消毒局部皮肤 2~3 次,直径约 10cm。待干后贴好新的贴膜。⑤对肝素帽或正压接头中有残血或其他原因取下接头后都应及时进行更换。更换时使用消毒纱布或消毒棉签用力擦拭输液装置螺纹口及接头处的横断面 15 秒。

(5)导管拔管:拔管时双人核对并测量导管的长度,检查导管有无断裂。必要时剪 2cm 做导管尖端培养并做详细记录。

5. 常见并发症及护理

（1）静脉炎：严格无菌操作，穿刺前用生理盐水将无菌手套进行冲洗，不可用戴手套的手直接接触导管，送管动作不要过快，发生静脉炎时暂缓药物输入，可使用硫酸镁冷敷，但如果静脉炎症状加重应考虑拔管。

（2）导管异位：体表测量不能十分准确地反映体内静脉的解剖长度，而且新生儿上腔静脉较短，0.5~1.0cm 的误差就可以让导管尖端异位。

（3）感染：新生儿 PICC 导管的感染率为 3%~10%，是导管留置期间的常见并发症。预防导管相关感染的关键措施是做好导管穿刺和维护过程中的每一个细小的环节，认真实施集束化干预策略：穿刺时无菌环境最大化、严格手卫生、正确消毒、规范维护导管的固定、贴膜、接头的更换、合理使用抗生素等。

（4）导管堵塞：掌握正确的导管冲洗及封管技术。

（5）胸腔积液或心包积液：多见于导管异位，置管后一定要经胸片确定导管尖端位置后再使用，维护过程中注意严格交接导管的外露长度。

（三）新生儿外周静脉穿刺

1. 适应证　间歇性、连续性输液治疗；家长明确拒绝或不宜行 PICC 等深静脉置管的患儿。

2. 禁忌证　无绝对禁忌证；pH 低于 5 或高于 9 的液体或药物、渗透压大于 600mOsm/L 的液体、持续刺激性药物如血管活性药物、刺激性较强的抗生素、忌讳剔除毛发者、新生儿颅脑类疾病等禁止使用头皮静脉穿刺、体表皮肤破损或局部功能障碍者禁止做该区域的外周血管穿刺。

3. 外周静脉的选择及穿刺方法

（1）头皮静脉：新生儿头皮静脉表浅，皮下脂肪少，易于穿刺、固定和观察。分颞静脉、耳后静脉、枕后静脉、头皮正中静脉等。穿刺时针尖呈 15°~30° 进入，见回血后放平针头后与血管平行，用力轻稳，边退针芯边将套管针送入血管内，针头固定稳妥（如针尾有悬空，可用棉球垫于针柄处）。

（2）肢体静脉：较头皮静脉粗直，有利于置管针的留置。新生儿四肢屈曲，活动度大，留置时间不长。分手背静脉、肘部贵要静脉、正中静脉、头静脉、足背静脉、大隐静脉等。穿刺时针尖呈 30° 左右刺破皮肤，见回血后进针少许再退针芯送入套管针。

（3）腋静脉：解剖位置相对固定，体表投影相当于上肢外展 90°，自锁骨中点至肘窝中央的连线上 1/3 即为腋静脉。穿刺时，肩颈部垫软枕将患儿穿刺侧上肢外展 90°~150°，穿刺者左手握住患儿上肢绷紧皮肤，右手持留置针与血管呈 30°~45° 刺入皮肤，见回血后再放平针梗与血管平行进针 0.5cm 左右，回血顺畅即可退针芯完全送入套管针。

（4）颈外静脉：起于胸锁乳突肌前缘，平对下颌角，由下颌后静脉和耳后静脉汇合而成。穿刺时去枕平卧，头偏向对侧 90°，肩下垫小枕后仰 15°~30°，取头低肩高位，充分暴露颈外静脉，取下颌角和锁骨上缘中点连线 1/3 处为穿刺点。颈外静脉较滑，进针速度要快，进针后难以看清血管走向，回血慢，要求穿刺者经验丰富，心理素质强。不作为常规穿刺部位选择。

（5）股静脉：股静脉在股三角区，位于股鞘内，在腹股沟韧带下方紧靠股动脉内侧。如在髂前上棘和耻骨结节之间划一连线，股动脉走向和该线的中点相交，股静脉在股动脉内侧

0.5cm 处。穿刺时约束患儿躯干和上肢,使穿刺侧髋部外展 45° 并屈膝 90°,患儿双下肢基本成"蛙状位",充分暴露穿刺点。垫高穿刺侧臀部,尿布包裹好会阴部,以免排尿污染穿刺点。以腹股沟交叉点为定位点。在大腿根部距定位点 1cm 处,持穿刺针与皮肤呈 25° ~35° 对准肚脐方向进针(或在股动脉搏动点内侧)。股动脉和股静脉、股神经相邻,易误伤动脉、神经,患儿疼痛感较明显,而且留置后感染等并发症多,新生儿应尽量避免进行股静脉穿刺。

4. 穿刺留置后护理

(1)避开穿刺及置管前方部位粘贴标签,标注穿刺时间、穿刺操作者。交班记录输液部位、有无红肿等异常情况。

(2)高抬法、无张力粘贴敷贴进行固定,敷贴内出现渗血、渗液、松动、卷边应及时予以更换。

(3)采用"SAS"步骤采用正压脉冲式(间歇推注法)进行冲封管,即生理盐水→给药→生理盐水。减少药物之间的配伍禁忌。冲洗液的最少量应为导管和附加装置容量的 2 倍。

(4)根据 2014 年卫生部颁布的《静脉治疗护理技术操作规范》,外周静脉导管应每 72~96 小时更换。但也有研究证明,静脉炎的发生率在置管 72 小时内和置管 96 小时内没有明显的不同。

5. 常见并发症及处置

(1)血肿:穿刺时误入动脉或穿破血管壁造成。需操作者提高穿刺技术。

(2)液体渗出或外渗:最常见的并发症,为输液时各种原因造成液体渗出或外渗到血管以外的周围组织。立即停止输液,拔除穿刺针,按外渗程度的分级进行干预及护理。

(3)静脉炎:可分为机械性、化学性、感染性及血栓性静脉炎。穿刺时尽量选择柔软材质并与组织相容性好的留置导管,穿刺时避开关节部位,提高穿刺技术,严格注意无菌操作。

(4)感染:穿刺局部皮肤出血、红肿、硬结、渗出、分泌物等。穿刺及连接输液装置时严格无菌操作,严格手卫生等,出现感染时应立即拔出导管。

（王自珍　李婷）

第五节　标本采集

教学大纲

掌握:标本采集的基本原则;新生儿血、尿、痰等常用标本采集的主要意义。

一、概述

标本采集是指采取患者少许的血液、排泄物(粪、尿)、分泌物(痰、鼻分泌物)、呕吐物、体液(胸腔积液、腹腔积液)和脱落细胞(食管、阴道)等样品,经过物理、化学和生物学的实验室技术和方法对其进行检验,作为判断患者有无异常存在的依据,为进一步诊疗提供参考,标本检验在一定程度上反映出机体正常的生理现象和病理改变。虽然随着现代医学的发展,诊断疾病的方法日益增多,各种标本的检验结果仍是最基本的临床诊断方法之一。标本检验结果的正确与否直接影响到患儿疾病的诊断、治疗和抢救,而化验结果的正确与否又与标本采集质量密切相关。所以,掌握正确的标本采集方法极为重要,是医护人员应该掌握的基本知识和基本技能。

二、标本采集的意义

1. 协助明确疾病诊断。
2. 推测病程进展。
3. 制定治疗措施。
4. 观察病情。

三、标本采集的原则

1. **遵照医嘱**　各种标本的采集都应该严格按医嘱执行,医生填写检验申请单,字迹清楚,目的要明确,医生应签全名。如对检验申请单有疑问,护士应及时核准、核实后再执行。

2. **充分准备**
（1）采集标本前:明确检验项目、检验目的、采集的标本量、采集方法及注意事项;采集前向患者或家属做耐心的解释以取得配合,并对特殊检验项目（如脑脊液标本等）签署知情同意书。
（2）根据检验目的:准备好必需物品、在正确的容器外贴上标签、条形码、注明科室、床号、姓名、住院号、标本采集时间等。
（3）医生护士操作前:做好自身准备工作,如手卫生、戴好口罩帽子、环境卫生等,操作时注意无菌操作。

3. **严格查对**　查对是保证标本采集准确无误的重要环节之一,采集前应认真查对医嘱、申请项目、患者床号、姓名、住院号等,采集后及送检前应重复查对。

4. **正确采集**
（1）严格遵守不同标本的采集方法、采集量和采集时间。
（2）凡是直接干扰检验的药物和食物,在采集前要尽量停止使用（如不能停用,需特殊标注）,以免影响检验结果的判断。
（3）凡是采集培养类标本,须放入无菌培养瓶内。

5. **及时送检标本**　采集后应及时送检,不要放置过久,以避免标本污染或变质,从而影响检验结果。特殊标本还应注明采集时间。

四、新生儿常用的标本采集分类

1. **痰标本采集**　痰液是气管、支气管和肺泡的分泌物,正常情况下分泌很少,不会引起咳嗽等不适。当呼吸道黏膜受到刺激分泌增多时,即形成痰液。痰液主要由黏液和炎性渗出物组成,唾液和鼻咽分泌物虽可混入痰内,却非痰的组成成分。检查痰液内细胞、细菌、寄生虫等,观察其性质、颜色、气味、量的主要目的是协助诊断呼吸系统的某些疾病,如支气管哮喘、支气管扩张、肺部感染等。临床上常用的采集痰标本分三种:

(1)常规痰标本:检查痰的一般形状,涂片查细胞、细菌、虫卵,协助诊断某些呼吸系统疾病。

(2)痰培养标本:检查痰液中的致病菌,确定病菌类型,还可以用培养出来的致病菌做药物敏感实验,指导临床用药。

(3)24小时痰标本:检查24小时痰液的量及性状,协助诊断。

2. 咽拭子标本采集　从咽部和扁桃体取分泌物作细菌培养或病毒分离。

3. 血液标本采集　血液是由血浆和血细胞两部分组成,在体内通过循环系统与全身各个组织器官密切联系,与机体各组织间发生物质交换,并且参与机体的各项功能活动,对维持机体的新陈代谢、功能调节和维持机体内、外环境的平衡起着至关重要的作用。在病理情况下,血液系统疾病除了直接累及血液外,也可以影响全身组织器官,而组织器官的病变也可直接或间接地引起血液发生变化。故血液检查是判断体内各种功能及异常变化的重要指标之一,是临床最常用的检验项目。它不仅可反映血液系统本身的病变,也可为判断患儿病情进展程度及治疗疾病提供参考。新生儿常检验的血标本有以下几种:

(1)全血标本:全血标本用于血沉、血常规检查。

(2)血清标本:测定血液中某些物质的含量,如肌酐、尿素氮、尿酸、肌酸、血氨、血糖、新生儿的遗传代谢病筛查等。

(3)血培养标本:用于查找血液中的病原菌,指导临床合理使用抗生素。

(4)动脉血标本:如动脉血气分析,可以客观反映机体酸碱平衡状态,指导氧疗、机械通气各参数的调节,纠正酸碱和电解质失衡。

4. 尿标本采集　尿液是由血液经肾小球滤过、肾小管和集合管的重吸收及排泄产生的终末代谢产物,尿液的组成和性状可反映机体的代谢状况,不仅与泌尿系统疾病直接相关,而且受机体各系统功能状态的影响。临床上常收集尿标本作物理、化学、细菌学和显微镜等检查,以了解病情,协助诊断和观察疗效。尿标本分为三种:

(1)常规标本:用于检查尿液的色泽、透明度、比重、尿蛋白定性、尿糖定性、细胞和管型等。

(2)尿培养标本:用于细菌培养或细菌敏感实验,以了解病情,协助临床诊断和治疗。

(3)12小时或24小时尿标本:用作各种尿生化检验或尿浓缩查结核分枝杆菌等检查。

5. 粪便标本采集　正常粪便是由已消化的食物残渣、消化道分泌物、大量细菌和水分组成。临床上常通过检查粪便判断消化道有无炎症、出血和寄生虫感染,并根据粪便的性状和组成了解消化功能。粪便标本分为四种:

(1)常规标本:常规标本用于检查粪便的性状、颜色、细胞等。

(2)细菌培养标本:用于检查粪便中的致病菌和细菌敏感实验,以了解病情,协助临床诊断和治疗。

(3)隐血标本:用于检查粪便内肉眼不能察见的微量血液。

(4)寄生虫标本:用于粪便中的寄生虫、幼虫及虫卵计数检查。

6. 脑脊液标本　正常脑脊液无色透明,新生儿脑脊液(因含有胆红素)、陈旧性出血或蛋白含量过高时,脑脊液可呈黄色。新近出血时则呈红色或血性,需和穿刺误伤引起的出血鉴别。做腰椎穿刺吸取脑脊液可用于检测中枢神经系统有无感染和病变,指导临床用药或测定颅内压。

(王自珍 张 珊)

第六节 影像学检查基础

一、新生儿影像学检测方法及临床应用价值

在新生儿疾病的诊断中,影像学检查也已成为日常医疗工作必不可少的重要手段。因此,如何适应新的形势、正确而熟练地运用影像学检查方法、密切结合临床与实验室检查,提高新生儿疾病的影像诊断水平不仅是影像科医生,也是临床医生面临的一个新的挑战,而实现这一目标的手段就是建立正确思维方法和路线。

(一)影像学诊断的特点

1. 影像学诊断包括X线平片、造影、数字减影、介入放射、计算机体层摄影(CT)、核医学,以及超声(USG)、磁共振(MRI)等。

2. 传统X线得到的图像为正面和侧面像,CT提供了横断面的图像,超声和磁共振则可以得到任何平面的图像。从而可为临床提供多维的信息。

3. 超声、CT和磁共振对组织的分辨率大大高于传统X线;核素能显示组织、器官整体和局部的功能,为临床提供更精确的信息。

这些影像学诊断已经广泛应用到新生儿领域。但小儿不是成人的缩影,新生儿更有其解剖、生理和病理的特点,故各种技术在新生儿领域应用的范围和程度与成人有很大差别。

(二)影像学诊断的选择

过去影像学诊断的方法只有X线检查一种,只要掌握检查的指征,不存在影像选择的问题;目前由于影像学诊断种类繁多,选用哪一种或哪几种方法,按照什么顺序进行检查,应省略哪些重复的或意义不大的检查是值得探讨的。必须指出,每一种检查都有它的针对性,也都有其利弊。在做任何检查前必须把采用这种检查方法可能得到的裨益与检查本身带来的危害作以权衡,再决定是否要进行该检查,而不是轻易地履行常规。这对新生儿尤为重

要,因为任何检查对新生儿来讲多少都是一个干扰。

1. 影像学诊断的选择原则

(1)对患儿的照射剂量要越小越好:射线在各年龄都应看成是一个重大的危害,有致癌、致白血病和致白内障的作用。射线对遗传的影响与射线剂量成正比,不但无安全阈值且有累积作用。因而,新生儿期比任何年龄更应考虑这个问题。

(2)对患儿的损伤要越小越好:用造影剂、麻醉剂或镇静剂会造成患儿痛苦,对新生儿来说还包括运送甚至移出暖箱造成的损伤等。

(3)越快达到诊断的目的越好:尽量简化诊断顺序,选用针对性强避免不必要的检查,尽快对患儿作出必要的处理。

(4)节约资源,考虑价格和效益比:这一原则近几年来越来越被重视。任何检查只有当其检查结果对患儿治疗起积极作用或对预后和遗传咨询有意义时才需要进行,否则尽量不做。

对于每一个具体病例来说,要作出最好的影像选择,要求新生儿医师对各种影像学诊断的目的、优缺点及其在新生儿领域的使用价值有全面的了解,有时还需要与影像科医师共同商讨,根据新生儿临床情况和所具备的设备制订检查方案。

2. X线检查 传统的X线平片和造影已为临床医师所熟悉,故不在此作详细介绍。临床应用中应注意以下几点:

(1)有些过去在新生儿领域使用的X线检查,由于其固有的缺点,现在已停止使用或很少使用,而被更好的方法所取代。如气脑造影和脑室造影,以前用于观察脑室的情况,现在已被超声、CT或磁共振所取代;又如静脉尿路造影,由于新生儿在出生后2周内肾脏功能尚不成熟,滤过率低和浓缩能力差,诊断价值有限,故改用核素和超声分别观察肾脏的功能和形态。

(2)尽管有一系列新的影像学检查方法,但传统的X线对骨骼、胸部和某些腹部疾病仍有重要的诊断价值,被列为首选或为唯一必需的影像学检查。

(3)气管插管、脐静脉置管、中心静脉置管等是NICU的基本操作,通常需要通过X线检查定位确定后方能使用(图1-1)。

3. 超声检查 是一种非侵入性的影像技术。

(1)超声的优点

1)无损伤:无辐射线,对遗传和身体方面无任何危害,不需要使用造影剂和麻醉,除检查心脏外不需要使用镇静剂,可在床旁甚至暖箱内进行。

2)不受脏器功能的影响:超声显示脏器的解剖结构不依靠脏器的功能,故不像静脉尿路造影或核素成像受功能的影响。

3)可了解多个脏器的情况:通过改变探头的位置和方向可以检查任何脏器平面的结构图

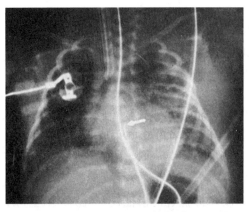

图1-1 X线检查定位

气管插管管端因插入过于靠近气管隆嵴而导致右肺过度通气和左肺通气不足;同时多个置入显影管可能影响X线阅片者的注意力,如胃管插入过深出现折返会影响判断,该患儿胃管顶端在食管内(箭头)

像,并可用于观察动态的改变。

4）可了解血管内血流的情况:彩色多普勒超声以不同的颜色和亮度分别代替血流的方向及速度,可以了解脏器血流的情况。

5）价格相对低廉,有良好效益比。

（2）超声的缺点

1）超声穿透范围有一定的限度。超声的频率越高分辨率就越高,但穿透的范围却越小。

2）超声不能通过骨骼和气体（近年来这一"禁区"已被逐渐打破,新生儿肺部疾病超声诊断的临床应用改变了这一传统认知）,脂肪也是超声检查的障碍。

3）超声检查的质量相对依赖检查者的技术。

（3）超声在新生儿的应用:新生儿的解剖特点特别适合超声检查:厚度小,脂肪也少。超声对一些围产期特有的疾病有很高的诊断价值。因而,超声在新生儿领域应用相对来说更广泛,在许多情况下被列为首选的影像学诊断（图 1-2）。

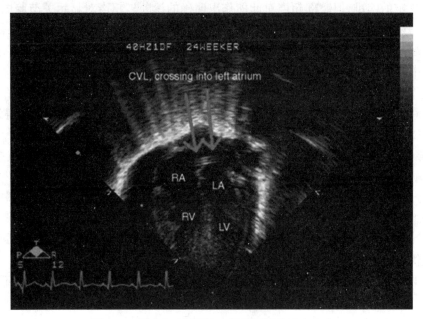

图 1-2　超声心动图示中心静脉置管位于左心房

1）颅脑:新生儿期未闭的囟门成为超声探测颅内结构的窗口。围产期颅内并发症在新生儿期发病率高,超声成为显示这些疾病理想的方法,在各种影像方法中列为首选并常为唯一必需的检查。它可了解脑室的大小和形态,以及显示脑室周围脑实质的情况。但是对周边的病变显示有限,且不能显示脑组织的灌注改变。超声对诊断颅内出血最为理想。对早产儿和足月儿早期的缺氧缺血改变 PVL 和 HIE 不够敏感,但对其室周围囊肿（PVC 脑）和多发性囊性脑软化（MICE）等后遗改变能清楚显示。超声对于某些脑先天畸形,如中脑导水管狭窄、Dandy-Walker 综合征、前脑无裂畸形、大脑大静脉动脉瘤等都能作出明确诊断。对于先天性颅内感染造成的脑室周围钙化和产后感染所致的脑室炎、脑脓肿均有特异性的改变。

2）胸部:超声除用于先天性心脏病的诊断外,还可显示心包积液、胸腔积液、胸部囊性和实质性肿块等。超声还用于指导穿刺活检。随着超声影像诊断技术的发展,超声已经成功用于新生儿肺部疾病的辅助诊断及治疗中的实时监测。

3)腹部

实质脏器:腹部各实质脏器都有其相对固定的位置和各自的回声表现。超声可用以诊断个别脏器的缺如、异位和结构异常。如肾缺如、异位、畸形和囊性改变,肾上腺出血,肝脾破裂及先天性肥厚性幽门狭窄等。

胆道系统和腹部血管:超声可显示胆囊大小、胆囊结石、肝内外胆道扩张及腹部大血管的情况。

腹部肿块:超声可以显示肿块的来源、范围,以及与周围脏器和大血管的关系。超声还能区别肿块的内部结构为囊性还是实质性。

腹水:超声能清楚显示腹腔和盆腔内的积液。肝脾等实质脏器破裂时,腹腔积液(血)在短期内明显增加是手术指征的重要标志。

(4)髋部:新生儿期股骨头骨化中心尚未出现,X线对诊断先天性髋关节脱位特别是半脱位存在一定的困难,但髋部超声对此能作出明确的诊断。超声对显示关节腔内的渗液也极为敏感。

实时超声可观察动态改变。对产伤所致的膈神经麻痹等可作出诊断。近年来,超声被广泛用于中心静脉置管定位、腰椎穿刺术的穿刺点定位等。

4. 计算机体层摄影　计算机体层摄影(computed tomography, CT)的原理是许多束X线在不同的瞬间以不同的角度通过身体某一薄层横断面,经过衰减再由计算机处理得到图像。

(1)CT的优点

1)显像清楚:CT能清楚显示身体一薄层横断面的解剖而不与邻近组织相重叠,因而能精确显示病变的范围。

2)分辨率高:CT的密度分辨率大大高于传统X线。在X线显示的软组织中,CT能区别不同的组织成分。对于各组织的密度以CT值来定量。

3)诊断率高:CT扫描时静脉注射造影剂使血管结构和某些病灶密度增高,即所谓"增强",可提供有价值的诊断根据。

4)CT不受气体和骨干扰,脂肪的存在更有利于分辨器官的界限。螺旋CT不仅提高了效率,还可提供高质量的三维重建。

(2)CT的缺点

1)为侵入性检查:CT检查的射线量较多,增强时需注射造影剂,不合作的小儿要用镇静剂甚至麻醉。

2)新生儿腹部脂肪少,组织界限不清,导致图像解释困难。

3)CT价格相对昂贵。

(3)CT在新生儿的应用:CT由于上述缺点,同时因有超声替代,故在新生儿(相对比其他年龄儿)应用要少得多,但在某些情况下CT可弥补超声的不足。在颅脑方面,CT对脑实质、颅骨和软组织可提供良好的解剖分辨率,显示超声难以显示的硬脑膜下积液,增强CT可了解脑内异常灌注区,对于新生儿期少见的颅内肿瘤,CT为首选影像。新生儿腹部病变中先天性畸形占相当大的比例,且绝大部分为良性的,因而只有在超声检查有疑问时才需要作CT检查。腹膜后肿瘤如神经母细胞瘤、中胚层源性肾瘤、畸胎瘤等可以在新生儿期发现,CT可显示肿瘤部位、范围和轮廓,显示肿瘤的不同成分如钙化、脂肪、囊性区,以及肿瘤与周围脏器和血管的关系,CT还可观察肿瘤对椎管侵犯及对淋巴结和其他脏器的转移。无论是闭合性还是非闭合性的新生儿头部或躯干创伤,CT均为最佳影像学检查方式。

5. 磁共振成像　磁共振成像(magnetic resonance imaging,MRI)将人体置于均匀的强磁场中,然后附加迅速变化的线性梯度磁场,使体内的质子群受激发,当其恢复时释放出吸收的能量,检测到的能量是磁共振成像信号的基础。磁共振与CT相似,都是人体剖面的数字图像,不同的是磁共振为多参数成像。每一体素的亮度灰阶值与组织质子T_1、T_2弥散时间、质子密度及流动液体参数有关,因而可获得更多的信息。

(1)MRI的优点

1)对软组织分辨率高:MRI对软组织的分辨率远非其他影像所及,而且没有骨的伪影干扰。

2)无创性:MRI为非侵入性检查,无射线,一般不需应用造影剂(图1-3)。

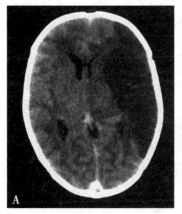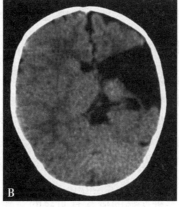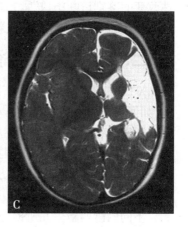

图1-3　MRI检查

A. 足月儿CT扫描示左侧大脑中动脉急性局灶性梗死;B. 18个月婴儿CT扫描示早期梗死位置孔隙性囊肿;C. 2岁婴儿MRI示梗死位置的异常信号。如果条件允许,为了减少X线辐射,A和B中患儿应该选择MRI扫描而不是CT扫描

3)图像清晰:MRI能根据需要作任何切面的图像及三维重建,并能显示液体的流动。

(2)MRI的缺点

1)MRI不能显示具有重要诊断意义的钙化点。

2)装有起搏器的患儿,体内有铁磁装置及应用其他维持生命装置的患儿都不能作MRI检查。

3)MRI对组织的敏感度高,但特异性有限。

4)费用贵且不普及。

(3)MRI在新生儿的应用:MRI对中枢神经系统疾病诊断的优越性是无可争议的。MRI用于新生儿脑的研究已屡有报道,它不仅对脑解剖显示分辨率高,还可观察脑髓鞘形成。磁共振频谱还可用于研究脑的代谢。MRI可以取代损伤性强的心血管造影诊断先天性心脏病。磁共振尿路造影(MRU)提供了对尿路畸形形态和功能的研究。磁共振对盆腔及肌肉骨骼系统的研究有不少报道,但用于新生儿尚不多见。

6. 核素成像　核素成像(nuclear imaging)又称同位素扫描,是依靠身体不同器官对带有放射活性物质标记的某些化合物选择性吸收的成像技术。优点是能了解器官的功能,缺点是解剖分辨率差。

^{99m}锝是最常用的同位素,具有用量低、无毒性、半衰期短、容易与生理性化合物相结合、价格相对低廉等优点。通过动力法或静止法取得图像。

最常用的核素成像探测器为 Gamma 照相机,与 X 线和 CT 一样,核素成像也有断层技术即发射型计算机体层摄影(emission computed tomography)。有两种主要的断层技术:单光子发射计算机体层摄影(single photon emission computed tomography, SPECT)和正电子发射体层摄影(positron emission-tomography, PET)。前者主要用于心和脑的研究;后者对核素的浓度能够定量,并对疾病代谢过程的研究有很大的潜力。

核素成像在新生儿的应用:核素成像对于一些功能改变早于解剖结构改变的疾病的诊断特别有价值。例如骨髓炎时核素影像的改变比 X 线改变早得多,但有报道在 6 周以下的婴儿可能有假阴性出现。新生儿用核素扫描代替静脉尿路造影观察肾脏的功能。在肾脏囊性改变的鉴别诊断中,核素扫描也起着重要的作用。核素扫描还用于甲状腺功能减退、先天性大叶性肺气肿、多脾、无脾、新生儿肝炎、胆道闭锁,以及观察膀胱输尿管反流等。

二、新生儿疾病影像诊断中的思维特点

X 线、CT、MRI、超声和核素成像等医学影像检查技术都可用于新生儿各系统疾病的诊断,如何合理利用这些成像技术,做到既经济又省时、既简便又准确,是临床上经常遇到的问题。新生儿各系统疾病影像检查应该首先了解各种影像学检查方法的成像原理、适应证、禁忌证和优缺点,在此基础上根据临床初步诊断需要来正确选择检查方法。对于可能发生不良反应和有一定危险的检查方法,选择时更应该严格掌握适应证,不可滥用,以免给患儿带来不必要的损伤。

不同胎龄的新生儿所罹患某种疾病的概率有明显的差异;即使遭受到同样的致病因素,由于胎龄不同会产生不同类型的损伤。但目前由于新生儿出生方式的改变,使某些发生在未成熟儿的疾病有转向足月新生儿的趋势。

例如:早产儿多见的肺透明膜病(hyaline membrane disease, HMD)又称特发型呼吸窘迫综合征,目前其发病的胎龄有向足月新生儿靠近的趋势,而这部分患儿大多为接受剖宫产的胎龄较大的早产儿,现在有学者将其称为"近足月儿"。当这部分患儿出现 HMD 的影像学表现时,其接近"足月"的胎龄常带给我们错误的导向,肺透明膜病往往忽略,诊断为肺炎,干扰了临床的诊断和治疗。单根据孕周决定手术分娩时间,可能造成不必要的医源性早产,对这些临床细节的认识有时会左右我们影像诊断的准确性。

此外,关于新生儿"脑水肿"的诊断,常被用于脑损伤的评价。诊断脑水肿时,须先了解新生儿、婴儿脑发育的神经影像学变化。从出生到成熟,婴儿脑含水量是一个动态变化的过程,出生当天与生后 1 周的新生儿,脑的 CT 值和 MRI 信号就有很大的差异;早产儿与足月儿之间脑的 CT 值和 MRI 信号的变化就更大。如果不考虑新生儿出生的时间、胎龄、脑损伤的病理改变等因素,单纯靠 CT 值来判断是否存在脑损伤或评价损伤的程度,其诊断的正确率会大打折扣。这正是新生儿缺氧缺血性脑病 CT 诊断与临床诊断之间符合率很低的原因之一。

围产期缺氧缺血所致新生儿的脑损伤,其损伤模式与缺氧缺血的持续时间和发生时的胎龄密切相关,不同的脑发育阶段决定其损伤类型。例如:妊娠 20 周以前,缺氧缺血会导

致胎儿脑发育的畸形。早产儿缺氧缺血脑损伤的部位为脑室周围白质,损伤类型主要是脑室出血、室周出血性梗死(PVH)及脑室周围白质损伤(PVL);足月新生儿缺氧缺血性脑损伤部位为矢旁区及基底节区,出现常见 HIE 病理改变。充分了解与胎龄有关的器官发育状况,是用影像手段显示和评价新生儿疾病的基础。

总之,在新生儿疾病的影像诊断中,只有充分认识新生儿的生长发育特点,辩证分析各种影像表现,才能得出正确结论。

三、根据影像学特点选择正确的检查方法

各种影像学检查方法由于成像原理的不同,使人体不同的组织或器官、不同的病变在其图像中的表现形式各异,决定了各自的应用范围。

例如:对于新生儿常见的肺部疾病,如无特殊情况,胸部 X 线平片即可满足诊断,通过动态观察可以了解疾病的进程和转归;虽然多层螺旋 CT 检查对肺部病变显示良好,但其高的辐射带给新生儿机体的损伤可能超过其对疾病诊断的价值;所以,新生儿常见胸部疾病,一般不必做 CT,新生儿尤其应该禁止短期内多次复查 CT。

虽然超声检查对于脑实质深部病变的诊断能力有限,对新生儿脑损伤的显示不如 MRI 敏感,但是经颅超声通过囟门“窗”可发现新生儿较严重的急性、亚急性颅内出血、脑积水、脑水肿等,尤其适合一般状况欠佳、不能离开监护器的早产及缺氧缺血脑病的患儿,可随时进行床旁检查,发现颅内病变,了解病情变化。而 CT 软组织分辨率不够高,对于新生儿 HIE,CT 的诊断与临床的符合率较低,对患儿有辐射的危险,不应该作为新生儿脑损伤的主要检查手段。

脑影像学检查是重要的诊断及鉴别诊断中枢神经系统疾病的方法。脑影像学检查作为早产儿、高危儿基础检查,可以及时、早期的明确诊断,从而及时治疗。同样在疾病恢复期,脑影像学检查也很必要,可客观反映出脑损伤的转归情况,以引起家长和医生的足够重视。确实存在明确的脑损伤,而临床早期症状不明显的情况,尤其早产儿脑损伤表现常不典型,如果重视度不够,容易错过最佳早期干预时期。目前常用的头颅 B 超、CT、MRI 等检查方法,各有优缺点。不同疾病、年龄段患儿可以选择最适宜的检查方法。

生后 3 天的患儿,建议常规 B 超筛查,早产儿可按照医嘱定时复查。头颅 B 超优点是无 X 线辐射、可床旁检查、检查费用低。由于对大脑中央部位损伤的分辨率高,一般新生儿住院期间,危重患儿最佳的脑影像学检查是头颅 B 超。在 B 超检查阴性但临床仍高度怀疑有颅内病变者,可进一步作 CT 或 MRI 检查,借此可发现 B 超未能诊断的蛛网膜下腔出血、硬脑膜下出血、后颅窝等颅脑边缘部位的出血,以及脑实质点状出血以及旁矢状区损伤等病变。因为 CT 有 X 射线,故一般推荐做 MRI。早产、高危儿最佳复查时间段是纠正胎龄 40~48 周。检查出病变后,除非有进行性变化如脑积水等,不用多次复查,以免浪费资源和惊扰孩子。

一般来说,新生儿影像学检查的选择有三条原则:①遵循先无创后有创、先简单后复杂、先经济后昂贵的原则;②扬长避短,尽可能先选择该疾病的首选检查方法进行检查,其他检查方法可作为必要的有益补充;③首选要选用无辐射的影像检查方法,不得已选用 X 线、CT 检查时,应尽可能减少摄片次数和辐射剂量。三条原则有时可能相互矛盾,这时需要临床医生根据患儿病情,综合考虑。在尽可能减少患儿的损伤和经济负担的前提下,优选合适和最少的影像检查项目也是一门学问。

四、寻根溯源揭示影像改变的本质

影像学诊断的准确性,在相当程度上取决于影像科医生对不同检查手段的成像原理、影像特点及其病变解剖、病理基础的认识,而正确的影像思维方法是通往正确诊断的桥梁。

X线平片、CT和MRI图像反映的主要是组织或器官病变的大体病理信息,诊断思维分析主要以形态学改变为依据。无论哪种异常的影像学表现反映的都是疾病发生发展过程中的病理改变。同一种疾病的不同类型,以及在它的发生、发展和好转过程中病理改变的差异,决定其相应影像学表现的多样性,所以"同病异影"是必然的。而不同的疾病在发生相同的病理变化时,影像上也会出现某些共同的或相近的表现,就是所谓"异病同影"。如何从错综复杂的现象中,寻找疾病的特性,揭示疾病的本质,对于影像科医生来说不仅要掌握图像的观察与分析方法,还必须充分认识疾病自身的病理基础、发病机制,以及特定的临床表现等,这是诊断及鉴别诊断的重要依据。

此外,随着现代科技的发展,医学影像学已由过去的大体、宏观观察转变为宏观加微观(细胞、亚细胞、分子水平)和流动信息观察,由过去单纯的解剖学形态观察转变为解剖形态加功能观察,更有益于揭示疾病的本质,进行疾病的定性诊断及鉴别诊断。

总之,在新生儿疾病的影像诊断中影像科医生应该熟悉新生儿疾病的病理变化,正确合理运用影像检查技术,重视临床病史、体征及其他临床检查结果,通过对影像资料进行全面观察寻找特征性,注意正确解读"异病同影"及"同病异影",进行正确的诊断及鉴别诊断。

(周伟勤　李 广)

第七节　极早产儿和极低出生体重儿早期处理

> **教学大纲**
>
> 掌握:极早产儿和极低出生体重儿的定义;极早产儿和极低出生体重儿产前处理,包括产前会诊、产前皮质激素及产前硫酸镁应用指征及方法;极早产儿和极低出生体重儿产时处理要点,包括延迟结扎脐带、保暖、开放肺、循环管理等;极早产儿和极低出生体重儿出生早期相关问题及处理,包括保暖、液体治疗、营养支持、呼吸管理与正压通气、PS应用、血糖管理、黄疸、呼吸暂停、BPD治疗、PDA处理、IVH、早产儿脑部、NEC、ROP等疾病防治原则与方法。
>
> 熟悉:发展性照顾理念以及基本实施方法。

一、概述

极早产儿(very preterm)是指胎龄≥28周且<32周的早产儿,极低出生体重儿(very low birth weigh infant, VLBWI)是指出生体重≥1 000g且<1 500g的早产儿,近年来,随着极早产

儿数量的显著增多,存活率上升,大家都非常重视对极早产儿和极低出生体重儿的救治。现就极早产儿和极低出生体重儿早期处理进行阐述。

二、产前处理

极早产儿和极低出生体重儿的处理应从产前开始,一旦发生早产迹象,应立即启动预案,开始预防早产并采取相应的措施。

1. **儿科医生产前会诊**　了解母亲与胎儿病史和高危因素,进行胎儿评估,与产科医生共同讨论诊疗方案,与家属进行早产儿可能的并发症沟通及救治措施,树立家长救治早产儿的信心。

2. **产前使用糖皮质激素**　可能早产的孕妇产前使用类固醇激素,可促进胎肺成熟,降低新生儿呼吸窘迫综合征(RDS)发生率。建议对胎龄 23~33^{+6} 周有早产危险的孕妇产前使用 1 个疗程激素。地塞米松每次 6mg,一个疗程 4 次,间隔 12 小时,肌内注射。最佳给药时间为分娩前 24 小时至 7 天。如果第 1 个疗程的类固醇激素已使用超过 1~2 周,且妊娠小于 32~34 周的孕妇又出现新的产科指征,产前可再给一个疗程的类固醇激素。

3. **产前使用硫酸镁**　产前使用硫酸镁可降低早产儿发生脑瘫的风险。建议对胎龄小于 32 周进入产程或宫口扩张超过 4cm 的产妇,产前使用硫酸镁,剂量:负荷量 4g,然后 1~2g/h,维持 24~48 小时,静脉滴注。

三、产时处理

极早产儿和极低出生体重儿各脏器发育不成熟、体重低、体表面积大,出生时产房管理及其重要,需要训练有素的复苏团队、早产儿复苏设备齐全、使用转运暖箱转运入 NICU。以 2016 年中国新生儿复苏指南为参考,需关注以下几点:

1. **延迟结扎脐带**　延迟结扎脐带可减少早产儿对输血的需要,降低脑室内出血和 NEC 发生率,建议:①娩出时体位略低于胎盘水平,观察婴儿活力,延迟 30~60 秒断脐;②如果婴儿活力差需要复苏,或脐动脉搏动停止,应立即断脐进入复苏流程;③如果没有进行延迟结扎脐带条件(如胎盘早剥),可在结扎脐带前将长约 20cm 脐带中的血挤入婴儿体内,挤压 3~4 次后再断脐带。

2. **体温管理**　置于合适中性温度的辐射台,所有包裹巾单均要预热,娩出后即用塑料薄膜包裹全身,带上帽子。

3. **正压通气时控制压力**　早产儿由于肺发育不成熟,通气阻力大,不稳定的间歇正压给氧易使其受伤害。正压通气需要恒定的吸气峰压及呼气末正压,推荐使用 T- 组合复苏器进行正压通气。

4. **避免肺泡萎陷**　胎龄 <30 周、有自主呼吸或呼吸困难的早产儿,产房内尽早使用持续气道正压通气。根据病情选择性使用肺表面活性物质。

5. **维持血流动力学稳定**　由于早产儿生发层基质的存在,易造成室管膜下 - 脑室内出血。心肺复苏时要特别注意保温,避免使用高渗药物,注意操作轻柔,维持颅压稳定(图 2-7)。

四、出生早期相关问题及处理

(一)保暖

保持极早产儿和极低出生体重儿处于中性环境温度中,不同日龄中性环境温度不同,日龄越小中性环境温度越高(表1-3)。保持适当的湿度,出生体重越低,暖箱相对湿度越高,一般暖箱湿度保持60%~80%。暖箱热水槽中使用的蒸馏水每天更换。

表1-3　极低出生体重儿适中温度(暖箱)

出生体重(g)	暖箱温度			
	35℃	34℃	33℃	32℃
1 000~1 499	出生10d	10d~	3w~	5w

(二)保持液体平衡

极早产儿皮肤发育未成熟,不显性失水比较多。建议出生后用透明塑料薄膜包裹以减少不显性失水。生后第1日在保证湿度情况下,液体需要量为60~80ml/kg,以后每天增加10~15ml/kg,直至每天150ml/kg。但要根据环境湿度、体重丢失、疾病状况、血钠、尿量等情况适当调整。暴露于辐射台时会比在暖箱内多15%的水分丢失,应增加20~30ml/(kg·d)的液体量。光疗时也应适当增加液体量。

(三)早产儿呼吸问题与呼吸管理

早产儿呼吸疾病主要包括RDS、湿肺、呼吸暂停、感染性肺炎、肺出血、支气管肺发育不良(BPD)等,不同的呼吸疾病需要相应的呼吸治疗技术,主要包括吸氧、无创通气、有创通气、肺表面活性物质等。

1. **早产儿吸氧**　最佳目标氧饱和度既应避免过度氧气暴露产生的并发症,如早产儿视网膜病(retinopathy of prematurity,ROP),又要避免长期缺氧导致的死亡率上升、新生儿坏死性小肠结肠炎(NEC)或不良神经发育结局等潜在的负面影响。多个大规模前瞻性随机临床对照研究发现,虽然低目标血氧饱和度组幸存者ROP发生率减半,但是死亡率却增加。因此推荐:

(1)血氧饱和度:早产儿进行氧疗时,血氧饱和度应维持在90%~94%,设置监护仪报警界值在89%~95%。

(2)吸氧浓度:不管采用何种吸氧方式,均应采用空氧混合仪,病情改善后及时降低FiO_2,调整氧浓度应逐步进行,以免波动过大。

(3)吸氧方式:如需吸入高浓度氧($FiO_2>0.4$)才能维持目标$TcSO_2$,应采用辅助呼吸。积极治疗各种合并症,及时下调吸氧浓度,尽可能缩短吸氧时间。

2. **早产儿无创通气**　无创通气对有自主呼吸的早产儿提供一定压力的呼吸支持,增加功能残气量,保持气道扩张,防止肺泡萎陷。无创呼吸支持是解决早产儿呼吸问题的最优方法,包括持续气道正压通气(continuous positive airway pressure,CPAP)、经鼻间歇正压通气

（nasal intermittent positive pressure ventilation，NIPPV），以及高流量温湿化鼻导管给氧。

（1）对象：所有存在 RDS 风险的早产儿生后即可应用 CPAP 治疗，例如胎龄 <30 周不需气管插管复苏的早产儿。

（2）压力：提供 CPAP 的仪器并不重要，重要的是使用双孔鼻塞或鼻罩，起始压力 $6~8cmH_2O$，根据临床表现、氧合情况和循环情况进行个体化调整。

（3）CPAP 联合早期 PS 治疗：是治疗 RDS 早产儿的最佳方案。

（4）NIPPV：如生后已行气管插管，序贯应用同步 NIPPV 可降低拔管失败率，但并不一定改变远期预后，如减少 BPD 的发生。

3. 有创通气 使用无创通气后不能维持正常氧合情况或病情加重者，应改用机械通气。机械通气策略：

（1）尽可能缩短通气时间，推荐使用目标潮气量通气，有助于缩短机械通气时间，降低 BPD 和脑室内出血的发生。

（2）低碳酸血症和严重高碳酸血症可增加脑损伤的风险，故应避免。

（3）撤机时早产儿可耐受允许性高碳酸血症，但需维持 pH 在 7.22 以上。

4. 肺表面活性物质的应用

（1）治疗指征：各种原因导致的 RDS。应早期治疗，生后出现呼吸困难、呻吟，胸片两肺透亮度下降，提示早期 RDS，无创或有创通气 $FiO_2>0.4$，立即给药。

（2）给药方法：使用前将药瓶预热数分钟，使肺表面活性物质（PS）磷脂更好地分散。用 PS 前先吸痰清理呼吸道，PS 经气管插管注入肺内，仰卧位给药，不需要多个体位。

（3）剂量：PS 剂量范围比较宽，一般每次 70~200mg/kg。但每种 PS 药品各自有推荐剂量，常用的有 70~100mg/kg 和 100~200mg/kg。一般轻症病例使用推荐剂量下限，重症病例需用较大剂量，使用推荐剂量上限。

（4）用药次数：轻症病例给药 1 次即可，重症病例需要多次给药，如 RDS 进展，机械通气下 $FiO_2>0.4$，可重复给药，间隔时间根据需要而定，一般最多给 4 次。

（5）INSURE 技术（气管插管—使用 PS—拔管使用 CPAP）：可用于 CPAP 治疗失败的患儿。对有自主呼吸的新生儿，在使用 CPAP 的同时，可用一个细而软的导管置入气管内，代替传统的气管内插管给予 PS，这种方法称低侵入性肺表面活性物质治疗（less invasive surfactant administration，LISA）。还可以在直接喉镜直视下用有一定硬度的细血管导管插入气管内给药，称微创肺表面活性物质治疗（minimally invasive surfactant treatment，MIST）。当早产儿有自主呼吸时，可用以上两种方法替代 INSURE 技术。

5. 早产儿呼吸暂停的防治 原发性呼吸暂停多发生在极早产儿，继发性呼吸暂停继发于各种原发病理情况。

（1）一般处理：①体位：避免头颈过曲或过伸体位，减少气道梗阻诱发呼吸暂停；②避免反射诱发呼吸暂停；③避免环境温度变化，维持患儿正常体温；④吸氧：呼吸暂停发作时应给予吸氧，但不必持续吸氧；⑤物理刺激：呼吸暂停发生时可先使用物理刺激，促使呼吸恢复，如托背、拍打足底等。

（2）药物治疗：①枸橼酸咖啡因：负荷量 20mg/kg，24 小时后给维持量，每天 5~10mg/（kg·d），静脉滴注，给药时间 10 分钟，也可口服，吸收较好，0.5 小时达到有效血药浓度（5~20μg/ml）。如呼吸暂停消失且纠正胎龄 >34 周，可停药。如呼吸暂停消失维持 7 日，也可停药。②氨茶碱：负荷量 5mg/kg，12 小时后给维持量，每次 2mg/kg，12 小时一次。氨茶碱不良反应较多，有烦躁、心动过速、惊厥及高血糖等。

（3）呼吸支持：药物治疗后仍有呼吸暂停，可使用无创通气。无创通气和药物治疗均无效者，需气管插管机械通气。

6. 支气管肺发育不良的防治　支气管肺发育不良（broncho-pulmonary dysplasia，BPD）应以预防为主，尽可能减少 BPD 发生率或减轻 BPD 严重程度。对已发生 BPD 者，应积极采取综合治疗措施。

（1）早期使用无创通气：早产儿生后早期发生呼吸困难，应先使用无创通气，尽可能避免机械通气。

（2）尽可能降低 FiO_2：对需要吸氧的早产儿，尽可能降低 FiO_2，密切监护 $TcSO_2$。

（3）尽可能缩短机械通气时间：对必须使用机械通气的早产儿，应尽可能降低呼吸机参数，可使用咖啡因，尽早撤离机械通气。

（4）积极防治感染：经常做痰培养，有针对性使用抗生素。同时积极进行肺部物理治疗，清除气道分泌物。

（5）适当限制液体量和使用利尿剂：液体量每天 120~140ml/kg。必要时使用利尿剂，减轻肺水肿，改善肺功能，但利尿剂易引起电解质紊乱，使用最小剂量。

（6）糖皮质激素：对依赖呼吸机超过 2 周的严重 BPD 可使用小剂量短疗程激素。第 1~3 日，0.15mg/（kg·d）；第 4~6 日，0.1mg/（kg·d）；第 7~8 日，0.05mg/（kg·d）；第 9~10 日，0.02mg/（kg·d）。1 个疗程 10 日，总剂量 0.89mg/kg。

（7）其他治疗：加强营养支持，合并动脉导管开放（PDA）影响心肺功能，应予以关闭。

（四）早产儿动脉导管开放的处理

无症状的 PDA 可自行闭合，不主张预防用药，而发生血流动力学紊乱的 PDA 可危及生命，应积极处理。

1. 对症治疗　适当限制液体量，每日 110~130ml/kg，心力衰竭者给洋地黄治疗。

2. 布洛芬　首剂 10mg/kg，第 2、3 剂各 5mg/kg，24 小时一次，混悬滴剂用 5% 葡萄糖注射液 2 倍稀释后口服，1 个疗程 3 剂，如未关闭，可再用 1 个疗程。

3. 手术结扎　如存在药物禁忌证或药物使用 2 个疗程还不能关闭，且严重影响心肺功能，建议手术结扎。

（五）早产儿脑损伤及防治

早产儿脑损伤主要包括颅内出血、脑白质损伤等，是导致早产儿远期后遗症的主要原因，需加强防治。

1. 早产儿颅内出血的防治　早产儿颅内出血多数临床表现隐匿，出血量较多者常出现意识改变、肌张力异常、前囟隆起甚至脑疝等。

（1）影像检查：①超声检查：主要用于早期床旁检查和动态随访，生后 3~7 日内第 1 次检查，第 2~3 周复查，以后每隔 1 周查 1 次。出血较重者，每隔 3 天查一次，直至出血稳定。②MRI 检查：病情稳定后可早期行 MRI 检查，纠正年龄 37~40 周时复查，并定期随访。③CT 检查：由于辐射较大，早产儿尽可能不采用。

（2）急性期处理：以对症支持为主，保持呼吸、循环及内环境稳定。维生素 K_1 1~5mg 或补充凝血因子，血小板减少者输注血小板。出现危及生命的大量出血，需请神经外科急会诊。

（3）后期脑积水处理：后期有梗阻性脑积水者，可行侧脑室 – 腹腔内引流。

（4）预防：产后常规肌内注射维生素 K_1 1mg，维持正常体温、氧饱和度和血压，避免输液过多过快或推注高渗液体，维持水电解质及酸碱平衡。集中操作、减少搬动。

2. 早产儿脑病防治　早产儿脑病（EOP）主要指早产儿脑白质损伤及脑室周围白质软化（PVL）。

（1）颅脑超声检查：每周 1 次颅脑超声检查，观察动态变化。超声可发现局灶性 PVL，4~6 周后可探查到囊腔，但超声检查不能识别细小的弥漫性 PVL。

（2）颅脑 MRI 检查：病情允许生后 1 周内做 DWI 扫描，显示病变区域高信号。建议胎龄 <32 周早产儿在出院前或纠正胎龄足月时常规行头颅 MRI 检查。胎龄 ≥32 周早产儿有脑损伤危险因素（如缺氧、败血症、NEC、惊厥等）者需头颅 MRI 检查。

（3）防治：以预防为主。避免围产期感染和缺氧，避免脑血流波动，合理机械通气，维持血气和血压稳定，维持体温、血糖正常，积极控制感染与炎症反应。

（六）维持血糖稳定

早产儿代谢能力较差，容易发生低血糖症和高血糖症，导致严重后果，必须保持血糖稳定。

1. 低血糖症　不论胎龄和出生体重，早产儿血糖 <2.6mmol/L（47mg/dl）为低血糖症。低血糖容易导致脑损伤，严重者遗留后遗症，应及时监测和防治。建议：①密切监测血糖：对所有早产儿都应监测血糖，重点监测不能经口喂养、胎龄 <32 周或体重 <1 500g、各种危重状态早产儿。②早期喂养：尽早开始经口喂养，生后 2~3 小时开始喂奶。③静脉滴注葡萄糖：对不能肠内喂养者，及时静脉滴注葡萄糖，血糖 <2.6mmol/L 者不论有无症状，都应给予 10% 葡萄糖 6~8mg/（kg·min）静脉滴注；如血糖 <1.6mmol/L（29mg/dl）应给 10% 葡萄糖 8~10mg/（kg·min）静脉滴注。糖浓度 >12.5% 对外周静脉会产生较大刺激，应从中心静脉输注。④使用激素：如需要 10% 葡萄糖 >12mg/（kg·min）静脉滴注速度才能维持血糖，可使用胰高血糖素 10~20μg/（kg·h），或氢化可的松 5~10mg/（kg·d）静脉滴注。

2. 高血糖症　血糖 >7mmol/L（126mg/dl）。应根据血糖水平调整葡萄糖输注量和速度，稀释药物用 5% 葡萄糖。如血糖持续超过 14mmol/L（270mg/dl）可使用胰岛素，静脉滴注每小时 0.01~0.1μ/kg，同时密切监测血糖，防止发生低血糖症。

（七）黄疸的处理

住院早产儿生后前两周应每日 1~2 次监测经皮胆红素，对有高危因素的早产儿需要增加监测频度，以便及时发现需要干预的患儿。早产儿黄疸应及时、有效、安全干预，避免发生胆红素脑病。对存在胆红素脑病高危因素的早产儿，应早期光疗。

1. 胎龄 ≥35 周早产儿黄疸处理　以小时胆红素百分位曲线图和高胆红素血症高危因素联合进行评估和监测高胆红素。

2. 胎龄 <35 周早产儿黄疸处理　可根据出生体重、日龄、危险因素制订光疗或换血治疗标准（表 1-4）。

表 1-4　早产儿高胆红素血症光疗或换血治疗的总胆红素指标（μmol/L）

出生体重（g）	风险度	24h		48h		72h		96h	
		光疗	换血	光疗	换血	光疗	换血	光疗	换血
<1 000	标准	100~155	170~220	100~185	170~255	100~205	170~280	100~220	170~290
	高危	70~120	140~200	85~155	170~230	85~175	170~250	85~185	170~255
1 000~1 500	标准	100~185	170~275	100~220	215~270	100~235	215~305	100~255	215~325
	高危	85~155	170~220	85~185	175~255	85~205	175~280	85~220	175~290
1 500~2 500	标准	130~220	205~300	140~255	255~310	140~280	275~340	140~290	275~355
	高危	85~185	170~250	85~220	200~270	85~245	200~305	85~255	200~325

高危因素包括：5 分钟 Apgar 评分 <3 分、PaO₂<5.3kPa 超过 2 小时（最近 24 小时内）、酸中毒 pH<7.15 超过 1 小时（最近 24 小时内）、Coombs 实验阳性的溶血病、临床表现或神经系统症状恶化

（八）早产儿营养支持

早产儿更易发生营养物质缺乏,早期积极营养支持对降低早产儿患病率和死亡率起着关键作用,加强早产儿营养支持有重要意义。

1. 肠内营养

（1）喂养指征:相对稳定的早产儿应尽早开始肠内喂养。出生体重≥1 000g,生后 12 小时内开奶;出生体重 <1 000g,有严重围产期窒息或脐动脉插管的早产儿,可适当延迟至生后 24~48 小时开奶。

（2）喂养目标:出生体重 <1 500g 生后 1~2 周内达到全胃肠内喂养［150~180ml/（kg·d）］,热卡 120~140kcal/（kg·d）),喂养目标需要个体化评估。

（3）喂养方式:①经口喂养:纠正胎龄≥32~34 周,吸吮、吞咽和呼吸功能协调且呼吸平稳的早产儿;②管饲喂养:纠正胎龄 <32 周,吸吮和吞咽功能不协调,因疾病或治疗因素不能经口喂养的早产儿;③微量喂养:喂奶量 <10~20ml/（kg·d）,适用于超低极低出生体重儿或危重早产儿过渡喂养期间,建议生后 24 小时内开始微量喂养。

（4）乳品选择:①母乳:首选母乳喂养。出生体重 <2 000g 早产儿、出生体重≥2 000g 早产儿纯母乳喂养体重增长不理想者,需使用母乳强化剂以满足早产儿追赶生长的需求,母乳量达 100ml/（kg·d）时开始添加母乳强化剂。②捐献母乳:有母乳库的医院可根据优先原则给予捐献奶。③早产儿配方乳:无法母乳喂养者,选择早产儿配方乳。

（5）主要营养素需求:①能量:一般 105~120kcal/（kg·d）,部分早产儿或有特殊疾病需要提高至 110~135kcal/（kg·d）;②主要营养素:蛋白质 3.5~4.5g/（kg·d）,脂肪 4.8~6.6g/（kg·d）,碳水化合物 11.6~13.2g/（kg·d）。

（6）早产儿出院后喂养:根据生长曲线个体化判断,如果生长发育未追赶至生长发育曲线第 25 百分位,则需要强化喂养。强化方式包括母乳添加剂强化母乳或早产儿出院后配方,需定期监测生长发育指标并适时调整个体化喂养方案。

2. 肠外营养　早产儿肠内营养不足或患消化道疾病不能耐受肠内营养时,需通过静脉途径补充输注多种营养素以满足机体代谢及生长发育需求。

（1）肠外营养途径:①周围静脉:适合短期（<2 周）应用,葡萄糖浓度应 <12.5%,氨基

酸浓度应<3.5%。②中心静脉：常用脐静脉和经外周静脉导入中心静脉置管（PICC）。留置时间相对较长，葡萄糖浓度可达15%~25%，氨基酸浓度可达5%~6%。

（2）肠外营养组成和需要量：①液体量：早产儿起始液量根据胎龄和出生体重的不同，通常为60~100ml/（kg·d）。每天增加10~20ml/kg，直至总液量（包括肠内喂养量）140~160ml/（kg·d）。②热量：80~100kcal/（kg·d）。③葡萄糖：从4~6mg/（kg·min）开始，每日增加1~2mg/（kg·min），最大不超过11~14mg/（kg·min）。全静脉营养时，葡萄糖输注速度≥4mg/（kg·min）。④氨基酸：生后第1天开始使用，选用小儿专用氨基酸。从1.5~2.5g/（kg·d）开始，每日增加1.0g/（kg·d），直至3.5~4.0g/（kg·d）。⑤脂肪乳剂：生后第1天开始使用，选用20%中长链脂肪乳。从1.0g/（kg·d）开始，每日增加0.5~1.0g/（kg·d），直至3.0g/（kg·d）。⑥其他：添加电解质、维生素、矿物质和微量元素。

（3）肠外营养相关性胆汁淤积综合征（PNAC）的防治

1）尽早胃肠道喂养：包括尽早开奶、微量喂养、非营养性吸吮，不轻易禁食，每天肠内营养提供的热卡占总热卡的10%~20%，可减少发生PNAC。诊断时需要注意除外其他如感染、胆道疾病、遗传代谢病等病因。

2）利胆药物治疗：①熊去氧胆酸（UDCA）：效果比较好，推荐剂量每日10~30mg/kg，分2~3次口服。②还原型谷胱甘肽：保护肝脏合成、解毒等功能，促进糖、脂肪及蛋白质代谢。推荐剂量0.2g/d加入5%葡萄糖液10ml中静脉点滴3小时，连用14日。

（九）坏死性小肠结肠炎的防治

1. 早期诊断

（1）影像学检查：一旦怀疑NEC，立即摄腹部正侧位平片，但早期腹部平片多为非特异性肠道动力改变，每隔6~8小时随访腹部平片，观察动态变化。

（2）实验室检查：血常规白细胞增高或减少、血小板减少、C反应蛋白显著升高是NEC病情进展的重要指标。

（3）NEC分级诊断：根据全身表现、腹部表现及X线平片结果，将NEC诊断分为三级：1级为疑似病例，2级为确诊病例，3级为晚期病例。

2. 预防

（1）母乳喂养：母乳喂养对预防NEC的效果比较明确，应大力提倡母乳喂养。

（2）积极防治感染：感染与NEC密切相关，应积极预防和治疗感染。

（3）口服益生菌制剂：给极低出生体重儿预防性口服益生菌制剂，可明显降低NEC发生率，常使用乳酸杆菌和双歧杆菌。

（4）注意喂养方法：肠内喂养的量和速度不能超过早产儿承受能力，每天评估早产儿病情变化，根据实际情况，随时调整喂养量和速度。早期微量喂养可降低NEC发生率。

3. 治疗

（1）禁食：一旦怀疑NEC先禁食1~2日，观察病情发展，对确诊者禁食7~10日，同时胃肠减压。

（2）改善循环状况：中重度NEC多伴有休克，根据血压、末梢循环、尿量等情况，给予扩容，使用血管活性药物。

（3）加强抗感染治疗。

（4）积极支持治疗：全身状况比较差,需要积极支持治疗。

（5）外科治疗：肠穿孔是手术绝对指征,但为时已晚。积极保守治疗后情况恶化、伴低血压和难治性酸中毒、腹部平片存在肠袢固定、门静脉积气、腹壁红肿和腹部触到肿块等,也是手术指征。

（十）早产儿医院感染的防治

医院感染（HAI）是指患者入院 48 小时后,或出院 48 小时内发生的感染性疾病。早产儿医院感染发生率高,病情进展快,病死率高,务必高度重视和防控。

1. 病房环境管理　对早产儿应根据胎龄体重、病情严重程度、是否已发生感染等情况实行分区管理,对超早产儿保护性隔离,保证每个患儿有合适的空间面积。病房环境保持干净整洁,尽可能降低环境因素导致的感染。

2. 手卫生　是预防医院感染的关键措施,做好手卫生可使医院感染发生率降低 50%,早产儿病房必须建立最严格的手卫生管理制度。

3. 仪器设备消毒　所有仪器设备都必须建立严格的消毒规范,呼吸机和暖箱等仪器每周更换、彻底消毒。

4. 配奶与喂养管理　尽可能实行母乳喂养。早产儿奶的配制和喂奶过程的每个环节都应保证清洁无菌,定时更换鼻饲胃管,降低胃食管反流。

5. 严格规范抗生素使用　严格限制广谱抗生素使用,限制预防性使用抗生素,降低医院感染发生率。

6. 呼吸机相关性肺炎的防治　①对需要呼吸支持的早产儿应首选无创通气；②机械通气各项操作应严格执行手卫生和隔离消毒制度；③保证呼吸机及管路连接的清洁无菌；④保持口咽部清洁,防止消化道和上呼吸道及呼吸连接管路的分泌物及液体被吸入肺内；⑤定时更换体位；⑥尽量缩短机械通气时间。

7. 导管相关性血流感染的防治　①对置管团队规范培训,建立标准化护理规范；②置管操作严格执行手卫生和消毒措施；③导管置入位置应用透明敷料贴盖,以便局部观察；④导管维护严格执行操作规范,认真记录维护时情况；⑤每天评估导管留置的必要性,一旦不需要立即拔除。

（十一）早产儿贫血与输血的防治

如胎龄 <28 周、血红蛋白 <120g/L,胎龄≥28 周、血红蛋白 <130g/L,要考虑贫血,应积极防治。

1. 延迟脐带结扎　建议早产出生时延迟脐带结扎 30~60 秒,可减少后期严重贫血及颅内出血的发生,减少输血次数。

2. 减少医源性失血　尽量减少抽血,每天记录取血量,积极推广微量血或无创检查和监护方法。

3. 铁剂治疗　从达到经口足量喂养开始（大约生后 2~4 周）到生后 12 个月,补充铁剂量,预防剂量 1~2mg/（kg·d）,治疗剂量 4~6mg/（kg·d）。监测血清铁、铁蛋白、转铁蛋白,血清铁蛋白是铁缺乏最敏感的指标。

4. 重组促红细胞生成素（EPO）　可用于预防,每次剂量 250IU/kg,每周 3 次,皮下注射或静脉注射,疗程 4~6 周,使用 EPO 可减少输血次数,用 EPO 一周后再给铁剂,先用元素铁 2mg/（kg·d）,分 2 次口服,每周增加 2mg/（kg·d）,至 6mg/（kg·d）维持。

5. 输血指征 对急性贫血,如失血量超过血容量的 10%、出现休克表现或 Hb<120g/L,应及时输血,输红细胞 10~20ml/kg。对慢性贫血,如 Hb 低于 80~90g/L,并出现以下情况之一者需要输血：安静时呼吸 >50 次/min、心率 >160 次/min、进食易疲劳、呼吸暂停、每日体重增加 <25g、血乳酸 >1.8mmol/L 等。

（十二）早产儿视网膜病的防治

1. 预防 针对 ROP 病因和危险因素,采取综合预防措施。

（1）积极防治早产儿各种合并症,减少吸氧机会。

（2）规范吸氧,尽可能降低吸氧浓度、缩短吸氧时间、减少动脉血氧分压波动。

（3）积极防治呼吸暂停、酸中毒、贫血,减少输血。

2. 筛查与诊断 早期诊断 ROP 最好的办法是建立筛查制度。

（1）筛查对象和指征：胎龄 <34 周或出生体重 <2 000g 所有早产儿；出生体重 >2 000g 早产儿,如病情危重曾经接受机械通气或 CPAP 辅助通气、吸氧时间较长者。

（2）筛查时间：首次筛查时间为生后第 4~6 周或矫正胎龄 31~32 周,根据胎龄、日龄、矫正胎龄不同决定初筛时间,胎龄 27~32 周应在生后 4 周接受初筛,胎龄 <27 周者,在矫正胎龄 31 周初筛。

（3）检查方法：采用间接检眼镜或眼底数码相机由眼科医师检查。

3. 随访方法及治疗 根据第 1 次筛查结果决定随访和治疗方案,随访终点为矫正胎龄 42 周,且视网膜完全血管化。无 ROP 病变,隔周随访 1 次；Ⅰ期病变位于 2~3 区,隔周随访 1 次；Ⅱ期病变、急进型后极部,每周随访 1 次；阈值前病变Ⅱ型,每周随访 1 次,考虑激光或冷凝治疗；Ⅲ期阈值病变或阈值前Ⅰ型,应在 72 小时内行激光或冷凝治疗；Ⅳ期病变,行巩膜环扎手术；Ⅴ期病变,行玻璃体切除术。

（十三）发展性照顾

1. 操作、噪声和灯光

（1）操作：尽量减少不必要的操作,对各种置管的护理操作要轻柔。快速关闭舷窗的塑料孔,暖箱门的开放只用于主要的操作,避免对暖箱温度和湿度的干扰。

（2）噪声：低噪声环境利于新生儿休息和生长,尤其是脑部的生长,目前公认 NICU 合适的音量为 45~50dB,一过性的噪声不可超过 65~70dB。如降低监护仪、输液泵及电话的报警声,迅速处理报警；避免在暖箱上放置硬物或在暖箱顶部书写；暖箱附近的交谈要少,声音要低,靠近暖箱时动作要轻。

（3）灯光：保持较暗的房间光线,尽量使用非直接光源,暖箱上用盖布遮挡。对于极早产儿,没有证据提示亮光-暗光循环对其有益。减少光源暴露可以减轻应激反应,从而减少脑血流波动。如果必须使用直接光源,应用布遮挡患儿眼睛。

2. 体位和皮肤的护理

（1）体位：保持头颈部处于中位,在操作时头颈部和身体保持直线,如果新生儿需要处于侧位,头部仍需保持在中位。因极早产儿的呼吸道很短,保持良好的体位可以通畅气道,改善通气效果,尤其是在有呼吸支持的情况下。

（2）皮肤:新生儿的皮肤起到体温调节的作用,也是抵御毒物和感染的屏障,同时还在水和体液平衡中起到辅助作用,皮肤也是脂肪的贮存器官和绝缘器官。生后1~3日,不用进行常规的洗浴。在体温平稳,循环、呼吸状态稳定时,可用无菌的温水擦拭皮肤上的血渍或沾染的血性羊水。操作前注意皮肤消毒,使用含碘的消毒液,需要用无菌水擦除消毒液。按指南提供湿化。不要擦除胎脂。

3. 鸟巢式、袋鼠式护理 鸟巢式护理可营造子宫环境,让患儿有安全感。袋鼠式护理可听到母亲心搏、闻到母亲气味。鸟巢式、袋鼠式护理有利于稳定患儿心率及呼吸,降低呼吸暂停的发生率,改善血氧饱和度,维持体温,睡眠时间更长,体重增长更快,减少热卡的消耗;大脑发育更快速,减少哭闹,生长发育更佳,警觉期时间更长;母乳喂养期更成功,增加母乳喂养的持续时间,降低早产儿相关并发症,降低医院感染发生率,缩短住院时间。袋鼠式护理在婴儿稳定但仍然插管时就可开始,父母和婴儿皮肤–皮肤接触,同时父母依靠在椅子上,调整为舒适坐姿,婴儿以直立或60°趴在母亲/父亲胸前,肌肤相贴;除了尿布外,婴儿是裸体的;可以用父母的衣服、父母的手、毯子覆盖婴儿背部,如果需要,早产儿还可以戴帽穿袜加强保暖。

（韩树萍）

第八节 母源性疾病

教学大纲

掌握:妊娠期高血压疾病的常见类型、对胎儿影响以及母儿处理原则;妊娠期糖尿病定义、对胎儿影响以及母儿处理原则;掌握脐带脱垂对胎儿影响以及处理原则;胎盘早剥对母儿影响以及处理原则;胎膜早破对母儿影响以及处理原则;母婴血型不合常见类型及对新生儿影响;母婴血型不合处理原则;对孕妇有影响药物的分类方法。

熟悉:系统性红斑狼疮对胎儿影响以及母儿处理原则;母亲甲状腺功能异常对胎儿影响以及母儿处理原则;母亲感染性疾病对胎儿影响以及母儿处理原则;常见药物对胎儿、新生儿的影响。

了解:母亲药物滥用新生儿的处理原则。

一、概述

母源性疾病是指各类原发于母亲的机体异常,如既往发生的疾病、不良生活史、特异体质,以及妊娠期或分娩期并发症等导致的胎儿和新生儿疾病,不包括遗传信息传递所导致的出生缺陷。分为妊娠合并系统性疾病、胎儿附属物异常、母儿血型不合、妊娠期用药和毒品对新生儿的影响,母儿通过胎儿附属物紧密相连,母体疾病经各种途径对胎儿、新生儿造成影响,严重者可导致妊娠不良结局,包括母儿死亡,应引起重视。

二、妊娠合并系统性疾病

(一)妊娠期高血压疾病

1. 概述　妊娠期高血压疾病包括妊娠期高血压、子痫前期、子痫、慢性高血压并发子痫前期和妊娠合并慢性高血压,其中妊娠期高血压、子痫前期、子痫是妊娠期特有疾病,发病率5%~10%。

2. 对妊娠及胎儿影响　高血压疾病基础病变为全身小动脉痉挛,外周阻力升高,血管内皮损伤并释放血管活性物质,体液、蛋白渗出,引起血压升高、水肿、蛋白尿及血液浓缩,导致重要脏器缺血,诱发心力衰竭、肾衰竭、肺水肿、弥散性血管内凝血、抽搐、昏迷,胎盘梗死、出血导致胎盘早剥、功能减退,引起胎儿宫内生长发育迟缓、宫内窘迫和新生儿窒息,危及母儿生命。

3. 处理原则

(1)妊娠期处理原则:根据病情严重程度不同,妊娠期高血压疾病治疗略有不同,基本原则是镇静、解痉、降压、适时终止妊娠。保守治疗过程中行胎儿电子监护及超声监测胎儿生长发育、羊水量,如可疑胎儿生长受限,注意监测脐动脉和大脑中动脉血流阻力等。HELLP综合征在按照重度子痫前期对重要器官监测和保护治疗的基础上,可有指征地予肾上腺皮质激素治疗或输注血小板,适时终止妊娠。

(2)新生儿处理原则:分娩前应做好新生儿复苏抢救准备;新生儿出生后应加强对各器官功能监测,注意有无缺氧缺血性损害。

1)呼吸系统:需警惕呼吸窘迫综合征和新生儿肺出血,密切注意新生儿呼吸状况,观察有无气促、鼻翼扇动、口吐白沫、发绀等,必要时行胸片检查,及时给予氧疗、正压通气或其他呼吸支持。

2)神经系统:可出现肌张力增高、神经行为测定评分低等,小于胎龄儿脑回增宽,脑岛面积减小,严重宫内缺氧延续致使新生儿产时窒息等,引起颅内出血、缺氧缺血性脑病、脑梗死等,应密切观察新生儿有无发绀、肢体抖动、抽搐、激惹等,监测前囟张力、瞳孔大小及对光反射、肌张力等,及时完善影像学检查,有条件的医院可行脑功能监测,观察有无抽搐发作。

3)循环系统:缺氧缺血性心肌损害可出现心音低钝、心动过缓、心律失常等表现,需连续监测心电图、血压、血氧、末梢循环,床旁心电图检查有无心肌缺血改变,心肌同工酶升高提示可能存在心肌损害。在慢性高血压孕妇中,无论血压控制如何,新生儿心血管系统畸形风险升高,应加强后期监测。

4)消化系统:缺氧后血流重分配,消化道血流减少容易导致消化道出血、胃肠功能紊乱甚至肠穿孔,肝功能受损导致胆红素代谢、排泄障碍,引起高胆红素血症甚至胆红素脑病。新生儿开奶要谨慎,奶量增加不宜过快,并注意有无呕吐、腹胀、呕血、便血等症状,出现黄疸后注意密切监测胆红素水平,及时干预。

5)泌尿系统:观察有无水肿、血尿等,监测尿量、电解质、肾功能。

6)代谢及内环境:缺氧后乳酸堆积可导致代谢性酸中毒,应激状态下肾上腺皮质激素释放增多可出现高血糖,糖原耗竭可导致低血糖,故应密切监测血糖、血气分析结果,调整静脉输注葡萄糖溶液浓度和速度。

4. 加强预防教育,提高公众对妊娠期高血压相关疾病的认识;各级妇幼保健组织切实开展产前检查,对任何时期首诊的孕妇进行高危因素的筛查、评估和预防。孕妇注意营养与休息,减少脂肪和过多盐的摄入,增加富含蛋白质、维生素、铁、钙的食品;已诊断妊娠期高血压疾病的孕妇临产时转运至有新生儿复苏条件的中心分娩。

(二)血糖异常

1. **概述** 妊娠期间通过检测首次发现高血糖已经达到非妊娠人群的糖尿病诊断标准,称为妊娠期间的糖尿病(diabetes in pregnancy, DIP)。妊娠期糖尿病(gestational diabetic mellitus, GDM)是指孕期常规检查中出现以下任一项:①空腹血浆血糖 5.1~6.9mmol/L;②75g OGTT 1 小时血糖≥10mmol/L;③75g OGTT 2 小时血糖 8.5~11.0mmol/L。

2. **对妊娠影响及处理原则** GDM 容易发生糖尿病酮症酸中毒、羊水过多、合并感染特别是泌尿系感染,可导致广泛血管病变,妊娠期出现视网膜病变、肾脏病变、高血压的风险增加。

孕期应密切监测血糖变化,进行眼底检查,监测血压、水肿、尿蛋白情况,以及胎儿发育、胎儿成熟度、胎儿胎盘功能等。多数 GDM 患者经合理饮食控制和适当运动治疗,能控制血糖在满意范围。如果单纯生活方式干预无法有效控制血糖,胰岛素是安全有效的治疗药物。

3. **对新生儿影响及处理原则** 妊娠期糖尿病孕期代谢环境的异常会影响胎儿中枢神经系统的发育,对成年后的远期功能产生永久性的影响。孕期前 3 个月高血糖会导致宫内生长受限和器官畸形,妊娠中期是大脑发育和分化的重要时期,异常高血糖会导致行为、智力或心理损害;妊娠晚期高血糖导致胎儿脂肪和肌肉细胞的异常增殖,巨大儿发生率升高,导致骨折、臂丛神经损伤等短期并发症。因此,糖尿病母亲新生儿出生后需要对各器官系统进行检查监测。

(1)代谢:糖尿病母亲新生儿最常见并发症为低血糖,严重时可出现低血糖脑病、死亡,且成年期发生肥胖、糖耐量受损和糖尿病的风险增高。新生儿出生时留脐血进行血糖、胰岛素等测定。出生后注意保温,尽早开始喂养,吸吮力差可经鼻饲,不能耐受肠道营养者予静脉营养支持,生后半小时内监测血糖,至少每 4 小时一次,直至血糖稳定。产后 24~72 小时可发生低钙血症、低镁血症、高胆红素血症等,表现为惊跳、发绀、手足抽搐、惊厥等,需要监测,预防胆红素脑病。

(2)呼吸系统:胰岛素具有拮抗糖皮质激素促进肺表面活性物质合成的作用,新生儿发生呼吸窘迫综合征的风险升高。观察新生儿有无气促、鼻翼扇动、口吐白沫、呻吟、发绀、进行性呼吸困难等,必要时行胸片检查了解有无新生儿肺透明膜病,及时给予正压通气和肺泡表面活性物质替代治疗。

(3)神经系统:母亲孕早期血糖控制不良可导致无脑儿、脑脊膜膨出、小头畸形、尾骨退化综合征,密切检查新生儿有无神经系统畸形,动态观察有无肢体抖动、抽搐、惊厥、肌张力增高等,必要时行影像学检查,了解有无脑回发育不良、脑室扩大等,后期注意有无运动或认知发育落后。

(4)循环系统:高胰岛素可导致心肌脂肪、糖原沉积,肥厚性心肌病发生率升高。在少数新生儿表现为呼吸困难、心力衰竭,对糖尿病母儿应行心电图、超声心动图检查,注意有无心脏扩大、室间隔增厚,多数新生儿心脏扩大在生后数月能恢复正常。

（5）消化系统:自主神经和胰高血糖素对消化道的影响,还可导致狭小左结肠。常在24~48小时出现腹胀、胎粪排出延迟等症状,严重者可有肠穿孔、肠套叠等并发症,消化道造影可协助诊断。通过灌肠等治疗后,1周内肠管大小可恢复。

（6）泌尿生殖系统:可并发肾发育不全、多囊肾、卵巢囊肿等,生后监测肾功能、尿量,注意有无腹部活动性包块,必要时行超声检查。

（7）感染:如宫内感染、产褥感染、泌尿系统感染等,观察新生儿精神反应、体温、喂养情况等。

4. 预防　提高育龄妇女对孕前保健的认知和接受程度,首次产检时完善糖尿病筛查,孕24~28周行GDM筛查试验。

（三）系统性红斑狼疮

1. 概述　系统性红斑狼疮(systemic lupus erythematosus,SLE)是一种累及全身多脏器的自身免疫性结缔组织病。

2. 对妊娠及胎儿影响　妊娠不改变SLE患者的长期预后,但妊娠后高雌激素环境可诱发SLE活动。SLE复发可发生在妊娠期或分娩后的几个月内,出现口腔溃疡、皮损、贫血、血小板减少、肾损害(血压升高、血尿、蛋白尿等)、早期妊娠期高血压疾病等。狼疮抗凝物质和抗磷脂抗体容易导致子宫、胎盘血管内皮损伤及血栓形成,引起反复流产、胎儿生长受限、胎死宫内、早产等妊娠不良结局。母体SSA/RO抗体、SSB/LA抗体在妊娠12~16周通过胎盘,导致少数新生儿出现新生儿狼疮综合征(neonatal lupus syndrome,NLS)。

3. 妊娠期及新生儿处理原则

（1）孕妇:应避免过度劳累,防止感染,补充营养及维生素,予糖皮质激素、非甾体抗炎药、免疫抑制剂、肝素等控制病情。孕期监护按高危妊娠处理,校正孕周,常规胎儿监护。

（2）新生儿:NLS患儿以暂时性皮肤狼疮和/或永久性先天性心脏传导阻滞(congenital heart block,CHB)为主要表现,可累及一个或多个器官。母亲妊娠合并SLE的新生儿生后应进行相应的监护与检查,特别是血清中RO抗原及LA抗原。

1）先天性完全性心脏传导阻滞:为NLS最严重表现,心动过缓可导致新生儿心力衰竭,生后应行心电监护及常规心电图检查,同时行超声心动图检查了解有无心内膜弹力纤维增生症和先天性动脉导管未闭、大动脉转位等心脏的结构性异常。CHB是永久性的,部分患儿需安装起搏器。

2）其他系统:新生儿生时即可存在血小板和白细胞减少、溶血性贫血等血液系统变化,持续数日或数周,并出现皮肤出血点、胃肠道出血等。头面部、上胸部可出现光敏性皮疹、环形或盘状红斑。肝胆系统可出现胆汁淤积、胆红素升高、转氨酶升高,心功能不全时出现肝淤血、肝衰竭等。泌尿系统可出现膜性肾小球肾炎,还可出现局灶性癫痫发作等神经系统病变和肺炎等。应密切观察新生儿有无黄疸、皮损、出血点,注意监测新生儿尿量、电解质等,及时完善肝肾功能、心肌酶谱等检查,必要时行头颅、心肺等影像学检查。NLS的皮肤、血液和肝脏病变是暂时的,6~12个月可消除,与自身抗体消失平行。

4. 预防　根据母亲和胎儿的情况及时调整胎儿监测的频率及方式。母亲抗RO抗体或抗 LA 抗体阳性且生育过 CHB 患儿者,应从孕 16 周开始每周均行胎儿超声心动图检查。

(四)甲状腺功能异常

1. 概述 妊娠期间各种内分泌腺处于活跃状态,各器官系统会发生一系列生理变化,对甲状腺功能产生直接或间接影响。妊娠期甲状腺功能异常指在妊娠过程中发现的甲状腺功能异常,包括甲状腺功能亢进症(甲亢)和甲状腺功能减退症(甲减)。

2. 对妊娠影响及处理原则

(1)亚临床甲亢:发生率约为 1.7%,与不良妊娠结果无明显关系,而抗甲状腺药物可透过胎盘对胎儿造成影响,不推荐对亚临床甲亢进行治疗。甲亢发生率约为 0.2%,其中约 95% 为毒性弥漫性甲状腺肿(Graves 病)。患者可出现心动过速、腹泻、多汗、震颤、失眠等,Graves 病还可伴有突眼等。妊娠期甲亢如未得到有效治疗,会增加妊娠期高血压疾病、糖尿病、心力衰竭的发生风险,孕期应加强监护,避免感染、精神刺激和情绪波动,及时药物治疗,避免发生甲亢危象。

(2)亚临床甲减:发生率为 2%~5%,可能导致早产、流产及妊娠期糖尿病等不良妊娠结局,以及增加幼儿神经智力发育损害的风险。甲状腺过氧化物酶抗体阳性或甲状腺球蛋白抗体阳性的亚临床甲低患者予左旋甲状腺素钠(L-T$_4$)治疗可改善妊娠结局。显性甲低发生率为 0.3%~0.5%,可能增加子痫前期、胎盘早剥、胎儿宫内发育停滞、早产、低出生体重、自然流产、新生儿呼吸窘迫综合征的风险。发生在妊娠 20 周前的甲低可引起后代不可逆的神经系统发育缺陷,后代体格发育、运动发育、智商值、学习能力都会受到影响。母体甲状腺抑制抗体进入胎儿体内的概率低,因此妊娠期甲低引起新生儿甲低概率较低。

妊娠早期的低 T$_4$ 血症可能对出生后儿童的精神、运动系统产生不良影响,妊娠早期的低 T$_4$ 血症可考虑 L-T$_4$ 治疗,但妊娠中期和晚期可不治疗。

3. 对新生儿影响及处理原则 新生儿甲状腺功能异常多数是暂时性的,生后应检查新生儿甲状腺大小,有无血管杂音,有无相关症状、体征等,并注意有无脑室扩大、小阴茎、隐睾及唇裂、腭裂等畸形,出生 72 小时至 7 日充分哺乳后,采足跟血测定促甲状腺激素(thyroid stimulating hormone,TSH)水平。危重新生儿、早产儿或接受过输血治疗的新生儿可能出现筛查假阴性结果,必要时应再次采血复查。对甲状腺功能异常者,可完善甲状腺超声检查评估甲状腺发育情况,行抗甲状腺抗体、甲状腺球蛋白测定等检查了解病因。

(1)先天性甲亢:约 5% 新生儿受母体甲状腺刺激抗体影响出现甲亢,未接受抗甲状腺药物治疗的孕妇,新生儿甲亢发病率升高,表现为食量大但体重不增、易哭闹、体温高、眼球突出、肝脾大、呼吸急促、心跳快等,部分伴严重高血压、心力衰竭。轻度甲亢可无明显临床症状。新生儿清除抗甲状腺药物较清除母体抗体快,甲亢可延迟数天或数周发病,建议定期监测新生儿甲状腺功能。先天性甲亢新生儿 TSH 降低,游离 T$_4$ 增高,可给予普萘洛尔联合丙硫氧嘧啶或硫咪唑治疗。

(2)先天性甲减:新生儿表现为黄疸较重或者黄疸消退延迟、嗜睡、哭声低下、食欲缺乏、吸吮力差、便秘、腹胀、脐疝、心率缓慢、心音低钝等。低或极低出生体重儿由于下丘脑－垂体－甲状腺轴反馈建立延迟,可能出现 TSH 延迟升高,可在生后 2~4 周或体重超过 2 500g 时复查甲状腺功能。初筛中如 TSH 大于 40mIU/L,伴甲低症状体征或甲状腺异常者,无论 T$_4$ 水平如何,可立即开始 L-T$_4$ 治疗;如游离 T$_4$ 水平正常,TSH 复查仍大于 10mIU/L,也应开始 L-T$_4$ 治疗。治疗目标为尽早使 TSH 恢复正常,最好在治疗后 4 周内达到正常。

4. **预防**　定期产检非常重要,可对妊娠早期妇女开展甲状腺疾病筛查,筛查指标选择 TSH、FT$_4$、TPOAb、TGAb。对于患 Graves 病或既往 TRAb 水平升高的女性,建议妊娠 22 周前测定 TRAb 水平。

(五)感染性疾病

1. **概述**　妊娠合并感染性疾病后,阴道内病原微生物可上行进入羊膜腔内引起感染或经胎膜再经胎盘感染胎儿;血液中的病毒可直接通过胎盘屏障,细菌、寄生虫、螺旋体则先在胎盘部位形成病灶后再感染胚胎或胎儿;也可通过在分娩时已被感染的软产道,引起新生儿感染,或通过母乳、母亲唾液以及母血感染新生儿,引起胚胎、胎儿或新生儿不良后果。

2. **TORCH 感染**

(1)概述:TORCH 是由孕妇患病并能引起胎儿感染、死亡甚至造成新生儿出生缺陷的病原微生物英文名称的首字母组成。T(toxoplasma)指弓形虫,R(rubella virus)指风疹病毒,C(cytomegalovirus,CMV)指巨细胞病毒,H 指单纯疱疹病毒(herpes simplex virus,HSV),O(others)主要人类免疫缺陷病毒(human immunodeficiency virus,HIV)、乙型肝炎病毒(hepatitis B virus,HBV)、梅毒螺旋体。孕期 TORCH 感染后绝大多数表现为无症状隐性感染或亚临床感染,但无论是显性感染还是隐性感染均可经胎盘传染给胎儿。

(2)对母儿影响:不同微生物感染对孕妇的影响不尽相同,对胎儿或新生儿的影响取决于病原体的种类、数量和胚胎发育时期。

1)弓形虫:可侵犯包括胎盘在内的多个器官,孕妇可出现发热、肌肉疼痛、皮疹、全身淋巴结和肝脾肿大。在新生儿先天性弓形虫病中,中枢神经系统是最常受累部位,表现为脑组织坏死、阻塞性脑水肿、多发性神经炎等,也有眼、肝脏或其他系统弓形虫病。孕早期感染胎儿传播率低,但病情严重,可引起流产、死胎,幸存者智力低下,畸形发生率高;孕中期感染可出现早产、死产或胎儿脑钙化、脑积水、小眼球或无眼球畸形;孕晚期感染胎儿传播率高,但损害轻,导致胎儿肝脾肿大、黄疸、肾炎、心包炎、心肌炎等,或在生后数年出现听力障碍、视网膜脉络膜炎、白内障等。

2)风疹病毒:孕妇感染后可出现全身不适、发热、耳后及枕部淋巴结肿大,淡红色细点状丘疹。可通过胎盘传给胎儿,阻止细胞分裂、组织的分化,造成胎儿生长受限或新生儿先天性风疹综合征(congenital rubella syndrome,CRS),表现为血小板减少性紫癜、长骨骨骺钙化不良、肝脾肿大、溶血性贫血,神经系统表现为小头畸形、局限性脑膜脑炎;眼部以白内障及小眼球常见,视网膜炎、视网膜色素斑为特征性改变;可有感音神经性耳聋导致继发性语言障碍;心血管最常见畸形为动脉导管未闭,可出现肺动脉狭窄、房室间隔缺损。耳聋、白内障及先天性心脏病是 CRS 最常见的三联症,部分患儿出生后数月甚至数年后才表现出来。远期后遗症包括进行性风疹全脑炎、甲状腺功能异常、性早熟、糖尿病等。

3)CMV:妊娠期多为隐性感染,少数出现低热、关节痛、白带增多、颈部淋巴结肿大等。孕妇长时间呈带病毒状态,经唾液、宫颈分泌物、尿液、乳汁排出巨细胞病毒。孕期感染可侵犯胎儿神经系统、心血管系统以及肝脾等器官,造成流产、早产、死产以及低出生体重和各种先天畸形。存活新生儿无临床症状,也可表现为有严重症状的 CMV 病。肝脏损害表现为黄疸、肝脾肿大,部分有白蛋白降低;血液系统表现为贫血,少数有血小板减少性紫癜、凝血因子缺乏性出血、单核细胞增多症；呼吸系统可存在无症状性间质性肺炎；中枢神经系统感染由胎儿早期感染所致脑坏死、钙化、发育迟缓，生后表现为小头畸形、抽搐、肌张力障碍等，可出现巨细胞病毒脑膜脑炎；也可出现听力损害、关节炎、胃肠炎、视网膜脉络膜炎等。

4）HSV：Ⅱ型与生殖器感染有关，表现为外阴多发对称性表浅溃疡、疱疹，原发性单纯疱疹病毒感染可导致流产、早产、胎儿生长受限。孕早期感染致畸形风险大，主要表现为皮肤疱疹，可伴有脉络膜炎、视网膜炎、晶状体混浊、小眼畸形，以及动脉导管未闭、肢体发育不全、脑发育不良、脑积水等，部分存活者遗留远期残疾问题如癫痫、耳聋和精神运动发育迟缓。孕晚期主要导致经阴道分娩的新生儿感染。产时或产后获得的新生儿 HSV 感染可仅局限于皮肤、眼睛和口腔，也可累及中枢神经系统伴或不伴皮肤损害，引起激惹、惊厥、前囟张力增高、意识改变等颅内感染症状，还可引起播散性感染累及多器官系统，导致呼吸衰竭、弥散性血管内凝血和肝衰竭。

5）HIV：可引起获得性免疫缺陷综合征（acquired immunodeficiency syndrome，AIDS）。妊娠期免疫抑制加速 HIV 感染到 AIDS 的病程。孕妇免疫力下降、崩溃，增加机会性感染、重症感染和恶性肿瘤等疾病，增加母儿死亡率。新生儿感染 HIV，出生时可无症状，产后1年可发展为 AIDS，出现生长发育迟缓、小头畸形、鼻梁塌陷、口腔炎、贫血、肝脾肿大等不典型表现。

6）HBV：妊娠期代谢营养变化使肝脏抗病能力降低，胎儿代谢产物需经母体解毒，加重肝脏负担，可引起肝炎病情加重，重症肝炎和肝性脑病的发生率在妊娠期明显增加，流产、早产、死产、胎儿畸形发生率增加。新生儿感染 HBV 后有数周到数月的潜伏期，伴有慢性抗原血症及转氨酶的持续性升高，部分患儿出现发热、黄疸、肝大、食欲缺乏等症状，极少数患儿出现肝性脑病、肝衰竭。

7）梅毒螺旋体：主要为皮肤黏膜损害，晚期可侵犯骨骼、心血管、神经系统等重要器官系统，甚至导致死亡。妊娠期间感染胎儿可导致流产、早产、死产或新生儿先天性梅毒。先天性梅毒患儿多为早产儿、小于胎龄儿，表现有皮肤大疱、鼻炎、肝脾肿大，骨软骨炎、骨膜炎等骨骼损害主要发生在长骨干骺端，神经系统可有梅毒性脑膜炎，表现为发热、前囟突起、惊厥等。其他还有肺炎、肾炎、脉络膜炎等。

（3）诊断：①病原体的培养和分离：准确性最高，但操作复杂、费时较长；②PCR 方法：灵敏度高、快速，可直接检测病原体，但对实验室和试剂的要求高；③酶联免疫吸附法测定血清抗体：最为常用，测定血清中抗 TORCH 病原体的特异性抗体，如 IgG 和 IgM。

（4）处理原则：妊娠早期 TORCH 感染确诊或发现胎儿严重畸形后行治疗性流产，减少 TORCH 患儿出生，病原体检测阳性者予以积极治疗。新生儿处理包括：

1）严格隔离：避免感染其他疾病或感染他人。

2）进行新生儿监护：检查有无相关畸形，如小头畸形、小眼球、白内障；观察有无临床症状、体征，如皮损、黄疸、肝脾肿大、肌张力异常、惊厥等。

3）完善相关检查：留脐带血或输血制品前完善病原体检查；监测血常规、肝肾功能、心肌酶谱、凝血功能等了解有无重要脏器功能损害；行脑脊液检查了解有无神经系统受累；完善心脏、肝肾、颅脑等重要器官影像学检查，了解有无畸形；监测体重增长等生长发育情况等。先天性梅毒患儿完善长骨平片检查，了解有无骨损害。

4）进行治疗或预防性治疗：根据所感染的病原体进行相应治疗，注意保护或改善重要脏器功能。母亲乙型肝炎病毒表面抗原（HBsAg）和 / 或乙型肝炎病毒 e 抗原（HBeAg）阳性新生儿需产后 24 小时内接种乙肝疫苗及乙肝免疫球蛋白。

5）防治并发症，矫治畸形：进行听力测试和眼底检查，必要时佩戴助听器，矫正眼部畸形。对有神经系统损害的患儿尽早行康复治疗。

（5）预防：注意饮食卫生，避免孕妇接触 TORCH 感染患者，接种风疹减毒活疫苗可减少胎儿感染率。孕妇临产前确定 HSV 感染且有病灶损害时宜在胎膜破裂前进行剖宫产。

3. 寨卡病毒感染

（1）概述：寨卡病毒属黄病毒科黄病毒属，为单股正链 RNA 病毒，人群普遍易感，孕妇在整个妊娠期都可能感染寨卡病毒。

（2）对母儿影响：孕妇感染后的症状与非孕人群相似，可表现为发热、皮肤斑丘疹、关节痛、结膜炎、视网膜脉络膜萎缩、视神经异常、虹膜缺损等，胎盘绒毛及蜕膜层可发生灶性钙化，孕妇有病毒血症或处于感染的潜伏期，可导致不良结局包括：羊水量异常、胎儿大脑中动脉或脐动脉血流异常、心室钙化、生长受限、胎死宫内，还可引起新生儿先天性寨卡综合征。新生儿先天性寨卡综合征表现：神经系统改变，如小头畸形、脑室扩大、脑组织钙化、脑萎缩、胼胝体发育不良、脑干功能紊乱、不能吞咽；眼部改变，如白内障、小眼球、眼内钙化、黄斑病变、视神经发育不全、视神经盘苍白、增加视神经盘翘弯、出血性视网膜病变、视网膜血管异常。

（3）处理原则：孕妇寨卡病毒感染通常症状较轻，不需要特别处理，以对症治疗为主，酌情服用解热镇痛药。新生儿处理：

1）母孕期确诊感染的婴儿：生后需要进行综合体检，包括精确的头围周长、长度和体重的测量，面貌特征的部分畸形检查和神经系统检查，注意新生儿有无肌张力亢进、张力减退、痉挛、反射亢进、剧烈兴奋和抽搐等神经病学异常。出现脑异常的婴儿，可能出现垂体功能不足导致内分泌功能障碍，应在出生后 2 周和 3 个月内检测甲状腺功能。

2）生后 2 日内：行外周血寨卡病毒 RNA、IgM 抗体检测。对于病原学检查结果阳性或神经系统表现异常的新生儿，应进行颅脑影像学和脑电图检查并随诊。

3）生后 1 个月内：进行眼科检查、听力筛查，如果检查正常，3 个月时开展眼科其他检查（包括视黄醇评估）；4~6 个月内进行听脑干反应（ABR）试验评估听力。

4）患儿 1 岁内：进行喂养、体格发育、神经发育和内分泌功能的综合评估。

（4）预防：目前尚无疫苗进行预防，最佳预防方式是防止蚊虫叮咬，减少寨卡病毒感染来源及蚊虫与人接触，消除蚊虫滋生环境，注明含有避蚊胺、哌卡瑞丁成分的驱蚊剂对孕妇是安全的。建议准备妊娠及妊娠期女性谨慎前往寨卡病毒流行地区。

4. 细菌感染

（1）概述：妊娠一般不会给孕妇增加感染机会，但在机体免疫力、细菌毒力和细菌数量之间平衡失调时，可致阴道局部及全身感染发生，如同时存在胎膜早破，则增加胎儿宫内感染的风险。常见致病菌包括 B 族链球菌（group B streptococcus，GBS）、大肠埃希菌、克雷伯菌属。

（2）对母儿影响：细菌感染可引起孕妇急性或慢性阴道炎、宫颈炎、子宫内膜炎等，伴或不伴感染中毒症状。感染沿淋巴管播散引起盆腔结缔组织炎、腹膜炎和附件炎，厌氧菌感染还可引起盆腔内血栓静脉炎、下肢深静脉炎。感染通过血液扩散引起脓毒血症，可危及生命。一些阴道致病菌、条件致病菌对孕妇无太大影响,但可引起绒毛膜羊膜炎、胎膜早破,增加早产及肺透明膜病、支气管肺发育不良等早产儿并发症,或引起胎儿炎症反应综合征,导致胎儿多器官功能衰竭或新生儿期发生败血症、脑室内出血、脑白质损伤等严重情况。

（3）处理原则:妊娠期如发现细菌感染应及时治疗,注意选择对胎儿毒副作用小的药物。新生儿处理包括:

1）注意隔离:避免感染其他疾病或感染他人。

2）进行新生儿监护:观察有无感染中毒症状,如反应低下、体温异常、食欲缺乏、发绀、低血糖等。

3）完善相关检查:完善感染指标检查,如C反应蛋白、降钙素原、血沉,对羊水、血液进行病原体培养;存在败血症者完善脑脊液检查了解有无颅内感染;监测肝肾功能、心肌酶谱等了解有无重要脏器功能损害;监测体重增长等生长发育情况。

4）进行治疗或预防性治疗:根据所感染的病原体选择合适的抗生素治疗,母亲临产前有感染高危因素如发热、阴道病原体检查阳性、白细胞异常、感染指标升高、胎膜早破等,新生儿应及时、早期使用抗生素,病原体不明者抗生素应以革兰氏阴性杆菌为主,同时覆盖革兰氏阳性球菌。

5）防治并发症。

（4）预防:孕期做好产检工作,若出现阴道分泌物增多、发热、白细胞增高、C反应蛋白升高,应及时给予抗生素治疗以预防宫内感染;所有孕妇妊娠35~37周均应行阴道拭子GBS培养,有指征时静脉使用青霉素治疗。

三、胎儿附属物异常

（一）脐带脱垂

1. 概述　当脐带脱出于胎先露的下方,经宫颈进入阴道内甚至经阴道显露于外阴部,称脐带脱垂。胎膜未破时脐带位于胎先露部前方或一侧,称脐带先露或隐性脐带脱垂,胎膜破裂后容易发展为脐带脱垂。

2. 对母儿影响　脐带脱垂对产妇的影响不大,只是增加手术产率,但对胎儿危害甚大。脐带脱垂时,脐带受压于胎先露部与骨盆之间,可引起胎儿血供障碍性缺氧、胎心率升高或减慢、胎死宫内、新生儿窒息。

3. 处理原则

（1）存在脐带脱垂高危因素者:应监测胎儿情况。

（2）隐性脐带脱垂者:产妇应卧床休息,臀高头低位,监测胎心率。如为头先露,宫缩良好,先露入盆而胎心率正常,宫口进行性扩张,可经阴道分娩,否则应行剖宫产。

（3）脐带脱垂者:应争分夺秒进行抢救。产妇采用臀高头低位,经阴道将胎先露部上推减轻脐带受压。①宫口开全、胎心存在,应在数分钟内娩出胎儿,若不能很快分娩,立即剖宫产抢救新生儿;②宫口尚未开大,估计短期内胎儿不能娩出,应迅速行剖宫产;③若胎心已消失,可经阴道自然分娩。在以上处理的基础上,均应做好新生儿窒息复苏的准备工作。应对脐带脱垂新生儿进行监护,注意有无宫内缺氧缺血后器官功能损害。

4. 预防　胎产式异常的孕妇在妊娠37周后或胎膜早破时均建议入院治疗。胎先露未固定或者位置较高时,应尽量避免人工破膜。

(二)胎盘早剥

1. **概述** 妊娠 20 周后或分娩时,正常位置的胎盘在胎儿娩出前,部分或全部从子宫壁剥离,称胎盘早剥。轻型胎盘早剥主要症状为阴道流血,出血量多,可伴有腹痛。重型胎盘早剥主要症状为突然发生的持续性腹痛和腰酸、腰痛。

2. **对母儿影响** 胎盘早剥危及母儿生命安全,胎儿未娩出前,胎盘可继续剥离,难以控制出血,导致孕妇出血性休克、急性肾衰竭等,持续时间越长,病情越严重,并发凝血功能障碍、羊水栓塞等合并症的可能性也越大。若胎盘剥离面积大、出血量多,胎儿可出现失血、宫内窘迫,甚至因严重缺氧缺血而死亡。

3. **处理原则**

(1)产前:孕妇通过 B 超检查了解有无胎盘早剥以及早剥程度等,并行血常规、凝血功能等检查,了解胎儿宫内状态,纠正休克及凝血功能,防止肾衰竭,及时终止妊娠,防止产后出血。

(2)产时:新生儿出生时容易发生窒息,需做好新生儿复苏抢救准备,密切观察有无皮肤苍白、呼吸急促、心率增快、心力衰竭等失血性休克表现,通过检测外周血的血红蛋白、血细胞比容、网织红细胞等了解贫血以及代偿程度,根据病情及时给予扩容、输血等治疗。

(3)产后:新生儿生后按高危儿处理,监测有无各器官系统缺血缺氧性功能损害如颅内出血、缺氧缺血性脑病、心肌损害、肝肾功能受损等。

4. **预防** 产前检查可及早发现胎盘早剥,处理羊水过多或双胎分娩时避免宫腔内压骤然降低而诱发胎盘早剥。

(三)胎膜早破

1. **概述** 胎膜在临产前破裂,称胎膜早破(premature rupture of membrane, PROM)。主要病因包括胎膜病变、下生殖道感染、羊膜腔内压力升高、宫颈内口松弛、头盆不称或胎位异常、妊娠后期性交、创伤、微量元素或营养物质缺乏等。

2. **对母儿影响** 胎膜早破可以对孕妇、胎儿和新生儿造成严重不良后果。妊娠足月时发生胎膜早破一般不影响产程进展。但足月前胎膜早破可导致新生儿肺透明膜病等早产儿并发症升高,围产儿病死率增加,胎膜早破还可以引起宫颈管和阴道的致病菌通过胎膜破裂部位引起胎儿、妊娠组织(脐带、胎膜和胎盘)、子宫乃至盆腹腔和全身感染,胎膜早破距分娩的时间愈长,胎儿宫内感染机会愈高,出生后败血症、化脓性脑膜炎等重症感染机会越高。宫内羊水流出后,羊水量减少,无法起到缓冲作用,会导致胎儿发育迟缓、胎儿窘迫、局部肢体受压、脐带脱垂或受压、难产。

3. **处理原则**

(1)孕妇:测体温及脉搏,行血常规及 CRP 等检查及宫颈分泌物培养,可疑感染者应用静脉抗生素治疗,注意有无脐带脱垂征象,若为胎位异常或可疑胎儿窘迫者,宜及时行剖宫产终止妊娠。若为足月前胎膜早破,必要时予促胎肺成熟,减少新生儿呼吸窘迫综合征发生率。若所在医院儿科抢救条件有限,则应行"宫内转运"至有新生儿抢救条件的医院再分娩。

(2)新生儿:出生后进行监护,特别是早产儿,观察有无感染中毒症状体征,如反应低下、体温异常、食欲缺乏、发绀、低血糖等。完善感染指标检查,对羊水、血液、外耳道分泌物拭子、胃液进行病原体培养;存在败血症者完善脑脊液检查了解有无颅内感染。根据所感染的病原体选择合适抗生素治疗,母亲可疑感染者也应使用抗生素,病原体不明者抗生素应以革兰氏阴性杆菌为主,同时覆盖革兰氏阳性球菌。明确感染者注意隔离。对存在宫内窘迫、畸形等情况的新生儿予以相应处理。

4. 预防 孕妇妊娠期注意营养均衡,及时控制感染,妊娠后期避免腹部冲击性创伤等。

四、母婴血型不合

母婴血型不合溶血病是同族免疫反应,母亲不具有胎儿红细胞的血型抗原时,胎儿红细胞进入母体血液循环使之产生相应血型抗体,该抗体又通过胎盘进入胎儿循环,与胎儿红细胞血型抗原结合造成溶血,可发生在胎儿期和新生儿早期。人类红细胞血型系统有 26 个,ABO 血型不合较常见,Rh 血型不合少见,但溶血程度较重,其他类型血型不合较少发生溶血病。

1. 对母儿影响 ABO 溶血病多见于母亲血型为 O 型,胎儿为 A 或 B 型,可发生在第一胎。Rh 血型不合溶血病极少发生在第一胎、未输过血的产妇所分娩的新生儿也极少发生,但第二胎只要有少量胎儿红细胞进入母体就可使母体迅速产生大量抗体,造成胎儿严重溶血。溶血病对胎儿或新生儿的影响取决于胎儿红细胞破坏的速度和代偿程度,主要包括:

(1)胎儿或新生儿水肿综合征:水肿为全身性,伴低蛋白血症,可出现胸腹水和心包积液,甚至导致胎儿宫内死亡。

(2)黄疸:Rh 溶血患儿在 24 小时内出现黄疸,而 ABO 溶血病大多在出生后第 2~3 天出现黄疸。间接胆红素迅速上升。若黄疸未及时治疗,可导致胆红素脑病,表现为发热、嗜睡、喂养困难、肌张力可降低或增高、前囟隆起、尖叫、惊厥等,死亡率高。即使幸存,智力发育及运动功能都可受影响。

(3)贫血:Rh 溶血病更容易导致严重贫血,血红蛋白常低于 80g/L,肝脾肿大,易发生水肿、贫血性心衰。

(4)胆汁淤积:少数出现结合胆红素增高,肝脾大,大便渐呈白色。

(5)其他:少数病例可发生血小板减少性紫癜、弥散性血管内凝血、低血糖症。

2. 处理原则

(1)产前:对可能存在母儿血型不合的妇女妊娠期检测血型抗体,必要时使用抗 D–IgG 预防溶血,行羊水光密度测定了解有无胎儿贫血,超声和胎心监护等检查有无胎儿水肿。必要时提前分娩或行血浆置换、宫内输血等治疗,分娩前口服苯巴比妥可诱导胎儿肝酶活性,减轻新生儿黄疸。

(2)产时:新生儿出生时容易发生窒息,需做好新生儿复苏抢救准备,密切观察有无皮肤苍白、心率增快、呼吸急促、发绀、心力衰竭等,通过脐带血检查血型、胆红素、改良 Coombs 试验、游离抗体和红细胞释放抗体试验。外周血贫血的程度、网织红细胞增高和有核红细胞的增多与溶血的程度成正比,新生儿出生后通过检测外周血的血红蛋白、血细胞比容、网织红细胞比例等可了解溶血、贫血程度,据病情选择做 X 线、B 超、心电图、生化等检查。同时观察黄疸程度、进展速度,监测胆红素水平,相应给予光疗、肝酶诱导、输注白蛋白、换血等治疗,防止胆红素脑病,并注意纠酸、纠正贫血、防止低血糖、防治心力衰竭。丙种球蛋白可控制溶血继续进展。

3. 预防 Rh 阴性孕妇在孕期和产后肌内注射抗 D-IgG 抗体,可保护母亲和下一次妊娠。

五、妊娠期用药和毒品

(一)概述

药物、毒品及其代谢产物可以通过胎盘直接影响胎儿,也可以通过影响母体的内分泌、代谢等间接影响胚胎分化和发育,造成胎儿畸形与功能障碍。孕产妇在妊娠、分娩及产褥期罹患疾病,所应用的药物既要对孕产妇无明显不良反应,还必须对子宫内的胚胎、胎儿以及新生儿无直接或间接的不利影响。因此,在孕期合理用药,对保障母儿的安全、维护胎儿的正常发育和健康成长,有着十分重要的意义。

药物通过干扰基因合成、引起基因突变或染色体畸变,影响蛋白质翻译与合成、细胞分裂、细胞与细胞间相互作用,促进细胞凋亡,或扰乱母体营养、代谢而影响胎儿正常生长发育。按药物的不同危害分级如下:

A 级药物:对孕妇安全,对胚胎、胎儿无危害,如适量维生素 A、B_2、C、D、E 等。

B 级药物:对孕妇比较安全,对胎儿基本无危害,如青霉素、红霉素、地高辛、胰岛素等。

C 级药物:仅在动物实验研究时证明对胎儿致畸或可杀死胚胎,未在人类研究证实,孕妇用药需权衡利弊,确认利大于弊时方能应用,如庆大霉素、异丙嗪、异烟肼等。

D 级药物:对胎儿危害有确切证据,除非孕妇用药后有绝对效果,否则不考虑应用,如硫酸链霉素(使胎儿第 8 对脑神经受损、听力减退等)、盐酸四环素(使胎儿发生腭裂、无脑儿等)等是在万不得已时才使用。

X 级药物:可使胎儿异常,在妊娠期间禁止使用,如氨甲蝶呤(可致胎儿唇裂、腭裂、无脑儿、脑积水、脑膜膨出等)、己烯雌酚(可致阴道腺病、阴道透明细胞癌)等。

(二)对胎儿及新生儿的影响

药物对胎儿的影响与药物种类、剂量和用药时妊娠时间有关。受精卵着床前期用药影响不大,若药物毒性极强,会造成极早期流产。受精卵着床后至 12 周左右,任何部位的细胞受到药物毒性影响,均可能造成组织或器官畸形。妊娠 4 个月以后药物导致胎儿畸形的可能性下降,对尚未分化完全的器官,如生殖系统仍有可能受到不同程度的影响,神经系统因在整个妊娠期间持续分化发育,故药物对神经系统的影响可以一直存在。

药物对胎儿或新生儿的影响可以是可逆的,也可以是不可逆的,除造成胚胎死亡、宫内生长受限、早产或畸形外,还可抑制胎儿神经活动,影响脑的发育,导致以后智力发育障碍;或引起溶血、贫血、出凝血功能异常导致严重出血;或抑制牙齿、骨骼肌其他器官生长发育。

母亲孕期吸食吗啡、美沙酮、可待因和海洛因等毒品除了影响母体健康,还可引起新生儿戒断综合征(neonatal abstinence syndrome, NAS),表现为神经、消化及呼吸等多个系统的症状体征,如哭声高尖、震颤或抽搐、睡眠觉醒周期异常、喂养困难、体重不增、呻吟、发绀等。

（三）处理及预防原则

孕期应避免吸食毒品,合理用药,在妊娠前 3 个月,尽量避免使用 C、D、X 级药物。出现紧急情况必须用药时,也应尽量选用经临床多年验证无致畸作用的 A、B 级药物。妊娠期某些疾病是必须药物治疗的,不用药也会导致胎儿发育异常,新生儿出现后遗症,甚至危及母儿生命。孕妇用药要综合考虑,合理、安全、有效地用药。

新生儿产后进行监护,根据妊娠期所用药物可能导致的新生儿异常进行检查,监测有无畸形、出凝血功能异常及器官功能障碍等,观察有无 NAS。母亲孕期服用美沙酮等半衰期长的药物,应适当延长住院观察时间。

（房晓祎　李管明）

第九节　早产儿发展性照顾

教 学 大 纲

掌握:早产儿发展性照顾的实施方法,包括体位护理、环境管理、接触方式、非营养性吸吮、安抚及约束、父母参与等。

了解:早产儿发展性照顾的基本概念和内涵;发展性照顾的理论依据:早产儿宫内外环境差异、早产儿发育限制、NICU 环境影响、早产儿行为规律;高危险新生儿照顾理念的演变;早产儿发展性照顾的预期结果。

一、概述

发展性照顾也称发育支持护理(developmental care for premature infants),是 20 世纪 80 年代发展起来的一种护理新理念:通过减少 NICU 的不良环境刺激对早产儿生长发育的影响,使早产儿能更好地适应环境,促进其生长、发育,并取得生理、肢体活动互动间的平衡。

随着助孕等医学技术的不断发展,早产的发生率在世界范围内呈现增加趋势,胎龄 24~26 周、出生体重 <1 000g 的早产儿存活并非少见,这当中新生儿护理扮演着举足轻重的角色。早产儿存活率虽然提高了,但存活者脑功能障碍、社会适应力低下的发生率仍居高不下,严重影响早产儿生理及心理健康发展。因此,在重症监护的过程中,NICU 的目标不再仅是让这些小早产儿活下来,而且要产生良好的远期效果。这就要求护理人员在早产儿的照顾上不但要关注急性期的需要,更要以减少恢复期或成长期合并症为照顾宗旨。发展性照顾能改善早产儿特别是极低体重儿的预后,目前在国际上已被广泛应用于早产儿特别是极低体重儿的照顾。

二、发展性照顾的理论依据

（一）早产儿子宫内外环境差异

1. 胎儿在子宫内声音分贝低频率，母亲活动作息有规律性，环境幽暗、舒适、温暖，无侵入性刺激，有安全感。胎儿在妈妈子宫内挪动，给妈妈带来无比的欣喜，同时胎儿因为触摸到了母亲子宫壁，感觉很安全。

2. 早产儿提早出生，环境杂音高频率、高分贝，光线明亮刺眼，无昼夜之分，各种刺激缺乏规律性，非预期侵入性操作频率高，疼痛无法预期，肢体活动无边界感，缺乏所需的安全感。

（二）早产儿发育限制

1. **神经传导系统发育限制**　大脑在所有未成熟器官中对早产最为敏感，故存活的早产儿往往存在远期神经发育功能受损的表现。流行病学资料显示，随着早产儿病死率逐年下降，存活者神经系统后遗症的发生率有所升高。其中，脑瘫、精神发育迟滞、癫痫及感官障碍最为常见。原因为：①神经轴突、树突分支有限；②神经元相互间连接有限；③神经递质变化有限；④髓鞘形成不足，影响冲动传导。

2. **早产儿神经发育不完全的表现**　行为和精神状态缺乏规律，无法较长时间维持清醒，肌张力增高或降低，体位及肢体协调能力差，缺乏原始反射（拥抱反射、握持反射、觅食反射）。

3. **早产儿其他问题**

（1）肺发育不良，慢性支气管 – 肺发育不良，颅内出血，坏死性小肠结肠炎，躯体抽动，神经行为协调能力差，感官统合异常（听力、视觉、喂食），难以被安抚，无法适应外界环境，自主神经反射改变。

（2）吸吮 – 吞咽 – 呼吸协调能力差。

（3）免疫系统及神经系统不成熟：易感染和发生脑室内出血。

（4）体温调节功能不成熟。

（5）缺乏体力长期维持某一体位或对抗地心引力。

（6）缺乏能力对抗或应对外界刺激。

（三）NICU 环境的影响

NICU 的护理中许多因素已经被确定是引起重症患儿或早产儿不良刺激的潜在来源。NICU 环境中的有害因素包括：光线和噪声、不舒适的体位、各种检查及操作、与父母分离。

1. **噪声**

（1）噪声对早产儿的影响：①血氧饱和度降低；②颅内压力增加；③呼吸及心率增快；④引起呼吸暂停及心率减慢的机会增多；⑤使毛细血管收缩皮肤出现花纹；⑥睡眠受到干扰；⑦生长激素分泌减少，影响生长发育。

（2）噪声来源：电话（65dB）、人员交谈、搬动仪器、开门及关门、仪器使用中的机械声、洗手时水流、监护仪或仪器的报警声（55~88dB）、暖箱开关门声（79dB）、放置奶瓶声等。

平时家庭中婴儿所接触的声音不到 40dB；NICU 的声音水平应为 50dB 以下，实际的声音水平不得超过 75dB。

2. 光线

（1）光线对早产儿的影响：

光线对早产儿脑部发育有很大影响，光线刺激可使早产儿生长发育缓慢，持续性照明导致早产儿生物钟节律变化和睡眠剥夺。然而，大多数新生儿病房都采用持续的高强度荧光照明。因此，必须采取措施减少光线对早产儿的刺激，如拉上窗帘以避免太阳光直射、降低病室内光线强度；暖箱加用遮光罩，营造一个类似子宫内的幽暗环境，以保证早产儿的睡眠。

（2）光线来源：蓝光治疗、自然光线、室内照明灯、暖床照明等。

NICU 光线明亮度约 60~90fc，加热灯 200~300fc，光疗设备 300~400fc，日光 >1 000fc。美国儿科学会建议新生儿监护病房光线明亮度是 60fc，特殊治疗时为 100fc。

3. 体位、姿态对早产儿的影响

（1）长时间俯卧可导致肩内缩、颈部过度外转及肩部后仰。有报道，俯卧位可以减少早产呼吸暂停的发作和周期性呼吸，改善早产儿肺潮气量及动态肺顺应性，降低气道阻力。俯卧位对于改善早产儿呼吸和肺功能有很大作用。

（2）仰卧：臀部和膝关节放松，容易建立双脚的支撑，还可避免颈部伸展。但仰卧可能增加惊吓反射及导致睡眠障碍。

新生儿尤其是早产儿胸廓发育不成熟，肋弓较软，与俯卧位相比，仰卧位吸气时肋弓内陷较明显，影响肺的扩张。新生儿仰卧位时，由于重力作用腹内容物压迫局部膈肌，阻碍其移动，使胸腔容量减少、呼吸效率降低。而俯卧位时膈肌运动受腹内容物影响较小，且肺脏受胸腺、心脏的压迫小，大量肺泡处于易扩张状态，可增加呼吸效率。

（3）早产儿肩部的发展：Georgieff 等（1986 年）曾报道，46% 的早产儿在 18 个月龄时发现有肩挛缩现象，肩膀无法屈曲，限制婴儿的爬行、坐起及持物，影响生后第一年的发展。

（4）早产儿头部的可塑性：扁平头是因颈部肌肉张力较差，头部重量偏向侧边，而导致颜颅变形。长时间使用 CPAP 固定头部，使头部发展受限，特征是高而窄缩的前额，长型而窄的脸面，影响外观。若早产儿长期固定一种体位，可致头颅形态改变，影响日后转头、翻身，使其视野变窄，甚至影响小脑发育。

（5）早产儿髋部的姿势：长期仰卧或俯卧可导致髋关节外翻、扁平变形、W 形手臂，形成类似"青蛙式"的姿势。

4. 各种检查和操作 可导致早产儿氧饱和度和生理状态不稳定，对神经系统发育产生潜在的不良影响。

5. 早产儿与父母分离 使父母产生各种不良情绪，如恐惧、焦虑、情绪失控、缺乏自信心。

人性化的护理，能够促使早产儿处于一个舒适、安逸的环境，在这样的环境中其生长速度自然会加快。据文献报道，早产儿使用"鸟巢"后，体重增长快、体温差变化小、喂养耐受良好、睡眠时间延长。尽量排除外界不良环境的干扰与影响，包括集中操作、减少噪声、避免突发的高频声响，这样能够减少对早产儿的不良影响，有效降低各种并发症的发生。

（四）早产儿的行为规律

由于新生儿不会说话,因此沟通的桥梁有赖于行为表现。行为表现除了神志状态之外尚包含肢体动作、脸部表情、肠胃活动,以及中枢神经控制的脉搏、呼吸、肤色等变化。新生儿行为表现与中枢神经系统完整性息息相关,在清醒期新生儿的肌肉组织活动力与反应表现最佳,此代表行为状态(中枢功能)是主导互动的主要因素。行为状态(behavioral state)与肌肉张力协调能力代表其是否能接受外界刺激或自外界互动过程中受益。著名的新生儿医师 Brazelton 将新生儿行为状态分为六期(deepsleep 深睡眠、light sleep 浅睡眠、drowsy 嗜睡、alert 清醒、active 活跃、crying 哭闹),并认为在不同的行为状态中新生儿对外界刺激均有不同反应,唯有当新生儿处于清醒时,所有的互动方显得有意义(因为婴儿可以接收讯息,以及能作出反应)。Brazelton 认为评估新生儿的行为反应的意义着重于:

1. 新生儿是否能应对外界刺激或互动,并能出现较一致的反应能力?

2. 新生儿是否有控制自己的行为状态或意识形态的能力,以接受有利于自己的良性互动,或在负向互动中保护自己?

3. 新生儿是否有维持平稳的肌肉张力、良好的肢体活动或行为状态的能力,或能否进行自我安抚行为(如吸吮手指、紧抓物品)?

4. 新生儿是否具有维持平稳生理状态的能力(肤色、体温、呼吸、脉搏、肌张力)?

由此可见,行为状态是新生儿调适刺激的工具,因为行为具有表达功能且有其特殊意义。

三、高危险新生儿照顾理念的演变

随着时代的进步,针对高危新生儿的照顾方式也逐渐发生着改变,在不断探索与实践中我们领会到早产儿的韧性,也更确定适当的照护方向为新型照顾模式的形成奠定了基础。最大程度降低早产儿后遗症的发生,可有效节约社会医疗成本,同时保障家庭的完整性,更是为一个新生命开启有意义的人生旅程。

早产儿和危重患儿神经系统发育不完善或神经功能受损,不能正常控制生理状态和行为反应,故无法适应环境。这一认识极大地转变了 NICU 的监护观念,通过改变监护环境和监护模式,同时促进了护理人员对早期有害刺激的防范。国外很多的 NICU 改变了以工作程序为中心的护理模式,发展为以个体生长发育需求为中心的护理。

个体化发展性护理强调照护新生儿时顾及其个性化,将新生儿视为一整体,只有在神经系统、行为状态、肌肉张力或活动力、自我节律与安抚行为等保持平衡时,新生儿方能接受外界刺激或在互动的过程中受益。

个体化发展性护理由环境的改善开始做起,着重于早产儿的个性化,强调提供规律性的照护措施,以新生儿行为表现作为提供护理的参考。

四、发展性照顾的实施方法

1. **合理放置** 早产儿体位摆放不恰当可使肌肉长期处于收缩或伸展状态,能量消耗增多。

（1）早产儿体位护理的目标:①促进肢体的伸展与屈曲以达到平衡;②增加肢体的支

撑以使肢体能趋向身体的中心部位,利于日后发展手－嘴统合能力;③促进身体的对称性以便身体的屈曲及伸展保持平衡;④预防不正常姿势。

（2）早产儿体位护理

1）俯卧:四肢屈曲配合髋关节屈曲以预防髋关节外翻。可用小毛巾轻微地抬高婴儿骨盆,使前膝能承受重量,也可在婴儿身体两侧用早产包、毛巾或专用的早产儿护理用具制作形成穴巢以提供触觉刺激及边界感,适当包裹婴儿并使其手能靠近嘴。

2）侧卧:在婴儿背部提供支持,以预防背部弓起,有利手臂的屈曲,便于吸吮。将软枕置放于下肢之间,以维持下肢于正中位置,放一片尿布于髋关节下以利关节的稳定,并轻微提高骨盆,促进髋部屈曲,协助上方的大腿屈曲。

3）仰卧:头置中线位,可使用小枕头支持头部保持正中,减少颅内压波动。使下巴向前胸靠拢,颈部避免过度屈曲及伸展,肢体两侧给予鸟巢式的支持,肩膀给予支持以减少肩外翻,两臂向前,居中屈曲,并使其有机会将手靠近嘴,屈曲髋部及膝关节,以小毛巾在膝下方支持,并在足部给予支持性的对抗。

4）其他与体位相关的因素:①使用氧气时尽可能选择较大尺寸的头罩;②尽量包裹早产儿并露出双臂使其能自由地靠近脸部;③使用符合标准的水床以促进动感发育;④使用CPAP时注意头部固定处勿太紧;⑤进行护理活动时尽量让早产儿手握物品,如小毛巾等,从而缓解其的紧张情绪。

2. 建立适当的环境 在重症监护病房的新生儿,其发育和行为发展不仅取决于出生体重、胎龄和临床治疗过程,还取决于新生儿ICU的环境(光、声及医护对于发展性照顾措施的执行程度)以及住院期间与父母的互动。

（1）护理早产儿时的环境要求:①降低灯光及噪声;②遮盖暖箱以减少灯光刺激;③限制收音机的床旁使用;④护理人员应尽力营造一个安静的环境,如说话轻柔,尤其靠近婴儿时降低音量(彼此提醒、标志),尽量不在早产儿暖箱或床旁说话;⑤走动轻巧、避免穿响底鞋;⑥轻柔地开关暖箱,忌用力摔碰暖箱门,避免敲击暖箱等;⑦注意暖箱马达声的刺激,勿在暖箱上放置仪器,以减少震动刺激;⑧监护仪及电话声音尽量设定于最小音量,及时回应监护仪报警以减少噪声;⑨注意呼吸机的管道勿积水,以避免噪声或震动。

（2）促进早产儿适应:①每次护理早产儿仅对其施行一项护理措施,并观察其反应以避免过度刺激;②集中护理(但不过度刺激)以使其能有不被打扰的睡眠时段,在执行集中护理时如患儿出现疲惫给予休息时段,以促进其恢复;③勿突然惊醒早产儿,在治疗前轻柔的唤醒或触摸患儿使其有所准备;④治疗后停留在患儿身旁观察其表现,以了解是否出现异常行为;⑤患儿出现异常行为时,提供静止期以利早产儿恢复,并继续评估。

3. 接触早产儿

（1）针对早产儿的肢体提供支持:当翻身、吸引、进行侵入性治疗时多给予体位支持,使早产儿保持屈曲体位,以减少其不适及异常行为反应。

（2）身体支持可借助手、毛巾、床单、枕头、柔软的衣物及玩具,使早产儿双手、双腿靠近身体中线呈屈曲体态,使其更容易维持稳定的生理状态及肢体活动。

（3）俯卧时使早产儿肢体屈曲,用毛毯或毛巾支持其前胸;如无法俯卧可侧卧,同样使其肢体屈曲。

（4）护理前后要有安抚动作,使其保持生理平稳,在测量TPR、换尿布、进行侵入性治疗、口/鼻胃管喂食、协助更换体位、经口腔吸引时,以及早产儿出现自我安抚抓握动作时,多给予轻柔帮助,以减少能量消耗。

4. 非营养性吸吮(NNS)

(1)给予早产儿非营养性吸吮。

(2)在喂食前或处置前后使用安抚奶嘴,可促进:①清醒行为状态以利喂食吸吮;②减少哭闹;③维持氧饱和度;④促进尽早经口喂养,自行吸吮;⑤促进体重增长;⑥促进食物的消化;⑦促进口腔满足感;⑧安抚婴儿,尤其在侵入性治疗之后。

早产儿,特别是胎龄小于32周的早产儿,因吸吮和吞咽不协调不能经口喂养,故肠内营养初期多为经胃管喂养,由管饲过渡到经口喂养有赖于吸吮功能的成熟,并且与吞咽、呼吸相协调的吸吮必须通过学习和练习。

在管饲期间给予NNS,可以加速吸吮反射的发展,提高吸吮和吞咽功能之间协调性,并可促进由管饲向经口喂养过渡,从而使早产儿尽快建立经口喂养。

NNS能改善早产儿胃肠激素的分泌,刺激胃肠道的生长、发育和成熟,提高经肠道喂养的耐受性,NNS还能加快吸吮反射的成熟,因而加快体格生长,促进早产儿的生长发育。

5. 促进早产儿的自我安抚及控制行为

(1)使用早产包、毛巾或专用的早产儿护理用具制作早产儿的"巢",使其能安适地睡在巢中,手和脚能触及毛巾床单,能感觉边际,使其感觉安全。

(2)可使用毛巾包裹早产儿使其肢体屈曲,包裹时保持鼻吸位,并确保早产儿的手能触及面部;使用头罩时考虑能包含头及手,促进头手互动。

(3)适当使用水、摇篮以促进早产儿的韵律感。

6. 促进父母参与NICU的照护

(1)指导父母学习认识早产儿的行为及其意义,以增进父母对患儿的信心及认可。

(2)让父母参与早产儿的照顾,使其有机会学习,并建立信心,促进父母与患儿的互动。

(3)每日以电话联络早产儿的情况,减少父母的焦虑。

(4)成立早产儿家长联谊会使父母分享照顾早产儿的心情。

有研究显示,让家长了解患儿的有关病情信息,有利于其适应较高水平的焦虑。父母的参与是父母和婴儿充满爱的情感交流,它不仅能减少早产儿的焦虑不安情绪,改善睡眠,增强免疫功能,有利于早产儿中枢神经系统的发育和感官灵敏性的增强,还能满足婴儿的触觉需求,使患儿产生安全和幸福感。

袋鼠式护理可使母体环境在宫外得到延续,消除早产儿离开母体后的紧张和不安全感,同时有研究显示,袋鼠式护理使早产儿的血氧饱和度水平更高且更稳定,有利于早产儿的生长发育。初乳具有重要的保护作用,对早产儿尤为重要,尽早给予早产儿母乳喂养,能降低早产儿相关疾病的发生率,促进早产儿的远期健康。

五、早产儿发展性护理的预期结果

1. 在给予护理及治疗措施时生命体征(心率、呼吸)变化小。

2. 在互动或护理时早产儿能维持适当的肤色。

3. 促进体重增长,经口喂养开始时间早。

4. 能促进消化,减少胃残余量及反流。

5. 促进早产儿出现协调的肢体活动。

6. 能适当使用自我控制行为应对外界环境的刺激,以保持身体内部的平衡。

7. 能运用外界物质安抚自己。

8. 能促进治疗,减少住院日和住院费用。

危重新生儿可因精心照顾而有更好的生活质量,希望我们能共同努力,把新生儿的护理工作做得更合理、更科学。

（朱稚玉　孙建华）

参考文献

1. 中国医师协会新生儿科医师分会. 中国新生儿病房分级建设与管理指南（建议案）. 发育医学电子杂志, 2015, 28（4）: 193-202.

2. The CRIB（clinical risk index for babies）score: a tool for assessing initial neonatal risk and comparing performance of neonatal intensive care units The International Neonatal Network. London: Lancet, 1993, 342（8865）: 193-198.

3. Parry G, Tucker J, Tarnow-Mordi W. CRIB II: an update of the clinical risk index for babies score. Lancet, 2003, 361（9371）: 1789-1791.

4. Richardson DK, Gray JE, Mccormick MC, et al. Score for Neonatal Acute Physiology: a physiologic severity index for neonatal intensive care. Pediatrics, 1993, 91（3）: 617-623.

5. Fortes Filho JB, Dill JC, Ishizaki A, et al. Score for Neonatal Acute Physiology and Perinatal Extension II as a Predictor of Retinopathy of Prematurity: Study in 304 Very-Low-Birth-Weight Preterm Infants. Ophthalmologica. journal International Dophthalmologie. international Journal of Ophthalmology. Zeitschrift Für Augenheilkunde, 2009, 223（3）: 177.

6. Gray JE, Richardson DK, Mccormick MC, et al. Neonatal therapeutic intervention scoring system: a therapy-based severity-of-illness index. Pediatrics, 1992, 90（4）: 561-567.

7. 中华医学会急诊分会儿科学组, 中华医学会儿科学分会急诊学组, 中华医学会儿科学分会新生儿学组. 新生危重病例评分法（草案）. 中华儿科杂志, 2001, 39（1）: 42.

8. Jony L, Baskett TF. Emergency air transport of obstetric patients. J Obstet Gynaecol Can, 2007, 29（5）: 406-408.

9. Ratnavel N. Safety and governance issues for neonatal transport services. Early Hum Dev, 2009, 85: 483-486.

10. Fenton AC, Leslie A. Who should staff neonatal transport teams? Early Hum Dev, 2009, 85: 487-490.

11. Kempley ST, Ratnavel N, Fellows T. Vehicles and equipment for land-based neonatal transport. Early Hum Dev, 2009, 85: 491-495.

12. Attar MA, Lang SW, Gates MR, et al. Back transport of neonates: effect on hospital length of stay. J Perinatol, 2005, 25（11）: 731-736.

13. 邵肖梅, 叶鸿瑁, 丘小汕. 实用新生儿学. 第4版. 北京: 人民卫生出版社, 2011.

14. 中国医师协会新生儿专业委员会. 中国新生儿转运指南. 中华实用儿科临床杂志, 2013, 28（2）: 153-155.

15. Hohlagschwandtner M, Husslein P, Klebermass K, et al. Perinatal mortality and morbidity. Comparison between maternal transport, neonatal transport and inpatient antenatal treatment. Arch Gynecol Obstet, 2001, 265（3）: 113-118.

16. Kaneko M, Yamashita R, Kai K, et al. Perinatal morbidity and mortality for extremely low-birthweight infants: A population-based study of regionalized maternal and neonatal transport. Obstet Gynaecol Res, 2015, 41（7）: 1056-1066.

17. Poulton DA, Schmolzer GM, Morley CJ, et al. Assessment of chest rise during mask ventilation of preterm infants in the delivery room. Resuscitation, 2011. 82（2）: 175-179.

18. Schmolzer GM, Roehr CC. Use of respiratory function monitors during simulated neonatal resuscitation. Klin Padiatr, 2011. 223（5）: 261-266.

19. Buchanan K. Failed Neonatal Transport: a heartache for all concerned. Adv in Neonatal Care, 2009.9（2）: 82-84.

20. 中国医师协会新生儿科医师分会. 新生儿转运工作指南（2017版）. 发育医学电子杂志, 2017, 10: 193-196.

21. 李仲智, 申昆玲, 史学. 儿科临床操作手册. 北京: 人民卫生出版社, 2010.

22. Mina S, Lee HS. Comparison of Wright's Formula and the Dunn Method for Measuring the Umbilical Arterial Catheter Insertion Length. Pediatrics & Neonatology, 2015.

23. 张玉侠. 实用新生儿护理学. 北京: 人民卫生出版社, 2015.

24. 张琳琪, 曾伟, 陈海花. 儿科护理技能实训. 北京: 科学出版社, 2014.

25. 关丽梅, 张佩瑜, 冯玉梅. 婴幼儿不同部位动脉采血的效果观察. 现代临床护理, 2014, 13（10）: 60-63.

26. 戴俊龙. 临床微生物血培养临床应用价值及操作规范. 中国实用医药, 2010, 5（32）: 209.

27. 马小琴. 护理学基础. 北京: 人民卫生出版社, 2012.

28. 尚少梅. 护理学基础. 北京: 北京大学医学出版社, 2008.

29. 姜安丽. 新编护理学基础. 第2版. 北京: 人民卫生出版社, 2012.

30. 孙伟, 张翠琼, 英伍, 等. 新生儿疾病筛查血标本采集不同定位方法效果观察. 护士进修杂志, 2016, 31（14）: 1296-1298.

31. 徐赛英. 实用儿科放射诊断学. 北京: 人民军医出版社, 1998.

32. 辛涛. MRI和CT影像分度在新生儿HIE脑损伤程度评估中应用的价值. 中国CT和MRI杂志, 2014（6）: 16-18.

33. MacDonald MG, Ramasethu J, Rais-Bahrami K. Atlas of procedures in neonatology. 5th ed. Philadelphia, PA: Lippincott Williams & Wilkins, 2013.

34. 中华医学会妇产科学分会产科学组. 早产的临床诊断与治疗指南（2014）. 中华妇产科杂志, 2014, 49（7）: 481-484.

35. Melamed N, Shah J, Soraisham A, et al. Association between antenatal corticosteroid administration-to-birth interval and outcomes of preterm neonates. ObstetGynecol, 2015, 125（6）:

1377-1384.

36. ACOG Committee Opinion No. 652. Magnesium sulfate use in obstetrics. ObstetGynecol, 2016, 127（1）: 52-53.

37. 中国新生儿复苏项目专家组. 中国新生儿复苏指南（2016 年北京修订）. 中华围产医学杂志, 2016, 19（7）: 481-486.

38. Sweet D, Carnielli V, Greisen G, et al. European consensus guidelines on the management of NRDS in Preterm Infants--2016 Update. Neonatology, 2017, 11: 107-125.

39. Doyle LW, Davis PG, Morley CJ, et al. Low-dose dexamethasone facilitates extubation among chronically ventilator-dependent infants: A multicenter, international, randomized, controlled trial. Pediatrics, 2006, 117（1）: 75-83.

40. van Wezel-Meijler G, Steggerda SJ, Leijser LM. Cranial ultrasonography in neonates: role and limitations. Semin Perinatol, 2010, 34（1）: 28-38.

41. Benders MJ, Kersbergen KJ, de Vries LS. Neuroimaging of white matter injury, intraventricular and cerebellar hemorrhage. Clin Perinatol, 2014, 41（1）: 69-82.

42. Arsenault D, Brenn M, Kim S, et al. A.S.P.E.N. Clinical guidelines: hyperglycemia and hypoglycemia in the neonate receiving parenteral nutrition. J Parenter Enteral Nutr, 2012, 36（1）: 81-95.

43. AmericanAcademy of Pediatrics Subcommittee on Hyperbilirubinemia. Management of hyperbilirubinemia in the newborn infant 35 or more weeks of gestation. Pediatrics, 2004, 114（1）: 297-316.

44. van Imhoff DE, DijkPH, Hulzebos CV. BARTrial study group, Netherlands Neonatal Research Network. Uniform treatment thresholds for hyperbilirubinemia in preterm infants: background and synopsis of a national guideline. Early Hum Dev, 2011, 87（8）: 521-525.

45. Bhatia J, Griffin I, Anderson D, et al. Selected Macro/Micronutrient Needs of the Routine Preterm Infant. J Pediatr, 2013, 162: 48-55.

46. 陈超. 新生儿坏死性小肠结肠炎的临床问题与防治策略. 中华儿科杂志, 2013, 51（5）: 321-325.

47. 沈菁, 丁国芳. 早产儿贫血的治疗. 中国实用儿科杂志, 2014, 29（11）: 826-828.

48. Kliegman RM, Behrman RE, Jenson H, et al. Nelson textbook of pediatrics. The 18th ed. Philadelphia: Saunders Elsevier, 2007.

49. 谢幸, 苟文丽. 妇产科学. 第 8 版. 北京: 人民卫生出版社, 2013.

50. Bateman BT, Huybrechts KF, Fischer MA, et al. Chronic hypertension in pregnancy and the risk of congenital malformations: A cohort study. Am J ObstetGynecol, 2015, 212（3）: 337.

51. 中华医学会妇产科学分会产科学组, 中华医学会围产医学分会妊娠合并糖尿病协作组. 妊娠合并糖尿病诊治指南（2014）. 中华妇产科杂志, 2014, 49（8）: 561-569.

52. The European League Against Rheumatism. EULAR recommendations for women's health and the management of family planning assisted reproduction, pregnancy and menopause in patients with systemic lupus erythematosus and/or antiphospholipid syndrome. Ann Rheum Dis, 2017, 76（3）: 476-485.

53. Alexander EK, Pearce EA, Brent GA, et al. 2017 Guidelines of the American Thyroid Association for the Diagnosis and Management of Thyroid Disease during Pregnancy and the Postpartum. Thyroid, 2017.

54. 中华医学会儿科学分会内分泌遗传代谢学组,中华预防医学会儿童保健分会新生儿疾病筛查学组. 先天性甲状腺功能减退症诊疗共识. 中华儿科杂志,2011,49(6):421-424.

55. Society of Obstetricians and Gynaecologists of Canada. Toxoplasmosis in Pregnancy: Prevention, Screening, and Treatment. J ObstetGynaecol Can, 2013, 35: S1-S7.

56. Centers for Disease Control and Prevention. Interim Guidelines for the Evaluation and Testing of Infants with Possible Congenital Zika Virus Infection-United States, 2016. Mmwr Morbidity & Mortality Weekly Report, 2016, 65(3): 63.

57. Society of Obstetricians and Gynaecologists of Canada. The Prevention of Early-Onset Neonatal Group B Streptococcal Disease. J ObstetGynaecol Can, 2013, 35(10): 1-10.

58. 中华医学会妇产科学分会产科学组. 胎盘早剥的临床诊断与处理规范. 中华妇产科杂志,2012,47(12):957-958.

59. Dow K, Alice Ordean A, Murphy-Oikonen J, et al. Neonatal abstinence syndrome clinical practice guidelines for Ontario. J Popul Ther Clin Pharmacol, 2012, 19(3): 488-506.

60. Hudak ML, Tan RC. Neonatal drug withdraw. Pediatrics, 2012, 129(2): 540-560.

61. 李群艳,孙正香. 早产儿的发展性照顾. 当代护士(学术版),2001,(5):59-60.

62. 周冠蓉. 发展性照顾在早产儿护理中的应用. 解放军护理杂志,2011,28(6):35-36.

63. 王光霞,方鲁阳. 早期综合干预对早产儿早期发育的影响. 中国新生儿科杂志,2010,25(6):335-338.

64. 海亚萍. 新生儿重症监护室噪声对新生儿影响的研究. 临床实践,2012,30(24):131-132.

65. 薛辛东,王晓惠,张家骧. 仰俯卧位对早产儿肺功能的影响. 中华儿科杂志,1999,37(8):494-496.

66. Douglas WW, Rehder K, Beynen FM, et al. Improved oxygenation in patients with acute respiratory failure the prone position. Am Rev Respir Dis, 1977, 115(4): 559-566.

67. 谢翠莲. "鸟巢"应用于早产儿护理的进展. 国际护理学杂志,2014,33(3):497-499.

68. 王鉴,陈晓霞,金皎. 非营养性吸吮对早产儿生长发育的影响. 中国实用儿科杂志,2007,9(22):677-680.

69. 张小曼,王洪侠,史德丽,等. 父母早期参与早产儿发展性照顾效果的评价. 中国实用护理杂志,2013,29(31):40-42.

70. 马盼盼,李杏良,刘亭君,等. 袋鼠式护理对早产儿神经发育的影响. 中华现代护理杂志,2015,21(10):1232-1235.

第二章
呼吸和循环

第一节　症　候

一、发绀

（一）概述

发绀（cyanosis）是新生儿期常见症状之一。发绀可以发生在肺部疾病、右向左分流的先天性心脏病、中枢神经系统及血液系统疾病的患儿,也可以发生在少数正常新生儿。新生儿发绀是毛细血管血液中还原血红蛋白增多所致,一般认为,当新生儿动脉血液中还原血红蛋白含量大于 5g/dl 或高铁血红蛋白含量大于 1.5g/dl,临床即可出现肉眼能观察到的发绀。口腔黏膜发绀出现最早,当还原血红蛋白达 3g/dl,便可出现发绀。新生儿发绀的特点:①新生儿血液内含有较多的胎儿血红蛋白,与氧的亲和力较高,因此,新生儿在比年长儿和成人更低的动脉氧分压情况下才会表现发绀;②由于动脉血中还原血红蛋白的浓度决定了是否表现为发绀,因此,当机体血红蛋白含量较高时,动脉氧分压处于较高水平时即可表现出发绀;相反,在贫血时,动脉氧分压降至较低水平才会表现出发绀。新生儿期血红蛋白浓度的变化较大,既可有红细胞增多症,又可能存在各种原因引起的贫血,因此,对新生儿发绀的判断应注意当时的血红蛋白浓度。

(二)病因

1. 生理性发绀　胎儿循环的特征决定了胎儿体内均为动静脉混合血液,血氧饱和度相对较低,出生后有一个渐进性的过渡过程。正常新生儿出生 10 分钟后导管前动脉血氧饱和度才能达 95% 以上,而导管后动脉血氧饱和度达 95% 以上需 1 小时左右。由于出生后动脉导管与卵圆孔尚未关闭,仍可能出现右向左分流。因此,新生儿出生后短时间的发绀可能为生理性的。

2. 病理性发绀

(1)外周性发绀:是由各种原因导致的血液通过周围循环毛细血管时血流速度缓慢,组织利用氧过度,致使局部还原血红蛋白增多所引起的发绀。患儿虽有发绀表现,但动脉氧分压和血氧饱和度正常。常见原因有:①全身性疾病:心力衰竭、休克、新生儿红细胞增多症以及寒冷低体温时,均可以使外周血液循环不良,出现发绀;②局部血流障碍:分娩时新生儿先露部位受压,致局部缺血缺氧出现发绀。

(2)中心性发绀:是由各种原因导致的动脉氧分压和血氧饱和度降低引起的发绀。①呼吸源性发绀:各种呼吸系统疾病,如新生儿窒息、呼吸道先天性畸形、肺部疾病、先天性膈疝、气漏等;②心源性发绀:各种右向左分流的发绀型先天性心脏病、新生儿持续性肺动脉高压等。

(3)其他原因引起的发绀:①中枢神经系统疾病所致中枢性呼吸衰竭,低血糖、低血钙引起的继发性呼吸暂停;②异常血红蛋白增多:先天性高铁血红蛋白血症、血红蛋白 M 症及后天性高铁血红蛋白血症等,均可引起发绀。

3. 诊断与鉴别诊断　新生儿发绀诊断最重要的是确定发绀的类型及病因:首先要鉴别是生理性发绀还是病理性发绀,若为病理性发绀则应进一步鉴别是外周性发绀还是中心性发绀。

(1)生理性发绀和病理性发绀的鉴别:生理性发绀为暂时性的,随出生后时间的推移发绀消失,除发绀外新生儿无任何其他病理状态。

(2)外周性发绀和中央性发绀的鉴别:若患儿发绀仅限于口周、鼻尖、四肢末端等部位,经改善循环或保暖后发绀消失,则为外周性发绀。若全身皮肤、黏膜广泛出现发绀,且经改善循环或保暖后发绀并不消退,则为中央性发绀。经皮血氧饱和度(transcutaneous oxygen saturation, TcSO$_2$)监测是鉴别外周性发绀和中央性发绀的简便而有效的方法。一般来说,

$TcSO_2$ 正常者为外周性发绀，$TcSO_2$ 降低者为中央性发绀。有一种情况例外：异常血红蛋白增多引起的发绀虽为中央性发绀，但 $TcSO_2$ 正常。

（3）中央性发绀的病因鉴别：若通过上述方法已确定为中央性发绀，则应通过详细询问病史、体格检查和必要的辅助检查进一步明确引起中央性发绀的病因。

1）呼吸源性发绀：主要见于各种原因所致的肺泡通气不足和/或换气障碍。发绀常伴有呼吸频率增快、鼻翼扇动、呻吟或吸凹征等呼吸困难的症状，吸入 100% 氧后发绀有所缓解，此时应考虑为呼吸源性发绀。应进一步检查肺部体征，做胸部 X 线检查以确定发绀的原因。

2）心源性发绀：发绀型先天性心脏病是新生儿期发绀的重要原因。许多发绀型先天性心脏病在新生儿早期即出现发绀，如完全性大动脉转位、三尖瓣闭锁、完全性肺静脉异位引流、肺动脉瓣闭锁、左心发育不良综合征等。某些左向右分流的非发绀型先天性心脏病，如大型室间隔缺损引起肺动脉压力增高超过体循环压力时产生右向左分流，在新生儿期也可出现发绀。心源性发绀常有呼吸急促表现，但无呻吟，吸凹征也不明显，吸入 100% 氧气常不能缓解发绀。发绀型先天性心脏病若伴有肺部疾病或合并心力衰竭时则可见明显的呼吸困难症状。发绀型先天性心脏病动脉血气常呈现为动脉氧分压、血氧饱和度及动脉二氧化碳分压均降低，因此，严重低氧血症与严重低二氧化碳血症并存是发绀型先天性心脏病动脉血气分析的特征。发绀型先天性心脏病可有心脏杂音、心界扩大或心力衰竭等表现，但杂音的响度与疾病的严重程度不成比例，且某些发绀型先天性心脏病在新生儿期并不出现心脏杂音，如完全性大动脉转位和肺动脉瓣闭锁若不合并其他心脏畸形则听不到明显的杂音。若怀疑心源性发绀，无论有无心脏杂音，均要做心脏超声检查以确定是否存在先天性心脏病。另外，导管依赖性发绀型先天性心脏病应引起注意，该类患儿依赖动脉导管的开放才能维持适合的体循环及肺循环，若动脉导管关闭则会导致病情恶化。常见的依赖动脉导管灌注肺循环的发绀型先天性心脏病有极重型法洛四联症、重度肺动脉瓣狭窄或肺动脉闭锁、重度三尖瓣下移畸形等。常见的依赖动脉导管灌注体循环的发绀型先天性心脏病有左室发育不良综合征、重度主动脉瓣狭窄或主动脉缩窄、主动脉弓离断等。另外还有其他动脉导管依赖性先天性心脏病，如室间隔、房间隔完整的完全大动脉转位等。若临床怀疑发绀型先天性心脏病，应尽快做心脏超声检查以确定是否有动脉导管依赖的情况存在。

3）新生儿持续性肺动脉高压：新生儿持续性肺动脉高压（persistent pulmonary hypertension of newborn，PPHN）是引起新生儿发绀的常见原因之一。当肺动脉压力增高超过主动脉压力时，血液通过未闭的卵圆孔和开放的动脉导管产生右向左分流而引起发绀。若不合并肺部疾病，多无明显呼吸困难，一般吸氧不能缓解发绀。需进一步检查：①高氧试验：吸入 100% 氧气若发绀无缓解则提示可能存在 PPHN 或发绀型先天性心脏病；②动脉导管前后的氧分压和血氧饱和度差异是诊断 PPHN（导管水平分流）的重要依据：若动脉导管前（常为右侧桡动脉）和动脉导管后（常为下肢动脉）的动脉氧分压差大于 15mmHg 或经皮氧饱和度差大于 10% 时，表明动脉导管水平存在右向左分流，应考虑是否为 PPHN。若无动脉导管开放，仅为卵圆孔水平右向左分流的 PPHN，则动脉导管前后的动脉氧分压差和经皮氧饱和度无差异。且某些合并有动脉导管开放的发绀型先天性心脏病动脉导管前后的氧分压和血氧饱和度也会出现差异，因此，单凭此点不能完全甄别 PPHN 和发绀型先天性心脏病。但若导管前氧分压和血氧饱和度低于导管后,则表明含氧较高的血经肺动脉通过动脉导管进入降主动脉,应高度怀疑发绀型先天性心脏病。

PPHN 和发绀型先天性心脏病的鉴别:两者均有发绀且吸入高浓度氧不能缓解,且均可能存在动脉导管前后的氧分压和血氧饱和度差异,可进行以下检查以鉴别:①高氧 – 高通气试验:用 100% 氧,手动通气 60~80 次 /min,通气 10 分钟,使动脉二氧化碳分压下降,pH 上升。若动脉氧分压增加则为 PPHN,而发绀型先天性心脏病者动脉氧分压无变化。②心脏超声检查:是鉴别两者的主要方法。PPHN 患儿存在经卵圆孔或动脉导管的右向左分流且可测得肺动脉压力增高;发绀型先天性心脏病患儿则存在心脏结构畸形和相关的血流动力学改变。

4)异常血红蛋白增多:血液中高铁血红蛋白增多可引起发绀,但动脉氧分压和经皮氧饱和度正常。临床上先天性高铁血红蛋白血症较少见,系由 NADH- 高铁血红蛋白还原酶缺乏引起,本症为常染色体隐性遗传。后天性高铁血红蛋白血症系中毒或药物(如磺胺类、维生素 K_1 等)引起的高铁血红蛋白血症,新生儿多见于用苦井水冲奶粉引起。因苦井水含亚硝酸盐,亚硝酸有强力氧化作用产生高铁血红蛋白,而新生儿的 NADH- 高铁血红蛋白还原酶活性较低,不能还原 MHb,进而引起高铁血红蛋白血症。血红蛋白 M 症是由于珠蛋白基因突变引起,系常染色体显性遗传病,故又名为"家族性发绀症"。珠蛋白链上的一些与血红素中铁原子结合的氨基酸发生突变,使铁稳定在三价状态,对高铁血红蛋白还原酶系统产生抵抗,从而引起高铁血红蛋白血症。若怀疑高铁血红蛋白血症可通过分光光度法测定血液中高铁血红蛋白的含量进行确诊。也可以用简便的方法进行判断:采集患儿和对照者末梢血各 1 滴于滤纸上,空气中暴露 30 秒观察血滴颜色,高铁血红蛋白血症患儿血呈棕色,而对照者血呈红色。

4. 治疗原则

(1)生理性发绀:不需干预。

(2)外周性发绀:针对不同病因进行处理。寒冷低体温者加强保暖;心力衰竭或休克引起者应改善心功能,纠正休克;新生儿红细胞增多症者可进行部分换血疗法。

(3)中央性发绀:需查明病因,针对病因治疗。肺部疾病患者应及时治疗原发病并氧疗及呼吸支持;若为 PPHN 则应 NO 吸入治疗,也可予以高频通气和血管扩张剂;发绀型先天性心脏病患儿则需择机手术治疗,需注意的是,若为动脉导管依赖型发绀型先天性心脏病患儿,则应静脉滴注前列腺素 E 以保持动脉导管开放,慎氧疗;若为后天性高铁血红蛋白血症,可予以 1% 亚甲蓝溶液 1~2mg/kg,加入 10% 葡萄糖液 10ml 静脉推注,也可给予 10% 葡萄糖液 20ml 加维生素 C 0.5g 静脉推注。

二、新生儿呼吸衰竭

(一)概述

新生儿呼吸衰竭(neonatal respiratory failure)是由于多种原因引起的新生儿通气 / 换气功能异常,导致缺氧和 CO_2 排出障碍,从而导致急性呼吸功能障碍。呼吸衰竭时患儿可有呼吸困难(窘迫)的表现,如呼吸音降低或消失、严重的三凹征或吸气时有辅助呼吸肌参与,可有意识状态的改变。新生儿期以急性呼吸衰竭为主,主要病因可见于呼吸驱动力量减弱、肺部疾病、气道异常、肺发育不全及胸廓容量过小等。

（二）临床诊断

1. 病史询问

（1）产前：胎龄和准确的预产期；产前超声检查的结果；母亲糖尿病病史；母亲 GBS 的情况；产前是否给予糖皮质激素；母亲滥用药物史；新生儿呼吸系统疾病家族史。

（2）产时：分娩过程中胎儿监护出现异常；羊水胎粪污染；羊膜早破时间；羊膜炎的依据（母亲发热或胎儿心动过速）；宫缩是否发动和分娩方式；用药情况；GBS 的抗生素预防性应用。

（3）新生儿：脐血血气分析的结果；出生时的情况，包括 Apgar 评分；复苏的情况和新生儿对复苏的反应；症状出现的时间，如出生时就出现或出生当时呼吸功能正常，一段时间后才出现；胎龄和出生体重。

2. 体格检查

（1）观察：呼吸做功的情况和胸廓运动是否对称；呼吸费力的指征（鼻翼扇动、肋间隙凹陷、胸骨凹陷、喘息）；皮肤、黏膜颜色，判断是否存在中央性发绀；呼吸支持的情况（如气管插管的大小和位置、呼吸机参数和吸入氧浓度）；生命体征的监测：心率、血压、体温、呼吸频率和氧饱和度。

（2）检查：听诊双侧肺野呼吸音的性质及对称性；注意呻吟、吸气性喘鸣、呼气性喘鸣、啰音等；注意是否存在腭裂、小下颌、舟状腹等。

3. 辅助检查

（1）动脉血气分析：为诊断呼吸衰竭最直观的检查，但是不能作为唯一诊断标准。①$PaCO_2>60mmHg$；②FiO_2 为 100% 时，$PaO_2<50mmHg$ 或氧饱和度 <80%；③动脉血 pH<7.25。单凭血气分析的血氧分压降低和 / 或二氧化碳分压增高来直接定义新生儿呼吸衰竭是不全面的，常需结合临床症状。

（2）影像学检查：胸部 X 片可了解肺部情况，有无气胸、肺不张、胸腔积液等，也可以看到是否存在膈疝等。气道重建可发现气道畸形，如后鼻孔闭锁、鼻咽部囊肿等。

（3）心脏超声：了解是否存在先天性心脏病及心功能情况。

（三）诊断流程

新生儿呼吸衰竭主要通过临床和动脉血气指标进行判断。

1. 症状及体征

（1）呼吸困难：安静时呼吸频率持续 >60 次 /min 或呼吸 <30 次 /min，吸凹征明显，伴有呻吟，呼吸节律改变，出现点头样呼吸、叹息样呼吸、呼吸暂停等。

（2）发绀：除外周围性及其他原因引起的发绀。

（3）神志改变：呼吸衰竭引起脑水肿。临床表现为精神萎靡、意识障碍、肌张力低下，甚至惊厥发作。

（4）其他：包括肝肾功能损害、胃肠功能衰竭、消化道出血、代谢紊乱、DIC 等。

2. 辅助检查 动脉血气分析

（1）Ⅰ型呼吸衰竭：$PaO_2 \leqslant 6.67kPa$（50mmHg），海平面，吸入室内空气时。

（2）Ⅱ型呼吸衰竭：$PaO_2 \leqslant 6.67kPa$（50mmHg），$PaCO_2 \geqslant 6.67kPa$（50mmHg）。

轻症：$PaCO_2$ 6.67~9.33kPa（50~70mmHg）；重症：$PaCO_2$>9.33kPa（70mmHg）。

3. 诊断流程（图 2-1）

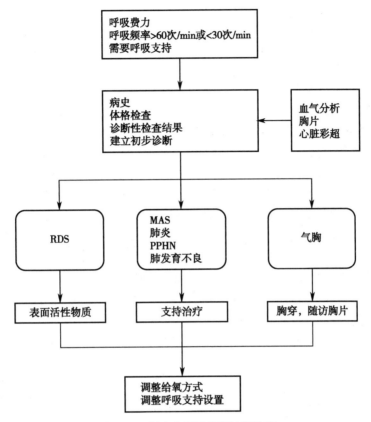

图 2-1　新生儿呼吸衰竭诊断流程

（四）常见疾病

1. **新生儿呼吸窘迫综合征**　新生儿呼吸窘迫综合征（respiratory distress syndrome, RDS）是因缺乏肺泡表面活性物质（pulmonary surfactants, PS）导致肺泡和终末细支气管的进行性萎陷；是早产儿的常见疾病，发生率与胎龄呈反比；表现为不同程度的呼吸窘迫和氧需求；如果缺乏适当的呼吸支持，呼吸窘迫会恶化；病情通常在 72 小时后，即在内源性 PS 的产生和释放功能建立后好转。

2. **胎粪吸入综合征**　胎粪吸入综合征（meconium aspiration syndrome, MAS）是围产期胎粪吸入导致气道机械性阻塞和化学性炎症，PS 失活和通气/血流比例失调；通常发生于过期产儿、足月儿，有时也发生于近足月儿，出生时有窒息，或胎粪比较黏稠或颗粒状时更容易发生；表现为不同程度的呼吸窘迫和需氧，可以伴有新生儿持续性肺动脉高压；严重的 MAS 可以危及生命，需要及时处理。

3. **气胸及气漏综合征**　气体进入胸膜腔，常发生于存在肺部病变（吸入综合征、RDS）并接受呼吸支持（CPAP 和机械通气）的新生儿，也可发生于自主呼吸和没有肺部病变的新生儿（通常在生后最初几次自主呼吸时发生）；表现为急性的呼吸窘迫和需氧；张力性气胸可表现为心血管功能的突然恶化；少量的气胸症状可不明显，表现为轻度呼吸窘迫（仅呼吸增快），不影响心血管功能，可密切观察，待其吸收；若为大量的气胸需要放置胸腔引流管引流。

4. 肺炎 肺部炎性渗出，间质性和弥漫性病变较叶性病变常见；当新生儿存在败血症高危因素（长时间胎膜早破、母亲产道 GBS 定植或羊膜炎）时，肺部炎症的可能性较大；疾病初期不一定有全身症状，但病程可以呈暴发性进展；从临床表现和胸片难以排除肺炎，发现新生儿存在呼吸窘迫应考虑抗生素应用。

5. 持续肺动脉高压（PPHN） 出生后肺血管阻力不能下降，导致肺血流减少，卵圆孔和动脉导管水平存在双向或右向左分流，以及三尖瓣反流。通常伴有肺血管床发育异常、血管肌化、肺血管减少和 / 或血管分布异常等。通常继发于呼吸系统疾病，如 MAS、RDS、肺炎、先天性膈疝等，也可在没有肺部疾病的情况下发生，即不能顺利完成从宫内到宫外的转变。表现为低氧性呼吸衰竭（对氧的需求高），氧合不稳定。血气分析和氧饱和度监测可表现出导管前后氧合水平的差异，需要做心脏彩超以排除心脏解剖结构的异常。PPHN 可以危及生命，需要立即处理。

6. 肺发育不良 气道和气体交换的面积（肺泡囊、肺泡）减少，出生当时即表现严重的呼吸窘迫，气胸和 PPHN 的机会增加。由于宫内胎儿肺扩张不良所致，如严重羊水过少（孕中期的胎膜早破、肾脏不发育、尿道梗阻等原因所致）、先天性横膈疝、神经肌肉疾病导致胎儿呼吸运动减弱。胸片表现为肺野小，通常肺野看起来较干净，肺纹理较少；先天性膈疝的占位性病变通常出现在左侧。肺发育不良会危及生命，需及时处理。

（五）治疗原则

1. 一般治疗 合适体位；保持气道通畅；胸部物理治疗，如翻身、拍背、吸痰等；营养支持；纠正酸中毒维持内环境稳定；液体平衡等。

2. 原发疾病的治疗 如对于 RDS 采用 PS 替代等措施；对呼吸暂停者采用刺激、兴奋呼吸药物治疗；对先天性心脏病、心力衰竭伴肺水肿所致呼吸功能不全，应用正性肌力药和利尿剂；对新生儿肺炎者积极抗感染治疗；对 PPHN 者及时应用降低肺动脉压力措施；对气漏者及时行胸腔穿刺引流。

3. 氧疗与呼吸支持

（1）吸氧：低氧血症较高碳酸血症的危害更大，故在呼吸衰竭的早期应给予吸氧。常用鼻导管、面罩或头罩吸氧。对于早产儿应注意控制 FiO_2 和监测血氧饱和度，以免发生早产儿视网膜病变。应注意吸入氧的加温和湿化，以利于气道分泌物稀释和排出。

（2）辅助机械通气：严重的呼吸衰竭需要气管插管和机械通气，辅助通气已成为治疗呼吸衰竭的主要手段。

4. 特殊的呼吸支持

（1）高频通气：高频通气已越来越多地应用于急性呼吸衰竭，尤其针对重度 RDS、PPHN 及气漏造成的呼吸衰竭，较常频机械通气有显著优势。

（2）其他呼吸支持：如一氧化氮吸入、液体通气、体外膜肺等。

三、新生儿呼吸暂停

（一）概述

早产儿呼吸暂停（apnea of prematurity，AOP）是一种危及生命的状态，指气流停止时间≥20秒，或呼吸停止不足20秒但伴随氧饱和度下降、发绀、肌张力低下或心动过缓（<100次/min）。AOP须与周期性呼吸相鉴别，后者指在一段时间内无呼吸运动，呼吸停止<10秒，在两次发作间期呼吸正常，且不伴心动过缓。

AOP发病率与新生儿成熟度成反比，胎龄越小、发生率越高，但也存在明显个体差异：在胎龄不足34周早产儿中，25%至少有1次AOP发作；出生体重<2 500g的早产儿中，25%发生AOP；<1 000g的早产儿中，85%~90%发生AOP。2010年全国新生儿学组对2 564例<1 500g早产儿的流行病学调查发现，发生过AOP者占53.7%。早产儿呼吸功能不稳定主要与呼吸中枢及呼吸器官未发育成熟有关，如早产儿的红细胞内缺乏碳酸酐酶，致使由碳酸分解为二氧化碳的数量减少，因而不能有效形成对呼吸中枢的刺激，容易出现呼吸暂停及发绀。

呼吸暂停是新生儿尤其是早产儿的常见症状，如不及时发现和处理，可致脑缺氧损伤，甚至猝死，应密切监护，及时处理。呼吸暂停是一种排除性诊断，发病因素多，且可由多种病理生理变化导致，需注意鉴别。

（二）临床诊断

1. 病史

（1）发作时表现：呼吸停止的持续时间，是否存在氧饱和度下降、发绀、惊厥、肌张力改变、心动过缓或惊厥。

（2）新生儿的胎龄：原发性呼吸暂停多见于早产儿，常见于胎龄<34周、体重<1 800g的早产儿。继发性呼吸暂停多见于足月儿，常与严重疾病有关，需要进一步检查以确定病因。

（3）新生儿的日龄：早产儿的呼吸暂停发生的高峰时间为生后3~5日，但也可发生得更早。发生在生后24小时内的呼吸暂停大多是病理性的。

（4）发作与哺乳的关系：如在哺乳过程中出现呼吸暂停，应考虑误吸乳汁的可能性；插入鼻饲管可引起迷走神经反射，影响呼吸及循环系统，严重时可导致呼吸暂停；胃食管反流（gastroesophageal reflux，GER）也可引起呼吸暂停。

（5）对刺激的反应：早产儿原发性呼吸暂停对一般触觉刺激反应较好，经拍背等刺激后即刻迅速恢复自主呼吸；对于需要气囊面罩加压给氧的新生儿应迅速进行评估和治疗。

（6）围产期高危因素：胎膜早破、羊水污染、母亲发热等。

（7）喂养不耐受：存在喂养不耐受病史应高度怀疑NEC的可能性。

2. 体格检查　进行全面的体检，注意有无下列体征。

（1）头颅：注意有无前囟隆起、颅缝分离等颅内压增高的体征。

（2）心脏：注意有无心脏杂音和奔马律。

（3）肺脏：机械通气患儿检查胸廓运动是否正常。

（4）腹部：检查有无腹胀，这是 NEC 的最早表现之一，其他 NEC 的体征有肠鸣音减弱和可见的肠型。

（5）皮肤：红细胞增多症的新生儿皮肤变红，苍白与贫血有关。

3. 实验室检查

（1）全血细胞计数和分类：结果可能提示感染、贫血或红细胞增多。

（2）血清电解质、钙和糖水平：以除外电解质紊乱和代谢异常。

（3）动脉血气分析：以除外缺氧和酸碱中毒。

4. 放射影像学和其他检查

（1）胸部 X 线检查：如果怀疑心、肺疾病应立即进行胸部 X 线检查。

（2）心电图：可提示心肌缺血、心肌梗死及心律失常等疾病。

（3）超声心动图：以除外先天性心脏病。

（4）腹部 X 线检查：如果有必要立即行腹部 X 线检查，可发现 NEC 的体征。

（5）头颅超声：以除外脑室周围 – 脑室内出血或脑积水，并可动态观察病情变化。

（6）头颅 MRI 或 CT：可显示脑梗死和蛛网膜下腔出血，阳性率较超声高。

（7）消化道造影：仅用于与喂奶有关的呼吸暂停和心动过缓病例，以除外 GER。

（8）腰椎穿刺：如果怀疑呼吸暂停和心动过缓是由脑膜炎或脑水肿致颅内压增高引起，则需要进行腰椎穿刺和脑脊液检查。

（9）脑电图监护：呼吸暂停可能是惊厥的表现，即脑性呼吸暂停，脑电图检查可辅助诊断。

（三）诊断流程

1. 判断是否为呼吸暂停 同周期性呼吸相鉴别，周期性呼吸是一良性过程，而呼吸暂停是一种可导致脑损害的病理过程。周期性呼吸和呼吸暂停之间的分界线尚有争议，但两者有共同的病理生理基础，呼吸暂停可能是周期性呼吸的进一步发展。另外，呼吸暂停还可能是新生儿惊厥的一种表现形式，称为脑性呼吸暂停，应注意鉴别。

2. 判断呼吸暂停是否频繁发作 频发呼吸暂停发作次数每小时 >2~3 次，需要积极处理。

3. 判断是原发性还是继发性呼吸暂停

4. 判断是中枢性还是梗阻性呼吸暂停 中枢性呼吸暂停呼吸运动和气流均停止，常见于胎龄 <36 周的早产儿。梗阻性呼吸暂停是由于呼吸道梗阻导致的气流中断，可有吸气动作及呼吸困难表现，如鼻翼扇动、辅助呼吸肌参与、吸气三凹征阳性等。混合性呼吸暂停指在同一次呼吸暂停发作中，出现中枢性和阻塞性呼吸暂停的表现；或者在一段时间内，多导睡眠图先后记录到中枢性呼吸暂停发作和阻塞性呼吸暂停发作。

5. 判断呼吸暂停的发作严重程度 Ⅰ级：有呼吸暂停发作，但能自行恢复；Ⅱ级：发作时需用氧气（常用鼻导管）给予鼻前部吹气刺激才能恢复；Ⅲ级：经上述方法处理无效，需经足底刺激才能恢复；Ⅳ级：用一般的刺激方法无效，需经复苏气囊 – 面罩加压给氧辅助通气才能恢复自主呼吸（图 2-2）。

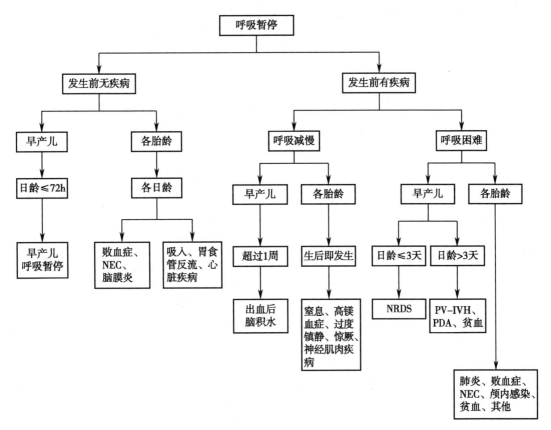

图 2-2　新生儿呼吸暂停诊断流程

（四）新生儿期常见疾病

引起呼吸暂停的原因可按各器官系统的疾病和功能紊乱、胎龄或生后日龄等分类。

1. 各器官系统的疾病和功能紊乱

（1）中枢神经系统：HIE、围生期窒息、颅内出血、脑膜炎、伴颅内压增高的脑积水、脑梗死、惊厥。

（2）呼吸系统：缺氧、气道阻塞、肺部疾病、气胸、通气不足或拔管过早，膈或声带麻痹等。

（3）心血管系统：心力衰竭、动脉导管未闭、血容量不足，以及严重心脏疾病，如先天性心脏传导阻滞、左心发育不良综合征或大动脉转位等。

（4）胃肠道：胃食管反流（GER）、喂养不耐受、坏死性小肠结肠炎、腹膜炎。

（5）血液系统：贫血、红细胞增多症。

（6）其他疾病和功能紊乱

1）体温不稳定：体温不稳定的患儿更易出现呼吸暂停，尤其是体温高，但也可见于低体温。任何快速的体温波动都能引起呼吸暂停。寒冷应激可发生于出生后或在转运或操作的过程，可产生呼吸暂停。

2）感染：败血症、肺炎、脑膜炎等。

3）电解质紊乱：低钠血症、高钠血症、高镁血症、高钾血症、低钙血症、低钾血症等。

4）迷走神经反射：继发于插入鼻饲管、喂养和吸痰、颈部过度屈曲及伸展、迷走神经张力过高等。

5）药物：苯巴比妥、地西泮和水合氯醛等镇静药物。母亲用过强的镇静药物，如硫酸镁、麻醉药、吗啡类都可能引起新生儿呼吸暂停。

2. 与胎龄有关的引起呼吸暂停的常见原因（表2-1）。

表2-1　与胎龄有关的引起呼吸暂停的常见原因

胎龄	呼吸暂停的常见原因
早产儿	早产儿呼吸暂停；动脉导管未闭；肺透明膜病；早产儿呼吸功能不全；脑室周围–脑室内出血；早产儿贫血；出血后脑积水
足月儿	大脑梗死；红细胞增多症
所有年龄	败血症；坏死性小肠结肠炎；脑膜炎；误吸；胃食管反流；肺炎心脏疾病；拔管后肺不张；惊厥；寒冷应激；窒息

（1）足月儿：任何日龄的足月儿或近足月儿呼吸暂停通常不是生理性原因引起的。必须确定引起呼吸暂停的疾病和功能紊乱。

（2）早产儿：最常见的原因是原发性呼吸暂停。常见于胎龄 <34 周，体重 <1 800g 的新生儿，无其他明确的引起呼吸暂停的原因。早产儿呼吸暂停常发生在生后 3~5 日。

3. 生后呼吸暂停在不同日龄的新生儿可有不同原因。

（1）发生在生后数小时内：母亲使用过量的镇静药、窒息、惊厥、高镁血症或肺透明膜病。

（2）发生在生后 1 周内：拔管后肺不张、动脉导管未闭、脑室周围–脑室内出血或早产儿呼吸暂停。

（3）发生在生后 1 周后：伴颅内压增高的出血后脑积水或惊厥。

（4）发生在生后 6~10 周：早产儿贫血。

（5）发生时间不定：败血症、NEC、脑膜炎、GER、心脏疾病、肺炎、寒冷、应激或体温波动。

（五）治疗原则

1. 一般治疗

（1）密切观察患儿：监测患儿的血氧饱和度、心率、呼吸，及时发现呼吸暂停发作。避免可能促发呼吸暂停的诱因，如咽部吸引及插管、经口喂养；维持 SaO_2 在 90%~95%，必要时吸氧。

（2）保持气道通畅：避免头颈部过屈或过伸；缩短鼻胃管保留时间，口胃饲管代替鼻胃饲。

（3）体位治疗：俯卧位可改善胸腹呼吸运动协调性，并能稳定胸壁，且不影响呼吸方式或氧饱和度；推荐"三阶式姿势"（three-stair-position），即头、胸、腹部均高于腿部，而头部和腹部维持在同一水平位，胸部抬高倾斜约 15°。

（4）物理刺激：呼吸暂停发作时可先给予物理刺激，促使自主呼吸恢复，如托背、弹足底等，或用气囊面罩加压呼吸。也可采用自动呼吸刺激仪及愉悦的气味以增加呼吸动力。

（5）温度控制：通过系统控制的辐射暖台或培育箱为早产儿提供一个稳定的热环境，减少体温波动。

（6）袋鼠式护理：袋鼠式护理（kangaroo care）即皮肤－皮肤接触式护理（skin-to-skin care）。

2. 特殊处理

（1）药物：以氨茶碱或咖啡因最为常用，氨茶碱负荷量为 5mg/kg，20 分钟内静脉滴注，12 小时后给维持量，2mg/kg，每隔 12 小时 1 次，静脉滴注或口服。枸橼酸咖啡因负荷量 20mg/kg，20 分钟内静脉滴注，12 小时后给维持量，5mg/kg，每天 1 次，静脉滴注或口服。如果 5~7 日没有呼吸暂停，一般在 34~36 周纠正胎龄时停药。停药后咖啡因作用持续 1 周，应持续监测直至没有呼吸暂停至少 5 日。

（2）鼻塞持续呼吸道正压通气：可使患儿气道持续保持呼吸末正压和功能残气量，保持气道通畅，兴奋肺泡牵张感受器，减少呼吸暂停的发作，主要对阻塞性及混合性呼吸暂停效果好，压力为 3~4cmH$_2$O，并继续应用。可替代鼻塞 CPAP 的是使用 1~2L/min 的高流量鼻导管吸氧。

（3）机械通气：如果药物治疗和鼻塞 CPAP 不能控制呼吸暂停和心动过缓，应气管插管使用人工呼吸机进行机械通气。如果患儿肺部无器质性病变，肺顺应性好，那么在一定的呼吸频率下使用低的压力可防止呼吸暂停的发生。

3. 积极治疗原发病

（1）败血症：是个不容忽视的原因，需要抗生素治疗。在治疗其他病因前必须除外败血症。

（2）纠正贫血：如果新生儿贫血伴有呼吸暂停、喂养困难等症状时，需要及时输注红细胞，维持血细胞比容在较高的水平。使用促红细胞生成素和铁剂治疗早产儿贫血可减少输血的次数。

（3）胃食管反流：尽可能保持新生儿俯卧位姿势（头高位）或左侧卧位，少量多次喂以稠厚乳汁可改善症状。但俯卧位需警惕发生婴儿猝死综合征（sudden infant death syndrome，SIDS）。

四、呼吸窘迫

（一）概述

新生儿出生时多数正常，生后 2~6 小时（严重者生后即刻）出现呼吸窘迫，表现为呼吸急促（>60 次/min）、呼气性呻吟、吸气性三凹征、发绀、鼻翼扇动。本病特点为呼吸窘迫呈进行性加重，严重时呼吸浅快、呼吸节律不整、呼吸暂停及四肢松弛。

（二）临床诊断

1. 病史询问　包括

（1）胎龄，出生体重。

（2）产前使用激素情况。

（3）分娩史：母亲糖尿病、围生期窒息、分娩方式、胎数。

（4）复苏：吸氧、正压通气、气管插管、PS 使用。

2．体格检查

（1）发绀、呻吟、鼻翼扇动，辅助呼吸肌做功。

（2）生命体征（包括呼吸频率，以判断有无呼吸急促）和血氧饱和度（判断有无缺氧）。

（3）包括呼吸浅表或呼吸音减低、双侧呼吸音不对称及肺部啰音。

3．辅助检查

（1）肺成熟度检查：产前取羊水，产后取患儿气道吸取物，检查 PS 主要成分：①卵磷脂 / 鞘磷脂（L/S）比值：用薄层层析法，羊水 L/S<1.5 表示肺未成熟，RDS 发生率可达 58%；L/S 1.5~1.9 表示肺成熟处于过渡期，RDS 发生率约 17%；L/S 2.0~2.5，表示肺基本成熟，RDS 发生率仅 0.5%。②磷脂酰甘油（PG）：<3% 表示肺未成熟，敏感性较高，假阳性率较 L/S 低。③SP-A：羊水和气道吸出物 SP-A 含量减少，提示肺未成熟，早产儿脐血 SP-A<10ng/ml，诊断 RDS 的敏感性为 81%、特异性 76%。④稳定微泡试验：取胃液或气道吸出物 0.5ml，用内径 1mm 的吸管吸取胃液至吸管 5cm 处，将吸管垂直于载玻片上，反复吸出吸入 20 次，迅速反转载玻片，与凹形载液玻片重叠 4 分钟，用显微镜观察 $1mm^2$ 中直径 <15μm 的稳定小泡数量，小泡数量 <10/mm^2，提示肺未成熟，易发生 RDS。⑤泡沫试验：PS 有助于泡沫的形成和稳定，而纯酒精阻止泡沫的形成。取羊水或气道吸出物 1ml，加等量 95% 酒精，用力摇荡 15 秒，静置 15 分钟后观察试管液面周围泡沫环的形成。无泡沫为（－），表示 PS 缺乏肺未成熟，易发生 RDS；泡沫少于 1/3 试管周围为（＋），泡沫多于 1/3 试管周围为（＋＋），表示已有一定量 PS，但肺成熟度还不够；试管周围有一圈或双层有泡沫为（＋＋＋），表示 PS 较多，肺已成熟。

（2）血气分析：动脉血气分析可快速获得准确的 pH、$PaCO_2$ 和 PaO_2 值，以避免缺氧和高氧。如果是从温暖肢体的毛细血管采血做血气分析，也可获得准确的 pH 和 $PaCO_2$，但如果肢体灌注不良或者不够温暖，可能会影响检查结果。可通过连续经皮氧合二氧化碳监测和 / 或血氧饱和度监测，实时监控评估氧合情况。

（3）血糖水平：在初期可高可低，必须进行严密监测以评估葡萄糖输入量。低血糖本身也可引起呼吸急促和呼吸窘迫。

（4）胸部 X 线片：每个呼吸窘迫的患儿都要拍摄胸部正位片。典型胸片表现为双肺弥漫性不规则的透光度降低、毛玻璃样改变和支气管充气征。充气的支气管突出于塌陷的肺泡中。X 线表现从轻度的颗粒状阴影至全肺模糊、不能分辨心影，即所谓的"白肺"。按 X 线严重程度分为四级。Ⅰ级：细小颗粒状阴影，伴限制在心内缘内的支气管充气增强，心缘清晰；Ⅱ级：典型的网状颗粒阴影，肺透亮度轻度降低，支气管充气影超过心缘；Ⅲ级：大量的网状颗粒高密影形成更广泛的阴影，支气管充气影更明显，延伸至 2、3 级支气管；Ⅳ级：全肺野模糊，缺乏支气管充气影，心缘分辨不清。

（5）超声检查：心脏超声是评估低氧血症和呼吸窘迫的有效诊断方法，可用来确诊 PDA。

（三）诊断流程

通过典型的临床表现和 X 线胸片可以诊断新生呼吸窘迫（图 2-3）。

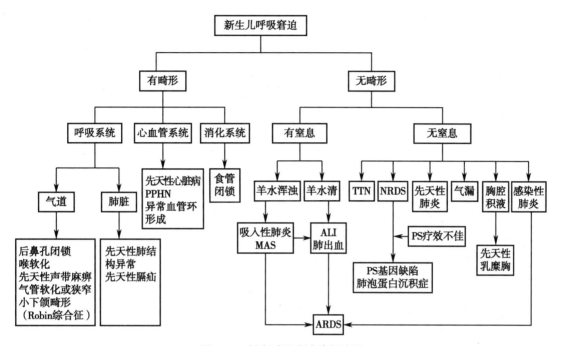

图 2-3　新生呼吸窘迫诊断流程

（四）新生儿期常见疾病

1. **新生儿呼吸窘迫综合征**　新生儿呼吸窘迫综合征（respiratory distress syndrome，RDS）是由于肺表面活性物质（pulmonary surfactant，PS）缺乏所致，为生后不久出现进行性呼吸困难、发绀和呼吸衰竭。由于其病理上有肺透明膜的改变，故又称为肺透明膜病（hyaline membrane disease，HMD）。多见于早产儿，胎龄越小，发病率越高。表现为生后不久（一般 6 小时内）出现呼吸窘迫，呼吸急促（>60 次 /min），鼻翼扇动，呼气性呻吟，吸气性三凹征；呼吸窘迫呈进行性加重，至生后 6 小时症状已十分明显。体检两肺呼吸音减弱。血气分析 $PaCO_2$ 升高，PaO_2 下降，BE 负值增加，生后 24~48 小时病情最重，病死率较高，能生存 3 天以上者肺成熟度增加，可逐渐恢复，但不少患儿并发肺部感染或动脉导管未闭（PDA），使病情再度加重。轻型病例可仅有呼吸困难、呻吟，而发绀不明显，经持续气道正压呼吸（CPAP）治疗可恢复。治疗原则：肺表面活性物质治疗，CPAP 治疗，机械通气，对症支持治疗，并发症治疗。

2. **急性呼吸窘迫综合征**　目前儿童与成人急性呼吸窘迫综合征（acute respiratory distress syndrome，ARDS）的诊断标准已经得到了广泛的认可，但是针对新生儿 ARDS 的诊断依然没有形成广泛共识。在欧洲儿童与新生儿重症监护协会（ESPNIC）和欧洲儿童研究协会（ESPR）的支持下，2017 年国际性多中心多学科协助组在回顾儿童与成人 ARDS 诊断标准的基础上，比较了新生儿与其他年龄段 ARDS 在生物学、病理生理学及组织学上的特征,制订了相应的新生儿 ARDS 诊断标准(蒙特勒标准)(表 2-2)。这是国际上首次有针对性地制订新生儿 ARDS 标准,是儿童 ARDS 共识指南(PALICC 标准)的进一步发展,对于危重新生儿的诊断、治疗与研究协作将产生积极的影响。

表 2-2 新生儿 ARDS 蒙特勒标准(2017 年版)

项目	标准
起病情况	明确或可疑临床损伤后出现的急性发作(1 周内)
排除标准	NRDS、TTN 或先天性畸形引起的呼吸困难
肺部影像学	双侧弥漫性不规则的透光度下降,渗出或白肺。这些改变不能为其他原因解释,如局部积液、肺不张、RDS、TTN 或先天性畸形
肺水肿原因	先天性心脏病无法解释的肺水肿(在无急性肺出血的情况下,则包括动脉导管未闭伴高肺血流)。心脏超声可用于证实肺水肿原因
氧合障碍	轻度 ARDS:4≤OI<8 中度 ARDS:8≤OI<16 重度 ARDS:OI≥16

注:ARDS:急性呼吸窘迫综合征;NRDS:新生儿呼吸窘迫综合征;TIN:新生儿暂时性呼吸增快;RDS:呼吸窘迫综合征;OI:氧指数

治疗与新生儿呼吸窘迫综合征一致,以支持治疗、机械通气和应用 PS 替代为主。

3. 新生儿胎粪吸入综合征 胎粪吸入综合征(meconium aspiration syndrome, MAS)或称胎粪吸入性肺炎,是由于胎宫内或产时吸入混有胎粪的羊水而导致,以呼吸道机械性阻塞及化学性炎症为主要病理特征,以生后出现呼吸窘迫为主要表现的临床综合征。多见于足月儿或过期产儿。分娩时羊水混粪的发生率为 8%~25%,其中约 5% 发生 MAS。诊断主要依据:吸入混有胎粪的羊水是诊断的必备条件;呼吸系统表现,早期主要表现为呼吸道梗阻,但症状轻重与吸入羊水的性质(混悬液或块状胎粪等)和量的多少密切相关;部分 MAS 导致 PPHN 的发生,PPHN 多发生于足月儿。治疗原则:主要为综合治疗,包括促进气管内胎粪排出、对症治疗及 PPHN 治疗。

4. 湿肺 新生儿湿肺(wet lung of newborn)又称暂时性呼吸困难(transient dyspnea)。由于肺内液体积聚引起,是一种自限性疾病。国外报道其发病率占活产婴儿的 3.6‰~11‰;国内吴莉等报道为 13.2‰,其中足月儿为 7.3‰,早产儿为 6.38‰。湿肺是早期新生儿呼吸窘迫常见原因之一,多见于足月儿,亦可见于早产儿。主要由于肺液吸收清除延迟引起,影响气体交换。生后数小时内出现呼吸增快(>60~80 次 /min),但吃奶佳、哭声响亮、反应好,重者也可有发绀及呻吟等,听诊呼吸音减低,可闻及湿啰音。X 线检查以肺泡、间质、叶尖胸膜积液为特征,严重时合并胸腔积液。治疗原则:一般加强监护,对症治疗即可,重者也需机械通气,2~3 日症状缓解消失。

5. 新生儿感染性肺炎 新生儿感染性肺炎(infectious pneumonia)是新生儿的常见疾病,也是新生儿感染的最常见形式和死亡的重要原因。据统计,围生期感染性肺炎死亡率约为 5%~20%。可发生在宫内、分娩过程中或生后,由细菌、病毒及真菌等不同的病原体引起。宫内感染性肺炎临床表现差异很大,多在生后 24 小时内发病,出生时常有窒息史,复苏后可出现气促、呻吟、发绀、呼吸困难,严重者可出现呼吸衰竭、心力衰竭、DIC、休克或持续肺动脉高压。分娩过程中感染性肺炎发病时间因不同病原体而异,一般在出生数日至数周后发病。出生后感染性肺炎表现为发热或体温不升、反应差等全身症状,呼吸系统表现为气促、鼻翼扇动、发绀、吐沫、三凹征等。肺部体征早期常不明显,病程中可出现双肺细湿啰音。细菌性肺炎常表现为两肺弥漫性模糊影,密度不均。治疗原则:呼吸道管理,供氧,抗病原治疗,支持疗法。

6. 新生儿持续性肺动脉高压 新生儿持续性肺动脉高压(persistent pulmonary hypertension of the newborn, PPHN)指生后肺血管阻力持续性增高,肺动脉压超过体循环动脉压,而引起心房及/或动脉导管水平血液的右向左分流,临床出现严重低氧血症等症状。该病是新生儿低氧性呼吸衰竭的重要原因之一,发生率占活产儿的 1/(500~1 500),可出现多种并发症,包括死亡、神经发育损伤和其他问题。通过高氧试验、高氧高通气试验、动脉导管开口前后血氧分压差、超声多普勒检查等可诊断。治疗原则:纠正低氧血症,减少由于呼吸治疗本身而出现的并发症,包括吸入 NO 治疗、体外膜氧合技术等。

7. 先天性膈疝 先天性膈疝(congenital diaphragmatic hernia, CDH)是新生儿期的严重疾病,为膈肌缺陷腹部脏器进入胸腔所致,压迫肺和心脏,发生不同程度的肺发育不良和畸形,肺泡总量减少,出生后即可出现呼吸困难,或阵发性呼吸急促、发绀、呼吸衰竭,患侧胸部呼吸音减弱甚至消失,可闻及肠鸣音;X 线胸片可见患侧胸部有充气的肠曲或胃泡影及肺不张,纵隔向对侧移位。病死率较高。CDH 产前诊断主要依靠超声检查,对出生后即出现发绀、呼吸困难、胸部呼吸运动弱、胸壁饱满、叩诊浊音、听诊呼吸音消失、可听到肠鸣音、心尖冲动及气管向健侧移位、腹部平坦空虚等表现者,应高度怀疑 CDH,立即拍 X 线胸片,如胸片显示胸腔内有胃泡或肠曲影,肺组织受压,心脏和纵隔移位,可明确诊断。治疗原则:及时手术治疗,术前注意改善肺功能及降低血管阻力,稳定心血管及呼吸系统。

8. 肺出血 新生儿肺出血(pulmonary haemorrhage)是指肺的大量出血,至少影响 2 个肺叶,常发生在一些严重疾病的晚期。近年随着监护救治技术的发展,肺出血发生率有所下降,但肺出血病因和发病机制比较复杂,早期诊断和治疗比较困难,病死率仍然较高。患儿常有缺氧、感染、硬肿、早产等病史,且原发病较为严重。发生肺出血时常出现全身症状,反应差、面色苍白、发绀、四肢冷、呈休克状态;呼吸困难突然加重,出现三凹征、呻吟、呼吸暂停、经皮氧饱和度难以维持正常水平;肺部可闻中粗湿啰音,或湿啰音比原来增多;出血表现。诊断一般根据:原发病非常严重;临床表现明显加重,突然发生呼吸困难和不规则呼吸,口鼻腔或气管插管内出血;肺部 X 线表现。治疗原则:对症治疗,维持心、肺功能,抗感染,改善微循环。

五、心力衰竭

(一)概述

新生儿心力衰竭是一种急症,大多数是由于患儿有较严重的心脏缺损所致。其临床表现是由于肺循环、体循环充血,心排血量减少所致。患儿表现为面色苍白、憋气、呼吸困难和心动过速,心率每分钟可达 160~190 次,血压常偏低,可听到奔马律,肝大,但外周水肿较少见。新生儿心力衰竭是新生儿常见的危重急症之一,病情发展迅速,临床表现不典型,与年长儿表现也有很大不同,易与其他疾病相混淆,较难及时诊断,易贻误病情。因此必须提高对新生儿心力衰竭的认识和警惕,早期诊断和积极治疗。

（二）病因

新生儿心力衰竭的常见原因有:危重症先天性心脏病,如复杂发绀型先天性心脏病和大分流性心血管畸形、早产儿动脉导管未闭、围产期窒息后心肌损害、持续性肺动脉高压、严重心律失常等;发绀型复杂性畸形,如完全性大动脉转位、极重型法洛四联症、三尖瓣闭锁、完全性肺静脉异位回流、动脉单干、左心发育不良或右心发育不良综合征等。出生后即发生新生儿心力衰竭者以左室发育不良综合征、完全性大动脉转位最常见。心肌炎、重症肺炎、心内膜弹力纤维增生症及阵发性室上性心动过速为婴儿期发生新生儿心力衰竭的主要病因。

（三）临床表现

新生儿左、右心衰不易截然分开,往往表现为全心衰竭,主要临床表现:

1. 心功能减退

（1）心脏扩大。

（2）心率改变:安静时心率持续 >160 次 /min;晚期心衰可表现为心动过缓,心率 <100 次 /min。

（3）奔马律。

（4）喂养困难及多汗。

2. 肺循环静脉淤血　新生儿心力衰竭可表现为肺循环淤血,临床上可出现呼吸急促,严重者可有呼吸困难和发绀,新生儿与小婴儿吸乳时多表现为气急加重,吸奶中断。肺水肿可出现湿啰音。肺动脉和左心房压迫支气管可出现哮鸣音。肺泡和支气管黏膜淤血患儿可有血性泡沫痰,但在婴幼儿少见。

3. 体循环静脉淤血　主要表现为肝大、颈静脉怒张和水肿。其中,肝大是体循环静脉淤血最早、最常见的体征,若肝脏短时间内增大伴触痛则更有诊断意义。新生儿心力衰竭多有颈静脉怒张,但在婴儿由于右心房至下颌角的距离短、颈部皮下脂肪较多,颈静脉怒张不明显。水肿在小婴儿表现不及年长儿明显,一般仅表现为眼睑轻度水肿,如每日测体重均有增加,则是体液潴留的客观指标。

（四）诊断标准

1. 病史

2. 临床症状

（1）心动过速:安静时心率持续 >（150~160）次 /min,心音减弱,可出现奔马律、心脏扩大。

（2）新生儿烦躁不安或萎靡,食欲差。

（3）呼吸急促:>60 次 /min,浅表,发绀,呼吸困难,肺部干湿啰音。

（4）肝脏增大:肋下 >3cm,或短期内进行性增大。

（5）胸部 X 线:示心脏扩大,心、胸比例 >60%。

（五）治疗

1. 急性心力衰竭

（1）原发病治疗：心脏畸形手术；抗心律失常；肺炎败血症的处理。

（2）控制液量：较正常需要量减少 1/4~1/3，80~100ml/（kg·d），有水肿时 40~80ml/（kg·d）。必要时镇静、供氧、纠正代谢紊乱。

（3）药物治疗

1）强心：①首选洋地黄、去乙酰毛花苷：计算饱和量，>2 岁 0.02~0.03mg/kg，<2 岁 0.03~0.04mg/kg，首剂给半量，余量分 2 次，间隔 6 小时后各给 1/4；地高辛：计算地高辛化量：早产儿 30~36 周 0.02mg/kg，足月新生儿 0.03mg/kg，婴幼儿 0.03~0.04mg/kg，年长儿 0.025~0.03mg/kg，首剂给 1/3~1/2，余量分 2~3 次，间隔 4~8 小时给予，末次给药后 8~12 小时开始给维持量，为强化量 1/4，分 2 次，每 12 小时 1 次。②儿茶酚胺类药物：多巴胺 2~5μg/（kg·min），多巴酚丁胺 5~10μg/kg·min。③磷酸二酯酶抑制剂：氨力农首剂 0.25~0.75mg/kg，维持 5~10μg/（kg·min）；米力农作用更强，首剂 50μg/kg 于 5~10 分钟内静脉滴注，维持量 0.25~0.75μg/（kg·min）。

2）利尿：髓袢利尿剂（呋塞米），噻嗪类利尿剂（双氢克尿噻），保钾利尿剂（螺内酯）。

3）扩血管：ACEI 抑制剂和硝酸异山梨酯 – 肼屈嗪联合用药能改善心力衰竭患者的生存率。后者在儿科应用少。

4）心肌能量赋活剂：心衰时均伴有明显心肌能量代谢异常，因此应用药物改善心肌能量代谢对心衰治疗有一定辅助作用。①磷酸肌酸：1~2g/d，静脉注射；②果糖二磷酸钠：100~200mg/（kg·d），静脉注射，有血管刺激症状；③辅酶 Q10：1mg/（kg·d），静脉注射，每日 2~3 次。

2. 慢性心力衰竭

（1）强心：全程维持量法地高辛：强化量的 1/4，分 2 次给药，每 12 小时 1 次。

（2）抗重构

1）ACEI：①卡托普利：为短效制剂，初始剂量 0.5mg/（kg·d），每周递增 1 次，每次增加 0.3mg/（kg·d），最大耐受量 5mg/（kg·d），分次给药，每 8 小时 1 次口服。持续时间至少 6 个月以上，至心脏缩小到接近正常为止。新生儿初始剂量 0.1mg/（kg·d），每日 2~3 次，逐渐增至 1mg/（kg·d）。②依那普利：为长效制剂，初始剂量 0.05mg/（kg·d），每日 1 次口服，每周递增 1 次，每次增加 0.025mg/（kg·d），最大耐受量 0.1mg/（kg·d），维持时间同上。

2）血管紧张素受体拮抗剂：氯沙坦剂量为 1~2mg/（kg·d），效应与 ACEI 相似。

3）β– 受体拮抗剂：①美托洛尔：初始剂量 0.2~0.5mg/（kg·d），每周递增 1 次，每次增加 0.5mg/（kg·d），最大耐受量 2mg/（kg·d），分 2 次口服。持续时间至少 6 个月以上，至心脏缩小到接近正常为止。②卡维地洛：初始剂量 0.1mg/（kg·d），每周递增 1 次，每次增加 0.1mg/（kg·d），最大耐受量 0.3~0.8mg/（kg·d），分 2 次口服。

（3）利尿剂

1）按心衰程度选用：轻度（Ⅱ级心功）：噻嗪类；中度（Ⅲ级心功）：髓袢利尿剂 + 保钾类；重度（Ⅳ级心功）：髓袢利尿剂 + 噻嗪类。

2）按心衰急缓选用：急性：髓袢利尿剂；慢性：噻嗪类 + 保钾类。

（4）心肌能量赋活剂

3. 非药物治疗

左心室辅助装置、体外膜氧合（ECMO）等。

六、新生儿休克

（一）概述

休克是指机体受到各种损害（如缺氧、感染、创伤等）导致重要器官的微循环灌注量不足，有效循环血量降低及心排血量减少，组织中氧和营养物质的供应降低到细胞可以耐受的临界水平以下，并发生代谢产物积聚细胞结构和功能损害，最终导致脏器功能不全的急性微循环功能不全综合征。

（二）病因

常见病因有低血容量性、心源性和感染性。多数休克病例非单一病因所致，常为多种因素同时存在。

1. 低血容量性休克　原因包括失血、脱水或水电解质紊乱。失血见于前置胎盘、胎盘早剥、胎－母或胎－胎输血、肺出血、脑室内出血、内脏出血等；水电解质代谢紊乱见于摄入不足、液体丧失过多、腹泻、应用利尿剂等。

2. 心源性休克　各种原因（畸形、缺氧、感染、代谢异常等）所致心肌功能不全与心肌病；张力性气胸导致静脉回流受阻发生心脏功能不全；某些先天性心脏病、严重的心律失常、原发性心肌病、心肌炎等。

3. 感染性休克　以革兰氏阴性细菌感染最为多见，也可见于革兰氏阳性细菌、病毒、真菌等感染。

4. 神经源性休克　可为中枢性，如分娩脑损伤所致大量颅内出血或严重的缺氧缺血性脑病。也可为外周性，为血管调节异常所致。如在围产期向生后过渡时，由于内皮细胞产生一氧化氮增加或调节异常，尤其在早产儿中；不成熟的神经血管调节功能；炎症反应导致血管舒张。

（三）临床表现

早期主要表现为氧的输送不足和循环系统的代偿反应，不是单纯的心排血量不足，所以，不能以血压是否降低来判断休克的有无。

按出现的顺序，临床表现为：

1. 皮肤颜色苍白或青灰，失去正常新生儿的粉红色。

2. 肢端发凉，上肢达肘部，下肢达膝部。

3. 皮肤毛细血管再充盈时间延长，足跟部 >5 秒，前臂 >3 秒。

4. 股动脉搏动减弱，甚至不能触及。

5. 心音低钝，心率增快超过 160 次 /min 或小于 100 次 /min。

6. 反应低下，嗜睡或昏睡，先有激惹后有抑制，肢体肌张力减弱。

7. 呼吸增快，安静时超过 40 次 /min，出现三凹征，有时肺部可听到湿啰音。

8. 严重者周身尤其是四肢出现硬肿。

9. 血压下降,收缩压足月儿 <50mmHg,早产儿 <40mmHg 且平均动脉压数值低于胎龄,脉压变小。

10. 尿量减少,连续 8 小时尿量 <1ml/(kg·h),肾小球滤过率降低,可导致急性肾衰及电解质紊乱。

前 5 项为早期轻症患儿,血压下降则是晚期重症休克的表现,此时治疗已经很困难。

(四) 辅助检查

根据临床表现考虑休克,应行辅助检查,进一步确定休克严重程度、休克类型,以便更好指导治疗。

1. **血气分析**　首先出现代谢性酸中毒,常与休克呈正相关。由于周围循环灌注不良,休克患儿的实际动脉氧分压(PaO_2)高于动脉化的末梢血的氧分压及经皮测得的氧分压,休克越重,差距越大。如休克患儿无肺部病变,则 $PaCO_2$ 不升高;如 $PaCO_2$ 升高,同时伴 PaO_2 降低,则应考虑有休克肺的可能。当代谢性酸中毒时,pH<7.0 为严重休克,pH<6.8 示预后不良。

2. **胸片检查**　对有呼吸困难的休克患儿,胸片检查是必不可少的。既可明确有无肺部病变,又可了解是否有心界扩大、肺水肿及休克肺。

3. **心电图检查**　可了解有无心肌损害、心律失常和心室肥大等,对疑为心源性休克患儿意义更为重要。

4. **超声心动图检查**　了解有无器质性心脏病和了解心功能情况,以便指导治疗。

5. **中心静脉压测定**　中心静脉压(central venous pressure, CVP)是监护休克患者液体需要量的重要指标。CVP 反映右房充盈压,生后 24 小时内为(0.017 3 ± 0.016)kPa,不受胎龄和出生体质量的影响。在输液过程中应将 CVP 维持在 0.667~1.067kPa。测量 CVP 有助于判定休克的种类,心源性和感染性休克时 CVP 增高,低血容量性休克时则 CVP 降低。

6. **弥散性血管内凝血检查**　主张早期做弥散性血管内凝血(DIC)相关检查,不必等待出现高凝状态或出血倾向。新生儿更易发生 DIC,生后最初几天又常有各种维生素 K 依赖性凝血因子缺乏,故新生儿休克易并发出、凝血机制障碍,临床一定要在明显出血倾向出现前采用防治措施。

7. **血清电解质测定**　休克时由于组织缺氧,细胞膜钠泵功能受损,通透性增加,致使 Na^+ 进入细胞内,K^+ 移出,引起低钠血症,在应用大量碱性药物纠正酸中毒后,可使血清钾急剧下降。输液过程中需及时检测血清电解质以便及时补充。

(五) 诊断及鉴别诊断

首先确定是否存在休克及其严重程度,其次判定休克的病因及类型,同时评价脏器功能损害情况。

1. **确定休克状态及严重程度**　存在微循环障碍的主要临床表现,结合相应辅助检查。由于新生儿休克临床表现不典型,休克分期和分度的评分方法成为新生儿休克的诊断标准。现仍沿用在 Cabal 休克评分法基础上提出的我国新生儿休克 5 项诊断评分指标,轻度为 5 分,中度为 6~8 分,重度为 9~10 分(表 2-3)。

表2-3　休克评分表

评分（分）	皮肤颜色	前臂内侧皮肤再充盈时间（s）	四肢温度	股动脉搏动	血压（kPa）
0	正常	<3	肢端温暖	正常	>8.0
1	苍白	3~4	凉至膝肘关节以下	减弱	6.1~8.0
2	花纹	>4	凉至膝肘关节以上	触不到	<6.0

2. 判定休克的病因及类型

（1）低血容量性休克：可见皮肤苍白，中心静脉压下降。失血引起者有贫血，血细胞比容下降，如急性失血量为全身失血量的10%~15%，血压轻度下降，失血量达20%~25%时，休克症状明显。

（2）心源性休克：有心脏原发病，常有心功能不全的表现，如心脏扩大、肝脏进行性增大、呼吸困难、心律快、奔马律等。心电图、超声心动图、X线等检查常有异常发现。

（3）感染性休克：有明确的严重感染原发病，感染中毒症状明显，或高热，或体温不升，酸中毒明显等。

（4）窒息性休克：有严重窒息史，心律快，呼吸急促，心脏扩大，心电图多有心肌缺血的ST改变等。

3. 评价器官系统功能衰竭情况　如脑功能衰竭、肺功能不全、心功能不全、肾衰竭、肝衰竭。

（1）脑功能衰竭：昏迷、惊厥、中枢性呼吸衰竭。

（2）肺功能不全：呼吸困难、发绀、严重的低氧血症及高碳酸血症。

（3）心功能不全：心律快、呼吸快、心脏扩大、肝大等心力衰竭的表现。

（4）肾衰竭：少尿、无尿，血清肌酐、尿素氮升高，血钾升高。

（5）肝衰竭：肝大、黄疸、肝功能异常、胃肠道出血等。

（六）治疗

新生儿休克治疗的关键是早期发现、积极治疗。为防止发生不可逆的病理变化需尽早改善循环，增加心排血量，尽快纠正酸中毒和电解质紊乱，维持血糖水平，使细胞功能恢复。

治疗目标：恢复正常灌注及血压，维持正常器官功能，尤其是心、肺功能。

1. 一般治疗和护理

（1）置患儿于监护室，平卧位，头及足抬高30°。

（2）保持环境安静，室温适宜，集中护理操作，避免搬动。

（3）保持呼吸道通畅，及时吸痰，给予氧气吸入。

（4）体温不升者保暖（轻症可缓慢复温），高热者擦浴降温为主。腹胀时进行胃肠减压。

（5）给予具体的饮食指导，保证营养供给。

2. 病因治疗　低血容量休克应积极纠正血容量；感染性休克要积极抗感染，增强机体抗病能力；心源性休克需治疗原发病，增强心肌收缩力，减少心脏前后负荷。

3. 扩容治疗 一旦诊断休克,应立即给予扩容。建立两条静脉通道,有条件者中心静脉置管。无心功能不全者在开始半小时内,输液量 10~20ml/kg,如临床表现未改善,CPV<5mmHg,可继续扩容直至 CPV>5mmHg,不宜超过 60ml/kg。首选等渗晶体液生理盐水,因其容易获得、成本低、感染等并发症少。也可用低分子右旋糖酐扩容。

轻症多为代偿期,量不宜大,速度不宜过快。对低血容量休克、创伤和术后休克,扩容量可适当增加。出血和 DIC 时,建议输红细胞和新鲜冰冻血浆。伴心功能不全者,扩容量不宜过多,速度不宜太快。在扩容同时可加用血管活性药物,用量不宜过大,适度扩血管即可。中重症多为淤血期,可扩容、纠酸与调理心血管功能并进。应注意液量不足问题及心肺功能。

4. 纠正酸中毒 休克时的酸中毒主要包括乳酸酸中毒、酮症酸中毒、肾性酸中毒。正常 AG 型代谢性酸中毒应用碱性药物效果明显,但休克通常是高 AG 型代谢性酸中毒,因此碱性药物的疗效是有限的,应避免应用过量碳酸氢钠,以免纠酸过量转为代谢性碱中毒,成为更为复杂的三重酸碱紊乱。一般合理补充血容量和液量,即可改善酸中毒。纠正缺氧时,保持呼吸道通畅,改善微循环,保证热量供应,对减少乳酸血症及丙酮酸血症甚为重要。如存在顽固性代谢性酸中毒,应注意尿毒症性酸中毒,注意肾衰的处理。

5. 血管活性药物治疗 必须在纠正血容量和酸中毒的基础上应用。

(1)休克早期:交感神经兴奋,血管收缩,多巴胺一般用中小剂量,5~10μg/(kg·min),持续静脉滴注;主要兴奋多巴胺和肾上腺素能 β- 受体,扩张血管和增强心肌收缩力,增加肾、肠系膜、冠状动脉的血流量,而对心率、心排血量影响很小;是治疗各类型休克的首选药物;通常维持至休克纠正后 24 小时。

(2)休克晚期:血管扩张药治疗无效者可使用血管收缩剂。

1)大剂量多巴胺:大于 10μg/(kg·min)可兴奋肾上腺素能 α- 受体,使外周血管阻力增加,还可促进静脉血回流,常用于重症休克低血压难以纠正者。多巴胺剂量达到 15μg/(kg·min),仍不能维持正常血压,可使用肾上腺素持续静脉滴注,剂量从 0.05μg/(kg·min)开始,如果血压不能维持正常,可逐渐增加剂量,最大不超过 1μg/(kg·min)。

2)多巴酚丁胺:可增强心肌收缩、增加心排血量(α1- 受体),而对心律作用较小。存在全身血流不足、多巴胺无效、心功能不全或心源性休克时选用。其正性肌力作用不同于多巴胺,不依赖去甲肾上腺素储备。常用剂量为 2~20μg/(kg·min),可作为一线用药。

3)肾上腺素:可提高心肌收缩力及周围血管阻力(β- 受体及 α- 受体)。肾上腺素在新生儿可作为二线药物;对于多巴胺及多巴酚丁胺无效的婴儿可能有效。用法 0.01~1.0μg/(kg·min),开始剂量为 0.01~0.1μg/(kg·min)。

6. 糖皮质激素应用 休克时是否可应用糖皮质激素治疗存在争议。氢化可的松作为顽固性低血压时的三线用药,常用计量为 1mg/kg。如果无效,可每 8~12 小时重复 1 次,共 2~3 日。近年有应用甲泼尼龙的报道,可阻断炎性介质,对全身炎症反应综合征和 DIC 防治有较好的效果。

7. 米力农应用 通过抑制磷酸二酯酶 - Ⅲ,使心肌细胞内环磷酸腺苷(cAMP)浓度增高,增加心肌收缩力;比多巴酚丁胺改善心肌的收缩和舒张功能更稳定;是近年常选用的药物。米力农还可通过增加血管平滑肌 cAMP 水平降低肺血管阻力(PVR)和体循环阻力

（SVR）。

8. 其他治疗

（1）呼吸支持治疗：新生儿休克常伴肺损伤，可在短时间内发生呼吸衰竭或肺出血而死亡。因此如何及时、正确、有效地处理肺损伤，选择无创或有创机械通气是重度休克患儿治疗的关键。

（2）纠正心功能不全、保护心功能：休克患儿常伴有心功能不全，可发生在休克早期。因此，在开始抢救休克时就要注意保护心功能，可给多巴酚丁胺增强心肌收缩力，也可选用1-6二磷酸果糖保护心脏。

（3）防治DIC：早期即可使用肝素，不必等到出现高凝状态或DIC实验指标阳性时。中度以上休克（循环功能不全评分4~7分）、血小板数 $<100 \times 10^9$，便可考虑应用。监测部分凝血活酶时间（APTT），维持APTT延长不超过1.5倍。目前肝素应用趋向超小剂量和皮下注射 $1U/(kg \cdot h)$ 或静脉滴注，或每次20~40U/kg，12小时1次，皮下注射。低分子肝素皮下注射，每日1~2次，直至DIC诱因去除。肾衰者慎用。也可使用天然抗凝血剂：抗纤维蛋白溶解酶Ⅲ，中和过量的凝血酶，缓解DIC的发展；新鲜血浆、凝血酶原复合物或冷沉淀物；凝血酶原复合物含有因子Ⅱ、Ⅶ、Ⅸ、Ⅹ；冷沉淀物含有因子Ⅷ、Ⅻ、纤维蛋白原、纤维连接蛋白（Fn）等。

新鲜冰冻血浆10ml/kg，可提高凝血因子水平15%~20%，血小板悬液量10ml/kg，可提高血小板 $(75~100) \times 10^9$；冻干人纤维蛋白原50mg/kg快速静滴，可迅速补充凝血因子，尤其在低凝期起效快。对溶血合并DIC者，可考虑用新鲜全血（24~48小时内）换血，不仅可补充凝血因子，还可置换出胆红素和致敏的红细胞。

（4）抗炎症介质治疗：研究显示，休克时一氧化氮（NO）释放增加是导致顽固性休克低血压的主要原因，应用一氧化氮合酶抑制剂（如氨基胍）治疗顽固性休克，有一定疗效。亚甲蓝能阻止NO和鸟苷酸环化酶结合，抑制NO的活性，可使动脉血压升高。肿瘤坏死因子拮抗剂的应用：在诸多因子中TNF起着关键作用，如给予TNF-α单克隆抗体可提高存活率。IL-1受体拮抗剂的应用：在休克的发病机制中，IL-1能活化靶细胞合成并释放PAF、前列腺素、NO等舒血管物质。如给予IL-1受体拮抗剂治疗，存活率可明显提高，被认为是安全有效的。内毒素抗体的应用：有单克隆和多克隆抗体，能明显改善预后，可降低感染性休克的病死率。

（七）效果评价

1. 毛细血管再充盈时间 <2秒。
2. 四肢温暖。
3. 外周及中央动脉搏动正常。
4. 意识状态良好。
5. 血压正常。
6. 尿量 $>1ml/(kg \cdot h)$。

（八）并发症

并发多脏器功能衰竭及严重代谢性酸中毒和DIC等。

（九）预防

主要是预防导致休克的各种病因，积极诊治原发疾病，如控制感染，治疗败血症、脱水、过敏反应、心肌损害、心律失常、张力性气胸、严重贫血等，如能及时控制上述病情，并促进恢复，则可有效地预防休克的发生。

七、新生儿持续性肺动脉高压

（一）概述

新生儿持续性肺动脉高压（persistent pulmonary hypertension of the newborn，PPHN）是指新生儿出生后肺血管阻力持续性增高，使由胎儿型循环过渡至正常"成人"型循环发生障碍，而引起的心房和/或动脉导管水平血液的右向左分流，临床出现严重低氧血症等症状的疾病。

PPHN 约占活产新生儿的 0.2%，但在所有呼吸衰竭新生儿中伴有不同程度的肺动脉高压的比例可高达 10%，并有相对较高的死亡率。经典的 PPHN 多见于足月儿或过期产儿，但近年来由于极低或超低出生体重儿存活率增加，支气管肺发育不良（bronchopulmonary dysplasia，BPD）并发的肺动脉高压开始受到重视；这种慢性肺动脉高压可出现在新生儿后期，甚至在从新生儿重症监护病房（NICU）出院后，在普通儿科病房被诊断。

（二）发病机制

PPHN 是由多种致病因素导致的临床综合征，具体发病机制目前尚不清楚，已有的研究证实 PPHN 的发病主要通过以下途径：

1. **内皮功能障碍**　已有较多的临床以及实验动物研究证实，内皮功能障碍是 PPHN 发病的重要机制。PPHN 患儿肺循环的血管紧张度增加，内皮细胞分泌 NO 以及前列环素（PGI_2）水平显著下降，微循环的渗透性显著增加。

2. **局部过强免疫炎症反应**　临床研究显示，PPHN 患儿的体内炎症因子及各种血管活性物质，包括肿瘤坏死因子（TNF-α）、白介素 -1、白介素 -6 及血小板活化因子（PAF）水平显著高于肺动脉压力正常的新生儿。实验动物研究证实，PPHN 动物模型体内存在过强免疫炎症反应，会引发血液黏滞度增高，肺微血管血栓形成，肺动脉血管发生痉挛，这些病理性改变会导致持续肺动脉高压。

3. **平滑肌功能障碍**　有研究认为低氧环境下实验动物的肺血管平滑肌细胞、内皮细胞及纤维原细胞均出现结构和功能性改变，其中尤以血管平滑肌收缩与舒张功能发生障碍、失衡被认为是 PPHN 发生的直接原因。肺动脉远端血管壁中层及外膜的平滑肌细胞增殖是新生儿低氧性肺动脉高压形成的主要病理学特征。

（三）病因

1. **围产期窒息或肺实质性疾病**　PPHN 继发于肺实质性疾病，伴或不伴有窒息的胎粪吸入综合征（MAS）、呼吸窘迫综合征（RDS）、肺炎或败血症等。

2. **严重的新生儿湿肺**　又称为恶性湿肺。因选择性剖宫产而致严重的新生儿湿肺，当给予无正压的高氧（如头罩或鼻导管）后出现的吸收性肺不张，使氧需求增加，重者出现PPHN的临床表现。

3. 先天性膈疝并发肺动脉高压 先天性膈疝常并发肺发育不全和PPHN；尽管其他病因的PPHN生存率已大有改善，膈疝并发PPHN的病死率和需要体外膜氧合（ECMO）治疗的概率仍然较高。

4. 肺泡毛细血管发育不良 该病常伴有肺静脉分布和排列异常，表现为严重的呼吸衰竭和PPHN。

5. 心功能不全伴肺动脉高压 宫内动脉导管关闭引起血流动力学改变，生后出现肺动脉高压和右心衰竭；左心功能不全引起肺静脉高压，可继发肺动脉高压。

6. 围产期药物应用 母亲产前应用非甾体抗炎药而致胎儿宫内动脉导管关闭，孕后期选择性5-羟色胺再摄取抑制剂（SSRI）应用等，均与新生儿PPHN发病有关联。

（四）临床表现

1. 患儿多为足月儿、过期产儿或近足月儿；可有围产期窒息、羊水被胎粪污染、胎粪吸入等病史。

2. 生后除短期内有呼吸窘迫外，在24小时内可发现有发绀，如有肺部原发性疾病，患儿可出现呼吸窘迫的症状和体征，如气促、吸气性三凹征或呻吟。

3. 动脉血气分析显示严重低氧，动脉血二氧化碳分压（$PaCO_2$）相对正常。有些新生儿早期表现为严重的低氧血症，且与肺实质疾病的严重程度或胸部X线表现不成比例，除外气胸及先天性心脏病时，均应考虑PPHN的可能。

4. PPHN患儿常表现为明显发绀，吸氧后一般不能缓解，通过心脏听诊可在左或右下胸骨缘闻及三尖瓣反流（TR）所致的收缩期杂音，因肺动脉压力增高而出现第二心音增强。

5. 临床上，新生儿因为肺部疾病接受呼吸支持治疗过程中，如果肺扩张良好而临床氧合不稳定时，应考虑有PPHN的可能。因肺实质性疾病存在通气/血流失调时，也可出现血氧分压的不稳定，故该表现并非PPHN特有。

（五）诊断

1. 病史

（1）围产期病史：有胎儿宫内窒迫和产时窒息等围产期缺氧史，或同时有严重胎粪污染羊水记录，或在产房出生后有复苏抢救史。

（2）出生后病史：表现为严重发绀和呼吸急促，多在出生后若干小时发生，出现严重呼吸窘迫和低氧性呼吸衰竭。

2. 体检及辅助检查 对于原发性肺动脉高压，体征没有异常，在继发性肺动脉高压，可在左或右下胸骨缘闻及三尖瓣反流所致的心脏收缩期杂音，但体循环血压正常；动脉血气显示严重低氧，二氧化碳分压相对正常；约半数患儿胸部X线片示心脏增大，单纯性特发性PPHN肺野常清晰，血管影少；心电图检查可见右室占优势，也可出现心肌缺血表现。

3. 诊断试验

（1）高氧高通气试验：头罩或面罩吸入100%氧气5~10分钟，如缺氧无改善或测定导管后动脉氧分压<50mmHg时，提示存在PPHN或发绀型先天性心脏病所致的右向左血液分

流。对高氧试验后仍发绀者在气管插管或面罩下行气囊高通气,频率为 100~150 次 /min,使二氧化碳分压下降至"临界点"(30~20mmHg)。PPHN 血氧分压可大于 100mmHg,而发绀型先天性心脏病患儿血氧分压增加不明显。传统的高氧(100%)和高通气试验,因有高氧肺损伤和过度通气影响脑血流等不良作用,近年来较少应用。

(2)导管前后氧分压差:动脉导管开口前(右上肢)及动脉导管开口后的动脉(下肢)血氧分压差:当两者差值大于 10~20mmHg 或两处的经皮血氧饱和度差 >5% 以上,又同时能排除先天性心脏病时,提示患儿有 PPHN 并存在动脉导管水平的右向左分流。

(3)超声多普勒检查:在 PPHN 诊断中,超声多普勒方法几乎成为确诊肺动脉高压、监测不同干预方法治疗效果的"金标准"。有条件单位都应尽可能对疑有 PPHN 的患儿进行心脏超声检查,其主要目的是排除先天性心脏病的存在,同时可进行一系列血流动力学评估,以确定肺动脉高压的存在。

(六)治疗

1. PPHN 的治疗原则　降低肺血管阻力,维持体循环血压,纠正右向左分流以改善氧合。

2. 具体治疗措施

(1)呼吸支持:被确诊 PPHN 的患儿一般均需要机械通气呼吸支持。①保持最佳肺容量:因肺过度充气或萎陷均可导致肺血管阻力(pulmonary vascular resistance,PVR)增加,应选择合适的呼气末正压(positive end expiratory pressure,PEEP)和平均气道压(mean airway pressure,MAP),使胸部 X 线片显示吸气相的肺下界在 8、9 后肋间;为避免气压伤和容量损伤,可选择相对低的气道峰压(PIP)和潮气量,目标 $PaCO_2$ 一般保持在 40~50mmHg。呼吸机初调值:吸入氧浓度(FiO_2)0.80~1.00,呼吸频率 50~70 次 /min,气道峰压(PIP)15~25cmH$_2$O,呼气末正压(PEEP)3~4cmH$_2$O,吸气时间 0.3~0.4 秒。②应用高频通气:对于有肺实质性疾病的 PPHN,如呼吸窘迫综合征(RDS)、胎粪吸入综合征(MAS)等,可采用高频通气模式,高频通气的目的是募集和复张更多的肺泡和减少肺损伤,在常频通气模式下,如 PIP>25cmH$_2$O、潮气量 >6ml/kg 才能维持 $PaCO_2$<60mmHg,可改为高频通气。对于有肺实质性疾病,如 RDS、肺炎等,高频通气和 NO 联合应用有协同作用,但对于特发性 PPHN 或合并先天性膈疝,上述联合应用一般无效。

(2)肺表面活性物质应用:成功的 PPHN 治疗取决于呼吸机应用时保持肺的最佳扩张状态。对于有肺实质性疾病,如 RDS、MAS、肺炎等存在原发或继发性肺泡表面活性物质失活,其并发的 PPHN 在使用肺表面活性物质后可募集和复张更多的肺泡,改善氧合。

(3)NO 吸入:NO 吸入是目前唯一的高度选择性的肺血管扩张剂,是足月儿或近足月儿 PPHN 的标准治疗手段。临床研究已证明 NO 能改善 PPHN 的氧合,减少体外膜氧合(ECMO)的使用,常用初始剂量是 20ppm;若氧合稳定,可在 12~24 小时后逐渐降为 5~6ppm 维持;NO 应用后氧合改善,PaO_2/FiO_2 较基础值增加 >20mmHg 提示治疗有效。NO 撤离:当氧合改善,PaO_2 维持在 ≥60mmHg(FiO_2≥0.90)并持续超过 1 小时,可先将 FiO_2 渐降至 <0.60,NO 应逐渐撤离,可通过每 4 小时降低 5ppm;在将至 5ppm 时,每 2~4 小时降低 1ppm;降至 1ppm 再撤离。应持续监测吸入的 NO 和 NO$_2$ 浓度,间歇测定血高铁血红蛋白浓度;可在应用后 2 小时和 8 小时分别测定 1 次,然后每日 1 次;若开始数天高铁血

红蛋白浓度均 <2%，且 NO<20ppm，可停止监测。

（4）扩血管药物降低肺动脉压力：药物治疗目的是使肺血管平滑肌舒张、血管扩张，在采取包括常频、高频辅助通气，表面活性物质应用后，要依据氧合状态、体循环血压、超声测定的心脏功能等，选择进一步的扩血管药物治疗方法。①硫酸镁：能拮抗 Ca^{2+} 进入平滑肌细胞；影响前列腺的代谢；抑制儿茶酚胺的释放；降低平滑肌对缩血管药物的反应。可连续应用 1~3 日，但需监测血钙和血压。②PDE 抑制剂：西地那非是目前应用经验最多的磷酸二酯酶 -5（phosphodiesterase-5，PDE-5）抑制剂，通过抑制 PDE-5 的降解，使 NO 通路的血管扩张效果持续，常用口服每次 0.5~1.0mg，每 6 小时 1 次，可显著降低肺动脉压力，此药物急性期主要不良反应是体循环低血压。米力农为磷酸二酯酶 -3（phosphodiesterase-3，PDE-3）抑制剂，通过抑制 PDE-3 活性，使前列腺素途径的血管扩张作用持续，同时有正性肌力作用。PPHN 伴左心功能不全时，不可使用 NO，可选用米力农。使用剂量为：负荷量 50~75μg/kg，静脉滴注 30~60 分钟，随即给予 0.50~0.75μg/（kg·min）维持；在使用米力农之前需保证体循环容量稳定。

（5）内皮素受体拮抗剂：内皮素为强力的血管收缩多肽，PPHN 患儿存在血浆内皮素水平增高，通过抑制内皮素受体可扩张肺血管。常用内皮素受体拮抗剂为波生坦，口服应用剂量为每次 1~2mg/kg，每天 2 次，但尚无足够的证据支持内皮素拮抗剂单独或辅助 NO 治疗 PPHN，内皮素受体拮抗剂的急性期主要不良反应是肝功能损害。

（6）ECMO 的应用：对于严重低氧性呼吸衰竭和肺动脉高压，伴或不伴心力衰竭时，ECMO 疗效是肯定的；对于新生儿预期生存率只有 20% 者，目前 ECMO 总的存活率达 80%；对严重的 PPHN，可提前告知并转移至有 ECMO 条件的单位接受治疗的可能性。

（七）神经系统发育预后

PPHN 是一种高发生率及高死亡率的疾病，且可导致远期后遗症，如神经、认知及听力功能障碍。因此，临床患儿出院后有必要进行长期随访。

八、新生儿肺出血

（一）概述

新生儿肺出血（neonatal pulmonary hemorrhage，NPH）是指肺的大面积出血，至少影响 2 个肺叶，发生在许多严重原发疾病的晚期，是一种严重的综合征，且幸存患儿发生支气管肺发育不良等概率明显增加。肺内大量出血，可以是肺泡出血、肺间质出血，或两者同时存在。

新生儿肺出血发病率国内外报道不一，约 1‰ ~12‰，早产儿肺出血的发病率更高。Li 等报道新生儿肺出血病死率可达 74.6%，极低出生体重儿病死率达 82.1%。

（二）临床诊断

1. 病史　具有肺出血原发病史和高危因素，且原发病较为严重。新生儿期有两个高峰：第一个高峰：生后第一日，约占 50%；第二个高峰：生后 6~7 日，约占 25%，生后两周后极少发生。

（1）缺氧：是 NPH 最常见的病因。常见于第一个高峰期，其原发疾病以窒息、宫内窘迫、呼吸窘迫综合征、胎粪吸入综合征、肺发育不良和颅内出血等严重缺氧性疾病为主。早产儿、低体重儿居多。

（2）感染：是第二个高峰期的主要病因，原发疾病主要是感染性肺炎、败血症、坏死性小肠结肠炎及腹膜炎等严重感染。

（3）低体温和 / 或寒冷损伤：硬肿症及各种严重疾病时的低体温是本病的重要诱因，常同时合并缺氧或感染，在其终末期常出现肺出血。

（4）早产和 / 或低体重：早产儿肺发育未成熟，发生缺氧、感染、低体温时更易发生肺出血。

（5）其他：严重的先天性心脏病（大型 VSD、大型 PDA、大血管错位等）、新生儿高黏滞综合征、凝血机制障碍、Rh 溶血病等均与本病的发病有关。

2. 体格检查

（1）全身症状：低体温，皮肤苍白，发绀，活动力低下，呈休克状态，或可见皮肤出血斑，穿刺部位不易止血。

（2）呼吸障碍：呼吸暂停，呼吸困难，吸气性凹陷，呻吟，发绀，呼吸增快或在原发病症状基础上临床表现突然加重，经皮氧饱和度难以维持正常水平。

（3）出血：鼻腔、口腔流出或喷出血性液体，或于气管插管后流出或吸出泡沫样血性液。

（4）肺部听诊：呼吸音减低或有湿啰音，或湿啰音比原来增多。

3. 实验室检查

（1）血气分析：可见 PaO_2 下降，$PaCO_2$ 升高；酸中毒多为代谢性，少数为呼吸性或混合型。

（2）外周血：红细胞与血小板减少，白细胞明显升高（感染所致者）。

4. X 线检查

（1）广泛的斑片状阴影，大小不一，密度均匀，有时可有支气管充气征。

（2）肺血管淤血影：肺门血管影增多，两肺或呈较粗网状影。

（3）心影轻至中度增大，以左室增大较为明显，严重者心胸比 >0.6。

（4）大量出血时两肺透亮度明显降低或呈"白肺"征。

（5）可见到原发性肺部病变。

与呼吸窘迫综合征及肺炎鉴别：①呼吸窘迫综合征：胸片可见肺透亮度减低，毛玻璃样改变，心影模糊，肋间隙变窄；而肺出血则心影增大、肋间隙增宽。②肺炎：胸片可见肺纹理增多，以中下肺野为主，心影常不大；而肺出血则见大片或斑片状影，密度较炎症高且涉及两肺各叶。鉴别困难时最好结合临床并作 X 线动态观察。

（三）诊断流程

根据在原发病非常严重的基础上，临床表现明显加重，突然发生呼吸困难和不规则，口鼻腔或气管插管内出血，具有肺部 X 线表现，即可诊断。

由于缺乏特异的诊断方法，早期诊断比较困难，漏诊和误诊率都很高。陈克正等报道788 例经尸检证实 NPH，生前临床诊断 NPH 的仅为 26.8%，此外，5% 临床诊断 NPH 的实为消化道出血，而 7% 的 NPH 被误诊为消化道出血。

（四）治疗原则

1. 原发病治疗 如新生儿 RDS、胎粪吸入综合征、肺炎等原发病的治疗。

2. 一般治疗 注意保暖，对低体温者应逐渐复温，使体温保持在正常范围；保持呼吸道畅通，及时给予呼吸支持，纠正酸中毒，出血量大的患儿需要扩容，维持血流动力学的稳定，避免大量出血导致休克的发生，输液维持血糖在正常范围。

3. 机械通气 正压通气和呼吸末正压是治疗肺出血的关键措施，一旦发生肺出血，应立即予气管插管正压机械通气，可根据患儿出血情况采取高频或常频模式，如果是常频通气，应设定较高的 PEEP 使肺在呼气末维持一定的功能残气量，避免肺泡塌陷，并根据动脉血气分析结果和胸片肺扩张情况，调整呼吸机参数。

（1）常频呼吸机参数的选择：吸入氧浓度（FiO_2）0.6~1.0，PEEP 6~8cmH_2O，严重的肺出血甚至高达 10cmH_2O，呼吸频率（RR）35~50 次/min，最大吸气峰压（PIP）25~35cmH_2O，气体流量（FL）8~12L/min。上机设定好初步的参数后，仍需要密切观察患儿的生命体征，如呼吸、循环、皮肤颜色、心率、血压、毛细血管再灌注时间（CRT）等，反复听诊肺部湿啰音。如果患儿生命体征稳定，肺部啰音消失，表明机械通气后肺扩张良好，出血停止；反之，如果患儿情况不稳定，心率和经皮氧饱和度下降，不能维持正常水平，肺部仍可闻及大量湿啰音，则表明仍存在出血，需立即上调 PEEP 和 PIP 使肺充分扩张，直到肺出血停止。上机后早期每 30~60 分钟测血气 1 次，作为调整呼吸机参数的依据。在肺出血治疗期间，当 PIP<20cmH_2O、MAP<7cmH_2O，仍能维持正常血气参数时，常表示肺顺应性趋于正常，肺出血基本吸收。呼吸机撤机时间必须依据肺出血吸收及原发病恢复情况综合考虑。

研究表明，用常频机械通气（conventional mechanical ventilation, CMV）治疗 NPH 时，往往需要较高的吸气峰压和呼气末压来达到止血的目的，但常频通气容易出现局部肺泡的过度扩张或部分肺泡出现膨胀不良，且在高压力的情况下，肺泡的反复张开、闭合，可在局部形成高剪切力，从而出现气压伤和容量伤，造成肺泡的继发性损伤，不利于 NPH 的愈合。高频通气（high frequency ventilation, HFOV）由于其特有的优越性，越来越多的应用于 NPH 的治疗。文献报道，与 CMV 相比，HFOV 组用氧时间、住院时间、氧疗时间明显缩短，治愈率提高，且未增加不良反应的发生率，HFOV 治疗 NPH 的疗效优于 CMV。主要是因为 HFOV 用较高恒定的 MAP 防止肺泡萎陷，使肺泡呈均一的扩张状态，从而产生持续的压迫止血作用且有利于肺泡的气体交换，并且每一次呼吸周期的气体容量和压力变化很小，避免造成肺泡的反复张开、闭合，避免了继发性的肺损伤。

（2）高频呼吸机参数的选择：初设参数：FiO_2 0.4~1.0，频率 10~15Hz（1Hz=60 次/min），平均气道压（mean airway pressure, MAP）10~15cmH_2O，振幅 20~30cmH_2O，以看到脐部以上胸廓有较明显振动为度；然后再根据血气、胸片肺扩张情况及患儿临床表现调节参数；经过呼吸机支持，随着治疗时间的延长，当临床上患儿症状改善，参数 $FiO_2 \leq 0.3$，MAP $\leq 8cmH_2O$，血气分析结果正常，可改频通气。国内有研究表明，首选 HFOV 能更好地改善肺出血患儿氧合功能，缩短病程，提高治愈率，且未增加不良反应的发生率。但具体使用高频还是常频通气模式，还需依据患儿临床通气情况决定。

4. 肺表面活性物质治疗 肺出血可导致肺表面活性物质（pulmonary surfactant, PS）继发性失活，有研究应用 HFOV+PS 治疗 NPH，选择适当的时机（上机后 3 小时肺出血停止后）

气管内注入 PS（200mg/kg）可明显改善肺扩张及血液氧合状况,缩短上机时间,可尽快下调 FiO_2 和 MAP,故可减少 VAP、IVH、BPD 和过高的通气压力导致的气漏综合征等并发症的发生,但并不能减少病死率。

5. 稳定血流动力学　如果失血量大,有早期休克表现者,给 0.9% 生理盐水 10~20ml/kg 扩容,多巴胺 5~10μg/（kg·min）持续静脉滴注维持血压在正常范围。对肺出血导致贫血的患儿可输浓缩红细胞,每次 15~20ml/kg,维持血细胞比容在 0.45 以上。

6. 维护心脏功能　可用多巴酚丁胺 5~10μg/（kg·min）持续静脉滴注,以维持收缩压在 50mmHg 以上,心肌有损害者,可考虑磷酸肌酸或果糖护心治疗;适当的限制液体量,避免增加心脏负担,如发生心功能不全,可用快速洋地黄类药物控制心力衰竭。

7. 纠正凝血功能障碍　根据凝血功能检查结果,如有凝血功能异常,为预防 DIC 发生,可输注新鲜冰冻血浆,皮下注射小剂量低分子肝素钙 50~100U/kg,每 8~12 小时 1 次,以防止微血栓形成;如已发生弥散性血管内凝血,除了输注新鲜冰冻血浆外,还可考虑输注冷沉淀等补充凝血因子。

8. 抗感染治疗　如因严重感染导致肺出血者,表明病情非常严重,应加强抗感染治疗,根据血培养及血常规检查等结果,及时调整抗生素,同时辅以丙种球蛋白输注等提高患儿免疫力。

9. 止血药应用　于气道吸引分泌物后,滴入巴曲酶 0.2U 加注射用水 1ml,注入后用复苏囊加压供氧 30 秒,促使药物在肺泡内弥散,以促使出血部位血小板凝集。同时,用巴曲酶 0.5U 加注射用水 2ml 静脉注射,用药后 10 分钟气管内血性液体即有不同程度减少,20 分钟后以同样方法和剂量再注入,共用药 2~3 次;或用 1∶10 000 肾上腺素 0.1~0.3ml/kg 气管内滴入,可重复 2~3 次,注意监测心率。

（五）预防

主要针对病因进行预防,包括预防早产及低体温,早期治疗窒息缺氧、感染、高黏滞血综合征、酸中毒、急性心力衰竭、呼吸衰竭等,避免发生输液过量或呼吸机使用不当。发生肺出血后,由于缺氧、机械通气等因素,支气管肺发育不良、颅内出血、缺氧缺血性脑病等的发生率也明显较高,对患儿生存质量有一定的影响。因此,要积极治疗上述能引起肺出血的原发病,早产儿生后第 1 日或并发感染时,要警惕肺出血的发生,尽早诊断,及时抢救,降低病残率和病死率。

九、新生儿气漏综合征

（一）概述

新生儿气漏综合征是由于各种原因使肺泡中的气体经漏道进入肺泡以外的邻近组织及胸腔,包括气胸、间质性肺气肿、纵隔气肿、心包积气和气腹等。因加压给氧应用日渐广泛,发病率逐渐升高。

（二）临床诊断

仔细询问病史,先选择无创快速的检查,如透光试验、胸部 X 线检查,最后再进行有创检查。

1. 病史询问

（1）病史：如羊水量、羊水污染情况、胎动、胎儿位置、胎儿发育情况、早产情况；是否有肺部原发病，如呼吸窘迫综合征、肺水肿、胎粪吸入性肺炎；是否机械通气；是否有气道直接损伤，如喉镜、支气管镜、气管插管、导管吸引、不正确胸腔穿刺及不恰当复苏术等；是否有肺发育异常，如膈疝、肺结构异常、肺大叶气肿、肺囊性腺瘤样畸形等。临床上显著的肺气漏常易发生在有肺部实质性病变加上机械通气时。

（2）起病和进展情况：与漏气的多少、气漏发生速度及部位有关。轻者无症状，重者可在有肺部基础疾病或机械通气时突发呼吸困难、喘鸣、烦躁、发绀，或有心动过速、脉搏微弱、心动过缓、发绀、心音低钝、低血压等心脏压塞症状。突发腹胀时，要警惕此病。

2. 体格检查　体征与漏气的多少、气漏发生速度及部位有关。轻者体征不明显。

（1）气胸：典型体征为患侧胸廓比健侧膨隆，肋间隙饱满，叩诊呈过清音，听诊呼吸音消失或减低。当胸膜腔内气压高于大气压时，称为高压气胸，可引起纵隔向健侧移位，横膈下移。当腔静脉受压迫时，可引起周围静脉扩张、肝大、心搏出量减少、脉压降低、脉搏减弱和血压下降。

（2）纵隔气肿：大量积气时有呼吸困难、心音遥远等，颈或上胸部发生皮下气肿时，局部有"压雪感"，提示存在纵隔气肿。

（3）气腹：腹部膨隆，叩诊鼓音。

（4）心包积气：心动过速，脉搏微弱，或心动过缓、发绀、心音低钝、低血压等。

3. 实验室检查　中、高碳酸血症为早期变化，而后动脉血氧分压会逐渐下降。有感染时外周血白细胞中性粒细胞显著增高，可有核左移，出现中毒性颗粒。

4. 其他辅助检查

（1）透光试验：以高强度纤维光源两侧对比探查胸部，大量气体积聚部位透亮度高，但如患儿胸壁水肿严重、间质气肿或超低体重儿胸廓极度菲薄时此试验可不敏感。对于突然发生的张力性气胸行透光试验，可立即明确诊断。

（2）胸部 X 线检查：为确诊手段，既可明确气漏的类型，又可鉴别肺大叶肺气肿与肺囊性腺瘤样畸形。

1）气胸：后前位患侧肺受压缩，气体积聚部位透亮度增加，横膈下降，膈穹窿消失，纵隔移位。如仅少量积气时，可取患侧向上侧卧位，以明确气漏情况；水平侧卧位 X 线胸片，可见胸骨后肺前方有积气，双侧气胸如两侧积气量相等时应仔细寻找压缩的肺边缘。

2）肺间质积气：胸片示有小囊泡状或具有腺样囊性透亮区，可局限于一叶或弥漫分布于两肺，自肺门处向中、外带延伸并有横膈低平等（图 2-4）。

3）心包积气：后前位 X 线胸片可见空气围绕于心脏周围（图 2-5）。

4）纵隔积气：前后位时，纵隔积气可因胸腺周围积气将胸腺抬起，而可见清晰的胸腺轮廓如三角形帆状阴影；当心脏后纵隔积气时可见心脏下方或后方气体，有时气体可将心脏与膈肌分离。

（3）诊断性穿刺：临床突然恶化者可用蝴蝶针诊断性穿刺作为诊断，亦可作为急救治疗用。

（4）其他检查：疑肺发育不良者应做肺部 CT，及腹部 B 超以了解肾脏情况。

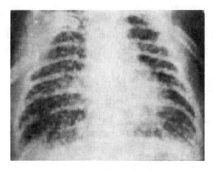

图 2-4　肺间质积气

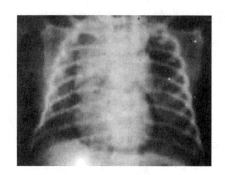

图 2-5　心包积气

（三）新生儿气漏综合征诊断流程

通过病史、体格检查和一般的辅助检查进行定性和定位,一般遵循首选无创或微创检查方法的原则。

1. 新生儿在自主呼吸或机械通气时,突然出现呼吸困难、呼吸暂停、心动过缓、一侧呼吸音减低应考虑新生儿肺气漏。

2. 可采用胸部透光试验快速作出判断。确诊需要 X 线胸片检查。胸腔穿刺可有助于诊断和减轻呼吸困难。

（四）新生儿期常见气漏综合征

1. **气胸**　是指肺泡与胸腔之间产生破口,气体进入胸膜腔,造成积气状态。症状取决于逸出的气体量、肺压缩的程度及速度,轻者可无临床症状,体征也常不明显,多在 X 线检查时被发现;稍重者可仅表现为呼吸增快;严重者出现烦躁、呼吸困难、发绀,由于肺容量减少,纵隔移位气体压迫胸腔内大静脉等,可使中心静脉压上升、心脏前负荷降低、心排血量减少、血压下降等。体征可有胸廓不对称,气胸侧呼吸音降低,心尖冲动移位;血气分析可为低氧和高碳酸血症等。

2. **纵隔气肿**　是指因各种原因空气进入纵隔、胸膜内结缔组织间隙,比气胸少见,一般无症状。纵隔气体较多时也可引起呼吸窘迫及心脏压塞症状,尤其合并有心包积气时。大量积气时有呼吸困难、心音遥远等,颈或上胸部发生皮下气肿时,局部有"压雪感",提示存在纵隔气肿。

3. **气腹**　气体可由纵隔进入腹腔,引起气腹,表现为腹部胀气,需与消化道穿孔鉴别,但后者腹壁常有水肿、指压迹和腹膜刺激体征可与本病区分。

4. **间质性肺气肿**　间质性肺气肿可直接破入胸膜而成气胸。气肿的气体沿血管、淋巴管或支气管而达纵隔形成纵隔气肿。新生儿由于胸腺较大、纵隔较小,进入纵隔的气体主要聚集在前方肺血管和心脏连接的部位。如气体沿大血管进入皮下组织则形成皮下气肿,如进入心包则形成心包积气,如沿食管和血管间隙穿过横膈进入腹腔则形成气腹,再进入阴囊则成为阴囊气肿。间质性肺气肿和纵隔气肿的气体偶尔可进肺静脉及淋巴管形成全身性血管内空气栓塞。由于肺组织受压、气促、血容量降低,通气与灌流异常导致肺内分流,缺氧加重,致肺顺应性下降,可继发换气功能障碍、心脏受压、心搏出量减少、肺血管阻力和中心静脉压增加,致心动过缓和低血压而发生休克。间质性肺气肿时,病理检查肺肿大呈苍白色,胸膜表面紧张,按之有凹陷。气肿的部位,可在纵隔、心包、胸腔和腹腔内见到游离气体。肺组织镜检见肺泡扩张,部分肺泡破裂,在血管、支气管周围及肺小叶结缔组织内有大量空气。一般发生于患儿出生后 48 小时内,临床除气促、呼吸困难外,常有低血压;血气分析除低氧血症外,早期常出现高碳酸血症。气体可沿支气管及血管周围疏松间质向肺门扩展,严重时可压迫小气道,并降低肺的顺应性,导致呼吸困难、喘鸣、缺氧及 CO_2 潴留,常发生于机械通气的早产儿。积聚于肺间质的气体可仅局限于 1 个肺叶内,亦可扩散至双侧肺叶,可压迫肺淋巴管及肺血管,使肺顺应性下降,增加无效腔通气量,使通气/灌注比例失调。

5. 心包积气 心包积气常是由间质性肺气肿沿大血管进入心包腔而形成,是新生儿气漏很少发生的一类。由于气体在心包腔内造成的压力,可影响心房、心室充盈,而使每搏输出量降低,最终使心搏输出量和血压降低。故心包积气发生时常表现为血流动力学改变,有心动过速,脉搏微弱,并很快导致心动过缓、发绀、心音低钝、低血压等心脏压塞症状。

(五)治疗原则

1. 保守支持疗法 保守治疗适用于少量气体的肺气漏,又无持续气漏,且无明显临床症状和体征者无肺部基础疾病、无呼吸困难及其他症状者、无持续性气漏者仅需密切观察,监护生命体征,肺外气体常于 24~48 小时减轻,某些婴儿需稍增加吸入氧浓度,但极低出生体重儿高氧易致晶体后视网膜病故应慎用。应尽量避免患儿哭闹,呼吸窘迫者应予以禁食,症状好转后应少量多次喂奶以防喂养后腹胀。

2. 针刺排气 正压通气或气漏导致呼吸、循环迅速恶化时,直接用穿刺针连三通开关接注射器,于前胸锁骨中线第 2 肋上缘穿刺排气可紧急挽救生命。

3. 胸腔引流管持续排气 张力气胸具有肺原发病并行机械通气者需以大口径多孔导管于第 3、4 肋间腋前线置入胸腔引流管,一端连水封瓶,亦可将水封瓶连负压吸引器,置负压于 0.1kPa(10cmH$_2$O)左右,做持续引流,引流期间应随时检查及调整管位,当胸引管中无气体逸出 24~48 小时可停止吸引,夹管,再过 12~24 小时无气体重新积集者,可移除胸引管。

4. 呼吸机设置 气漏时,常规呼吸机设置应采用同步触发通气模式,以低压力、低潮气量、较快频率进行通气。必要时加用芬太尼镇静,剂量为 3~5μg/(kg·h),持续静脉泵入。

5. 高频震荡通气的应用 广泛间质气肿及持续性气漏可用高频震荡通气(HFOV)。HFOV 时肺泡内压力较低,压力波动变化小,有利于气漏的愈合,开始频率应设至 15Hz,应以尽量低的平均气道压(MAP)进行通气,初始 MAP 可与常规呼吸机一致。

6. 心包及纵隔积气 处理生命体征稳定、心脏血流动力学稳定时,可采用保守治疗。有心脏压塞、心排血量降低时,需立即心包穿刺引流,自剑突下进针,针尖向左肩方向进入心包,一般抽取 1 次即可,对少数患儿抽气后复发者,必要时置导管持续引流。

7. 抗生素控制感染

8. 手术治疗 经持续引流 5~7 日,气漏无好转、肺未能扩张者,或肺有先天畸形如大叶气肿者,应外科手术治疗。

十、呼吸道畸形

(一)概述

呼吸道畸形是新生儿较常见的先天性疾病,主要包括气管、支气管畸形和肺发育畸形。

发病原因尚不完全清楚,一般认为能引起组织和器官分化异常的因素都可促使呼吸道发育阻碍。根据肺组织学特点,把肺的发育分成了五个阶段,包括胚胎期、假腺期、小管期、原始肺泡期和肺泡期。由于个体差异,分期间有相互重叠现象。虽然具体发育时间在不同物种间存在差异,但所有哺乳动物在肺解剖结构上明显相似。

1. **胚胎期(0~7周)** 主要是形成大气道,内胚层向腹侧突出一长形囊,即肺芽。肺芽延伸至周围间质形成主干气道,约第4周,末端分成两支,形成左、右支气管。6~7周时血管和心脏相连。异常:气管食管瘘、喉裂等。

2. **假腺期(7~16周)** 支气管不断分支形成终末细支气管,黏液腺、软骨和平滑肌逐渐发育,上皮细胞分化,闭合的胸膜腔形成。异常:囊性畸形、膈疝等。

3. **小管期(17~25周)** 呼吸性细支气管和腺泡管开始形成,毛细血管床和上皮细胞联系紧密,气-血屏障发育。气道上皮细胞分化,肺泡Ⅱ型上皮细胞开始产生肺表面活性物质(约23~24周)。有存活可能性(23~25周)。

4. **原始肺泡期(26~36周)** 又称囊期,表现为终末囊泡出现,次级隔形成,把终末囊泡分隔成原始肺泡。成熟肺泡约36周时形成,肺泡Ⅱ型上皮细胞逐渐发育成熟,肺泡Ⅰ型上皮细胞呈扁平状。

5. **肺泡期(37周~3岁)** 成熟肺泡增多,新生儿肺泡数量约为0.5亿~1.5亿。肺泡容积和表面积增大,毛细血管网继续发育和肺泡发育相适应。约85%的肺泡出生后发育成熟,何时肺泡数量不再增加目前还不清楚,但大部分在3岁之前成熟。

对此类疾病的诊断和手术矫正常需要一系列的影像学检查来进行评估。本节重点介绍的气管畸形主要包括气道狭窄、气道软化、气管延续性支气管和气道闭锁等;肺部发育畸形主要包括先天性肺发育不良、先天性囊性腺瘤样畸形、先天性肺叶气肿和肺隔离症等;其他畸形还包括食管闭锁/支气管食管瘘、先天性膈疝和血管环综合征等。

(二)临床诊断

1. **围产期病史** 如羊水量、胎动、胎儿位置、胎儿发育情况和产前超声畸形筛查结果;母亲放射物、毒性物质接触史及特殊药物应用史等;是否近亲婚配;如进行过羊水或绒毛膜检查,应询问结果。

2. **临床表现** 呼吸道畸形发生的部位和类型不同,会有不同的临床表现。有的在儿童期合并感染时才出现临床表现。如出现吸气性喉喘鸣伴有三凹征,可能为气道软化、先天性喉部发育异常或气道阻塞的表现。出现呼吸功能障碍会表现为呼吸困难和发绀。合并呼吸道感染可表现为咳嗽、气道分泌物增加、发热和肺部啰音等。

3. **辅助检查** 诊断主要依靠影像学检查,包括产前超声和MRI检查。生后胸部X线平片检查可显示呼吸道和肺部的大多数病变,必要时可行胸部CT及MRI检查。在临床上应根据病史、体征来选择必要的检查手段以明确诊断。

(三)新生儿期常见疾病及其治疗

1. **气管/支气管畸形**
(1)气管软化:气管软化(tracheomalacia)是由于环状软骨的发育异常和平滑肌弹性降低所致,呼吸时气管软骨架构不能保持气道开放。由于新生儿的气管软骨本身就较软,当外部压力高于内部压力时,在呼吸时易于塌陷。原发性的气管软化一般由软骨环发育不全引起;继发性的气管软化起初软骨发育正常,后由于血管环或肺动脉吊带等压迫、损伤所致。气管软化主要表现为喘鸣、咳嗽、呼吸困难、发绀及反复发作的肺部感染,喘鸣在哭闹或用力呼气时会更明显。可合并其他畸形如支气管食管瘘等。先天性广泛气管软化大部分在6~12个月可以好转。X线透视和纤支镜检查可明确诊断。治疗措施:适当补充钙剂和维生素D等多种维生素;必要时抗感染,对症治疗;多数患儿随年龄增长气管发育完善而症状缓解,少数患儿必要时需放置气管内支架。

(2)先天性气管狭窄:先天性气管狭窄(congenital tracheal stenosis)是较少见的气管畸形,以气管软骨环的局部或整体固定存在的狭窄为主要特点。可分为两类:①气管纤维性狭窄,可有气管内隔膜;②气管软骨环发育不全或畸形。狭窄段可较短或较长,可至隆凸部位。气管狭窄可独立存在或伴有其他畸形,如肺动脉吊带:左肺动脉起源于右肺动脉,环绕右主支气管或远端支气管,造成压迫。约50%者为局部狭窄,30%为全部狭窄,20%为漏斗形狭窄。局部狭窄一般以气管下1/3多见。症状明显与否和发病年龄、狭窄程度、是否存在其他异常有关,症状出现越早预后越差,极度狭窄者甚至因气管闭锁而不能存活。90%的患儿在1岁内出现症状,表现为吸气性和呼气性的喘鸣。轻度狭窄一般无需治疗,重度狭窄严重影响呼吸和生长发育的可行支气管扩张术。

(3)气管延续性支气管:气管延续性支气管(tracheal bronchus)是指除左右主支气管外,从气管上直接生成的小支气管,包括多种类型的起源于气管和主支气管的异常支气管,临床少见。通常位于右侧,左侧少见。气管性支气管可斜行向下与上叶的支气管沟通,分为额外支气管和异位支气管两种,如果上叶支气管解剖位置正常则称为额外支气管;如果肺上叶支气管缺如,这种起源异常的支气管则称为移位支气管,后者多见于右主支气管上方。若额外支气管远端成一盲端,又称为气管憩室;若其远端充气或和肺组织连接,又称为上端附肺。患者大多无症状,偶在支气管造影或支气管镜检查时发现。一般无需治疗,症状明显或合并感染者可手术切除。

(4)先天性支气管闭锁:先天性支气管闭锁(congenital bronchial atresia)是指局部肺段或段下支气管的近端闭锁,造成远端气道和主气道分离。主要累及段支气管,也可累及叶或段下支气管。远端肺发育可正常,通气主要靠侧支支气管,通常过度通气和形成气陷(air trapping)。在新生儿期,支气管闭锁被发现,通常是见到和水的密度较接近的肿块。闭锁的远端支气管可形成囊肿,分泌的黏液可以在闭锁的支气管内积聚。通常无症状,约50%在X线检查时被发现,有时可出现呼吸困难,易患肺炎和哮喘。胸片和肺部CT常显示闭锁部位呈高密度影,闭锁远端组织可见肺气肿、透过度增加、密度减低和"气体滞留",囊肿内有时可见气-液平面。一般需要手术治疗。

(5)支气管食管瘘:支气管食管瘘(tracheoesophageal fistula)是新生儿期较常见的食管和气管畸形,常伴有食管闭锁。发病率约为1/4 000~1/3 000,男孩略多于女孩。可合并其他畸形,如VACTERL综合征。与食管和气管的共同起源有关。病理分五型。

诊断依靠临床表现和影像学检查:羊水量一般较多,生后唾液较多,有口吐白沫、呕吐、频繁呛奶、发绀、呼吸困难等,如果存在食管闭锁,常有放置胃管时受阻。X线胸腹联合片:可观察插胃管受阻情况,了解盲端高度。早期诊断是治疗成功的关键,争取在肺炎、脱水、酸中毒发生前明确诊断并进行手术。术前准备:保暖、吸氧、禁食、咽部持续或间断负压吸引,必要时呼吸支持,肺炎不是手术的绝对禁忌证。治愈率国内为 80%~90%,患儿多死于其他并发畸形。

2. 肺发育畸形

（1）先天性肺发育不良：先天性肺发育不良（pulmonary underdevelopment）是一组少见疾病,主要临床表现为持续或反复发作的呼吸道感染、咳嗽、呼吸困难和喘鸣,易误诊为肺炎和肺不张。先天性肺发育不良共分三类：

1）肺未发生：支气管和肺完全缺如,发生在胚胎期（4 周）,机制不明,和遗传、致畸、机械作用均可有关。多为单侧,无性别差异。50% 左右的患儿合并其他系统的畸形,如心脏、胃肠、骨骼和泌尿生殖系统,如为四肢发育畸形,多在同侧。对侧肺一般正常,但常代偿性肥大。右侧肺未发生症状重于左侧,寿命较短,因为右侧肺未发生引起心脏和纵隔异位的概率较高。胸片检查：半侧胸腔无射线透过,并伴有纵隔异位及膈肌抬高。

2）肺未发育：支气管已发生,但未发育,只有退化的支气管盲端,无肺组织及血管发育。

3）肺发育不良：支气管已经发育,但较正常小,肺组织和血管也发育不良。分为两种类型：原发型：原因不明,临床少见。继发型：因发育过程中胸腔容积减小引起,如先天性膈疝、CCAM、肺隔离症、纵隔肿块、淋巴管发育畸形等占据了胸腔空间,影响了肺发育;泌尿系统畸形或胎膜早破引起的羊水过少,如果在 15~28 周出现胎膜早破,肺发育不良的发生率为 9%~28%。临床上一般早期即出现呼吸窘迫、发绀、低氧血症及高碳酸血症和酸中毒,容易发生气胸,自发性或因机械通气引起,可合并肺动脉高压。胸片检查显示患侧肺体积小,肺纹理稀少,纵隔向患侧移位。

（2）先天性膈疝：先天性膈疝（congenital diaphragmatic hernia, CDH）是由于膈肌发育缺陷,在肺发育过程中腹部脏器进入胸腔所致。压迫肺脏,造成不同程度的发育不良,左侧者为 75%~90%,右侧者为 10%,双侧者为 5%。生后往往即出现呼吸困难、发绀、呼吸衰竭,需要手术治疗。患儿在出生时常发生窒息,复苏时气囊加压给氧常使过多气体进入胃肠道,造成对肺的压迫更加严重,复苏效果差,易致患儿死亡。所以产前诊断非常重要,主要依靠超声检查。胎儿腹腔脏器疝入胸腔诊断,一般在 15 周即可检测到,合并其他先天畸形者占 40%~60%。临床处理：产前明确诊断者,及时作围产期处理。生后即给予气管插管和胃管减压。呼吸支持：常频或高频通气,NO 治疗,主要任务为改善缺氧。病情稳定后及时手术,也可以产时手术。预后取决于肺发育程度,死亡率较高,文献报道为 50%。

（3）先天性肺囊肿：先天性肺囊肿（congenital pulmonary cyst）是由于支气管萌芽发育异常,造成支气管的一段或多段完全或不完全闭锁,与肺芽分离,支气管远端逐渐扩张形成盲囊,囊内黏液积聚形成囊肿,约 5% 的患儿伴有其他畸形,如多囊肾等。囊肿发生在支气管称为支气管源性,多位于纵隔内,占 2/3;囊肿发生在近肺泡的细支气管称为肺泡源性囊肿,多位于肺实质内,占 1/3。支气管囊肿大约占纵隔囊肿的 40%~50%。支气管和肺囊肿在形成之初一般不与支气管树相连,但当因感染等原因时,可以见到充气或气–液平面,称为气囊肿。约 2/3 的患儿有临床症状,和囊肿的大小及位置有关,取决于对气道的压迫程度。如相通部位出现活瓣,空气不易排出,则形成张力性气囊肿或气胸。先天性肺囊肿的临床症状无特异性,一般为咳嗽、喘鸣、呼吸困难。肺部感染约占 20%,肺源性囊肿较多见。产前超声很少能作出诊断。胸片或 CT 检查可对约 75% 的患者作出诊断,多表现为单一、充满液体的囊结构,多位于纵隔的中部或后纵隔,肺内囊肿多位于肺下叶,可与支气管树相连。应与食管重复畸形、神经管囊肿及先天性囊性腺瘤样畸形（congenital cystic adenomatoid malformation，CCAM）等鉴别。诊断确立后应择期手术，并发感染者先抗感染治疗，对张力性气囊行急诊手术。

（4）CCAM：是较常见的肺部发育畸形，局部肺组织结构紊乱，终末细支气管过度生长，形成的多囊性不成熟的肺泡组织，是肺内囊肿和腺瘤样改变混合存在的一种畸形。CCAM是新生儿最常见的先天发育畸形，约占先天性肺疾病的25%，原因不明。表现为正常肺组织被大小和分布不等的囊泡所替代，通常和正常支气管无交通，多数经过侧支通气，并由肺循环供血。临床症状多为渐进性，囊泡样结构过度通气，挤压正常肺组织，导致通气受限。按照临床、大体及组织学标准将CCAM分为3型：①Ⅰ型病变是由单个或复杂的大囊腔组成，直径大于2cm，囊腔内衬有纤毛的假复层柱状上皮，囊壁较厚，包含平滑肌和弹力组织；②Ⅱ型病变是由复杂的小囊腔组成，直径小于2cm，内衬纤毛柱状或立方上皮；③Ⅲ型病变是庞大的非囊性病变，类似细支气管样结构，衬以立方上皮，部分含有纤毛。呼吸道感染常为加重因素，常发生呼吸衰竭、自发性气胸或因机械通气引起张力性气胸，年长儿可反复发生呼吸道感染。可通过产前超声检查发现。生后通过影像学检查可初步确诊，CT优于普通胸片检查。治疗：积极术前准备，手术切除（肺叶或肺段），合并气胸者行胸腔穿刺引流，若发生呼吸衰竭必要时机械通气治疗。

（5）先天性肺大叶气肿：先天性肺大叶气肿（congenital Lobar Emphysema）指一叶肺的肺泡过度扩张，发生气肿，左上肺和右中叶肺易发病。偶见于新生儿期或婴儿期，男多于女，比例为3：1。形成原因一般为支气管软骨先天发育障碍或缺乏、肺叶弹力纤维发育不良或缺如，以及黏稠的分泌物堵塞支气管，形成活瓣引起，但相当数量的病例无明确病因。20世纪60年代，Stovin将病因分为三类：①血管发育异常压迫支气管致狭窄，阻碍通气，形成单叶肺气肿，如异常的肺动脉或肺静脉。②支气管软骨发育不全或缺如，导致气管软化；或软骨畸形合并黏膜赘生物脱垂，或黏液栓形成等，引起活瓣作用。③急性支气管炎病理改变：肺体积增大，病变处充满空气，伴有散在肺不张。组织学改变：肺泡数目明显增多，可达正常肺泡的5倍，局部肺泡过度生长发育；肺泡发育和数目正常，仅有局部肺气肿；肺发育不全伴有局部肺气肿。

1）临床表现：与肺气肿的发生早晚和进展程度有关，约1/3患儿生后即出现症状，50%的患儿在新生儿期发病；新生儿期迅速出现呼吸困难、喘鸣、发绀、刺激性咳嗽，严重者危及生命；迟发病者，可有喂养困难、心率增快，气管及心脏向健侧移位。影像学检查：大叶性肺气肿，受累的肺叶可见透亮区，肺纹理存在，有时累及两个肺叶；可伴有局部肺不张。

2）治疗：一旦确诊需急诊手术治疗，切除气肿的肺叶，尽管手术的危险性较大，但切除后恢复较快、效果较好。伴有先天性心脏病或严重呼吸窘迫，不应视为手术禁忌，手术病死率低于5%。

（6）肺隔离症：肺隔离症（pulmonary sequestration，PS）又称为支气管肺组织分离，是肺的先天性发育异常。特点是一部分胚胎肺组织与正常肺组织隔离，其本身有来自体循环的异常分支动脉供血而形成无功能的肺组织。大约占肺先天畸形的0.2%~6.4%，仅次于CCAM，占第2位。根据PS有无独立的脏层胸膜分为两型：①肺叶内型，PS肺组织与正常肺组织由同一脏层胸膜包裹。此型最常发生在双肺叶后基底段，约2/3发生在左肺，合并肺外其他器官畸形少见。②肺叶外型，PS为副叶或副肺段有独自的脏层胸膜。多发生于后膈肋角，也多发生于左肺。有半数合并其他畸形，如膈疝、先天性心脏病、巨结肠等。

1）临床表现：①叶内型，仅部分患儿在新生儿期出现症状，多误诊为肺炎，抗生素治疗可使症状暂时缓解;②叶外型,因胚胎性肺组织与正常肺叶支气管不相通,故在临床上多无症状,多在体检时发现。又因常合并其他畸形,所以早期可被发现。影像学诊断:产前超声检查能提前发现。生后胸片检查可提供最初的诊断线索,在肺下叶后基底段呈圆形多囊状或块状影,边缘清晰,密度均匀。CT 扫描能显示肺实质改变及异常供血动脉,主要有 3 种改变:含有气体和液体的囊肿或软组织块;围绕囊肿周围的肺气肿改变;局限性多血管征。逆行主动脉造影能判断血管来源,对 PS 确诊有决定意义。PS 供血约 70% 来自于胸主动脉,30% 来自于腹主动脉发出的异常分支。MRI 可不用造影剂显示供血动脉,优于 CT 检查。

2)治疗:原则上一经确诊即应择期手术治疗,手术通常是安全有效的。若发生反复感染、甚至发生咯血,则预后差。

(7)肺泡毛细血管发育不良:肺泡毛细血管发育不良(alveolar capillary dysplasia, ACD)是一种罕见的先天性疾病,通常在出生数小时或数天内以急性呼吸窘迫起病,进而出现难治性持续性肺动脉高压,病情在短期内加重并死亡,死亡率为 100%。有学者称其为"逻辑上致死性的疾病"。ACD 的病因尚未明确,推测可能为胚胎肺血管发生不良阻止了肺泡发育成熟,血管内皮因子信号转导系统紊乱可能是导致 ACD 的原因之一。在内皮细胞一氧化氮合成酶缺乏的小鼠肺部发现 ACD 病变,提示该酶缺乏会导致肺血管发育的不完全。ACD 患儿通常为足月儿,在出生数小时至数天内发生进行性呼吸窘迫,迅速发展为难以逆转的 PPHN 和严重的低氧血症、高碳酸血症及低血压,最终死亡。氧疗、肺表面活性物质、机械通气及血管活性药物治疗等均不能改变其结局。一半以上 ACD 患儿伴发其他先天畸形,消化道畸形最多见,包括十二指肠闭锁或狭窄、肠扭转、胆囊缺如、肛门闭锁;先天性心脏病,包括左心室发育不良综合征、先天性主动脉缩窄、房间隔缺损等;泌尿生殖系统畸形,如尿道闭锁、隐睾、尿道下裂等。

诊断依靠尸检和病理检查:①肺小动脉管壁增厚,肺泡及小叶发育异常,肺泡单位数量及肺毛细血管密度减少;②肺泡间质增厚,部分肺静脉位置异常、附着于肺小动脉。其中,肺小动脉管壁增厚和肺毛细血管密度低,是 ACD 最突出的组织学特征。

对于 ACD 的治疗尚无特效方法,需要强力的呼吸支持,如高浓度氧的吸入、机械通气以及体外膜氧合治疗。撤离膜肺后不久即出现病情急剧恶化、死亡。有报道一例行肺移植手术的 ACD 患儿,存活时间为 101 日。

3. 其他畸形

(1)后鼻孔闭锁:为一种少见的鼻部畸形,属家族遗传病。新生儿中先天性后鼻孔闭锁的发病率约为 1/5 000~1/8 000,单双侧发病比率为 1.6:1,男女发病率基本相同。该病的具体发病原因迄今未明,大多认为是先天发育缺陷,常伴有其他发育畸形,其中以 Charge 综合征多见,即先天性虹膜缺损、先天性心脏病、先天性后鼻孔闭锁、生长停滞、生殖器发育不良、耳郭畸形等。因出生时新生儿一般在 3 周之内只会用口呼吸而难以用鼻呼吸,所以先天性双侧完全性后鼻孔闭锁的患儿,出生后即出现严重的呼吸困难、发绀甚至窒息。吃奶或闭口时呼吸困难加重,并出现发绀,从而拒绝吃奶。先天性单侧后鼻孔闭锁的患儿,吃奶时可出现气急,平时可无明显症状。凡新生儿有周围性呼吸困难、发绀和哺乳困难时,应考虑本病。经鼻插胃管困难也应警惕本病。行后鼻孔闭锁成形术是其根治的有效方法。

(2)血管环综合征:血管环综合征(vascular rings syndrome)是指由于胸腔内血管起源和/或走行异常,或形成血管环,压迫气管、支气管和食管所引起的综合征,常见有肺动脉吊带、双主动脉弓、右主动脉弓、肺静脉异位引流等。其中又以肺动脉吊带最为常见,右肺动脉正常起自肺动脉主干,而左肺动脉自右肺动脉后上方发出,先向后向上越过右主支气管,然后向左自气管、食管间经过。双主动脉弓形成的血管环最紧,多在出生时或生后不久即有持续性喉鸣,以呼气更为明显,严重者有呼吸困难和发绀,有时伴有吞咽困难。由于双主动脉弓形成的血管环不能随患儿生长而相对增大,故其压迫症状越来越重,需要及时进行外科矫形治疗。

（程秀永　徐发林　史源　章丽燕　刘俐　罗睿　潘丹丹　刘玲　刘燕斐

孔祥永　张珊）

第二节　技　术

教学大纲

掌握：新生儿复苏流程及技能；新生儿血气分析常用指标的正常范围和临床意义；掌握酸碱失衡的处理原则、血气分析的临床应用；掌握经皮脉搏血氧饱和度的应用和临床意义；肺泡表面活性物质的应用对象、指征、剂量和用法；新生儿心律失常的诊断方法；新生儿抗心律失常药物的应用原则；新生儿循环障碍的分析及诊断；不同病因导致新生儿循环障碍的治疗原则；各种无创正压通气的特点和适应证；常频机械通气常用通气模式的特点及选择原则；高频振荡通气时呼吸机参数的设置与调节；新生儿体外膜氧合技术原理、呼吸支持、心脏支持指征和禁忌证；BPD 的定义、诊断与分度；BPD 的防治原则。

熟悉：胎儿到新生儿转变的生理变化及血流动力学改变；新生儿血气分析指标的变化规律；应用表面活性物质的注意事项；新生儿常见心律失常的类型；新生儿常用血管活性药物和正性肌力药物的使用指征、作用机制，以及不同剂量的合理应用；各种无创正压通气的使用步骤与操作方法及使用过程中的监护要点；常频呼吸机操作的基本步骤及监护要点；高频振荡通气呼吸机操作的基本步骤及监护要点。

了解：特殊情况下新生儿复苏；新生儿经皮二氧化碳测定、呼气末二氧化碳测量、经皮氧监测和连续血气分析应用及临床意义；表面活性物质应用的安全性；新生儿心律失常的病因；血管活性药物的副作用及监测；无创正压通气的并发症及防治措施；机械通气相关并发症及防治措施；高频振荡通气不同于常频机械通气的特点；新生儿体外膜氧合技术临床应用中两种模式及其建立方法；新生儿体外膜氧合技术的管理和并发症预防；BPD 的病因与发病机制。

一、新生儿复苏

（一）新生儿复苏的概要和复苏准备

1. 为什么需要掌握新生儿复苏技术　约 4%~10% 的足月儿和晚期早产儿出生时需要

在一定的帮助下才能建立呼吸,还有一小部分新生儿需要正压通气的支持,极少数的新生儿还需要借助心脏按压和药物的帮助。需要复苏的新生儿中有一些具有高危因素,但很多时候无法预见,没有任何危险因素的新生儿也可能需要复苏,包括正压通气。

与成人的心肺复苏不同,成人的呼吸抑制多由于心脏创伤和/或疾患引起的循环障碍,导致中枢系统供血不足而失去意识和停止呼吸。所以成人的复苏关键是心脏按压,以重新建立有效循环。绝大多数新生儿出生时拥有健康的心脏,呼吸障碍导致的气体交换不足是复苏的主要原因。

呼吸障碍既可以发生在出生后也可以发生在出生前。出生前胎盘是气体交换器官,胎盘如果出现功能障碍可以引起气体交换不足,导致组织供氧不足、二氧化碳潴留以及酸中毒,胎儿监护可以显示胎儿活动减少,正常的胎心改变减少,甚至出现胎心减速。持续胎盘功能障碍引起胎儿窒息和随后的抽泣样呼吸、心动过缓。

如果胎儿在呼吸衰竭的早期出生,接触刺激足以让其恢复自主呼吸。但如果胎儿在其呼吸衰竭的晚期出生,此时必须借助正压通气,甚至心脏按压和肾上腺素才能让其恢复自主呼吸和有效循环。

新生儿出生后,无论是表现为不能建立呼吸还是不能维持有效的呼吸,其主要的原因都是缺少有效的气体交换,所以整个复苏的关键是进行有效的肺通气。整个复苏过程中提及的多项复苏技术和处理,其目的都是为了建立有效的肺通气。

2. 从胎儿到新生儿的转变 出生前,胎儿的肺及肺泡是扩张的且被液体充盈,肺内的血管处于收缩状态,胎盘是供氧器官。出生后新生儿的脐带被钳闭,胎盘与其分离,新生儿开始呼吸。由此,肺接替胎盘成为供氧器官。肺泡内的液体随着新生儿的啼哭和最初的呼吸被迅速吸收,取而代之的是空气。氧气经由肺泡进入肺血管,肺血管内的二氧化碳通过弥散进入肺泡,并经由肺泡从气道排出。流经肺血管的血氧浓度增加促使其舒张,肺动脉压随之下降。与此相反的是,动脉导管内的血氧含量增加促使其收缩。在胎儿循环时,心脏经由动脉导管和卵圆孔的右向左分流逐渐停止。氧合的血从肺内流入左心,并经主动脉泵入全身各组织。

转变过程中,无论是胎盘功能还是新生儿的呼吸出现干扰或中断,都可引起组织内气体交换的下降。在下降初期,新生儿的肠道、肾脏、肌肉及皮肤部位的动脉收缩,血流重新分布,以保证重要器官(心脏和中枢系统)的供血。如果气体交换持续的下降,心脏功能受损,心搏血量下降,循环血流减少,可引起全身各脏器灌注不足。血流灌注不足和组织氧合障碍干扰细胞功能,最终导致器官衰竭。

如新生儿不能完成从胎儿到新生儿的正常转变,临床上可出现以下表现:①不规则呼吸;②无呼吸或者急促的呼吸;③心率过缓或者心率过快;④肌张力减低;⑤血氧饱和度下降;⑥低血压。

3. 新生儿复苏流程图 新生儿复苏流程图提供评估和复苏新生儿的步骤,菱形框内描述评估内容,矩形框内描述可能需要采取的复苏行动。

主要内容包括初步评估,气道(A)、呼吸(B)、循环(C)和药物(D)。详细介绍见后文。

新生儿复苏需要迅速和采取有效的措施,但是在移到下一复苏步骤之前,需要确保已有效的实施了当前的步骤。

良好的团队合作和交流对新生儿复苏至关重要(图2-6)。

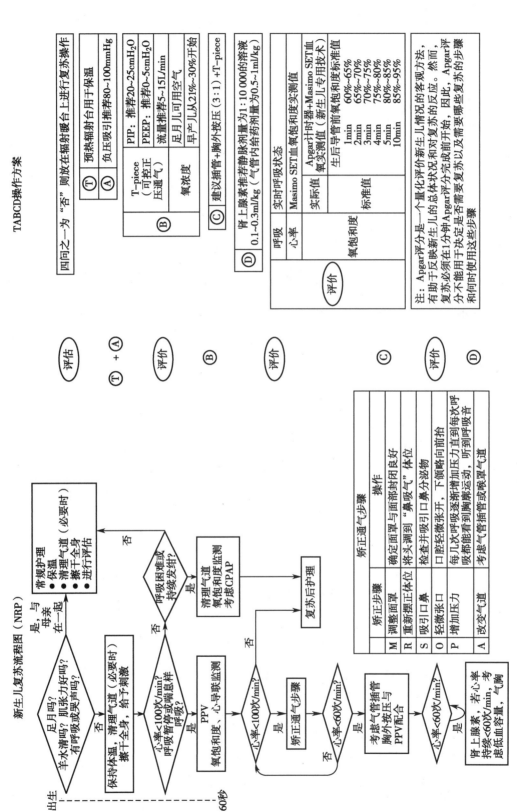

图 2-6 新生儿复苏流程图

4. 复苏的准备

（1）复苏前询问产科的 4 个问题：①是否足月；②羊水是否污染；③是否多胎；④有无其他高危因素。产前存在的高危因素可以帮助识别部分需要复苏的新生儿。

（2）复苏人员安排和仪器设备检查：每次复苏至少需要一名掌握全部复苏技术的儿科医生到场，巡回护士或助产士可以配合完成包括正压通气在内的复苏步骤。如需更进一步的复苏措施，应由两名熟练掌握复苏技能的儿科医生到场，两人配合完成心脏按压等步骤，紧急情况下，还需要新生儿科护士到场，以迅速建立静脉通路、输注药物和 / 或液体。没有儿科的医院，可由掌握新生儿复苏技术的助产士、产科医生或麻醉医师实施新生儿的复苏。对于高危产妇和胎儿，最好能实施宫内转运，及时转诊到有条件实施重症抢救和复苏的上级医院。所有复苏需要的设备和药物必须进行日常的检查，每次复苏前还需再次核对，以保证所有物品都处于可以立即使用的状态。所有物品应该整理归纳并写在清单上，以便查验。

（二）新生儿的初步复苏

1. 有活力的足月儿　出生时评估，如果足月儿伴肌张力好且有哭声，考虑为有活力。建议延迟脐带结扎 30~60 秒。有活力的新生儿可以放在母亲胸前或臂弯里完成最初的新生儿护理。

2. 无活力的新生儿及早产儿　出生时，如果不是足月儿，肌张力低或没有哭声和 / 或呼吸，三者中只要满足一项，新生儿应被置于辐射台上进行初步复苏。有关无活力状态的新生儿是否应给予脐带延迟结扎以及延长结扎的时间，目前尚无充足的依据去解决这个问题。

3. 初步复苏　包括 5 方面：①保暖；②摆正体位（吸气位，头部轻度仰伸以打开气道，可在肩部垫一块卷起的毛巾）；③必要时清除气道黏液（先口腔后鼻腔）；④擦干；⑤刺激。

（1）避免对咽喉壁深处进行强力吸引。

（2）完成初步步骤后，评估心率和呼吸，判断是否需要进行下一步的复苏措施。

（3）不要对无呼吸的新生儿持续地给予接触刺激，会浪费宝贵的复苏时间，如果新生儿不能对初步复苏作出反应，应该立即给予间歇正压通气（PPV）。

（4）评估心率时，使用听诊器并计算 6 秒钟的心率次数，该次数乘以 10 后为 1 分钟的心率。

4. 对于听诊器无法确定心率或者无活力的新生儿，使用脉氧监护或心电导联。使用血氧饱和度监测仪的指征：①预期到需要复苏；②判断存在持续发绀需要进一步证实；③已给予辅助吸氧；④需要正压通气。肉眼判断是否发绀是不可靠的。正常足月儿呼吸空气的情况下，在生后 10 分钟血氧饱和度才能达到 90% 以上。

5. 常压吸氧

（1）能提供常压吸氧的装置：①氧气导管；②氧气面罩；③气流充气式皮囊及面罩；④T 组合复苏器及面罩；⑤开放式的自动充气式皮囊（储气囊为开放的长导管，用导管的末端提供氧气）。注意普通的自动充气式皮囊不能提供常压氧气。

（2）常压吸氧时，使用压缩的空气和氧气、空氧混合器及流量计。这样可以避免纯氧引起的高氧损伤。常压给氧时，氧流量调节到 10L/min，初始氧浓度由 30% 开始。最初几分钟的常压吸氧后,尝试维持正常血氧饱和度的同时逐渐减低氧浓度直至停止吸氧。如果呼吸和心率平稳,但是吸氧需要持续下去,这时为了避免空氧混合器内干燥和冷的气体对新生儿造成的热能损失,最好对气体进行加温和湿化。

（3）常压吸氧下的新生儿,如果存在呼吸费力或者仍不能维持正常血氧饱和度时,需要实施持续气道正压通气（CPAP）或 PPV。

（4）常压吸氧或 CPAP 对于无呼吸的新生儿是无效的,此时应该给予 PPV。

6. 羊水胎粪污染的新生儿

（1）如果新生儿是有活力的,清除口腔和鼻腔内的黏液后,可以考虑置于母亲身边完成初步复苏。

（2）如果新生儿没有活力,置于辐射台上,完成初步复苏。因缺乏可靠的依据,不再推荐对此类新生儿进行常规的气管插管吸黏液。但是复苏时需要有掌握插管技术的人员在场,以备有需要立即插管的情况发生。

（三）正压通气

1. 指征 ①完成初步复苏后,如果新生儿无呼吸或者抽泣样呼吸,或者心率 <100 次 /min,应该在生后 1 分钟内实施 PPV;②如果新生儿在常压吸氧下或 CPAP 下,有呼吸且心率在 100 次 /min 以上,但是血氧饱和度不能达到或维持在目标血氧饱和度时,此时可以考虑使用 PPV;③一旦实施 PPV,如果此时只有一人进行复苏,应立即寻求帮助,为后续可能实施的心脏按压及其他复苏措施做好准备。

2. 方法 ①体位:PPV 实施期间,患儿始终保持吸气位（轻度仰伸）。②密封:无论使用何种设备,面罩边缘和面部保持密封对实施有效的 PPV 至关重要。③氧浓度:对于胎龄在 35 周及以上的新生儿,PPV 时初始氧浓度从 21% 开始;对于胎龄小于 35 周的早产儿,初始氧浓度从 21%~30% 开始。④频率:正压通气的频率为 40~60 次 /min。⑤压力:初始的 PIP 给予 20~25cmH$_2$O。

3. 评估 PPV 复苏有效的最重要指征是心率上升（图 2-7,图 2-8）。

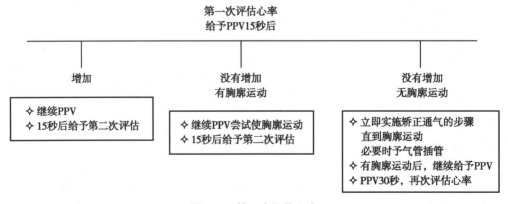

图 2-7 第一次评估心率

（1）初始 PPV,持续给予 15 秒时间,然后评估心率。如果最初的 15 秒内,心率无上升,查看胸廓运动。如果心率在实施 PPV 最初的 15 秒内无上升,且也没有观察到胸廓运动,需要按步骤纠正通气,这包括 6 步:①调整面罩位置,查看大小是否合适,必要时更换面罩,注意面罩不要压迫眼球;②重新摆正体位,查看头部是否过度仰伸或屈曲;③气道吸黏液(先口腔再鼻腔);④打开口腔;⑤升高通气压力,升高 PIP 5~10cmH$_2$O,最大升至 40cmH$_2$O;⑥更换气道,插入气管插管或特殊情况下给予喉 – 面罩。

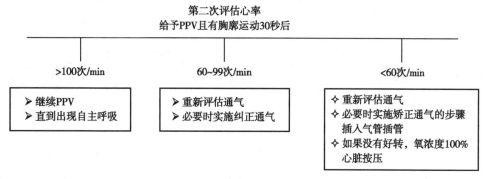

图 2-8　第二次评估心率

(2)有胸廓运动后,继续给予 PPV 30 秒,然后再次评估心率。如果心率≥100 次/min,且观察到新生儿出现有效的自主呼吸,逐渐下调通气频率和压力,同时给予新生儿刺激。当心率持续 >100 次/min,并且新生儿有稳定的自主呼吸,考虑停止正压通气。停止 PPV 后,必要时可以使用常压吸氧或 CPAP 维持新生儿血氧饱和度在目标水平。

(3)如果新生儿的心率 <100 次/min,但 >60 次/min,且已经在有胸廓运动的情况下给予 PPV 30 秒,需要再次评估通气技术,必要时实施通气矫正步骤。依据血氧饱和度监测值调整吸氧浓度,如果此时还没有给予气管插管,插入气管插管,寻求有复苏经验的医生的帮助。

(4)如果心率持续 <60 次/min,尽管已给予至少 30 秒以上的有效正压通气(有胸廓运动),再次评估通气技术,必要时实施矫正通气步骤,依据血氧饱和度监测值调整吸氧浓度,强烈推荐此时插入气管插管以及寻求可能的帮助。如果心率没有改善,升高氧浓度到100%,实施心脏按压。

(5)在使用面罩进行 PPV 和 CPAP 时,气体可以进入胃内引起腹腔膨隆,从而干扰膈肌运动,影响通气效果。如果持续给予 PPV 和 CPAP 达几分钟以上,应考虑插入胃管,抽出胃内气体,并留置胃管。

(6)能够提供正压通气的装置包括:①自动充气式皮囊(不需要压缩气源,但不能提供常压吸氧也不能对有自主呼吸的新生儿提供 CPAP);②气流充气式皮囊(需要压缩气源,必须要有好的面罩密封才能提供压力,通过使用流量控制阀来调节 PIP 和 PEEP,可以提供常压吸氧和 CPAP);③T 组合复苏器(需要压缩气源,有调节表盘来调节 PIP 和 PEEP,可以通过面罩提供常压吸氧,可以提供 CPAP)。

(四)气管插管

1. **指征**　①当使用面罩进行 PPV 时,临床没有改善,或 PPV 进行了数分钟以上,可以考虑插入气管插管;②如果新生儿需要进行心脏按压,此时强烈推荐插入气管插管;③特殊情况比如怀疑膈疝,需要气管内给予肺表面活性物质,稠厚的黏液梗阻气道需要直接气道吸引。

2. 所需气管插管尺寸和气管插管的深度 可根据新生儿的体重估计,约等于体重(kg)加 6cm。气管插管深度应该以听到两侧呼吸音对称为指标。如果气管插管需要保持,需要进一步摄片以确定位置。气管插管应该位于左、右支气管连接处(在第三胸椎到第四胸椎之间)之上(表 2-4,表 2-5)。

表 2-4 不同气管导管内径适用的新生儿出生体重和胎龄

导管内径(mm)	新生儿出生体重(g)	胎龄(周)
2.5	<1 000	<28
3.0	≥1 000~≤2 000	≥28~≤34
3.5	>2 000~≤3 000	>34~≤38
3.5~4.0	>3 000	>38

表 2-5 不同出生体重新生儿气管导管插入深度

出生体重(g)	插入深度(cm)[b]
1 000[a]	6~7
2 000	7~8
3 000	8~9
4 000	9~10

注:[a]<750g,仅需插入 6cm;[b] 为上唇至气管导管管端的距离。

3. 使用导丝 是否使用导丝取决于操作者的经验。气管插管的导丝应该保持在气管插管内,导丝的末端不能超出气管插管的末端或侧孔,否则会引起气道损伤。应弯曲导丝的头端,使其在气管插管的长度保持固定。

4. 喉镜叶片的选择 ①足月儿选择 1 号;②早产儿选择 0 号;③超早产儿选择 00 号。

5. 插管时的体位 新生儿的床应放平,头部和身体呈一条直线,颈部轻度仰伸,可能的条件下,调整床的高度,使床的高度与操作者的上腹部或胸的下部平行。

6. 插管进入气道的评估 观察到心率迅速改善是唯一的证实气管插管进入气道的方法。

7. 气管插管下临床变差的考虑 ①气管插管移位;②气管插管梗阻;③气胸;④气管插管连接或其他设备故障。

8. 气管插管不成功时,可考虑使用喉 – 面罩进行 PPV。

(五)心脏按压

1. 指征 有效 PPV(有胸廓运动)持续 30 秒以上,心率仍小于 60 次 /min。大多数情况下,这时已插入气管插管。如果无胸廓运动,此时并不是心脏按压指征,应为获得持续有效的 PPV 而作出努力。

2. 心脏按压位置 按压时,左右两侧的大拇指应放置在胸骨的中央处(大约位于两侧乳头连线水平），双手环绕新生儿的躯干。用其余手指抵住患儿的背部。

3. **心脏按压深度** 用足够的力量向下按压胸骨，深度约为胸廓前后径的1/3。

4. **按压频率** 按压的频率为90次/min，呼吸的频率为30次/min。相当于每2秒给予3次按压加1次呼吸。

5. **评估心率** 心脏按压1分钟后，暂停按压以评估心率，必要时短暂的暂停通气。使用听诊器听诊心率。有条件时使用心电导联在按压时评估心率。如果心率≥60次/min，停止心脏按压，继续给予PPV，频率为40~60次/min。如果正确实施了心脏按压，但是心率持续在60次/min以下，是使用肾上腺素的指征。

（六）药物

1. **肾上腺素** 浓度为1:10 000；相当于0.1mg/ml，有条件时优先使用静脉或骨髓给药途径；气管内给药途径仅在静脉或骨髓通路尚未建立前使用。静脉使用时，剂量为0.1~0.3ml/kg。气管插管内给药，剂量为0.5~1ml/kg。静脉或骨髓给药后，需要用生理盐水0.5~1ml冲管。气道内给药用PPV帮助药物进入肺内。如果心率仍低于60次/min，3~5分钟重复使用肾上腺素。

2. **扩容指征** 新生儿对复苏步骤无反应，有休克表现，有急性失血病史。

3. **扩容剂选择** ①晶体：低血容量休克紧急处理，推荐使用生理盐水；②红细胞：考虑严重胎儿贫血时，使用压缩红细胞扩容。如果产前已诊断，使用和母亲血型交叉配血的血型，以确保和进入新生儿血液中的母亲抗体相容。紧急情况下，如果交叉配血不能立即进行，输入O型、Rh阴性的血。

4. **扩容剂量** 初始的扩容剂量为10ml/kg。如果给予初始扩容剂量后，新生儿没有改善，可再次给予10ml/kg。在有大量失血的特殊情况下，考虑增加扩容剂量。

5. **扩容途径** 考虑使用脐静脉置管或骨髓通路。外周静脉置管可以使用，但不推荐在心血管功能急性衰竭的状态下使用。

6. **扩容速度** 目前，尚无最佳扩容速度的推荐。通常情况下，低血容量休克需要快速的纠正，扩容一般在5~10分钟之内完成。

（七）特殊情况下的复苏

如按复苏流程规范复苏，新生儿心率、氧饱和度和肌张力状况应有改善。如无良好的胸廓运动，未听及呼吸音，持续发绀，可能存在表2-6所列的特殊情况。新生儿持续发绀或心动过缓，可能为先天性心脏病，此类患儿很少在生后立即发病。所有无法成功复苏的原因几乎都是通气问题。

（八）早产儿复苏

1. **体温管理** 置于合适中性温度的暖箱。对胎龄<32周早产儿，复苏时可采用塑料袋保温（见初步复苏部分）。

2. **正压通气时控制压力** 早产儿由于肺发育不成熟，通气阻力大，不稳定的间歇正压给氧易使其受伤害。正压通气需要恒定的吸气峰压及呼气末正压，推荐使用T-组合复苏器进行正压通气。

表 2-6　新生儿复苏的特殊情况

特殊情况	病史 / 临床表现	干预措施
气道机械性阻塞		
胎粪和黏液阻塞	胎粪污染羊水 / 胸廓运动不良	气管导管吸引胎粪 / 正压通气
后鼻孔闭锁	哭时红润,安静时发绀	口咽气道或气管导管插入口咽部
咽部气道畸形（如 Pierre-Robin 综合征）	舌后坠进入咽喉上方将其阻塞,空气进入困难	俯卧体位后鼻咽插管或喉罩气道
肺功能损害		
气胸	呼吸困难,双肺呼吸音不对称;或持续发绀	胸腔穿刺术
胸腔积液	呼吸音减低	立即气管插管,正压通气
	持续发绀	胸腔穿刺术,引流放液
先天性膈疝	双肺呼吸音不对称	气管插管,正压通气
	持续发绀,舟状腹	插入胃管
心功能损害		
先天性心脏病	持续发绀 / 心动过缓	诊断评价
胎儿失血	苍白:对复苏反应不良	扩容,可能包括输血

3. 避免肺泡萎陷　胎龄 <30 周、有自主呼吸或呼吸困难的早产儿,产房内应尽早使用持续气道正压通气。根据病情选择性使用肺表面活性物质。

4. 维持血流动力学稳定　由于早产儿生发层基质的存在,易造成室管膜 – 脑室内出血。心肺复苏时,要特别注意保温、避免使用高渗药物、操作轻柔、维持颅内压稳定。

（九）伦理

1. 复苏失败　如果持续复苏 10 分钟,Apgar 评分始终为 0,应告知患儿父母结果并停止复苏。

2. 胎龄过小或有严重先天性疾病的新生儿　如果医生可以确定胎龄过小（在我国一般为 24 周以下）或者有严重染色体等先天性疾病,无存活希望,应由医生决定不予复苏。如果新生儿有很高的死亡风险或有并发严重疾病的风险,存在巨大的经济和精神负担,应充分告知其父母,并与其讨论是否复苏以及相应的复苏方案。

二、血气分析

（一）概述

动脉血气分析能客观反映机体环境的某些改变,如氧合状况和各种复杂的酸碱失衡等,故在各种危急、重症患者的防治中已成为重要的检验项目。

（二）血气分析常用的指标

pH、动脉二氧化碳分压（$PaCO_2$）、动脉氧分压（PaO_2）可直接测定，血气的其他指标（碱缺失和碳酸氢盐等）都是根据这三项计算而来。如果测定值中的某一项降低（如 $PaCO_2$ 因误差使测定值偏低），将会导致碱缺失相应地升高。

1. pH　为 H^+ 浓度的负对数，反映血液内 H^+ 指标，正常人为 7.34~7.45，>7.45 为碱血症，<7.35 为酸血症。pH 随年龄发生变化，一般认为 pH>7.30 为正常，超出此范围，机体酶系统活性将受损。

2. $PaCO_2$　是指血浆中呈物理溶解状态的 CO_2 分子所产生的张力，可直接反映肺的通气状态，是了解体内呼吸性酸碱平衡的主要指标。$PaCO_2$ 在 35~45mmHg，如果血 pH 正常，此值轻度增高也是允许的。

3. PaO_2　是物理溶解在动脉血中氧分子所产生的张力，是判断机体是否缺氧、心肺病变、呼吸衰竭的重要指标。新生儿正常值为 60~80mmHg。正常人随着吸氧浓度的增加，PaO_2 相应提高，PaO_2/FiO_2（氧合指数）正常比值为 400mmHg，ARDS 时 ≤200mmHg，急性肺损伤时 ≤300mmHg。

4. 实际碳酸氢盐（AB）　是指隔绝空气的标本在实际 $PaCO_2$、实际体温和血氧饱和度条件下测得的血浆 HCO_3^- 浓度，受代谢和呼吸两方面的影响。

5. 标准碳酸氢盐（SB）　是全血在标准条件下（即体温在 37~38℃，血氧饱和度为 100%，用 $PaCO_2$ 40mmHg 的气体平衡）测得的血浆 HCO_3^- 含量。一般认为 SB 不受呼吸因素影响，是判断代谢性酸碱失衡的指标。正常值为 22~27mmol/L，平均为 24mmol/L。

6. 其他酸碱性平衡指标　如缓冲碱（BB）、碱剩余（BE）、AG（阴离子间隙）。

7. 其他氧合指标　如 SaO_2（动脉血氧饱和度）、SpO_2（经皮血氧饱和度）、CaO_2（血氧总含量）、$A-aDO_2$（肺泡 – 动脉氧分压差），可用于监测危重患者的病情变化，是决定呼衰患者是否给予机械通气的重要依据；呼吸机治疗后，可用于指导呼吸机参数的调节；可诊断不同类型的缺氧，协助临床采取针对性治疗、评估疗效及预后。

（三）血气分析酸碱指标的应用

危重患者都有内环境紊乱，酸碱失衡是重要的内容，对抢救成功率和预后影响很大。

1. 人体对酸碱平衡的调节　机体通过体内的缓冲系统维持体内 pH 稳定，相互关系用"三量"相关方程概括：

pH（7.34~7.45）=PK（6.1）+log（HCO_3^-/H_2CO_3）= 肾 / 肺 = 代谢性 / 呼吸性 =20/1。

2. 酸碱失衡的基本类型和血气指标相应的变化（表 2–7）

3. 双重（混合性）酸碱失衡多在危重患者或病程稍长的情况下发生，血气分析相应变化如下：

（1）呼酸并代酸：pH↓↓，$PaCO_2$↑，HCO_3^-↓ 或 ±，BE↓或 ±。常见于心搏呼吸骤停、重症肺炎、窒息患儿通气严重障碍并休克或高热缺氧、乳酸增多时。

（2）呼酸并代碱：pH ±，$PaCO_2$↑↑，HCO_3^-↑↑，BE↑。常见于重症肺炎等通气障碍、有频繁呕吐患者；心衰使用利尿剂致低血钾；医源性补 5% 碳酸氢钠液不当等情况。

表 2-7　酸碱失衡的基本类型和血气指标相应的变化

类型		pH	HCO$_3^-$	PaCO$_2$	BE	举例
代酸	失代偿	↓	↓	±	↓	腹泻、休克
	代偿	±	↓	↓	↓	肾衰、糖尿病
代碱	失代偿	↑	↑	±	↑	严重呕吐、胃管引流
	代偿	±	↑	↑	↑	低钾
呼酸	失代偿	↓	±	↑	±	肺炎、毛支炎
	代偿	±	↑	↑	↑	哮喘、窒息
呼碱	失代偿	↑	±	↓	±	各种通气过度
	代偿	±	↓	↓	↓	ARDS 早期

注：↑表示上升，↓表示下降，± 表示在正常范围，变化不大。

（3）呼碱并代碱：pH↑↑，PaCO$_2$↓↓，HCO$_3^-$± 或↑，BE ± 或↑。常见于各种过度通气患儿并呕吐、低血钾、低氯血症或输碱性液不当等情况。

（4）呼碱并代酸：pH ± ，PaCO$_2$↓↓，HCO$_3^-$↓↓，BE↓。常见于各种过度通气患儿并腹泻、高热、休克或肾功能不全等情况。

4. 血气分析预计代偿值的计算程序

（1）对血气分析报告进行质控检验　判断是否有明显干扰误差，以免误导诊断和处理。

（2）判定血气酸碱指标　是原发改变还是继发改变。正确判断原发与继发的关系后，再进行预计代偿值的计算。

（3）预计代偿值的计算（表 2-8）。

表 2-8　酸碱平衡血气预计代偿值的计算

失衡类型	原发改变	继发调节	预测代偿应达值	代偿时限	代偿极限
代酸	HCO$_3^-$↓↓	PaCO$_2$↓	PaCO$_2$= 1.5×（HCO$_3^-$）+8 ± 2	24 小时	10mmHg
代碱	HCO$_3^-$↑↑	PaCO$_2$↑	△PaCO$_2$= 0.9×△HCO$_3^-$ ± 5	24 小时	55mmHg
呼酸（2 天内病程）	PaCO$_2$↑↑	HCO$_3^-$↑	PaCO$_2$↑10mmHg HCO$_3^-$↑1~2mmol/L	数分钟 ~ 6 小时	30mmol/L
呼酸（病程长于 2 天）	PaCO$_2$↑↑	HCO$_3^-$↑	PaCO$_2$↑10mmHg HCO$_3$↑3.5~5mmol/L	3~4 日	42~45mmol/L
呼碱（病程2 天内）	PaCO$_2$↓↓	HCO$_3^-$↓	PaCO$_2$↓10mmHg HCO$_3^-$↓2mmol/L	数分钟 ~ 6 小时	18mmol/L
呼碱（病程长于 2 天）	PaCO$_2$↓↓	HCO$_3^-$↓	aCO$_2$↓10mmHg HCO$_3^-$↓5mmol/L	3~4 日	12~15mmol/L

注 1：无△者表示为绝对值，有△者与正常值的差数。

注 2：代偿时限是指人体调节代偿达到最大代偿反应所需的时间。在发病一定时间后已达代偿时限，继发性代偿反应未达代偿值 pH 不在正常内为失代偿；超过预计代偿值的上限或下限均属混合性酸碱失衡；未达代偿时限，未达预计代偿值，则诊断为部分代偿；应在达到代偿时限时再复查血气，再分析酸碱失衡诊断

5. 对三重酸碱失衡（TABD）的处理原则重点是积极治疗原发病。

只有血 pH<7.25 或 >7.50 严重酸血症或碱血症时，才考虑适当的纠酸或碱化血液，使 pH 维持在 7.25~7.50 可接受的范围内为宜。

（1）补充 5%NaHCO$_3$ 碱性液体计算公式：$\triangle$BE× 体重（kg）× 0.3 × 1.7= 需补 5% NaHCO$_3$ 的液体量（ml）。先给 1/3 或 1/2 量，复查血气分析后，酌情应用余量纠酸。

（2）补充 25% 盐酸精氨酸液体计算公式：$\triangle$BE× 体重（kg）× 0.3 × 0.8= 需补 25% 精氨酸的液体量（ml）。先用 1/2 量以 10% 葡萄糖液稀释一倍静脉点滴，复查血气分析后，酌情应用余量。肾功能不全患儿慎用。以呼酸为核心的 TABD，在纠正代谢性碱中毒的同时应尽量改善通气功能。

（四）血气分析的临床应用

1. 整体原则　要核对血气报告，找到引起问题的原因并对特殊的原因给予相应的处理。首先是检查新生儿，如果以前数次血气都是代谢性酸中毒，而现在是代谢性碱中毒，最好在治疗前复查血气，不要仅根据这一次的血气即作处理，尤其是在新生儿的临床状况没有改变时。如果临床情况有变化，异常的报告可能是准确的，可作出相应的临床处理，再重复血气测定，进一步评估。

2. 血气样本　可以通过动脉、静脉和毛细血管样本测定血气值。大多数现代血气分析仪 0.2~0.3ml 样品就可测定血气值以及其他全血参数。为了尽量减少采样和稀释的影响，最好将动脉血气样品收集于专用做血气的干燥肝素注射器中。样品应在 15 分钟内进行分析，或保存在冰上送到远程实验室场所。

（1）动脉血样测得的 pH、PaCO$_2$ 和 PaO$_2$ 最可靠。在稳定状态下，经动脉置管测得的动脉氧分压是氧监测的金标准。

（2）静脉血样与动脉血样比较，测得的 pH 偏低、PaCO$_2$ 偏高。

（3）毛细血管样本：采血时需要肢体充分的温暖、顺利的穿刺和严格的厌氧收集，可大致评估新生儿的 pH 和 PaCO$_2$，其测定值介于动脉血样和静脉血样的测定值之间。在临床中通常难以保证适当的收集技术，并且毛细血管取样不宜用于 PaO$_2$ 的测定。低血压或休克的新生儿不能使用毛细血管血样。

（4）连续血气分析：目前提倡通过留置导管进行连续血气分析，能提供快速、实时的数据和减少重复血气测量所需的血量。最新技术可利用已插入就位的血管导管中的光学传感器的光纤系统进行连续血气分析。这些装置已用于新生儿体外膜氧合期间的电路监测和通过脐动脉导管监测早产儿。

3. 血气测定的误差　空气污染血标本、注射器中肝素过多可致碱缺失增加。采血的注射器有气泡时 PaCO$_2$ 降低、PaO$_2$ 增高。样本量不足时，容易出现 pH 降低和碱缺失增加。穿刺的不适可能导致 PaO$_2$ 的波动和下降，使测量值低于实际的稳态值。在结果与预期不符时，或是进行重要的临床决定时，不宜用静脉或毛细血管血样，应用动脉血样复测血气值。

4. 血气分析时的氧疗方式　处理气管插管新生儿的异常血气与呼吸室内空气新生儿的方法明显不同。进行机械通气的早产儿通常表现出 PaCO$_2$ 的大幅度波动。在这样的情况下，随机单一的血气值不能准确反映氧合的总体趋势。

5. 无创血气指标

（1）经皮氧（Pt_cO_2）监测：经皮氧监测器类似于经皮微型血气电极的加热传感器，将皮肤表面加热至 43.5~44℃，以使皮肤表面血流量和氧扩散到传感器位置最大化。在适当的条件下，皮肤表面 PO_2 与实际动脉 PO_2 密切相关。目标经皮氧监测的范围通常为 40~80mmHg。使用血管扩张药物、高氧血症、低温环境、循环衰竭、3~4 周龄皮肤成熟度增加后，可能会导致 PaO_2 被低估。但该装置需要频繁校准和改变电极位置，并且高度依赖于使用者的专业水平。此技术已经被脉搏血氧饱和度监测所取代。

（2）脉搏血氧饱和度（SpO_2）监测：已经成为新生儿无创氧监测的主要工具。该技术简单，不需校准，优质品牌的脉搏血氧饱和度测量仪可高精度（±3%）连续测量。但患儿的活动时、早产儿的脉搏弱、不适当的传感器、强光（光疗装置）、胎儿血红蛋白值 >50% 及存在碳氧血红蛋白或高铁血红蛋白时可能有误差，且不能检测出高氧血症。SpO_2 值目标值为 90%~95%。

（3）经皮二氧化碳（$PtcCO_2$）测定：目前大多数的经皮氧监测传感器配置有经皮二氧化碳电极。精确的 $PtcCO_2$ 值比经皮氧分压更难获得。因二氧化碳的组织扩散速率和温度系数不同于氧气，电极需要校准。一般来说，$PtcCO_2$ 较动脉血 CO_2 平均高 4mmHg，在高碳酸血症的情况下可能增高 8mmHg 以上。因对操作技能要求较高，限制了该技术在临床中的应用。

（4）呼气末二氧化碳测量：在新生儿中的应用也受到限制。该技术适用于通气分布均匀婴儿的监测，如常规手术后的患儿。

三、肺泡表面活性物质使用

（一）概述

肺泡表面活性物质（pulmonary surfactant, PS）的应用是新生儿科学中具有革命性意义的治疗之一，使早产儿存活率大幅度提升。表面活性物质除了应用于其缺乏所致的呼吸窘迫综合征（respiratory distress syndrome, RDS）外，在早产儿和足月儿的其他临床疾病中也有应用。

（二）应用对象

1. **新生儿呼吸窘迫综合征**　是 PS 应用的主要疾病。由于出生时或出生后短期内肺泡功能和结构发育不成熟，缺乏肺表面活性物质所致的 RDS，是 PS 治疗的主体对象。主要见于早产儿，晚期早产儿或足月儿也可发病。胎龄越小，发病率越高。临床表现为进行性呼吸困难、呼气性呻吟、发绀、三凹征等，可发展为呼吸衰竭，并可经血气分析证实。胸部 X 线表现为毛玻璃样改变及支气管充气征（分为 IV 级）可以确诊。病情在生后最初 2 日逐渐加重，如不予治疗，可由于进行性的低氧血症及呼吸衰竭导致死亡，存活者生后 2~4 日情况开始改善。

2. **其他疾病**

（1）糖尿病母亲婴儿：由于糖尿病母亲新生儿的肺表面活性物质主要成分饱和磷脂酰胆碱水平较低、成熟延迟，患 RDS 的风险是无糖尿病母亲新生儿的 5~6 倍。目前的证据支持表面活性物质疗法对糖尿病母亲婴儿是有益的。

（2）足月儿或近足月儿急性呼吸窘迫综合征：足月儿和近足月儿发生急性呼吸窘迫综合征（ARDS）主要机制是肺液清除延迟和表面活性物质分泌不足。足月儿出现暂时性呼吸急促也与板层小体数目较少和表面活性物质功能降低有关。宫缩发动前的剖宫产因缺乏刺激 PS 产生的过程，ARDS 发病率明显升高，气漏、严重低氧血症、持续肺动脉高压和支气管肺发育不良等的发病率和病死率也相对较高。故对 PS 异常的 ARDS 可应用表面活性物质。

（3）继发性表面活性物质缺乏：继发于疾病，如肺出血、胎粪吸入综合征（MAS）、肺部感染和肺不张等所致炎性介质破坏Ⅱ型肺泡上皮细胞、表面活性物质失活等。PS 替代疗法有效。

（4）长期机械通气早产儿：如支气管肺发育不良（BPD）、肺泡发育缺陷和表面活性物质蛋白功能失常等。PS 对吸入氧浓度、生后 48 和 72 小时的呼吸窘迫严重程度有短期的有益影响。

（5）新生儿肺出血：外源性表面活性物质替代疗法能逆转肺出血时相关分子成分对内源性表面活性物质的灭活过程。不论是早产儿还是足月儿肺出血，为改善氧合可使用肺表面活性物质。

（6）肺泡化受损：先天性和后天性肺发育障碍影响肺的肺泡化、Ⅱ型肺泡细胞数量及表面活性物质产生，表面活性物质替代治疗有益。

（7）先天性膈疝：患儿表现为肺发育不良伴持续性肺动脉高压（PPHN），存在表面活性物质的缺乏。对于产前单纯诊断先天性膈疝的足月患儿不推荐使用表面活性物质治疗。

（8）表面活性物质蛋白基因突变：是一组异质性的罕见疾病，常家族中有过类似发病，产前很难诊断，通常预后不良，且机械通气或表面活性物质治疗作用差或短暂。如表面活性物质结合蛋白 B 的遗传性缺乏、表面活性物质蛋白 C 的基因突变。需等待含表面活性物质结合蛋白、含激素成分的人工合成表面活性物质研制应用。

（三）应用指征

1. **治疗性应用指征**　一旦诊断 RDS 应尽早应用，越快越好。

（1）有 RDS 的临床表现（呼吸困难、呻吟）或胸片提示 RDS 者，应早期治疗性应用表面活性物质，不要等到胸片出现典型 RDS 改变。

（2）胎龄 <26 周者 FiO_2 需求 >0.30，或胎龄 >26 周者 FiO_2 需求 >0.40 时。

（3）需要气管插管来维持稳定的患儿可在产房即使用。

（4）对有自主呼吸的新生儿，推荐使用 CPAP 同时采用 LISA 技术给药。

2. **第二次应用指征**　对有 RDS 进展临床证据的患儿，如持续需氧及机械通气，应使用第二剂或第三剂表面活性物质。当 $FiO_2>0.4$，6~8 小时后重复评估。

3. **预防性应用指征**

（1）超早产儿（超未成熟儿）胎龄 ≤28 周或体重 <1 000g 的早产儿，生后 30 分钟内预防性应用表面活性物质。

（2）母亲产前未完成激素治疗或需气管插管的早产儿。

气管插管指征：①生后无明显自主呼吸，按程序复苏无效。②频繁呼吸暂停，经药物或 CPAP 治疗无效。③氧疗时 $FiO_2>0.6$、$PaO_2<50mmHg$ 或经皮血氧饱和度 <85%。④$PaCO_2>$

60mmHg,并伴有持续性酸中毒(pH<7.2)。⑤CPAP 治疗时:胎龄 <26 周,PEEP ≥6cmH$_2$O 时,FiO$_2$>0.3;胎龄 ≥26 周,PEEP ≥6cmH$_2$O 时,FiO$_2$>0.4,无法下调时。

(3)存在 PS 缺乏的实验室证据:①卵磷脂 / 鞘磷脂(L/S)<2∶1;②胃液泡沫稳定实验提示肺发育不成熟或磷脂酰甘油缺乏(<3%)。

(4)胎龄 28~32 周早产儿:具有以下 3 项或 3 项以上 RDS 高危因素或诱因的新生儿。

诱因和危险因素:①男婴;②双胞胎之小或多胎;③剖宫产出生;④围产期窒息;⑤孕母产前未用皮质激素或用量不足;⑥糖尿病母亲婴儿;⑦高血压母亲;⑧生后需要气管插管;⑨具有家族易患因素。

如存在可导致新生儿期死亡的先天畸形,不建议早期应用 PS。

(四)应用剂量

不同 PS 种类都有各自推荐剂量。国外品牌一般每次至少 100mg/kg,严重病例需加大剂量至 200mg/kg。国产 PS 产品推荐剂量为 50~100mg/kg。

固尔苏推荐首剂为 200mg/kg,药代动力学和临床数据表明可更快脱离氧供、减少重复用药、降低死亡率。表面活性物质的应用,见表 2-9。

表 2-9　表面活性物质的应用

名称	来源	剂量	间隔时间	次数	主要成分磷脂蛋白	
固尔苏 Curosur	猪	预防:每次 100mg/kg 治疗:每次 100~200mg/kg 首次:200mg/kg 重复:100mg/kg	q.8h.~q.12h.	2~4 次	98%~99% SP-B SB-C DPPC	1%~2%
珂立苏	牛	预防:每次 70mg/kg 治疗:每次 70~100mg/kg 首次:70~100mg/kg 重复:70mg/kg	q.8h.~q.12h.	2~4 次	90% SP-A SP-B SP-C SP-D	1%

(五)应用方法

1. **经气管内给药**　用 PS 前清理呼吸道,将 PS 经气管插管注入。

2. **"INSURE"策略**　对状态稳定者,给药后立即(或早期)拔除气管插管改为非侵入性呼吸支持(nCPAP)或鼻腔间歇正压通气(NIPPV),即"INSURE"技术(气管插管 - 表面活性物质 - 拔管使用 nCPAP)。

3. 若患儿 CPAP 下有自主呼吸可考虑微创的方式给予肺表面活性物质(MIST),如 LISA。

4. **PS 类型**　人工合成或天然型,目前推荐天然 PS 制剂。我国现用两种均为天然型,从牛或猪肺制备提取。剂型分混悬剂和冻干粉剂,需冷冻保存。混悬剂用前解冻摇匀,干粉剂用前加生理盐水摇匀,复温至 37℃。

（六）安全性

表面活性物质应用的短期风险包括在滴注过程中出现心动过缓、低氧血症和疼痛，以及气管插管堵塞。同时，因 PS 可迅速改善气体交换，易出现过度通气导致的二氧化碳分压过低。

（七）注意事项

插管技术需熟练，给予表面活性物质后，应快速下调吸入氧浓度及相关呼吸机参数，避免高氧血症峰值的出现。

四、抗心律失常治疗

（一）概述

胎儿、新生儿心律失常并不少见，随着心脏电生理传导系统的逐渐发育，多数新生儿心律失常为自限性过程，存在个体差异。

（二）病因

1. 生理因素 最常见，由于胎儿、新生儿心脏传导系统发育不成熟所致，可引起窦性心律失常、期前收缩、阵发性室上性心动过速、心房扑动及颤动、不同程度的房室传导阻滞等心电图改变。

2. 病理因素 常伴有各种原发病：①围产期缺氧缺血；②各种感染；③电解质紊乱、酸碱平衡失调；④心脏器质性疾病；⑤先天代谢性疾病；⑥甲状腺功能异常；⑦围产期药物影响（如阿托品、肾上腺素、洋地黄、普罗帕酮等）；⑧新生儿狼疮综合征。

（三）诊断

胎儿心律失常主要依据宫内胎儿超声心动图作出诊断。生后第 1 分钟内，准确的心率评估至关重要。一般多采用间断心前区听诊来计算心率，但通过听诊和触诊往往会低估新生儿心率。脉搏血氧仪虽可连续评估心率，但需要 1~2 分钟的安装，且在低心排血量和低灌注的情况下可能无法检测到心率。三导联心电图与脉搏血氧测定法相比，能快速获得准确的心率。推荐使用三导联心电图评估心率，在生后即刻就能了解心率和节律改变。

新生儿心律失常一般依据体表 12 导联心电图诊断，心电监护示波器所显示的心脏节律变化对诊断有帮助，但不能作为诊断的唯一依据，均需行超声心动图除外先天性心脏病。

新生儿常见心律失常主要有三大类型：①心动过速；②心动过缓；③节律异常。心电图分析时，需要考虑以下方面：①频率（正常、增快、减慢）；②节律（规则或不规则，阵发性或渐进性）；③QRS 波形。

临床诊断新生儿心律失常时，应进行心脏电生理和血流动力学评估。如患儿末梢循环不良和 / 或低血压，应立即建立静脉输液途径，给予相应复苏急救处理。先救治休克，再明确病因，遇新生儿心室纤颤则需要即刻除颤治疗。因诊断与治疗各有不同，以下按照心动过速、心动过缓和节律异常三类分述。

1. 心动过速

（1）QRS 波形正常的心动过速

1）阵发性室上性心动过速：阵发性室上性心动过速（supraventricular tachycardia, SVT）为新生儿最常见的症状性心律失常，发生率约为 1/2 500。新生儿可无症状，也可出现易激惹、烦躁、面色苍白、拒食、呕吐。心脏听诊心率增快，律齐，心音有力；如心动过速持续 24 小时可出现心力衰竭。

SVT 心电图特点：①心率增快，常为 240~260 次/min，最快可达 320 次/min；R-R 间期多匀齐；②具有突发突止特点；③QRS 波形态和时间正常。

室上性心动过速需与窦性心动过速鉴别，如难以鉴别，应按室上性心动过速治疗。如伴室内差异性传导，还应与阵发性室性心动过速鉴别。

2）心房扑动和颤动：新生儿心房扑动和颤动较少见，约占心律失常的 9%~14%，临床表现除心脏听诊可有心律不齐外，大致同室上性心动过速。

新生儿房扑心电图表现为 P 波消失，代之以快速、规则、呈锯齿状扑动波（即 F 波），以 Ⅱ、Ⅲ、aVF、V₁ 导联明显，频率为 360~480 次/min；心室率较心房率慢，房室传导阻滞常为 2:1 或 3:1 传导。

新生儿房颤心电图表现为 P 波消失，代之以纤细、零乱、快速而形态不同的颤动波（即 f 波），以 V₁、V₂ 导联明显，频率为 400~750 次/min；心室律完全不规则，R-R 绝对不整，心室率取决于房室传导阻滞的程度。

心房扑动和颤动应及时行抗心律失常治疗，终止发作，药物和电学治疗同室上性心动过速。

（2）QRS 波形增宽的心动过速

1）室性心动过速：多伴有严重原发病和血流动力学障碍，临床表现为烦躁、大汗、面色苍白、发绀、呼吸急促、呼吸困难、血压下降、心音低钝、心源性休克、心力衰竭、阿-斯综合征等。心电图表现为 QRS 波宽大畸形，时间 >0.08 秒，T 波与主波方向相反，心室率一般为 150~200 次/min；P 波与 QRS 波无关，心房率较心室率慢，可有室性融合波或心室夺获，是与室上性心动过速伴室内差异性传导鉴别的关键。

2）室性纤颤：常在危重儿临终前心电监护中出现，QRS 波与 T 波完全消失，代之以一系列快速、不规则、大小不等、波形不同的颤动波，频率 150~500 次/min。查体心音和脉搏消失，需立即给予心肺复苏和电除颤治疗，利多卡因用法见表 2-10；当复苏成功后，需评估查找病因，给予病因治疗。

2. 心动过缓 新生儿心率 <100 次/min 为心动过缓，常见原因有窦性心动过缓、窦房结功能不良、先天性房室阻滞、左房异构、QT 延长综合征伴 2:1 房室阻滞等。

房室传导阻滞（atrioventricular block, AVB）包括 Ⅰ度、Ⅱ度（不完全性房室传导阻滞）及 Ⅲ度房室传导阻滞（完全性房室传导阻滞）。

（1）Ⅰ度房室传导阻滞：新生儿 P-R 间期 >0.15 秒为 Ⅰ度房室传导阻滞，一般无症状，心脏听诊可有第一心音低钝。无须特殊治疗。

（2）Ⅱ度房室传导阻滞：一般无症状，心脏听诊可有第一心音低钝、心律不齐。心电图表现分为两型：①莫氏Ⅰ型：P-R 间期逐渐延长，直至 P 波后无 QRS 波，临床意义同Ⅰ度房室传导阻滞;②莫氏Ⅱ型:P-R间期固定;P波按规律出现,部分P波后无QRS波。Ⅱ度Ⅱ型有可能变为Ⅲ度房室传导阻滞,应提高警惕。室上性心动过速发作、地高辛中毒者常出现Ⅱ度房室阻滞,无须特殊治疗,主要针对原发病治疗。

（3）Ⅲ度房室传导阻滞:又称完全性房室传导阻滞（complete heart block,CHB）,窦房结激动均不能下传至心室为CHB,心房与心室各自独立起搏,彼此无关,心室率比心房率慢。CHB常在宫内即发现胎儿心动过缓。无心脏结构异常的CHB应警惕母体变态反应病如SLE,母体存在SSA和SSB抗体者,2%~3%发生CHB,预后不佳。

CHB症状与原发病病情及心动过缓的程度有关,如心室率>50次/min,患儿可无症状;如心室率<50次/min,多有血流动力学障碍,临床表现为面色苍白、发绀、呼吸困难、血压下降、心音低钝、心源性休克、心力衰竭、阿-斯综合征等。

心电图表现为P-P间隔与R-R间隔各有其固定规律,P波与QRS波无关;心房率为70~200次/min,多为窦性心律;心室率多为40~80次/min,为交界性或室性逸搏心律;QRS波形态取决于房室传导系统阻滞部位,如阻滞部位在近端,QRS波无增宽,如阻滞部位在远端,QRS波畸形、增宽。

3. 节律异常

（1）房性期前收缩:房性期前收缩（premature atrial contraction,PAC）一般无症状,心脏听诊可有心律不齐、漏搏等。心电图表现为提前出现的异位P波,形态与窦性不同,常埋在前一个心动周期的T波中;P-R间期在>0.10秒;QRS波形态可正常与窦性相同,或QRS波增宽变形（房早伴室内差异性传导）,或无QRS波（房早未下传）;代偿间歇多为不完全性。

（2）室性期前收缩:室性期前收缩（premature ventricular contraction,PVC）心电图表现为提前出现的QRS波,宽大畸形,时间>0.08秒,T波多与主波方向相反;QRS波前无P波;代偿间歇多为完全性。单发PVC并不少见,PVC成对出现如二联律或三联律,一般无须干预。

（四）治疗

1. 抗心律失常药物使用原则

（1）抗心律失常药物主要针对快速型心律失常,缓慢型心律失常不宜应用（最佳选择起搏器治疗,无条件时可选择相应药物治疗,但安全性和效果欠佳,仅作为过渡治疗）。

（2）心律失常大体上分为室上性和室性,所谓"窄谱"抗心律失常药主要针对室性或室上性的某一种心律失常,而"广谱"抗心律失常药对室性和室上性均有效。

（3）如果存在血流动力学障碍,优先电复律治疗。

（4）抗心律失常药物常有致心律失常的副作用,合并器质性心脏病或长期应用时需谨慎。

2. 临床常用抗心律失常药物（表2-10）

抗心律失常药一般主要是针对"主动性、抢先、快速型"心律失常。短时间内难以分辨心律失常究竟是源自室上性还是室性时,可选择广谱抗心律失常药物,待病情稳定后再调整治疗方案。快速型心律失常的药物治疗,目前首选胺碘酮,以下情况除外:合并心动过缓、低血钾、重度心衰。

表 2-10　常用抗心律失常药物剂量表

药名	剂量和用法	适应证
地高辛	口服洋地黄化量为早产儿 20μg/kg、足月儿 30μg/kg,分 3 次,每 8 小时 1 次;达化量后 12 小时开始用维持量,每日 10μg/kg,分 2 次,每 12 小时 1 次	室上性心动过速
普罗帕酮 Ic 类	口服每次 4~6mg/kg,维持每次 2~3mg/kg,每 8 小时 1 次。静注每次 1mg/kg 加 5% 葡萄糖 20ml 缓慢注射,20 分钟后可重复,总次数≤3 次,总量 <5mg/kg;静滴维持 4~7μg/(kg·min)	室上性及室性心律失常
利多卡因 Ib 类	静注每次 1mg/kg 加 5% 葡萄糖 20ml 缓慢注射,每 5~10 分钟 1 次,3 次后改为静滴维持 20~50μg/(kg·min)	室性心律失常
苯妥英钠 Ib 类	静注每次 2~4mg/kg 加生理盐水 20ml 缓慢注射,10~15 分钟后可重复 1 次	洋地黄中毒致室性期前收缩、室性心动过速
普萘洛尔 Ⅱ 类	口服每日 1mg/kg,每 8 小时 1 次;静注 0.1mg/kg 加 5% 葡萄糖 20ml 缓慢注射	先天性长 Q-T 综合征、各种期前收缩、室上性心动过速
美托洛尔 Ⅱ 类	口服每日 0.2~1mg/kg,每 12 小时 1 次;静注 0.05~0.1mg/kg 加 5% 葡萄糖或生理盐水 20ml 缓慢注射	窦性心动过速、期前收缩、室上性心动过速、房扑、房颤、室性心动过速
胺碘酮 Ⅲ 类	口服每日 10~15mg/kg,每 8 小时 1 次,维持量每日 3~5mg/kg,每日 1~2 次,也可隔日 1 次或每周用 5 日,停 2 日。静脉每次 2.5~5mg/kg 加 5% 葡萄糖 20ml 在 30 分钟至 2 小时泵入,静滴维持 10~15mg/(kg·d),浓度≤2mg/ml	室上性及室性心律失常
腺苷	静注 37.5~50μg/kg,2~5 秒内快速"弹丸式"静推,最大量 200μg/kg	室上性心动过速,新生儿小婴儿慎用
阿托品	静注、皮下注射或口服,每次 0.01~0.03mg/kg,每 6~8 小时 1 次	心动过缓,高度房室传导阻滞
异丙肾上腺素	静滴 1mg 加 5% 葡萄糖 250ml(浓度 4μg/ml),从小剂量开始,逐渐增加,一般用 0.05~0.5μg/(kg·min),最大量 2μg/(kg·min)	心动过缓、高度房室传导阻滞、Q-T 延长尖端扭转型室性心动过速

注:Ib 和 Ic 类为钠离子通道阻滞剂,Ⅱ类为 β- 受体拮抗剂,Ⅲ类为延长动作电位时间的药物,Ⅳ类为钙离子通道阻滞剂

(1)室上性快速型心律失常:广谱药物 Ia、Ic、Ⅱ、Ⅲ类,窄谱药物Ⅳ类(针对室上性心动过速)。

(2)室性快速型心律失常:广谱药物 Ia、Ic、Ⅱ、Ⅲ类,窄谱药物 Ib 类。

3. 其他抗心律失常药物

(1)洋地黄类:属于强心苷药物,主要作用窦房结、房室结,可用于室上性快速型心律失

常的治疗,新生儿及儿科常用来治疗室上性心动过速,具有"负性频率、正性肌力",故对于快室率房颤、房扑或房速合并有心力衰竭者,治疗效果好。

（2）升压药:属于拟交感药,用于阵发性室上性心动过速。机制主要为升高血压,刺激颈动脉窦,反射性引起迷走张力增高,从而终止阵发性室上性心动过速,但有烦躁、头痛等副作用,目前已基本不用。

4. 治疗缓慢型心律失常药物

（1）阿托品:属抗胆碱类药,可阻断迷走神经,使交感张力相对增高,从而提高心律。副作用有面红、口干、尿潴留。

（2）异丙肾上腺素:属拟交感类药,可兴奋交感神经,提高心律。副作用有降低冠脉灌注,可致室性心律失常。

5. 电复律治疗

（1）电击复律:利用短暂直流电击,使心脏所有起搏点同时除极,以消除异位起搏点并中断各种折返途径,终止各种快速型心律失常,使窦房结重新控制心律。

1）适应证:主要用于血流动力学不稳定的患儿:①室上性心动过速伴严重心力衰竭或药物治疗无效者;②心电图无法分辨的快速异位心律,病情危重者;③房扑或房颤伴心力衰竭,药物治疗无效者;④室性心动过速;⑤室颤。

2）禁忌证:洋地黄或电解质紊乱引起的快速型心律失常。

3）方法:一般采用体外同步直流电击术。具体步骤:①做好复苏准备,检查机器同步性能。②除颤器电极上涂以适量导电糊,便于导电及预防皮肤灼伤。将一个电极置于胸骨右缘第2肋间,另一个置于左腋中线第4肋间。电极片直径约4.5cm。③应用最小而有效的能量进行复律,首次1~2J/kg,如无效,可增至4J/kg,最大量6J/kg,婴儿一般用20~40J。一次治疗重复电击不宜超过2~3次。

4）并发症及处理:电击复律可引起心律失常,转律后常出现窦缓或各种类型期前收缩,约1~2分钟自行消失;少数出现室性心动过速或室颤,多由机器同步装置失灵、用电量过大所致,调整机器和用电量后,可再次电击复律;偶发心脏停搏,多为原有窦房结功能障碍者,应采用电起搏治疗。电击复律后应密切观察1~2小时,并用抗心律失常药物维持治疗数月,以防复发。

（2）临时起搏器:对严重心动过缓新生儿,经脐静脉或股静脉植入临时起搏器较困难,需要使用荧光剂;2kg以上婴儿可经皮下安置临时起搏器,但易引起皮肤烫伤;窦房结功能不良可经食管安置起搏器,但对于CHB无效。

6. 改善心肌细胞代谢的治疗 能量合剂(葡萄糖、三磷酸腺苷、辅酶Q10、维生素C)、果糖二磷酸钠、磷酸肌酸钠等心肌营养药物可改善心肌细胞代谢,促进新生儿心脏传导系统发育成熟,可酌情应用。

7. 不同类型心律失常的治疗

（1）室上性心动过速的治疗

1）潜水反射刺激迷走神经:病情稳定者可予冰袋或浸冰水(0~4℃)的湿毛巾敷面,每次10~15秒,间隔3~5分钟,不超过3次。不得用压迫眼球方法。

2）药物治疗:①洋地黄类药物:如发作持续时间长伴心力衰竭者首选洋地黄,静脉用药可在10小时内中止发作。地高辛酏剂(50mg/ml)口服,给药方便、安全、剂量准确、吸收良好,为目前治疗 SVT 和房扑的第一线药物。应用洋地黄的副作用包括各种室上性心律失常、胃肠道反应等,应监测心电图和血药浓度(地高辛血药浓度 <3~4ng/ml),在达化量后 6 小时检查血药浓度。不得用地高辛治疗预激综合征导致的阵发性室上性心动过速,因其具有潜在加速房室结旁路折返的作用;②其他药物:如发作持续时间较短,不伴心力衰竭,可选普罗帕酮;无效再用洋地黄。普萘洛尔可用于治疗预激综合征导致的阵发性室上性心动过速,副作用有呼吸暂停和低血糖,需要心电监护和监测血糖 1~2 日。

3)电学治疗:包括电击复律和电起搏。还可用经食管心房起搏超速抑制的方法终止室上性心动过速。

室上性心动过速终止发作转为窦性心律后,可应用洋地黄或普罗帕酮维持治疗 5~7 天再停药;如室上性心动过速反复发作,药物可维持 6~12 个月。腺苷有强烈刺激迷走神经的作用,国内使用经验有限。

4)围产期治疗:如产科体检发现胎儿心动过速,可经胎儿超声心动图确诊室上性心动过速,注意有无合并先天性心脏病或胎儿水肿,治疗需给孕母服用可通过胎盘屏障的抗心律失常药物如地高辛、氟卡尼丁等。如药物治疗无效伴胎儿水肿是结束妊娠的指征,推荐剖宫产分娩,注意胎儿心率不是宫内窘迫的可靠指标。

(2)室性心动过速的治疗:包括及时纠正心律失常,终止室性心动过速发作,积极治疗原发病,改善心肌细胞代谢。血流动力学稳定者可给予利多卡因稀释后缓慢静脉注射,继之持续静脉滴注,同时行心电监护,注意窦缓、传导阻滞等副作用;还可用普罗帕酮静脉注射;如室性心动过速由地高辛中毒所致,可用苯妥英钠纠正;如药物治疗无效或有明显循环障碍者,可用同步直流电击复律,注意纠正酸中毒,可在电复律前给予高通气和碳酸氢钠治疗。

(3)完全性房室传导阻滞的治疗:心室率 >80 次 /min,无症状者无须治疗;有症状者应积极治疗原发病,改善心肌细胞代谢,使用阿托品或异丙肾上腺素对症治疗;如心率 <50 次 /min,有心力衰竭、阿 - 斯综合征等表现者应安装心脏临时起搏器。

五、循环支持

(一)概述

新生儿循环稳定和血压正常主要取决于心脏收缩及舒张功能,以及血管内容量适当、机体内环境稳定。新生儿期由于经历分娩、脏器成熟及各种疾病的原因导致循环不稳定甚至循环衰竭,尤其是早产儿,需要给予循环支持。根据主要的病因可分为几类,需要分别使用不同的治疗方案和药物。

心力衰竭是一个复杂的临床症候群,由于心脏结构异常或功能障碍引起心室充盈或射血功能减退,出现心室舒张或收缩功能不全,新生儿则往往表现为全心功能衰竭。常发生于新生儿危重型先天性心脏病、重度新生儿窒息、重症感染及新生儿败血症等。早期识别心衰症状和及时、有效的治疗至关重要。

休克是一组由多种病因引起的组织灌注损伤综合征。任何病因引起的组织灌注损伤均导致细胞功能障碍,器官功能不全或衰竭,甚至导致死亡。临床一般通过体格检查发现组织灌注不足,如呼吸急促、皮肤苍白、肢体湿冷、毛细血管充盈时间延长及尿量减少等,休克可伴有或不出现低血压,血流动力学监测对判断休克类型和评估疗效十分重要。低血容量性休克可引起特殊的血流动力学改变,如低血压、中心静脉压及肺毛细血管楔压降低,心排血量减少,代偿性心率增快,体循环阻力和心肌收缩力增加。治疗采取液体复苏,包括晶体溶液、胶体溶液及血液静脉输注,以保证组织灌注和氧合。心源性休克是由于维系心排血量的心脏功能障碍所致,治疗涉及减轻心脏前负荷,增加心肌收缩力,当血压尚稳定可考虑降低心脏后负荷。感染性休克则以分布性休克为特征,新生儿早期可出现暂时性心排血量增加由于患者血管严重舒张而致血压下降,治疗感染性休克包括稳定输液、合理应用血管活性药物或正性肌力药,须同时有效治疗原发疾病,并积极控制机体的炎症反应。

严重的心律失常也可引起心功能不全和循环障碍,新生儿期最常见为快速性心律失常,如室上性心动过速,持续发作者包括 W-P-W 综合征患儿,表现为心率异常增快,可能伴有低血压。急性发作时可用腺苷、非二氢吡啶类钙离子通道阻滞剂等,新生儿应慎用"潜水"反射。

(二)血管活性药物使用目的

血管活性药物是指一类通过调节人体血管的舒缩状态,改变血管的舒缩速度及改善微循环的血流灌注状况,从而达到抗休克目的的药物。可用于调节患儿的血压、增加心排血量、改善微循环。血管活性药物据其作用特征一般可以分为:血管收缩性药物、血管舒张性药物、正性变力药。由于新生儿的病理生理特点,较少涉及需要通过应用血管扩张剂以降低血压的状况,故新生儿期血管活性药物的使用主要集中在血管升压药和正性变力性药物。

新生儿常因多种病因,包括新生儿窒息后缺氧缺血损伤、败血症、NEC 和危重型先天性心脏病等,导致心功能不全和微循环障碍而发生休克。早产儿由于血管舒缩功能不稳定、心血管代偿能力差,更易发生休克。患儿因重要器官微循环灌注不足、有效循环血量降低、心排血量减少,而加剧组织微循环障碍,预后严重,也是新生儿死亡的重要原因。

新生儿高血压病例比较少见,且有因可寻,所以极少使用酚妥拉明、硝酸甘油、硝普钠等血管扩张剂。少部分高血压急症需要使用时需谨慎斟酌、密切监测。非高血压急症时可口服 β- 受体拮抗剂、血管紧张素转换酶抑制剂(ACEI)、钙离子通道阻滞剂等以控制血压。

(三)药物分类和作用机制

1. 作用于肾上腺素能受体

(1)α_1- 受体:受体兴奋后使血管、胃肠道和泌尿生殖道的平滑肌收缩。

(2)α_2- 受体:受体兴奋后血管产生收缩。

(3)β_1- 受体:具有正性肌力、正性变时效应,该受体兴奋使心肌兴奋性增强,增加心肌收缩力及传导速度,可能导致心律失常。

(4)β_2- 受体:受体兴奋后引起血管舒张和支气管扩张。

2. 作用于多巴胺受体

D_1 受体:受体兴奋后调节肠系膜、肾脏、冠状动脉和脑血管,使之扩张。

（四）新生儿常用药物

1. 多巴胺

（1）药物作用：为儿茶酚胺类药物，兼具 α− 肾上腺素能受体、β_1− 肾上腺素能受体和多巴胺受体激动的作用，主要通过 α− 肾上腺素能受体增加全身血管阻力而升高血压。该药代谢迅速，血浆半衰期为 2~5 分钟，但血浆清除率的个体差异大。

1）小剂量 2~5μg/（kg·min）：以兴奋多巴胺受体为主。选择性扩张肾脏血管使尿量增加；对肠系膜血管和脑血管的作用不确定。兴奋 β_1− 受体，具有轻度正性肌力作用，但心率、血压不变。

2）中等剂量 5~10μg/（kg·min）：以兴奋 β− 受体为主，使心肌收缩力增强，心排血量增加，收缩压升高，心率增快。

3）大剂量 10~20μg/（kg·min）：主要兴奋 α− 受体，使外周血管及内脏血管收缩，血压升高。此时，肾动脉收缩，尿量减少。一般使用剂量为 15μg/（kg·min）以下。

（2）适应证：各种类型休克，尤其适用于伴有肾功能不全、心排血量低的情况。

（3）副作用和监测：引起心动过速和心律失常；可增加肺动脉压；有可逆性抑制催乳素和促甲状腺素分泌的作用；如静脉注射处渗漏可致组织坏死。使用中需要持续监测心率和动脉血压，记录尿量及外周组织灌注情况。应选择较大静脉注射，并密切观察注射部位情况。

2. 多巴酚丁胺

（1）药物作用：为合成的儿茶酚胺类药物，具有 β_1− 肾上腺素能活性，为增强心肌收缩力的血管加压药物。该药与多巴胺相比，增加心排血量的作用更明显，而升压作用较小。药物起效快，静推后 1~2 分钟开始作用，10 分钟可达高峰；因代谢很快，血浆半衰期仅数分钟，故需静脉维持。血浆清除率个体差异较大。

新生儿剂量为 2~20μg/（kg·min），可兴奋心脏 β_1− 肾上腺素能受体，对 α− 受体作用微弱，明显增强心肌收缩力。

（2）适应证：休克伴低心排血量、心功能不全和心力衰竭。

（3）副作用和监测：可增加心肌氧耗，对于血容量不足的患儿易致低血压；大剂量可引起心动过速和心律失常；药物渗漏时，注射部位组织缺血。持续静脉滴注中监测心率和动脉血压。应选择较大静脉注射，注意静注部位外渗的情况。

3. 肾上腺素

（1）药物作用：为肾上腺髓质分泌的主要激素，对 α− 受体和 β− 受体的兴奋作用都很强，作用复杂而广泛。短期使用治疗全身性低血压。

1）小剂量 0.05~0.3μg/（kg·min）：兴奋 β_1− 受体，使心率增快，提高心肌收缩力和心排血量；同时因刺激 β_2− 受体可致全身性或肺血管扩张，动脉压可能不升高。

2）大剂量 0.3~2μg/（kg·min）：同时激动 α− 受体和 β_1− 受体，刺激心肌细胞，引起血管收缩使血压升高，同时心律增快、心肌耗氧增加。

新生儿休克表现低血压时，初始剂量为 0.05~0.2μg/（kg·min），常用剂量 0.05~0.5μg/（kg·min），持续静脉输注，调整剂量达到所需的效果；最大剂量为 2μg/（kg·min）。纠正酸中毒可增加药物疗效。新生儿复苏时如气管内给药，可用较大剂量 0.1mg/kg，随之即滴入 1ml 生理盐水。

（2）适应证：心搏骤停、严重的心动过缓和低血压、心源性休克、过敏性休克。

（3）副作用和监测：若长期大剂量使用可导致重要脏器和组织血流灌注减少，微循环障碍，如肾血流量减少、急性肾衰竭。使用中持续监测心率和血压。观察静注部位情况。

4. 异丙肾上腺素

（1）药物作用：为 β- 受体兴奋剂（拟交感神经药物）。主要通过增加心率和增强心脏收缩强度而增加心排血量。兴奋小动脉 β_2- 受体的作用，可减轻心脏后负荷。刺激胰岛分泌。

新生儿剂量 0.05~2μg/（kg·min）：通过 β_1- 受体激动，具有正性肌力作用，并兴奋窦房结及心脏传导系统，使心率增快，心排血量增加。新生儿心动过缓时，0.05~2μg/（kg·min）静脉维持。

（2）适应证：心动过缓、心源性休克、阿 – 斯综合征。

（3）副作用和监测：由于心脏兴奋性增强，可能诱发室性心动过速、室颤。使用时持续监测生命体征、血压，监测中心静脉压更佳。动态监测血糖。

5. 去甲肾上腺素

（1）药物作用：对 α- 受体和 β- 受体均具有兴奋作用，使血管收缩，血压升高，心肌收缩力增强。

新生儿剂量 0.05~2μg/（kg·min）：通过强烈地激动 α- 受体，引起血管极度收缩、血压升高，同时增加冠状动脉血流；也可激动 β- 受体，增强心肌收缩力。新生儿脓毒性休克，初始剂量 0.05~0.1μg/（kg·min），常用剂量 0.1~2μg/（kg·min），静脉维持。

（2）适应证：休克时外周循环阻力降低者，如脓毒性休克，还可用于难治性低血压。

（3）副作用和监测：引起脏器血流灌注减少，尤其是肾脏血流量减少，严重时导致急性肾衰竭。长期大剂量使用可导致组织供血不足、回心血量减少、心排血量降低。外渗可引起局部组织坏死。使用中应注意监测血压，选用大静脉输入以避免药液渗漏。

6. 去氧肾上腺素

（1）药物作用：为作用于 α- 受体的拟交感类药物，可引起血管收缩；有时也间接通过促进去甲肾上腺素的释放起作用，使外周阻力增加，收缩压和舒张压均升高。缩血管作用持续时间长。

常规剂量 0.1~0.5μg/（kg·min）：直接兴奋 α- 受体，尤其对皮肤、黏膜、内脏的受体，使血管收缩，升压作用比去甲肾上腺素弱，但持续更久。

（2）适应证：低血压、法洛四联症缺氧发作。

（3）副作用和监测：血压增高引起反射性心率减慢，可能导致心排血量降低，过量使用时可引起心律失常。使用中注意监测心率和血压，注意防止药液外渗。

7. 硝普钠

（1）药物作用：为直接作用于小动脉和静脉的非选择性血管扩张剂。可快速减轻难治性充血性心衰患儿的心脏后负荷，用于高血压的急救治疗。

常规剂量：起始 0.1~0.25μg/（kg·min），根据血压每 20 分钟逐步上调达到所需效果，通常维持剂量 <2μg/（kg·min）。严重高血压可至 5~8μg/（kg·min），最大剂量不超过 10μg/（kg·min），短时用于高血压危象（<10 分钟）。药物作用于氧合血红蛋白，解离释放氰化物

和一氧化氮,对动脉、静脉平滑肌均有直接扩张作用。

（2）适应证:严重高血压。有报道用于肺动脉高压。

（3）副作用和监测:低血压和心动过速;硫氰酸盐中毒或氰化物中毒,多发生于输注速度 >3μg/（kg·min）和使用持续 72 小时以上者;药物外渗可引起组织坏死。必须持续监测心率和动脉血压,避免代谢性酸中毒的发生;监测氰化物和肝肾功能。选择大静脉输液,并密切监测静滴部位有无渗漏。

8. 硝酸甘油

（1）药物作用:通过释放 NO 激活鸟苷酸环化酶,使平滑肌内的环鸟苷酸（cGMP）增多,引起血管平滑肌扩张,回心血量减少,减轻心脏前负荷。

常规剂量:0.25~0.5μg/（kg·min）,根据血压每 15~20 分钟逐步上调至 1~5μg/（kg·min）。扩张动 – 静脉血管床,以扩张静脉为主,作用强度与药物剂量相关。

（2）适应证:高血压急症。有报道用于肺动脉高压。

（3）副作用与监测:反射性引起心率增快,可能发生低血压。新生儿使用时需要严密监测血压、心率。易出现药物耐受性。使用时需要避光。

9. 血管加压素

（1）药物作用:通过激动血管平滑肌 V_1a- 受体引起血管收缩、血压上升。同时,也作用于肾脏集合管细胞基底侧膜的 V_2- 受体,调节集合管对水的通透性,发挥抗利尿作用。偶见新生儿病例使用的报道。剂量:0.000 01~0.008U/（kg·min）。

新生儿剂量:低血压 0.01~0.04U/（kg·h）;休克（复苏和外源性儿茶酚胺治疗无效的血管舒张性复杂性低血压）0.01~0.6U/（kg·h）。

（2）适应证:儿茶酚胺抵抗型的暖休克、心搏呼吸骤停。

（3）副作用与监测:可能导致肠系膜、肾脏血流减少,增加 NEC 的风险。治疗时应监测血压、血清钠离子和钾离子的浓度。

10. 其他

（1）米力农

1）药物作用:为非洋地黄、非儿茶酚胺类正性肌力药物。通过抑制磷酸二酯酶的作用,改变钙的转运,增强心肌收缩力,改善心搏出量。短期治疗心脏术后或脓毒性休克所致急性心搏出量减少。该药主要经肾脏清除,半衰期个体差异很大,超低体重儿明显长。

新生儿剂量:负荷量 50~75μg/kg,维持量 0.25~0.75μg/（kg·min）,持续静脉滴注。药物通过选择性抑制磷酸二酯酶 –3（PDE–3）的活性,增加细胞内 cAMP 含量,从而增加心肌细胞内钙的含量,并使心肌收缩后钙的回吸收增加,增强心肌收缩力,同时使心肌舒张能力增强。并通过前列腺素途径对血管平滑肌具有直接的松弛作用,不增加心肌耗氧量。

2）适应证:心力衰竭,尤其针对需要同时强心并减低血管阻力者（低排高阻型休克）。改善末梢循环,如血乳酸增高的患儿。

3）副作用和监测:低血压、心动过速,少见快速性心律失常;血小板减少较为常见。用药开始前要保证适当的血容量。药物使用中,连续监测心率和血压,评估心搏出量;监测液体及电解质、肾功能,以及血小板的变化。

（2）西地那非

1）药物作用:为选择性磷酸二酯酶的抑制剂,可扩张肺部血管,用于难治性肺动脉高压。该药主要在肝脏代谢,肝功能明显障碍者清除率降低。如同时使用抑制 CYP3A4 的药物如乳酸红霉素,西地那非的血浓度可明显增高。

新生儿肺动脉高压治疗剂量:0.5~3mg/kg,每 6~12 小时口服一次。通过选择性抑制磷酸二酯酶 –5(PDE–5)活性,增加细胞内 cAMP 含量,经肝脏的 CYP3A4 代谢产生 N– 去甲西地那非而发挥作用,扩张肺部血管,也能使吸入 NO 的肺血管扩张效应增加。

2)适应证:吸入 NO 治疗后疗效不佳或无法进行 NO 治疗的患儿。

3)副作用和监测:关于新生儿的资料仍有限。短期应用可引起全身性低血压、氧合降低,并可能使严重的早产儿视网膜病的风险增加。治疗过程中须持续监测血压及氧合的变化。肝肾功能异常者应注意药物剂量和代谢情况。

(3)左西孟旦

1)药物作用:为钙增敏剂,以钙离子浓度依赖的方式与心肌肌钙蛋白 C 结合而产生正性肌力作用,不影响心室舒张。同时可通过 ATP 敏感的钾离子通道开放而产生血管舒张作用,降低后负荷。此外,还可以抑制磷酸二酯酶 –3。有新生儿使用的报道,但资料有限。一般剂量:负荷剂量 6~24μg/kg,维持剂量 0.05~0.2μg/(kg·min),持续静脉滴注,使用时间 24~72 小时。对于先天性心脏病术后低心排综合征的疗效尚有待证明。

2)适应证:心源性休克,尤其对围手术期低心排血量的心脏病患儿。

3)副作用和监测:可导致低钾血症、低血压、室性心动过速,故须密切监测血压、心率、心电图,定期复查血清钾离子浓度。可能引起血红蛋白、血细胞比容降低,合并贫血时需谨慎使用,治疗期间注意监测并及时纠正贫血。严重肾功能损伤(肌酐清除率 <30ml/min)时禁用。

(五)注意事项

新生儿在使用血管活性药物过程中,应该注意血流动力学的监测:

1. **一般监测**　包括体温(肛 – 指温差)、血压、脉搏、心音、心率和心律、毛细血管充盈时间及尿量。

2. **氧合情况监测**　虽然常用的 SaO_2 和 PaO_2 可反映血氧合状况,但是不能反映组织的氧合,而动脉血气分析中血乳酸浓度能间接反映组织细胞是否缺氧。

3. **心功能监测**　中心静脉压监测可以鉴别心功能不全与血容量不足,对于液体复苏和抗心衰治疗具有指导意义;而心脏超声检查和床旁超声检查更适用于新生儿临床。

使用血管活性药物时,应充分考虑各种药的药代动力学特征,并注意部分血管活性药物的个体差异性较大。多数血管活性药物需要静脉维持,而此类药物外渗可引起局部组织坏死,需要密切观察注射部位,防止发生药物外渗的情况。

六、呼吸支持

新生儿由于发育或各种疾病导致呼吸困难、呼吸窘迫、呼吸衰竭时,往往需要进行呼吸支持。根据疾病的性质和严重程度可采取不同力度的呼吸支持方式,如非机械通气的氧气吸入治疗(常压给氧)和机械通气。机械通气又根据人机连接界面选择方式的不同,分为有创机械通气(invasive mechanical ventilation,IMV)和无创机械通气(noninvasive mechanical ventilation,NIMV)。凡需要建立人工气道(经鼻或经口气管插管、气管切开)进行的正压机械通气方式称为有创机械通气；通过鼻塞、鼻罩、面罩和喉罩等相对无创方式与呼吸机连接或无需建立人工气道进行的机械通气方式统称为无创机械通气。目前新生儿常用的无创机械通气技术主要是无创正压机械通气，包括持续气道正压通气、双水平气道正压通气和（同步）间歇正压通气、高流量鼻导管通气、经鼻高频振荡通气；有创机械通气技术主要包括常频机械通气和高频振荡通气。

（一）非机械通气的氧气吸入治疗

1. 适应证

（1）临床指征：发绀，$SaO_2<80\%$ 出现发绀。而严重贫血时，虽 PaO_2 已达 8kPa（60mmHg）以下，由于还原血红蛋白 <5g/dl，故发绀可不明显。此外需鉴定局部循环欠佳所致的发绀，如呼吸急促、吸凹征、鼻翼扇动、呼气呻吟等呼吸窘迫表现；心率过快、心功能不全；严重贫血；超高热、烦躁不安；各种原因所致休克、颅高压、意识障碍等。

（2）血气指标：在吸入空气时，$PaO_2<50mmHg$ 或经皮氧饱和度（$TcSO_2$）<85% 者，治疗目标是维持 PaO_2 50~80mmHg 或 $TcSO_2$ 90%~95%。

2. 方法

（1）头罩法：氧流量一般 4~6L/min，FiO_2 为 0.45；若用 10L/min，FiO_2 可达 0.6。调节氧流量和气孔开放数，即可改变 FiO_2。

（2）口罩法：适用于重度缺氧。口罩距口鼻 0.5~1cm 为宜，流量可用至 2~5L/min。此方法一般不适用于新生儿，因难以控制和缺乏氧供的监测。

（3）改良鼻导管法：适用于轻度缺氧。将内径 0.4cm 乳胶管结扎一端，在距末端 2cm 处剪一长形缺口，将此管横置并固定于鼻孔下方，氧流量多用 2~4L/min。流量计可控流速最小至 0.25L/min。

（4）鼻塞法：适于中重度缺氧。若鼻塞密闭良好，FiO_2 可达 0.8~0.9。

（5）暖箱给氧：临床常用 4~6L/min 氧流量，FiO_2 一般在 0.4 左右。

3. 氧的撤离　当足月儿 $PaO_2>80mmHg$ 和 / 或 $TcSO_2>97\%$，应及时降低 FiO_2；早产儿 $PaO_2>70mmHg$ 和 / 或 $TcSO_2>95\%$ 时，应及时降低 FiO_2。当 $FiO_2>0.6$ 时，按 0.1 梯度递减；当 $FiO_2<0.6$ 时，按 0.05 梯度递减；当 $FiO_2<0.3$ 时，按 0.01~0.02 梯度递减。呼吸空气 30 分钟后，$PaO_2>60mmHg$、$PaCO_2<50mmHg$，即可停止氧疗。

4. 早产儿用氧　由于早产儿更易遭受氧化应激损伤，且早产儿的最佳目标 SpO_2 值也因其出生后不同阶段而异，至今尚缺乏明确的关于早产儿安全 SpO_2 的循证医学指导。因此在对早产儿进行氧疗时，一定要充分考虑到针对早产儿不同时期（出生时、出生后早期及晚期）设定不同的目标 SpO_2 范围。目前专家普遍认可的早产儿出生后不同时期 SpO_2 的目标值为：出生后初始数分钟内目标 SpO_2 是 85%~92%，此后直至矫正胎龄 36 周时 SpO_2 是 91%~95%，康复期 SpO_2 则应维持在 93%~95%。在各个时期均应避免低氧血症导致的慢性组织、器官缺氧损伤甚至死亡；但同时应避免高氧血症导致的氧化应激损伤。强调早产儿常压给氧时采用空、氧混合仪，并通过脉搏氧饱和度仪或多功能生理监护仪监测 SpO_2。

（二）无创正压通气

无创正压通气（noninvasive positive pressure ventilation，NPPV）是目前最常用的无创

通气技术,新生儿常采用经鼻持续气道正压通气(nasal continuous positive airway pressure, nCPAP)、双水平气道正压通气(Bi-level positive airway support, BiPAP)、经鼻间歇正压通气(nasal intermittent positive pressure ventilation, nIPPV)、经鼻同步间歇正压通气(nasal synchronized intermittent positive pressure ventilation, nSIPPV)。NPPV 最终目标是:①改善通气:即增加潮气量和每分通气量,从而降低动脉血二氧化碳分压。②减轻呼吸功:减少膈肌和辅助呼吸肌做功,从而减少氧消耗;降低呼吸频率;稳定胸廓减轻塌陷回缩。③增加功能残气量:防止肺不张,降低内源性呼气末正压通气(PEEP),降低肺泡–动脉血氧分压差。④保持上气道通畅:减少阻塞性呼吸暂停的发生频率和持续时间。⑤减轻肺水肿:气道持续正压可减轻肺泡毛细血管淤血并减少渗出,使肺动脉血流量减少。

1. 经鼻持续气道正压通气　nCPAP 是在自主呼吸条件下,提供一定的压力水平,使整个呼吸周期内气道均保持正压的通气方式。nCPAP 可以抵抗上气道塌陷,稳定胸壁,保持气道通畅,增加功能残气量,通过产生抗水肿的效应,保护外源性表面活性物质,防止肺不张,改善通气/血流比例及肺部氧合,增加肺顺应性。通过鼻实现呼吸支持,可以避免患儿经气管插管机械通气。因此,nCPAP 通常用于治疗早产儿呼吸暂停、拔管后的辅助呼吸和 RDS 等。

(1)临床应用指征:鼻塞 CPAP(nCPAP)适用于 $PaO_2<8.0kPa$(60mmHg)、$SaO_2<90\%$、$PaCO_2<9.3kPa$(70mmHg)而自主呼吸尚有力的患儿。主要适应证包括:①早产儿出生后不久,轻度 RDS,需 FiO_2 较低;②呼吸窘迫,在头罩吸氧时需要 $FiO_2>0.30$;③头罩吸氧时 $FiO_2>0.40$;④近期拔除气管插管者,出现明显三凹征和/或呼吸窘迫;⑤早产儿呼吸暂停;⑥早产儿 RDS 气管插管应用 PS 后拔管,再应用 CPAP。

(2)禁忌证:呼吸或心搏骤停;喘息样呼吸;继发性呼吸暂停;自主呼吸微弱,频繁呼吸暂停或顽固性呼吸暂停;气道分泌物多,咳嗽无力,误吸风险高;未经引流的气胸或纵隔气肿,严重低氧血症和酸中毒;休克、心律失常;上气道畸形(如后鼻孔闭锁、食管气管瘘、膈疝);涉及面部的先天性畸形(如后鼻孔狭窄、微鼻孔、无鼻、唇腭裂);近期面部、颈部、口腔、咽、食管或胃部手术后等。

2. 双水平气道正压通气　BiPAP 即双水平持续气流,是指吸气相(高压相)和呼气相(低压相)中皆存在持续气流,并由持续气流完成整个机械通气。特点是吸气相和呼气相皆允许自主呼吸存在,机械呼吸和自主呼吸的频率是一致的。在持续自主呼吸时,如果 BiPAP 的高压和低压一致即为 CPAP,如果高压和低压均为零则为自主呼吸。与 nCPAP 相比,BiPAP 优点在于允许自主呼吸和控制通气同时存在,可使患儿呼气阻力降低,更好地防止人–机对抗和 CO_2 潴留,气道压力稳定也可以减少肺部损伤,真正的 BiPAP 是多种通气模式的模糊总和,是万能通气模式,可以用于从急性期到恢复期不同患儿的呼吸支持,恢复期应用可以使患儿更容易撤机。

患儿吸气时,呼吸机同步送出较高的吸气相正压,帮助患儿克服气道阻力,增加吸气量,减少患儿呼吸做功;患儿呼气时,呼吸机同步将压力降到较低的呼气相正压,使患儿较易呼气,同时防止持续过度通气,增加功能残气量,改善氧合,减轻肺水肿。与 CPAP 时的自主呼吸比较,BiPAP 通过呼吸道压力变化实现额外的肺泡通气,减少膈肌和辅助呼吸肌做功,从而减少氧消耗,降低呼吸频率。

3. 经鼻间歇正压通气和经鼻同步间歇正压通气　nIPPV 是 CPAP 叠加机械通气的结

合通气模式,主要生理效应是通过产生间歇升高的咽部压力来增加上呼吸道的压力,通过喉部的间歇性膨胀来激发呼吸运动,这种通气模式比 CPAP 可明显减少呼吸暂停的发生。通过产生比 CPAP 更高的平均气道正压,可以增加肺泡的充盈。并发症有胃肠穿孔,可通过放置胃管来避免。有研究认为,如果辅助通气频率接近新生儿的自主呼吸频率,则 nIPPV 更有效。

最佳的无创通气模式应该提供与自主呼吸同步的机械通气支持。同步化有许多优点,包括可使用低的吸气峰压、使通气气体的分布更好、增加气体交换,从而减少气胸和 BPD 的发生率。在经鼻通气中,当正压的产生跟自主呼吸中的声门打开同步,气体可以更有效地进入下气道到达肺部,同时气体可以避免进入食管,从而降低胃肠穿孔的危险性。反之,如机械呼吸在呼气相发送,除增加呼吸功外,还会增加气胸的发生。研究表明,同步化无创通气比 CPAP 更能显著降低 PCO_2 和呼吸频率,提供更多通气支持,减少呼吸做功。常用的同步化无创通气模式旨在产生从正压辅助通气到完全自主呼吸的平稳过渡,有经鼻同步间歇正压通气(nSIPPV)和经鼻同步间歇指令通气(nasal synchronized intermittent mandatory ventilation, nSIMV)两种模式。nSIPPV 模式呼吸机在每次自主呼吸时给予机械呼吸,而 nSIMV 模式呼吸机只在一定数量(呼吸支持的频率可以调节)的自主呼吸时给予呼吸支持,可使与呼吸机同步的呼吸能有完全的自主呼吸。在 nSIPPV 模式后或直接使用 nSIMV 模式,可使患儿以无创方式脱离呼吸机。

对于 RDS 恢复期或拔管初期的患儿,nIPPV 模式优于 nCPAP。有研究显示,对于胎龄 28~34 周的早产儿,生后 1 小时开始使用 nIPPV 组患儿所需呼吸支持时间(天数)、氧依赖时间、住院天数均明显少于 nCPAP 组,但在 BPD 发生率方面两组无显著性差异;对于极低和超低出生体重儿(需气管插管机械通气者),经 nSIPPV 拔管成功率显著高于经 nCPAP 者。

4. 无创正压通气的使用步骤与操作方法

(1)选择合适的无创正压通气装置:根据患儿的情况选择合适的通气装置,主要应考虑能够维持足够大的气流量,以便维持压力稳定。现有新生儿及小婴儿型的 CPAP 装置,应用比较方便。IPPV 装置,具体选择哪种呼吸机应根据医院条件和医护人员培训情况等确定,应了解在何种临床状况下需将 CPAP 转为 nIPPV 模式。

(2)选择连接方式:建立有效的无创性通气连接是成功应用无创通气的关键。新生儿无创性通气连接方式主要有三种:鼻塞、鼻罩和面罩。也有使用头罩成功施行 CPAP 的报道。鼻塞、鼻罩和面罩的材质多为聚氯乙烯或硅胶,柔软并有一定弹性,可减小局部作用时的压强。选择鼻塞、鼻罩、面罩时应注意式样和规格,保证适合患儿的鼻腔大小和脸形。临床上早产儿多选用鼻塞。

(3)选择通气模式:新生儿常用 CPAP、BiPAP、nSIPPV 和 nSIMV。通气模式的选择与所要达到的通气目的有关。如果为增加功能残气量,保持气道通畅,可选用 CPAP;如果需要增加潮气量,改善肺通气,可选用 BiPAP;要达到同步的目的可选用 nSIPPV 和 nSIMV。

(4)参数调节:通气参数按照患儿的具体情况来调节,原则是由低到高逐步调节。使用 CPAP 时,初始压力为 4~6cmH$_2$O(3.5~4.5mmHg),必要时可用至 10~12cmH$_2$O(8~12mmHg)。如使用 bubble 系统装置,一定要保证足够大的气流量以保持水封瓶持续有气泡排出。对 BiPAP 模式,初始参数为呼气压 4cmH$_2$O,吸气压 8~10cmH$_2$O,在 5~20 分钟内逐步增加至合适水平。压力的设置主要根据临床医师对无创正压通气装置掌握的熟练程度,以及患儿肺扩张程度和临床状况。吸入氧浓度应根据肺部氧合、胎龄及日龄等情况调节,使经皮氧饱和度维持在理想范围,尽可能使吸入氧浓度小于40%,避免长时间吸入高浓度氧。

(5)气体温化和湿化:虽然无创正压通气保留了上气道的加温湿化作用,但由于送气量大、流速快、气体比较干燥,因此需注意气体加温湿化。吸入干冷氧气会造成气道干燥,影响气管黏膜纤毛清除功能,使痰液不能排出,并可造成气道黏膜炎症反应及坏死吸入。有肺部感染时,痰液黏稠,更需加强湿化,促进痰液排出。一般空气温度为37℃,相对湿度为100%。湿化液必须用无菌蒸馏水。

(6)正压通气装置的撤除:目前尚没有文献指导临床医师何时降低正压通气装置的条件或停用正压通气装置。判断何时撤除正压通气装置都是基于医生的临床经验。通常的做法是待患儿临床状况改善后,先逐渐降低PEEP,然后再逐渐改为高流量的经鼻导管给氧到低流量鼻导管给氧或头罩给氧。

5. 无创正压通气中的监护与管理 施行无创正压通气后,应严密监护患儿情况,主要包括:

(1)进行24小时的心电呼吸监测。如果没有其他临床情况,应每小时监测生命体征,每4小时监测血压;每小时评估血氧饱和度的趋势,仔细观察与血氧饱和度升降有关的情况。

(2)至少每4小时应听诊呼吸音,确认正压通气装置的压力释放及呼吸音的对称性和性质,警惕气漏现象的发生。

(3)至少每4小时评估肤色和呼吸情况,包括三凹征、胸廓起伏、呼吸暂停的频率和情形。对气道分泌物的量和性质、吸引的需要、吸引的效果及耐受性进行评估和记录。当正压通气装置被气道分泌物堵塞时,应清洁或更换设备。

(4)每2~4小时变换体位,使气道分泌物松动。仅在需要时作鼻腔和口咽吸引。

(5)有发生装置头端损伤鼻腔或面部的情况,至少每4小时评估皮肤黏膜的完整性。检查鼻子表面有无发红或表皮脱落。至少每24小时有喉镜或笔式光源检查内鼻。检查外耳以确保其不会折叠。每4小时用浸湿的纱布进行口腔护理。

(6)至少每8小时测量腹围,如有腹胀则应更频繁地测量。如果出现腹胀应用8号口胃管进行胃肠减压,提升管的位置以免分泌物或胃内容物的丢失。应用口胃管是因为鼻胃管会增加气道阻力。评估口胃管的功能及分泌物的性状和量。

(7)至少每小时检查正压通气装置的帽子和鼻塞是否合适、位置是否正确;评估装置以及报警系统;评估和记录参数的设定(PEEP、FiO_2、平均气道压、湿化)。根据医嘱维持参数的设定,在吸痰或鼻塞操作后应检查压力水平。

(8)保持正压通气装置的密闭性以维持气道正压的预期值水平。应使用最大的鼻塞,这可以紧密的嵌入鼻孔而不会使皮肤变白。

(9)正压通气装置的管道应保持松弛。使用辅助设备固定患儿。维持温箱床面在水平位置。

6. 无创正压通气的并发症及处理

(1)气压性创伤:气压性创伤包括气胸、皮下气肿、纵隔腔积气和间质性气肿等。气压性创伤的形成与肺泡过度扩张有关,肺泡过度膨胀,肺泡破裂后气体沿着血管周围间隙扩散到肺间质、纵隔、胸腔、心包腔或皮下等部位而引发病变。压力过高,达到顺应性曲线的上升缓慢部分时,可导致肺静态顺应性下降、潮气量减少。如患原发性肺部病变行正压通气者,其肺泡破裂概率较正常者为高。机械通气时气胸发生率是CPAP的3倍,可见CPAP相对比机械通气安全。呼吸道压力超过多少才会形成气压性创伤,目前没有确定数值,但是多重因素包括急性肺部病变、慢性肺部病变、气道压力等,都与气压伤有关。临床应用正压通气时,应动态监测、评估肺部病变情况及肺顺应性变化,及时调整正压通气的压力,预防和减少气压伤的发生。

（2）腹胀:经鼻塞或鼻咽行正压通气治疗的新生儿容易吞入空气而引起腹胀,严重者可阻碍膈肌运动而影响呼吸。尤其是低出生体重早产儿可能因肠蠕动功能不成熟,发生腹胀概率更高。正压通气时,应常规放置胃管并保持开放状态。

（3）对心血管功能的影响:正压通气时提供的正压可经肺间质传达至胸膜腔,胸腔压力继而升高,阻止静脉血回流。如合并肺部疾病,本已增加的肺血管阻力进一步上升,右心室压力随之升高,心室中隔向左偏移,诸多因素联合作用使心排血量降低。

（4）对肾脏功能的影响:正压通气时,胸内压增加而使心排血量减少,且下腔静脉压力上升,导致肾脏血流重新分配,肾皮质血流量下降,出现尿量减少,钠盐排出减少。

（5）颅内压上升:新生儿,尤其是早产儿,脑部的原生质构造异常脆弱,一旦缺氧或血氧浓度剧烈变化,容易发生颅内出血。正压通气时,正压直接作用于胸廓,阻断静脉回流至右心室,颅内静脉血压因而增加,颅内压随之上升。

（6）鼻黏膜损伤:如鼻塞固定过紧,可压迫鼻黏膜而引起局部黏膜、皮肤损伤,鼻黏膜受损又造成进入呼吸道的气体湿化不充分,影响呼吸功能。为减少鼻黏膜损伤,应精心护理,鼻塞不要固定过紧,每3小时检查鼻塞位置是否正常,观察局部组织是否受到明显压迫。

7. 无创正压通气的临床应用

（1）新生儿呼吸窘迫综合征:大量临床实践表明CPAP是治疗RDS的有效措施。即使是对于极低出生体重儿,CPAP不仅可用于患儿出生时复苏、早期使用,还可避免气管插管有创通气,有助于早日撤离呼吸机。对于中重度RDS患儿可先行气管插管给予肺表面活性物质后,再拔除气管插管行CPAP辅助通气,这样有可能减少早产儿对呼吸机的长期依赖。随着越来越多的孕妇接受激素治疗,很多患儿出生后不需要气管插管机械通气,仅给予CPAP辅助通气即可,尤其对于低胎龄低体重的早产儿,生后早期使用CPAP无创通气,可避免气管插管的损伤和潜在风险。CPAP治疗NRDS可降低上气道阻力,使萎陷的肺泡复张,维持功能残气量和减少肺内分流,减少吸氧量。nCPAP氧流量6~10L/min,氧流量太低影响CO_2排泄,CPAP给氧时呼气末正压（PEEP）一般自0.38~0.59kPa（4~6cmH_2O）开始,可每次提高0.098~0.196kPa（1~2cmH_2O）,最高不超过1.18kPa（12cmH_2O）。通常提倡最大值为0.78kPa（8cmH_2O）,因CPAP过高导致肺泡过度扩张,降低肺顺应性和肺泡通气,影响静脉回心血流量和心搏出量,传递至肺血管床使肺血管阻力上升,反而使血氧分压减少和二氧化碳潴留,还可诱发气胸。当肺顺应性改善、FiO_2达0.4时,须及时下调PEEP,每次为0.098~0.196kPa（1~2cmH_2O）,下降过快肺会重新萎陷。

（2）早产儿呼吸暂停:鼻塞CPAP对于早产儿阻塞性和混合型呼吸暂停有效,可显著减少呼吸暂停发作次数,其作用机制目前尚不十分清楚,可能与以下因素有关:①减少肋间-膈神经抑制反射,维持胸壁稳定性;②增加功能残气量,稳定动脉血氧含量;③增加肺顺应性,使肺牵张感受器的敏感性及其对呼吸中枢的抑制反射减轻;④增加呼吸运动的驱动力,提高气体交换,维持上呼吸道的通畅。初始压力为 0.29~0.49kPa(3~5cmH$_2$O),可根据疗效适当调整参数。有学者主张,对极低出生体重儿需要及时应用 nCPAP 以预防早产儿呼吸暂停。nIPPV 比 NCPAP 效果更好。nIPPV 是在 CPAP 基础上叠加的模式,有助于更好地改善通气,可应用该模式治疗早产儿顽固性呼吸暂停或 CPAP 治疗无效的呼吸暂停。研究显示,与单独应用 CPAP 比较,应用 nIPPV 有助于降低早产儿呼吸暂停的发生频率,但对于胃肠穿孔的患儿不适于使用 nIPPV,不过,尚未见 nIPPV 引起胃肠穿孔的报道。

(3)早产儿气管插管拔管后的应用:经过气管插管给予间歇正压通气治疗后拔管的早产儿,仍然存在发展为呼吸衰竭(呼吸暂停、呼吸性酸中毒和低氧血症等)的危险因素。原因可能是插管拔除不久造成暂时的自主呼吸微弱或暂停,以及由于有肺泡塌陷倾向和呼吸中枢相对的抑制,需逐渐成熟。nCPAP 有助于呼吸功能的维持,保证上呼吸道通畅和增加功能残气量,从而避免肺泡塌陷。因此,nCPAP 对拔管早产儿是治疗和预防呼吸衰竭的重要手段。一般认为 nCPAP 的压力不高于 0.49kPa(5cmH$_2$O),拔管后 14 日内应用较为合适。建议出生体重小于 2 000g 的新生儿,同时予氨茶碱治疗,或应用指令型无创通气模式。研究表明,拔管撤机后给予患儿 nIPPV 呼吸支持,与鼻塞 CPAP 比较,能减少患儿重新气管插管的机会。

(4)新生儿肺炎:应用 nCPAP 可使细支气管及肺泡重新扩张,增加氧气交换,从而降低呼吸运动时所花费的能量。建议在肺炎病程初期使用,可避免病情恶化,促进呼吸的稳定,且可降低有创呼吸器的使用,但重症肺炎禁用 nCPAP。

(5)胎粪吸入综合征:胎粪吸入综合征(meconium aspiration syndrome, MAS)早期或较轻时,往往存在小气道的塌陷和肺不张,CPAP 可在呼气末使气道保持一定的正压,从而使肺泡处于一定的扩张状态,解除肺不张,改善通气/血流比值,增加肺部的氧合能力,有利于纠正低氧血症。CPAP 的压力多选择在 4~7cmH$_2$O,过高的压力使肺内分流比例升高,肺泡过度扩张,反使肺弹性系数降低。但对于以肺气肿为主的 MAS,则不适合应用 CPAP 治疗,以免肺泡过度扩张而诱发气胸。

(6)肺水肿:应用 CPAP 治疗肺水肿可明显提高动脉血氧分压,改善患儿病情。作用机制为:①CPAP 可使肺泡内压力增加,直接作用于肺小血管,阻止肺泡内液体的渗出;②CPAP 可增加功能残气量,稳定肺容积,改善氧合,消除缺氧、酸中毒对肺小血管壁的损害,降低血管壁的通透性,从而减轻肺水肿。

(7)其他用途:除上述临床应用外,CPAP 还可用于:①新生儿复苏,带有 CPAP 功能的复苏器已被用于分娩室的新生儿复苏抢救,目的是减少由于无 PEEP 功能复苏器应用所产生的潜在肺损伤;②先天性心脏病或腹部手术后(需要严格胃肠减压者禁用),CPAP 能改善肺功能和氧合;③鉴别发绀性先天性心脏病与肺部疾病,前者在应用 CPAP 后 PaO$_2$ 可增加10mmHg 以上;④喉软化、支气管软化和气管软化。

(三)高流量鼻导管通气

高流量鼻导管通气(high flow nasal catheter ventilation)是指鼻导管吸氧流量 2~8L/min,产生一定呼吸道压力,达到呼吸支持功能。由于其简易方便,近年在新生儿的使用越来越多。

1. 适应证与临床应用范围

（1）早产儿呼吸暂停：高流量鼻导管通气可提供类似 nCPAP 的呼吸道正压，维持上呼吸道开放，防止吸气相呼吸道塌陷。对于早产儿呼吸暂停的治疗效果与 nCPAP 相似。

（2）新生儿呼吸窘迫综合征：高流量鼻导管通气通过高流量气流转化为呼吸道内正压，维持功能残气量，维持肺泡处于扩张状态，从而改善肺的通气和氧合功能。有多项关于高流量鼻导管通气和 nCPAP 作为初始呼吸支持模式的随机对照研究提示，在治疗 RDS 方面，高流量鼻导管通气能与 nCPAP 取得同样的治疗效果，具有更好的耐受性，并且在没有增加 BPD 等并发症发生率的情况下，缩短了呼吸机使用天数，但是对于胎龄 28 周以下的极早产儿效果尚不明确。

（3）拔管后辅助呼吸支持：研究显示，对胎龄 >28 周呼吸功能不全的早产儿，高流量鼻导管通气和 nCPAP 作为拔管后或初始呼吸支持治疗，两者具有相似的临床疗效和安全性。

（4）辅助 nCPAP 撤离：HFNC 可以作为 nCPAP 的降阶梯治疗方案，但相关临床研究证据存在争议，仍需要更多的证据证明高流量鼻导管通气在辅助 nCPAP 撤机中的有效性。

2. 应用方案

高流量鼻导管通气是一种具有本身独特特点的无创呼吸支持模式，而不是 nCPAP 的一种形式或替代。应用方案如下：

（1）高流量鼻导管通气气流需加温湿化。

（2）常用气流流量为 5~8L/min，流量 ≤4L/min 时可以考虑试停。更低的流量，有效性存在疑问。

（3）应用过程中，每 12~24 小时评估一次，可以按每次 1L/min 的速度下调流量。

（4）目前不推荐流量 >8L/min。

（5）应用高流量鼻导管通气需要制订明确的无效指征，如吸氧浓度增高、反复呼吸暂停、呼吸性酸中毒等。

（6）按照鼻腔直径大小选择合适尺度的鼻导管，允许导管周围适当漏气。

（7）对于胎龄 <28 周早产儿，其应用需要进一步研究。

3. 高流量鼻导管通气特点

（1）高流量鼻导管通气将外界气体加温湿化，达到最佳人体温度（37℃）和湿度，有利于呼吸道黏膜纤毛的运动和呼吸道分泌物的顺利排出。

（2）高流量鼻导管通气提供新鲜的含氧气体冲洗鼻咽部生理无效腔，有利于促进肺泡 O_2 和 CO_2 气体交换。

（3）高流量鼻导管通气可提供低水平的持续呼吸道正压，所提供的气体流速加快，即大于或等于患者主动吸气的最大吸气流速，从而使吸气阻力和患儿呼吸功大大降低。

（4）高流量鼻导管通气的主动温/湿化可使机体对外界气体进行温/湿化所消耗的热量减少。

（5）设备简单，仅需调节通气流量和吸入氧浓度两项参数，易于掌握和推广。

（6）并发症相对较少。

4. 局限性和注意事项

（1）高流量鼻导管通气产生的压力不能显示，无法预测，压力不稳定，若出现漏气易产生通气不足，患儿实际吸入的潮气量因漏气明显低于预设值。

（2）对胎龄 <28 周早产儿，高流量鼻导管通气的效果并不理想，可能存在一定风险。

（四）经鼻高频振荡通气

经鼻高频振荡通气（nasal high-frequency oscillation ventilation，nHFOV）是在基本 CPAP 模式基础上叠加了振荡功能，呼吸机根据设定的振荡频率和振幅在发射器中形成高频振荡的气体，并提供有效的监测，可为有自主呼吸的患儿提供无创高频振荡通气的支持，减少创伤。连接方式通常采用鼻咽管（nasal pharyngeal tube）、鼻塞（nasal prongs）或鼻罩（nasal mask）。

1. nHFOV 特点和生物学效应 鉴于 HFOV 在新生儿中的应用进展，尤其是该通气模式在 CO_2 清除方面的优越性，近年来，有些 NICU 对无创高频振荡通气也进行了探索和初步应用，并且取得了较好的效果。理论上，nHFOV 应具备 HFOV 一样的优势，即不需要同步、高效的 CO_2 清除和低潮气量/气压伤，同时具备 nCPAP 的优势，即非侵入性、增加功能残气量、改善氧合，但目前对 nHFOV 的使用尚缺乏大规模的 RCT 及循证医学证据。

HFOV 最显著的特点是高效的 CO_2 清除。与 HFOV 一样，nHFOV 也是在上气道的无效腔来进行 CO_2 的清除。不同的是，在 nHFOV 下，患儿的自主呼吸是保留的，叠加于气道压力之上的振荡随着潮式呼吸而改变。因此，在插管情况下，主要通过小潮气量通气达到，而在 nHFOV 时，潮式呼吸和振荡通气对气体交换可能都有贡献。De Luca 等的研究表明，两者对气体交换具有协同作用，但振荡对通气的作用更为显著。因此，潮式呼吸和 nHFOV 可能在不同水平协同促进 CO_2 的清除。高频振荡通气的对流与弥散作用，可有效排除潴留的 CO_2，改善氧合。若临床早期进行高频振荡干预，可获得更好的无创通气治疗效果。

新生儿常规 NIV 时需要良好的同步才能达到较好的通气效率，但是临床往往难以达到；而 nHFOV 无须同步，这是 nHFOV 的一个优点。此外，为了达到足够的通气，可能不需要可视的胸廓振荡，因为 nHFOV 主要清除的是上气道无效腔的 CO_2。

从理论上说，nHFOV 应该与 HFOV 一样具有降低肺泡表面张力和改善肺表面活性物质功能的生物学效应，但有待进一步验证。如大量循证医学证明确实具有上述生物学效应，则有创或无创高频通气可能作为早产儿生后首选的呼吸支持模式。

2. 适应证与临床应用范围 目前，关于 nHFOV 在新生儿中应用的临床研究报道并不多，并且大部分都是小样本量、非对照性研究。现有的报道已显示该通气模式在以下一些临床状况中的效用。

（1）拔管后 CO_2 潴留：Hoehn 等在 2000 年首次报道了一例胎龄 24 周、出生体重 560g 的早产儿，生后 3 周气管插管机械通气拔管后 CO_2 潴留明显，改为常规 nCPAP 失败，而应用 nHFOV 后 PCO_2 迅速下降，维持 24 小时后改为常规 nCPAP，避免了再次插管。Colaizy 等开展了一项前瞻性、非随机对照研究，对 14 例胎龄 26~30 周、处于 RDS 恢复阶段、给予 nCPAP 通气的早产儿（出生体重 <1 500g，日龄 >7 天，pH>7.25，PCO_2>43mmHg），在改为经鼻咽通气的 HFOV 通气 2 小时后可观察到 PCO_2 显著下降及相应的 pH 改善。

（2）存在拔管失败高风险或存在插管高风险：对于撤机困难或撤机后可能需要重新插管的早产儿，nHFOV 也可能是一种有希望的呼吸支持模式。Czernik 等对 20 例行有创机械通气且存在拔管失败高风险的极早产儿（平均出生体重 635g，平均胎龄 25.3 周）的研究显示，当改为 nHFOV 后，11 例未曾尝试过拔管的早产儿中，仅有 1 例需要重新插管，其余 10 例顺利拔管过渡到无创通气；9 例曾经尝试拔管的早产儿中，5 例需重新插管；不需要重新插管的患儿经 nHFOV 通气 32 小时后 PCO_2 明显改善；提示 nHFOV 可成功应用于早产儿呼吸机撤离。Aktas 等报道了 3 例超低出生体重儿应用 nHFOV，其中 2 例成功避免有创通气后拔管失败，另 1 例避免了插管通气。Mukerji 等对加拿大 4 个 NICU 中心因低氧血症和/或气体交换障碍应用 nHFOV 的 79 例新生儿（73% 的病例因为其他无创通气无效而使用 nHFOV，其余为预防性使用 nHFOV）进行回顾性研究显示，经 nHFOV 后 58% 的患儿成功改为常规 NIV 而不需要插管，且呼吸暂停、心动过缓、低血氧饱和度等的发生也都明显减少，未发现明显的 nHFOV 相关性并发症，应用 nHFOV 6 小时后，这些患儿的低氧血症即得到改善，并且经过一段时间后氧合和 PCO_2 均得到改善。这些研究表明，对于存在插管高风险的早产儿，应用 nHFOV 可避免或延迟经气管插管的有创机械通气。

3. 参数设定与调节

（1）频率：一般为 8~12Hz；自主呼吸较弱或有 BPD 风险的患儿为 8~10Hz；自主呼吸较强或拔管撤离有创呼吸机后的患儿为 10~12Hz。如通气不足，建议优先上调振幅，在振幅设置合理的情况下仍存在明显 CO_2 潴留的情况，则再考虑下调频率。

（2）平均气道压：MAP 通常为 8~16cmH$_2$O；拔管后一般为 8~10cmH$_2$O，具 BPD 风险者为 10~16cmH$_2$O。如为 CPAP 通气失败后或有创呼吸机撤离后改用 nHFOV 时，初始 MAP 设置可等同于 CPAP 中 PEEP 或有创通气时设置的 MAP，再根据临床表现、血气分析等逐渐调整。如 MAP≤7.5cmH$_2$O 可考虑改为 CPAP 模式。

（3）振幅（ΔP）：调节范围为 20~50cmH$_2$O，多数推荐为 MAP 的 2 倍；如为拔管撤离有创呼吸机后为 20~35cmH$_2$O，具 BPD 风险者为 30~50cmH$_2$O。因无创高频通气排出的主要是上呼吸道无效腔内的 CO_2，故不一定需要提高振幅至可见明显的胸壁振动。振幅增大可明显增加通气，提高潮气量，但同时可能引起新生儿的不适感。

（4）吸气时间（Ti）和吸/呼时间比值（I:E）：一般推荐 I:E 为 1:1~1:2，即 Ti 为 33%~50%。在频率和压力恒定情况下，潮气量随 I:E 增加而增加。

（5）吸入氧浓度：根据 $TcSO_2$ 和血气氧分压调整。如果 FiO_2 达到 0.40 以上方能维持 $TcSO_2$ 稳定，则需考虑参数设置是否未达到最佳的呼气末肺容积，应调整 MAP，而非盲目调整 FiO_2。

4. 疗效评估

（1）nHFOV 治疗有效标准：患儿无呼吸困难；$TcSO_2$ 维持 90%~95%；血气分析 PaO_2 维持 60~80mmHg，$PaCO_2$ 维持 40~60mmHg；OI>300；X 线检查右膈面达第 8~9 肋水平。

（2）nHFOV 治疗失败标准：MAP>14cmH$_2$O 或 FiO_2>0.40 方能维持血氧稳定；$PaCO_2$>70mmHg；出现严重呼吸暂停，24 小时内发作 6 次以上，或至少 2 次需要复苏囊正压通气才能恢复。

（3）nHFOV 撤离标准：病情稳定，MAP<6cmH$_2$O 或 FiO_2<0.40 能使 $TcSO_2$ 稳定。

5. 影响通气的因素和不良反应

（1）影响通气的因素

1）泄漏：有创通气或其他无创通气时，应尽量避免泄漏，因为泄漏可能导致压力不足影响通气。理论上讲，nHFOV 也应如此。但 Klotz 等的研究表明，nHFOV 使适量的口腔泄漏可能更有利于气体交换。他们认为这与无效腔通气的减少有关，持续的口腔泄漏可能导致 CO_2 在咽水平而非 Y-piece 水平进行 CO_2 清除。但大量泄漏时，肺部的压力幅度会大大受损,从而影响有效的肺部通气。

2）鼻延长管和ΔP：两者是影响 nHFOV 通气的重要决定因素。鼻延长管管径越大效果越好。增加 ΔP 能明显增加通气,但是过高的 ΔP 可能影响患儿的舒适度。

（2）不良反应：与 nHFOV 有关的并发症包括气道分泌物增多、烦躁、泄漏/故障等。但发生这些不良反应时,同样存在于其他有创或无创通气模式。动物实验表明,nHFOV 时不引起声门括约肌的电活动,不会导致声门收缩或关闭,因此,与常规的 NIV 相比,nHFOV 能获得更好的通气并减少腹胀的发生。

（五）常频机械通气

1. 适应证和禁忌证

（1）适应证

1）严重通气不足：由肺内、肺外原因引起严重通气不足而产生中枢性呼吸衰竭或周围性呼吸衰竭,均可应用机械通气治疗。肺内原因常见的有肺部感染、气道梗阻等；肺外原因包括中枢神经系统感染、严重脑水肿或颅内出血等,以及呼吸肌麻痹引起的通气不足。

2）严重换气障碍：单纯换气功能障碍可通过提高吸入氧浓度来解决,若效果不佳或合并通气功能障碍,需用机械通气治疗,如呼吸窘迫综合征、肺出血、肺水肿等引起的严重换气功能障碍。

3）神经肌肉麻痹：各种原因引起的神经肌肉麻痹,如重症肌无力、感染性多发性神经根炎、膈神经麻痹、麻醉剂或镇静剂过量抑制呼吸等,可使呼吸运动明显减弱,肺活量减少,导致明显缺氧,需要机械通气支持呼吸。

4）心肺复苏：各种原因导致心搏呼吸骤停,如窒息、心室颤动或扑动等,经心肺复苏处理后,应尽早给予机械通气。

5）反复呼吸暂停：反复呼吸暂停经药物治疗无效,应给予机械通气治疗。

6）胸部和心脏手术后：为预防呼吸衰竭的发生和加重、保护心脏功能、减轻呼吸和循环负担,可应用机械通气支持呼吸。

中华医学会儿科学分会新生儿学组制订的《新生儿机械通气常规（2015）》中,将适应证定为：①在 $FiO_2>0.6 \sim 0.7$ 的情况下,$PaO_2<50 \sim 60mmHg$ 或经皮血氧饱和度（$TcSO_2$）<85%（发绀型先天性心脏病除外）；②$PaCO_2>60 \sim 65mmHg$ 伴有持续性酸中毒（pH<7.20）；③频繁的呼吸暂停,经药物或 CPAP 干预无效；④RDS 患儿需使用 PS 治疗时；⑤全身麻醉的新生儿。

（2）禁忌证：无绝对禁忌证。应用机械通气后可使病情加重的疾患,如肺大疱、皮下气肿等,为机械通气相对禁忌证。大量胸腔积液在穿刺引流前也不宜应用机械通气。对于已存在或预测易发生气压伤者可选用高频通气。

2. 呼吸机参数及其调节

（1）呼吸机参数

1）潮气量（tidal volume, TV）：足月新生儿的 VT 为 6~8ml/kg,早产儿为 8~10ml/kg。应使气道压保持在安全范围,以避免呼吸机所致的气道及肺损伤。

2）呼吸频率（respiratory rate, RR）：一般选用同年龄组正常呼吸频率的 2/3 即可,具体可根据血气分析结果调节；RR 初调值,在肺部无病变者（如呼吸暂停、心脏病和脑病患儿）

为 20~25 次 /min；肺部有病变时，生理无效腔增加，或 $PaCO_2$ 超过 12kPa（70mmHg），RR 可增至 30~45 次 /min。

3）吸呼比（inspiration and expiration ratio，I/E）：根据 I/E 的大小，通常将 I/E 在 1∶1~1∶3 称为正常吸呼比通气，类似于自然呼吸的吸气、呼气比例。I/E<1∶3，称为延长呼气通气，可用于有空气陷闭的肺部疾病如胎粪吸入综合征和撤机过程。I/E>1∶1，称为反比通气，在新生儿应用较少。

4）流速（flow rate，FR）：机械通气所需的气体流速一般为 4~10L/min 或更高，称为高流速。高流速不仅可以使不张的肺泡张开，明显改善氧合，还可减少 CO_2 在呼吸机管道内的潴留。

5）每分通气量：为潮气量和呼吸频率的乘积。在改变呼吸频率、潮气量、I/E、通气压力时，要以每分通气量作为调节后的目标值来加以参考。

6）吸气峰压（peek inspiratory pressure，PIP）：是指一个呼吸周期内，气道内压力达到的最大值。PIP 的设定应考虑患儿的胎龄、体重、日龄、原发疾病严重程度，以及肺顺应性和气道阻力等因素，以最低的 PIP 维持适当的通气，保持血气在适当范围。一般不超过 $30cmH_2O$。

7）基线压和平台压（或停顿压）：基线压与吸气峰压相对应，是呼气相最低气道压力水平。平台压（或停顿压）指吸气末、呼气前压力达到最大后维持的一段时间形成的一个平台压。

8）平均气道压（mean airway pressure，MAP）：一个呼吸周期中施于气道和肺的平均压力，应用范围一般 0.49~1.47kPa（$5~15cmH_2O$）。影响 MAP 的参数较多，依次为 PEEP、PIP、I/E、流量及 RR。一般在肺不张、肺顺应性差的患儿，需要较高的 MAP（1.176kPa 即 $12cmH_2O$ 或更高），而在肺顺应性较好或疾病恢复期的患儿，需要的 MAP 较低。

9）呼气末正压（positive end expiratory pressure，PEEP）：根据压力大小将 PEEP 分为三类：①PEEP 压力在 $2~3cmH_2O$ 为低 PEEP，常用于撤机过程；②PEEP 压力在 $4~7cmH_2O$ 为中 PEEP，可稳定肺容积，维持肺泡处于扩张状态，改善 V/Q 比值，适用于大多数新生儿疾病；③PEEP 压力超过 $8cmH_2O$ 为高 PEEP，可防止因肺表面活性物质缺乏引起的肺泡塌陷，改善气体分布。一般在氧浓度为 50% 时，血氧分压仍低于 50mmHg，且 SpO_2 低于 90%，应开始使用 PEEP。

10）吸入氧浓度（fraction of inspired oxygen，FiO_2）：呼吸机可提供 FiO_2 从 0.21~1.0，具体 FiO_2 的调节应根据患者的情况确定，一般情况下设置在 0.3~0.6。临床应用氧气的原则是以最低的 FiO_2 保持血气在正常范围。由于 FiO_2>0.6~0.7 易引起氧中毒，故一般主张 FiO_2 在 0.8~1.0 的时间不超过 6 小时，FiO_2 在 0.6~0.8 的时间不超过 12~24 小时。

（2）不同疾病的初步调整参数（表 2-11）

（3）呼吸机参数的进一步调整：根据疾病的性质和严重程度设定预调参数后，依据动脉血气监测来进一步调整呼吸机参数。

1）动脉血气监测：①上机后或呼吸机参数调整后 30 分钟，应做动脉血血气分析，以此作为是否需进一步调整呼吸机参数的依据。②若患儿血气保持在适宜范围，病情稳定，可隔 4~6 小时复查血气。若血气结果异常，应立即调整呼吸机参数。③呼吸机参数调节后，应根据患儿临床表现和复查血气结果，再确定如何进一步调整参数；④若同时有肺功能监测，可获得更多指导呼吸机参数调整的依据。

表 2-11 新生儿常见疾病机械通气参数预调值

疾病	参数预调值						目标血气值		
	PIP（cmH$_2$O）	PEEP（cmH$_2$O）	RR（次/min）	FiO$_2$	Ti（秒）	FR（L/min）	pH	PaO$_2$（mmHg）	PaCO$_2$（mmHg）
呼吸暂停	10~15	2~4	10~15	0.25	0.5~0.75	8~12	7.25~7.30	50~70	45~55
RDS	10~20	4~6	20~60	0.6	0.3~0.4	8~12	7.25~7.35	50~70	45~55
MAS	20~25	2~4	40~60	0.6	0.5~0.75	8~12	7.30~7.40	60~80	35~45
肺炎	20~25	2~4	20~40	0.5	0.3~0.5	8~12	7.25~7.35	50~80	35~45
PPHN	15~25	3~4	50~70	0.8~1.0	0.3~0.4	15~20	7.35~7.45	70~100	35~45
膈疝	20~24	4~5	40~80	0.6	0.3~0.5	8~10	7.25~7.35	50~70	45~65
肺出血	25~30	6~8	35~45	0.6	0.5~0.75	8~12	7.25~7.35	50~80	45~55
BPD	10~20	4~5	20~40	0.25	0.4~0.7	8~12	7.25~7.30	50~70	45~55

2）呼吸机参数调整的一般原则：①在保证有效的通气和换气功能的前体下，尽量以最低的 PIP 和 FiO$_2$ 维持血气在适当范围，以减少气压伤和氧中毒的危险。如要提高 PaO$_2$，可增加 PIP、PEEP、Ti、FiO$_2$、RR；如要降低 PaCO$_2$，可增加 PIP、RR、FR，降低 PEEP。②当 PaO$_2$<50mmHg 时，可增加 FiO$_2$ 或 PEEP，若低氧血症为通气不足引起，则应增加每分通气量；若同时 PaCO$_2$>50mmHg，则应增加 PIP 或 RR。③当 PaO$_2$>80mmHg 时，应降低 FiO$_2$ 或 PEEP。④当 PaCO$_2$>50mmHg 时，说明患儿在机械通气过程中仍有通气不足，即每分通气量不足，在排除呼吸道不通畅因素以外，应增加每分通气量，可通过增加 RR 或潮气量来实现。应用定容型呼吸机可直接增加 RR 或预设潮气量；应用定时限压型呼吸机可增加 RR 或 PIP。⑤当 PaCO$_2$<35~40mmHg 时，应逐步降低 RR 或潮气量，应用定容型呼吸机可直接降低 RR 或预设潮气量；应用定时限压型呼吸机可降低 RR 或 PIP。

3）参数调节幅度：①一般情况下每次调节 1~2 个对患儿影响大的参数，一方面患儿比较容易适应参数的变化，对机体生理功能的影响小；另一方面容易判断参数调节的效果；②在调高参数时先调节条件低的参数，在调低参数时则先调节条件高的参数。但在血气结果偏差较大时，也可多个参数一起调节；③各项参数调节的幅度每次不要过大，一般升降幅度为：FiO$_2$ 0.05，PIP 1~2cmH$_2$O，PEEP 1~2cmH$_2$O，RR 5 次/min，Ti 0.1~0.2 秒，FR 1L/min。

3. 常用通气模式及选择原则

（1）常用通气模式

1）间歇正压通气（intermittent positive pressure ventilation，IPPV）：也称传统指令通气（conventional mandatory ventilation，CMV），是呼吸机最基本的通气方式。在吸气、呼气过程中气道正压间歇出现。包括定压 IPPV 和定容 IPPV。在新生儿，通常应用定压 IPPV，但在气道阻力增加或肺顺应性下降时，可发生通气不足。有自主呼吸者，可发生人－机对抗。若调节不当，可发生通气不足或通气过度。此时可用药物抑制患儿自主呼吸。IPPV 适用于复苏、呼吸肌麻痹及中枢性呼吸衰竭患儿。

2）间歇指令通气/同步间歇指令通气（intermittent mandatory ventilation/synchronized intermittent mandatory ventilation，IMV/SIMV）：IMV 是指呼吸机以预设的频率对患儿进行正压通气，两次机械通气周期之间允许患儿自主呼吸。SIMV 是指呼吸机按照患儿自主呼吸的要求，提供预设的正压通气，可避免患儿自主呼吸与呼吸机对抗。IMV/SIMV 为目前新生儿机械通气的主导模式,可以预设容量(流量限制、容量或时间切换)或预设压力(压力限制、时间切换)的形式进行。常用于有较弱、不规则自主呼吸的患儿以及作为撤离呼吸器前的一种过渡性机械通气形式。

3)呼气末正压(positive end-expiratory pressure, PEEP):在 IPPV 的前提下,于呼气末借助装在呼气端的限制气流活瓣,使气道压力大于大气压,此压力称为 PEEP。在自主呼吸时,若患儿气道压力在吸气相、呼气相都是正压,就称为 CPAP;若患儿气道压力在呼气时是正压,而吸气时降低为零或负压,称为呼气气道正压(expiratory positive airway pressure, EPAP)。主要用于低氧血症、肺炎、肺水肿及肺不张的预防和治疗。由于 PEEP 增加胸腔内压,压迫心脏,可对血流动力学产生影响,故禁用于严重循环功能衰竭、低血容量、肺气肿、气胸和支气管胸膜瘘患儿。

4)持续气道正压(continuous positive airway pressure, CPAP):有自主呼吸前提下,由呼吸机或 CPAP 专用装置在呼吸周期的吸气相和呼气相均产生高于大气压的气道压力,使患儿在吸气相得到较高的供气气压和流量,降低吸气做功;同时在呼气相得到高于外界大气压的压力,避免肺泡塌陷。CPAP 是临床常用的一种通气方式,通常应用鼻塞或气管插管进行 CPAP 治疗,适用于患儿自主呼吸较强,气道通气无障碍的情况。主要应用于呼吸暂停、RDS、肺水肿、肺不张、Ⅰ型呼吸衰竭及拔管撤离呼吸机后。

5)辅助/控制(assist/control, A/C)通气:将辅助通气与控制通气结合在一起,当患儿有自主呼吸时按辅助模式通气(A),患儿自主吸气可触发呼吸机送气,呼吸机按照预设的参数提供辅助通气;若患儿无自主呼吸或自主呼吸较弱无力触发呼吸机送气,或自主呼吸的频率低于预设频率,呼吸机则按预设的通气频率控制通气(C)。既可提供与自主呼吸基本同步通气,又能保证为自主呼吸不稳定者提供不低于预设水平通气频率和通气量。但在患儿自主呼吸较强时有产生过度通气的危险,应及时调低压力、容量或频率。

6)压力支持通气(pressure support ventilation, PSV):是由患者吸气信号引发的,以预先调定的压力帮助患者吸气的一种辅助通气方式。在保持每分通气量相似的条件下,PSV 时的 MAP 较 A/C 或 IMV 时降低 30%~50%,明显降低气压伤的危险。临床常用于呼吸功能减弱者,可减少呼吸功;合理应用 PSV 可使呼吸频率减慢;对于有人-机对抗者,应用 PSV 有利于使呼吸协调,可减少镇静剂和肌松剂的用量;此外,PSV 也可作为撤离呼吸机的一种手段。

7)压力控制通气(pressure control ventilation, PCV):PCV 通气频率等设定与定容 IPPV 相似,为指令通气,可伴有患者触发的同步通气。在此通气方式,通气压力较低,没有峰压,出现气压伤少。其吸气流速依胸肺的顺应性和气道阻力的大小而变化。潮气量的供给比定压 IPPV 多,也随胸肺顺应性和气道阻力而变化,但变化幅度较小。有利于不易充盈的肺泡充气,改善 V/Q 比值,有助于气体交换。多用于新生儿、婴幼儿呼吸衰竭及严重 V/Q 比值失调的患者。

8)反比通气(inverse ratio ventilation, IRV):是将符合呼吸生理的吸气/呼气比(I/E)"强制性"缩短,以达到进一步改善氧合而避免肺过度充气的治疗方式。吸气时间延长使呼气时间缩短,在一定程度上将导致呼气不足和内生性 PEEP,也有助于改善氧合。由于必须抑制自主呼吸,常需较低的吸气流速和较慢的呼吸频率,避免切变力的产生。主要用于 ARDS 等严重低氧血症患儿。触发通气(patient-triggered ventilation, PTV)是呼吸机通过一定的控制装置来识别患者的自主呼吸并启动一次呼吸支持的过程。同步触发方式主要有压力触发、流量触发、胸壁阻抗触发和腹壁运动触发等。流量触发较压力触发敏感、反应更快、更减少呼吸做功,适于自主呼吸较弱的早产儿。在不抑制患者自主呼吸情况下仍能保持较高通气效率;避免了人-机对抗的发生,减少患者呼吸功和呼吸肌疲劳,有利于患者自主呼吸的锻炼和恢复;因矛盾呼吸而引起的患者不适和并发症显著减少;由于未抑制自主呼吸,患者自主排痰功能保持,减轻了气道护理工作量。

9)双相气道正压通气(biphasic positive airway pressure,BiPAP):通过调节高压、低压两个压力水平及其持续时间,以及触发灵敏度等通气参数来决定通气模式。可看成是压力控制通气和自主呼吸相结合的通气形式。优点在于允许自主呼吸和控制通气同时存在,避免了人-机协调性不良的缺点,气道压力稳定可减少肺损伤,而且对循环系统影响小,减少V/Q比值失调。真正的BiPAP是多种通气模式的模糊总和,是"万能"通气模式,可用于从急性期到恢复期不同病情患者的呼吸支持,恢复期应用可使患者更容易撤机。

10)压力调节容量控制通气(pressure regulated volume control ventilation,PRVCV):是一种将压力控制通气(pressure control ventilation,PCV)和容量控制通气(volume control ventilation,VCV)的优点相结合的智能通气模式,是目前呼吸机中较科学和理想的一种控制通气模式,在治疗新生儿肺顺应性低和气道阻力高的疾病时特别有效,降低了机械通气造成肺损伤的危险性。在一定范围内自动保持恒定的潮气量,部分避免了定压通气的缺点。但当肺顺应性和气道阻力明显变化时,同样不能保证恒定的潮气量,或潮气量不变而吸气峰压过高,这点与定容通气一样。

(2)机械通气模式的选择原则:①机械通气治疗前应首先注意患者呼吸衰竭的原因;②根据患儿体重和日龄选择相应的呼吸机和通气模式;③针对不同的个体条件,选择疗效最佳、对患儿产生不良影响最少的通气模式;④衡量通气模式是否适宜的重要指标包括自主呼吸与机械通气是否协调、是否达到预期的组织氧合水平,以及各项参数是否在安全范围;⑤常用通气模式有IPPV、CMV、A/C、IMV、SIMV、PSV、CPAP等,容量控制通气较少用于新生儿;⑥对于早产儿呼吸暂停、RDS早期等呼吸功能不良患儿可先采用CPAP模式,若CPAP治疗无效改为A/C或IMV/SIMV模式;⑦在疾病危重期,患儿病情多变,无自主呼吸或自主呼吸微弱,可选用IPPV、CMV、PCV、A/C、PTV、PRVC等模式,A/C、PTV模式可作同步呼吸,适用于有一定自主呼吸,但呼吸频率不很快,或与呼吸机存在矛盾呼吸的患儿;⑧对于各种心肺功能不全需要支持通气的患儿,可选用IMV、SIMV、PSV等模式,但在呼吸节律不整齐、病情尚未稳定的患儿,应用时应给予严密监护。

4. 呼吸机操作的基本步骤

(1)确定是否有机械通气的指征。

(2)判断是否有机械通气的相对禁忌证,进行必要的处理。

(3)确定控制呼吸或辅助呼吸。

(4)确定机械通气方式(A/C、CMV/IPPV、IMV/SIMV、CPAP、PSV、PEEP)。

(5)确定机械通气的分钟通气量(MV)。

(6)确定补充机械通气MV所需的频率(F)、潮气量(TV)和吸气时间(IT)。

(7)确定FiO_2:一般从0.3开始,根据PaO_2的变化渐增加。长时间通气时不宜超过0.5。

(8)确定PEEP:当$FiO_2>0.6$而PaO_2仍小于60mmHg,应加用PEEP,并将FiO_2降至0.5以下。PEEP的调节原则为从小渐增,达到最好的气体交换和最小的循环影响。

(9)确定报警限和气道安全阀:不同呼吸机的报警参数不同,参照说明书调节。气道压安全阀或压力限制一般调在维持正压通气峰压之上 5~10cmH₂O。

（10）调节温、湿化器：一般湿化器的温度应调至 37~39℃。

（11）调节同步触发灵敏度：根据患者自主吸气力量的大小调整。一般为 −2~−4cmH₂O 或 0.1L/s。

5. 呼吸机治疗中的监护与管理

（1）临床监护

1）临床表现和生命体征监护：严密观察患儿面色、肤色、自主呼吸、胸廓运动、呼吸音、肺部啰音、心脏杂音及节律、肝脾大小、有无腹胀及水肿等情况，进行心电、呼吸、血压及经皮血氧饱和度（TcSO₂）监测，每 2 小时记录 1 次心率、呼吸、血压（收缩压、舒张压、平均动脉压）及 TcSO₂ 值。应注意维持心率、血压在正常范围，必要时做 ECG 监护。将患儿置于远红外线辐射式抢救台上或暖箱内保暖，同时监测体温，维持腋温在 36.5~37.0℃，或肛温维持在 37.0℃。

2）记录 24 小时出入液体量：每日精确计算 24 小时出入量，并测体重（对有心衰、水肿者尤为重要），以确定前一天入液量是否合适，有助于决定当日液体量，并据此作适当的调整。

3）血气监测：呼吸机初调参数或参数变化后 0.5~1 小时应常规检测血气，以作为是否需要继续调节呼吸机参数的依据，使血气维持在适当水平：pH 7.35~7.45；PaO_2 50~70mmHg；$PaCO_2$ 40~50mmHg。若患儿病情稳定，血气维持良好，可每 4~6 小时监测血气 1 次；或根据病情变化随时测定。为减少抽动脉血的次数，可用经皮氧分压/二氧化碳分压监测仪或经皮脉搏/血氧饱和度监测仪进行监测，但动脉血的血气分析每天至少检查 1 次。

4）床边 X 线胸片：呼吸机应用前后各摄 X 线胸片 1 张，可确定气管内导管的位置是否正常、了解肺部病变及肺部通气状况，以判断机械通气效果。有条件者以后应每日或隔日摄胸片 1 次，如有病情变化随时摄片。

（2）气体交换功能的监测

1）血氧的监测：通过 PaO_2 连续动态监测，反映动脉血氧合程度，但不能说明动脉血氧含量。PaO_2 受肺通气量、血流量、V/Q 比值、心排血量、混合静脉血氧分压、组织耗氧量及吸入氧浓度等多种因素影响。经皮氧分压（$TcPO_2$）与 PaO_2 相关性良好，但受周围血液循环情况的影响较大，并且随心排血量的减少而下降，故在休克、低血压和末梢循环不良的患者，两者相差甚远。动脉血氧饱和度（SaO_2）反映血红蛋白与氧结合的程度及机体的氧合状态，受 PaO_2、氧解离曲线以及能与氧结合的血红蛋白量的影响。监测方法有动脉采血进行血气分析和采用脉搏血氧计进行连续无创性 SaO_2 监测。

2）二氧化碳的监测：$PaCO_2$ 是判断酸碱平衡的重要指标，反映患儿的通气功能。经皮二氧化碳分压（$TcPaCO_2$）在末梢循环功能良好时与 $PaCO_2$ 相关性良好。呼气末二氧化碳分压和浓度近似于肺泡二氧化碳分压，可间接了解和推测 $PaCO_2$ 的变化以及体内二氧化碳的变化。二氧化碳波形图对了解患儿呼吸功能状况、呼吸中枢功能或呼吸机状态有一定帮助。

（3）呼吸功能监测

1）通气功能监测：包括呼吸频率、潮气量、每分钟通气量及无效腔与潮气量之比等。

2）呼吸力学监测：监测的指标主要有吸气峰压、吸气末压力、平均气道压、气道阻力、内源性呼气末正压（PEEPi）等。

3）压力和流速曲线监测。

4）压力-容积曲线监测。

（4）呼吸肌功能的监测：①最大吸气压和呼气压；②跨膈压；③膈肌张力 – 时间指数和膈肌限制时间；④膈肌肌电图频谱分析。

（5）血流动力学监测：①肺毛细血管压（又称肺动脉关闭压）；②心排血量；③混合静脉血气分析；④肺内血液分流率。

（6）呼吸机工作状态的监测：①呼吸机参数的调节和记录；②通气效果评估；③保持呼吸机回路管道通畅；④正确设定报警限并及时处理报警信号；⑤呼吸器故障及其排除。

6. 呼吸机常见报警种类

（1）气道压力报警：①气道压力报警限一般调在比峰压高 $5cmH_2O$ 的水平；②若出现高压报警，主要见于肺顺应性降低（如阻塞性肺部疾病、体位不当、肺受压等）、呼吸道不通畅（如导管扭曲折叠或过深、黏稠分泌物多、支气管痉挛、气管异物堵塞等）、患儿烦躁、与呼吸机不合拍；③出现低压报警，可能为回路管道系统漏气、接口脱落、管道内积水或气泵故障等。

（2）通气量报警：①足月新生儿每分通气量为 150~250ml/kg，可根据患儿具体情况设定报警限；②若出现上限报警，可能为通气频率加快（触发增加）或潮气量过大（定压模式）；③若出现下限报警，可能为供气量不足、供气回路管道或接口漏气、潮气量过低（定压模式）、呼吸机主供气流不稳定（需检查压缩空气和氧气气源压力）。

（3）氧浓度报警：①出现氧浓度过高报警，可能为压缩空气减少、气泵故障或空气管道脱落；②出现氧浓度过低报警，可能为氧气不足或氧气供应故障，应检查氧气开关，与氧气控制站联系及时检修；③使用瓶装氧气在更换时出现报警属正常报警。

（4）电源断电报警：机器出现尖鸣的报警，提示断电。应迅速给患儿换上复苏囊加压通气，专人守护。尽快连接备用电源，同时查找原因，恢复供电。

呼吸机常见报警原因及处理见表 2-12。

表 2-12 呼吸机常见报警原因及处理

报警项目	常见原因	处理方法
气道压下限	①回路管道系统漏气或接口脱落；②管道内积水；③气泵故障	迅速接好脱接管道；套囊适量充气或更换导管
气道压上限	①呼吸道分泌物增加；②通气回路、气管导管曲折；③胸肺顺应性降低；④人 – 机对抗；⑤叹息通气时	无菌吸痰；调整导管位置；调整报警上限；药物对症处理
气源报警	压缩空气和氧气压力不对称（压缩泵不工作或氧气压力下降）	对因处理
电源报警	外接电源故障或蓄电池电力不足	对因处理
TV 或 MV 低限	①气道漏气；②机械辅助通气不足；③自主呼吸减弱	对因处理；增加机械通气量；增加机械通气量或兴奋呼吸
TV 或 MV 高限	①自主呼吸增强；②报警限调节不适当	适当降低机械通气量；调整报警上限
气道温度过高	①湿化器内液体过少；②体温过高	适当加蒸馏水；对症对因治疗
吸入氧浓度过高或过低	气源故障（压缩泵或氧气）；调整 FiO_2 不当	对因处理
呼吸暂停	自主呼吸停止或触发敏感度调节不当	对因处理

7. 机械通气相关并发症

（1）气管插管并发症

1）插管初期并发症：①插管操作时间过长；②误插入胃内；③插管过深误入一侧主支气管；④插管用力过大。

2）导管存留期间并发症：①导管堵塞；②导管误入一侧主支气管；③导管脱出；④气管损伤；⑤喉损伤；⑥颈部血管损伤。

3）拔管后并发症：①喉、声门（下）水肿；②坏死性气管、支气管炎；③喉痉挛；④声带麻痹。

（2）机械通气的直接并发症

1）呼吸系统并发症：①过度通气；②通气不足；③氧中毒；④呼吸机依赖；⑤上呼吸道堵塞；⑥肺不张；⑦肺气漏；⑧支气管肺发育不良；⑨呼吸机相关性肺炎；⑩弥漫性肺损伤。

2）循环系统并发症：①低血压、休克；②心律失常；③深部静脉血栓形成。

3）消化系统并发症：①胃肠胀气；②上消化道出血；③肝功能损害。

8. 撤机指征及撤机后处理

（1）呼吸机撤离的指征：①应用呼吸机治疗的患儿，在原发疾病改善、病情好转、自主呼吸稳定的情况下，均应考虑撤机；②自主呼吸稳定，咳嗽及排痰有力，能耐受吸痰，血压及心率均稳定；③$FiO_2<0.4$，PIP $15\sim16cmH_2O$，PEEP$<5cmH_2O$，通气频率降至 10 次/min，血气维持正常，酸碱失衡及水、电解质紊乱已纠正；④X 线胸片提示肺部原发病变明显吸收或好转；⑤若有条件进行肺功能测定，则应参考肺功能结果决定；⑥综合以上情况进行临床评估，可以决定撤机。

（2）呼吸机撤离的方法：①直接撤机；②经由同步间歇指令通气（SIMV）撤机；③经由压力支持通气（PSV）撤机；④经由 CPAP 撤机。

（3）撤机步骤：①根据血气结果逐步降低呼吸机参数，当 FiO_2 降至 0.5，PIP 降至 $15\sim16cmH_2O$，PEEP 降至 $2\sim3cmH_2O$，血气仍在适当范围，再逐步降低呼吸频率；②呼吸频率降至 20 次/min 以下，此时吸气时间应在 0.5~0.65 秒之间，在呼吸机的呼气时间内患儿可自主呼吸。IMV 维持一段时间后，若呼吸频率<5 次/min，患儿自主呼吸有力，血气仍在正常范围，可考虑拔管；③拔管时先吸净口、鼻咽分泌物，再按吸痰操作常规吸净气管内分泌物，然后在负压吸引下拔掉气管内导管，吸净口咽部分泌物，气管内导管内分泌物送细菌培养。

（4）呼吸机撤离后的处理：①拔管后改鼻塞 CPAP 或头罩吸氧，密切注意观察呼吸情况及有无发绀；②拔管后可用咖啡因或茶碱以降低气道阻力和增加呼吸驱动力；③为减少喉头水肿，稀释呼吸道分泌物，有利于气道排痰，可在拔管后每隔 2 小时超声雾化 1 次，内含肾上腺素 $0.5\sim1.0mg$，生理盐水 20ml，酌情连用 $2\sim3$ 次，超声雾化后及时吸痰；④定时改变患儿体位，加强胸部物理治疗，以保持呼吸道通畅；⑤拔管后要摄胸片检查观察肺部病变恢复情况以及有无肺部并发症；⑥心血管功能支持及代谢营养支持。

（六）高频振荡通气

高频通气（high frequency ventilation，HFV）是应用小于或等于解剖无效腔的潮气量，以高的通气频率（通气频率≥正常 4 倍以上）在较低的气道压力下进行通气的一种特殊的通气方法。美国食品与药品管理局将高频通气定义为频率>150 次/min 或 2.5Hz（1Hz=60 次/min）

的辅助通气。高频通气基于呼吸机在气道内产生的高频压力/气流变化及呼气是主动还是被动等特点,而分为高频喷射通气、高频振荡通气、高频气流阻断通气和高频正压通气四种类型。尽管没有实验数据能比较不同的HFV的有效性,但高频振荡通气作为一种肺保护通气策略,能够在不增加气压伤的前提下有效提高氧合,近年来得到了重症医学界的广泛关注,已越来越多地应用于临床。据文献报道,美国三级医院中已有90%的新生儿监护病房和85%的儿童监护病房应用高频振荡通气,国内的应用也渐增多。

1. 高频振荡通气基本理论　高频振荡通气(high frequency oscillatory ventilation,HFOV)是在一密闭的系统中,用小于解剖无效腔的潮气量,以超生理通气频率的振荡产生双相压力变化继而实现有效气体交换的一种肺泡通气方式。此时气体振荡是由活塞泵或扬声器隔膜产生。吸气时,气体被驱入气道,而在呼气时,气体被主动吸出。氧气提供与二氧化碳排出均由偏置气流(bias flow)完成。活塞或隔膜振荡所产生的压力变化称为振荡压力幅度(ΔP),简称振幅,是叠加于平均气道压(MAP)之上的。HFOV可以在短时间内使肺泡均匀膨胀,改善气体交换及肺顺应性,从而改善氧合及二氧化碳的排出,减少气道对压力和对氧的需求。HFOV是目前所有高频通气中频率最高的一种,可达 $15\sim17Hz$。由于频率高,HFOV每次潮气量接近或小于解剖无效腔,其主动的呼气原理(即呼气时系统呈负压,将气体抽吸出体外)保证了机体 CO_2 排出。侧支气流可以充分温湿化。HFOV是目前公认的最先进的高频通气技术。

(1)高频振荡通气的通气策略:应用HFOV常根据临床需要采取两种不同的通气策略,即高肺容量策略和低肺容量策略。高肺容量策略是使MAP比CMV时略高,在肺泡关闭压之上,促进萎陷的肺泡重新张开,即肺泡复张,并保持理想肺容量,改善通气,减少肺损伤。高肺容量策略适合于呼吸窘迫综合征(RDS)或其他一些以弥漫性肺不张为主要矛盾的疾病。低肺容量策略即最小压力策略,先将频率置于 $10Hz$(600次/min),设置ΔP,初始为 $35\%\sim40\%$,根据 PCO_2 值调整ΔP,一旦ΔP选定,调节MAP,使其低于CMV时的 $10\%\sim20\%$,调整中应保证血压和中心静脉压正常;一旦 $FiO_2<0.60$,氧合正常,PCO_2 正常,开始下调MAP。低肺容量策略主要用于限制性肺部疾患,尤其是气漏综合征和肺发育不良等。两种策略均提倡用于阻塞性肺疾病如胎粪吸入综合征、混合型疾病如生后感染性肺炎,以及新生儿持续性肺动脉高压。

(2)高频振荡通气的气体交换理论:HFOV时每次振荡进入肺内的气体量(振荡潮气量)小于或等于解剖无效腔,但能达到有效的气体交换,这不能用常频通气时的气体交换机制来解释。虽然HFOV具体的气体传送和交换机制仍未完全阐明,但一般认为至少有6种机制参与了气体输送和交换过程。

1)团块运动引起的肺泡直接通气:又称团块气体对流(bulk convection),由于支气管树的不对称,有些肺泡处在解剖无效腔较小的部位,因此很小的潮气量即可使一定数量的肺泡直接通气。

2)钟摆式充气:肺内各肺泡的顺应性及阻力不同,其充气及排空并不同步。从肺表面观察肺的各部分胀缩在时相上不尽相同,似跳摇摆舞样,因而又称为迪斯科肺(disco lung)。这样先充气的肺泡回缩时其气体进入邻近的肺泡,从而产生肺内并行通气,可加速肺内气体混合,减少肺内分流。

3)不对称流速剖面(asymmetrical velocity profiles):气体进出肺的流速剖面不同。由于气道壁的黏性切力影响,吸气流速剖面呈抛物线形,气道中心的分子移动要比气道周边的分子快。而呼气流速剖面呈平面形状,使得氧分子在气道中心流入,CO_2 在气道周边部排出,从而产生气体交换。气道多级分支结构更可提高这种交换机制的作用。

4)分子弥散(molecular diffusion):HFOV 时,气体分子运动加速,进入气道的新鲜气体与原存在于气道内的气体之间相互扩散。在肺泡毛细血管膜,分子弥散是气体交换的主要机制。

5)心源性震荡混合:心搏时产生的震动作用可以使气道远端内的分子弥散速度增加近 5 倍。

6)泰勒弥散(taylor dispersion):用于描述影响气体交换的对流与分子扩散之间相互作用的关系。在这一过程中,气体进入肺内的流速剖面呈抛物线形状,由于分子运动,进入气道的新鲜气体与原存在于气道内的气体之间相互扩散。气体交换是通过纵向扩散实现的,分子扩散越快,在其扩散至整个气道横切面时气体纵向传播的距离就越小。

一般来说,大气道为湍流,以团块气体对流引起的肺泡直接通气和泰勒弥散为主;小气道为层流,以不对称流速剖面引起的对流弥散为主;肺泡以心源性震动及分子弥散为主。

(3)高频振荡通气减少机械通气肺损伤的机制 CMV 引起肺损伤的机制包括:①气压伤:气道高压力引起的损伤;②容量伤:肺泡过度充气和气体分布不匀;③闭合伤:肺泡重复打开/闭合;④氧中毒:高浓度氧气吸入;⑤生物伤:炎性细胞因子引起的损伤。

HFOV 时,生理性呼吸周期消失,吸/呼相肺泡扩张和回缩过程中容积/压力变化减至最小,对肺泡和心功能的气压/容量伤及心功能抑制明显降低;通过肺复张,最佳肺容量策略,使潮气量和肺泡压明显低于 CMV,同时可在较低的吸入氧浓度维持与 CMV 相同的氧合水平,从而减轻了氧中毒的危险性。

2. 高频振荡通气影响氧合与通气的参数及其调节

(1)平均气道压(MAP):主要决定肺容积,是影响 HFOV 氧合功能的主要参数。HFOV 时肺容量保持相对恒定,吸气和呼气的周期性活动明显减少,而肺容量的改变主要是通过调节 MAP 来实现。但仅凭 MAP 并不可能精确预测肺容量。一般情况下首先根据疾病性质、程度和新生儿胎龄选择合理的吸入氧浓度(FiO_2),根据监测的氧饱和度(SaO_2)从 $5cmH_2O$($0.49kPa$)逐步上调 MAP,直到氧饱和度满意为止(95%~96%),最后根据胸片肺膨胀情况和动脉氧分压(PaO_2,60~90mmHg 即 8.0~12.0kPa)确定 MAP 值;或者将 MAP 的初始设置较常规机械通气(CMV)时高 2~3cmH_2O 或与 CMV 时相等,以后每次增加 1~2cmH_2O,直到 $FiO_2 \leq 0.6$ 时,SaO_2>90%。一般 MAP 最大值 30cmH_2O。增加 MAP 要谨慎,避免肺过度通气。恰当的 MAP 不仅可改善肺部氧合,而且可以减少肺损伤的发生。如 MAP 过高引起肺充气过度而导致肺泡毛细血管受压,反而降低肺部氧合。还应严密监测肺顺应性的变化,当肺顺应性改善时应降低 MAP,以防肺过度扩张。开始 HFOV 后 1~2 小时应行胸部 X 线摄片,此后至少每天复检一次。

(2)振荡频率(F):在不同的高频呼吸机振荡频率的意义不同。在 Humming 系列呼吸机,频率仅决定每分钟活塞振荡次数,而在 3 100A,频率不但决定活塞-膜的振荡速率,而且还与吸气时间百分比共同决定膜的移动距离,相应地决定振荡压力幅度及振荡潮气量的大小。频率慢,吸气时间及呼气时间长,活塞移动距离大,振荡潮气量就大,则通气增加。由于 HFOV 时主动呼气是时间限制的,当频率增加时呼气时间减少,活塞移动距离小,呼出气量即减少。HFOV 和 CMV 不同,降低频率,可使潮气量(V_T)增加,从而降低 $PaCO_2$。但通常情况下 HFOV 不根据 $PaCO_2$ 调整频率。一般用 10~15Hz,体重越低选用频率越高。在 HFOV 治疗过程中,一般不需改变频率。若需调整,以 1~2Hz 幅度进行增减。

(3)吸气时间百分比:不同品牌的呼吸机吸气时间百分比不同。Humming V 型和 SLE 5000 型固定为 0.5;Sensor Medics 3100A 提供的吸气时间比为 30%~50%,在 33% 效果最好;Drager Baby Log 8000 的吸气时间百分比由仪器根据频率的大小控制。合理增加吸气时间可增加每次振荡所提供的气体量,可以增加 CO_2 的排出,但此时呼气时间减少会增加肺内气体滞留、肺过度充气的危险。如有严重氧合困难或顽固性的高碳酸血症可逐渐增加吸气时间百分比。

(4)振荡压力幅度(振幅,ΔP):振幅是决定潮气量大小的主要因素,也是影响 CO_2 排出的最重要因素之一,为吸气峰压与呼气末峰压之差值。它是靠改变功率(用于驱动活塞来回运动的能量)来变化的,其可调范围 0~100%。临床上最初调节时以看到和触到患儿胸廓振动为度,或摄 X 线胸片示膈面位置位于第 8~9 后肋为宜,以后根据 $PaCO_2$ 监测调节,$PaCO_2$ 的目标值为 35~45mmHg,并达到理想的气道压和潮气量。振幅的选择不宜过高,一般小于 40%。选择振幅还要考虑不同品牌机器的特点。ΔP 叠加于 MAP 之上。由于气体振荡本身的特点及气管插管、气道阻抗的影响,ΔP 在向肺泡传递的过程中逐级衰减,其衰减程度与气管插管的直径、气道通畅情况、振荡频率、吸气时间百分比有关。气管插管的直径越细,ΔP 的衰减越大。由于气管插管引起 ΔP 的衰减是频率依赖性的,因此降低频率时 ΔP 的衰减减少。改变 ΔP 只影响 CO_2 排出,而不影响氧合。但 Morgan 等研究发现,当 $FiO_2>0.4$ 时,ΔP 不影响 PaO_2,而当 $FiO_2<0.3$ 时,提高 ΔP 可使 PaO_2 增加,降低 ΔP 可使 PaO_2 下降。增加 ΔP 可增加每分通气量,加速 CO_2 排出,降低 $PaCO_2$。但是 ΔP 越大,引起压力损伤的可能性越大。如果选择的振幅已足够大,$PaCO_2$ 仍很高,最好的办法是监测潮气量究竟有多大,看是否存在痰堵、呼吸机不能有效振荡。

(5)偏置气流(bias flow):又称持续气流(continuous flow),是呼吸机的辅助送气功能,指气路中持续存在一定量的气流,患者吸气时,气道压力下降,持续气流即进入呼吸道,可减少呼吸功。HFOV 时偏置气流提供氧气,带走二氧化碳。偏置气流的流量必须大于振荡所引起的流量。如偏置气流不足,患者的无效腔将增加,从而降低通气效果。一般设置 6L/min,患者体重越大,所需偏置气流也越大。对于一些严重气漏患者曾将偏置气流调节到最大,达 60L/min。有 CO_2 潴留时可每隔 15 分钟增加流量 5L/min。但当偏置气流达到一定流量后,再进一步增加流量并不能增加 CO_2 的排出。

(6)吸入氧浓度(FiO_2):初始设置为 100%,之后应快速下调,维持 $SaO_2 \geqslant 90\%$ 即可;也可维持 CMV 时的 FiO_2 不变,根据氧合情况再进行增减。当 $FiO_2>0.60$ 仍氧合不佳则可每 30~60 分钟增加 MAP 3~5cmH_2O。治疗严重低氧血症($SaO_2<80\%$)时由于 FiO_2 已调至 100%,故只有通过增加 MAP 以改善氧合。轻中度低氧血症时从肺保护角度出发,应遵循先上调 FiO_2 后增加 MAP 的原则。机械通气时应尽量应用较低的 FiO_2 以减少氧中毒的危险。在 HFOV 时采用高肺容量策略可以改善肺部氧合,以降低 FiO_2。

(7)参数调节:HFOV 开始 15~20 分钟后检查血气,并根据 PaO_2、$PaCO_2$ 和 pH 对振幅及频率等进行调节。若需提高 PaO_2,可上调 FiO_2 0.1~0.2;增加振幅 5~10cmH_2O(0.49~0.98kPa);

增加吸气时间百分比 5%~10%;或增加偏置气流 1~2L/min(按先后顺序,每次调整 1~2 个参数)。若需降低 $PaCO_2$,可增加振幅 5~10cmH_2O;降低 MAP 2~3cmH_2O(0.20~0.29kPa);或降低吸气时间百分比 5%~10%。治疗持续性高碳酸血症时,可将振幅调至最高及频率调至最低。患儿生命体征稳定,面色红润;经皮血氧饱和度 >90%;血气分析示 pH 7.35~7.45,PaO_2>60mmHg(8.0kPa);X 线胸片示肺通气状况明显改善;此条件下可逐渐下调呼吸机参数。当 FiO_2<0.60~0.70 时方可调低 MAP;偶尔为了避免高度充气和 / 或气压伤,在 FiO_2>0.70 时也得调低 MAP,相对程度的低氧血症和高碳酸血症也必须接受。当 MAP≤15cmH_2O 时,先降 FiO_2 至 0.6,再降 MAP;当 MAP>15cmH_2O 时先降 MAP 再调 FiO_2。参数下调至 FiO_2≤0.4,MAP≤8~10cmH_2O 时可切换到 CMV 或考虑撤机。

3. 高频振荡通气与常频机械通气的比较 HFOV 和 CMV 以两种不同机制进行气体交换,参数间互相影响的机制亦不同。

(1)基本特征:CMV 时靠胸廓和肺的弹性回缩排气;而 HFOV 的基本特征是双相压力波形所导致的主动呼气,这可以提高 CO_2 的排出,减少肺内气体滞留。

(2)HFOV 和 CMV 呼吸参数比较(表 2-13)

表 2-13 HFOV 和 CMV 呼吸参数比较

参数	HFOV	CMV
频率(f)	180~900bpm	0~60bpm
潮气量(Vt)	0.1~5ml/kg	5~15ml/kg
每分通气量	$f \times Vt^2$	$f \times Vt$
肺泡腔压力	0.1~5cmH_2O	~近端气道压
呼气末容量	趋于正常	降低

(3)平均气道压:CMV 的 MAP 是气道打开状态下,呼吸周期的平均压力;HFOV 的 MAP 是侧气流压(恒定)+振荡波压(瞬间压)。HFOV 的 MAP 值高于 CMV 2~4cmH_2O 或 10%~30%。HFOV 的肺泡压力呈现低幅振荡状态,ΔP 衰减到 5%~20%,而 CMV 基本未变化。

(4)通气量与急性肺损伤的关系:CMV 时有两个肺损伤区,即 PEEP 以下的肺泡闭合时的损伤区和 PIP 以上的肺泡过度充胀时的损伤区;而 HFOV 时避开了肺泡萎陷时的损伤区和肺泡过度充气时的损伤区。

(5)提高通气能力的途径(表 2-14)

表 2-14 HFOV 和 CMV 提高通气能力的途径比较

HFOV	CMV
增加 ΔP	增加潮气量和吸气峰压
提高 Proximal ΔP/Distal ΔP(气道通畅,插管内径)	增加吸气时间
降低频率	增加频率
开放气管插管套囊	—
参数间相互影响呈非线性关系:$Vmin=f \times Vt^2$	参数间相互影响呈线性关系:$Vmin=f \times Vt$

4. 高频振荡通气的临床应用

（1）气漏综合征：无论何种气漏，用 CMV 正压通气时，都有部分潮气量通过漏排出，因而需要用较高的呼吸机参数，以提供较大的潮气量，而高的参数又使更多的气体漏出，致使参加交换的气体减少。HFOV 可用比 CMV 低的峰压和 MAP 获得气体交换而阻断以上循环。由于气体交换在低气量和低气道压力下进行，高频率的胸廓振动和主动呼气过程亦有利于促进胸膜腔内气体排出，故 HFOV 治疗气胸较 CMV 疗效好。这类患儿采用 HFOV 治疗时，必须接受和允许其有较低的 PaO_2 和较高的 $PaCO_2$。为利于气漏愈合，可使用相对较低的 MAP 和较高的 FiO_2，以利肺部氧合，使 SaO_2 达到 85% 以上。当达到所需氧饱和度后，应优先降低 MAP。一旦气漏愈合，则应优先降低 FiO_2，使其 <0.6，而 SaO_2>90%，再根据患儿耐受情况降低 MAP。另外振幅要小一些。即气漏综合征患儿行 HFOV 时，应在能耐受的情况下使用尽量低的 MAP 和 ΔP，以利气漏愈合。Ellsbury 等对新生猪实验性气胸的研究发现，随着 MAP、ΔP 和吸气时间的增加，用呼吸速度计测得的通过胸腔引流管的气流也增加，而随着频率的增加气漏消失，支持采用更高的频率和更低 MAP 及 ΔP 来减少气漏。如为张力性气胸，须持续胸腔引流。

（2）新生儿持续性肺动脉高压（persistent pulmonary hypertension of the newborn，PPHN）：HFOV 持续应用高 MAP 可以很好地打开肺泡并降低肺血管阻力，改善通气 / 血流比值，减少肺内右向左分流。改善氧合，促进 CO_2 的更多清除，进而反作用于收缩的肺动脉，使之舒张而降低肺动脉高压。HFOV 治疗 PPHN 必须先纠正低血容量和低血压。开始 HFOV 时可维持其 MAP 与先前 CMV 时相同，然后通过调节 MAP 来改善患儿的氧合和通气状况。这类患儿 HFOV 时应避免发生过度通气或肺容量降低，否则会影响肺血管阻力和肺血流，从而使心排血量降低，导致病情恶化。HFOV 联合一氧化氮吸入治疗 PPHN 可取得更好的效果。

（3）呼吸窘迫综合征（respiratory distress syndrome，RDS）：HFOV 通过其恰当的肺复张策略使肺泡重新扩张，并通过维持相对稳定的 MAP 以阻止肺泡萎陷，使肺内气体分布均匀，改善通气血流比值，进而改善氧合。这类患儿开始使用 HFOV 时，MAP 应较 CMV 时高 1~2cmH$_2$O，即高肺容量策略。之后在经皮氧分压或 SaO_2 监护下，每 10~15 分钟增加 MAP 0.5~1cmH$_2$O，直至氧合改善。在氧合改善后，维持 MAP 不变，并逐步降低 FiO_2，直至 0.6 以下并维持氧合至少 12 小时以上，开始降低 MAP。在此过程中，需有胸片和血压监护，一旦出现肺过度扩张或心排血量降低，应先调低 MAP，后降 FiO_2。而频率和振幅的调节则取决于对 $PaCO_2$ 的要求。

（4）胎粪吸入综合征（meconium aspiration syndrome，MAS）：HFOV 时实施肺复张策略，保持一定的 MAP 使气道保持通畅，有利于减轻气道梗阻及肺过度充气，使萎陷肺泡重新张开，并且高频率的振荡气流有利于气道内胎粪排出。开始进行 HFOV 时，其 MAP 值可与先前 CMV 中 MAP 值相当，甚至略低。振荡频率也必须较低，之后若有必要可缓慢增加 MAP 值以使患儿氧分压稍微增加，然后可保持 MAP 值不变。疾病早期，胎粪堵塞气道是主要问题，通气频率太高（如 15Hz）可加重原有的气体潴留，选用低频率（10Hz）可避免出现高碳酸血症，另外低频率可以减慢胎粪颗粒进入支气管树，为胎粪从气道清除提供"较长"的时间。如原已有心功能受损或合并严重 PPHN，用 HFOV 治疗效果差，常需要体外膜肺（ECMO）治疗；有部分患儿胸片显示病变较均匀，用 HFOV 效果较好。采用反比、呼气气流大于吸气气流 HFOV 联合表面活性物质灌洗肺泡可提高胎粪颗粒的清除率。

（5）先天性膈疝（congenital diaphragmatic hernia，CDH）：常合并有肺发育不良。新近发展了术前机械通气稳定、延迟修补法，可减少对 ECMO 需求。HFOV 可替代 ECMO 暂时缓解临床症状，争取时间行进一步的检查和治疗。CDH 时 HFOV 采用的通气策略及参数调节同RDS。

（6）新生儿肺出血：对于 CMV 治疗无效的肺出血，可考虑采用 HFOV 治疗。Ko 等采用 HFOV 治疗 18 例大量肺出血且 CMV 治疗无效的新生儿，显示 13 例（72%）有效，PaO_2/$PaCO_2$ 升高，OI 下降；5 例（28%）无效、死亡。Alkharfy 采用 HFOV 挽救性治疗 17 例继发于大量肺出血的低氧性呼吸衰竭的极低出生体重儿，结果 10 例（59%）有效，PaO_2/$PaCO_2$ 升高，OI 下降；7 例（41%）无效、死亡。

（7）重症呼吸衰竭：用 CMV 治疗效果差或符合 ECMO 治疗标准的重症呼吸衰竭可以选择 HFOV 作为替代治疗，但治疗的效果如何与疾病种类和程度有关。重症呼吸衰竭新生儿 HFOV 治疗成功率的高低按顺序原发病为呼吸窘迫综合征、肺炎、胎粪吸入综合征、先天性膈疝 / 肺发育不良等。

5. 高频振荡通气的应用效果和安全性评价 HFOV 能在较低的潮气量和通气压力下进行气体交换，可有效地避免肺泡过度扩张所致的气压伤和慢性肺损伤，如支气管肺发育不良（BPD）等并发症，适合于新生儿尤其是未成熟儿的临床治疗。Gerstmann 等认为，在平均气道压相等的情况下，HFOV 时患儿的肺容量明显高于 CMV，这有助于减轻右心负荷、改善肺通气血流比例失调的状况，从而可以降低肺组织急、慢性损伤的发生。因此在患儿基础条件较差（如极低出生体重儿）或有肺并发症（如气漏综合征等）不能耐受高通气压力的情况下，HFOV 不失为一种积极有效的治疗方法。但 HFOV 的适应证和应用时机仍存有争议，在有经验的急救中心早期应用 HFOV 是有效的。戎群芳等认为在 CMV 治疗过程中出现 $FiO_2 \geq 0.8$，MAP$\geq 10cmH_2O$ 持续 2 小时或以上，SaO_2 仍不能稳定在 90% 以上；胸片示肺气漏；持续高碳酸血症或不能撤离呼吸机时，改用 HFOV 治疗效果显著。Plavka 等指出，极低出生体重儿的 RDS，尽早应用 HFOV 可改善氧合，减少肺表面活性物质的应用，减少肺损伤和 BPD 的发生率。对于肺气漏患儿，提倡首选使用 HFOV。不过当前认为治疗气漏最有效的通气方式不是 HFOV，而是 HFJV。另外各种原因所致 PPHN 也是 HFOV 的适应证。

自 HFOV 在临床应用以来，其临床疗效和安全性一直为新生儿学者和呼吸治疗师们所反复提出。人们对 HFOV 安全性的担心，主要集中于 HFOV 是否会造成新生儿特别是早产儿颅内出血发病率的增高，以及诱发慢性肺部疾病等。Irena 等对出生在以色列的 232 例患有 RDS 的 VLBWI 的回顾性研究表明，出生体重小于 1 000g 的患儿 HFOV 通气组的存活率高于常频机械通气组（64.6% vs .44.6%），而且肺间质气肿的发生率 HFOV 组有低于 CMV 通气组的趋势，也不会增加其他并发症的发生率。国外一项早产儿 RDS 多中心随机对照研究表明，HFOV 和 CMV 这两种通气模式短期内对呼吸系统的影响无差异，两年随访发现：HFOV 组 97 名婴儿中只有 4 名出现脑瘫（4.12%）；而 CMV 组 95 名婴儿中，16 名出现脑瘫（16.84%）。说明与 CMV 相比，早期行 HFOV 治疗，可能在神经发育方面会有更好的预后。

Cools 等为了研究选择性 HFOV 和 CMV 对早产儿急性肺功能障碍（RDS）的作用，总结了 2009 年 1 月底前的文献，共有 17 个随机对照研究 3 652 名早产儿纳入，结果表明：①没有证据显示 HFOV 或 CMV 对 28~30 天或纠正胎龄足月时的病死率有影响。②关于 HFOV 对存活者在纠正胎龄足月时 BPD 的发生率的影响的研究结果不一致，总的来说，降低 BPD

发生率的显著性意义还难以确定。③采用很低 FiO_2 的高肺容量策略的 HFOV 试验与采用相对高或非特定 FiO_2 的高肺容量策略试验比较,效果基本相同。④进行亚组分析,当 HFOV 采用 1:2 的吸呼比,在生后 2~6 小时进行随机分组,CMV 未采取肺保护性策略,HFOV 使用活塞型振荡器,未使用肺表面活性物质时,HFOV 较 CMV 能显著降低 BPD 的发生率。⑤肺气漏的发生在 HFOV 组更多见。⑥在某些研究,观察到 HFOV 的短期神经系统并发症,但与 CMV 比较差异无统计学意义;有两个试验,HFOV 没有采用高肺容量策略,3、4 级 IVH 和 PVL 的发生率较 CMV 增高;在一个大样本的试验中观察到 HFOV 的长期神经发育方面的副作用,但在其他 5 个观察同样作用的试验中则无。⑦HFOV 组 ROP 的发生率是降低的。

关于 HFOV 对肺和神经发育的长期影响尚有待进一步观察和比较。

6. 高频振荡通气的气道管理 肺复张后影响肺容积维持的最主要因素为气管内负压吸引。不管是"管内"或是 HFOV 分离钳夹式吸引,负压吸引均会使肺组织显著回缩而导致吸引后低氧血症出现,且无论是增加 FiO_2 还是 MAP 都无法改善这类低氧血症。因此建议 HFOV 开始的 24~48 小时内尽量减少负压吸引,吸痰应根据患儿的自主呼吸情况(频率、强度)、心率、肤色、经皮氧饱和度及气管插管内是否有分泌物等具体情况决定。吸痰操作应迅速,吸痰后及时连接呼吸机。但应切记,吸引后重新行 HFOV 的 10 分钟内会出现相对快速的回缩前肺容积恢复,20~30 分钟仍存在,因此吸引后为迅速复张肺而增加 MAP 不仅没有必要,而且还会加重肺损伤。

七、体外膜氧合

(一)体外膜氧合发展历史和原理

体外膜氧合(extracorporeal membrane oxygenation,ECMO)是一种从体外循环技术发展而来,能够在一定时间内部分代替患儿心肺功能,维持机体各器官的供氧,进行较长时间心肺支持的体外生命支持技术。基本原理就是通过动、静脉插管,将血液从体内引流到体外,经人工膜肺清除二氧化碳并氧合后,由泵提供动力,将氧合血灌注入体内,维持机体各器官的供血和供氧。严重的心肺功能衰竭患儿可以得到较长时间的心肺支持,心肺充分地休息,为药物支持和心肺功能的恢复赢得宝贵的时间窗口。1972 年,Hill 首次使用体外循环设备对一例 24 岁多脏器损伤合并急性呼吸窘迫综合征患者进行救治,并取得成功,自此拉开体外生命支持技术在临床应用的大幕。1975 年,Bartlett 医生报道对一例新生儿成功进行床边心肺支持,标志着临床真正意义上"ECMO"支持的开始。经临床工作者的长期不懈努力,EMCO 技术取得了长足进步,除先天性膈疝外,包括胎粪吸入综合征、持续肺动脉高压等导致新生儿呼吸衰竭救治的成功率达到 80% 左右。国际体外生命支持组织(Extracorporeal Life Support Organization,ELSO)2016 年数据显示,相对成人和儿童,新生儿呼吸疾病 ECMO 支持预后最佳,平均存活率达 74%。

(二)新生儿 ECMO 支持指征

1. EMCO 呼吸支持 目前需要 ECMO 支持的新生儿呼吸系统疾病主要有新生儿呼吸窘迫综合征、新生儿脓毒症、新生儿肺炎、原发性持续肺动脉高压及先天性膈疝等。对于严重呼吸衰竭新生儿,如果在高频机械通气、一氧化氮吸入及肺表面活性物质气管滴入等积极治疗措施下,病情仍无改善,达到以下标准者,建议 ECMO 支持。

（1）氧合指数（oxygenation index, OI）>40,超过 4 小时。

（2）OI>20,超过 24 小时。

（3）严重低氧血症,PaO_2<40mmHg。

（4）呼吸衰竭或肺动脉高压,出现右心功能不全,需要大剂量正性肌力药物维持心功能者。

2. ECMO 心脏支持 从 ELSO 提供的数据来看,ECMO 在新生儿心脏支持呈现逐年稳定增多的趋势。但对新生儿 ECMO 心脏支持的适应证并无明确的统一意见,目前临床上主要有以下三种情况需要 ECMO 心脏支持:一是在手术室体外循环手术后,无法脱离体外循环,需要 ECMO 进一步心脏支持;二是出现心搏骤停,并且对常规心肺复苏手段无反应或恢复自主心率后循环灌注较差,需 ECMO 辅助心肺复苏;三是出现严重循环功能衰竭,不能维持正常心排血量。

（三）新生儿 ECMO 支持禁忌证

1. Ⅲ级及以上脑室内出血。
2. 不可逆的心肺疾病。
3. 心肺复苏前持续时间较长的心搏骤停。
4. 已确诊坏死性小肠结肠炎。
5. 存在其他严重先天性畸形。
6. 存在严重神经系统功能损伤。
7. 相对禁忌证 一般机械通气超过 14 日,肺功能恢复可能性较小。新生儿进行 ECMO 支持需全身抗凝,颅内出血风险增加,胎龄 <34 周新生儿进行 ECMO 支持时,脑室内出血发生率非常高,体重 <2kg 新生儿动静脉插管非常困难,胎龄 <34 周或体重 <2kg 的新生儿也被视为相对禁忌证。

（四）新生儿 ECMO 的模式

1. 静脉 – 静脉（V-V）ECMO V-V ECMO 是通过静脉插管将血液引流出体外,泵提供动力将血液泵入氧合器,氧合并排除二氧化碳,然后将血液回输至患儿静脉系统。静脉插管可以同时应用两根静脉插管或使用单根双腔静脉插管,新生儿通常的选择是单根双腔静脉插管 V-V ECMO 支持。单根双腔静脉插管方法的优点:创伤小,可以通过经皮穿刺放置,仅在经皮插管困难才考虑手术切开插管;支持结束时可直接拔除插管,压迫止血,避免结扎颈内静脉。

V-V ECMO 支持能代替肺部的氧合及换气功能,下调呼吸机参数实现肺保护通气,避免进一步肺损伤发生,争取肺功能恢复的时间窗口。V-V ECMO 支持后改善患儿氧合,心肌缺氧得到纠正,心肌收缩力增加。随着 ECMO 支持开始,呼吸机参数的下调,右室后负荷得到减轻,相应增加了左心回心血量及心排血量。

2. 静脉 – 动脉（V-A）ECMO V-A ECMO 将血液从静脉插管引出,在氧合器中氧合除去二氧化碳,经动脉注入体内,可同时支持心肺功能。新生儿最常用的插管方法是通过右侧颈内静脉、颈总动脉分别插管,经右心房将血液引流至氧合器,氧合并清除二氧化碳,由泵经颈总动脉插管泵入主动脉弓输入体内。当流量达到患儿所需心排血量时,心脏可处于休息状态。

但 V-A ECMO 在拔管时,需要结扎一侧颈部血管,虽然儿童大脑基底部动脉环一般能对侧脑组织提供足够血供,但结扎一侧血管对今后的脑发育有潜在危险,这方面尚需进一步临床前瞻性研究。

(五)新生儿 ECMO 的建立与管理

1. 新生儿 ECMO 的插管技术　成功的插管技术是新生儿 ECMO 成功的关键。对配备离心泵的 ECMO 系统而言,在离心泵转速恒定情况下所能达到的最大血流量,取决于新生儿的容量负荷、EMCO 系统静脉插管的引流通畅程度和动脉插管的阻力,而随着插管直径的下降,阻力会相应增加。所以在选择插管时要求选择直径尽量大的插管以保证血流量,降低动脉端的阻力有利于减少溶血的发生。

根据新生儿的体重选择插管型号,新生儿股静脉非常纤细,一般不作为插管部位。V-A ECMO 支持时,选择右颈内静脉和右颈总动脉插管,可供选择的动脉插管有 8~12Fr 各个型号,静脉插管有 10~14Fr 各个型号,插管方法采用手术切开直视下插管,完成插管后床旁 X 线定位。进行 V-V ECMO 支持时,插管部位选择右颈内静脉,可供选择插管一般是 12~16Fr 双腔静脉插管,可采用经皮穿刺技术放置单根双腔静脉插管,当经皮穿刺困难时,也可考虑手术切开直视下进行插管。

新生儿 ECMO 的插管技术,要求远高于其他人群。因为新生儿血管较细,操作难度极大;需要 ECMO 支持的新生儿,病情危重,术前存在严重低氧血症或循环衰竭,插管时一般状态较差,需要操作者具有更高的技术要求和强大的心理素质。不管如何,娴熟的插管技术是 ECMO 支持成功的先决条件,是否能顺利、成功进行插管关系到整个治疗活动的成败。

2. 新生儿 ECMO 支持中的监测　在新生儿 ECMO 支持中,除了基本生命体征、血气和通气设置的监测是必需的,还需要与 ECMO 回路相关的监测。

(1) ECMO 系统监测:ECMO 血流量的监测,以 ml/(kg·min)为单位;离心泵转速监测,ECMO 系统自动监测离心泵的转速,以 r/min 衡量;回路中的压力监测,动脉端的压力监测尤为重要,假如动脉端压力过高可能导致溶血发生,氧合器前后压力阶差过大则提示血栓形成。

(2) ECMO 回路静脉血氧饱和度监测:静脉血氧饱和度监测在新生儿 ECMO 支持中是最重要的,能够及时反映心排血量和机体对氧利用的平衡。在 V-A 模式 ECMO 中,要求静脉血氧饱和度达到 70%~75%,而在 V-V 模式 ECMO 中,要求静脉血氧饱和度达到 85%~90%,随着患儿本身肺功能的恢复,静脉血氧饱和度也会随着上升。

3. 新生儿 ECMO 支持中的管理

(1) 肺部管理:当新生儿 ECMO 回路血流量达到 150ml/(kg·min)以上时,可以完全代替患儿肺功能,此时呼吸机参数可以下调至"休息模式","休息模式"一般指较低的呼吸频率(10~20 次/min)、较长的吸气时间(0.5~1 秒左右)、较高的 PEEP(5~10cmH_2O)和较低的吸入氧浓度(<30%)。目的在于维持肺泡开放同时避免进一步肺损伤。PEEP 设置以不影响血液回流至右心、维持足够 EMCO 流量为准。当 ECMO 支持开始时,患儿氧合改善,呼

吸机参数下调，大部分小气道及肺泡会出现塌陷，此时胸片检查会暂时出现"白肺"情况，患儿肺功能全部由 ECMO 代替，此时 ECMO 运转如出现意外，1~2 分钟内将会出现严重低氧血症，导致患儿死亡。

（2）血液监测：动、静脉血气监测贯穿于整个 ECMO 过程，通过调节 ECMO 流量和气流量，维持动脉血 $PaO_2<100mmHg$、$PaCO_2$ 40mmHg。动脉血压维持在与患儿年龄阶段相适应范围，必要时可使用正性肌力药物。通过监测血常规，维持血红蛋白在 12~14g/dl，血小板水平应维持在 $50×10^9/L$ 以上。

（3）镇静及营养支持：ECMO 支持过程中，适当镇静镇痛是必要的，但应尽量减少阿片类及苯二氮䓬类药物应用；只要胃肠道功能可耐受，提倡早期喂养，可通过鼻胃管进行喂养。喂养过程中要严密监测血清钾和钙水平，维持正常的血清钾和钙水平对胃肠道功能有很大帮助。假如喂养出现严重胃潴留，需进行静脉营养支持。

（4）抗凝管理：在新生儿的 ECMO 中，抗凝管理至关重要，血液在 ECMO 回路中循环是不断与循环管道及氧合器等异物表面接触的一个过程，该过程会启动凝血系统，促进血栓的形成，如果在 ECMO 支持过程中，出现血栓导致肺栓塞将是致命的。这就需要在 ECMO 支持期间使用肝素拮抗凝血。含有肝素涂层循环管道的使用，大大减少了 ECMO 支持过程中的肝素用量，目前建议以 10U/（kg·h）的剂量持续泵入肝素，维持 ACT 时间在 160~180 秒，能够在预防血栓形成的同时，减少颅内出血等并发症。

（六）新生儿 ECMO 支持的并发症

新生儿 ECMO 支持过程并发症较多，这些并发症的控制和预防，是提高新生儿 ECMO 存活率的关键。

1. **出血**　由于新生儿本身的特点，ECMO 支持过程中出血是最常见的并发症。一般是出现在插管部位，其次是颅内出血，如出现颅内出血将会严重影响预后，甚至威胁到生命。ECMO 辅助过程中出血与 ECMO 支持全身肝素化抗凝和氧合器、ECMO 管道消耗血小板有关。新生儿 ECMO 颅内出血的发生率为 29%，患儿的胎龄越小越容易发生。相比足月新生儿，胎龄 <34 周患儿发生颅内出血风险明显增加，但 <34 周并不是 ECMO 支持的绝对禁忌证。

2. **血栓**　ECMO 支持过程中，由于血液和异物表面的接触，凝血功能发生很大变化，表现非常不稳定，甚至形成血栓。对 ECMO 支持资料的回顾研究表明，大约 15%~20% 的患儿出现不同程度的血栓，有时 ECMO 回路中的血栓会进入体内，这时的结果将是灾难性的。

3. **感染**　由于 ECMO 支持的有创性，感染也是常见的并发症。感染一般发生在 EMCO 支持的第 5~7 天，约 10%~15% 的发生率，一旦发生全身感染，患儿死亡率也大大增加。

ECMO 在新生儿心肺功能衰竭救治中的应用已有 40 年历史，临床上对新生儿 ECMO 适应证的把握、ECMO 并发症处理积累了大量经验，新生儿 ECMO 的存活率也大大提高。随着肺表面活性物质、高频振荡通气技术及一氧化氮吸入这些呼吸支持新技术的出现和应用，需 ECMO 支持的新生儿数量有逐年下降趋势。大部分严重呼吸衰竭新生儿避免了 ECMO，但临床上仍有部分极度严重呼吸衰竭新生儿最后仍然需要 ECMO 支持，如何早期识别需 ECMO 支持的极度危重呼吸衰竭新生儿，是 ECMO 在新生儿呼吸支持方面应用的下一步研究方向。在心脏支持方面，由于新生儿心脏外科技术和体外循环技术的进步，越来越多的复杂先天性心脏病新生儿得到外科手术治疗。由于新生儿的人群特点，术后容易出现严重低心排综合征,此时往往需要 ECMO 进行心脏支持,为心脏功能恢复争取时间。ECMO 在此类患儿的应用逐年增多,这也是新生儿 ECMO 技术发展的另一个重要方向。管道设备的小型化、管道抗凝技术、蠕动泵等,这些技术的突破和进步,肯定能进一步提高新生儿 ECMO 的治疗存活率。

八、慢性肺部疾病诊治

(一)概述

慢性肺部疾病(chronic lung disease,CLD)是一类由多因素引起的具有相同病理特点的肺部疾病的总称,其影响可由新生儿期延至儿童期甚至青少年期。支气管肺发育不良(bronchopulmonary dysplasia,BPD)是 CLD 最常见类型,目前这两个概念同时存在,且常被交替使用。本部分内容主要介绍 BPD。随着围产医学和新生儿医学的快速发展,新技术、新方法不断应用于临床,极低出生体重儿(very low birth weight,VLBW)和超低出生体重儿(extremely low birth weight,ELBW)存活率明显增加,BPD 发病率也有逐年上升的趋势。胎龄愈小、出生体重愈低,BPD 发病率愈高。超低出生体重儿(出生体重 <1 000g)与极早早产儿(胎龄 <28 周)BPD 发生率可高达 50%。据美国 NIH 统计,美国每年新增 BPD 病例约有 10 000~15 000 例。我国不同研究者流行病学调查的结果差异较大,出生体重 <1 000g 与胎龄 <28 周新生儿 BPD 发生率为 19.3%~85%。重度 BPD 是 VLBW 和 ELBW 早产儿死亡的主要原因之一,存活者常出现反复下呼吸道感染、生长发育迟缓等问题,生后 1 年内病死率高,且有较高的神经发育障碍率。目前对 BPD 尚无有效的防治措施。

(二)BPD 的定义

1967 年 Northway 等首次提出 BPD 这一概念并作为一种病理学诊断。主要临床特征为:需要吸入高体积分数氧和机械通气较高气道压力呼吸支持的严重呼吸窘迫综合征的早产儿,出生后 28 日仍需要用氧,为"经典或旧 BPD"。认为 BPD 的发生与氧中毒和机械通气气压伤有关。以后的临床研究发现,发生 BPD 的新生儿并非都是 RDS 患儿,并提出 RDS 不能作为诊断 BPD 的必要条件。1979 年 Bancalari 等将 BPD 定义修改为:①患呼吸衰竭的新生儿;②需要机械通气至少 3 日并且持续给氧超过 28 日;③有呼吸困难的体征和肺部的放射影像学表现。Jobe 为首的研究者们发现:BPD 多发生于体重≤1 000g 的早产儿,且多发生在出生后仅有轻度或无肺部疾病,需低浓度氧或不需要氧疗及机械通气的低出生体重儿,患儿在住院期间逐渐出现氧依赖,并且持续时间超过纠正胎龄 36 周。同时在影像学方面,Northway 阐述的 4 阶段典型 X 线表现已不多见,为"新型 BPD"。2000 年美国国家儿童保健和人类发育研究所(National Institute of Child Health and Human Development,NICHD)等相关机构制订了 BPD 新定义,并基于临床病情的严重程度进行分度。根据该定义的界定,BPD 是指任何氧依赖(FiO$_2$>0.21)超过 28 天的新生儿。20 世纪 90 年代以来,随着产前糖皮质激素和出生后外源性肺表面活性物质的广泛应用,以及保护性通气策略实施,"经典型 BPD"已很少见,临床上常见的是"新型 BPD"。2018 年 NICHD 专家提出新的建议,影像学证实存在肺实质病变且在纠正胎龄 36 周时仍氧依赖即可诊断为 BPD。根据呼吸支持的方式不同细化了临床分度,并将日龄 14 天至纠正胎龄 36 周之间因持续存在肺实质性病变呼吸衰竭死亡者归属于重度 BPD。

（三）病因及发病机制

BPD 的本质是在遗传易感性基础上，各种不利因素（如炎症、氧中毒及气压伤等）对发育不成熟肺导致的损伤，以及损伤后肺组织异常修复。

1. 遗传易感性 近年来遗传易感性在 BPD 发病中的作用机制备受关注。通过对 BPD 的家族聚集性、双胎分析、候选易感基因、全基因组关联研究、全外显子测序分析及表观遗传学等研究发现，基因遗传变异在 BPD 的发生中起重要作用。对于双胎的研究发现，同卵双胞胎中 BPD 的发生率明显高于异卵双胞胎，遗传对 BPD 的影响更是达到 53%~79%。关于候选易感基因与 BPD 关联性，众多研究试图建立已知分子或者通路（如炎症因子、SP 蛋白、VEGF 等）与 BPD 的关系，但对候选基因在 BPD 发生中的作用，不同研究者所得结果不尽相同。由于存在遗传异质性等多种原因，目前仍没有找到一个明确的 BPD 致病基因。人们试图应用适合研究复杂性状的遗传的全基因组关联分析（genome-wide association study，GWAS）来揭示 BPD 的遗传易感性，但多项研究结果并不一致，认为其遗传可能与稀有变异的关系更强。虽然 BPD 的全外显子测序分析发现众多与肺的形态发生和肺泡化相关的基因发生了罕见的突变，但尚无成熟数据深入挖掘研究。近年来对 BPD 的表观遗传学研究发现，表观遗传因素也可能参与了 BPD 的发生，但尚缺乏深入研究。BPD 是一种遗传与环境因素相互作用所致的多病因疾病，遗传因素在 BPD 的发生中可能起着举足轻重的作用，虽然目前遗传学研究尚未发现明确的 BPD 关联基因，但对于 BPD 的遗传易感性的进一步深入研究仍是揭示其可能发病机制不可忽视的环节。

2. 肺发育不成熟 肺发育分为五期：①胚胎期（胚胎第 3~6 周），该期的主要特征是肺芽、气管、初级支气管和主气道的形成。②假腺期（胚胎第 7~16 周），主要是传导性气道从支气管树到终末支气管的形成时期。特点是形成胎肺，再分支形成未来的肺泡管。③小管期（胚胎第 17~27 周），主要是气道上皮的生长、肺腺泡发育和血管形成（肺毛细血管床的大量增加）。标志性的特征是 I 型、II 型上皮细胞分化和肺泡毛细血管屏障的形成。由于在此期气体交换的可能平台已经建立，随着围产技术的发展，早产胎儿出生已能够存活，因此，小管期是人类肺生长与发育的重要里程碑。④终末囊泡期（胚胎第 28~36 周），特点是继发性嵴引起的囊管再分化。在此期气道分支已完成，肺的进一步生长和发育主要是随着腺泡管膨胀的外周气道扩张和气道壁的变薄，肺的潜在气体容量和表面积不断增加，为气体交换提供了解剖上的潜能。⑤肺泡期（胚胎第 37 周到出生后 2 岁），是肺泡化和微血管成熟时期。在肺发育的各个时期均涉及多种细胞系精确的时空协调，该过程特别容易被细胞应激、宫内感染、甚至营养受限等因素的影响而中断。胎龄越小，肺发育的成熟度越低，当暴露于高浓度氧、机械通气、感染等不利环境时的风险更高，更易发生 BPD。因此，早产儿肺发育不成熟是 BPD 发生的重要基础。

3. 氧中毒 未成熟肺暴露于高氧环境中极易导致肺损伤，发病机制十分复杂。高氧可引起肺水肿、炎症、纤维蛋白沉积等改变，同时暴露于高氧环境下机体产生大量自由基，而早产儿细胞内抗氧化水平较低，不能及时清除体内产生的氧自由基，从而导致氧自由基介导的肺损伤发生。

4. 机械通气性肺损伤 机械通气产生的高气道压力或高潮气量可引起肺泡过度扩张，毛细血管内皮、肺泡上皮细胞损伤及基底膜破裂等机械性损伤，导致毛细血管通透性增高，小分子蛋白及液体渗出,并可触发炎症反应,从而导致肺泡结构的破坏。

5. **感染和炎性反应** 研究证实,绒毛膜羊膜炎和宫内感染可导致胎肺的发育异常。胎儿暴露于宫内的炎性环境中,释放大量炎症因子,引起肺发育停滞及肺损伤。对临床上许多早产孕妇存在无症状(silent)绒毛膜羊膜炎,应予以重视。在引起宫内感染的病原体研究中,解脲脲原体已引起关注。

6. **肺微血管发育的异常** 既往研究主要关注于肺泡化损伤,近年来,肺微血管发育在BPD 中的作用日益受到重视,有专家提出了 BPD 发病的"血管假说"。肺泡化和肺血管化之间存在微妙的平衡,肺微血管发育可以促进肺泡化的进程,而肺微血管受损则可导致肺泡化受损。围产期的各种不利因素可导致肺微血管受损,进而影响肺泡化的进程。

(四)病理学特征

"经典型 BPD"病理特征为肺实质的慢性炎症和肺间质纤维化,表现为严重的气道损伤、肺泡间隔破坏、肺泡数目减少及最终的纤维化。以限制性通气障碍及肺纤维化为最终临床结局。"新型 BPD"的病理表现以肺泡及肺微血管发育不良为主要特征,表现为肺泡数目少、体积大,肺泡结构简单化,而肺泡、气道损伤及肺间质纤维化较轻。以阻塞性通气障碍及肺气肿为最终临床结局。

(五)影像学表现

"经典型 BPD"胸部 X 线表现为早期双肺毛玻璃影,以后发展成双肺广泛纤维化伴肺气肿。胸部 X 线表现分为 4 期:①Ⅰ 期胸片示两肺广泛颗粒影,肺野密度增加,支气管充气影明显;②Ⅱ 期胸片示两肺野密度普遍增加,心缘模糊;③Ⅲ 期胸片示肺野有小圆形蜂窝透明区,肺野密度不规则,似梅花样;④Ⅳ 期胸片示整个肺野有大小不一的圆形透明区,两肺过度扩张伴条索状肺不张。"新型 BPD"胸片 X 线特征与经典 BPD 差异很大,表现不典型,特征性不强。轻型病例 X 线表现可无改变或仅为肺纹理增多、模糊或仅见毛玻璃状改变。尽管其胸部 X 线表现没有特征性,不再作为疾病严重程度的评估依据,但依然是 BPD 诊断、评价急性期的病理演变及随访观察最基本的方法。肺 CT 比 X 线更易发现肺异常,尤其是高分辨 CT 提高了 BPD 的早期诊断能力。主要表现为两肺野呈毛玻璃样改变,过度充气,囊状透亮影、条索状影、致密影和胸膜增厚影。常发生于双下肺,呈对称性。临床上值得注意的是,BPD 早期影像学表现难以与 RDS 相区别。

诊断与分度:氧依赖($FiO_2 > 0.21$)超过 28 天的新生儿即可诊断为 BPD。病情严重程度评估时间:胎龄 <32 周者,于出院时或矫正胎龄 36 周评估;胎龄 ≥32 周者,于出院时或出生后 56 日评估(表 2-15)。

表 2-15 支气管肺发育不良的诊断与分度

项目	胎龄 <32 周	≥32 周
评估时间	出院时或矫正胎龄 36 周	出院时或出生后 56 日
轻度 BPD	不需用氧	不需用氧
中度 BPD	需用氧,但氧体积分数 <30%	需用氧,但氧体积分数 <30%
重度 BPD	需用氧≥30% 和 / 或需正压通气	需用氧≥30% 和 / 或需正压通气

（六）防治

目前对 BPD 尚无特殊、有效的治疗方法，临床上更侧重于强调早期预防。

1. 呼吸支持管理

（1）无创呼吸支持：机械通气导致的肺损伤是 BPD 发病机制之一，因此，早产儿应尽早采用无创呼吸支持方式。对有自主呼吸的早产儿，产房内应尽早给予呼气末正压（PEEP）或持续气道正压支持（CPAP），有助于早产儿尽快建立功能残气量，是降低 BPD 发生率的有效措施。目前，CPAP 仍是 RDS 患儿首选的无创呼吸支持模式。2019 版欧洲《早产儿呼吸窘迫综合征管理指南》推荐，所有存在 RDS 风险的早产儿，如胎龄小于 30 周出生后不需要插管复苏的早产儿，出生后应立即应用 nCPAP 治疗。中国医师协会新生儿科医师分会最新制订的《早产儿呼吸窘迫综合征早期防治专家共识》建议，早产儿存在以下指征时，应生后即刻给予 nCPAP 治疗：①出生胎龄 ≤30 周，有较强自主呼吸。②出生胎龄 >30 周，有自主呼吸且具备下列其中 2 项以上者：产前进行糖皮质激素促胎肺成熟或剂量、疗程不足；出生体重 <1 250g；糖尿病患者孕期血糖未达到理想水平；择期或急诊剖宫产；多胎；男胎；母亲产前有发热、胎膜早破或白细胞计数 >15×10⁹/L。③出现呼吸困难、呻吟、吐沫等 RDS 早期症状。

（2）肺保护性通气策略：机械通气相关性肺损伤是 BPD 的重要风险因素之一。在早产儿呼吸机应用过程中，应注意对肺的保护，尽可能缩短机械通气时间。采用低压力、小潮气量、短吸气时间及允许性高碳酸血症是早产儿机械通气常用且有效的肺保护性通气策略。2019 版欧洲《早产儿呼吸窘迫综合征管理指南》推荐，使用目标潮气量通气有助于缩短机械通气时间，降低 BPD 和脑室内出血的发生，并推荐撤机时早产儿可耐受 pH 在 7.22 以上的允许性高碳酸血症。但对于早产儿允许性高碳酸血症是否有助于降低 BPD 的发生率仍有争议，且过高的二氧化碳分压可能增加颅内出血的风险。目前早产儿允许性高碳酸血症的有效性和安全性指标尚未达成共识，有研究显示，控制 $PCO_2<65mmHg$ 且 $pH \geqslant 7.2$，不会增加 IVH、PVL、PDA、NEC 及神经发育损伤的风险。

（3）维持适宜的血氧饱和度：早产儿给氧需达到一个微妙的平衡，氧毒性作用与早产儿视网膜病（ROP）的发病相关，但较低的血氧饱和度则会增加早产儿的死亡率等潜在风险。早产儿最佳目标氧饱和度既应避免过度氧暴露产生的并发症（如 ROP），又要避免因长期缺氧导致的死亡率上升、新生儿坏死性小肠结肠炎（NEC）和不良神经发育结局等潜在的负面影响。目前对早产儿最佳目标氧饱和度尚无统一标准，2019 版欧洲《早产儿呼吸窘迫综合征管理指南》推荐为 90%~94%，设置监护仪报警界值在 89%~95%。中国医师协会新生儿科医师分会 2013 年修订的《早产儿治疗用氧和视网膜病变防治指南》建议的目标氧饱和度为 89%~93%，不宜高于 95%。

2. 营养与液体控制　增加热卡和蛋白质供给有利于增加机体抗感染、抗氧中毒能力，以及肺组织生长、成熟和加快损伤组织的修复。虽然液体限制并未降低 BPD 的发病率，但由于 BPD 患儿对液体耐受性差，易引起肺间质和肺泡水肿，肺功能恶化，限制液体量可能提高肺功能，减少需氧量，早期液体限制是有益的。在出生后的最初几天应适当限制液体量并优化能量摄入，以后逐渐增加液体的供给。若无法进行肠道营养或肠道营养量受限，需增加肠道外营养和液体量时，可考虑应用利尿剂。

3. 药物治疗

（1）肺表面活性物质应用：早产儿 RDS 患儿应早期规范应用肺表面活性物质。

（2）糖皮质激素：炎症反应是 BPD 发病中的关键环节，而糖皮质激素具有较强的抗炎症作用，因此，在临床上被广泛应用于 BPD 的防治。但糖皮质激素治疗 BPD 仍存在诸多争议：①暴露于糖皮质激素对未成熟脑的发育具有潜在的风险；②给药时机、剂量、疗程；③给药方式：全身或局部。

2002 年美国、加拿大和欧洲儿科协会一致推荐出生后糖皮质激素应用原则：①不主张将糖皮质激素全身用药作为极低出生体重儿预防治疗慢性肺疾病的常规方案；②糖皮质激素应用仅限于设计周密的随机对照研究；③仅在病情严重等特殊的临床情况下使用糖皮质激素：$FiO_2>0.5$，$MAP>12\sim14cmH_2O$，机械通气持续已超过 7 天以上，反复肺水肿、利尿剂无效等；④对已接受或正在接受地塞米松治疗的婴儿应进行长期神经系统发育的评价；⑤尽可能小剂量、短疗程，地塞米松 $0.15\sim0.25mg/(kg\cdot d)$，每 12 小时 1 次，递减，连续用 $3\sim5$ 天，并告知家长可能的近期或远期不良结局。由于早产儿静脉应用糖皮质激素可能的不良反应较多（如高血糖、感染、消化道出血和穿孔等），以及不良神经发育结局等潜在风险，进行了诸多通过雾化吸入方法气道内应用糖皮质激素防治 BPD 的研究，早期研究显示，早产儿出生后 2 周内吸入糖皮质激素素并不能有效降低 BPD 的发生率和目标人群的病死率。2015 年 Bassler 等发表了目前规模最大的关于吸入糖皮质激素预防 BPD 的 RCT 研究，该研究纳入胎龄 $23\sim27$ 周的超早产儿，治疗组（$n=437$）给予吸入布地奈德（生后 24 小时内开始，400μg，每 12 小时 1 次，持续 14 天；后改为 200μg，每 12 小时 1 次，直至患儿脱氧或纠正胎龄 32 周），对照组（$n=419$）给予安慰剂。结果显示，超早产儿早期吸入布地奈德可以降低 BPD 的发生率，但有增加病死率的趋势。最新的 meta 分析却显示，生后早期（7 天内）气道内雾化吸入布地奈德可降低早产儿 BPD 的发生率，且不增加其病死率，联合肺表面活性物质气管内滴入的给药方法可能优于单独雾化吸入布地奈德。2019 版欧洲《早产儿呼吸窘迫综合征管理指南》推荐，机械通气超过 $1\sim2$ 周的患儿，小剂量、短疗程的地塞米松有助于成功拔管撤机，对于存在 BPD 高风险的患儿可考虑吸入布地奈德。

（3）NO 吸入：NO 是一种具有多种调节作用的重要信号分子，在体内具有多方面作用。临床已证实 NO 治疗新生儿持续性肺动脉高压有明显效果。虽然近年来对吸入 NO 在 BPD 防治方面进行了较多研究，但研究结果不尽相同。最新的 meta 分析显示，吸入一氧化氮不能有效降低早产儿 BPD 的发生率，因此，不主张早产儿常规吸入 NO 用于防治 BPD。

（4）利尿剂：研究表明短期使用利尿剂可改善肺功能，但无证据表明长期使用利尿剂可减少 BPD 的发生。若病情较重或需增加热量、加大输液量时，可考虑应用利尿剂。

（5）维生素 A：维生素 A 在肺发育过程中起重要作用，维生素 A 可促进肺泡上皮细胞增殖，调节肺胶原水平，促进胎肺形成，维持呼吸道上皮的完整性。一项大规模、多中心随机对照研究也发现，ELBW 早产儿出生后给予维生素 A 5 000IU 肌内注射，每周 3 次，持续至纠正胎龄 36 周，可以降低 BPD 的发生率。但尚缺乏维生素 A 对远期效果和安全性的研究。

（6）枸橼酸咖啡因：治疗早产儿呼吸暂停已取得肯定效果。因其具有刺激呼吸中枢、增进膈肌收缩、防止膈肌疲劳、增加肺顺应性等作用，早期应用枸橼酸咖啡因可缩短机械通气时间并有助于成功拔管，对预防 BPD 发生具有一定作用。2019 版欧洲《早产儿呼吸窘迫综合征管理指南》推荐，所有存在机械通气高风险使用无创通气的早产儿均应尽早使用枸橼酸咖啡因。

4. 干细胞治疗　动物实验证实了间充质干细胞治疗 BPD 的有效性,并且已开展了临床试验性研究。虽然干细胞治疗应用于临床尚需时日,但随着细胞移植技术的逐渐成熟,以细胞为基础的治疗 BPD 的新方法仍值得期待。

虽然目前没有任何一项方法可以单独预防和治疗 BPD,但临床上对于 BPD 的防治在不同阶段应有所侧重。

（1）出生后 7 日内:①产房 CPAP;②合理用氧维持最佳目标氧饱和度;③积极采用无创呼吸支持技术并给予枸橼酸咖啡因,尽量避免气管插管,尽可能采用 LISA 技术早期规范应用表面活性物质;④对机械通气患儿应注意采用肺保护性通气策略,并尽可能缩短机械通气时间。

（2）出生后 7~28 日:①机械通气 1~2 周者,可小剂量、短疗程应用糖皮质激素;②病情较重或需增加液体量者适当应用利尿剂。

（3）出生 28 日后:以综合治疗为主,加强营养支持治疗尤为重要。

（韩树萍　高喜容　刘俐　童笑梅　谢恩萍　孙建华

周伟　洪小杨　封志纯　程秀永）

第三节　教学案例

案例 1　发绀

（一）病例介绍

1. 病史　患儿,男,28 天,因"面色发绀 20 余日,气促 1 日"入院。患儿系第 3 胎第 3 产,胎龄 37 周,顺产娩出,出生体重 3 500g,Apgar 评分不详,生后无窒息抢救史。其母孕期体健。患儿生后出现口唇及颜面部发绀,哭闹及经口喂养时发绀加重,家属未在意,未就诊。1 日前,患儿呼吸气促,遂来院就诊。

2. 体格检查　体温 37℃,脉搏 168 次/min,呼吸 65 次/min,血压 78/57mmHg,$TcSO_2$ 60%,右上肢与下肢经皮血氧饱和度无差异。反应可,口唇、颜面部及躯干皮肤发绀;呼吸音粗,未闻及干湿啰音;心音有力,胸骨左缘可闻及Ⅲ级收缩期吹风样杂音,向胸前区广泛传导;腹平软,肝肋下 3cm,脾未触及。

3. 实验室检查　心脏超声:完全性肺静脉畸形引流(心上型),房间隔缺损(继发孔,右向左分流),肺动脉高压(重度),三尖瓣重度关闭不全;心脏 CTA 检查提示:完全性肺静脉异位引流(心上型),房间隔缺损;X 线胸片提示肺炎;心电图提示:右房大、右室大。

4. 诊疗经过　入院后给予保暖、吸氧、改善心功能、维持内环境温度等治疗,血氧饱和度维持在 60%~80%,多次血气提示低氧血症,入院后第 3 日体外循环下行完全性肺静脉异位引流矫治术,术后给予呼吸机辅助呼吸、抗感染、营养及支持治疗,住院 20 日,痊愈出院。

（二）临床分析

对于新生儿发绀的诊断最重要的是确定发绀的类型及病因：首先要鉴别是生理性发绀还是病理性发绀；其次是进一步鉴别病理性发绀是外周性发绀还是中心性发绀；最后是鉴别中心性发绀的病因：呼吸源性发绀、心源性发绀（发绀型先天性心脏病）、新生儿持续性肺动脉高压（PPHN）及异常血红蛋白增多。本例患儿出生即出现发绀且持续存在，不考虑生理性发绀；经皮血氧饱和度波动于 $60\%\sim80\%$，明显降低，则可排除外周性发绀而考虑为中心性发绀；发绀严重但无明显呼吸困难，且氧疗后血氧饱和度无改善，亦不考虑呼吸源性发绀；经皮血氧饱和度明显低于正常，可排除异常血红蛋白增多引起的发绀；患儿无窒息、感染、胎粪吸入等围产期高危病史，且右上肢与下肢经皮血氧饱和度无差异，PPHN 的可能性也不大；故应重点考虑发绀型先天性心脏病。经心脏超声和 CTA 证实为完全性肺静脉异位引流（心上型）并房间隔缺损。

发绀型先天性心脏病是新生儿期发绀的重要原因。许多发绀型先天性心脏病在新生儿早期即出现发绀，如完全性大动脉转位、三尖瓣闭锁、完全性肺静脉异位引流、肺动脉瓣闭锁、左心发育不良综合征等。

完全性肺静脉异位引流（TAPVC）是一种常见的发绀型先天性心脏病，发病率为 $1.5\%\sim3.0\%$，其中心上型占 50%。从胚胎发育的角度，有三个关键过程涉及肺静脉和左心房的连接。第一，在孕 $26\sim27$ 日时，从气管上发出一个内脏血管丛，该血管丛环绕胚芽进行发育，使得血液流入前主静脉和脐卵黄静脉。第二，在孕 $27\sim28$ 日，独立的肺静脉从左心房上外翻发出，并在孕 $28\sim30$ 日时完成肺静脉和肺血管丛发育。第三，在孕 $30\sim48$ 日，肺静脉和左心房进行连接，这个过程可能是肺静脉和体静脉之间的连接完全退化所造成的。在此过程中，正确的房间隔的轴向定向是血管能形成并正确连接的必要条件，任何因素导致肺静脉没有和肺静脉原基连接，而与内脏静脉（如右前、左前主要静脉、脐卵黄静脉）连接，导致一部分或全部肺静脉开口在右心房，或通过腔静脉系统再注入右心房而导致肺静脉异位引流。目前认为，所有肺静脉未能从内脏静脉系统中独立出来，以及同时存在房间隔易位，是胚胎发育过程中造成 TAPVC 的主要原因。

Darling 等根据肺静脉连接部位，将完全性肺静脉异位回流分成四型：心上型、心内型、心下型和混合型。这种分型方法至今仍在应用。①心上型，为最常见类型，肺静脉在左心房后方汇合后经垂直静脉引流至左无名静脉，有时引流入上腔静脉或奇静脉；②心内型，全部肺静脉直接引流入右心房或经肺静脉总干引流至冠状静脉窦；③心下型，全部肺静脉在心脏后方汇合后经垂直静脉下行通过膈肌食管裂孔进入门静脉、下腔静脉或静脉导管等；④混合型，全部肺静脉经过多种通道进入右心房。也有通过有无肺静脉回流梗阻情况来进行分型，如 Smith 等通过解剖和生理学因素把 TAPVC 分为膈上型和膈下型，临床上几乎所有的心下型连接都有梗阻（膈下型），而位于横膈以上的连接很少有梗阻（膈上型）。目前国际上使用胚胎学原则确立了统一的命名系统，采用了 Darling 分型，同时明确有无梗阻、梗阻的性质和所在位置水平。

TAPVC 的临床表现取决于两个关键因素：肺静脉引流的梗阻程度和代偿性右向左分流的梗阻程度。如果新生儿的肺循环完全无梗阻（通常为心上型和心内型），患儿表现为不同程度的呼吸急促和动脉氧饱和度降低，以及右心室容量超负荷造成充血性心功能衰竭。如果新生儿存在严重的肺静脉血流梗阻,肺静脉和肺动脉高压会引起严重的急性肺水肿,临床表现为严重的低氧血症和循环衰竭。梗阻型TAPVC会迅速致死,常需要急诊手术,未经过外科手术矫治的患儿,第1年死亡率高达75%~80%,主要死因为肺动脉高压、肺炎或充血性心力衰竭。

非梗阻型TAPVC有时难以诊断,患儿发绀不明显,且心脏听诊无杂音。但出生后的数天,可能出现呼吸急促、发绀、发育停滞和喂养困难。体检时,在胸骨左缘第2~3肋间可闻及收缩期杂音,常发现S_2亢进且持续分裂。非梗阻型TAPVC的胸部X线显示肺血减少、心影大。典型表现是"雪人征",是由于肺动脉突出,右心室、右心房增大,异位引流入左上腔静脉时,上纵隔阴影增宽,整个心影呈"8"形。"雪人征"是心上型TAPVC的典型表现,但通常在6个月前不会表现出来。多普勒超声心动图是先天性心脏病的首选诊断方法,检查时可见右心室扩张,肺静脉血管形成共汇,但没有进入左心房。心导管检查提示右心房高压,肺血流量与肺动脉压亦增高。在病情不稳定的新生儿,要避免进行心导管检查,以免造成检查时意外情况及造影剂相关性肾功能损害。

尽管梗阻型和非梗阻型TAPVC在生理学及临床表现上存在显著差异,但两者都是外科手术修补的绝对适应证,未经治疗的病例预后较差。随着外科手术方式的不断改进,TAPVC总的生存率已显著提高。大部分TAPVC患儿都可以在新生儿期明确诊断,并接受手术治疗。但是在新生儿期实施TAPVC矫正手术仍然面临诸多挑战,如新生儿体重低,对麻醉、体外循环、术后监护等都有较高要求。

案例2 新生儿呼吸衰竭

(一)病例介绍

1. **病史** 患儿,女,12小时,因"胎龄38^{+4}周,生后呼吸困难伴发热12小时"入院。患儿系G_3P_1,因胎儿宫内窘迫剖宫产,体重3 200g,羊水Ⅲ度污染,脐带、胎盘正常,Apgar评分不详,出生时口鼻、全身布满胎粪,呼吸困难,发绀。当地医院查胸片示两肺斑片影。给予头罩吸氧、头孢他啶抗感染、纠酸等治疗,仍有呼吸困难并出现发热,体温最高39.0℃,遂转入上级医院。

2. **体格检查** 体温38.3℃,脉搏146次/min,呼吸68次/min,体重3 200g,血压65/30mmHg,口唇发绀,呼吸急促,三凹征阳性,双肺呼吸音粗,未闻及啰音,腹软,末梢循环尚可。

3. **入院诊断** ①胎粪吸入综合征;②围产期窒息。

4. **诊疗经过** 入院后急查动脉血气分析示:pH 7.35,PO_2 65mmHg,PCO_2 50mmHg,HCO_3^- 23.4mmol/L,SBE-4mmol/L;查血常规+CRP:WBC 25.16×10^9/L,N 80.7% Hb 161g/L,PLT 122×10^9/L,CRP>200mg/L;血凝分析基本正常;胸片:两肺斑片影伴局部透亮度增高。给予头罩吸氧、头孢哌酮舒巴坦抗感染,呼吸困难进行性加重,经皮血氧饱和度70%~75%。复查动脉血气分析示:pH 7.20,PO_2 36mmHg,PCO_2 78mmHg,HCO_3^- 36.7mmol/L,SBE-10.0mmol/L,考虑呼吸衰竭,予机械通气。查心脏彩超示:房间隔缺损(2.2mm),动脉导管未闭(3.0mm),双向分流,肺动脉高压。腹胀明显,肠鸣音弱,皮肤发花,循环差,不排除NEC,换用美罗培南抗感染,后加用万古霉素联合抗感染,并给予人免疫球蛋白、血浆等治疗。复查血常规+CRP:WBC 48.25×10^9/L,N 82.3% Hb 160g/L,PLT 105×10^9/L;CRP 188.92mg/L;血培养:产单核细胞李斯特菌生长;完善脑脊液检查未见异常。呼吸状况好转,腹胀明显减轻,循环可,呼吸机参数下调。复查血常规 +CRP: WBC 27.06×10^9/L, N 52.2% Hb124g/L, PLT265 $\times 10^9$/L; CRP 57.32mg/L。撤机,逐渐开奶。复查血常规 +CRP: WBC 16.87×10^9/L,N44.5% Hb128g/L, PLT 449 $\times 10^9$/L; CRP 13.74mg/L。停氧,喂养可耐受,奶量渐增,一般情况可。复查血常规 + CRP: WBC 13.56×10^9/L, N27.7% Hb110g/L, PLT 375 $\times 10^9$/L; CRP 6.37mg/L。治愈出院。

(二)临床分析

患儿系足月剖宫产儿,有宫内窘迫病史,羊水Ⅲ度污染,出生时口鼻、全身布满胎粪,呼吸困难,发绀,胸片示两肺斑片影,于当地医院给予头罩吸氧、头孢他啶抗感染、纠酸等治疗,仍有呼吸困难并出现发热,转入上级医院。查血气分析尚可;查胸片示两肺斑片影伴局部透亮度增高。给予头罩吸氧、头孢哌酮舒巴坦抗感染,呼吸困难进行性加重,氧合不能维持,结合血气分析,提示呼吸衰竭,给予机械通气。新生儿呼吸衰竭是由于多种原因引起的新生儿通气/换气功能异常,导致缺氧和 CO_2 排出障碍,从而导致急性呼吸功能衰竭。患儿可有呼吸困难(窘迫)的表现,如呼吸音降低或消失、严重的三凹征或吸气时有辅助呼吸肌参与,可有意识状态的改变。新生儿期以急性呼吸衰竭为主,主要病因可见于呼吸驱动力量减弱、肺部疾病、气道异常、肺发育不全及胸廓容量过小等。结合本例疾病,患儿呼吸衰竭的病因诊断为胎粪吸入综合征(MAS)。MAS 是由围产期胎粪吸入导致气道机械性阻塞和化学性炎症,表现为不同程度的呼吸窘迫和需氧,往往伴有新生儿持续性肺动脉高压,严重的 MAS 可以危及生命,需要及时处理。

MAS 需与能引起呼吸衰竭的其他疾病如新生儿呼吸窘迫综合征(RDS)、肺炎、持续肺动脉高压(PPHN)等相鉴别。RDS 是由于缺乏肺泡表面活性物质(PS)导致肺泡和终末细支气管的进行性萎陷,是早产儿的常见疾病,也可见于足月儿,尤其是择期剖宫产足月儿。RDS 病情通常在生后 72 小时后,即在内源性 PS 的产生和释放功能建立后好转。MAS 需与能引起呼吸衰竭的新生儿肺炎相鉴别,新生儿肺炎间质性和弥漫性病变较叶性病变更常见,MAS 胸片表现往往透亮度不均匀,甚至合并肺气肿,出现气漏改变,另需结合胎粪污染吸入病史。PPHN 通常继发于呼吸系统疾病如 MAS、RDS、肺炎、先天性膈疝等,也可在没有肺部疾病的情况下发生,表现为低氧性呼吸衰竭,血气分析和氧饱和度监测可表现出导管前后氧合水平的差异。此外,MAS 尚需与先天性膈疝、发绀型先天性心脏病等相鉴别。

本例患儿经血培养最终明确致病菌为李斯特菌。李斯特菌是一类革兰氏染色阳性杆菌,为需氧兼性厌氧菌。妊娠期妇女是李斯特菌病高发人群,可达非妊娠妇女 18 倍之多,并呈上升趋势。感染后最初表现为感冒样症状(发热、寒战、肌肉痛),少数伴消化道症状;妊娠早中期感染可导致流产、死胎与早产;妊娠晚期则感染胎儿及新生儿,可出现胎儿心率减慢、胎动减少、羊水胎粪污染及新生儿窒息。李斯特菌感染患者多数为早产儿(包括晚期流产儿),分为早发型和晚发型。早发型(<5 日)即出生时或出生后表现异常,如窒息、呼吸困难、发热、循环障碍、DIC 等,也有病例表现的较为温和,取决于被感染时间、治疗及时与否。晚发型(≥5 日)常在新生儿出院后发生,新生儿感染李斯特菌病例大多可在母亲检测到李斯特菌感染证据,包括血及胎盘培养。大多数李斯特菌感染具有败血症的非特异症状,常并发脑膜炎,外周血 WBC 异常、血小板降低、CRP 升高,李斯特菌对头孢菌素类抗生素天然耐

药,对青霉素、氨苄西林、亚胺培南、万古霉素、红霉素、复方新诺明、环丙沙星、庆大霉素等敏感。本例患儿入院后给予积极的呼吸支持及对症治疗,并明确了致病菌,换用敏感抗生素,最终预后良好。

案例3　早产儿呼吸暂停

(一)病例介绍

1. 病史　患儿,男,日龄2小时,因"胎龄26^{+5}周,生后呻吟2小时"入院。系G_1P_1,胎膜早破4日,经产道娩出,出生体重1 000g,羊水少、I度污染,胎盘、脐带正常,Apgar评分1分钟4分(心率2分、呼吸1分、肤色1分)、5分钟4分(心率2分、呼吸1分、肤色1分),二便未排。因生后不久出现呻吟样呼吸,以"早产儿、极低出生体重儿、新生儿呼吸窘迫综合征"为诊断急转入NICU。产前已用地塞米松4次,母血型B型、Rh阳性。母亲2年前因甲状腺占位行"甲状腺次全切术",术后口服优甲乐,甲状腺功能正常。分娩前1日阴道分泌物B族链球菌核酸检测阳性。

2. 体格检查　体温36.2℃,脉搏125次/min,呼吸32次/min,血压52/32mmHg,早产儿貌,发育、营养、反应欠佳,皮肤黏膜无黄染、皮疹及出血点。头颅无畸形,前囟平软,直径约1.5cm×1.5cm,双眼睑无水肿,结膜无充血,巩膜无黄染,双侧瞳孔等大等圆,对光反射存在,耳鼻无畸形,耳郭软,口唇发绀,呼吸呻吟,吸气性三凹征阳性,双肺听诊呼吸音低,未闻及干湿性啰音。心率125次/min,心音低钝,节律齐,心前区可闻及II度/6 SM杂音。腹软,脐带包扎完好,脐轮无水肿,肝脾肋下未触及,肠鸣音弱。脊柱四肢无畸形,活动度正常。末梢循环欠佳,指/趾甲未达末端,足底纹理<前1/3。肛门无畸形,阴囊皱襞少。四肢肌张力低,觅食、吸吮、拥抱、握持反射均弱。

3. 诊疗经过　入院后完善相关检查,给予入暖箱、心电监护处置。考虑其母GBS筛查阳性,有胎膜早破病史,给予青霉素抗感染,随访感染指标正常后停用。胸片提示新生儿呼吸窘迫综合征(II级),给予猪肺磷脂注射液200mg气管内注入、nCPAP辅助通气;心脏彩超示房间隔缺损、动脉导管未闭,无血流动力学改变,未予特殊处理。入院初给予禁食,后给予鼻饲开奶,缓慢加奶。后患儿出现呼吸暂停,行头颅超声未见异常,胸片检查提示两肺纹理增重,血气分析未见异常,血常规、电解质无异常,调整呼吸机参数,应用枸橼酸咖啡因兴奋呼吸,呼吸暂停情况好转,改为鼻导管吸氧。住院1.5个月时,患儿再次出现频繁呼吸暂停,反应差。复查血液指标示:WBC $17.91×10^9$/L,N 85%,Hb102g/L,PLT $132×10^9$/L,CRP 87mg/L;头颅超声未见明显异常;血培养示大肠埃希菌生长;脑脊液检查未见异常。给予哌拉西林舒巴坦抗感染,炎性指标正常、血培养阴性后停用;同时予以呼吸支持,采用nCPAP辅助通气、鼻导管吸氧。住院期间因贫血多次给予输注悬浮红细胞纠正贫血,因低蛋白血症多次输注血白蛋白。出院时经口喂养30ml/3h能完成,体重达2kg。

(二)临床分析

患儿为26^{+5}周的超早产儿,以"生后呻吟样呼吸2小时"为主诉入院,胎膜早破4日,产前母亲GBS检查阳性,经产道娩出,出生体重1 000g,羊水少、I度污染,Apgar评分1分钟4分、5分钟4分。诊断考虑:超早产儿、极低出生体重儿、新生儿呼吸窘迫综合征、新生儿窒息、新生儿感染。治疗以呼吸支持、肺泡表面活性物质替代、防止感染、营养支持为主,同时积极防治早产儿相关并发症。

患儿生后第 3 日出现呼吸暂停,呼吸暂停是早产儿的常见症状,如不及时发现和处理,可致呼吸衰竭、多脏器缺氧损伤,甚至死亡。早产儿呼吸功能不稳定主要与呼吸中枢及呼吸器官未发育成熟有关,早产儿呼吸暂停分为原发性和继发性。依据该患儿的孕周、出生体重、呼吸暂停发生的时间,首先考虑原发性呼吸暂停,但该患儿自生后第 2 日开始鼻饲喂奶,需注意插入鼻饲管可引起迷走反射,影响呼吸及循环功能,严重时可导致呼吸暂停。该患儿围产期存在胎膜早破、羊水污染、出生窒息等高危因素,需要注意感染、颅内出血、低血糖等因素引起的呼吸暂停。病程中第 1 次出现呼吸暂停后,复查胸片提示两肺纹理增重,肺部情况较前好转,头颅超声未见异常,血气分析未见异常,考虑原发性呼吸暂停,治疗上以枸橼酸咖啡因等药物兴奋呼吸为主。

患儿住院 1.5 个月时再次频繁出现呼吸暂停,要特别注意继发性呼吸暂停。常见原因包括贫血、感染、胃食管反流、支气管肺发育不良等,需积极完善相关检查,明确病因,针对病因治疗。进一步完善检查,血常规明显异常、CRP 增高,考虑感染引起的呼吸暂停,治疗就不能单纯呼吸支持、兴奋呼吸,要积极给予抗感染治疗,感染控制后呼吸暂停逐渐缓解。

案例4　急性呼吸窘迫综合征

(一)病例介绍

1. **病史**　患儿,男,7 小时,因"胎龄 35 周,进行性呼吸困难 7 小时"入院。患儿系第 1 胎第 1 产,胎龄 35 周,因"胎动减少 1 天,胎膜早破 12 小时"剖宫产出生,出生体重 2.3kg,羊水Ⅲ度污染,胎盘无异常,脐带绕颈 3 周。Apgar 评分 1 分钟 4 分(肌张力扣 2 分,心率、呼吸、喉反射以及肤色各扣 1 分),立即清理呼吸道及气囊加压通气后,评分 5 分钟 8 分(肌张力以及肤色各扣 1 分),10 分钟 10 分。患儿生后不久出现呼吸急促、面色发绀,无发热、惊厥及尖叫,予以清理呼吸道及呼吸机 CPAP 模式辅助通气后患儿面色较前红润,但呼吸急促无改变,且进行性出现呼吸困难,可见三凹征,血氧饱和度波动在 80%~90%,为求进一步诊治,收入院。

2. **体格检查**　体温 36.9℃,脉搏 155 次/min,呼吸 85 次/min,血压 57/45mmHg,体重 2 300g,早产儿貌,反应差,胸腹部皮肤可见散在出血点,全身皮肤无黄染。头颅外观无畸形,前囟 1cm×1cm,平软,张力不高,双眼结膜无充血,双侧瞳孔等大等圆,对光反射灵敏;唇周发绀,咽部充血,气管居中,胸廓对称无畸形,可见三凹征,双侧呼吸动度一致,双肺呼吸音弱,未闻及粗湿啰音,心音欠有力,律齐,心率 155 次/min,心前区未闻及明显杂音。腹部平软,未见胃肠型及蠕动波,腹壁静脉无怒张。腹部未扪及包块,肝肋下 2cm,质软,边缘光滑。肠鸣音正常,四肢稍凉,外生殖器无畸形,肌张力正常,拥抱反射减弱,握持反射减弱。

3. **实验室检查**　血气分析示:pH 6.8,PO$_2$ 68mmHg,PCO$_2$ 76mmHg,BE-6mmol/L;胸片示双肺纹理增粗,双肺可见散在粗颗粒状和斑片状阴影;血常规示:WBC 25×10^9/L,N 61%,CRP 8mg/L;凝血功能:凝血酶原时间 17.8 秒,部分凝血酶原时间 90 秒,纤维蛋白原 1.1g/L;

血生化：Na$^+$134mmol/L，K$^+$3.5mmol/L，CK 320U/L，CK-MB 58U/L；心脏彩超示卵圆孔未闭；头颅彩超示透明隔腔未闭；腹部彩超未见异常。

4. 入院诊断　①早产儿；②低出生体重儿；③新生儿窒息；④呼吸衰竭；⑤新生儿胎粪吸入综合征；⑥新生儿肺炎；⑦新生儿缺氧缺血性心肌损害；⑧凝血功能异常。

5. 诊疗经过　入院后患儿在气管插管下呼吸机 SIMV 模式下辅助呼吸，给予抗感染、纠酸、营养心脑细胞等对症支持治疗，在此期间，患儿血气分析无明显异常，生命体征及血氧饱和度稳定。入院后第 3 日患儿在呼吸机下出现呼吸急促，可见明显三凹征，血氧饱和度不稳定。查体：双肺呼吸音弱，可闻及明显湿啰音；急查血气分析示：pH 6.8，PO$_2$ 38mmHg，PCO$_2$ 88mmHg，BE-12mmol/L；常频呼吸机下血氧饱和度波动在 80% 左右，立即调整呼吸机 HFO 模式辅助呼吸（呼吸机参数：FiO$_2$ 80%，MAP 15，频率 10Hz，振幅 60）后，血氧饱和度可维持在 90% 左右。急查胸片示白肺，肺部超声示肺水肿；血常规示：WBC 32×10^9/L，N 76%，CRP 56mg/L，降钙素 103μg/L。立即给予肺表面活性物质气管滴入，调整抗生素为美罗培南、万古霉素联合抗感染治疗，以及"冷沉淀"纠正凝血功能等营养支持治疗，根据血气分析调整呼吸机参数，维持水电解质平衡等。继续治疗 15 日后临床好转出院，出院时患儿纠正胎龄 37^{+2} 周，出院体重 2.65kg，每次可进奶约 40ml。

出院诊断：①早产儿；②低出生体重儿；③新生儿窒息；④呼吸衰竭；⑤新生儿胎粪吸入综合征；⑥新生儿肺炎；⑦新生儿缺氧缺血性心肌损害；⑧凝血功能异常；⑨急性呼吸窘迫综合征。

（二）临床分析

急性呼吸窘迫综合征（ARDS）是由肺内和 / 或肺外原因引起的，以顽固性低氧血症为显著特征的临床综合征，病死率高。急性呼吸窘迫综合征的病因繁多，不同病因所致急性呼吸窘迫综合征发病机制也各有不同。临床表现多呈急性起病，呼吸窘迫及难以用常规氧疗纠正的低氧血症等。

目前，儿童与成人急性呼吸窘迫综合征的诊断标准已经得到了广泛的认可，但是针对新生儿 ARDS 的诊断依然没有形成广泛共识。2017 年国际性多中心多学科协助组制订了相应的新生儿 ARDS 诊断标准（蒙特勒标准）。这是国际上首次有针对性地制订新生儿 ARDS 标准，是儿童 ARDS 共识指南（PALICC 标准）的进一步发展，对于危重新生儿的诊断、治疗与研究协作将产生积极的影响。

该患儿为新生儿，因"胎龄 35 周，进行性呼吸困难 7 小时"入院，其发病原因考虑新生儿胎粪吸入综合征，以呼吸道机械性阻塞及化学性炎症为主要病理特点，胎粪的化学性质不仅可引起肺部炎症加重，进一步可引起支气管痉挛。该患儿的低氧血症不仅使肺血管进一步损害，且使肺泡表面活性物质合成减少以及消耗增多，肺组织广泛水肿，当水肿液凝固，进一步造成肺泡萎缩，透明膜形成，即引起急性呼吸窘迫综合征。结合 2017 蒙特勒标准，患儿满足以下标准：①是由新生儿胎粪吸入综合征疾病引起的急性发作；②排除 NRDS、TTN 或先天性畸形引起的呼吸困难；③胸片提示白肺；④出现急性肺水肿；⑤氧合障碍。该患儿可明确诊断为 ARDS。治疗上与新生儿呼吸窘迫综合征一致，以支持治疗、机械通气和应用 PS 替代为主要治疗方法。

案例 5　新生儿休克

（一）病例介绍

1. **病史**　患儿，女，20天，因"发热2日，面色苍白、反应差半小时"入院。患儿胎龄39周，足月顺产。两天前患儿不明原因出现发热，体温37.8℃，吃奶稍差。在外用散包处理后好转，未作特殊处理。半小时前，家长发现患儿反应差，肤色苍白，遂到医院门诊，以"新生儿败血症、休克"收入院。

2. **体格检查**　一般情况差，神志清，体温37.5℃，脉搏189次/min，呼吸80次/min，脉搏细速，面色苍白，四肢发凉，前臂毛细血管再充盈时间5秒，血压40/20mmHg，心律快，心音欠有力，双肺呼吸音稍粗，未闻及明显干湿鸣音，腹稍胀、肠鸣音稍弱，肝肋下2.5cm，质偏中，四肢自主活动可，原始反射可引出。

3. **入院诊断**　①感染中毒性休克；②新生儿败血症。

4. **诊疗经过**　入院后立即给予抗感染、扩容、纠酸、正性肌力药物、对症支持等治疗，患儿很快反应好转，四肢温暖，毛细血管再充盈时间缩短，血压至正常。维持治疗10日出院。

（二）临床分析

休克是由各种病因引起的全身器官微循环障碍，导致组织细胞缺氧缺血、代谢产物堆积和脏器功能损害的危重临床综合征。新生儿休克的病因复杂，感染是引起新生儿休克的主要原因之一，但许多病例常没有明显感染征象而突然起病。早期症状不明显，所以要注意早期症状：如皮肤灌注不良出现肤色苍白或青灰、范围较大的肢体发凉、心率增快超过160次/min。一旦出现上述症状可检测皮肤毛细血管再充盈时间，若延长至足跟部>5秒、前臂>3秒，就应想到休克。国外有学者将精神萎靡、皮肤苍白、肢端发凉、心率加快、皮肤毛细血管再充盈时间延长作为新生儿休克的早期诊断依据。肢端发绀、面色苍白、皮肤青灰，有花纹、湿冷，尤以四肢为甚，说明末梢循环障碍，是休克的主要征象，提醒此时观察毛细血管再充盈时间甚为重要。如果心率由快到慢小于100次/min，心音低钝，股动脉搏动减弱，甚至摸不到，呼吸增快，安静时超过60次/min，出现三凹征，甚至肺部听到湿啰音，中枢神经系统症状出现激惹后有抑制，反应低下，嗜睡或昏睡，肢体肌张力减弱，尿量减少等，即可确定休克病情进展为脏器功能障碍或衰竭表现。如未及时发现并治疗，可迅速导致多脏器功能障碍或衰竭，等到血压下降，则是晚期重症休克的阶段，此时治疗已经很困难，死亡率极高。本例患儿已出现休克早期症状，有反应差，心率、呼吸增快及胃肠及肝脏改变，血压降低，提示有多脏器功能障碍及衰竭，已进入中晚期休克。需要进一步监测评价呼吸循环状况，以及脑、心、肾脏功能。

患儿虽然发病原因不清，但伴随发热现象，应首先考虑感染因素，需进行感染相关外周血象、急性时相蛋白检测及血、尿、体液、分泌物、渗出液、脓液涂片及细菌培养，以寻找病因，针对性抗感染治疗。需进行血气分析，判断休克的酸碱失衡严重程度，给予及时纠正。难以纠正的代谢性酸中毒往往是休克微循环障碍的重要证据。患儿还需进行尿常规、血电解质、血糖、肝肾功检测，以便判断病情、脏器功能并及时纠正内环境紊乱。进一步拍胸片寻找有无肺部病变，是否有心衰、肺水肿存在或心界扩大，决定是否需要用强心剂、利尿剂。心电图检查可判断有无心肌损害、心律失常和心室肥大。DIC 筛选和确诊对休克程度的判断及 DIC 控制非常重要。

新生儿休克抢救成功的关键是早发现、早治疗。应严密监护,严格记录血压、体温、脉搏、呼吸、尿量等生命体征,对休克早期的各项临床指标提高警惕,做到早期诊断、早期治疗,以提高抢救成功率。扩容纠酸,维持营养、体液及电解质平衡,以晶体液保证液体容量为首要任务,应用血管活性药物多巴胺,并根据病情阶段选择不同剂量。存在全身血流不足、多巴胺无效、心功能不全或心源性休克时加用多巴酚丁胺。多巴胺及多巴酚丁胺无效时,选用二线药物肾上腺素。顽固性低血压时,氢化可的松作为三线用药。新药米力农可增加心肌收缩力,比多巴酚丁胺改善心肌的收缩和舒张功能更稳定。可输血浆或全血、静脉滴注丙种球蛋白等扩容支持。针对 DIC 情况选择肝素或其他抗凝血剂。针对原发病及时做对症处理,加强监护(包括脉搏、呼吸、心率、血压、血氧、尿量、皮温及肛温、意识等),酌情对症、保护脏器功能,根据血气分析指导补碱纠酸,重症难治性休克新生儿予呼吸支持治疗。

休克是新生儿常见的急症。新生儿期除感染性休克外,窒息缺氧、心源性休克也较常见。新生儿(尤其是早产儿)免疫功能不足,器官功能尚未发育健全,容易发生感染,休克后器官功能不足,临床表现不典型,早期症状不明显,一旦发生休克病情迅速恶化,可发展为重症难治性休克,常规治疗效果欠佳,病死率仍较高。新生儿休克的早期诊断十分重要,是休克早期治疗、阻止病情进展、提高治愈率、降低病死率的关键和前提。预防新生儿窒息、早产、感染是降低新生儿休克发病率和死亡率的关键。因此,要大力加强围产期保健,预防围产期窒息,产前检查、产时指导非常重要,必要时可应用胎儿监护技术,提高产、儿科质量,及时正确地进行分娩处理及抢救,从而降低新生儿休克发病率,提高生存质量。

案例 6　新生儿持续性肺动脉高压

(一)病例介绍

1. **病史**　男性患儿,日龄 2 天,因"生后呻吟伴全身皮肤发绀 2 日"自外院转入。患儿系 3 胎 2 产,胎龄 38 周,因"母亲瘢痕子宫"剖宫产,出生体重 3 700g,Apgar 评分 1 分钟和 5 分钟分别为 7 分及 9 分。羊水、脐带、胎盘无特殊,生后不久即出现面色发绀,时有呻吟,予鼻导管吸氧后发绀略有缓解,于当地医院 NICU 予抗感染、有创呼吸机辅助通气(参数设置不详)后患儿病情无明显好转,遂转入上级医院。母孕期于当地医院建卡,规律产检,无特殊。入院时患儿表现为进行性呼吸困难、呻吟,伴全身皮肤发绀,给予气管插管、复苏囊加压给氧(氧浓度 100%),发绀有缓解。

2. **体格检查**　神志淡漠,反应迟钝,呼吸表浅,瞳孔对光反射稍迟钝;口唇发绀,无鼻翼扇动,胸廓饱满,三凹征(+),双肺闻及中粗湿性啰音;心率 106 次 /min,心音稍钝,未闻及明显杂音;肠鸣音弱,约 1 次 /min;四肢肌张力偏低,原始反射引出不完全。

3. **实验室检查**　血气分析提示混合性酸中毒,末梢血糖呈应激性高血糖(11.8mmol/L)。外院胸片提示气胸,入院胸腹联合平片结果示:①RDS Ⅱ~Ⅲ级可能;②纵隔气肿,气胸待排;③心影增大;④腹部肠气分布未见明显异常。血常规示白细胞升高,CRP、血培养正常;血生化:低钙,肝肾功能、心功能正常;凝血功能:APTT 延长、D- 二聚体升高;尿常规:PRO ± ,BLD +++,RBC 18/μl;大便常规无异常。

4. 诊疗经过　入院后予监护、暂禁奶、抗感染、高频通气、镇静、补液、稳定内环境等对症支持治疗。结合临床及胸片结果，考虑新生儿呼吸窘迫综合征、新生儿气漏综合征和新生儿呼吸衰竭诊断成立。针对纵隔气肿，外科会诊后行纵隔气肿切开皮片引流，并给予 HFOV 通气（MAP 12cmH$_2$O 支持，振幅 28cmH$_2$O，FiO$_2$ 0.40），肺泡表面活性物质 200mg/kg 气管内滴入，术后 12 小时复查胸片双肺病灶及纵隔气肿较前略有吸收好转。患儿入院后 7 小时出现氧合不稳定，监测导管前后 SpO$_2$ 相差 10% 以上，心脏彩超示心脏未见明显异常，肺动脉压力 > 体循环血压的 1/3，考虑存在新生儿 PPHN，在 HFOV 通气保障肺充分扩张的基础上，予 NO 吸入，患儿氧合迅速稳定在 95% 以上，NO 治疗 48 小时后停用。予高频通气 1 日，改常频 SIMV 1 日，予拔管（管端培养阴性）改 NIPPV 3 日，撤机可耐受。消化系统：禁奶 9 小时后开奶，母乳喂养，加奶顺利，喂养耐受；神经系统：住院期间无抽搐，头颅 MRI 检查示新生儿缺氧缺血性脑病，双侧侧脑室后角积血，监测头围无扩大；眼底筛查未见明显异常；代谢系统：入院时血糖 11.8mmol/L，考虑应激所致，经积极治疗原发病后血糖恢复正常；凝血功能：予以新鲜冰冻血浆 10ml/kg 输入和低分子肝素钙 50U/kg 皮下注射。头孢噻肟钠抗感染治疗 7 天，血培养回报无细菌生长，不支持败血症。复查感染指标基本正常。出院前患儿生命体征平稳、反应好、喂养耐受、内环境稳定，达临床治愈。

5. 出院诊断　①新生儿呼吸窘迫综合征；②新生儿气漏综合征；③新生儿持续性肺动脉高压；④新生儿呼吸衰竭；⑤新生儿窒息；⑥新生儿缺氧缺血性脑病；⑦新生儿颅内出血；⑧新生儿高血糖症。

（二）临床分析

1. 住院医师甲　总结病史：①男性患儿，入院日龄 2 天，因"生后呻吟伴全身皮肤发绀 2 日"入院。②患儿出生有窒息史，母亲孕产史无特殊。③入院查体：同上述。④入院时辅助检查：气管插管辅助通气下，血气分析呈较严重的混合性酸中毒，pH 6.91；血常规提示白细胞升高；凝血功能提示出凝血异常。患儿临床以呻吟和皮肤发绀为主要表现，心脏超声排除复杂性先天性心脏病，但肺动脉压力升高，SpO$_2$ 监测导管前后（右上肢和左下肢）差异 >10%，考虑持续性肺动脉高压，胸片提示 RDS Ⅱ ~ Ⅲ级可能，使用猪肺磷脂针、抗感染、高频通气联合 NO 吸入治疗后顺利改为无创通气，患儿病情逐渐好转，最终治愈出院。

2. 住院医师乙　分析该患儿发生持续性肺动脉高压原因主要有以下几个方面：①患儿出生时有窒息病史，入院后皮肤发绀，进行性呼吸困难，血氧饱和度下降至 70%，高氧高通气试验 SpO$_2$ 升至 95%；②血常规示白细胞升高，但 CRP 未见异常，血培养阴性；③X 线胸片：RDS Ⅱ ~ Ⅲ级可能，纵隔气肿，气胸待排，心影增大；④导管前后 SpO$_2$ 差异 10% 以上，心脏超声排除复杂性先天性心脏病，测量肺动脉压力升高，PPHN 诊断成立。入院后给予高频振荡通气、行纵隔气肿切开皮片引流术、NO 吸入等治疗，患儿转归良好。新生儿肺动脉高压分为原发性和继发性，新生儿期的大部分 PPHN 为继发性，主要与缺氧和酸中毒有关，常见可导致 PPHN 的疾病有胎粪吸入综合征（MAS）、围产期窒息、呼吸窘迫综合征（RDS）、肺炎、湿肺、先天性膈疝等。原发性 PPHN 病因为先天性肺血管发育异常及肺发育不良，同时，母亲孕期疾病在新生儿 PPHN 的发病中起重要作用，宫内缺氧、炎症反应、母体孕后期应用非甾体抗炎药和抗抑郁药物等，可导致宫内肺血管张力和反应性增高、肺血管重塑、肺动脉压升高。该患儿母亲孕期虽无明显异常病史，但鉴于患儿出生时有窒息史，生后呼吸困难伴发绀,当地医院技术条件有限,虽经过治疗,病情并未稳定,氧合下降,入院时血气提示严重的混合性酸中毒,长时间的缺氧酸中毒导致肺动脉痉挛,最终导致压力升高,肺血流减少,血气交换障碍,从而引起皮肤黏膜严重的发绀。

3. **主任医师** 新生儿持续性肺动脉高压指新生儿出生后肺血管的阻力持续性升高,肺动脉压大于体循环压,由胎儿型循环向正常"成人"型循环的过渡出现障碍,血液在卵圆孔和／或动脉导管水平出现双向分流或右向左分流,含氧量低的血液进入体循环导致持续低氧血症的病理生理过程,常伴心肌功能障碍和体循环阻力的下降,是多种疾病导致新生儿死亡的最终病理途径,PPHN 多发生于足月儿和近足月儿,肺部疾病仍是引起 PPHN 发生的最主要原因。此病例中患儿为足月儿,选择性剖宫产出生,有窒息史,生后进行性呼吸困难伴皮肤发绀,可能与选择性剖宫产导致肺液吸收延迟从而引起新生儿严重湿肺有关,又称为恶性湿肺。由于基层医院技术条件有限,患儿没有得到及时充分地呼吸支持,影响了肺的通气和换气,肺泡毛细血管损伤后出现血浆液体的渗出和肺表面活性物质继发性的失活,导致肺透亮度下降,甚至"白肺",临床上表现为缺氧和酸中毒,重者导致 PPHN 的临床表现。该患儿出生后由于基层医师对病情演变的认识不足,在改善通气方面的措施不到位,仅采用了普通的鼻导管吸氧,肺实变后扩张困难,缺氧酸中毒逐渐加重,尽管其后采取了气管插管机械通气和肺表面活性物质治疗,但由于肺血管收缩引起的肺动脉高压,肺组织血流灌注减少,换气障碍,发绀仅靠改善通气仍不能缓解。最后结合患儿的临床表现及超声心动图检查,证实了 PPHN 诊断,给予 NO 吸入治疗,患儿结局良好。

4. **总结** 新生儿持续性肺动脉高压的治疗,首先要治疗肺部原发病,机械通气支持和肺表面活性物质的应用让肺充分地扩张,维持机体氧合在正常范围,稳定循环和血压,保障重要器官的血流灌注和功能,可用血管活性药物多巴胺、多巴酚丁胺、米力农等持续静脉滴注,NO 吸入或西地那非口服降低肺血管阻力,纠正右向左分流以及改善氧合。其中 NO 吸入是目前唯一的高度选择性的肺血管扩张剂,起效快,效果好,是治疗足月或近足月儿PPHN 的最有效措施。此病例在积极对因对症治疗中,合理使用机械通气,结合肺表面活性物质气管内滴入,NO 吸入治疗,是引导患儿走向良好结局的因素。

案例 7　新生儿肺出血

（一）病例介绍

1. **病史** 女性患儿,生后 9+ 小时,因"发绀伴气促 3 小时余"由外院转入。患儿系1 胎 1 产,胎龄 40+3 周,顺产出生,出生体重 3 700g, Apgar 评分 1 分钟 9 分（肤色扣 1 分）、5 分钟 10 分,否认窒息复苏史,否认胎膜早破,羊水清、量约 200ml,胎盘、脐带无特殊,生后6+ 小时患儿出现发绀伴呻吟、呼吸急促,出生医院给予面罩吸氧 30 分钟,症状未见缓解,遂行气管插管,复苏囊正压通气下急诊转上级医院 NICU,以"新生儿呼吸困难待查"收治入院。母亲孕期定期产检,唐氏筛查低风险,其余否认特殊,否认传染病接触史及家族遗传病史。

2. **体格检查** （插管、复苏囊持续正压通气下,氧浓度 40%）体温 36.0℃,脉搏 120 次 /min,呼吸 70 次 /min, BP 65/37（40）mmHg;神志清,急性病容,反应迟钝;全身皮肤稍发绀,口唇发绀明显,鼻扇,三凹征（+）;前囟平软,约 1.5cm×1.5cm;双肺呼吸音粗,未闻及啰音;心率150 次 /min,心律齐,心音有力,未闻及杂音;腹稍隆,质软,肝脾未扪及肿大,肠鸣音弱;四肢肌张力稍低，反射引出欠完全。

3. 实验室检查 末梢血糖：4.3mmol/L；血气分析：pH 7.34，PCO_2 29mmHg，PO_2 78mmHg，Na^+ 135mmol/L，K^+ 4.4mmol/L，HCO_3^- 20.3mmol/L，BE −5.7mmol/L，FiO_2 100%；血常规：WBC 32.68×10⁹/L，HGB 154g/L，PLT 321×10⁹/L，L 23.90%、N 59.70%；凝血功能：PT 27.5秒，APTT 116.3秒，FIB 1.05g/L，FDP 37.3μg/ml，TT 32.5秒，D-Dimer 14.97mg/L；血生化：CK 475U/L，CK-MB 136U/L，肝功能：ALT 55U/L，AST 47U/L；CRP 0.7mg/L；电解质：K^+ 4.5mmol/L，Na^+ 140mmol/L；胸片：双肺透光度降低伴渗出。

4. 诊疗经过 入院后给予心肺监护，告病危，保暖，监测生命体征、血糖，呼吸机辅助通气等对症支持治疗，患儿病情逐渐稳定。各系统治疗经过如下：①呼吸系统：气管插管、呼吸机支持，SIMV（PIP/PEEP 22/6cmH₂O，FiO_2 40%，Ti 0.35）共4天，拔管改呼吸机模式为NIPPV（PIP/PEEP 25/7cmH₂O，FiO_2 40%，Ti 0.5），11小时后出现大量肺出血，即改为HFOV模式（MAP12→15cmH₂O，振幅26cmH₂O，FiO_2 100%）12天→SIMV 17天→NIPPV 8天→NCPAP 1天后撤机。②循环系统：入院后患儿在机械通气下，全身皮肤仍稍发绀，唇周发绀明显，监测导管前SpO₂ 85%，导管后75%，导管前后SpO₂差异达10%，考虑存在肺动脉高压，予NO（15ppm）吸入后SpO₂迅速升至95%以上，导管前后脉氧差异明显缩小，完善床旁心脏超声检查未见明显异常。入院第5天，患儿改无创通气11小时后，出现大量肺出血，临床呈休克状态，全身皮肤苍白，心率下降，血压下降，尿少。在改善通气的同时，给予扩容、纠酸、多巴胺［5μg/（kg·min）］维持血压及改善循环、磷酸肌酸营养心肌等治疗，患儿循环得到改善，听诊双肺呼吸音清晰对称，胸廓起伏好，复查胸片显示肺扩张良好。③消化系统：禁食3天，病情稍稳定后微量开奶，耐受可；发生肺出血后病情加重，又予禁奶7天，好转后再次开奶，出院前吸吮力可，可自行完成奶量50ml（每3小时一次）。④抗感染治疗：头孢噻肟钠联合哌拉西林舒巴坦14天→头孢哌酮舒巴坦7天→（考虑临床败血症）病情好转，复查感染指标正常，完善腰椎穿刺检查，脑脊液检查正常，感染四项检查为阴性。⑤血液系统：患儿有肺出血、消化道出血、血小板降低、凝血功能异常、全身水肿，考虑毛细血管渗漏综合征，给予新鲜冰冻血浆和低分子肝素钙皮下注射，动态监测凝血功能，住院期间监测最低至HGB 63g/L，共输血3次纠正贫血，目前HGB 143g/L。⑥神经系统：患儿入院后曾有抽搐表现，床旁脑电图显示原始惊厥样放电，给予苯巴比妥止惊，出院前完善头颅MRI和脑电图未见明显异常；眼底筛查：所见范围未见异常。⑦代谢系统：监测电解质提示低钾、低钙，予纠正代谢紊乱，复查电解质恢复正常，住院治疗25天患儿痊愈出院。

（二）临床分析

1. 住院医师 复习病史：①女婴，生后9⁺小时，因"发绀伴气促3小时余"入院；②出生史及母亲孕产史无特殊；③入院查体如上述，临床以"发绀、呼吸困难"为主要表现；④辅助检查：胸片示双肺透光度降低伴渗出，血常规提示白细胞升高，凝血功能示PT、APTT延长，D-D二聚体升高，监测导管前后SpO₂差异在10%。结合病史、临床及相关辅查结果，入院诊断考虑：新生儿呼吸衰竭查因：①肺炎？②呼吸窘迫综合征？③持续性肺动脉高压？给予抗感染、有创通气联合NO吸入治疗4天后病情明显好转，拔管改无创通气，11小时后出现呼吸困难，三凹征（+），口鼻腔涌出大量血性液，肺部听诊呼吸音减低并闻及湿啰音，SpO₂最低降至50%左右，伴心率下降，全身皮肤苍白，唇周发绀，反应差，血气分析提示低氧、代谢性酸中毒,外周血红细胞与血小板减少,结合胸片考虑肺出血。新生儿肺出血原因主要有严重缺氧、酸中毒、感染。患儿入院后经积极治疗,病情逐渐稳定,拔管后出现肺出血,一方面考虑呼吸通气不足,另一方面考虑为患儿入院时间短,感染并未完全控制。肺出血早期诊断困难,临床上看到口鼻腔流血时已为晚期,如果抢救不及时死亡率较高。

考虑:①进行有创通气治疗的患儿,在拔除气管改无创通气时应加强病情观察;②缺氧、酸中毒、休克互为因果,也是导致肺出血最深层次的原因。因此,在后期的治疗中,经过积极改善循环,再结合改善通气、加强抗感染等综合治疗手段,对患儿病情控制,结局改善有积极作用。

2. 主任医师　①新生儿肺出血是危及新生儿生命的主要原因之一,目前报道的发病率虽仅占活产婴儿的 $0.1\%\sim0.5\%$,但 NICU 患儿肺出血的发生率比普通人群高,肺出血病死率可高达 $40\%\sim50\%$,特别是在死亡新生儿中,新生儿肺出血的检出率为 $40\%\sim84\%$。提示在危重新生儿中,肺出血的普遍性和严重性可能超出临床观察和预测,尤其是对 NICU 的危重患儿,特别是早产儿,须引起临床医师高度重视。②临床研究证据表明,新生儿肺出血主要与早产、低出生体重、感染、寒冷损伤、围产期缺氧缺血性损伤及低体温有关,其他可能的发病危险因素还包括充血性心力衰竭、高黏滞血症、中枢神经损伤、凝血功能障碍等。患儿前期在积极治疗和精心护理下,病情明显好转,呼吸、循环稳定,反应好,所以才能顺利拔除气管插管改无创通气。但关键的问题是:更改无创后压力参数的设置是否合适?对患儿临床表现如心率、肤色、血压、呼吸是否观察到位?是否动态对肺部进行听诊,双肺送气音是否对称、响亮?PO_2 是否维持正常?这些因素均可影响通气效果。但不幸的是,患儿拔气管插管后早期临床上尚稳定,但改无创后复查血气 PO_2 40mmHg,并未引起重视,4 小时后再次复查仍呈现 PO_2 偏低,临床呼吸稍急促,医师、护士并没有仔细检查,深入思考和分析 PO_2 偏低的原因,而是简单和主观地认为可能与穿刺时患儿哭吵有关。③该患儿低氧可能与改无创后压力设置不足以维持充分肺扩张,导致缺氧有关。缺氧后可使肺泡毛细血管上的内皮细胞损伤,毛细血管通透性增加,血浆和红细胞随时间的推移大量外渗,临床上表现为口鼻涌血,如果没有临床抢救经验,死亡率非常高。肺出血的早期症状不明显,也缺乏特异性,有赖于临床医护团队的仔细观察、及时处理。④针对此例肺出血病例,值班医师采取的措施是积极有效的,如迅速清理气道、保持呼吸道通畅,迅速上调呼吸机压力,特别是提高 PEEP 至 $9cmH_2O$,同时相应上调 PIP,以保持足够的功能残气量和潮气量,维持肺的扩张,临床上啰音渐消失,肺出血停止。复查胸片示"白肺",听诊呼吸音基本听不到,表明出血程度严重。在出血完全停止后数小时,应用了肺表面活性物质(200mg/kg 气管内滴入),并运用呼吸机的"开肺"策略,使肺逐渐扩张,送气音改善,再结合综合治疗措施,以及输血纠正贫血等,患儿最终痊愈出院。通过对患儿出院状态的评估及出院后的随访发现,患儿生长发育及反应良好,未出现神经系统损伤后遗症。

3. 总结　①及时和充分的呼吸支持:肺出血发生后,要注意迅速清理气道,保持呼吸道通畅,可采用常频和高频机械通气,维持肺正常的通气和换气功能;②稳定循环:出血量大时要及时扩容和纠正酸中毒,监测血压,必要时用多巴胺等血管活性药物维持血压在正常范围;③出血停止后,对于出血量大的病例,由于肺顺应性下降,可考虑使用肺表面活性物质帮助肺扩张;④注意保暖,纠正凝血功能紊乱,贫血严重者可予以输血纠正贫血;⑤强调原发病的治疗。

案例 8　新生儿气漏综合征

（一）病例介绍

1. **病史**　患儿,男,出生 1 小时,足月剖宫产,体重 3 600g,羊水 Ⅲ 度污染,出生 Apgar 评分 1 分钟 4 分,无自主呼吸。立即给予气管插管,气囊正压通气,并予肾上腺素等抢救, 5 分钟 Apgar 评分 6 分,10 分钟 7 分。抢救过程中发现患儿阴囊逐渐肿大遂转入新生儿科。

2. **体格检查**　体温正常,心率 110 次 /min,自主呼吸弱,反应差,意识不清,皮肤及面色发绀,阴囊肿胀,握雪感明显。气囊加压吸氧下,双肺可闻及通气声,右侧较弱,未闻及干、湿啰音。肠鸣音存在,四肢肌张力稍差,皮肤凉。

3. **入院诊断**　①新生儿重度窒息;②呼吸衰竭;③气漏综合征;④休克。

4. **诊疗经过**　入院后给予呼吸支持、抗休克治疗,心率恢复正常 126 次 /min,皮肤发绀渐缓解,动脉血氧饱和度（SaO_2）90%,呼吸困难减轻,肌张力逐渐恢复,但阴囊积气发展为全身皮下气肿。胸部 X 线片显示:纵隔气管向左侧移动,右侧中外带可见透明区内无肺纹理。经胸腔穿刺抽气后闭式引流,呼吸支持改为高频通气,次日大面积皮下气肿吸收。住院 9 日痊愈出院。1 个月后随访情况良好。

（二）临床分析

新生儿气漏综合征是指由于各种原因使肺泡中的气体经漏道进入肺泡以外的邻近组织及胸腔,包括气胸、间质性肺气肿、纵隔气肿、心包积气和气腹等,偶见皮下气肿、阴囊积气及全身性空气栓塞症。气漏综合征症状取决于逸出的气体量、肺压缩的程度及速度。本例患儿为院外气管插管、复苏囊正压通气后导致的气漏,为医源性继发性气胸、阴囊积气。

气漏诊断一旦确立,应立即行胸腔穿刺抽气减压,改善呼吸、循环功能,如需要应尽快行胸腔闭式引流术。治疗主要根据气体漏出的多少和症状轻重而定,如积气量少、症状轻时可采用保守治疗。对于大量积气,影响气体交换、心排血量时,应及时行胸腔闭式引流,立即排气减压。若发生张力性气胸时应采用闭式引流,同时积极治疗原发疾病及并发症。

本病死亡率高,应以预防为主,加强围产期保健,规范新生儿心肺复苏的操作规程。羊水胎粪污染者,出生后及时清理呼吸道内胎粪,正压通气和呼吸支持时严密监护,吸气峰压不能太高。对突然出现或难以改善的发绀、呼吸困难应立即给予胸部摄片,早期明确诊断,也可给予透光照射检查协助诊断。

案例 9　新生儿血管环畸形

（一）病例介绍

1. **病史**　患儿,男,因 "胎龄 31^{+5} 周,生后呼吸呻吟 0.5 小时" 入院。第 1 胎第 1 产,顺产出生,出生体重 1 570g,孕母胎膜早破 81 小时,胎盘、脐带、羊水无异常。新生儿 Apgar 评分为 8~10 分,生后逐渐出现呼吸呻吟。

2. **体格检查**　体温 36.2℃,呼吸 45 次 /min,脉搏 144 次 /min,身长 40cm,头围 27.5cm, 体重 1 545g。自然呼吸下,全身皮肤颜色红润,反应可,前囟张力不高,胸廓对称,无畸形,无三凹征,双肺呼吸音弱,可闻及呻吟声,未闻及干湿性啰音,心腹查体未见明显异常。

3. 诊疗经过 入院后给予 nCPAP 辅助呼吸。1 周后出现呼吸困难加重,肺部听诊可闻及细湿性啰音。胸片提示:两肺野纹理多、模糊,见多发小片状模糊影;血气分析提示持续低氧血症,考虑肺部感染给予气管插管机械通气、抗感染治疗后呼吸困难缓解,并顺利撤机。生后第 17 日胸片提示病变较前有好转。但呼吸困难反复发作,呈阵发性、吸气性呼吸困难,常在哭闹、进奶后加重,发作时患儿有发绀,抬肩、鼻翼扇动的表现。心脏超声:动脉导管开放,直径 1.3mm。生后 2 个月心脏超声:右心扩大合并三尖瓣中度关闭不全,肺动脉高压合并肺动脉瓣轻度关闭不全,肺动脉压力 80mmHg,左室收缩功能正常。多层螺旋 CT 血管成像(MSCTA):胸主动脉右侧可见一纵行条状异常血管影,约 6.5mm×4.0mm,其左下壁与主动脉右侧壁相通,右侧壁发出多条肋间动脉,提示双主动脉弓畸形。染色体检查为男性正常核型。该患儿生后第 42 日过渡到完全肠道喂养,体重增长可。但患儿家长考虑手术风险、术后疗效和后遗症问题,不同意手术治疗,签字自动出院后第 2 日在家中死亡。

(二)临床分析

1. 住院医师 患儿为早产儿、低出生体重儿,生后以反复发作的呼吸困难为主,有时呈阵发性,常在哭闹和吃奶后加重,发作时患儿有发绀、抬肩、鼻翼扇动表现。生后 2 个月时行 MSCTA 检查提示:双主动脉弓畸形。从而使患儿的诊断得到明确,但没有行手术治疗很是可惜。双主动脉弓畸形属于血管环畸形的一种,可以压迫气管和食管,也可以造成气道发育异常,引起呼吸困难和吞咽困难等症状,容易导致延误诊断和误诊。

2. 主治医师 血管环畸形有多种分类方法,较常见的有:①肺动脉吊带;②双主动脉弓畸形;③右主动脉弓并有左动脉韧带;④头臂干压迫综合征;⑤迷走右锁骨下动脉;⑥左主动脉弓伴右降主动脉。其中以肺动脉吊带最为常见,右肺动脉正常起自肺动脉主干,而左肺动脉自右肺动脉后上方发出,先向后向上越过右主支气管,然后向左自气管食管间经过。其次是双主动脉弓畸形,例如本例患儿,双主动脉弓形成的血管环最紧,多在出生时或生后不久持续性喉鸣,以呼气更为明显,严重者有呼吸困难和发绀,有时伴有吞咽困难。

3. 主任医师 双主动脉弓(double aortic arch, DAA)是主动脉血管环的一种。右背侧主动脉退化吸收不完全或主动脉其他各段发育异常,造成主动脉弓及其分支畸形,围绕气管、食管形成完整或不完整的血管环,并压迫气管和食管,称为血管环,占先天性心脏病的 1%~2%。一般两弓均开通,有时一弓闭锁,右弓较大而左弓闭锁者约占 40%,左弓较大而右弓闭锁者约占 20%,本例属于后者。双弓畸形比较少见,几乎都是单发畸形。先天性主动脉血管环若不合并心内畸形,较少发生血流动力学障碍,临床上主要表现为气管、食管受压的症状,与血管环的类型和伴随畸形有关。多数病例在婴幼儿期即出现气急、喘鸣等症状,常并发呼吸道感染。双主动脉弓心脏超声检查比较容易漏诊,难以清晰显示主动脉弓降部远端、头臂动脉分支的沿行途径及其与食管、气管的关系。应用 MSCTA 主动脉任意多平面重建(MPR)可清晰显示双主动脉弓的起始分叉部、汇合部,以及头臂动脉起始部位、走行迂曲情况。三维重建最大密度投影(MIP)能全方位整体观察双弓畸形的外形。容积显示(VR)可更清晰地显示双弓的分支及走行,是目前最先进且无创的检查方法。

本例患儿为早产儿,在肺部感染控制后仍阵发性呼吸困难,除常见支气管肺发育不良及其他呼吸系统疾病外,尚需考虑心脏、神经、代谢等原因,还应考虑先天性大血管发育异常,如主动脉弓畸形,可完善 MSCTA 检查以鉴别。双主动脉弓畸形的治疗以外科手术为首选治疗方案。如果不能及时手术治疗,压迫症状及长期缺血缺氧所导致的多脏器损伤可能进行性加重,从而影响远期预后及生活质量。

案例 10　新生儿复苏

(一)病例介绍

孕 34 周,G_1P_1,母血压高,下肢水肿,羊水血性,脐带过短,胎盘早剥面积 2/3 以上,顺产,新生儿出生体重 1 500g。患儿出生后全身苍白,无呼吸,心率(10~20)次 /min,四肢松软,立即置辐射台,清理呼吸道,吸氧。Apgar 评分 1 分钟 1 分,给面罩正压通气效果不好,立即给 1∶10 000 肾上腺素 0.6ml 脐静脉注射,生后 5 分钟心率消失,继续正压通气加心脏按压,再次 1∶10 000 肾上腺素 0.6ml 脐静脉注射,抢救 10 分钟无呼吸、心搏,无反射,抢救无效死亡。

(二)临床分析

新生儿复苏需要采取迅速和有效的措施。在新生儿复苏流程图的指导下,根据出生时的情况给予具体的复苏步骤。

分析整个复苏过程存在以下问题:①复苏不规范,未按复苏流程图,先给氧、用药效果不佳才正压通气;②用 Apgar 评分指导复苏,生后 1 分钟才正压通气;③用药不规范,肾上腺素脐静脉用药剂量偏大;④母胎盘早剥,考虑低血容量未扩容。

本例复苏不规范,出生后快速评估胎龄 34 周、血性羊水、无呼吸、四肢松软,仅微弱心搏,接近死产,应立即置辐射台保暖,气管插管通气几次后立即配合胸外按压,按流程图评估心率仍低于 60 次 /min,给予肾上腺素。母亲有胎盘早剥,要考虑血容量不足引起的休克,给予生理盐水扩容。

加强新生儿复苏培训,通气是复苏中关键环节:濒死儿出生应立即气管插管,不能等初步复苏等过程,强调"黄金 1 分钟"。团队配合,核心人员必须掌握复苏的流程与技巧,加强产科和儿科的合作,3~6 个月演练一次。使用复苏记录表,有利于复苏流程的准确性。

案例 11　新生儿血气分析应用

(一)病例介绍

1. **病史**　早产女婴,第 2 胎 1 产,胎龄 24^{+1} 周,试管婴儿,双胎之大,因"产程发动"经阴道娩出,出生体重 625g,出生时 Apgar 评分 1 分钟 9 分,5 分钟 9 分,出生时给予了初步复苏、复苏囊正压通气、气管插管等复苏措施,无胎膜早破,羊水清亮、量少,脐带、胎盘正常,有妊娠期糖尿病。产前 2 小时曾肌注 DXM 6mg。患儿出生后即有呼吸困难,未用 PS。生后 3 小时后患儿在气管插管、复苏囊正压通气下急转入上级医院 NICU。孕母曾因宫腔粘连、输卵管堵塞,先后行 6 次宫腔手术。父亲 39 岁;母亲 36 岁,血型为 O 型 Rh(D)阴性。

2. **体格检查**　体温 37℃,脉搏 110 次 /min,呼吸 42 次 /min,体重 620g,血压 54/28mmHg,头围 22cm,身长 31cm。反应差,弹足底 5 下有哭样表情,头颅无血肿,前囟平软,1cm×1cm;口唇无发绀,呼吸不规则,轻度三凹征,双肺呼吸音低,未闻及啰音;心率 110 次 /min,心律齐,心音低钝,无杂音;腹部平、软,无胃肠型及蠕动波,肝脾不大,肠鸣音弱;四肢肌张力明显减低,原始反射未引出。

3. **诊疗经过** 入院后立即接呼吸机 A/C 模式辅助通气:FiO_2 100%,PIP 22cmH_2O,PEEP 6cmH_2O,Ti 0.3 秒,RR 50 次 /min。查血气分析:pH 6.99,$PaCO_2$ 81mmHg,PaO_2 46mmHg,HCO_3^- 19.5mmol/L,BE-12.6mmol/L。末梢血糖 7.7mmol/l。钠 139mmol/L,钾 6.4mmol/L,乳酸 7.0mmol/L,HCT 33%。提示存在严重的呼吸性酸中毒合并代谢性酸中毒(失代偿期),立即予以生理盐水扩容、碳酸氢钠纠酸、肺泡表面活性物质治疗、脐动 / 静脉置管。患儿住院期间后续血气分析、对应的呼吸机参数及处理,见表 2-16。

表 2-16 住院期间血气分析,对应的呼吸机参数及当时的处理

时间	血气分析 pH/$PaCO_2$/PaO_2/HCO_3^-/BE/Lac/THbc(g/dl)	对应的呼吸机参数 Mode/FiO_2/PIP/PEEP/(MAP)/RR(f)	问题点 / 当时的处理
D_2 12:42	7.1/78/75/24.2/-5.9/1.8/8.9	AC/0.6/20/6/50	呼酸(失代偿)/ 改 HFOV
D_2 19:18	7.21/49/47/19.6/-8.0/4.3/9.2	HFOV/0.3/10/12	轻度代酸(失代偿)/纠酸,循环支持
D_3 12:19	7.13/54/46/18.0/-10.4/5.7/6.6	HFOV/0.3/10/12	中度代酸(失代偿),贫血 / 纠酸,输血
D_3 14:04	7.12/40/56/13/-14.9/8.2/5.6	HFOV/0.5/10/12	中度代酸(失代偿)/纠酸,循环支持
D_3 16:17	7.15/49/46/17.1/-10.9/8.4/6.6	HFOV/0.5/10/12	中度代酸(失代偿)/纠酸,强化循环支持
D_4 05:51	7.21/70/62/28/-0.3/4.4/7.6	HFOV/0.5/10/12	呼酸(失代偿)/调整高频振幅,改 A/C 模式
D_4 15:44	7.17/58/66/21.2/-6.9/7.4/6.9	AC/0.5/18/6/50	代酸合并呼酸(失代偿)/循环支持,上调 PIP
D_5 01:34	6.97/26/98/6/-24.2/15.0/9.2	AC/0.4/19/6/50	代酸合并呼碱(失代偿)/纠酸,循环支持,上调 PIP
D_5 03:17	7.1/37/62/11.3/-17.1/15.0/9.6	AC/0.4/16/6/40	重度代酸(失代偿)/纠酸,循环支持
D_5 05:51	7.13/56/59/18.6/-10.7/15.0	AC/0.4/16/6/40	中度代酸(失代偿)/纠酸,循环支持
D_5 09:18	7.06/89/67/25/-6.4/15.0/10.9	AC/0.4/16/6/40	呼酸合并代酸(失代偿)/上调 PIP、RR,循环支持
D_5 21:26	7.14/80/97/27.2/-2.6/12.2/8.9	AC/0.5/18/6/55	呼酸(失代偿)/上调 PIP、RR,循环支持
D_6 03:08	7.17/65/96/23.7/-4.9/15.0/8.3	AC/0.5/19/6/60	呼酸(失代偿)/ 上调 PIP
D_7 06:41	7.52/19/79/15.5/-6.4/15.0/7.3	AC/0.4/20/6/60	呼碱(失代偿)/下调 PIP、RR
D_8 09:06	7.34/24/95/13/-11.7/15.0/6.6	AC/0.3/18/6/50	代酸合并呼碱 / 下调 PIP、RR,纠酸
D_8 15:42	7.19/53/93/20.2/-7.3/14.4/5.9	AC/0.3/16/6/40	轻度代酸(失代偿)/循环支持

患儿入院以来呼吸困难进行性加重,生后第 1 天胸片提示 NRDS,于生后 4 小时、11 小时、35 小时分别使用猪肺磷脂 120mg 气管内滴入治疗。患儿全身水肿、硬肿,查感染指标明显增高,合并凝血功能障碍、极重度贫血,给予亚胺培南、万古霉素加强抗感染,甲泼尼龙抗炎症,输血浆改善凝血功能,输 O 型 Rh(D)阴性浓缩红细胞纠正贫血等对症治疗。生后第 3 天床旁颅脑彩超提示:Ⅳ度颅内出血。心脏彩超示:动脉导管未闭(3mm)。生后第 7 天患儿颅内出血加重,出现昏迷,全身散在出血点及瘀斑,合并 DIC。生后第 8 天家属放弃治疗。

（二）临床分析

血气分析是检测呼吸功能和体液酸碱平衡的方法,是辅助诊断和指导治疗呼吸系统疾病和代谢疾病的重要手段。酸碱平衡是机体内环境稳定的重要方面,可帮助确定呼吸衰竭的类型、严重程度及判断预后,了解低氧血症的程度,指导氧疗及机械通气。正常情况下,胎儿体内处于酸碱平衡状态,当胎儿缺血缺氧时,组织代谢的"氧债"增加,需氧性能量代谢受抑制,无氧糖酵解增强,酸性产物增多(特别是乳酸),机体通过缓冲系统的调节与碳酸氢根反应生成二氧化碳,维持体内酸碱平衡。因此,血气分析作为一种重要的辅助检查手段,在新生儿围产期窒息、严重肺部疾患(MAS、NRDS、感染性肺炎、气胸、先天性肺发育不良),以及导致血氧饱和度下降的各种酸碱平衡紊乱,如严重呕吐、腹泻伴脱水,晚期代谢性酸中毒,脑损伤(HIE、脑白质发育不良、颅内感染)致呼吸抑制等的多种疾病中,有着举足轻重的作用。

血气分析结果的判读,一定要结合临床及当时的呼吸支持情况。本例危重患儿的血气分析值均与当时的呼吸机参数设置一一对应。除需要了解是否存在酸碱失衡外,还应注意是单纯性酸碱失衡还是混合性酸碱失衡、酸碱失衡是处于代偿状态还是失代偿状态。通过了解酸碱失衡类型后,再进一步依据其治疗原则进行处理,包括:①寻找病因,积极治疗原发病;②依据酸碱失衡类型,纠正酸碱失衡,使 pH 恢复或接近正常。

新生儿酸碱失衡以代谢性酸中毒为主,一般轻度代谢性酸中毒以补液为主,不一定给予碱性药物,较重的代谢性酸中毒需要补碱性药物。本例患儿均是中度代酸(失代偿)情况下才考虑给予纠酸。可给予碱性药物以调节 HCO_3^-,恢复 HCO_3^-/H_2CO_3 的正常比值。主要治疗为对因治疗、纠酸。乳酸在人体内要通过肝脏代谢,产生 HCO_3^- 后起作用,新生儿代谢性酸中毒主要是高乳酸血症,故不宜使用乳酸。碳酸氢钠可直接提供 HCO_3^-,是新生儿常用的纠酸药物,用量按 ml=(-BE)× 体重 ×0.5,根据病情先补一半或全量,应用时速度不宜太快,在 30 分钟以上。快速输注高张 $NaHCO_3$ 可引起:①高钠血症,可致血容量过多,造成心力衰竭及新生儿脑室内出血。②血液 pH 迅速上升,抑制呼吸,$PaCO_2$ 上升。此时由于输入的 HCO_3^- 不易透入血脑屏障,CO_2 却易于进入,使脑内 pH 进一步下降,病情恶化。③HCO_3^-+$H^+ \rightarrow H_2O+CO_2$,$CO_2$ 由肺排出。因此应用该药时应注意保持呼吸道通畅以利二氧化碳排出。④酸中毒纠正后氧离曲线左移,Hb 与 O_2 之亲和力增加,组织缺氧更明显。⑤酸中毒纠正过快,使细胞外液 K^+、Ca^{2+} 降低,原来受掩盖的缺 K^+、缺 Ca^{2+} 显现出来。具体的时间及速度各不相同,应视患儿的循环情况而定。本例患儿纠酸均使用稀释成等张的 $NaHCO_3$,每次平均纠酸时间约 1 小时,但最终发生严重的颅内出血,反复纠酸仍可能是诱发因素之一。

新生儿代谢性碱中毒少见,多为幽门痉挛持续呕吐引起。一般补适量生理盐水和氯化钾可纠正,精氨酸在新生儿临床中较少应用。

呼吸性酸碱失衡以调整分钟通气量、改善通气 / 血流比值、使 $PaCO_2$ 上升或下降以恢复 HCO_3^-/H_2CO_3 比值为原则。本例患儿的呼酸与肺部病变有关,而呼碱考虑与呼吸机的参数设置不合理有关。

混合型酸碱失衡的病情复杂,主要是治疗原发病,酸碱失衡的处理要慎重。有时其 pH 维持或接近正常,对机体不一定是坏事,应针对主要矛盾处理。如 AG 增高的代谢性酸中毒是主要矛盾,宜输入适量的生理盐水、葡萄糖液使尿量增加后 AG 会下降;如低氯是主要矛盾,可适当补充氯化钾,氯化钾可纠正低钾、低氯和代碱。大部分钾离子存在于细胞内液中,细胞内液占体液的 40%,1g KCl 含 K^+1.33mmol/L,因此代碱时补钾的量为(4.5– 实测值)× 体重 ×0.4 ×1.33。除补充钾离子缺乏量外,还应补充每天排钾量,一般需补钾 5~7 天才能使细胞内缺钾得到纠正。若补钾后低钾症状无好转,应考虑有低镁血症的可能,可给予硫酸镁静脉滴注。

本例患儿为超低出生体重儿,胎龄小,各脏器发育极不完善,易出现多器官功能障碍及代谢紊乱。通过血气分析结果显示患儿持续存在代谢性酸中毒,考虑与顽固性循环衰竭有关。反复出现二氧化碳潴留或过度通气(即呼吸性酸中毒或呼吸性碱中毒),此对其脑血流波动的影响极大,易发生颅内出血。在呼吸机应用及参数设置过程中可考虑使用容量保证模式,有利于二氧化碳的稳定,且可避免呼吸机相关性肺损伤。在机械通气及护理过程中应时刻谨记脑保护策略。注意轻柔护理,避光静音,按需吸痰,保持头 – 颈 – 脊柱中线的原则等,尽量避免颅脑并发症的发生。

案例 12　早产儿呼吸窘迫综合征

(一)病例介绍

1. **病史**　患儿,男,出生 6 小时,因"进行性呼吸困难伴呻吟 2 小时"入院。 G_2P_2,30^{+2} 周,因母妊娠高血压综合征先兆子痫急诊剖宫产娩出,产前未用激素,无胎膜早破。出生体重 1 300g,羊水清,脐带绕颈 1 周,出生时肤色红润,反应稍差,Apgar 评分 1 分钟 7 分、5 分钟 9 分、10 分钟 9 分。呼吸费力,并逐渐加重,遂入院治疗。

2. **体格检查**　体温 36℃,脉搏 146 次 /min,呼吸 80 次 /min,伴有呼气性呻吟、鼻翼扇动。意识清楚,皮肤发绀,心率 146 次 /min,心音有力,未闻及杂音,呼吸困难,三凹征阳性,两肺呼吸音减弱,可闻及少许细湿啰音,腹无异常,四肢肌张力低下,原始反射未引出。

3. **实验室检查**　血常规:WBC $10.8×10^9$/L,Hb 161g/L,CRP<6mg/L。血气:pH 7.08,$PaCO_2$ 70.5mmHg,PaO_2 33mmHg,HCO_3^-18mmol/L,BE–9.0mmol/L,SaO_2 46%。胃液泡沫振荡试验阴性。胸片:两肺透光度降低,肺纹理模糊不清,可见广泛分布细小颗粒影,支气管充气征,心影及膈面显示不清,似"白肺"的表现。

4. **入院诊断**　①早产、适于胎龄儿、极低出生体重儿;②新生儿呼吸窘迫综合征;③混合性酸中毒。

5. **诊疗经过**　给予心电监护,维持水、电解质、酸碱平衡,稳定血压、血糖,抗感染、营养热量供给等。INSURE 方法,气管插管,滴入肺表面活性物质,剂量为每次 200mg/kg,拔管后 nCPAP 压力 PEEP 6cmH_2O,吸入氧浓度(FiO_2)为 0.30,根据右手腕脉搏氧饱和度监测仪显示的心率及饱和度来调高或降低 FiO_2,维持氧饱和度为 90%~95%,监测患儿病情。

15 分钟显效,呼吸困难明显好转,两肺呼吸音较前增强,血气分析明显改善,降低 FiO_2,逐步降低 PEEP 至 4,停 nCPAP,改氧罩给氧,逐渐减低吸入氧浓度,至停止给氧。

(二)临床分析

新生儿呼吸窘迫综合征(NRDS)是由于出生时或出生后短期内肺泡功能不成熟导致肺泡表面活性物质(PS)缺乏及肺结构发育不成熟所致的疾病。主要见于早产儿。胎龄越小,发病率越高;体重越轻,死亡率越高。NRDS 有起病急、病情进展快、高发病率、高死亡率等特点,是导致新生儿死亡的主要原因。由于缺乏 PS,肺泡呈进行性萎陷,出生后 2~6 小时出现气促、呼吸困难、呻吟、发绀、呼吸衰竭等症状,危及患儿生命安全。近年来临床救治水平明显提高。

RDS 的防治目标是通过治疗最大限度地增加早产儿存活率,同时使潜在不良反应降至最低。

如产前管理得好,则可以减少发病、减轻发病程度。有极早产高危因素的孕妇应该转运至具备诊治 RDS 经验的围产中心;若在非具备诊治 RDS 经验的围产中心,可短期使用宫缩抑制剂,以使孕妇可以完成一个疗程的产前激素治疗和 / 或分娩前转运至围产中心。孕周 <34 周可能早产的孕妇至少应在分娩的 24 小时之前,使用激素一个疗程。本例患儿因缺乏产前激素的应用环节,所以发病较早、较重。

本例患儿产房处理未将新生儿置于低于母亲的位置,并至少延迟结扎脐带 60 秒,以促进胎盘 – 胎儿间的血流灌注。这是应注意避免出现的。

关于非侵入性或无创呼吸支持 nCPAP,2014 年美国 AAP 指南推荐出生后立即给予 nCPAP,然后选择性给予表面活性物质治疗。但像本例,一旦诊断 RDS,早期尽早进行 PS 治疗也是临床常采用的方法。

目前 nCPAP 有单相与双相气道正压通气(BiPAP)、气泡式与气流驱动式、鼻塞式与面罩式,也有用经鼻间歇正压通气 NIPPV、同步 NIPPV 及高流量鼻导管给氧替代。气管插管有创呼吸支持只用于对 nCPAP 无反应的患儿。如 RDS 进展,持续不能离氧及持续需要机械通气,应使用第 2 剂甚至第 3 剂 PS。

本例 PS 运用气管插管 – 使用 PS– 拔管的 INSURE 策略,使用 nCPAP 应用剂量 200mg/kg,验证了 INSURE 方法和首剂 200mg/kg,至少 100mg/kg 的安全有效,降低对机械通气的需要、减少呼吸支持时间等特点。

总体来说,需根据患儿成熟度、一般临床状况、产前激素使用情况、RDS 严重程度及 NICU 的实际条件等,制订个体化治疗方案。

案例 13 新生儿心律失常

(一)病例介绍

1. **病史** 早产女婴,第 1 胎第 1 产,胎龄 36^{+5} 周。因宫内发生心律失常,经孕妇用药治疗无效后,择期剖宫产出生。出生体重 3 050g,无产时窒息,生后 10 分钟因心律快转入新生病房。父母非近亲婚配,否认家族遗传病史。母亲妊娠期规律产前检查,无妊娠合并症,无感染病史,无放射线接触史;妊娠 29 周行产前检查时,超声心动图发现胎儿心律失常。母亲心电图、心肌酶谱、电解质、抗心磷脂抗体、抗核抗体、柯萨奇病毒、轮状病毒、微小病毒 B19 和 EB 病毒等检查均未见异常。经心内科及新生儿科医生会诊建议母亲自妊娠 31 周时开始口服地高辛（0.25mg/d），共 5 周,地高辛血药浓度波动在 0.93~1.64ng/ml（参考值 0.8~2.0ng/ml）。复查胎儿心律失常未改善,剖宫产前 3 天停用地高辛。

2. 体格检查 神志清,反应可,肤色红润,无呼吸困难;肺部听诊无啰音;心率 180~200 次 /min,心音有力,节律不齐,各瓣膜听诊区未闻及杂音;腹软,肝脾不大;全身无水肿;新生儿反射可引出。

3. 诊疗经过 心电图提示心房扑动,房室传导比例 2∶1,心室率 197 次 /min。给予地高辛酏剂（快速化量后维持）、卡托普利口服、三磷酸腺苷、辅酶 A、磷酸肌酸钠静脉滴注维护心功能。生后 3 小时查肌酸激酶同工酶、B 型脑钠肽、肌钙蛋白 T、肝肾功能、电解质、C 反应蛋白、白细胞、抗核抗体均正常;弓形虫、风疹病毒、巨细胞病毒、单纯疱疹病毒、乙型肝炎病毒、人类免疫缺陷病毒、梅毒螺旋体等 IgM 抗体检测均阴性;血柯萨奇病毒 B-RNA 阳性。胸片示心脏增大（心胸比 0.63）。地高辛化量后血药浓度 2.69ng/ml,心房扑动未缓解。生后 28 小时超声心动图示心律失常（心房率 360 次 /min、心室率 180 次 /min）,全心增大,动脉导管未闭（1.5mm）,卵圆孔未闭,三尖瓣反流（中度）,肺动脉高压（肺动脉压力 41mmHg）,左心室射血分数 62%。生后 30 小时给予胺碘酮 5mg/kg（5% 葡萄糖稀释）半小时静脉滴注,以 5μg/（kg·min）维持。地高辛维持量减半。监测心律仍为心房扑动,大部分为 2∶1 下传,偶为 3∶1 或 4∶1,心室率 150~180 次 /min。无呼吸困难,肝脏无增大,外阴、双下肢出现轻度水肿,尿量、血压正常。头颅 B 超显示室管膜下少量出血。

生后 72 小时用 DF-5A 型心脏电生理刺激仪行经食管心房调搏（transesophageal atrial pacing, TEAP）治疗。首先通过心电图监测 P 波呈双向,确定电极在食管内的合适位置,然后选择 S1 连续刺激模式,先后给予 150 次 /min 及 300 次 /min 的频率刺激后心律转为心房颤动,持续大约 20 秒后,成功转为窦性心律。即刻停用地高辛,继续胺碘酮 5μg/（kg·min）静脉滴注,静息状态心率 120~130 次 /min,心电图正常。生后第 7 天停用胺碘酮,超声心动图示房室内径较前明显减小,三尖瓣反流较前减轻,动脉导管关闭,左心室射血分数升高至 74%。之后每周一次心电图检查,直至生后 1 个月,未复发。

（二）临床分析

新生儿各类心律失常都可出现,但新生儿与成年人各种心律失常的发生率明显不同,成人以室性心律失常占多数,新生儿心律失常则以室上性心律失常多见。部分快速性心律失常若不及时治疗,可合并心功能不全而危及生命。

越来越多的研究发现,很多新生儿心房扑动是胎儿心房扑动的延续。国外学者曾总结了 45 例围产期新生儿心房扑动,其中 44 例在宫内通过胎儿心电图即诊断。孕妇常规在怀孕 11~13 周、22~24 周、30 周时行产科胎儿 B 超检查,如果发现胎儿心脏有异常,将进一步完善胎儿超声心动图检查。本病例在孕 24 周前常规 B 超检查均未发现异常,孕 29 周常规产检时 B 超发现胎儿心律快,最终胎儿超声心动图证实为胎儿心房扑动。因此,母孕期应规律产检,如发现胎儿心律明显增快,可疑胎儿窘迫时,应及时行胎儿超声心动图检查协助诊断。

正常新生儿可发生心房扑动,与心脏传导系统发育不成熟、心房肌不应期不均衡,即使单个期前刺激也可造成激动在心房内折返有关。本例患儿母亲既往身体健康,妊娠期无病毒感染,患儿生后无窒息,无代谢紊乱,超声心动图仅见卵圆孔未闭、动脉导管未闭,生后48小时内复查心肌酶降至正常。虽然血柯萨奇病毒 B_3RNA 阳性,但大便柯萨奇病毒 B_3RNA 阴性,无柯萨奇病毒感染的临床表现,如发热、皮疹、消化道和中枢神经系统症状等,且其母孕期无上述感染记录,查血柯萨奇病毒 RNA 阴性。故该患儿心房扑动发生与柯萨奇病毒 B_3 感染无明显相关性,考虑与新生儿本身心脏传导系统发育不成熟有关。

新生儿心房扑动根据体表心电图很容易诊断,但部分体表心电图上的 F 波不明显,若同时伴有 1∶1 或 2∶1 规律下传的心房扑动,则难以与室上性心动过速相鉴别。此时,食管心电图在心房扑动的诊断中显示出巨大优势。因食管心电图的电极靠近右心房,F 波更清晰明显,而使心房扑动的诊断得以明确。新生儿心房扑动属于新生儿室上性心动过速的一种类型,易导致心力衰竭、心源性休克等,需要积极处理。Stacy A.S 等提出室上性心动过速的治疗流程,见表 2-17。

表 2-17 室上性心动过速的治疗流程

终止室上性心动过速方法	初步静脉药物治疗方法	口服药物维持疗法
冷敷面部	艾司洛尔 50~300μg/(kg·min)	普萘洛尔 1~4mg/(kg·d)
腺苷 0.1~0.2mg/kg	普鲁卡因按 30~50μg/(kg·min)	甲磺胺心定
经食管调搏	胺碘酮 30~50μg/(kg·h)	丙胺苯丙酮
直流电复律		氟卡尼
		胺碘酮
		地高辛
		异搏定

射频消融术的疗效确切,已成为治疗成人心房扑动的一线方法。但对于新生儿,经食管心房调搏(transesophageal atrial pacing, TEAP)是一种无创伤性的心脏电生理检查方法,无需 X 线照射和麻醉,具有安全、有效、简便、迅速的特点,易于接受。具体方法:经食管插入电极导管,利用左心房后壁与食管前壁相距较近的人体解剖关系,使电极导管尽可能地靠近左房水平,然后给予快于心房频率的电刺激,使经食管的电刺激直接传入心房,从而夺获心房律。经食管心房调搏转复心房扑动的成功与否,与患儿年龄、心房扑动发作的时间、F 波的波幅、是否有原发心脏病或心功能不全等均无显著相关性,而与心房扑动频率有关,频率越慢,则心房扑动越容易被心房的超速刺激终止。应用经食管心房调搏转复心房扑动,可减少抗心律失常药物应用对人体的副作用及耐药性,对心房扑动的临床应激性转复具有较大意义。本例患儿经食管心房调搏后,心房扑动终止,未再复发,临床上无不良反应,表明经食管心房调搏用于心房扑动的转复安全且有较好的效果。

直流电复律治疗心房扑动为近年来治疗心律失常的重大进展之一,其治疗室性心动过速和心房扑动的疗效近 100%。鉴于直流电复律治疗心房扑动快速有效,比较安全,容易掌握,当没有食管调搏设备,或药物治疗、心房调搏无效时,均可选用直流电复律,但对洋地黄中毒,伴有病窦综合征的心房扑动,以及心脏明显扩大伴高度或完全性房室阻滞的心房扑动不能采用电复律治疗。由于应用洋地黄的患者常对电复律极为敏感容易导致心搏骤停或心室颤动,因此在使用电复律前 1~2 日应停用地高辛。国内许煊等报道一例新生儿心房扑动,经过毛花苷 C、地高辛、普罗帕酮等多种药物治疗 5 天,未复律,之后停用地高辛、普罗帕酮,生后第 6 日予以同步直流电复律,电能为 5J(2J/kg),一次电击即恢复窦性心律,给予普罗帕酮每次 2~3mg/kg,口服维持 3 日后停药,无复发。

本例患儿因当时正服用地高辛,所以首选经食管心房调搏,结果成功终止心房扑动,而未应用电复律。

多数文献报道胎儿及新生儿心房扑动一旦转复至窦性心律,预后良好,不需要长期抗心律失常药物治疗。本例患儿心房扑动未合并其他心律失常,经食管心房调搏转为窦性心律后,每周复查心电图直至生后 1 个月,均未复发,考虑预后良好,但仍需要长期随访。

案例 14　新生儿循环障碍

(一)病例介绍

1. 病史　患儿,男,因"36^{+1} 周,早产儿,生后呻吟 2 小时"入院。患儿系第 3 胎第 2 产,胎龄 36^{+1} 周,母亲因"中央型前置胎盘"剖宫产。患儿出生体重 2 850g,Apgar 评分 1、5、10 分钟评分均为 10 分。羊水清,脐带正常,胎盘正常。生后患儿逐渐出现呼吸急促、呻吟,未吸氧时 SpO$_2$ 80% 左右,头罩吸氧时 SpO$_2$ 94%,即由 120 转至上级医院。父母非近亲婚配,否认家族遗传性疾病史。母亲妊娠期规律产前检查,有中央型前置胎盘。

2. 体格检查　体温 36℃,脉搏 132 次 /min,呼吸 50 次 /min,血压 53/25mmHg,身长 48cm,体重 2 850g。神志清,精神反应欠佳,面色发绀,未吸氧时 SpO$_2$ 75%,空氧混合头罩吸氧时 SpO$_2$ 85%。前囟平软。口唇稍发绀,心率 132 次 /min,心律齐,心音可,胸骨左侧第 2~3 肋间闻及 Ⅱ/6 级收缩期杂音。双侧呼吸音粗,可闻及少量中细湿啰音,三凹征(+)。腹不胀,肠鸣音 3 次 /min,腹部软,未触及包块,肝肋下 1cm,剑突下未触及,质软,脾肋下未触及。四肢末梢凉,CRT 3 秒。肌张力降低;拥抱反射不完全,觅食反射不完全,吸吮反射可引出,握持反射阳性。新生儿胎龄评分:27+ 皮肤 2 分 + 指 / 趾甲 3 分 + 乳头 2 分 + 足底纹理 2 分 =36 周。

3. 诊疗经过　患儿入院后进行性气促、氧合下降,血气分析提示:PaCO$_2$ 48.00mmHg,PaO$_2$ 35.80mmHg。立即予气管插管,连接常频呼吸机,初始参数:FiO$_2$ 0.50,PIP 24cmH$_2$O,PEEP 5.5cmH$_2$O,RR 40 次 /min,Flow 5;并根据血气结果调整呼吸机参数。查外周血象无明显异常;降钙素原 10.90ng/ml;胸片提示两肺纹理增多模糊;考虑存在新生儿宫内感染性肺炎。给予青霉素钠联合头孢他啶抗感染。患儿入院后血压偏低,平均动脉压 <36mmHg,予生理盐水扩容 1 次。急诊床旁心脏彩超示:房间隔缺损(Ⅱ度,两处:中央 0.33cm、后下缘 0.24cm),动脉导管未闭(肺动脉端 0.23cm),存在双向分流,肺动脉高压,LVEF 62%。考虑存在心功能不全,予多巴胺 5μg/(kg·min)静脉维持,患儿血压仍维持不理想,肤色苍白,四肢末梢偏凉,逐渐上调多巴胺至 8.5μg/(kg·min)。入院第 2 日复查心彩超示:房间隔缺损(Ⅱ度,两处:中央 0.3cm、后下缘 0.3cm),动脉导管未闭(小),LVEF 59.3%。提示患儿心功能进行性下降,加用多巴酚丁胺 5μg/(kg·min)改善心功能,患儿血压恢复正常,逐渐下调多巴胺、多巴酚丁胺剂量,并于入院第 5 日停用。患儿于入院第 7 日撤离常频呼吸机,改空氧混合头罩吸氧,并于入院第 10 日停氧疗。入院第 13 日复查心彩超示:房间隔缺损

（Ⅱ度,两处:卵圆窝处 0.2cm、后下方 0.2cm),卵圆孔未闭,左肺动脉流速稍增快(1.8m/s),
LVEF 69.3%。入院第 2 日起予早产儿奶试喂养,并根据患儿喂养耐受情况循序加奶。

（二）临床分析

1. **住院医师** 患儿为早产儿,生后以呻吟为表现,入院后立即予常频呼吸机正压通气,
患儿血压偏低,四肢末梢凉,存在休克表现,予生理盐水扩容后血压仍不能维持,完善心彩
超提示患儿存在先天性心脏病、心功能不全,考虑患儿可能存在心源性休克,在保证通气,扩
容、纠酸等情况下,加用多巴胺维持血压,但患儿心功能进行性下降,且血压维持不理想,联
合运用血管活性药物后心功能改善。休克不是单纯的心排血量不足,不能以血压是否降低
衡量有无休克。临床上一线医生需早期识别休克。休克主要表现为:①皮肤颜色苍白或青
灰;②肢端发凉,上肢达肘部,下肢达膝部,指端与肛门温度相差 6℃以上;③皮肤毛细血管
再充盈时间延长(足跟部≥5 秒,前臂内侧≥3 秒);④股动脉搏动减弱,甚至扪不到;⑤心音
低钝,心率增快超过 160 次/min 或心率减慢低于 100 次/min;⑥反应低下,嗜睡或昏睡,也
可有先激惹后转为抑制的表现,肢体肌张力减弱;⑦呼吸增快,安静时超过 40 次/min,出现
吸气性三凹征,有时肺部可闻及啰音(肺顺应性降低,肺水肿所致);⑧严重者全身皮肤,尤
其是肢体出现硬肿;⑨血压下降,收缩压早产儿 <40mmHg、足月儿 <50mmHg,脉压减少(正
常时舒张压为收缩压的 2/3);⑩尿量减少,<2ml/(kg·h),连续 8 小时,表示肾小球滤过率降
低,肾小管上皮受损,可导致急性肾衰竭和电解质紊乱。上述症状并非每个患儿都出现,尤
其是早期轻症患儿,主要表现为前 5~6 项症状,血压降低是晚期重症休克的表现。对休克
早期识别有意义如皮肤颜色苍白,肢端凉至膝、肘关节以下,及前臂内侧皮肤毛细血管再充
盈时间超过 3 秒,股动脉搏动减弱等。

2. **主治医师** 新生儿休克是危重新生儿继呼吸衰竭之后第二个最常见死亡原因,是因
各种原因致有效循环血量减少,引起重要器官的微循环灌注量不足,导致全身脏器功能不全
的临床综合征。新生儿休克分为脓毒性休克、低血容量性休克、心肌功能障碍引起的心源性
休克等,以心源性和脓毒性休克最为多见。与年长儿致病原因不同,年长儿引起心源性休克
的主要原因多为暴发性或重症心肌炎、心肌病或严重心律失常等。新生儿则是由于围产期
窒息缺氧、呼吸系统疾病导致低氧血症等损害心脏功能,并且新生儿心血管调节及代偿能力
差,极易发生心功能不全。一旦出现休克临床表现,建议立即完善:①血气分析:可了解有
无代谢性酸中毒,二氧化碳分压、氧分压指标;②心电图:了解有无心肌损害、心律失常,对
可疑心源性休克的患儿意义更为重要;③心脏彩超:了解心功能情况,有无心脏结构异常及
肺动脉高压;④胸片:明确有无肺部病变,也可了解有无心界扩大和肺水肿等表现;⑤电解
质:了解内环境情况,以及时补充电解质、维持内环境平衡;⑥DIC 指标:新生儿休克更易出
现出、凝血功能障碍,应尽可能早期防治。

3. **主任医师** 根据患儿病史及详细体检,一般可及时诊断,对有可能发生休克的新生
儿,应密切观察和检测休克的早期诊断指标。新生儿休克的治疗关键是早期发现,积极治
疗,尽早改善循环,增加心排血量,恢复细胞功能。包括病因治疗,扩容,纠酸,血管活性、正
性肌力药物,呼吸支持及对症支持治疗。其中液体复苏应注意综合评估患儿情况,如早产儿
存在 PDA,快速液体复苏易导致容量负荷过大、肺水肿、心力衰竭;而对于存在 PPHN 的患
儿,除液体复苏外,应用血管活性药物扩张肺动脉和维持体循环血压更为重要。评估组织

灌注状况应作为评估新生儿休克扩容是否有效的重要指标。目标为：CRT<2秒,脉搏有力,肢端暖,尿量 >2ml/(kg·h)。对于伴心功能不全者,扩容不宜过多、过快。血管活性药物包括多巴胺、多巴酚丁胺、肾上腺素等,但需在扩容、改善组织灌注和供氧后方能充分发挥其作用。使用血管活性药物的目的是改善血流动力学状态、逆转器官功能损害。休克早期应用磷酸二酯酶抑制剂如米力农,以增强心肌收缩力、增加心排血量,同时舒张血管平滑肌、扩张外周血管、改善微循环和组织细胞氧供,适用于低排高阻型休克。新生儿休克早期,微循环障碍导致组织缺氧时可表现为代偿性呼吸增快及呻吟;随着休克进展,代谢性酸中毒加重,心功能下降致肺水肿或呼吸肌供血不足、呼吸肌疲劳;细胞因子的作用和白细胞变形能力改变使肺循环淤血,毛细血管通透性增加,Ⅱ型肺泡上皮细胞受损,使肺成为最易受损器官之一,必须早期给予呼吸支持。早产儿 PDA 引起的低血压治疗时,避免大剂量使用多巴胺 >10μg/(kg·min),应用多巴酚丁胺维持血压;呼吸机辅助呼吸时适当提高呼气末正压(PEEP),增加肺血管阻力,应用可允许高碳酸血症策略,避免高氧血症。

案例 15　新生儿呼吸支持

（一）病例介绍

1. **病史**　患儿为第 4 胎第 3 产,胎龄 30 周,胎膜早破 7 天,因"胎膜早破"于某医院顺产出生,羊水清,无脐带绕颈,胎盘无异常,出生体重 1 430g,Apgar 评分 1 分钟、5 分钟、10 分钟均为 10 分。患儿生后活力欠佳,哭声小,皮肤红润,予以鼻吸氧、清理呼吸道、保暖、刺激等对症处理,患儿出现呼吸困难进行性加重,予以气管插管、气囊加压供氧后患儿呼吸困难好转,皮肤红润,予以猪肺表面活性物质气管插管内滴入(共 240mg),患儿呼吸明显改善,仍有气促,血氧饱和度不稳定,给予 CPAP 辅助通气,予头孢哌酮抗感染治疗。生后第 3 天、第 5 天、第 7 天尝试撤离无创辅助通气,未能成功,为进一步治疗转至上级医院。由转运组出车接回,拟诊"新生儿呼吸窘迫综合征、新生儿败血症、早产儿、极低出生体重儿"收入院。转运过程中,患儿 CPAP(FiO$_2$ 50%, PEEP 6cmH$_2$O, RR60 次 /min)下血氧饱和度维持在 95% 左右,无腹胀、发热、抽搐,无肢体抖动。已排胎粪,4 天排完,已排小便,喂奶 12ml,每 2 小时一次,可耐受。

2. **孕母孕期及妊娠情况**　母孕期间定期体检,健康,无发热、皮疹、妊高征、妊娠期糖尿病。妊娠共 4 次,其中自然流产 1 次,早产 3 次,非近亲婚配。患儿 1 个姐姐 4 岁,1 个哥哥 1 岁半,均体健。

3. **体格检查**　体温 36.7℃,脉搏 140 次 /min,呼吸 60 次 /min,血压 64/33mmHg,体重 1.4kg,SpO$_2$ 95%,身长 42cm,头围 25cm。全身肤色轻度黄染,四肢肢体稍硬肿,肢端稍凉,无皮疹,无血管瘤,头颅无畸形,前囟平软,骨缝分离,瞳孔正常,呼吸促,三凹征明显,双肺可闻及湿啰音,心音有力,心前区可及Ⅲ/6级全收缩期杂音,窦性节律,肱动脉搏动有力,桡动脉搏动稍弱,腹软,肝脾未触及,外生殖系统正常,四肢肌张力稍增高,肌力正常,吸吮、握持、拥抱等反射存在。

4. **实验室检查**　生后第 1 日血常规示白细胞 4.18×10^9/L,CRP 正常;生后第 3 日降钙素原 >200ng/nL;生后第 6 日降钙素原 10.54ng/nL。血红蛋白最低 82g/L。

5. **入院诊断**　①新生儿肺炎;②早产儿、极低出生体重儿。

6. 诊疗经过 患儿入院后继续 nCPAP 辅助通气,血氧饱和度不稳定,呼吸急促、费力。血常规:白细胞 8.5×10^9/L、血红蛋白 72g/L、血小板 359×10^9/L、中性粒细胞杆状核 18%、中性粒细胞百分比 51%。6-6-PD 活性比值 1.16。血气:pH 7.16、$PaCO_2$ 9.90kPa、PaO_2 4.80kPa、Na^+130.0mmol/L、HCO_3^-3.2mmol/L。新生儿溶血病实验室检查提示 ABO 血型不合溶血病。凝血功能检查提示 APTT、PT、TT 均延长。CRP 52mg/L,降钙素原(PCT)10.48ng/ml,肝肾功能、心功、血镁大致正常。大便常规及潜血未见异常。尿液分析:酸碱度 7.0、白细胞 25/μl、红细胞 46/μl、潜血(+++)。X 线片提示新生儿肺炎。心脏彩色多普勒超声:卵圆孔未闭(2.3mm),室间隔缺损(3.2mm)。B 超:早产儿缺氧缺血性脑损伤,肝、胆、脾未见明显异常,双肾皮质回声稍强,消化道积气。遂进行气道护理,给予 NIPPV 辅助通气,PIP $12cmH_2O$,PEEP5cmH_2O,FiO_2 55%,IT 0.3 秒,RR 30 次/min。当天血氧饱和度维持在 75%~85%,给予调高吸氧浓度至 60%,清理气道,PIP 提高至 $14cmH_2O$,血氧饱和度未见改善,合并血压下降,反复屏气发作,遂行气管插管,呼吸机辅助通气,参数为:IMV 模式,$FiO_2$0.55,PIP $24cmH_2O$,PEEP $6cmH_2O$,RR 50 次/min,IT 0.4 秒。患儿血氧饱和度稳定,VTe 10ml,给予抗感染、液体支持治疗,适当限制液量。复查血气:pH 7.364、$PaCO_2$ 6.54kPa、PaO_2 5.75kPa、尿素 8.60mmol/L、碳酸氢根 27.4mmol/L,乳酸、血糖及电解质正常。床边 X 线检查:双肺感染病灶大致同前(右肺为主),右侧少量积液,胸壁肿胀大致同前,双肺弥漫性病灶同前,考虑支气管肺发育不良,腹部未见明确病变。逐步下调呼吸机参数,血氧饱和度尚稳定。入院第 10 日,突发血氧饱和度下降至 50%,烦躁,合并 HR 下降至 70 次/min,给予抢救后发现患儿并发气胸,血气分析提示:pH 7.164、$PaCO_2$ 16.5kPa、PaO_2 3.75kPa、碳酸氢根 37.4mmol/L,乳酸 6.4mmol/L,行穿刺减压、胸腔闭式引流术,改高频振荡通气(HFO,$FiO_2$80%,F 11Hz,振幅 45mba,IT 33%,MAP $13cmH_2O$),复查血气分析:pH 7.35、$PaCO_2$ 5.5kPa、PaO_2 12.8kPa、碳酸氢根 16.4mmol/L,乳酸 2.4mmol/L。入院第 14 日后改常频通气,抗生素降为哌拉西林他唑巴坦。第 18 日改为 nCPAP,停用抗生素,查真菌葡聚糖 18.5pg/ml。第 26 日改为 HFNC 模式。第 33 日停用氧气及呼吸辅助。奶量口饲达 42ml,每 3 小时一次,体重 2.1kg,加强吞咽训练,第 47 日出院。出院诊断:①早产儿支气管肺发育不良;②新生儿肺炎;③早产儿、极低出生体重儿;④贫血;⑤ABO 血型不合溶血病;⑥气胸;⑦早产儿脑病;⑧中央型房间隔缺损(卵圆孔型);⑨室间隔缺损。

(二)临床分析

新生儿呼吸窘迫综合征(neonatal respiratory distress syndrome, NRDS)是新生儿特别是早产儿发生呼吸衰竭的主要原因,是新生儿重症监护室常见的危重病症。现有的无创通气模式包括经鼻持续正压通气(nCPAP)、经鼻间歇正压通气(NIPPV)、加温加湿高流量鼻导管通气(HHH-FNC)、无创高频振荡通气及神经调节辅助通气(NAVA)等。其中 nCPAP、NIPPV 及 HHHFNC 已广泛应用于临床实践中,而无创高频振荡通气和 NAVA 尚需要更多的临床研究。

nCPAP 是治疗 NRDS 简单有效的通气模式,但 nCPAP 不能持续改善通气,对呼吸能力较差的新生儿疗效欠佳。大约有 55% 胎龄 25~26 周的早产儿和 40% 的胎龄 27~28 周的早产儿应用 nCPAP 治疗失败,发展为呼吸衰竭,需要进行气管插管。研究表明,早期联合使用 NIPPV 和肺表面活性物质能够明显降低有创通气的使用率,但没有足够的证据证明其远期疗效是否优于 nCPAP。目前 NIPPV 已在国外大部分新生儿监护室得到广泛的应用。本例患儿为早产儿，早期使用肺表面活性物质 +CPAP，疗效欠佳，考虑宫内感染的原因及肺部感染的存在，转院后给予 NIPPV 模式通气，最终仍出现 Ⅱ 型呼吸衰竭，需要气管插管行机械通气治疗。

有关无创通气参数目前国内外尚无统一的标准，初调参数应因人而异、因病而异，同时注意及时调整呼吸机参数。NCPAP 的初调参数建议：呼气末正压（PEEP）：5~7cmH₂O，上限为 9cmH₂O。2013 版欧洲 RDS 防治指南推荐起始 PEEP 最低为 6cmH₂O，以最低吸入氧浓度（FiO₂）使得目标氧饱和度（SpO₂）达到 90%~95%。NIPPV 的初调参数建议：吸气峰压（PIP）15~16cmH₂O，PEEP 5cmH₂O，吸气时间（Ti）0.3~0.35 秒，呼吸频率（RR）约 50 次 /min，以最低的 FiO₂ 使得目标 SpO₂ 达到 90%~95%。

根据病情及血气分析结果及时调整呼吸机参数。临床以患儿口唇、皮肤无发绀，双侧胸廓适度起伏，双肺呼吸音清晰为宜，病情稳定可间隔 4~6 小时测定血气。参数调整的原则是在保证有效通气、换气功能的情况下，使用最低的压力和 FiO₂，以减少肺气压伤和氧中毒的发生。研究发现 NIPPV 治疗中压力的变化可能会对早产儿造成不良影响，但早产儿生后早期使用 NIPPV 可以明显降低 RDS 患儿气管插管的概率，效果优于 nCPAP，在产房复苏后发生呼吸困难亦可使用 NIPPV，稳定功能残气量。NIPPV 还能有效地辅助撤机，降低拔管失败率，同步化模式在治疗早产儿呼吸暂停方面可能更具优势。当出现以下五项中的两项或以上情况时，nCPAP 或 NIPPV 治疗失败：①呼吸窘迫加重；②呼吸暂停发作（需面罩正压通气处理）≥2 次 /h；③FiO₂>0.40 才能维持 SpO₂>88% 且持续 30 分钟以上；④间隔 30 分钟以上的两次动脉血气 pH<7.2；⑤间隔 30 分钟以上的两次动脉血气 PaCO₂>9kPa（68mmHg）。此时，需要改为气管插管机械通气。

使用 nCPAP 后效果不理想或中重度 RDS 须采用机械通气，常频机械通气的目标是维持理想的血气分析结果，并使肺损伤、血流动力学不稳定和其他不良反应降至最少。机械通气的原则是以适合的呼气末正压（PEEP）或高频通气的持续膨胀压（CDP）在整个呼吸周期达到最佳的肺容量，从而稳定肺部情况。相比不同通气模式，机械通气的使用技巧更重要，同时要个体化。机械通气方法一般先用间隙正压和 PEEP 机械通气，吸气峰压 20~25cmH₂O，PEEP 4~6cmH₂O，呼吸频率 30~40 次 /min，吸气时间 0.35~0.4 秒，吸入氧浓度 30%~40%，潮气量 5~7ml/kg，然后根据病情调节呼吸机参数。每次调高 PEEP 都要评估吸入氧浓度、二氧化碳水平和肺生理的改变，从而找到常频通气下最佳的 PEEP。本例早产儿，超低出生体重，随着生后年龄的增大，所需的潮气量也相应增加。如果患儿血气分析结果理想，存在自主呼吸，应积极降低 PIP（对肺损失最大），从而撤机。

常频机械通气的不良反应是可能造成肺损伤。急性肺损伤可表现为气漏，如气胸、肺间质气肿，慢性肺损伤可导致 BPD。低碳酸血症会增加 BPD 和脑室周围白质软化的危险性，应尽可能避免。本例早产儿在治疗过程中突发血氧及心率下降，经 D-O-P-E 分析快速诊断出气胸，经抢救有效，闭式引流后常频通气不能很好维持氧合，则需要高频震荡通气治疗。

高频通气（high frequency ventilation，HFV）是通气频率大于或等于正常频率 4 倍以上，潮气量小于或等于解剖无效腔，气道压力较低的一种特殊通气模式。高频通气分为高频喷射通气、高频振荡通气、高频气流阻断、高频正压通气、高频叩击通气及双向高频通气六种类型，其中前四种通气效果较好。高频通气在较低的气道压力下能够维持适当的气体交换，从而减少了在常频呼吸机应用中可能存在气压伤的危险。临床上主要应用于新生儿重症呼吸衰竭，如气漏综合征、持续肺动脉高压、呼吸窘迫综合征、胎粪吸入综合征、先天性膈疝等。

高频振荡通气（high frequency oscillation ventilation，HFOV）是一种以高频活塞泵或震荡隔膜片前后移动产生振荡气流，将小量气体（20%~80%解剖无效腔量）送入和抽出气道的通气。HFOV能加温湿化气体，吸气和呼气均为主动过程，潮气量很小（小于解剖无效腔量），通气频率很高，范围在600~1 800次/min。由于呼气是主动的，呼气的时间可设置较短而不致于引起气道内气体滞留。HFOV是目前高频通气应用中最有效的类型，被广泛应用于临床。

高频呼吸机的应用有两种通气策略，即高肺容量策略或低肺容量策略。高肺容量策略是指高频通气时的平均气道压（MAP）比常频通气时略高，在肺泡关闭压之上，有利于促进萎陷肺泡的重新张开，即肺泡复张。此时，可保持理想的肺容量，改善通气，减少肺损伤。高肺容量策略强调肺复张和保持最佳肺容量，适用于以弥散性肺不张为主要矛盾的疾病，如新生儿呼吸窘迫综合征（RDS）等。低肺容量策略即最小压力策略，是指先将通气频率置于600次/min，预设振幅（ΔP）为35%~40%，再根据$PaCO_2$调整ΔP，一旦ΔP调定，调节MAP，使其低于常频通气时的10%~20%，当$FiO_2 < 0.60$，血气达到目标值（PaO_2 50~80mmHg，$PaCO_2$ 35~45mmHg）水平，可下调MAP。低肺容量策略的重点在于用最低压力维持正常通气，保持血气在目标值水平。适用于限制性肺部疾病，尤其是气漏综合征和肺发育不良，如肺间质气肿、气胸等。以上两种策略均提倡用于阻塞性肺疾病如胎粪吸入综合征，混合型肺疾病如出生后感染性肺炎，以及新生儿持续性肺动脉高压等。

本例早产儿一开始存在RDS，治疗中并发气漏。有研究报道，对RDS并发急性呼吸衰竭使用常频通气治疗无效或并发肺气漏，而最终达到应用ECMO指征的患儿给予HFJV治疗，获得了很好的反应，表现为这些患儿的氧合指数迅速降低，存活率达82%，因而减少了ECMO的应用，同时降低了由常规机械通气所引起的肺损伤。但治疗成功率和患儿的生存率与其他类型的高频通气相似。关于气漏综合征，有多中心随机临床对照研究显示，HFJV治疗肺间质气肿的疗效优于常频通气（61%和37%，$P < 0.01$）。另外，HFJV应用较低的吸气峰压和较低的Paw，改善了气体交换，更快地解决了肺间质气肿。同样通过正交设计比较存活率，发现与常频通气比较，HFJV有比较好的存活率（65%和47%，$P < 0.05$）。HFJV已经常用来治疗气漏综合征，因此常规应用HFJV的策略强调HFJV能在一个相对低的气道压力下提供极好的通气和获得适当的氧合。

本例早产儿诊疗中依据血气分析结果及临床表现分析，从无创CPAP通气到NIPPV呼吸支持，随后肺部感染控制不满意导致CMV通气，并发气胸后给予HFOV，呼吸支持的效果满意，未使用激素情况下能顺利撤离呼吸机并停氧，体重增长满意，顺利出院，在呼吸支持上是成功的。

案例 16　新生儿体外膜氧合应用

（一）病例介绍

1. **病史**　患儿，男，生后4小时，因"气促、发绀4小时"入院。系 G_1P_1，孕 40^{+6} 周，"宫内窘迫"剖宫产娩出。羊水Ⅲ度污染，Apgar 评分 9-10-10，生后即给予清理呼吸道，吸引物可见胎粪。体重 3 500g。生后即出现呼吸急促、呻吟，头罩吸氧无缓解，三凹征阳性，肺部可闻及细湿啰音。胸片示双肺纹理模糊，双肺野透亮，纵隔未见增宽，肺门影增大。

2. **诊疗经过**　予气管插管，机械通气，肺表面活性物质替代治疗，NO 吸入（20ppm），高频模式、MAP 20cmH₂O，频率 10Hz，FiO₂ 100%，血气分析：pH 7.37，PaCO₂ 37mmHg，PaO₂ 30mmHg，BE−3.9mmol/L，SaO₂ 55%，Lac 2.9mmol/L。

（二）临床分析

问题1：综合病史、症状、体征和辅助检查，该病例目前诊断是什么？还需完善哪些检查？

该患儿目前诊断"胎粪吸入综合征（MAS）、Ⅰ型呼吸衰竭"。需完善心脏超声检查，排除心脏畸形和了解是否存在肺动脉高压。床旁超声检查提示"心脏无畸形，动脉导管未闭2.9mm，双向分流"，导管血流为双向分流，提示肺动脉和主动脉压力基本相等，支持"新生儿肺动脉高压"诊断。

出生前胎儿胎粪排出可继发于急性或慢性缺氧应激。母亲的危险因素包括：脓毒症、高血压、长期过量吸烟、慢性呼吸或心脏疾病、营养不良、过期妊娠等。该患儿出现 MAS 的原因为宫内窘迫。胎粪吸入的病理生理主要有机械和化学两方面因素。机械因素包括胎粪球阀样梗阻导致的肺气肿和完全梗阻导致肺不张，以上变化会导致肺部通气不均匀，局部出现肺泡过度通气和肺泡塌陷同时存在，导致容量伤和气压伤发生。化学因素主要是胎粪导致肺部化学炎症。在机械和化学两方面因素作用下，患儿出现严重低氧血症，低氧血症导致肺血管阻力增加，出现 PPHN，一旦肺血管阻力超过体循环阻力，进一步加重低氧血症病程恶性循环。

问题2：该患儿是否具备 ECMO 支持指征？ ECMO 支持前需要重点完善哪些检查？该患儿应选用何种模式进行 ECMO 支持？

该患儿目前在机械通气（高频模式、MAP 20cmH₂O，频率 10Hz，FiO₂ 100%），NO 吸入和 PS 替代治疗情况下，OI=66.7，大于40，持续4小时以上，PaO₂<40mmHg。虽然 pH 7.37，乳酸水平偏高 2.9mmol/L，循环维持尚可，但目前机械通气条件 MAP 20cmH₂O，吸入氧浓度100%，同时 NO 吸入，传统呼吸支持已经没有可以调整的空间，符合 ECMO 支持指征。因ECMO 需要肝素抗凝，在 ECMO 支持前需重点通过超声了解颅内情况，尤其要关注是否有颅内出血等情况。还需要完善凝血功能和血常规检查，了解患儿凝血功能和血小板水平，更好指导 ECMO 支持期间肝素抗凝管理。

该患儿选用 V−A ECMO 支持，插管部位选择右侧颈部血管，根据体重，选择静脉10F、动脉10F 插管，插管方法选择切开直视下插管。不选择 V−V ECMO 支持原因有以下两方面：首先是目前国内缺乏适合新生儿的单根双腔 ECMO 插管；其次是该患儿存在重度肺动脉高压,V-V ECMO 对右心系统并无支持作用,选择 V-A ECMO 支持,右心房到主动脉转流可以同时减轻右心室前后荷。

专家点评:尽管大多数 MAS 患儿症状较轻,但仍有部分吸入大量胎粪的新生儿病情危重,机械通气(尤其高频振荡通气)联合 NO 吸入和 PS 的临床应用,可使部分危重 MAS 避免 ECMO 的使用。鉴于 ECMO 的有创性和 ECMO 相关并发症,重症 MAS 患儿应积极给予 HFOV、PS 和 NO 吸入治疗,尽量避免 ECMO 使用。但 MAS 新生儿对高频和 NO 吸入反应不一,胎粪导致的化学炎症和高水平机械通气可使 PS 生成停止,降低 PS 替代治疗的反应性。但是,从全球新生儿 ECMO 支持的总体数据来看,MAS 的 ECMO 支持存活率是最高的,一旦达到 ECMO 支持指征,不建议再继续尝试其他治疗方法,应尽快给予 ECMO 支持,避免进一步缺氧缺血。

ECMO 在新生儿心肺功能衰竭救治中的应用已有 40 余年历史,临床上也积累了大量经验。临床 ECMO 专家对新生儿 ECMO 适应证的把握、ECMO 并发症的应对和提高新生儿 ECMO 的救治存活率都取得了长足的进步。在呼吸支持方面,由于肺表面活性物质、高频振荡通气技术及一氧化氮吸入这些呼吸支持新技术的出现和应用,需 ECMO 支持的新生儿数量有逐年下降趋势。虽然使大部分严重呼吸衰竭新生儿避免了 ECMO,临床上仍有部分极度严重呼吸衰竭新生儿最后需要 ECMO 支持。如何早期识别需 ECMO 支持的极度危重呼吸衰竭新生儿,是 ECMO 在新生儿呼吸支持方面下一步的研究方向。在心脏支持方面,由于新生儿心脏外科技术和体外循环技术的进步,越来越多的复杂先天性心脏病新生儿得到外科手术治疗,由于新生儿的人群特点,术后容易出现严重低心排综合征,此时新生儿往往需要 ECMO 进行心脏支持,为心脏功能恢复争取时间,ECMO 在此类患儿的应用逐年增多,这也是新生儿 ECMO 技术发展的一个重要方向。

案例 17 支气管肺发育不良

(一)病例介绍

1. **病史** 患儿,男,因"胎龄 25^{+3} 周,窒息复苏后 20 分钟"入院。患儿系第 5 胎第 1 产,胎龄 25^{+3} 周,出生体重 800g,阴道分娩,羊水清,Apgar 评分 1 分钟 2 分(心率、皮肤各 1 分)、5 分钟 4 分(呼吸、心率、皮肤、肌张力各 1 分)、10 分钟 5 分(呼吸、肌张力、皮肤各 1 分,心率 2 分),产房复苏后转入 NICU。其母有子宫机能不全反复流产史,此次孕期反复住院保胎,胎膜早破 24 小时。

2. **体格检查** 极早早产儿貌,反应差,气管插管呼吸机辅助呼吸下,皮肤菲薄、红润,两肺呼吸音低,心音有力,腹软,四肢肌张力低,原始反射未引出。

3. **入院诊断** ①新生儿窒息(重度);②呼吸衰竭;③极早早产儿、超低出生体重儿。

4. **诊疗经过** 入院查血气:pH 7.12,$PaCO_2$ 45mmHg,PaO_2 68mmHg,BE-14.5mmol/L,Lac 8.8mmol/L;血常规:白细胞 28.3×10^9/L;Hb 137g/L,PLT 462×10^9/L,CRP 0.5mg/L。入院后给予暖箱"鸟巢"中保暖,气管插管呼吸机辅助呼吸(同步间歇指令通气模式)。急诊胸片示双肺透光度低,可见支气管充气征及网状颗粒影,考虑新生儿呼吸窘迫综合征。于生后 2 小时气管插管内滴入猪肺表面活性物质 160mg,肠外营养及对症支持治疗。出生后第 3 日给予母乳喂养,母乳量达 100ml/kg,出生后两周给予母乳强化剂,出生后两周给予补充维生素 D、铁剂。

出生后 14 日拔除气管插管改为 nCPAP，出生后 30 日改为箱内吸氧，出生后 48 日撤离氧疗。期间动态复查头颅超声、早产儿视网膜病筛查，未见明显异常。共住院 68 日，体重增长至 1 800g，全肠内喂养，生命体征稳定，出院。出院诊断：新生儿窒息（重度），呼吸衰竭，新生儿呼吸窘迫综合征，支气管肺发育不良，极早早产儿，超低出生体重儿。

（二）临床分析

早产是一个重要的全球性问题，估计每年至少有 1 500 万婴儿早产。据报道，我国早产儿发生率为 7.8%，每年大约至少有 150 万早产儿出生。尽管为防止早产已经采取了一些措施，但即使是在发达国家，早产儿发病率仍旧持续升高。随着我国围产期医疗水平的提高，早产儿尤其是极低出生体重儿（VLBW）的存活率已经有了显著提高，但这些早产儿在治疗期间可能会经历动脉导管未闭（PDA）、新生儿坏死性小肠结肠炎（NEC）、支气管肺发育不良（BPD）、颅内出血（IVH）、早产儿视网膜病变（ROP）等各种并发症，其中支气管肺发育不良是影响患儿治疗效果及后期生存质量的一个非常重要的因素。胎龄愈小、出生体重愈低，BPD 发病率愈高。超低出生体重儿（ELBW）与极早早产儿（胎龄 <28 周）BPD 发生率可高达 50%。重度 BPD 是 VLBW 和 ELBW 死亡的主要原因之一，存活者常出现反复下呼吸道感染、生长发育迟缓等问题，生后 1 年内病死率高，且有较高的神经发育障碍率。目前对 BPD 尚无有效的治疗措施。

早在 1967 年 Northway 首先提出 BPD 概念，认为本病继发于严重呼吸窘迫综合征，与氧毒性及机械通气气压伤等有关，此为经典型 BPD。然而，随着极低出生体重患儿的增加，人们对 BPD 的认识逐步深入，其病理生理、发病机制、临床表现及防治策略都发生了明显的变化，BPD 的病理变化由肺泡和呼吸道结构严重破坏、肺严重纤维化，变为以肺泡和肺微血管发育不良为主要特征，此为新型 BPD。但在 BPD 在定义上一直存在分歧。目前，BPD 是指任何氧依赖（$FiO_2>0.21$）超过 28 天的新生儿。病情严重程度评估时间为：胎龄 <32 周者，于出院时或矫正胎龄 36 周评估；胎龄 ≥32 周者，于出院时或出生后 56 天评估。BPD 轻度：不需用氧；中度：需辅助供氧（氧浓度 0.21~0.30）；重度：需辅助供氧（氧浓度 ≥0.30）和 / 或持续正压通气或机械通气。

BPD 的发病机制尚不明确，炎症、氧中毒、机械通气等被证实与 BPD 发病有关，目前认为它是在遗传易感性基础上，各种不利因素（如炎症、氧中毒及气压伤等）对发育不成熟的肺的损伤，以及损伤后肺组织异常修复。研究证明，支气管肺发育不良的一个重要因素为炎症反应的同时伴有组织的异常修复。起始于肺部的炎症，在外界因素如机械通气或氧疗的作用下，大量炎性细胞集聚，释放细胞因子，对肺间质及肺毛细血管造成损伤，与此同时炎症作用下不恰当地修复，肺泡和肺微血管发育不良，最终导致 BPD 的发生。

本例患儿胎龄 25^{+3} 周，处于胎肺发育的小管期，此期主要是气道上皮的生长、肺腺泡发育和血管形成，标志性的特征是 I 型、II 型上皮细胞分化和肺泡毛细血管屏障的形成。由于肺结构发育不成熟和 PS 产生缺乏，此阶段既是 RDS、也是 BPD 的高发病率时期，且该患儿有重度窒息及机械通气等肺损伤的高危因素，致使出生后 48 天于纠正胎龄 32^{+2} 周才撤离氧疗，诊断为轻度 BPD。

目前，经典型 BPD 已少见，而新型 BPD 发病率逐年增高。早期的研究着重于影像学诊断，如胸部 X 线评分系统，胸部 X 线在临床上已被广泛应用，动态观察有助于评估严重程度。但 BPD 的诊断如今仍是以临床诊断为主,虽然胸部 X 线和胸部 CT 没有特异性,但在早期诊断及用于动态观察仍具有十分重要的作用。

对于 BPD 目前尚无特殊、有效的治疗方法,临床上更侧重于强调早期预防。由于炎性反应是导致新型 BPD 病理变化的关键,控制感染对于防治 BPD 具有重要作用。减轻肺负担的本质是防止肺淤血,许多促进肺淤血的因素有增加 BPD 发生率的作用,如动脉导管未闭和早期液体量摄入过多可明显增加 BPD 的发生率。虽然液体限制并未降低其发病率,但由于 BPD 患儿对液体耐受性差,易引起肺间质和肺泡水肿,肺功能恶化,限制液体量可能提高肺功能,减少需氧量,早期液体限制是有益的。早期无创呼吸支持和保护性通气策略的应用可减少肺损伤进而降低 BPD 的发生率。增加热卡和蛋白质供给有利于增加机体抗感染、抗氧中毒能力以及肺组织生长、成熟和加快损伤组织的修复。目前研究的热点是干细胞修复肺损伤的可行性,由于干细胞具有广泛修复能力,因此应用干细胞治疗 BPD 具有广阔的临床前景。近年来动物实验证实了间充质干细胞治疗 BPD 的有效性,并且已开展了临床试验性研究。2014 年 Chang 等进行了干细胞治疗 BPD 的 I 期临床试验,未见明显不良反应,安全、有效。虽然干细胞治疗应用于临床尚需时日,但随着细胞移植技术的逐渐成熟,以细胞为基础的治疗 BPD 的新方法仍值得期待。

（韩树萍　高喜容　刘俐　童笑梅　孙建华

周伟　洪小杨　封志纯　程秀永）

参考文献

1. 邵肖梅,叶鸿冒,邱小汕. 实用新生儿学. 第 4 版. 北京:人民卫生出版社,2011.

2. 江载芳,申昆玲,沈颖. 诸福棠实用儿科学. 第 8 版. 北京:人民卫生出版社,2015.

3. 赖娟,杜立中,熊国强,等. 1 108 例新生儿呼吸衰竭的临床流行病学特征. 中国当代儿科杂志,2016,18(1):10–14.

4. 陈平洋. 新生儿呼吸衰竭的治疗进展. 实用儿科临床杂志,2011,26(14):1072–1074.

5. ACoRN 编委会. 重危新生儿的急症监护. 杭州:浙江大学出版社,2009.

6. John PC, Eric CE, Ann RS. Manual of neonatal care. 6th ed. Lippincott Williams & Wilkins, 2008.

7. Reuter S, Moser C, Baack M. Respiratory distress in the newborn. Pediatr Rev, 2014, 35(10):417–428.

8. 何舒婕,丁国芳. 早产儿呼吸暂停的管理. 中国新生儿科杂志,2015,30(2):155–158.

9. 杜立中. 早产儿呼吸暂停的药物治疗. 中国实用儿科杂志,2015,30(2):88–92.

10. 周文浩,程国强,王来栓,等. 新生儿临床决策手册. 北京:人民卫生出版社,2011.

11. Patrinos ME, Martin RJ. Apnea in the term infant. Semin Fetal Neonatal Med, 2017, 22(4):240–244.

12. Morton SU, Smith VC. Treatment options for apnoea of prematurity. Arch Dis Child Fetal

Neonatal Ed, 2016, 101（4）: 352–356.

13. Abdel–Hady H, Nasef N, Shabaan AE, et al. Caffeine therapy in preterm infants. World J Clin Pediatr, 2015, 4（4）: 81–93.

14. De Luca D, Van Kaam AH, Tingay DG, et al. The Montreux definition of neonatal ARDS: biological and clinical background behind the description of a new entity. Lancet Respir Med, 2017, 5（8）: 657–666.

15. Zhang C, Zhu X. Clinical effects of pulmonary surfactantin combination with nasal continuous–positive airway pressure the rapyonneonatal respiratory distress syndrome. Pak J Med Sci, 2017 , 33（3）: 621–625.

16. 中国医师协会新生儿科医师分会. "新生儿急性呼吸窘迫综合征" 蒙特勒标准（2017 年版）. 中华实用儿科临床杂志, 2017, 32（19）: 1456–1458.

17. Khemani RG, Smith LS, Zimmerman JJ, et al. Pediatric acute respiratory distress syndrome: definition, incidence, and epidemiology: proceedings from the Pediatric Acute Lung Injury Consensus Conference. Pediatr Crit Care Med, 2015, 16（5 Suppl 1）: 23–40.

18. Jian Wang, Xuehua Liu, Tong Zhu, et al. Analysis of neonatal respiratory distress syndrome among different gestational segments. Int J Clin Exp Med, 2015, 8（9）: 16273–16279.

19. Marcel Filochea, Cheng–Feng Tai, Grotberg JB. Three–dimensional model of surfactant replacement therapy. Proc Natl Acad Sci USA, 2015, 112（30）: 9287–9292.

20. Sürmeli–Onay O1, Korkmaz A, Yiğit S, et al. Surfactant therapy in late preterm infants: respiratory distress syndrome and beyond. Turk J Pediatr, 2012, 54（3）: 239–246.

21. Moss AT, Adam FH. Heart disease in infant children on Adolescent. 4th ed. Baltimore: Wiliams and Willkin, 1989.

22. Freedom RM, Benson LN, Smallhom JF. Neonatal heart disease. London: Springer, 1992.

23. 马沛然, 黄磊. 小儿心力衰竭治疗新方法. 中国实用儿科杂志, 2008, 23（2）: 145–148.

24. 叶鸿瑁. 新生儿心力衰竭的常见病因、诊断及治疗. 实用儿科临床杂志, 2006, 9（21）: 1204–1207.

25. 中华医学会儿科学分会心血管学组. 小儿心力衰竭诊断与治疗建议. 中华儿科杂志, 2006, 44（10）: 753–757.

26. 柳国胜. 新生儿心力衰竭的诊断治疗进展. 实用儿科临床杂志, 2003, 18（1）: 4–9.

27. JJ Brierley, K Choong, T Cornell, et al. Clinical practice parameters for hemodynamic support of pediatric and neonatal septic shock: 2007 update from the American College of Critical Care Medicine. Critical Care Medicine, 2009, 37（2）: 666–688.

28. 陈维, 余加林. 新生儿感染性休克的早期液体复苏与治疗. 儿科药学杂志, 2016, 22（8）: 62–65.

29. Steinsorn RH. Neonatal pulmonary hypertension. Pediatr Crit Care Med, 2010, 11: S79–84.

30. Nair J, Lakshminrusimha S. Update on PPHN: Mechanisms and treatment. Semin Perinatol, 2014, 38（2）: 78–91.

31. Razzaq A, IqbalQuddusi A, Nizami N. Risk factors and mortality among newborns with persistent pulmonary hypertension. Pak J Med Sci, 2013, 29(5): 1099–1104.

32. Latini G, Del Vecchio A, De Felice C, et al. Persistent pulmonaryhypertension of the newborn: therapeuticalapproach. Mini Rev Med Chem, 2008, 8(14): 1507–1513.

33. Teixeira-Mendonça C, Henriques-Coelho T. Pathophysiology of pulmonary hypertension in newborns: therapeutic indications. Rev Port Cardiol, 2013, 32(12): 1005–1012.

34. Keszler M, Carbone MT, Cox C, et al. Severe respiratory failure after elective Repeat cesarean delivery: a potentialpreventdble condition leading to extra corporeal membrane oxygenation. Pediatrics, 1992, 89(4Pt 1): 670–672.

35. Stankiewicz P, Sen P, Bhatt SS, et al. Genomic and genic deletions of the FOX gene cluster on 16q24. 1 and inactivating mutations of FOXFl cause alveolar capillary dysplasia and other malformations. Am J Hum Genet, 2009, 84(6): 780–791.

36. Alano MA, Ngougmna E, Ostrea EM Jr, et al. Analysis of nonsteroidal anti inflamatory drugs in meconium and its relation to persistent pulmonary hypertension of the newborn. Pediatrics, 2001, 107(3): 519–523.

37. Chambers CD, Hemandez-Diaz S, Van Marter LJ, et al. Selective serotonin-reuptake inhibitors and risk of persistent pulmonary hypertension of the newborn. N Eng J Med, 2006, 354(6): 579–587.

38. Ambalavanan N, Schelonka RL, Carlo WA. Assisted ventilation of the neonate. 5th ed. St. Louis: Elservier Saunders, 2011.

39. Lakshminmsinlha S, Keszler M. Persistent pulmonary hypertension of the newborn. Neoreviews, 2015, 16(12): 680–692.

40. More K, Athalye-Jape GK, Rao SC, et al. Endothelin receptor antagonists for persistent pulmonary hypertension in term and preterm infants. Cochrane Databasesyst Rev, 2016(8): CD010531.

41. Raju TNK. Neonatal pulmonary hemorrhage. Manual of Neonatal Respiratory Care. Springer US, 2012.

42. Lin TW, Su BH, Lin HC, et al. Risk factors of pulmonary hemorrhage in very-low-birth-weight infants: a two-year retrospective study. Acta Paediatr Taiwan, 2000, 41(5): 255–258.

43. Li L, Yu J, Wang J, et al. A prediction score model for risk factors of mortality in neonate with pulmonary hemorrhage: the experience of single neonatal intensive care unit in Southwest China. Pediatric Pulmonal, 2008, 43: 997–1003.

44. 曹立杰,李松. 早产儿肺出血危险因素的研究. 中国新生儿科杂志, 2010, 25(4): 201–211.

45. 中华医学会儿科学分会新生儿学组,中华儿科杂志编辑委员会. 新生儿肺出血的诊断与治疗方案. 中华儿科杂志, 2001, 39(4): 248.

46. Bhuta T, Clark RH, Henderson-Smart DJ. Rescue high frequency oscillatory ventilation vs. conventional ventilation for infants with severe pulmonary dysfunction born at or near term. Cochrane Database Syst Rev, 2001, 1: CD002974.

47. Cools F, Askie LM, Offringa M, et al. Elective high-frequency oscillatory versus conventional ventilation in preterm infants: a systematic review and meta-analysis of individual patients' data. Lancet, 2010, 375 (9731): 2082-2091.

48. 王华, 杜立中, 母得志, 等. 首选使用高频振荡通气治疗新生儿肺出血的临床效果分析. 中国当代儿科杂志, 2015, 17 (3): 213-216.

49. 林新祝, 赖基栋, 陈超, 等. 高频振荡通气联合肺表面活性物质治疗新生儿肺出血的疗效观. 中国当代儿科杂志, 2015, 17 (4): 345-349.

50. MJ Jeng, YS Lee, PC Tsao, et al. Neonatal air leak syndrome and the role of high-frequency ventilation in its prevention. Journal of the Chinese Medical Association Jcma, 2012, 75 (11): 551-559.

51. Hari Gourabathini, Crystal Nunez, Ryan Breuer, et al. Air leak syndrome in children with acute respiratory failure on negative pressure ventilation. Critical Care Medicine, 2018, 46: 550

52. Sandu K, Monnier P. Congenital tracheal anomalies. Otolaryngol Clin North Am. 2007, 40 (1): 193-217.

53. Shih FC, Lee WJ, Lin HJ. Tracheal bronchus. CMAJ, 2009, 180 (7): 783.

54. Wang Y, Dai W, Sun Y, et al. Congenital bronchial atresia: diagnosis and treatment. Int J Med Sci, 2012, 9 (3): 207-212.

55. Glasberg T, Jackson P, Pavlova Z, et al. Infant with Clinical Evidence of Pulmonary Hypoplasia: A Case Report. Cureus, 2017, 9 (5): e1298.

56. Keslar P, Newman B, Oh KS. Radiographic manifestation of anomalies of the lung. Radiol Clin North Am, 1991, 29: 255-270.

57. Biyyam DR, Chapman T, Ferguson MR, et al. Congenital lung abnormalities: embryologic features, prenatal diagnosis, and postnatal radiologic-pathologic correlation. Radiographics, 2010, 30 (6): 1721-1738.

58. Dos Reis AR, Ribeiro FB, Schultz R. Congenital cystic adenomatoid malformation type I. Autops Case Rep, 2015, 5 (3): 21-26.

59. Markou GA, Dafereras G, Poncelet C. Congenital Cystic Adenomatoid Malformation Diagnosed During First-Trimester Ultrasound Scan. Am J Case Rep, 2018, 19: 1-4.

60. Gupta R, Patadia D, Belligund P. An atypical presentation of pulmonary sequestration. J Res Med Sci, 2017, 22: 127.

61. 李宁, 周新华, 陈红, 等. 肺泡毛细血管发育不良一例报告并文献复习. 中华儿科杂志, 2010, 48 (9): 674-679.

62. 中国新生儿复苏项目专家组. 中国新生儿复苏指南 (2016 年北京修订). 中华围产医学杂志, 2016, 19 (7): 481-486.

63. Masevicius FD, Dubin A. Has Stewart approach improved our ability to diagnose acid base disorders in critically ill patients? World J Crit Care Med, 2015, 4 (1): 61-70.

64. 范红, 陈雪融. 简明临床血气分析. 第 3 版. 北京: 人民卫生出版社, 2016.

65. Nadkami UB, Shah AM, Deshmukh CT. Non-invasive respiratory monitoring in paediatric care unit. J Postgrad Med, 2000, 46: 149-152.

66. 吕艳关,郝小清,武容,等. 呼气末二氧化碳分压在早产儿呼吸窘迫综合征病程中的变化. 中华围产医学杂志,2013,16(10):616-618.

67. 陈雪融,范红,罗炎杰. 血气分析进展概述. 结核病与肺部健康杂志,2017,9(6):286-288.

68. 金伟中,宋元林,蒋进军,等. 血管内实时血气分析仪的研究进展. 国际呼吸杂志,2011,31(23):1829-1832.

69. Sweet DG, Carnielli V, Greisen G, et al. European Consensus Guidelines on the Management of Respiratory Distress Syndrome-2016 Update. Neonatology, 2016, 111(2):107-125.

70. EngleWA. The Committee on Fetus and Newborn. Surfactant-replacement therapy for respiratory distress in the preterm and term neonate. Pediatrics, 2008, 121(2):419-432.

71. Emmanuel Lopez, GéraldineGascoin, Cyril Flamant, et al. Exogenous surfactant therapy in 2013: what is next? Who, when and how should we treat newborn infants in the future? BMC Pediatrics, 2013, 13:165

72. Neetu Singh, Kristy L, Hawley, et al. Efficacy of Porcine Versus Bovine Surfactants for Preterm Newborns with Respiratory Distress Syndrome: Systematic Review and Meta-analysis. Pediatrics, 2011, 128:1588.

73. 中国城市多中心早产儿呼吸窘迫综合征调查协作组. 住院分娩早产儿呼吸窘迫综合征:中国13家医院的回顾性调查. 中华围产医学杂志,2016,19(10):743-754.

74. Sweet DG, Carnielli V, Greisen G, et al. European Association of Perinatal Medicine. European consensus guidelines on the management of neonatal respiratory distress syndrome in preterm infants-2013 Update. Neonatology, 2013, 103(4):353-368.

75. Kim SM, Park YJ, Chung SH, et al. Early prophylactic versus late selective use of surfactant for respiratory distress syndrome in very preterm infants: a collaborative study of 53 multi-center trials in Korea. J Korean Med Sci, 2014, 29(8):1126-1131.

76. 刘俐. 外源性肺泡表面活性物质应用研究和发展趋势. 发育医学电子杂志,2014,2(1):143-147.

77. Rojas-Reyes MX, Morley CJ, Soll R. Prophylactic versus selective use of surfactant in preventing morbidity and mortality in preterm infants. Cochrane Database Syst Rev, 2012, 3:CD000510.

78. Besnard AE, Wirjosoekarto SA, Broeze KA, et al. Lecithin/sphingomyelin ratio and lamellar body count for fetal lung maturity: a meta-analysis. Eur J ObstetGynecolReprod Biol, 2013, 169(2):177-183.

79. 中国医师协会新生儿医师分会,中华新生儿科杂志编辑委员会. 早产儿呼吸窘迫综合征早期防治专家共识. 中华围产医学杂志,2017,20(18):557-559.

80. Stephanie BW, Wernovsky G, Cloherty JP, et al. Manual of Neonatal Care. 7th ed. Lippincott Williams &Wilkins, 2012.

81. Wyckoff MH, Aziz K, Escobedo MB, et al. Part 13: neonatal resuscitation: 2015 American Heart Association Guidelines Up-date for Cardiopulmonary Resuscitation and Emergency

Cardiovascular Care. Circulation，2015，132（18 Suppl 2）：S543-S560.

82. Dyer A，Ikemba C. Core Concepts：Fetal Cardiac Physiology. Neoreviews，2012，13：583-589.

83. 逯军.关注新生儿心血管疾病诊疗.中国新生儿科杂志，2011，26（3）：150-152.

84. Killen AS，Fish FA. Fetal and Neonatal Arrhythmias. Neoviews，2008，9：242-252.

85. Toth-Heyn P，Cataldi L. Vasoactive compounds in the neonatal period. Curr Med Chem，2012，19（27）：4633-4639.

86. Vargo L，Seri I. New NANN Practice Guideline：the management of hypotension in the very-low-birth-weight infant. Adv Neonatal Care，2011，11（4）：272-278.

87. Carcillo JA. A synopsis of 2007 ACCM clinical practice parameters for hemodynamic support of term newborn and infant septic shock. Early Hum Dev，2014，90（Suppl 1）：S45-S47.

88. Davis AL，Carcillo JA，Aneja RK，et al. AmericanCollege of Critical Care Medicine Clinical Practice Parameters for Hemodynamic Support of Pediatric and Neonatal Septic Shock. Crit Care Med，2017，45（6）：1061-1093.

89. Burns ML，Stensvold HJ，Risnes K，et al. Inotropic Therapy in Newborns，A Population-Based National Registry Study. Pediatr Crit Care Med，2016，17（10）：948-956.

90. De Carolis MP，Piastra M，Bersani I，et al. Levosimendan in two neonates with ischemic heart failure and pulmonary hypertension. Neonatology，2012，101（3）：201-205.

91. Sankaran K，Adegbite M. Noninvasive respiratory support in neonates：a brief review. Chin J Contemp Pediatr，2012，14（9）：643-652.

92. 柳国胜.新生儿无创通气中的矛盾与对策.中华实用儿科临床杂志，2013，28（2）：83-85.

93. 曾健生.无创机械通气-小儿机械通气.上海：上海科学技术出版社，2012.

94. 刘向辉,周建国,陈超.高流量鼻导管通气在新生儿的临床应用.中华实用儿科临床杂志，2017，32（2）：155-157.

95. Manley J，Owen S. High-flow nasal cannula：mechanisms，evidence and recommendations. Semin Fetal Neonatal Med，2016，21（3）：139-145.

96. Mukerji A，Finelli M，Belik J. Nasal high-frequency oscillation for lung carbon dioxide clearance in the newborn. Neonatology，2013，103：161-165.

97. De Luca D，Costa R，Visconti F，et al. Oscillation transmission and volume delivery during face mask-delivered HFOV in infants：bench and in vivo study. Pediatr Pulmonol，2016，51：705-712.

98. Aktas S，Unal S，Aksu M，et al. Nasal HFOV with binasal cannula appears effective and feasible in ELBW newborns. J Trop Pediat，2016，62（2）：165-168.

99. Mukerji A，ingh B，elou SE，et al. Use of noninvasive high-frequency ventilation in the neonatal intensive care unit：a retrospective review. Am J Perinatol，2015，30（2）：171-176.

100. Fisher HS，Bohlin K，Buhrer C，et al. Nasal high-frequency oscillation ventilation in neonates：a survey in five European Countries. Eur J Pediatr，2015，174：465-471.

101. Hadj-Ahmed MA，Samson N，Nadeau C，et al. Laryngeal muscle activity during nasal

high-frequency oscillatory ventilation in nonsedared newborn lambs. Neonatology, 2015, 107 (3):
199-205.

102. 张家骧,魏克伦,薛辛东.新生儿急救学.第2版.北京:人民卫生出版社,2006.

103.《中华儿科杂志》编辑委员会,中华医学会儿科学分会新生儿学组.新生儿机械通气常规.中华儿科杂志,2015,53 (5):327-330.

104. 周伟.实用新生儿治疗技术.北京:人民军医出版社,2010.

105. Hill JD, O'Brien TG, Murray JJ, et al. Prolonged extracorporeal oxygenation for acute post-traumatic respiratory failure (shock-lung syndrome). Use of the Bramson membrance lung. N Engl J Med, 1972, 286: 629-634.

106. Bartlett RH, Gazzaniga AB, Jefferies MR, et al. Extracorporeal membrane oxygenation (ECMO)cardiopulmonary support in infancy. Trans Am Artif Intern Organs, 1976, 22: 80-93.

107. Cornish JD, Heiss KF, Clark RH, et al. Efficacy of veno-venous extracorporeal membrane oxygenation for neonates with respiratory and circulatory compromise. J Pediatr, 1993, 105-109.

108. O'Rourke PP, Crone RK, Vacanti JP, et al. Extracorporeal membrane oxygenation and conventional medical therapy in neonates with persistent pulmonary hypertension of the newborn: a prospective randomized study. Pediatrics, 1989, 84: 957.

109. Custer JR, Bartlett RH. Recent research in extracorporeal life support for respiratory failure. ASAIO J, 1992, 751-754.

110. Bartlett RH. Extracorporeal life support for cardiopulmonary failure. Curr ProblSurg, 1990, 27: 621

111. Barbaro RP, Paden ML, Guner YS, et al. Pediatric Extracorporeal Life Support Organization Registry International Report 2016. ASAIO J, 2017, 63 (4): 456-463.

112. Hilgendorff A, Apitz C, Bonnet D, et al. Pulmonary hypertension associated with acute or chronic lung diseases in the preterm and term neonate and infant. The European Paediatric Pulmonary Vascular Disease Network, endorsed by ISHLT and DGPK. Heart, 2016, 102 (Suppl 2): 49-56.

113. Church JT, Kim AC, Erickson KM, et al. Pushing the boundaries of ECLS: Outcomes in<34 week EGA neonates. J Pediatr Surg, 2017, 52 (11): 1810-1815.

114. Rais-Bahrami K, Van Meurs KP. ECMO for neonatal respiratory failure. Semin Perinatol, 2005, 29: 15-23.

115. Jobe AH, Bancalari E. Bronchopulmonary dysplasia. Am J Respir Crit Care Med, 2001, 163 (7): 1723-1729.

116. Gage S, Kan P, Lee Hc, et al. Matemal asthma, preterm birth, and risk of bronchopulmonary dysplasia. J Pediatr, 2015, 167 (4): 875-880.

117. Beam KS, Ahifeid SK, et al. A systematic review of randomized controlled trials for the prevention of bronchopulmonary dysplasia in infants. J Perinatol, 2014, 34 (9): 705-710.

118. Bassler D, Plavka R, Shinwell ES, et a1. Early inhaled budesonide for the prevention of bronchopulmonary dysplasia. N Engl J Med, 2015, 373 (16): 1497-1506.

119. Yeh TF, Chen CM, Wu SY, et al. Intratracheal administration of budesonide/surfactant to prevent bronchopulmonary dysplasia. Am J Respir Crit Care Med, 2016, 193 (1): 86–95.

120. Doyle LW, Halliday HL, Ehrenkranz RA, et al. An update on the impact of postnatal systemic corticostemids on mortality and cerebral palsy in preterm infants: effect modification by risk of bronchopulmonary dysplasia. J Pediatr, 2014, 165 (6): 1258–1260.

121. Fung ME, Thebaud B. Stem cell–based therapy for neonatal lung disease: it is in the juice. Pediatr Res, 2014, 75 (1/1): 2–7.

第三章
感染与血液

第一节 症候

教学大纲

　　掌握：新生儿发热和低体温的常见病因；新生儿胆红素代谢的特点，生理性黄疸、病理性黄疸和高胆红素血症的定义，病理性黄疸的病因；出血、凝血过程及机制和新生儿维生素 K 缺乏性出血病的临床表现、发病机制和治疗。

　　熟悉：胆红素脑病的定义和影像学表现；新生儿出血性疾病的分类和诊断，新生儿血小板减少性紫癜的病因和治疗。

　　了解：以高未结合胆红素血症为主的黄疸类型；新生儿出血的防治原则；新生儿贫血的诊断流程和常见病因。

一、体温异常

（一）发热

　　新生儿通过调节散热与产热来维持体温平衡。体温调节中枢位于下丘脑，控制身体的正常温度水平。体温下降低于正常水平时，体温中枢启动产热机制如收缩外周血管；体温升高超过正常水平时则启动散热机制，主要为外周血管扩张和有限程度地出汗。新生儿中枢神经系统发育不成熟，散热和产热功能不完善，体温调节功能差，容易随环境温度变化而变化。

　　新生儿发热由产热与散热紊乱所致，机制尚未完全清楚，许多因素均可引起新生儿发热。新生儿对发热耐受性较差，体温过高可引起心动过速、呼吸急促或呼吸暂停，严重者可引起惊厥、脑损伤，甚至死亡。对发热新生儿的处理中除监测体温外，还要注意观察新生儿全身情况。

　　1. 临床诊断

　　（1）病史：询问体温测量方法（包括测量部位、测量时长）、环境温度、包被多少，以及测量时患儿一般状态，如有无哭闹、是否进食等；关注流行病学以及传染病接触史；母亲产褥期感染征兆：胎膜早破、羊膜/绒毛膜炎、发热、恶露增多、阴道异常分泌物等；母亲或患儿药物服用病史（水杨酸、阿托品等）；胎儿或新生儿因素：多胎、宫内窘迫、早产儿、小于胎龄儿、长时间动静脉置管、气管插管、外科手术；询问有无黄疸加重或退而复现、拒食、呕吐等局灶感染症状以及对新生儿的不良行为如挑"马牙"、挤乳房、挤痱疖等。

（2）查体：正确测量体温，观察有无精神萎靡、反应低下、末梢循环不良等严重中毒体征；注意检查局部或系统感染体征：皮肤感染如有无脓疱疹、局部脓包或破溃；耳道或脐部红肿、流脓；呼吸道感染如气促、鼻翼扇动、口吐泡沫、发绀；中枢神经系统感染如激惹、前囟张力增高、尖叫、抽搐、肢体抖动等；泌尿系统感染如外阴红肿、异常分泌物等。

（3）辅助检查

1）病原体：尽量在应用抗生素前做血培养，疑为肠源性感染者应同时作厌氧菌培养，有较长时间用青霉素类和头孢类抗生素者应做L型细菌培养。怀疑产前感染者，生后取外耳道分泌物或喂养前取胃液培养。局部分泌物、脑脊液、尿液、痰液、浆膜腔液以及所有拔除的导管头均应送培养。鼻咽分泌物病毒检测，如呼吸道合胞病毒、腺病毒、流感病毒等，以及TORCH相关病原体检测等。

2）非特异性检查：①白细胞计数：WBC减少（<5×10⁹/L），或增多（≤3日者，WBC>25×10⁹/L；>3日者，WBC>20×10⁹/L）；②白细胞分类：杆状核细胞/中性粒细胞≥0.16；③C反应蛋白、血清降钙素原或白细胞介素–6水平增高；④血小板≤100×10⁹/L；⑤血沉≥15mm/h。

3）影像学检查：①胸部X线片，肺炎是引起新生儿发热的主要病因之一，必要时动态检查。病毒性肺炎以间质性病变、两肺过度膨胀、肺气肿为主，细菌性肺炎表现为两肺弥漫性模糊影，密度不均；②腹部立、卧位X线片，如怀疑消化道受累时可选择检查，了解有无中毒性肠麻痹或肠穿孔表现；③头颅MR或CT，平扫/增强可发现脑膜炎、脑水肿或脑出血等病变。

2. 新生儿期常见疾病

（1）新生儿败血症：指细菌侵入血液循环，并在其中繁殖和产生毒素所造成的全身性感染，其发生率约占活产婴儿的1‰~10‰，早产婴儿中发病率更高。主要是由大肠埃希氏菌、金黄色葡萄球菌、表皮葡萄球菌、克雷伯杆菌及B族链球菌感染所致。可表现为黄疸，肝、脾大，呼吸窘迫，呼吸暂停，皮肤黏膜瘀点、瘀斑，肺出血，严重时发生DIC以及面色苍灰、皮肤花纹、血压下降、尿少或无尿等休克表现，也可合并脑膜炎、坏死性小肠结肠炎、化脓性关节炎和骨髓炎等。通过血培养阳性或非特异性指标可诊断。治疗上，应及时清除感染灶，根据经验或药敏结果及时应用抗生素，保持机体内环境平衡。

（2）新生儿化脓性脑膜炎：常见病原体为大肠埃希氏菌、葡萄球菌、不动杆菌、变形杆菌等。一般表现与新生儿败血症相似，呕吐、前囟隆起或饱满等颅内压增高表现出现较晚或不明显，也可出现激惹、惊跳、凝视、嗜睡、惊厥等特殊表现。脑脊液检查典型的表现为压力>（3~8）cmH₂O，外观不清亮或浑浊，涂片可发现细菌。白细胞数>（20~30）×10⁶/L，分类以多核或单核细胞为主，足月儿蛋白>1.0g/L，早产儿蛋白>1.5g/L，葡萄糖降低，乳酸脱氢酶增高，细菌培养可阳性。脑影像学检查如头颅MR对确定有无脑室管膜炎、硬膜下积液、脑脓肿等并发症很有帮助。治疗应选择易通过血脑屏障的抗生素，并尽早、大剂量、足疗程使用，及时控制惊厥发作，维持体内水、电解质、血浆渗透压和酸碱平衡。有长期发热、脑脊液蛋白高、外观浑浊等情况时,可小剂量短期应用糖皮质激素以缓解病情。

(3)感染性肺炎:可以发生在宫内、分娩过程中或出生后,可由病毒、细菌、原虫或衣原体引起。新生儿可出现反应低下、拒奶、气急、口吐白沫、鼻翼扇动、呻吟、发绀、呼吸暂停或进行性呼吸衰竭等。肺部闻及干、湿啰音,白细胞计数和分类、C反应蛋白、降钙素原等对评价新生儿感染性肺炎病原学有参考价值,鼻咽部分泌物细菌培养、病毒分离和荧光抗体、血清特异性抗体检查有助于病原学诊断。X线检查表现为两肺纹理增粗,或两肺中下野见斑片状阴影,或小片状阴影融合成大片状阴影,可合并大片肺不张。治疗上及时清除病原体,注意体位引流,及时吸净口鼻分泌物,保持呼吸道通畅。有低氧血症时可用鼻导管、面罩、头罩或鼻塞CPAP给氧,呼吸衰竭时可行机械通气,并保证充足的能量和营养供给。

(4)捂热综合征:环境温度过高或包被过多导致新生儿容易大汗、面色苍白、高热、抽搐、昏迷,甚至影响神经系统发育;如婴儿惊厥次数过频则会引起智力障碍、癫痫等严重后遗症。治疗上首先去除捂热的原因,撤离高温的环境,迅速降温,适当地给予氧疗,积极补充水分,纠正酸中毒。

(5)新生儿脱水热:多发生于出生后2~4日。当天气干燥与炎热,或室温过高、保暖过度使新生儿呼吸、皮肤及大小便失去的水分超过了喂哺新生儿所得的液体量时,即可致脱水、发热。新生儿可表现为烦躁不安及啼哭,无感染中毒症状,体温可达39~40℃,体重可下降,前囟稍凹陷,口唇黏膜干燥,皮肤弹性较差,尿量减少,查体及实验室检查未发现其他疾病,供给足量水分后体温迅速下降。

3. 治疗原则

(1)明确发热病因:若为感染引起,尽快查明病原体,积极控制感染;若环境因素引起,降低室温,减少包被,调节辐射台、暖箱温度,暂停光疗;若为脱水热,及时补充水分。

(2)降温:以物理降温为主,常用方法为冷水枕,体温过高可用温水擦浴前额、颈部、四肢、腋窝、腹股沟等部位,忌用酒精擦浴。退热药物在新生儿期存在一定毒副作用,还可导致新生儿体温骤降,应慎用。

(二)低体温

新生儿体表面积相对较大,皮下脂肪薄,血管多,容易散热,保温能力差,肌肉不发达,活动力小,产热能力差,容易受内外环境、摄入不足或窒息、感染性疾病、缺氧、酸中毒、休克等疾病影响而出现低体温。早产儿、低出生体重儿棕色脂肪生成不足,能源物质储备少,出生后容易出现低体温,且出现并发症风险高。

1. 临床诊断

(1)病史:询问体温测量方法,包括测量部位、测量时长、环境温度、包被多少等。母亲产褥期感染征兆:胎膜早破、羊膜/绒毛膜炎、发热、恶露增多、阴道异常分泌物等;胎儿或新生儿感染因素:多胎、宫内窘迫、早产儿、小于胎龄儿、长时间动静脉置管、气管插管、外科手术。询问有无局灶感染症状、喂养不足以及对新生儿的不良行为如挑"马牙"、挤乳房、挤痱疖等。

(2)临床体检:正确测量体温及其他生命体征,观察有无精神萎靡、反应低下、末梢循环不良等严重中毒症状;注意检查局部或系统感染体征;检查有无皮肤硬肿并评估硬肿面积。

(3)辅助检查:①细菌培养以及非特异性检查,如白细胞计数、C反应蛋白、血清降钙素原、血沉等；②根据病情需要检测血气、血电解质、血糖、尿素、肌酐、DIC；③必要时可做 ECG、胸部 X 线片。

2. 新生儿期常见疾病 新生儿寒冷损伤综合征即新生儿硬肿症，由寒冷和/或多种疾病所致，早产和保温不足是导致该病的重要原因。新生儿严重感染、早产、颅内出血和红细胞增多症，以及缺氧、心力衰竭和休克等使能源物质消耗增加、热卡摄入不足，也可出现低体温和皮肤硬肿。临床上，患儿可出现反应低下、拒乳、心率减慢、低体温和硬肿。硬肿即皮肤紧贴皮下组织不能移动，按之似橡皮样感，伴水肿者有指压凹陷，常呈对称分布，其发生顺序依次为：下肢→臀部→面颊→上肢→全身。严重硬肿可妨碍关节活动，胸部受累可致呼吸困难。重症可出现休克、DIC、急性肾衰竭和肺出血等多器官功能衰竭。

3. 治疗原则

（1）复温：将患儿置于温度比肛温高 1~2℃ 的保温箱中加温，每小时提高箱温 0.5~1℃，在 12~24 小时内恢复正常体温。

（2）补充热量和液体：从 50kcal/kg 开始，逐渐增加，喂养困难者使用静脉营养，有心、肾功能损害者注意控制输液速度和液体入量。

（3）控制感染：根据培养及药敏结果使用抗生素。

（4）纠正器官功能紊乱：对休克、心力衰竭、凝血功能障碍等给予相应治疗。

二、黄疸

（一）病理生理

黄疸是因胆红素在体内积聚引起的皮肤或其他器官黄染。新生儿血中胆红素超过 5~7mg/dl（成人超过 2mg/dl）可出现肉眼可见的黄疸。新生儿黄疸是新生儿时期常见症状之一，尤其是早期新生儿。它可以是正常发育过程中的一种现象，也可以是某些疾病的症状，由于血清游离胆红素有一定毒性，严重者可损害患儿的神经系统及心脏、肾脏等器官，出现神经肌肉不协调、耳聋、智能发育障碍等后遗症（胆红素脑病），甚至死亡。新生儿出现黄疸，应辨别为生理性或非生理性，首先要掌握新生儿胆红素代谢的特点，这对新生儿黄疸的识别、诊断和处理有重要意义。新生儿胆红素代谢特点如下：

1. 胆红素生成增多 血红蛋白是胆红素的主要来源，约占体内总胆红素来源的 80% 左右。肝脏和其他组织内含血红蛋白的血色蛋白，如肌红蛋白、过氧化酶、过氧化物酶、细胞色素等，由这部分来源的胆红素约占总胆红素的 20% 左右。新生儿每日生成的胆红素明显高于成人［新生儿 8.8mg/（kg·d），成人 3.8mg/（kg·d）］。其原因为胎儿在宫内处于低氧环境，刺激促红细胞生成素的产生，红细胞生成相对较多，出生后新生儿建立呼吸，血氧浓度提高，故过多的红细胞被破坏；新生儿红细胞寿命短，为 70~80 日（成人为 120 日），且血红蛋白的分解速度是成人的 2 倍；肝脏和其他组织中的血红蛋白及骨髓红细胞前体较多。

2. 肝细胞摄取胆红素能力低下 新生儿出生时肝细胞的 Y 蛋白含量极微，仅为成人的 5%~20%，不能充分摄取胆红素，生后 5~10 日 Y 蛋白达到正常水平。

3. 肝细胞结合胆红素能力不足 新生儿初生时肝酶系统发育不成熟，葡萄糖醛酸转移酶和尿嘧啶核苷葡萄糖脱氧酶含量不足，只有成人的 1%~2%，使胆红素结合过程受限，以后逐渐成熟，6~12 周后接近正常水平。

4. 肝细胞排泄胆红素的功能不成熟 新生儿肝细胞排泄胆红素的能力不足,若胆红素生成过多或其他阴离子增加都会引起胆红素排泄发生障碍,早产儿尤为突出,可出现暂时性肝内胆汁淤积。

5. 肠肝循环的特殊性 在肝内形成的结合胆红素,无论是胆红素葡萄糖醛酸一酯或胆红素葡萄糖醛酸二酯均为不稳定性,随胆汁排出后,在十二指肠或空肠 pH 偏碱性情况下,通过非酶性的水解过程或经肠腔内较高浓度的葡萄糖醛酸苷酶的作用,使部分结合胆红素分解为未结合胆红素,迅速被肠黏膜吸收回到肝脏进入血液循环,形成肠肝循环。部分胆红素从粪便内排出,新生儿肠腔内的胎粪约含胆红素 80~100mg/dl,如胎粪排出延迟,也可加重胆红素的回吸收,使肠肝循环的负荷增加。出生时新生儿肠道内无细菌,不能将结合胆红素还原成尿胆素原,随粪便或经肾脏排出,也增加了胆红素的回吸收。

当饥饿、缺氧、脱水、酸中毒、头颅血肿或颅内出血时,更容易出现黄疸或使原有黄疸加重。早产儿胆红素代谢能力差,血脑屏障发育未成熟、血清白蛋白低,常伴有缺氧、感染等,易使游离胆红素通过血脑屏障,发生胆红素脑病。

(二)黄疸分类

目前国内的教科书将黄疸分为生理性黄疸(physiologic jaundice)与病理性黄疸。需要注意的是,生理性黄疸始终为排除性诊断,判断生理与病理的血清胆红素最高界值:足月儿 <221μmol/L(12.9mg/dl)、早产儿 <256μmol/L(15mg/dl),常受到个体差异、种族、遗传、地区及不同喂养方式的影响,强调依据患儿胎龄、日龄及影响新生儿黄疸的高危因素来评估患儿风险,以便对存在潜在风险的患儿及时发现,尽早干预,避免胆红素脑病的发生。

关于生理性黄疸与病理性黄疸这两个沿用多年的概念,其临床意义已经不断遭到质疑,临床上不断有在生理性黄疸所规定的血清胆红素水平以下而发生了神经系统后遗症的病例报道。早在 2006 年,美国著名的新生儿学家 Maisels 就已经提出应当停止使用生理性黄疸与病理性黄疸的分类方法,取而代之为"生理性黄疸和非生理性黄疸"。

1. 新生儿生理性黄疸 由于胆红素代谢的特点所致,约有 50%~60% 的足月儿和 80% 的早产儿可出现生理性黄疸,其特点为:①一般情况良好。②足月儿生理性黄疸多于生后 2~3 日出现,4~5 日达高峰,5~7 日消退,最迟不超过 2 周;早产儿生理性黄疸多于生后 3~5 日出现,5~7 日达高峰,7~9 日消退,最长可延长到 3~4 周。③实验室检查血清胆红素主要是未结合胆红素增高,其增高的生理范围随日龄而异,血清胆红素每日上升 <85μmol/L(5mg/dl)。

很多病理因素(包括溶血因素、感染因素、围产因素等)可引起早期新生儿病理性黄疸。既往有小早产儿血清胆红素 <171μmol/L(10mg/dl)发生胆红素脑病的报道。目前,对血清胆红素上限值尚不统一。一般认为以下为正常:足月儿脐血胆红素 <42.7μmol/L(2.5mg/dl),2 小时内 <102.6μmol/L(6mg/dl),48 小时内 <153.9μmol/L(9mg/dl),72 小时内及以后 <220.6μmol/L(12.9mg/dl);早产儿 24 小时内 <136.8μmol/L(8mg/dl),48 小时内 <205.2μmol/L(12mg/dl),72 小时内 <256.5μmol/L(15mg/dl)。红细胞、血红蛋白、网织细胞都在正常范围。尿中无胆红素或过多的尿胆原。肝功能正常。

早期新生儿出现黄疸时,不能只依据血胆红素值判断,必须结合临床其他因素,作出正确的诊断。尤其是早产儿有病理因素存在时,血胆红素虽低于生理性黄疸的诊断标准,也可发生核黄疸。相反,正常足月新生儿虽血胆红素值超过生理正常值,但找不到任何病理因素,可能仍属于生理性黄疸。

生理性黄疸不需特殊治疗,多可自行消退。早期喂奶,供给充足奶量,可刺激肠管蠕动,建立肠道正常菌群,减少肠肝循环,有助于减轻黄疸程度。临床应结合胎龄、体重、病理因素,监测血胆红素,及时诊断,给予相应的干预措施。

2. 病理性黄疸或非生理性黄疸 新生儿黄疸出现下列情况之一时,要考虑为病理性黄疸或非生理性黄疸:①生后 24 小时内出现黄疸,血胆红素 >102μmol/L（6mg/dl）;②足月儿血清胆红素浓度 >220.6/μmol/L（12.9mg/dl）,早产儿 >255μmol/L（15mg/dl）;③血清直接胆红素 >26μmol/L（1.5mg/dl）;④血胆红素每日上升 >85μmol/L（5mg/dl）;⑤黄疸持续时间较长,超过 2~4 周,或进行性加重。

新生儿病理性黄疸按其发病机制可分为红细胞破坏增多(溶血性、肝前性)、肝脏胆红素代谢功能低下(肝细胞性)和胆汁排出障碍(梗阻性、肝后性)三大类。按实验室测定血胆红素总值和直接胆红素浓度的增高分为高未结合胆红素血症(高间接胆红素血症)和高结合胆红素血症(高直接胆红素血症),如两者同时存在则称混合性高胆红素血症。

新生儿病理性黄疸的病因较多,并常有多种病因同时存在。

（1）胆红素生成过多:由于红细胞破坏增多,胆红素生成过多,引起非结合胆红素增高。

1）同族免疫性溶血:如 Rh 血型不合、ABO 血型不合、其他血型不合。

2）红细胞酶缺陷:如葡萄糖 -6- 磷酸脱氢酶（G-6-PD）缺陷、丙酮酸激酶缺陷、己糖激酶缺陷。由于红细胞酶的缺陷影响红细胞的正常代谢,使红细胞膜僵硬,变形能力减弱,易在网状内皮系统滞留而被破坏。

3）红细胞形态异常:如遗传性球形红细胞增多症、遗传性椭圆形红细胞增多症、遗传性口形红细胞增多症、婴儿固缩红细胞增多症,由于细胞膜结构异常使红细胞过早被脾脏破坏。

4）血红蛋白病:如地中海贫血、血红蛋白 F-Poole 和血红蛋白 Hasharon 等,由于血红蛋白肽链数量和质量缺陷而引起溶血、贫血。

5）红细胞增多症:如母 – 胎、胎 – 胎之间输血,脐带延迟结扎,生长受限,先天性发绀型心脏病,糖尿病母亲的婴儿等,可致红细胞增多,破坏也增多。

6）体内出血:如头颅血肿、皮下血肿、颅内出血、肺出血或其他部位出血（肝、脾破裂）,引起血管外溶血,使胆红素产生过多。

7）细菌和病毒感染:皆可致溶血,多见于细菌感染,如金黄色葡萄球菌、大肠埃希氏菌等引起的败血症、肺炎、脑膜炎等重症感染。

8）维生素 E 缺乏和微量元素缺乏:早产儿维生素 E 水平较低,可影响红细胞膜的功能,易引起溶血,使黄疸加重。新生儿锌缺乏可使红细胞膜结构有缺陷而致溶血。镁缺乏可影响肝葡萄糖醛酰转移酶的生成。

9）药物:如磺胺、呋喃妥因、水杨酸盐、维生素 K₃ 等具有氧化作用的药物,可使有 G-6-PD 缺陷的新生儿诱发溶血,使血胆红素升高。孕母分娩前静脉滴注催产素（超过 5U）和 / 或不含电解质的葡萄糖溶液可使胎儿处于低渗状态,导致红细胞通透性及脆性增加而致溶血。

（2）肝细胞摄取和结合胆红素能力低下：可引起未结合胆红素增高。

1）感染：感染因素除可致溶血外，还可抑制肝酶活力，使肝细胞结合胆红素能力下降，而致高未结合胆红素血症。

2）窒息、缺氧、酸中毒：母亲有妊娠高血压综合征、慢性心、肾疾病、贫血等；或有胎位、胎盘、脐带异常；或为非自然分娩（胎吸、产钳助产），产前用过镇静剂等，均可导致宫内窘迫或生后窒息，易并发羊水或胎粪吸入，加重缺氧和酸中毒。缺氧使肝酶活力受抑制，酸中毒可影响非结合胆红素与白蛋白的结合而加重黄疸。近年来有学者提出胆红素为氧自由基清除剂，缺氧时氧自由基增加，可消耗胆红素而使黄疸减轻或不引起高胆红素血症。

3）低体温、低血糖、低蛋白血症：为早产儿或极低出生体重儿易发生的并发症。体温不升，低血糖可影响肝酶活性；低蛋白血症可影响与胆红素的结合，而使黄疸加重。

4）药物：某些药物如磺胺、水杨酸盐、维生素 K_3、吲哚美辛、毛花苷 C 等与胆红素竞争和 Y、Z 蛋白的结合位点，噻唑类利尿药可使胆红素与白蛋白分离，均可使血胆红素增加。酚类清洁剂（phenol detergent）能抑制葡萄糖醛酸酰基转移酶的活性，有报道婴儿使用此类清洁剂消毒后高胆红素血症发生率增加。

5）先天性非溶血性高胆红素血症：如先天性葡萄糖醛酸酰基转移酶缺乏即 Criger-Najjar 综合征 I 型和 II 型、Gibert 综合征。

6）家族性暂时性新生儿高胆红素血症：即 Lucey-Driscoll 综合征。

7）其他：甲状腺功能低下、脑垂体功能低下和先天愚型等常伴有血胆红素升高或生理性黄疸消退延迟。

（3）胆红素排泄异常：肝细胞排泄功能障碍或胆管受阻，可发生胆汁淤积性黄疸，结合胆红素增高；如同时有肝细胞功能障碍，也可伴有未结合胆红素增高，致混合性高胆红素血症。

1）肝细胞胆红素排泄功能障碍：①新生儿肝炎综合征：多数由病毒引起，常见有乙型肝炎病毒、巨细胞病毒、风疹病毒、单纯疱疹病毒、肠道病毒、EB 病毒等，多为宫内感染；也可由细菌如 B 族链球菌（又称无乳链球菌）、金黄色葡萄球菌、大肠埃希氏菌等感染引起；其他，如李斯特菌属、梅毒螺旋体、钩端螺旋体、弓形虫等也可引起肝炎。②先天性代谢缺陷病，如 α_1- 抗胰蛋白酶缺乏症、半乳糖血症、果糖不耐受症、酪氨酸血症、糖原贮积病IV型、脂质贮积病（尼曼匹克病、戈谢病）。③先天性遗传病，如脑肝肾综合征、家族性进行性胆汁淤积、先天性非溶血性黄疸（结合胆红素增高型）、先天性纤维囊肿病。

2）胆管排泄胆红素障碍：①先天性胆道闭锁：可发生在肝外（胆总管、肝胆管）或肝内胆管；②先天性胆总管囊肿；③胆汁黏稠综合征：可由新生儿溶血病、新生儿肝炎、肝内小胆管发育不全和药物等原因引起，胆汁淤积在小胆管中；④其他：肝和胆道肿瘤、胆道周围淋巴结病等。

（4）肠肝循环增加：如先天性肠道闭锁、幽门肥大、巨结肠、胎粪性肠梗阻、饥饿、喂养延迟、药物所致肠麻痹等均可使胎粪排出延迟，增加胆红素的回吸收。母乳喂养儿可能由于肠道内 β- 葡萄糖醛酸苷酶含量及活性增高，促使胆红素肠肝循环增加，血胆红素增加。

新生儿黄疸的诊断步骤，见图 3-1。

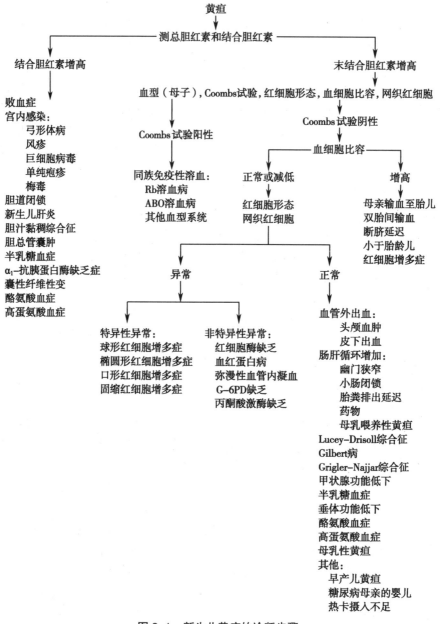

图 3-1　新生儿黄疸的诊断步骤

（三）高胆红素血症

很多基层医生或者刚入临床的年轻医生可能会发现,同一个患儿,有医生诊断为新生儿黄疸,而另一个医生可能诊断为新生儿高胆红素血症,而且,不同的文献也有类似不同的描述,那么二者有区别吗? 该问题目前尚没有一个统一的意见,一般认为二者是没有区别的,新生儿黄疸是临床症状诊断,新生儿高胆红素血症是实验室诊断,只是从不同的角度来描述同一个问题罢了。如根据 Bhutani 曲线来判断则是有区别的,因为按照此标准,只有血清胆红素水平超过 95 百分位时才能定义为高胆红素血症,也是需要临床干预的标准,而低于此标准,则可能属于新生儿黄疸,需要随访、观察。

Bhutani曲线即新生儿小时胆红素列线图(图3-2~图3-4),由美国著名儿科学家 Bhutani 教授首次描述并应用于临床,自2004年经美国儿科学会推荐其作为胎龄大于35周的新生儿高胆红素血症的诊断或干预标准以来,受到全球新生儿学专家的肯定。

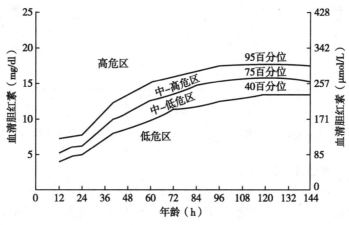

图 3-2　新生儿小时胆红素列线图

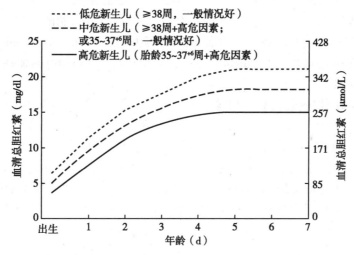

图 3-3　新生儿小时胆红素列线图(胎龄≥35周的光疗参考曲线)

高危因素包括:同族免疫性溶血、葡萄糖-6-磷酸酶缺乏、窒息、显著的嗜睡、
体温不稳定、败血症、代谢性酸中毒、低蛋白血症

根据中华儿科学会于2014年发布的《新生儿高胆红素血症诊断与治疗专家共识》,新生儿黄疸的干预目标是降低血清胆红素水平,预防重度高胆红素血症与胆红素脑病的发生。

目前,国内新生儿黄疸的诊疗现状是对大多数患儿都会出现的生理性黄疸存在过度治疗现象,而对于早产儿及其有高危因素的患儿存在一定程度的忽视与明显的干预不足,导致部分患儿发生胆红素脑病的严重后果,应引起广大儿科医生的重视。

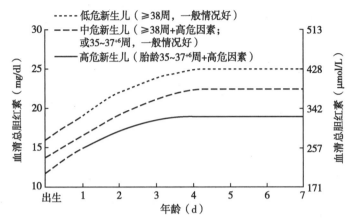

图3-4　新生儿小时胆红素列线图（胎龄≥35周的早产儿及足月儿换血参考标准）

新生儿高胆红素血症的相关概念

（1）新生儿高胆红素血症：新生儿出生后的胆红素水平是一个动态变化的过程，因此在诊断高胆红素血症时需考虑其胎龄、日龄和是否存在高危因素。对于胎龄≥35周的新生儿，目前多采用美国Bhutani等所制作的新生儿小时胆红素列线图或美国儿科学会推荐的光疗参考曲线作为诊断或干预标准参考（图3-2）。当胆红素水平超过95百分位时定义为高胆红素血症，应予以干预。根据不同的胆红素水平升高程度，胎龄≥35周的新生儿高胆红素血症还可以分为：①重度高胆红素血症：TSB峰值超过342μmol/L（20mg/dl）；②极重度高胆红素血症：TSB峰值超过427μmol/L（25mg/dl）；③危险性高胆红素血症：TSB峰值超过510μmol/L（30mg/dl）。

（2）急性胆红素脑病：急性胆红素脑病是基于临床的诊断，主要见于TSB>342μmol/L（20mg/dl）和/或上升速度>8.5μmol/L/h[0.5mg/（dl·h）]、胎龄35周以上的新生儿。胆红素神经毒性所致的急性中枢神经系统损害，早期表现为肌张力减低、嗜睡、尖声哭、吸吮差，而后出现肌张力增高、角弓反张、激惹、发热、惊厥，严重者可致死亡。低出生体重儿发生胆红素脑病时通常缺乏典型症状，而表现为呼吸暂停、循环呼吸功能急剧恶化等，不易诊断。通常足月儿发生胆红素脑病的TSB峰值在427μmol/L（25mg/dl）以上，但合并高危因素的新生儿在较低胆红素水平也可能发生，低出生体重儿甚至在171~239μmol/L（10~14mg/dl）即可发生。发生胆红素脑病的高危因素除了高胆红素血症以外还包括合并同族免疫性溶血、G-6-PD缺乏、窒息、败血症、代谢性酸中毒和低白蛋白血症等。胆红素脑病的诊断主要依据患儿高胆红素血症及典型的神经系统临床表现；头颅MRI和脑干听觉诱发电位可以辅助诊断。头颅MRI表现为急性期基底神经节苍白球T$_1$WI高信号，数周后可转变为T$_2$WI高信号（图3-5，图3-6）。脑干听觉诱发电位可见各波潜伏期延长，甚至听力丧失；早期改变常呈可逆性。头颅MRI尤其适用于胆红素脑病患儿的动态随访。

（3）核黄疸：指出生数周以后出现的胆红素神经毒性作用所引起的慢性、永久性损害及后遗症，包括锥体外系运动障碍、感觉神经性听力丧失、眼球运动障碍和牙釉质发育异常。

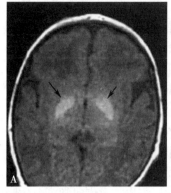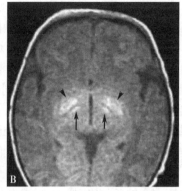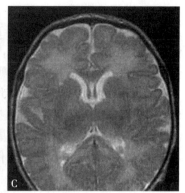

图 3-5 急性胆红素脑病 MRI

T_1WI 双侧苍白球对称性高信号改变（A、B 黑色箭头所示），T_2WI 未见异常，提示急性胆红素脑病

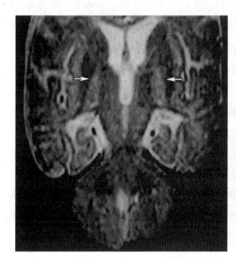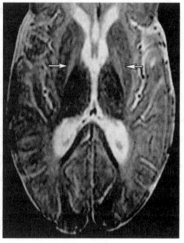

图 3-6 急性胆红素脑病 MRI（复查）

患儿 3 个月后复查头颅 MRI，T_2WI 冠状位与水平位均可见对称性高信号影（白色箭头所示）

（四）以高末结合胆红素血症为主的黄疸

1. **母乳喂养性黄疸** 单纯母乳喂养的新生儿最初 3~5 日由于摄入母乳量不足，胎粪排出延迟，使得肠肝循环增加，导致其胆红素水平高于人工喂养的新生儿，甚至达到需要干预的标准；母乳喂养性黄疸常有生理性体重下降（下降幅度可 >12%）。母乳喂养性黄疸的处理主要包括帮助母亲建立成功的母乳喂养，确保新生儿摄入足量母乳，必要时补充配方乳。已经达到干预标准的新生儿需按照本指南给予及时的干预。

2. **母乳性黄疸** 通常发生于纯母乳喂养或以母乳喂养为主的新生儿。黄疸出现于出生 1 周后，2 周左右达高峰，然后逐渐下降。若继续母乳喂养，黄疸可延续 4~12 周才消退；若停母乳喂养，黄疸在 48~72 小时明显消退。新生儿生长发育良好，并可以除外其他非生理性高胆红素血症的原因。TSB<257μmol/L（15mg/dl）时，不需要停母乳；TSB>257μmol/L（15mg/dl）时，可暂停母乳 3 天，改人工喂养；TSB>342μmol/L（20mg/dl）时，应加用光疗。母乳性黄疸的婴儿若一般情况良好，没有其他并发症，则不影响常规预防接种。

3. 先天性非溶血性黄疸 先天性非溶血性黄疸(gilbert syndrome)为常染色体显性遗传病,主要为肝细胞摄取胆红素功能障碍,同时伴有葡萄糖醛酸酰基转移酶活性部分减低。估计人群中的基因频率约占2%~6%,若父母均为患者,所娩婴儿与Arias综合征颇为相似。本病一般黄疸轻,黄疸表现为慢性过程或间歇型,新生儿期不易确诊,诊断年龄平均为18岁,追问病史发现均有新生儿期不明原因的黄疸病史,如同时伴有肝酶活性的减低或与G-6-PD缺陷同时存在,则黄疸症状加重,酶诱导剂治疗有效。

4. 先天性葡萄糖醛酸酰基转移酶缺乏症(Crigler-Najjar综合征) 1952年由Crigler和Najjar首先描述本病。为遗传性非溶血性高未结合胆红素血症,根据其临床症状轻重和遗传方式不同,分为Ⅰ型、Ⅱ型。

Ⅰ型为葡萄糖醛酸酰基转移酶完全缺乏,黄疸严重,无溶血和肝疾患。本病属常染色体隐性遗传。临床表现为生后3日内出现明显黄疸,血胆红素可达256.5~595μmol/L(15~35mg/dl),并持续终身,黄疸不能被光疗所控制,需经交换输血再行光疗方能奏效,使血胆红素维持在340μmol/L(20mg/dl)以下。若不换血,大多数发生胆红素脑病,甚至死亡,肝酶诱导剂治疗无效。

Ⅱ型又名Arias综合征,为部分葡萄糖醛酸酰基转移酶缺陷,属常染色体显性遗传,外显率不完全,表现型有差异。本病可能有两种遗传类型:一种是常染色体显性遗传,另一种是Gibert综合征异常基因的纯合子,因其家族中有的表现为轻度未结合胆红素增高(杂合子)。本病血胆红素一般在85~340μmol/L(5~20mg/dl)。用酶诱导剂治疗可使酶活性增加,口服苯巴比妥1~5mg/kg,每晚1次,2~4周后血胆红素可下降。个别发生核黄疸。

5. 家族性暂时性高胆红素血症 发病原因是由于母亲妊娠中期和后期血清中存在一种孕激素,能通过胎盘到达胎儿体内,有抑制葡萄糖醛酸酰基转移酶的作用。有明显家族史。多数于生后48小时内发生严重黄疸,血胆红素可达340μmol/L(20mg/dl)或更高。如不及时换血治疗,可发生胆红素脑病。本病孕激素的量比正常孕妇大4~10倍,但于生后2周内逐渐消失,黄疸也随之消退。本病可在多个同胞中发生。

三、出血

新生儿特别是早产儿止凝血功能不成熟,较易发生出血性疾病,重者甚至危及生命,及时诊断和处理非常重要。

(一)止血、凝血过程及机制

1. 止血过程

(1)血管收缩期:通过局部毛细血管和小血管收缩而缩小伤口,减慢血流。

(2)细胞期(白色血栓形成):血小板聚集形成初级(白色)血栓,在血管内皮破损处形成一个生理屏障,同时也是局部血液凝固的启动者。

(3)血浆期(红色血栓形成):血浆凝固、纤维蛋白与红细胞、白细胞、血小板一起形成红色血栓;在此过程中,内源性凝血系统及外源性凝血系统启动,血浆中的凝血因子逐级被激活,形成的红色血栓起到机械性堵塞加固止血作用。

2. 凝血过程

(1)第一阶段:为血液凝血酶原酶形成阶段,根据组织因子的参加与否,分为内源性和外源性凝血两个途径(图3-7)。

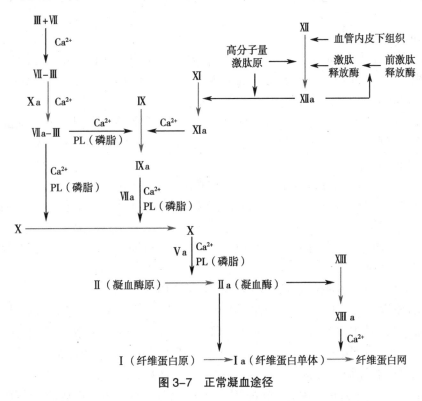

图 3-7　正常凝血途径

（2）第二阶段：为凝血酶形成阶段，血浆中的凝血酶原在凝血活酶和 Ca^{2+} 的作用下转变为凝血酶。

（3）第三阶段：为纤维蛋白形成阶段，纤维蛋白原在凝血酶的作用下，形成纤维蛋白单体，当单体累积到一定浓度便自动聚合成可溶性的纤维蛋白，后者在激活的 XIII 因子作用下转变为紧密的不溶的纤维蛋白，至此整个血液凝固过程完成。

（二）新生儿出血性疾病分类

1. **血管壁功能失调**　早产儿及低出生体重儿（特别是极低出生体重儿）血管壁结缔组织薄弱，易发生出血。根据病因可分为：缺氧性，感染中毒性，营养性，机械性，遗传或先天性，过敏性。

2. **血小板减少或功能异常**　其中血小板减少常见原因为免疫性血小板减少，感染因素，先天性或者遗传性因素。血小板功能异常多见于先天性血小板无力症、血小板因子的缺陷等。

3. **凝血因子缺陷或抗凝作用增强**　可分为先天性凝血障碍和后天性凝血障碍。先天性凝血障碍多见于各种类型血友病、先天性低或无纤维蛋白原血症、维生素 K 依赖因子缺乏症、低凝血酶原血症等。后天性凝血障碍多见于胆道闭锁或肝脏疾病所致的凝血酶原缺乏症、继发性低纤维蛋白原血症。

（三）诊断

1. **病史**　包括家族出血史、母亲疾病、母亲既往妊娠出血史、母亲及新生儿用药史等。

2. 体格检查 包括患儿表情有无病容、皮肤有无出血表现、出血是局限性还是弥散性。

3. 辅助检查

（1）血小板计数：正常足月儿和早产儿外周静脉血的血小板计数正常范围与其他年龄阶段小儿相仿，为（150~350）×10^9/L，毛细血管的血小板计数稍低于外周静脉血；一般血小板小于$100×10^9$/L者为血小板减少。

（2）凝血酶原时间（PT）：反映外源性凝血系统（因子Ⅶ、Ⅹ、Ⅴ、Ⅱ以及纤维蛋白原）。

（3）部分凝血活酶时间（APTT）：反映内源性凝血系统（因子Ⅻ、Ⅺ、ⅩⅢ、Ⅸ、Ⅹ、Ⅴ、Ⅱ以及纤维蛋白原）。

（4）出血时间（BT）：是反映血小板和血管壁相互作用的最好指标。

（5）凝血时间（CT）：可了解血液高凝或低凝，对于弥散性血管内凝血（DIC）的诊断和指导治疗有一定意义。

（6）纤维蛋白原及纤维蛋白降解产物（FDP）测定：有助于DIC与先天性无纤维蛋白原症的诊断与鉴别诊断。

（7）血浆鱼精蛋白副凝（3p）试验：是间接测定FDP的试验。

4. 诊断流程 新生儿出血最常见的原因是由于经胎盘传递了抗血小板抗体导致的血小板减少症，其次是维生素K缺乏。先天性凝血因子缺乏导致的出血较少见，虽然病重的患儿可能有先天性缺陷，但是获得性的疾病如DIC或者肝功能衰竭更为常见。

临床上可以通过筛选实验（表3-1），包括血小板计数、出血时间、白陶土部分凝血活酶时间（kaolin partial thromboplastin time，KPTT）和凝血时间对出血性疾病进行归类筛查。如果考虑有凝血缺陷，可进一步做凝血酶时间（thrombin time，TT）检查，后者与APTT及PT组成凝血缺陷过筛试验（表3-2）。

表3-1 出血性疾病归类筛选试验

血小板计数	出血时间	APTT	PT	可能诊断
减少	延长	正常	正常	血小板减少症
正常或增加	正常或延长	正常	正常	血管或血小板质的异常
正常	正常	延长	延长	凝血缺陷

表3-2 凝血缺陷过筛试验

情况	APTT	PT	TT	可能诊断
A	延长	正常	正常	因子ⅩⅢ、Ⅸ、Ⅺ、Ⅻ缺乏或者存在抗凝血活酶形成物质
B	正常或延长	延长	正常	因子Ⅱ、Ⅴ、Ⅹ、Ⅻ缺乏或者存在抗已形成的凝血活酶物质
C	延长	延长	延长	低纤维蛋白原、异常纤维蛋白原血症、DIC、存在抗凝血酶物质
D	正常	正常	正常	正常或者因子ⅩⅢ缺乏症

如果出现表 3-2 中 A 种情况,可用简易凝血活酶生产试验及其纠正试验进行鉴别;如果出现 B 种情况,可进一步做 PT 纠正试验;如果出现 C 种情况,可根据情况分别做甲苯胺蓝纠正试验以证明有无肝素类抗凝物质存在,或者纤维蛋白原定量,DIC 筛选试验;如果出现 D 种情况,可做因子XIII 活性测定。

(四)防治原则

1. 根据病因采取适当防护措施　新生儿出生后常规肌内注射维生素 K_1 1~2mg/kg,避免创伤,避免使用致出、凝血异常的药物(如阿司匹林、吲哚美辛、双嘧达莫、前列腺素 E_1 等)。母孕期有使用易致出、凝血的药物史者,孕后期注射维生素 K_1。病因治疗对获得性出血十分重要,如在治疗 DIC 时,积极控制感染、改善供氧、纠正酸中毒和电解质紊乱、维持体温等都有助于中止 DIC 的发展。

2. 止血药物的应用　针对不同的出血原因选择针对性强的药物,如肝胆疾病患儿要用维生素 K_1;由于毛细血管因素所致出血,可选用维生素 C、芦丁及卡巴克洛;由血小板异常所致出血,可用酚磺乙胺及肾上腺皮质激素;DIC 高凝期用肝素,消耗期同时补充凝血因子和加用肝素,纤溶亢进期可在肝素基础上加用抗纤溶制剂如 6- 氨基己酸、对羟基苯胺。

3. 替代治疗　血小板减少或者凝血因子缺乏者,可输注血小板、冷沉淀、AT-III、纤维蛋白原、新鲜血浆或者新鲜全血,必要时可用双倍血量进行换血治疗,但所有替代治疗必须在原发疾病得到控制的基础上才有效。

4. 其他治疗　如在穿刺部位局部压迫止血,有伤口的用凝血酶、纤维蛋白原海绵局部敷贴止血。

(五)新生儿维生素 K 缺乏性出血病

新生儿维生素 K 缺乏性出血病(vitamin K deficiency bleeding, VKDB)又称新生儿出血症,是由于维生素 K 缺乏,体内维生素 K 依赖因子(II、VII、IX、X)活性降低导致的自限性出血性疾病。出血可发生在任何部位,但最严重的是颅内出血。

1. 病因与发病机制　凝血因子 II、VII、IX、X 等主要在肝脏合成和储存,必须由维生素 K 诱导;II、VII、IX、X 经羧化才具有凝血的生物活性。若维生素 K 缺乏,则可致上述凝血因子不具有凝血的生物活性,因此导致出血。

维生素 K 缺乏常见的原因有:①由于孕母体内维生素 K 不易通过胎盘,故血中维生素 K 水平和肝内储存都较低;②由于母乳中维生素 K 含量很少,远低于配方奶喂养儿,因此母乳喂养儿容易发生维生素 K 缺乏;③维生素 K 的合成需要肠道细菌的参与,新生儿刚出生时肠道细菌很少,容易发生维生素 K 缺乏;④慢性腹泻或因为其他疾病口服抗生素的新生儿由于肠道正常菌群减少而导致维生素 K 合成不足;⑤新生儿有肝胆疾病时影响维生素 K 的吸收;⑥母亲产前用过苯妥英钠、苯巴比妥、双香豆素、利福平、异烟肼等可影响维生素 K 代谢。

2. 临床表现　根据发病时间分为 3 型:

(1)早发型:出血常发生在出生 24 小时内,与母亲分娩前用过影响维生素 K 代谢的药物有关,如抗凝药(双香豆素)、抗惊厥药(苯巴比妥)、抗结核药(利福平)。多表现为头颅血肿、脐带残端渗血,也可有皮肤出血、胃肠道出血、颅内出血。

（2）经典型:出血发生在生后 1~7 日,多数在生后第 2~3 日发病。可表现为脐带残端渗血、胃肠道出血,也可以有皮肤受压处、穿刺部位的出血。本型的发生与单纯母乳喂养、肠道菌群紊乱、肝脏发育不全导致维生素 K 合成不足有关。

（3）迟发型（晚发型）:是指发生在出生 8 日后的新生儿出血。多发生在生后 2 周至 2 个月,多以突发颅内出血为主要表现,临床上表现为惊厥,伴有呕吐、前囟门隆起等颅内压增高的症状。出血严重者常导致死亡,存活者常留下神经系统后遗症。主要发生在单纯母乳喂养并且出生后没有补充过维生素 K 的婴儿,也可以继发于有肝胆疾病、慢性腹泻和长期应用抗生素的婴儿。

3. **辅助检查** 血中维生素 K 水平和 Ⅱ、Ⅶ、Ⅸ、Ⅹ 因子含量下降,PT、APTT、KPTT 延长,但是 TT、纤维蛋白原、血小板计数正常。活性 Ⅱ 因子与 Ⅱ 因子总量比值 <1 时,提示有维生素 K 缺乏。无活性凝血酶原阳性时,提示存在维生素 K 缺乏。

4. **诊断** 根据病史中有高危因素、发病时间、临床表现和实验室检查即可诊断,维生素 K 治疗有效有助于诊断。

5. **鉴别诊断**

（1）新生儿咽下综合征:婴儿娩出时吞下母血,于生后不久便可发生呕血或便血。为鉴别呕吐物中的血是吞入母血抑或新生儿胃肠道出血,可做碱变性（Apt）试验。

（2）新生儿消化道出血:危重新生儿常并发应激性溃疡、坏死性小肠结肠炎等,出现呕血或便血,但常有窒息、感染或喂养不当等诱发因素,还可能有腹胀、腹腔内游离气体和休克等表现。

（3）其他出血性疾病:先天性血小板减少性紫癜有血小板减少;DIC 常伴有严重的原发疾病,除 PT 及 CT 延长外,纤维蛋白原及血小板数也降低;先天性凝血因子缺乏症一般为单一某种凝血因子缺乏,临床罕见,但有时也须排除。

6. **预防和治疗**

（1）预防

1）母孕期服用过抑制维生素 K_1 合成的药物者:应在孕末 3 个月给予维生素 K_1 肌内注射 3~5 次,每次 10mg,临产前再肌内注射 1 次。

2）纯母乳喂养者:母亲应口服维生素 K_1 5mg/d。

3）新生儿出生后:立即给予维生素 K_1 1mg 肌内注射,每隔 10 天以同样的剂量口服 1 次至 3 个月,共 10 次;或者出生后立即给予维生素 K_1 1mg 肌内注射,后期分别于 1 周及 4 周再口服 5mg,共 3 次。

4）慢性腹泻、肝胆疾病、脂肪吸收不良或长期应用抗生素的患儿:应每月肌内注射维生素 K_1 1mg。

（2）治疗:患儿必须保持安静,避免搬动。

1）已发生出血的新生儿:可给予维生素 K_1 1~2mg 肌内注射,以后根据凝血酶原时间每 6~12 小时肌内注射 1 次。

2）早产儿:由于肝脏不成熟、凝血因子前体蛋白合成不足,维生素 K 疗效不佳,最好输注新鲜冰冻血浆等补充凝血因子。

3）局部止血:出血部位加压包扎,局部敷明胶海绵等止血药物;消化道出血在排除穿孔后,予以留置胃管,冷盐水洗胃,去甲肾上腺素胃内注入止血等。如合并有颅内出血和肺出血,应及时给予相应的治疗。

(六)新生儿血小板减少性紫癜

新生儿时期,由于血小板生成减少和/或破坏增加所致的新生儿紫癜,称为新生儿血小板减少性紫癜(neonatal thrombocytopenic purpura, NTP)。其特征是皮肤广泛性瘀点、瘀斑,甚至出现胃肠道出血和颅内出血、血小板减少、毛细血管脆性试验阳性、出血时间延长和血块收缩时间延长且不完全,而凝血时间在正常范围内。免疫因素(同族免疫和自身免疫)是引起NTP的主要高危因素。

1. 病因 新生儿血小板减少性紫癜是由于血小板减少和/或破坏增加所致。导致NTP的病因有多种,可分为免疫性、感染性、先天性或遗传性等,其中免疫因素(同族免疫和自身免疫)占20%~30%。

2. 分类

(1)免疫性血小板减少性紫癜:发病机制是母亲血中存在抗血小板抗原的免疫性抗体IgG,经胎盘进入胎儿血液循环,破坏胎儿血小板,使胎儿出生后血小板减少而出血。该抗体可分为同族免疫抗体(仅破坏胎儿血小板)和自身免疫性抗体(同时破坏母亲和胎儿血小板)两类。新生儿除血小板减少外,无肝脾大、溶血性贫血、胎儿生长受限或其他全身性疾病等异常情况。

1)同族免疫性血小板减少性紫癜:发病机制与Rh或ABO血型不合所致溶血病相似,即由于母、儿的血小板抗原性不合所致。新生儿血小板减少及出血,而母亲血小板正常且无出血倾向是本病特征之一。

2)先天被动免疫性血小板减少性紫癜:本病的特点是抗体既破坏母亲血小板,又破坏胎儿的血小板。根据病因不同可分为两类:①与母亲特发性血小板减少性紫癜相关的新生儿血小板减少性紫癜;②与母亲系统性红斑狼疮相关的血小板减少性紫癜。

3)新生儿溶血病合并血小板减少性紫癜:发病机制可能是因患儿同时存在红细胞和血小板同族免疫抗体,红细胞和血小板同时被破坏;或大量红细胞破坏,可加速凝血过程,增加了血小板消耗,使血小板减少;换血若用的是库存血,也常在换血数天后发生血小板减少。

4)药物所致血小板减少性紫癜:患儿母亲有用药史或出生后患儿用药史(如磺胺类、苯妥英钠、地高辛、吲哚美辛、利福平等),停药数天后出血减轻而停止,血小板亦渐趋正常可助诊断。

(2)感染性血小板减少性紫癜:当孕母感染弓形虫、巨细胞病毒、风疹病毒、疱疹病毒等,在妊娠最后3个月,这些病原体可通过胎盘进入胎儿血液循环而使其患病。感染导致血小板减少的机制比较复杂,包括感染可产生血小板抗体、抑制骨髓产生血小板、毒素破坏血小板等。

(3)先天性或遗传性血小板减少性紫癜

1)先天性巨核细胞增生不良:可以是单纯性的,也可以是一组综合征的共同临床表现,如明显的骨骼畸形,以缺少桡骨最为突出,还有先天性心脏病、白血病样反应等表现。骨髓穿刺检查巨核细胞,可见减少或缺如。或为 13- 三体综合征或 18- 三体综合征患儿。

2)遗传性血小板减少性紫癜:主要包括 Wiskott-Aldrich 综合征和 May-Hegglin 异常综合征。

(4)其他能引起 NTP 的疾病

1)巨大血管瘤:由于血液在局部停留或并发 DIC,消耗过多的血小板而发生血小板减少性紫癜。

2)骨髓浸润性疾病:先天性白血病时,由于白血病细胞恶性增生,骨髓巨核细胞受抑制,使血小板生成减少。

3)血栓性血小板减少性紫癜:可见于新生儿期,主要表现为血小板减少、皮肤瘀点及瘀斑、溶血性贫血和局灶性神经症状。

4)围生期合并症:围生期窒息和新生儿呼吸窘迫综合征时,低氧血症可使骨髓巨核细胞系统受到抑制,血小板生成减少;新生儿坏死性小肠结肠炎、硬肿症和红细胞增多症时,血液黏稠度增加,血小板消耗过多。

3. 临床表现　出生后一至数小时全身皮肤可迅速出现广泛性出血点、瘀斑、血肿,尤以骨骼突出部或受压部位明显,严重者可同时出现内脏出血。消化道出血可出现便血,其他出血有尿血、脐残端出血、针刺孔渗血或较大的头颅血肿、颅内出血等,颅内出血患儿可出现抽搐、呼吸困难、发绀等。

4. 辅助检查

(1)外周血象:血小板可见不同程度的降低,常少于 100×10^9/L;有出血症状者血小板常在 30×10^9/L 以下,网织血小板(RP)明显增加,平均体积增大。出血严重者可有贫血,网织红细胞增多。

(2)凝血功能:出血时间延长,血块收缩时间延长且不完全,而凝血时间正常。

(3)骨髓象:对单纯血小板减少的患儿不作为常规检查。骨髓巨核细胞数增加或正常,出血严重者红细胞系统增生活跃。粒细胞系统一般无改变。

(4)血小板抗原与抗体:若新生儿不明原因的持续性或一过性血小板减少,不明原因的颅内出血或母亲既往分娩过血小板减少症婴儿的情况时,应检测父母、患儿血小板特异性抗原(HPA)和 / 或 HPA-IgG 测定。

(5)其他:血清 Coombs 试验阴性;出血严重者血清胆红素升高。

5. 诊断与鉴别诊断　新生儿期有广泛出血史,血小板 $<100 \times 10^9$/L,有感染征象或产妇有特发性血小板减少性紫癜或孕期用药史,可以考虑此诊断。新生儿血小板减少性紫癜诊断与鉴别诊断步骤,见图 3-8。

6. 治疗　根据导致新生儿血小板减少性紫癜的病因进行病因治疗。

(1)同族免疫性血小板减少性紫癜

1)肾上腺皮质激素:泼尼松用量 1~2mg/(kg·d),重症者可先用 2~3mg/(kg·d),再逐渐减量,疗程为 1 个月。

2)静脉注射免疫球蛋白(IVIG):止血作用快,但作用时间短,适用于激素治疗无效或用药后有明显副作用者。常用剂量为 0.4g/(kg·d),连用 5 天;或 1g/(kg·d),1~3 天,也可用至血小板达(50~100)$\times 10^9$/L 时停药。

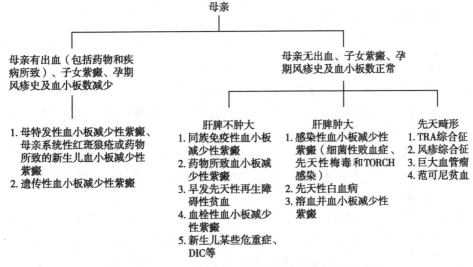

图 3-8　新生儿血小板减少性紫癜诊断与鉴别诊断步骤

3）血小板输注：当血小板计数 <30×10⁹/L 或在（30~50）×10⁹/L 并有明显出血时，都应及时输注血小板。

4）新鲜血输注：输入与患儿血小板同型的新鲜全血，中和患儿血清内的抗体。

5）换血疗法：仅在重症患儿应用，宜用枸橼酸 – 磷酸 – 葡萄糖（citrate-phosphate-dextrose，CPD）而不用肝素抗凝的新鲜血，更为理想的是血小板抗原匹配的血（如由于HPA-1 所致，则用 HPA-1 阴性血）进行换血。

（2）先天被动免疫性血小板减少性紫癜：轻症不需特殊处理；血小板计数 ≤30×10⁹/L，或出血较重，可应用泼尼松 1~2mg/（kg·d），口服，或地塞米松每次 0.5~1.0mg/（kg·d），静滴或静脉注射；若血小板 <10×10⁹/L，或出血严重危及生命，可考虑输注血小板、新鲜血或换血。

（3）新生儿溶血病合并血小板减少性紫癜：可用新鲜血进行换血，不用库存血。

（4）药物所致血小板减少性紫癜：停药后出血症状减轻，血小板亦渐趋正常。出血较重，可用 CPD 新鲜血进行换血，输注血小板也有一定帮助。

（5）感染性血小板减少性紫癜：积极控制感染，必要时输注新鲜血或血小板。

（6）先天性巨核细胞增生不良：无特殊治疗，可试用肾上腺皮质激素和输注血小板。

（7）遗传性血小板减少性紫癜：Wiskott-Aldrich 综合征：对症支持治疗为主，肾上腺皮质激素治疗无效，脾切除疗效不确切；May-Hegglin 异常综合征：预后良好，一般不需治疗。

四、贫血

贫血是指循环中红细胞的超常降低。由于临床上以血红蛋白（Hb）浓度来推测 Hb 量，故以 Hb 浓度超常降低的程度来判断贫血的程度。

（一）临床诊断

1. 病史

（1）家族史：遗传因素所致贫血多有阳性家族史。

（2）母亲疾病：妊娠末期药物使用史、孕期感染史。

（3）产科病史：产前阴道流血、前置胎盘、胎盘早剥、产伤等；分娩方式、多胎妊娠，有无羊膜腔穿刺、脐带破裂等病史；母亲产后疾病表现等。

（4）贫血出现时间：出生即有显著贫血者，常由于失血或严重的免疫性溶血病；生后48小时出现贫血多为内、外出血造成；48小时后出现者溶血病常见，且多伴有黄疸。

2. 体格检查

（1）贫血的临床表现与病因、失血量及贫血的速度有关：最常见的症状是皮肤黏膜苍白，需要与新生儿窒息的苍白鉴别。贫血时皮肤苍白可伴有心率快、呼吸急促、低血压、休克等，一般无青紫，给氧及辅助通气无帮助。后者伴有心率、呼吸慢，多有三凹征、青紫，给氧或辅助通气可显著改善症状。

（2）失血性贫血的临床表现与失血速度有关：慢性贫血者，贫血发生慢、隐匿，临床可仅表现为苍白；急性失血可伴有呻吟、呼吸浅促、心动过速、血压下降，甚至休克等表现。内出血可导致严重黄疸。

（3）溶血性贫血：黄疸多先于贫血出现，常在出生后48小时出现苍白。但严重者也可在出生即出现苍白、胎儿水肿等。

3. 实验室检查

（1）红细胞计数、血红蛋白、血细胞比容及红细胞平均值测定：确定是否存在贫血、贫血性质及程度。注意：急性出血时，血容量自身代偿性增加需数小时时间，在代偿之前血红蛋白浓度不能作为判断出血的指标，也不是估计出血量的指标。

（2）网织红细胞计数：可协助鉴别诊断。出血或溶血性贫血时常增加。

（3）周围血涂片：可发现红细胞形态异常，红细胞中心苍白区可提供血红蛋白信息。

（4）血清胆红素：鉴别诊断指标。

（5）抗人球蛋白试验（Coombs试验）：用于鉴别同种免疫性溶血性贫血。

（6）其他检测指标：包括感染指标检测（血、尿培养等）、病毒检测、凝血功能检测、超声检查等。必要时可借助骨髓穿刺。

（二）诊断流程

贫血的类型分为红细胞生成下降、破坏增加和失血三类。新生儿期（尤其是早产儿）红细胞正常值变化大，诊断贫血需考虑胎龄、生后日龄因素。新生儿红细胞量与血红蛋白的相关性差，毛细血管血血细胞比容不能准确反映循环中的红细胞量，诊断贫血应以静脉血血细胞比容为准。新生儿贫血诊断流程，见图3-9。

（三）新生儿期常见疾病

1. 失血性贫血 可发生在出生前、出生时或出生后3个不同时期。临床表现因失血速度、程度而异。

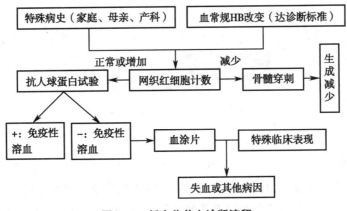

图 3-9　新生儿贫血诊断流程

（1）出生前：胎盘因素（胎盘剥脱、前置胎盘等）、脐带异常（血管瘤）、胎儿 – 胎盘输血、双胎输血、胎 – 母输血等。

（2）出生时：胎儿母体失血、脐带创伤性破裂（处理不当或疏忽）、产伤（颅内出血、头颅血肿、内脏破裂失血等）。

（3）出生后：先天性凝血因子缺陷（血友病 A 及 B）、消耗性凝血因子缺陷（DIC）、维生素 K 缺乏（新生儿出血症、严重肝病）、血小板减少（先天性、自身免疫性、同族免疫性）、医源性失血（化验采血过多）。

依据特殊病史、临床表现、实验室检查，多可直接诊断。治疗主要依据出血急、缓进行对症支持治疗，包括机械通气、输血、扩容等。

2. 溶血性贫血　以病因分常见以下种类：①免疫性溶血：血型不合（Rh 和 ABO）或少见血型不合、自身免疫性溶血性贫血、药物所致免疫性溶血性贫血。由母婴血型不合引起的胎儿或新生儿同族免疫性溶血性疾病——新生儿溶血病是最常见的新生儿期溶血性贫血。临床以胎儿水肿和 / 或黄疸、贫血为主要表现。其中 ABO 血型不合最为常见，其次为 Rh 血型不合。诊断主要依赖病史、体征，以及改良直接 Coombs 试验和 / 或抗体释放试验阳性可确诊。治疗包括光疗、换血疗法、输血疗法、免疫球蛋白以及药物治疗等。②感染：获得性（败血症）、先天性（TORCH 感染）。③维生素 E 缺乏。④红细胞膜疾病：如遗传性球形红细胞增多症等。⑤红细胞酶缺陷：G-6-PD 缺陷、丙酮酸激酶缺陷、己糖激酶缺陷。⑥血红蛋白病：如地中海贫血等。

3. 早产儿贫血　早产儿贫血程度与胎龄及出生体重有直接关系，也与营养状况有关。出现贫血临床表现的早产儿贫血为病理性贫血。主要病因包括：①早产儿红细胞寿命短；②生长快，血容量快速扩增导致血液稀释；③营养性因素，缺乏铁、叶酸、维生素 B_{12}、维生素 E 等；④医源性失血；⑤对缺氧相对不敏感，促红细胞生成素（EPO）合成不足。其中 EPO 缺乏是早产儿贫血的主要病因。诊断依赖临床表现及实验室检查结果。治疗主要包括营养支持、输血疗法以及重组人促红细胞生成素（rhEPO）治疗。

（房晓祎　李管明　周伟勤　付雪梅　梅亚波）

第二节 技 术

教学大纲

掌握:新生儿抗生素用药原则和注意事项;新生儿黄疸光照疗法的指征和方法;新生儿换血疗法的指征、血源的选择和换血量的确定;新生儿成分输血的适应证和注意事项。

熟悉:新生儿感染的特点;新生儿黄疸光疗中的监护与管理;新生儿换血疗法的换血步骤及换血中的监护和并发症的处理;输血不良反应及其预防。

了解:光疗的副作用及防治;新生儿黄疸的检测方法;血液制品的种类和特点。

一、抗生素使用

(一)新生儿感染的易感因素

1. **机体非特异性防御功能不成熟** 薄弱的物理屏障,皮肤薄嫩、建有静脉通路,黏膜损伤、分泌型 IgA 水平较低,胃液的 pH 较高。

2. **机体非特异性防御系统被破坏** 与侵入性操作有关,如机械通气(呼吸道),长期置入胃管、全胃肠道外喂养(胃肠道),以及脐动静脉置管、PICC、导尿管、引流管等导管留置(皮肤)。

3. **宿主特异性免疫功能下降** IgA、IgG 及 IgM 水平低,循环中趋化因子水平不足,中性粒细胞存在储备不足(量)与功能受损(质)。

(二)新生儿感染的主要病原体

1. **细菌** 革兰氏阴性菌占 60%,革兰氏阳性菌占 40%。

(1)革兰氏阴性菌:肠杆菌科(大肠埃希氏菌、肺炎克雷伯菌)和非发酵菌群(铜绿假单胞菌、鲍曼不动杆菌、嗜麦芽窄食单胞菌)等。

(2)革兰氏阳性菌:金黄色葡萄球菌、肠球菌属、凝固酶阴性葡萄球菌、B 族溶血性链球菌等。

2. **真菌** 白色假丝酵母菌、近平滑念珠菌、光滑念珠菌等。

3. 支原体和衣原体。

4. **病毒** 巨细胞病毒、风疹病毒、单纯疱疹病毒、轮状病毒、呼吸道合胞病毒等。

近年来,革兰氏阴性菌感染率显著增高,社区获得性肺炎与医院获得性肺炎的病原菌越来越相似,真菌感染呈上升趋势,耐药菌株与多重耐药菌增加,耐药机制日益复杂。

（三）新生儿感染的时机和感染途径

新生儿感染可发生在出生前、出生时和出生后。

1. 宫内感染 孕期有感染（如败血症等）时，细菌可经胎盘感染胎儿。

2. 产时感染 产程延长、难产、胎膜早破时，细菌可由产道上行进入羊膜腔，胎儿可因吸入或吞下污染的羊水而患肺炎、胃肠炎、中耳炎等，进一步发展为败血症；也可因消毒不严、助产不当、复苏损伤等使细菌直接从皮肤、黏膜破损处进入血液循环中。

3. 产后感染 最常见，细菌可从皮肤、黏膜、呼吸道、消化道、泌尿道等途径侵入血液循环，脐部是最易受感染的部位。

（四）新生儿感染的特点

1. 存在多种易感因素，感染病灶和致病菌不易明确，常难以诊断。

2. 早期缺乏典型的临床表现，易与非感染性疾病混淆，如果未能及时发现并及时给予恰当的抗生素治疗，感染易扩散和恶化，短时间内出现感染性休克，甚至死亡。

3. 感染局限能力差，多部位、混合感染发生率高，耐药菌株多，脏器功能障碍妨碍抗菌药物的选择。

4. 早产儿更容易发生严重感染、机会感染，病死率高；早产儿感染具有特殊危害，容易合并脑瘫、早产儿视网膜病（ROP）、支气管肺发育不良（BPD）等严重并发症。

5. 一方面容易被忽视，导致延误治疗；而另一方面，过分谨慎，导致盲目滥用抗生素。

（五）新生儿感染的处理流程

1. 早期识别新生儿感染 以下表现提示感染的可能：

（1）呼吸系统：呼吸费力，呼吸频率 >60 次 /min，需要呼吸支持。

（2）心血管系统：苍白，皮肤花斑或灰暗，脉搏细弱或血压低，吸氧不能缓解的发绀，心率 >220 次 /min。

（3）神经系统：肌张力异常，肢体抖动，惊厥，意识障碍。

（4）体温调节：体温 <36.3℃或 >37.2℃。

（5）临床情况恶化。

2. 判断是否需要干预 取决于以下因素：新生儿基本情况是否良好，足月儿还是早产儿，母亲是否有感染的症状或体征。如果足月儿的一般情况良好，母亲没有感染的症状或体征，通常不需要血培养和抗生素治疗，但是应观察 24~48 小时。如果一般情况差，是早产儿或母亲有感染征象，则需血培养、建立静脉通道、开始抗生素治疗。

3. 有针对性的完善病史及相应检查

（1）感染的相关病史

1）产前：母亲感染、早破膜、前一胎不明原因死产。

2）产时：早产、可疑的绒毛膜炎、破膜时间 >18 小时、可疑的绒毛膜羊膜炎、围生期存在病毒感染母婴传播的危险。

3）产后：需要复苏、早产或低出生体重、有医院获得性或社区获得性感染、长时间的重症监护。

（2）体格检查：生命体征、感染的来源（皮肤破损、创伤）、局限性感染（脓肿、肺炎、坏死性小肠结肠炎、脑膜炎）。

（3）诊断性检查

1）血培养：血培养和病灶分泌物培养查到同一细菌，更具有临床意义。多部位采血与多次血培养有助于提高细菌培养的阳性率。

2）白细胞计数（WBC）及分类：WBC减少（$<5\times10^9$/L），或增多（≤3日者，WBC>25×10^9/L；>3日者，WBC>20×10^9/L）；白细胞分类：中性杆状核细胞/中性粒细胞（I/T）>0.2是诊断新生儿败血症的有力实验室依据。白细胞计数不是细菌感染的可靠指标，治疗主要依据临床情况，一旦怀疑败血症，需立即给予抗生素治疗。

3）C反应蛋白（CRP）：CRP≥8mg/L，反映炎性反应的存在。细菌感染后常在12~24小时内升高，2~3日达峰值。可有8%新生儿生后24~48小时会出现暂时性生理性CRP升高，因此，新生儿出生48小时后CRP持续升高才可提示细菌感染。在严重的局部（非全身）感染中可能不升高。CRP水平有可能恢复正常较慢，因此在评价对抗生素的有效性上有局限性。在其他一系列非感染/应激条件（如缺氧、RDS、MAS、手术、组织损伤、非特异性炎症反应）下，也可升高。

4）血清降钙素原（PCT）测定：常早于CRP出现，较CRP及白细胞计数等临床常用指标更具有敏感性和特异性，诊断败血症最佳阈值为2.5μg/L。正常经阴道分娩新生儿生后48小时内PCT可出现生理性增高，即生理高峰期，容易出现假阴性，故在诊断新生儿感染中临床意义有限。

5）腰椎穿刺：如果只存在围生期高危因素或单纯的呼吸障碍，不推荐常规做腰椎穿刺。立即做的指征：一般状况差，有神经系统、脓毒血症的表现（在患儿一般状况允许时），血培养阳性。呼吸或心血管系统不稳定时，延迟腰椎穿刺。

6）尿培养：年龄大于3日，通过导尿管或耻骨穿刺留尿培养。

7）X线：怀疑NEC，拍摄腹部X线片。

4. 判断新生儿感染的类型

（1）根据感染部位：分为全身性感染（败血症）、局部感染（脑膜炎、肺炎、NEC、骨髓炎等）、特殊感染（破伤风、梅毒等）。

（2）根据发病时间：分为早发型感染和晚发型感染。

1）早发型感染的特点：出生后72小时内发生的感染；多为宫内感染、产时感染，以呼吸道症状为主，多器官受累；常见病原体包括GBS、大肠埃希氏菌、流感嗜血杆菌、凝固酶阴性葡萄球菌、李斯特菌等。

怀疑早发型感染的主要指标：母亲有绒毛膜羊膜炎，双胎中一胎宫内感染，母亲产前或产时体温≥38℃，自然早产（<35周），破膜≥18小时，37周前胎膜早破，母亲阴道分泌物培养出来GBS而未预防性使用抗生素。

怀疑早发型感染的次要指标：次要指标与新生儿感染有一定关系，临床常见，包括胎膜早破≥12小时而<18小时、自然早产、胎龄≥35周而<37周、胎心异常或不明原因宫内窘迫、羊水污染或胎粪污染。

2）晚发型感染的特点：常在出生72小时后发病；常为院内感染，与早产、低出生体质量、中心静脉置管、脐带置管及呼吸机治疗等因素有关；多隐匿发作，表现为体温不稳定、活动减少、喂养困难、黄疸,也可出现胃肠道症状(腹胀、胆汁性呕吐、血便)、脑膜炎(惊厥、尖声哭叫、前囟膨隆)、肺炎(发绀、呻吟)、血液系统症状(血小板减少引起的紫癜或 DIC);常见病原体包括大肠埃希菌、肺炎克雷伯菌、肠杆菌属、凝固酶阴性葡萄球菌、金黄色葡萄球菌、肠球菌、假单胞菌、念珠菌等。

新生儿感染病原体与住院时间有关:生后 1 周内感染以革兰氏阴性菌为主,住院 2 周后的感染以革兰氏阳性菌、真菌多见,凝固酶阴性的葡萄球菌是后期早产儿感染最多的病原菌(占 57.1%)。

(3)根据发生的场所:分为社区感染和院内感染。院内感染的特点:发病率高、病死率高;延长住院时间,增加医疗费用;与神经系统后遗症相关;病原体复杂:有潜在致病力病原体均可引起院内感染;常见类型包括败血症或 NEC、肺炎或呼吸机关性肺炎(VAP)、导管相关性血流感染、尿路感染等。

(4)特殊细菌感染

1)新生儿 GBS 感染:早发型 GBS 感染多由 Ⅰ、Ⅱ、Ⅲ型 GBS 引起,以 Ⅰa 多见;常于出生后 12~24 小时内发病,早产儿常在 6 小时内发病,病死率高达 25.6%;临床表现:肺炎、败血症居多,少部分有脑膜炎的症状,呼吸系统症状包括:呻吟、发绀、呼吸暂停、X 线胸片可表现为白肺,有时与 RDS 难以鉴别。晚发型 GBS 感染 90% 由 Ⅲ型 GBS 引起;常发生于生后 7 日至 16 周,可由产时垂直传播、院内感染或其他因素所致;临床表现:常隐匿起病,最初为脑膜炎症状,如发热、昏睡、呕吐、颅内高压等,后遗症率、病死率较高;与早发型不同的是,晚发型感染多为有产科并发症的早产儿,发病率为足月儿的 7 倍,如果发生脓毒血症病死率高。

2)新生儿李斯特菌病:李斯特菌是继 B 族溶血性链球菌和大肠埃希氏菌之后引起新生儿败血症和脑膜炎的第三大病原菌。患儿多数为早产儿(包括晚期流产儿),早发型在出生时或出生后表现异常,有窒息、呼吸困难、发热、循环障碍、DIC 等,也有病例表现较为温和,取决于被感染时间、治疗及时与否;晚发型常在新生儿出院后发病。新生儿感染李斯特菌病例均能在母亲身上检测到李斯特菌感染证据,包括血及胎盘培养。母亲临产时常有发热、胎膜早破、宫内羊水污染,大多数有败血症的非特异性症状,常并发脑膜炎。

(5)真菌感染:真菌感染发病一般在生后 2 周左右,临床表现无特异性,容易与败血症混淆;应用抗生素治疗效果不佳时,需注意真菌感染;输糖不耐受和血小板减少是最常见的症状;早期诊断困难,多数有 CRP 升高,血标本培养阳性可确诊,尿培养阳性不能作为真菌感染的证据。

真菌感染病原体变迁特点:念珠菌感染为主,其中白假丝酵母菌为主,但呈下降趋势;非白假丝酵母菌增加:克柔念珠菌、光滑念珠菌上升;曲霉菌感染的比例逐年上升,已成为重要的致死真菌;隐球菌感染比例上升,同一个体内可能发生两种或两种以上的真菌感染;产生对氟康唑、两性霉素 B 的耐药菌株,并有增加的趋势;重症病例日益增多。

(六)新生儿抗菌药物应用的注意事项

新生儿期一些重要器官尚未完全发育成熟,在此期间其生长发育随日龄增加而迅速变化,因此新生感染使用抗菌药物时需注意以下事项:

1. 新生儿期肝、肾均未发育成熟，肝酶的分泌不足或缺乏，肾清除功能较差，因此新生儿感染时应避免应用毒性大的抗菌药物，包括主要经肾排泄的氨基糖苷类、万古霉素、去甲万古霉素等，以及主要经肝代谢的氯霉素。确有应用指征时，必须进行血药浓度监测，据此调整给药方案，个体化给药，以确保治疗安全有效。不能进行血药浓度监测者，不可选用上述药物。

2. 新生儿期避免应用或禁用可能发生严重不良反应的抗菌药物。禁用可影响新生儿生长发育的四环素类、喹诺酮类，避免应用可导致胆红素脑病及溶血性贫血的磺胺类药和呋喃类药。

3. 新生儿期由于肾功能尚不完善，主要经肾排出的青霉素类、头孢菌素类等 β- 内酰胺类药物需减量应用，以防止药物在体内蓄积导致严重中枢神经系统毒性反应的发生。

4. 新生儿的组织器官日益成熟，抗菌药物在新生儿的药代动力学亦随日龄增长而变化，因此使用抗菌药物时应按日龄调整给药方案。

（七）新生儿抗生素治疗用药原则

1. 依据所在地区病原体的耐药情况选用抗生素。

2. 根据感染发生时间（早发、迟发）、临床表现推断可能的病原体。

3. 区分医院感染及社区感染。社区感染者一般三代头孢甚至青霉素即有很好疗效，医院感染则应注意产超广谱 β- 内酰胺酶（EIBLs）菌存在的可能性大，以 β- 内酰胺酶抑制剂加三代头孢为优先选择，必要时考虑碳青霉烯类。

4. 依据实验室病原体和药敏结果调整抗生素种类、剂量，必要时进行血药浓度监测。

5. 早期、静脉、联合、足疗程给药；应了解所选药物的剂量、特点、副作用；选用药物、疗程、给药方式应考虑到病情的严重性及药代动力学／药效学特点。

6. 应注意患儿的并发症及用药史。

7. 怀疑或确诊脑膜炎者，选择能够通过血脑屏障的药物；对 NEC 者，选择容易穿透至肠道组织和肠腔，且抗菌谱足以覆盖肠道细菌的抗生素。

8. 存在胎膜早破、吸入性肺炎、非正规医疗机构接生的新生儿，母亲患羊膜炎、母亲产前近期感染时，可考虑预防性用药，疗程一般在 3~5 天，排除感染后及时停用抗菌药物。

（八）新生儿细菌性感染抗生素的合理应用

1. 致病菌未明时的初始经验性治疗　致病菌尚未明确或病情危急时，可根据感染的部位、患儿的个体特征等作初始经验性治疗。根据国内大多数地区的药敏结果，氨苄西林、庆大霉素、第一、二代头孢菌素对革兰氏阴性杆菌的耐药率很高，已不适合作为基础药，第三代头孢菌素也不宜应用于可疑新生儿败血症的初期治疗，因为初期广泛使用可导致耐药菌株的出现。对病原菌不明的新生儿社区感染，国外因 GBS 与革兰氏阴性杆菌为最常见致病菌，故常用青霉素 G 加氨基糖苷类；国内 GBS 少见，而以葡萄球菌或革兰氏阴性杆菌为主，可选用哌拉西林或耐酶青霉素。哌拉西林是广谱青霉素中抗菌活性最强的品种，对多种革兰氏阴性菌包括铜绿假单胞菌、沙雷菌均具有良好的抗菌活性，到达脑脊液浓度也较高，可作为临床首选药物。

2. 病原菌明确时的抗生素选择　在应用抗生素前，正确收集合适的临床标本送培养，鉴定致病菌,测定其药敏是合理用药的先决条件。致病菌明确后,应根据细菌对药物的敏感性及药物达到感染部位的有效浓度来选择合适的抗生素。但药敏试验敏感的药物临床应用也并非全部敏感,在选择和更换抗生素时,要根据临床和药敏结果综合分析,而不应仅局限于药敏结果。多种药物敏感时宜选用价廉物美而副作用少的药物,并尽量使用窄谱和传统抗生素。

3. 特殊病原体的抗生素选择

(1)无乳链球菌:血液感染合并化脓性脑膜炎发生率高,病死率较高,青霉素是治疗该菌感染的有效抗生素,临床应根据该菌的耐药特点合理选择抗生素。无乳链球菌对青霉素、头孢曲松和头孢噻肟的敏感率高达 99%,所有菌株均对万古霉素敏感,提示青霉素类和头孢菌素类可作为治疗无乳链球菌感染的首选药物。万古霉素则可用于 β- 内酰胺类过敏患者和危重患者的治疗。无乳链球菌对利奈唑胺敏感,但利奈唑胺限用于耐甲氧西林金黄色葡萄球菌、耐万古霉素肠球菌和耐青霉素肺炎链球菌危重症感染的治疗,对青霉素高度敏感的无乳链球菌不推荐使用。无乳链球菌不产生 β- 内酰胺酶,不应使用含酶抑制剂的药物。

(2)大肠埃希氏菌:所有大肠埃希氏菌均对青霉素耐药,但有研究报道,64% 的大肠埃希氏菌对含 β- 内酰胺酶抑制剂的抗生素敏感,60% 对庆大霉素敏感。大肠埃希氏菌对三代头孢菌素的敏感性较低,为 56%,但所有大肠埃希氏菌均对亚胺培南敏感。大肠埃希氏菌能很快对抗菌药物,尤其是 β- 内酰胺类抗菌药物耐药,产 ESBLs 是其耐药的主要机制。此外,随着头孢菌素在临床的广泛应用,使革兰氏阴性菌产生 ESBLs 的能力越来越强,且耐药率不断增加。因大肠埃希氏菌产 ESBLs 阳性率较高,为 60%,对 1~3 代头孢菌素的耐药率均大于 75%,对第 4 代头孢菌素头孢吡肟的敏感率达到 70% 以上,对碳青霉烯类亚胺培南、美洛培南高度敏感,敏感率均为 100%,但因碳青霉烯类抗菌药物具有中枢神经毒性和胃肠道反应,故对于新生儿大肠埃希氏菌感染宜首选头孢吡肟,头孢吡肟耐药者可选用毒性较低的第二代碳青霉烯类抗菌药物。

(3)李斯特菌病:尽管新生儿李斯特菌病病情重、病死率高,但却是为数不多的早期合理应用抗生素可明显改善预后的先天性感染之一,故早期诊治非常重要。治疗单核细胞增生李斯特菌最常用的药物是氨苄西林、青霉素和阿莫西林,已有氨苄西林耐药报道。头孢菌素不能与李斯特菌细胞膜上的青霉素结合蛋白 -3 结合,故李斯特菌对头孢菌素天然耐药。虽然第二代碳青霉烯类抗菌药物并非李斯特菌感染的首选用药,但临床上已有其成功治疗李斯特菌感染的病例报道。

(4)鲍曼不动杆菌:鲍曼不动杆菌具有强大的获得耐药性和克隆传播的能力,多重耐药、广泛耐药、全耐药鲍曼不动杆菌呈世界性流行,已成为我国院内感染最重要的病原菌之一。

1)鲍曼不动杆菌感染的抗菌治疗原则:①根据药敏试验结果选用抗菌药物:鲍曼不动杆菌对多数抗菌药物耐药率达 50% 或以上,经验选用抗菌药物困难,故应尽量根据药敏结果选用敏感药物;②联合用药,特别是对于广泛耐药鲍曼(XDRAB)或全耐药鲍曼(PDRAB)感染常需联合用药;③通常需用较大剂量;④疗程常较长;⑤根据不同感染部位选择组织浓度高的药物,并根据药代动力学 / 药效学理论制订合适的给药方案;⑥混合感染比例高,常需结合临床覆盖其他感染菌;⑦常需结合临床给予支持治疗和良好的护理。

2)治疗鲍曼不动杆菌感染的常用抗菌药物:①舒巴坦及含舒巴坦的 β- 内酰胺类抗生

素的复合制剂,国外常使用氨苄西林/舒巴坦、国内多使用头孢哌酮/舒巴坦治疗。②碳青霉烯类抗生素:亚胺培南、美罗培南、帕尼培南及比阿培南,可用于敏感菌所致的各类感染。③替加环素:近期各地报告的敏感性差异大,耐药菌株呈增加趋势,常需根据药敏结果选用;由于其组织分布广泛,血药浓度、脑脊液浓度低,常需与其他抗菌药物联合应用。④多黏菌素类抗生素:分为多黏菌素 B 及多黏菌素 E(colistin,黏菌素),临床应用的多为多黏菌素 E。该类药物的肾毒性及神经系统不良反应发生率高,另外,多黏菌素 E 存在明显的异质性耐药,常需联合应用其他抗菌药物。⑤四环素类抗菌药物:美国 FDA 批准米诺环素针剂用于敏感鲍曼不动杆菌感染的治疗,给药方案为米诺环素 100mg,每 12 小时一次静脉滴注,但临床资料不多。

(5)肺炎克雷伯菌:产 ESBLs 肺炎克雷伯菌对亚胺培南高度敏感,对其他 β- 内酰胺类抗生素的耐药性已近 100%;且产 ESBLs 肺炎克雷伯菌对其他抗生素(包括氨基糖苷类、喹诺酮类、β- 内酰胺类等)的耐药性均高于非产 ESBLs 肺炎克雷伯菌。目前亚胺培南西司他丁是治疗产 ESBLs 菌最有效的药物。对产 ESBLs 肺炎克雷伯肺炎感染尽量不用头孢菌素,对非产 ESBLs 肺炎克雷伯肺炎,酌情选用加酶抑制剂的头孢菌素类抗生素治疗。对碳青霉烯类耐药的肺炎克雷伯菌,除了对 β- 内酰胺类抗生素耐药以外,通常也对氟喹诺酮类、氨基糖苷类耐药,个别分离菌株对阿米卡星及环丙沙星敏感,大多数分离菌株只对多黏菌素和替加环素敏感,如美罗培南联合替加环素、多黏菌素等。

(6)葡萄球菌:耐甲氧西林的金黄色葡萄球菌(MRSA)和耐甲氧西林的表皮葡萄球菌(MRSE)的特点为多重耐药,对现有的 β- 内酰胺类抗生素如青霉素类和头孢菌素类均不敏感,对氯霉素、林可霉素、氨基糖苷类、大环内酯类及喹诺酮类药物亦不敏感,这使 MRSA 感染抗生素的选择范围仅限于唯一敏感的万古霉素,而万古霉素有严重的毒副作用,且广泛应用万古霉素也会产生耐药菌株,因此应该慎用,在确认是 MRSA/MRSE 引起的严重感染及对 β- 内酰胺类抗生素高度耐药的情况下才应用该药。

二、体温管理

新生儿刚出生时,从温度恒定适中的母体到了温度较低的外界环境,自身保温能力差,体表面积与体重的比例约为成人的 3 倍,热量的丧失率约为成人的 4 倍。在产房常规条件(20~25℃)下,热量通过热能向周围冷空气对流、向安放新生儿的物体进行热传导、向周围物体进行热辐射、通过新生儿的湿皮肤以及呼吸蒸发等方式丢失,约 200kcal/kg。生后瞬间体温下降约为 0.3℃/min,而深部体温下降约为 0.1℃/min,可导致深部体温累计丢失 2~3℃,在适中的环境温度下可逐渐回升,一般 12~24 小时内稳定在 36~37℃。

新生儿生后暴露于冷空气中,由于要努力代偿热能丢失,可发生代谢性酸中毒、低氧血症、低血糖、肾脏排泄水分和溶质增多等,因此,新生儿出生后应立即给予保暖,下文主要介绍暖箱保暖。

(一)暖箱保暖指征

1. **适应证** 适合所有新生儿。
2. **禁忌证** 新生儿出血症及发热者慎用。

（二）实施步骤和方法

1. 产房温度保持在 27~28℃。
2. 新生儿生后迅速将皮肤擦干，早产极低出生体重儿免擦干并用塑料薄膜包裹。
3. 入暖箱前准备消毒液擦拭消毒暖箱；接通电源，检查暖箱各项参数是否正常；暖箱水槽中加入适量蒸馏水；暖箱调至适当温度预热（表 3-3）；相对湿度调至 55%~65%。

表 3-3　不同出生体重、不同日龄新生儿所需中性温度

出生体重（kg）	新生儿中性温度			
	35℃	34℃	33℃	32℃
1.0	出生 10 日内	10 日后	3 周后	5 周后
1.5	—	出生 10 日内	10 日后	4 周后
2.0	—	出生 2 日内	2 日后	3 周后
>2.5	—	—	出生 2 日内	2 日后

4. **入暖箱后处理**　可通过测量腋温对新生儿进行体温监测。监测时间间隔取决于新生儿出生体重、胎龄等多种情况，但生后 2~3 日不应少于每 4 小时一次，此后可每 8 小时一次；观察患儿面色、呼吸、心率、体温变化，随体温变化调节暖箱温度；蒸馏水每日更换 1 次，每周消毒暖箱 1 次。
5. **出箱后处理**　根据环境温度给予新生儿选择合适包被，并包裹整齐；切断电源，放掉水槽内蒸馏水；消毒液擦拭、消毒温箱；温箱用紫外线等照射 30 分钟。

（三）并发症防治

1. **感染**　严格执行消毒隔离制度，及时更换水槽中蒸馏水，医护人员注意手卫生消毒，新生儿衣物、体温计等物品专用。发生感染时，及时抗感染治疗，进行微生物检测。
2. **发热或低体温**　使用时操作规范，注意根据新生儿体重及体温选择最佳箱温；保持箱门关闭，密封良好，定期检修仪器，每 4~6 小时监测体温并调节箱温。新生儿发热时，调低箱温，超过 38℃及时退热处理；新生儿体温低时（<36℃），暂时提高箱温，可适量穿衣，严密监测体温。
3. **脱水**　根据新生儿体重、胎龄及出生日龄调节箱温和湿度，水槽内及时添加蒸馏水，必要时根据医嘱及时补充水分。

（四）注意事项

1. 暖箱不宜置于太阳直射、有对流风及取暖设备附近，以免影响箱内温度控制。
2. 经常检查暖箱，避免出现故障或调节失灵现象；如果暖箱发出报警信号，应及时查找原因并妥善处理。
3. 定期做细菌培养以检查清洁消毒质量。
4. 严禁骤然提高暖箱温度，以免新生儿体温突然升高造成不良后果。

三、黄疸检测

（一）血清胆红素水平测定

1. 原理

（1）传统检测方法：偶氮试剂法，血清中结合胆红素（直接胆红素）可直接与重氮试剂反应，生成偶氮胆红素；游离胆红素（间接胆红素）需要在加速剂（咖啡因－苯甲酸钠）作用下，分子内氢键被破坏后，才能与重氮试剂生成偶氮胆红素。因此，具有加速剂的偶氮反应代表总胆红素的水平，不具有加速剂的偶氮反应代表直接胆红素的水平，间接胆红素水平为总胆红素水平减去直接胆红素水平。

（2）非传统检测方法：HPLC法、干化学检测法、酶学方法、氧化剂方法。

2. 操作方法 全自动生化仪完成。

3. 参考范围 血清总胆红素5.1~17.1μmol/L；血清结合胆红素0~6μmol/L。

4. 注意事项 结果准确是诊断金标准。直接胆红素和间接胆红素是按照反应条件来区分的，而不是根据胆红素的成分来区分的。

（二）经皮胆红素水平测定

1. 原理 经皮黄疸测定仪利用蓝色光波（450nm）和绿色光波（550nm）在皮肤组织内的吸收差别，来检测沉积于初生婴儿皮肤组织内的胆红素水平。启动电源后，氙光管发出的光线经探头外环的光导纤维引到皮肤表面，并直射皮下，在皮肤上的光被反复散射与吸收，最终回到探头内环的光导纤维，并传输到相应的光电二级管，通过计算450nm和550nm两种光波的光密度差别，得到经皮黄疸仪的测试值。

2. 操作方法 启动电源后，将探头置于婴儿前额或上胸部，向下按压探头，待氙闪光灯发光后即可得到当前的黄疸测试值。

3. 测量范围 0~25.0mg/dl或0~425μmol/L，准确度：（σ）±1.5mg/dl或±25.5μmol/L。

4. 注意事项 本方法无创，可动态观察胆红素水平变化以减少有创穿刺次数。但是当新生儿接受光疗以后其结果不能正确反映血清总胆红素（TSB）水平。应注意的是，在胆红素水平较高时经皮测得胆红素（TcB）值可能低于实际TSB水平，且易受肤色、血红蛋白、皮肤厚薄及检测部位等影响，因此建议在TcB值超过小时胆红素列线图的75百分位时建议测定TSB。还应定期对仪器进行校准和质控管理。

（三）呼出气中一氧化碳含量测定

1. 原理 人类和哺乳动物的内源性一氧化碳（CO）主要是通过依赖还原型辅酶Ⅱ（NADPH）和细胞色素P450的血红蛋白加氧酶（HO）催化的血红蛋白分解产生的。HO降解血红蛋白产生胆绿素、铁，并释放与胆绿素等当量的CO，产生的胆绿素很快被胆绿素还原酶还原成胆红素。在人类正常状态下，75%的CO来源于循环中红细胞的分解代谢，其余的18%来源于肝脏HO系统，7%来源于无效红细胞生成。机体产生的CO与血红蛋白（Hb）结合，以碳氧血红蛋白（COHb）形式通过血液循环转运到肺，COHb分解释放的CO随呼气排出。在正常情况下，仅约不到1%的Hb成为COHb。因为内源性CO和胆绿素都是血红蛋白分解过程中等当量产生的,稳定状态下,COHb 水平与经肺呼出的 CO 是相平衡的,所以测血液中 COHb、潮气末 CO(ETCO)都可以间接反映体内胆红素的产量。

2. 操作方法 采用无创检测技术,可自动检测呼出气中的 CO 含量,呼出气样本需通过一根特殊的鼻导管来收集,鼻导管前端插入鼻孔 0.5cm,患者正常呼吸 30 秒左右即可完成采样,3~4 分钟可以得出分析结果(测试前需矫正室内 CO 含量)。

3. 结果分析或参考值 研究表明,在黄疸的患儿当中,溶血组患儿 ETCO 值显著高于非溶血组,说明 ETCO 对新生儿溶血病有早期诊断价值,ETCO ≥2.025ppm 时,敏感度可达 90%。

4. 注意事项 仪器的测定要求较高,需受试者呼吸平稳,从而得到一定时间长度的稳定的呼吸波,再测定 ETCO 值,但新生儿无法主动配合,故样本采集难度增大。ETCO 的测定仅可作为新生儿溶血病早期的筛查手段,尚不能如血清学检查一样作为确诊依据。

四、黄疸治疗

(一)光照疗法

1. 光疗指征 2004 年美国儿科学会在处理胎龄 35 周以上新生儿黄疸指南中使用了小时胆红素值百分位值这一诊断名词,提出小时胆红素值百分位值达到第 95 百分位值应予干预,将黄疸诊断标准与干预标准统一;建议将小时百分位值、干预标准及高危因素(风险管理)三者有机结合在一起指导临床工作;以小时胆红素列线图为基础将风险管理与干预标准结合在一起,制订不同风险程度时的光疗、换血标准。图 3-10 和图 3-11 为 2004 年美国儿科学会光疗、换血方案。它以小时胆红素值为基础,最上曲线为低危(≥38 周,健康良好)新生儿光疗、换血的指征,最下曲线为 35~37^{+6} 周伴高危因素的新生儿的光疗、换血指征,中间曲线为≥38 周伴高危因素或 35~37^{+6} 周而又健康的新生儿的光疗、换血指征。

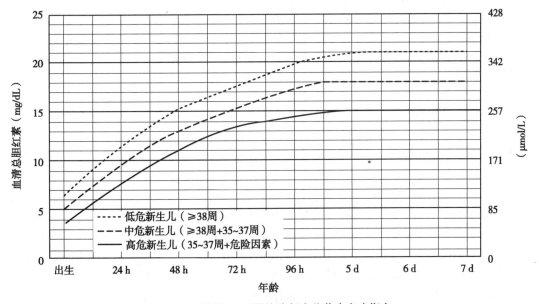

图 3-10 胎龄≥35 周住院新生儿黄疸光疗指南

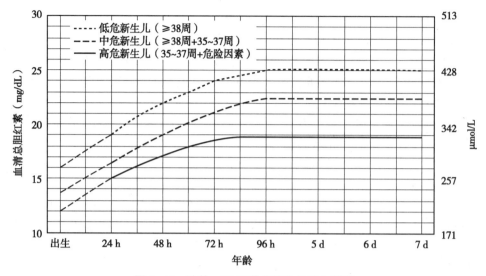

图3-11 胎龄≥35周黄疸新生儿换血指南

制订干预标准应依据本地区新生儿总胆红素流行病学调查资料、干预的目标,以及防止出现重度高胆红素血症和急性胆红素脑病。中华医学会儿科学分会新生儿学组2000年提出了适合我国国情的新生儿黄疸干预方案(表3-4,表3-5)。在采用推荐光疗标准时,应评估形成胆红素脑病的高危因素,如新生儿溶血、窒息、缺氧、酸中毒、败血症、高热、低体温、低蛋白血症、低血糖等,适当放宽干预指征。

表3-4 足月新生儿黄疸干预推荐标准

时龄(h)	总血清胆红素水平 μmol/L(mg/dl)			
	考虑光疗	光疗	光疗失败换血	换血加光疗
~24	≥103(≥6)	≥154(≥9)	≥205(≥12)	≥257(≥15)
~48	≥154(≥9)	≥205(≥12)	≥291(≥17)	≥342(≥20)
~72	≥205(≥12)	≥257(≥15)	≥342(≥20)	≥428(≥25)
>72	≥257(≥15)	≥291(≥17)	≥376(≥22)	≥428(≥25)

注:1mg/dl=17.1μmol/L

表3-5 不同胎龄/出生体重的早产儿黄疸干预推荐标准[总胆红素水平 μmol/L(mg/dl)]

胎龄(w)/ 出生体重(kg)	出生 ~24h		~48h		~72h	
	光疗	换血	光疗	换血	光疗	换血
~28/<1.0	≥17~86 (≥1~5)	≥86~120 (≥5~7)	≥86~120 (≥5~7)	≥120~154 (≥7~9)	≥120 (≥7)	≥154~171 (≥9~10)
28~31/1.0~1.5	≥17~103 (≥1~6)	≥86~154 (≥5~9)	≥103~154 (≥6~9)	≥137~222 (≥8~13)	≥154 (≥9)	≥188~257 (≥11~15)
32~34/1.5~2.0	≥17~103 (≥1~6)	≥86~171 (≥5~10)	≥103~171 (≥6~10)	≥171~257 (≥10~15)	≥171~205 (≥10~12)	≥257~291 (≥15~17)
35~36/2.0~2.5	≥17~120 (≥1~7)	≥86~188 (≥5~11)	≥120~205 (≥7~12)	≥205~291 (≥12~17)	≥205~239 (≥12~14)	≥274~308 (≥16~18)

就目前临床实践而言,尚需进行我国的多中心和地区的临床流行病研究,为制订我国的光疗和换血的列线图提供依据。

"考虑光疗"是指在该日龄的血清胆红素水平,可以根据临床病史、病程和体检作出判断,权衡利弊,选择光疗或严密监测胆红素水平。"光疗失败"是指光疗 4~6 小时后,血清胆红素仍上升 8.6μmol/(L·h),即 0.5mg/(dl·h),可准备换血。

2. 光疗设备和方法 光源可选择蓝光(波长 425~475nm)、绿光(波长 510~530nm)或白光(波长 550~600nm)。光疗设备可采用光疗箱、荧光灯、LED 灯和光纤毯。光疗方法有单面光疗和双面光疗。光疗的效果与暴露的面积、光照的强度及持续时间有关。光照强度以光照对象表面所受到的辐照度计算,标准光疗的光照强度为 8~10μW/(cm²·nm),强光疗为 30μW/(cm²·nm)。照射时间可为连续 24 小时,或间断照射,即 6~12 小时后暂停 2~4 小时再照,也有照 8~12 小时后停止 16 小时或 12 小时再照,应按病情需要而定。有报道,间断照射效果与连续照射无差异,可酌情选择。胆红素水平接近换血标准时,建议采用持续强光疗。Rh 溶血病或重度 ABO 溶血患儿,光照时间一般要 48~72 小时或更长。普通高胆红素血症,只需要 24~48 小时就可获得满意疗效。

3. 光疗的副作用及防治

(1)发热与低体温:由于荧光灯产热,光疗最常见副作用为发热。体温可达 38~39℃,天气炎热时更高。治疗时应监测体温,及时调整箱温,打开侧板通风、散热,必要时暂停光疗或物理降温。天气寒冷室温低时,双面蓝光箱保暖欠佳,可引起体温偏低,尤其是低体重儿,应尽可能采用温箱内单面光疗加蓝光毯,以保持体温稳定。

(2)腹泻:光疗代谢产物经肠道排出时,刺激肠壁,引起肠蠕动加快,腹泻较常见。大便稀薄呈绿色,每日可达 4~5 次,最早于光疗 3~4 小时即可出现,光疗结束后不久即消失。腹泻可导致水分丢失,应及时补充液体。

(3)皮疹:光疗中部分患儿会出现丘疹或瘀点,常分布于面部、躯干与下肢,光疗结束后可消退不留痕迹。原因不明,严重皮疹应暂停光疗。

(4)核黄素缺乏与溶血:核黄素吸收高峰为 450nm,与蓝光光谱相近,因此,蓝光治疗时核黄素与胆红素同时分解。光疗 24 小时以上,可造成体内核黄素缺乏。核黄素缺乏影响黄素腺嘌呤二核苷酸(FAD)合成,红细胞谷胱甘肽还原酶(GR)活性降低,导致溶血加重。光疗时给予核黄素 5mg,每日 3 次,光疗结束后改为每日 1 次,连续 3 日。光疗前 30 分钟肌内注射 10mg 核黄素,可有效预防 36 小时光疗造成的核黄素缺乏。也有人认为光疗结束后 24~48 小时核黄素水平恢复正常,可不予补充。

(5)青铜症:严重高胆红素血症,血清结合胆红素 >68.4μmmol/L(4mg/dl)时,且血清谷丙转氨酶、碱性磷酸酶升高,光疗后皮肤呈青铜色,应停止光疗。其原因可能是胆汁淤积,胆红素光化学反应产物经胆管的排泄障碍所致。铜卟啉浓度显著升高,铜卟啉经光照射易于形成棕褐色物质。光疗停止后,青铜症可以逐渐消退。

(6)低血钙:光疗中可引起低血钙的发生,一般无临床症状,可口服钙剂或暂停光疗。严重低血钙可导致呼吸暂停、青紫、抽搐,甚至危及生命,应予注意并及时纠正。光疗导致低血钙原因未明,可能为光源中所含的紫外线通过新生儿皮肤产生大量的维生素 D,使钙沉积于骨导致血清游离钙降低。

(7)贫血:母婴血型不合溶血病光照后可能继续有溶血性贫血现象。G-6-PD 缺陷时,光疗使核黄素被氧化,红细胞内核黄素减少,抑制辅酶Ⅱ的产生,从而使 G-6-PD 与谷胱甘肽还原酶活性降低而加重溶血。有人证明光疗可使红细胞膜引起光敏感氧化性损伤,从而使溶血加重。

（8）其他:有报道,长时间光疗（>72 小时）后患儿外周血淋巴细胞姊妹染色单体交换率增加,提示 DNA 损伤,应掌握光疗适应证与光疗持续时间。

4. 光疗中的监护与管理　光疗中应监测生命体征。蓝光光疗时肤色变化不易发现,严重缺氧或先天性心脏病的光疗可选择白光。因光疗采用的光波波长最易对视网膜黄斑造成伤害,光疗时应用遮光眼罩遮住双眼。用尿布遮盖会阴部,尽量暴露其他部位的皮肤。光疗过程中不显性失水增加,应注意补充液体,保证足够的尿液排出。监测患儿体温,每 2 小时一次,体温 >38℃ 应降温处理。光疗过程中密切监测胆红素水平的变化,一般 6~12 小时监测一次,对于溶血症或 TSB 接近换血水平的患儿需每 2~4 小时监测 1 次。当胆红素水平降至光疗标准以下时可暂停光疗,但需密切监测 TSB 水平,以防反跳。

（二）换血疗法

换血疗法（exchange transfusion）是治疗新生儿重症高胆红素血症最迅速有效的方法。早在 1925 年 Hart 等首次成功地对新生儿溶血病患儿进行了换血治疗。1951 年 Diamond 等改良了换血方法,用一根聚乙烯管通过脐静脉进行交替抽注血,使换血过程更简单、安全。此后,换血技术得到进一步改进,到 20 世纪 90 年代外周动静脉同步换血以及近年来开展的全自动同步换血,可提高胆红素的换出率,减少感染机会,避免血流动力学的波动所致的不良影响。换血已成为新生儿重症监护中的重要技术之一。换血除了主要用于治疗新生儿溶血病和高胆红素血症外,还可用于治疗新生儿弥散性血管内凝血、严重败血症、药物中毒,以及用于去除体内各种毒素等。

1. 换血疗法的作用和原理

（1）通过交换输血去除毒素和炎症介质:新生儿由于其代谢特点,生后易导致胆红素增加,超过一定的程度可致胆红素脑病;先天代谢异常或严重缺氧引起多脏器功能损害,可致血氨、氨基酸增高;感染可导致毒素和炎症介质堆积。上述情况通过用成人的新鲜全血进行交换输血,能部分置换出体内的胆红素、血氨、氨基酸及各种毒素,去除炎症介质,降低多脏器功能衰竭的风险。

1）去除异常升高的代谢产物:如胆红素和氨、氨基酸;过量或导致中毒的药物。①胆红素:生理浓度胆红素在心、脑、肝和血管等器官和组织中具有保护作用,既是强抗氧化剂,又是超氧化基有效的清除剂,对细胞具有保护作用,而胆红素浓度过高时对机体可造成不同程度损害。因此,在光疗效果不佳时,换血能有效地清除胆红素,使未结合胆红素下降到安全水平。②氨、氨基酸:遗传代谢性疾病所造成的高氨血症或氨基酸异常增高,严重损害心、脑、肾等脏器功能,在无血浆滤过条件时,换血不失为一种有效的手段。③过量或导致中毒的药物:血浆滤过是清除过量或中毒药物的有效方法,在无血浆滤过的条件时,换血为一种有效的方法。

2）去除细菌和感染毒素:严重细菌感染和感染毒素可引起全身炎症介质释放,促炎 / 抗炎平衡失调,表现为全身炎症反应综合征（systemic inflammatory response syndrome,

SIRS），最终可导致多器官功能障碍综合征（multiple organ dysfunction syndrome，MODS）。虽然新型抗菌药物不断在临床推广应用，但是细菌耐药性的增强，使抗菌药物疗效受到一定的限制。换血可有效清除炎症介质，改善全身脏器血流和组织氧代谢，纠正酸中毒及内环境紊乱，恢复脏器功能。

3）纠正严重凝血功能障碍：新生儿尤其是早产儿、低出生体重儿凝血系统处于一种低活性状态，当内皮细胞受损时释放多种炎症因子，形成"瀑布样"反应，导致脏器与组织微循环障碍，血小板与凝血因子的大量消耗。当单一成分输血不能纠正时，换血可换出部分致病因子，减少血小板的消耗，换入血浆和凝血因子，有助于纠正严重凝血功能障碍。

（2）纠正威胁生命的水电解质紊乱：新生儿出现重度高钾血症、高钠血症、高钙血症、水中毒等，无条件进行血浆滤过时，可考虑换血。

（3）调整血红蛋白水平

1）纠正严重贫血：新生儿溶血性贫血时，红细胞和血红蛋白急剧下降可导致全身组织的缺氧，严重的髓外造血影响肝脏的蛋白质合成，低蛋白血症致全身极度水肿，皮肤胀裂，胸腹腔积液增加，心力衰竭。换入正常血红蛋白的血液，可使血红蛋白恢复正常，纠正组织缺氧；增加胶体渗透压，减轻水肿，改善心功能。

2）降低高浓度血红蛋白水平：新生儿红细胞增多症的主要病理生理改变是血液黏滞度增加，血流速度减慢，氧转运减少，部分换血是降低高浓度血红蛋白水平、减少组织缺氧损伤的重要措施。

3）增强携氧能力：新生儿红细胞含胎儿血红蛋白约70%，成人血红蛋白约30%。而胎儿血红蛋白对2, 3-二磷酸甘油酯的抑制作用欠敏感，与氧的亲和力较强，氧解离曲线左移，不利于氧的释放。换入以成人血红蛋白为主的血液，可使左移的氧解离曲线复位，增加氧气的释放，纠正以胎儿血红蛋白为主的严重低氧血症，逆转组织缺氧。换血后氧合状态观察提示，尽管换血不引起显著性氧合应激反应，但能帮助恢复抗氧化能力，改善红细胞的变形能力和微循环。

（4）调整抗体-抗原水平：换血可及时去除体内抗体和致敏红细胞，减轻溶血，这是血浆置换无法代替的，同时使血清间接胆红素浓度下降至安全水平。

1）移除同族免疫抗体及附有抗体的红细胞：新生儿Rh血型不合与ABO血型不合的同族免疫性溶血，是高未结合胆红素血症的常见原因。换血移除来自母体的自身免疫抗体及附有抗体的红细胞，是有效终止溶血、降低胆红素水平、纠正贫血的重要方法。

2）换入吞噬细胞和特异性抗体、补体、调理素改善免疫状态：严重感染的新生儿，免疫功能受抑制，成人鲜血可提供吞噬细胞和特异性抗体、补体、调理素改善免疫状态，从而提高抗感染能力。有报道，换血后12~24小时新生儿IgG、IgA、IgM水平均显著提高。

2. 换血适应证和禁忌证

（1）适应证

1）各种原因所致的高胆红素血症：如严重免疫性溶血症、G-6-PD缺乏症、巨大血肿、先天性Crigler-Najjar综合征等所致的严重高胆红素血症。新生儿溶血病存在下列情况时应给予换血：①出生时脐血Hb<120g/L，脐血胆红素水平>85.5μmol/L（5mg/dl），伴水肿、肝脾大、心力衰竭者；②毛细血管Hb<120g/L并在生后24小时内进行性下降，生后48小时内血

清胆红素 >342μmol/L（20mg/dl）；③出现早期核黄疸症状者，不论血清胆红素水平以及不论何时都应考虑换血；④早产儿或存在缺氧、酸中毒、低蛋白血症等胆红素脑病的高危因素时，应适当放宽换血指征，给予积极干预。美国儿科学会 2004 年指南中推荐，对于胎龄≥38 周新生儿，血清胆红素 / 白蛋白（B/A）值 >8.0mg/dl，要考虑换血；35~37 周健康新生儿或 38 周以上有高危因素或 G-6-PD 等溶血性疾病的患儿，B/A>7.2mg/dl，要考虑换血；35~37 周有高危因素或 G-6-PD 等溶血性疾病的患儿，B/A>6.8mg/dl，要考虑换血。我国的推荐方案中尚未将 B/A 纳入评估指标。足月儿和早产儿黄疸换血推荐指征，见表 3-4 和表 3-5。

2）严重贫血：胎 – 胎输血、胎 – 母输血、胎儿 – 胎盘间输血等所致严重贫血，出生时血红蛋白 80~100g/L，常用浓缩红细胞 80ml/kg 进行换血，既可使血红蛋白升高，又不增加心脏负担。有些患儿亦可作部分换血。

3）红细胞增多症：当静脉血 HCT>0.65，Hb>220g/L 可诊断。如静脉血 HCT 在 0.65~0.70，临床有症状者可作部分换血。

4）严重败血症：尚无严格换血指标，可参考表 3-6。≤3 分者，不必换血；4~7 分者，应迅速换血，效果良好；≥8 分者，即使换血亦常死亡。

表 3-6　新生儿败血症换血评分标准

项目	0分	1分	2分
[*] 不同系统症状	无	一般症状	功能不全
血 pH	>7.25	7.16~7.25	≤7.15
[**]（A–a）PO$_2$（kPa）	<13.5	13.6~33.4	≥33.5
皮肤硬肿面积（%）	≤60	61~79	≥80

[*] 不同系统，分别计算分值后相加。

[**]（A–a）PO$_2$=[（713×FiO$_2$–PaCO$_2$/0.8）–PaO$_2$]×0.133

5）其他：弥散性血管内凝血、严重肺透明膜病、药物过量或中毒、产生毒性产物的代谢缺陷病（高氨血症等）、各种经胎盘获得抗体而引起的免疫性疾病（如新生儿血小板减少症）等尚无明确的换血指征，可根据具体情况选择换血。

（2）禁忌证：急性心力衰竭患儿慎用。有脐炎、脐疝、坏死性小肠结肠炎或腹膜炎者禁用脐血管途径换血。

3. 血源和换血量的确定

（1）血源的选择

1）Rh 血型不合：采用 Rh 血型与母同型，ABO 血型与新生儿同型或 O 型血。在 Rh（D）溶血病无 Rh 阴性血时，不得已也可用无抗 D（IgG）的 Rh 阳性血。

2）ABO 血型不合：最好用 O 型红细胞与 AB 型血浆混合的血。也可选用 O 型或与新生儿血型相同的血。

3）其他疾病：如 Coombs 试验阴性的高胆红素血症、败血症等用 Rh 及 ABO 血型均与新生儿相同的全血。

胎儿所有抗 Rh、抗 A 或抗 B IgG 都来自母体，故换血用的血液应该与母亲血清无凝集反应。有关换血血型的选择次序，见表 3-7。

表 3-7　新生儿换血血液的选择

新生儿	换血的血型选择次序
Rh 溶血病有抗 D 者	①Rh 阴性，ABO 型同患儿
	②Rh 阴性，O 型血
	③无抗 D IgG 的 Rh 阳性，ABO 型同患儿
	④无抗 D IgG 的 Rh 阳性，O 型血
Rh 溶血病有抗 C、E 等者	①Rh 型同母亲，ABO 型同患儿
	②Rh 型同母亲，O 型血
	③无抗 C、E 等 IgG 的任何 Rh 型，ABO 型同患儿
	④无抗 C、E 等 IgG 的任何 Rh 型，O 型血
ABO 溶血病	①O 型红细胞，AB 型血浆
	②O 型血
	③同型血
不明原因的高胆红素血症	①同型血
	②O 型血

（2）对供血的要求

1）献血员：应经血库筛选（除外 G-6-PD 缺乏症、镰状红细胞贫血等）。献血员应与母血清及婴儿血作交叉配合。

2）白细胞：是嗜白细胞病毒载体，可能导致巨细胞病毒、人类 T 淋巴细胞白血病病毒和人类免疫缺陷病毒等经血传播。以去白细胞血（保存前用滤器去除白细胞）或低度放射线杀白细胞血换血，可减少此类风险。国内报道，换血后白细胞显著下降，24 小时后复查显著上升，达正常水平，不影响机体防御功能，不会导致感染。

（3）抗凝剂的选择

1）肝素抗凝血：每 100ml 血中加肝素 3~4mg，换血结束时可用换入血中肝素半量的鱼精蛋白中和。肝素血的贮存不能超过 24 小时。

2）枸橼酸盐抗凝血：枸橼酸盐抗凝血 100ml 中含枸橼酸钠 2.2g、枸橼酸 0.8g、葡萄糖 2.45g，保养液占血量的 1/5。枸橼酸盐保养液可结合游离钙，引起低钙血症，故每换 100ml 血应缓慢注射 10% 葡萄糖酸钙 1ml，换血结束时再注射 2~3ml，因保养液中葡萄糖含量较高，可刺激胰岛素的分泌，使血糖降低，故换血后数小时内应密切观察有无低血糖症的发生。必要时每换 100ml 血，补给 25% 葡萄糖液 3ml。但也有人认为没必要。枸橼酸盐抗凝血最好为新鲜血，不应超过 3 日，以防止高钾血症。

现代输血观点认为保存血比新鲜血更为安全，有报道枸橼酸盐 - 磷酸盐 - 葡萄糖（CDP）或枸橼酸盐 - 磷酸盐 - 葡萄糖 - 腺嘌呤（CDPA）抗凝血，保存 7 日可视为新鲜血，能满足换血的需要，对内环境影响小，不会导致高钾血症。

（4）换血量的确定：换血量等于新生儿血容量时，可换出 70%~75% 的新生儿红细胞；换血量 2 倍于新生儿血容量时，可换出 90% 的新生儿红细胞。但所能换出的胆红素和游离抗体的量则显著低于红细胞,因胆红素和游离抗体可进入血管外组织。

1)双倍量换血:血型不合所致高胆红素血症,适宜的换血量为新生儿估计血容量的 2 倍,所需全血量(ml)为:体重(kg)×2× 估计血容量或按 150~180ml/kg 计算。足月儿估计血容量为 85ml/kg,而极低出生体重儿血容量约为 100ml/kg。胆红素换出率约 50% 左右。采用 2 倍以上的换血量时,换血效果的增加非常有限。如用红细胞与血浆的"混合"血,按配制成的 HCT 为 0.50 计算,实际所用红细胞制品和血浆的量如下:所需绝对红细胞量(ml)= 换血量 /2;所需实际红细胞制品量 = 所需绝对红细胞量 / 红细胞制品的 HCT;所需实际血浆量 = 换血总量 – 所需实际红细胞制品量。根据患儿的临床情况可以将红细胞和血浆配制成不同 HCT 的血液,并在换血过程中调节 HCT。对于严重贫血的新生儿可以先用 HCT ≥ 0.70 的浓缩血迅速纠正贫血,随后逐渐降低 HCT。

2)单倍量换血:适用于凝血缺陷病、败血症等。高胆红素血症时,单倍量换血的胆红素换出率约 28.75%。

3)部分换血:①贫血,多用浓缩红细胞进行部分换血;②红细胞增多症,多用新鲜冰冻血浆或白蛋白进行部分换血。

$$所需浓缩红细胞量(ml)= \frac{血容量 \times \left[要求\ Hb(g/L) – 测得\ Hb(g/L) \right]}{浓缩红细胞\ Hb(g/L) – 测得\ Hb(g/L)}$$

注:浓缩红细胞 Hb 为 220g/L(22g/dl)

$$换血量(ml)= \frac{血容量 \times (实际\ HCT – 预期\ HCT)}{实际\ HCT}$$

注:新生儿血容量 =85ml× 体重(kg),预期 HCT 为 0.60。

4. 换血术技术操作

(1)器材准备

1)辐射加温床,输注泵,体温计,心电、血压、氧饱和度监测仪,复苏器等。

2)婴儿约束带,胃管,吸引装置。

3)放置动、静脉留置管的全套消毒设备,动脉、静脉留置针,静脉测压装置。

4)换血用器皿:滤器 2~3 个,20ml 注射器 20~30 个,采血管若干,延长管 2 条,静脉输液管 3 条,三通管 3 个,放置废血容器 1 个。

5)药物:含 6.25U/ml 肝素生理盐水(100ml 含肝素 10mg),5% 葡萄糖注射液及 10% 葡萄糖酸钙注射液(每 100ml 血备 1ml 可预防低血钙),鱼精蛋白 1 支,急救备用药品等。

(2)术前准备

1)禁食:换血前 4 小时禁食,抽出胃内容物,肌内注射苯巴比妥钠 10mg/kg,置患儿于辐射保温床上约束四肢,接上监护仪。

2)对症处理:如伴窒息、缺氧、酸中毒、心衰、休克、低血糖、低蛋白血症等,须先纠正。如呼吸情况欠佳或呼吸衰竭,先行气管插管给予机械通气以改善呼吸功能。

3)其他:高胆红素血症,无心力衰竭者换血前 1 小时用白蛋白 1g/kg 静脉慢注,Rh 溶血病有严重贫血时应先以浓缩红细胞作部分换血,待 Hb 上升至 120g/L 以上再行双倍量全血换血。

4)冲洗连接管道:抽吸肝素生理盐水(6.25U/ml)冲洗并充满管道,由活塞排净气泡。

（3）换血方法

1）单管交替抽注法（Diamond 法）：传统采用脐静脉插管单通道反复抽、输血，其弊端较多，主要体现在：①血流动力学影响：因抽与注不同步，血压波动可达 1.3~3.9kPa。足月新生儿右心房容量为 7~10ml，无论从何途径一次抽血量达 20ml，均会减少回心血量和心排血量。心排血量下降可致胃肠道缺血、出血和坏死性小肠结肠炎；可诱发心动过缓、频发期前收缩，甚至难逆转性低血压。抽血时脑灌注量减少，可影响脑代谢，注血时脑血流增加，颅内压升高，可使绒毛状毛细血管扩张和破裂，导致脑水肿和早产儿脑室内出血。②缓慢费时：与双管同步比较，所需时间多 1~4 倍，不利于急症抢救。如增加每次抽注速度和血量，会进一步加重血流动力学的波动。③同一导管中的进、出血液可有少许相混，注射器前端无效腔使每次约有 1ml 注入新鲜血被抽出，而约 1ml 废血再次注入。按 25~30 次累计，换血量显著减少，可达患儿血容量的 1/10，故疗效不及双管同步法，现已被逐步淘汰。

2）双管同步抽注法：目前采用改良双管同步换血法，备有两条大动、静脉血管通路，抽与注同时进行，同步、等量、等时。以桡动脉或颞浅动脉抽血，大隐静脉、腋静脉或股静脉输注血，血流较畅。应注意，穿刺针套管较细、软、短（约 1.6cm），抽血不及脐动脉顺畅，如固定不牢有松脱出血的危险。

也有报道采用外周静脉 - 静脉同步换血法，以股静脉抽血时，上肢或头皮静脉输血，以颈内静脉抽血时，下肢静脉输血方式换血。

3）血液分离系统换血法：血细胞分离机是一种完全连续流动式的血液成分分离器，能从献血者或患者体内分离及收集血液成分。可进行的血液成分单采程序：①延长血小板寿命的单采程序（ELP）；②白细胞程序（WBC）；③治疗性血浆交换（TPE）；④红细胞交换（RBC）。

其中治疗性血浆交换（TPE）临床常用于治疗血液、风湿免疫、代谢及神经系统疾病。新生儿重度黄疸应用双针 TPE 程序，通过采血泵与抗凝剂泵将患儿动脉血与抗凝剂混合后经采血管路进入采血室，当混合血经过 TPE 槽路时，血浆（含大量的胆红素）留在内部，通过流出管进入收集袋废弃，细胞成分（红细胞、白细胞、血小板）通过红细胞回输管路退出槽路（回输体内），同时从回输管路将新鲜冰冻血浆（置换液）输入体内，从而换出胆红素又能保存部分白细胞、血小板。血液在封闭系统内运行可减少污染机会，更为合理。胆红素换出率约为 51.5%。

（4）换血步骤：作桡动脉穿刺，连接延长管和两个串联三通管，第一个三通管接含肝素盐水的注射器，第二个三通管抽血用；作周围静脉穿刺，连接三通管，与血滤管及注射器相接。另一条周围静脉同时按每 100ml 供血输入稀释的 10% 葡萄糖酸钙 1~2ml。

1）手动法：①换血速度：每次抽血速度为 2~5ml/（kg·min）；②每次换血量：体重 >2kg 者，为每次 20ml，1~2kg 者，为每次 10ml，<1kg 者，为每次 5ml；③抽血次数：为总换血量 / 每次抽血量；④每次抽血间隔时间：5~8 分钟，换血时间为 2~4 小时。

2）全自动法：①排血装置：动脉留置针连接三通管，三通管一端接肝素盐水（6.25U/ml），速度 30ml/h，以保持排血管通畅；另一端接延长管至废血量筒，输液泵置于延长管上，排血速度为 30ml/h 加输血速度（图 3-15）。②开始换血速度为 100ml/h，10 分钟增至 120ml/h，30 分钟增至 150~200ml/h。余血量 30ml 时停止排血。③换血时间约 150 分钟，总胆红素换出率为 48.41%。

3）血液分离系统换血法：①用洗涤红细胞或洗涤红细胞加生理盐水预充一次性置换管道（285ml），以新鲜冰冻血浆为置换液（80ml/kg），血制品均用37℃恒温箱复温；②将动脉置管连接入管道，输入患儿性别、身长、体重、血细胞比容等；③设置采血P抗凝剂（ACD-A）比例为12：1，设置程序终点为1.0血浆容积，即80ml/kg；④采血泵流速及血浆P红细胞泵速按患儿具体情况而定。

5. 换血中的监护与管理

（1）监测：监测血压、血氧饱和度，记录呼吸、心率、体温、尿量，以及每次进、出血量等各项临床参数。根据中心静脉压（CVP）或血压调节抽注速度，CVP>0.78kPa（8cmH$_2$O）或血压偏高时多抽少注，CVP或血压偏低时多注少抽。

（2）换血前、后：做血培养、血生化、血常规检查，换血中检测血气、血电解质。

（3）防治低血糖：肝素抗凝血的血糖水平低，易发生低血糖，术中每100ml血给予5~10ml的5%葡萄糖，以保持血糖稳定。

（4）防治低血钙：枸橼酸抗凝血可导致低血钙，术中每100ml血给予1~2ml的10%葡萄糖酸钙，须经另一条静脉通路注入。目前主张根据血钙水平调整。

6. 换血术并发症及其处理

（1）血制品所致并发症：血源性传播感染如乙型肝炎、巨细胞病毒感染、艾滋病、败血症；白细胞所致的非溶血性发热反应、HLA同种免疫、输血相关移植物抗宿主病。应严格按照国家标准，经中心血站的血液筛选检测，包括HIV、HTLV、HBV、HCV和梅毒等项目。利用少白细胞血液换血。

（2）心血管并发症：心律失常、心力衰竭、空气栓塞导致心搏骤停。应严密监测心电节律，积极寻找并纠正可致心律失常的原因（电解质紊乱、酸中毒、休克等），术中注意掌握输血与输液速度，根据中心静脉压及时调整速度。换血管道切忌有空气，静脉导管不可开口放置在空气中，以免患儿哭闹或深喘气时吸入空气，导致空气栓塞。

（3）血生化改变

1）血糖及电解质紊乱：术中或术后可出现低血糖、低血钙、低血镁、高血钾、低血钾、高血钠。术前应纠正血糖与电解质紊乱，术中注意监测血糖与电解质，保持其稳定。必要时检测供血血糖、电解质水平，以及时纠正。

2）蛋白及甲状腺素改变：总蛋白、白蛋白、甲状腺素水平下降，可在术后3~5日恢复正常。术后12~24小时血中IgG、IgA、IgM水平显著提高。可酌情输注白蛋白或丙种球蛋白，短期口服甲状腺素。

3）白细胞及血小板改变：白细胞、血小板数可下降，其与供血有关。严重败血症新生儿换血后，白细胞、血小板上升，可能与感染毒素清除后，骨髓抑制减轻有关。可酌情输入白细胞与血小板。

4）血浆渗透压改变：术中或术后血浆渗透压可升高，其可能与高血糖、高血钠有关。术中、术后应避免高渗液体输注，以免引起严重中枢神经系统损伤。

（4）出血性并发症：可致血小板减少或出血。严重血小板减少症，应在术前和术后输入血小板。DIC患儿应采用肝素血并于术后给予半量的鱼精蛋白纠正。

（5）血管性并发症：可发生栓塞、血栓形成、坏死性小肠结肠炎。换血管道切忌有血凝块注入，应及时更换易发生血凝块栓塞的三通管。避免选择脐静脉换血，可减少坏死性小肠结肠炎的发生。

（6）早产儿并发症：早产儿有可能发生脑室内出血、极低出生体重儿视网膜病。注意换血速度，减少血流动力学的急剧变化，保持血压及内环境稳定。

7. 换血术后处理

（1）监测生命体征：观察血氧饱和度、呼吸、心率、心律，每小时 1 次测血压，共 4 次，以后改每 2 小时测 1 次，共 4 次，注意心功能情况。

（2）监测血糖：换血后 4 小时内每隔 1~2 小时测血糖 1 次，及时纠正低血糖或暂时性高血糖。

（3）蓝光治疗：高胆红素血症换血后继续蓝光治疗，次日复查血清胆红素。如仍高于 342μmol/L（20mg/dl），考虑再次换血。

（4）预防感染：术后 3 日可用抗菌药物预防感染。

（5）监测血常规：有报道换血后 47.56% 出现贫血，术后 3~5 日内每隔 1~2 日检测血常规，当 Hb<100g/L 时需输入与换入血型相同的浓缩红细胞。白细胞及血小板的降低可在 3~5 日恢复，酌情输注血小板。

（6）纠正电解质紊乱：监测电解质，常见高钠、低钾、低钙血症，应及时纠正；有报道甲状腺素（T_4）、血清总蛋白和白蛋白降低。

（7）穿刺针处理：注意穿刺针的脱落及出血，每 2 小时输注少量肝素生理盐水，以保持管道通畅，以备再次换血之用。若不需要换血可拔管。

（8）喂养：情况稳定者，换血后 8 小时开始喂奶。

尽管换血能有效地改善患儿的病情，但换血可能影响机体内环境的稳定。因此，应严格掌握换血指征，并严密监测患儿的病情变化，及时处理换血中和换血后相关问题，不断探索更好及更安全的方法，降低换血风险，是今后努力的方向。

五、血液制品与成分输血

输血的基本目的是恢复血容量和 / 或补充某种血液成分，以恢复或保持受血者机体血液循环的平衡和生理功能。成分输血针对性强，可根据患者的不同情况，选择合适的血液制品。

（一）血液制品的种类及特点

儿科常用血液制品包括全血、红细胞、血小板、血浆、白细胞等。

1. **全血** 因副作用多，现已少用。

（1）制备：分新鲜血及库存血。补充血小板、粒细胞和不稳定的凝血因子，使用采集 12 小时内的新鲜血，仅为补充红细胞和不稳定的凝血因子，5 日内的抗凝血也可视为新鲜血。

（2）适应证：急性失血。

（3）缺点：含白细胞、血小板和血浆蛋白，多次输血后同种免疫输血反应发生率高，容量较成分血大，加重心脏负担；当天采集血传染病尚未得到复检，临床感染风险大。

2. **红细胞**

（1）浓缩红细胞：将全血中大部分血浆在封闭条件下分离后，剩余部分制成的红细胞称为浓缩红细胞。一般 200ml 全血分离出来的浓缩红细胞为 1 个单位，容积约为 110~120ml，含 30ml 血浆及 15ml 抗凝剂，HCT 为 0.75。

1）适应证：能增强运氧能力，适用于各种血容量正常的贫血患儿，输浓缩红细胞 3ml/kg 约提高 Hb10g/L。输入体积小，不良反应少。

2）缺点：含部分白细胞、血小板和血浆，多次输注有发热反应和过敏反应的可能。存在移植物抗宿主病（GVHD）风险。

（2）洗涤红细胞：已去除 99% 的血浆、80% 以上的白细胞和 95% 的血小板。1 个单位为 110~120ml，含红细胞 60~70ml。适应证：需多次输血者，或曾有输血发热反应、过敏反应者。

（3）输血指征

1）临床存在争议：目前临床建议：①出生 24 小时内，静脉 Hb<130g/L；②急性失血量 ≥10% 血容量；③静脉采血 ≥5%~10% 血容量；④严重心、肺部疾病时，静脉 Hb<130g/L；⑤出现与贫血有关的症状：气急、呼吸困难、呼吸暂停、心动过速或过缓、进食困难或淡漠等。

2）早产儿贫血输血指征：①HCT<0.36 或 Hb ≤110g/L 时，婴儿需机械通气（MAP>8cmH$_2$O，FiO$_2$>40%）。②HCT<0.31 或 Hb ≤100g/L 时，婴儿需机械通气（CPAP>6cm H$_2$O，FiO$_2$<40%）。③HCT<0.26 或 Hb ≤80g/L 时，患儿血氧疗，并存在以下之一表现者：心动过速（>180 次 /min）、气急（>80 次 /min）超过 24 小时；需氧量较前 48 小时增加；鼻导管流量从 0.25L/min 增至 1L/min（增加 4 倍）；鼻塞 CPAP 从 10cmH$_2$O 到 12cmH$_2$O（增加 ≥20%）；乳酸浓度升高（≥2.5mmol/L）；体重增加 <10g/（kg·d），能量 ≥100kcal/（kg·d）；呼吸暂停及心动过缓增加（24 小时内 ≥2 次，需要面罩呼吸），并接受甲基黄嘌呤治疗量；手术患儿。④HCT<0.21 或 Hb ≤70g/L 时，无症状，网织红细胞绝对值 <0.1 × 10^{12}/L。

（4）输血量计算：紧急情况下所需全血量（ml）= 体重（kg）× ［预期达到的 Hb 浓度（g/L）– 实际 Hb 浓度（g/L）］× 0.6。

（5）严重贫血时，可输入浓缩红细胞，为所需全血量的 1/2。单次输血量不超过 20ml/kg（一般采用 10~15ml/kg，3 小时输入）。输血前可应用速效利尿剂呋塞米 1mg/kg（合并心力衰竭时）。

3. 血小板

（1）手工分离浓缩血小板（临床少用）：由 200ml 或 400ml 全血制备。每袋血小板含量 ≥2.0 × 10^{10}，单位总量约 20~25ml；每袋血小板含量 ≥4.0 × 10^{10}，单位总量约 40~50ml。含少量白细胞和红细胞，含量低、纯度差。一次足量输注。

（2）机采血小板：用细胞分离机单采技术，从单个供血者循环血液中采集，每袋内含血小板 ≥2.5 × 10^{11}，红细胞含量 <0.41ml。规格为每袋 200ml。作用及适用范围同手工分离血小板，无需交叉配血试验，同型输注。目前临床应用以机采血小板为主。

（3）适应证：止血。适用于血小板减少所致的出血；血小板功能障碍所致的出血；体外循环的血小板损耗。

（4）注意事项：机采血小板含量大，新生儿单次用量少，宜由血站或血库分装小规格保存。血型选择，最好选择 ABO 血型相同的血小板。多次输注已产生抗血小板抗体时需 HLA 配型。血库取回后应尽快输注。如不能及时使用，应保存在室温振荡器上均匀振摇。

（5）临床应用指征：血小板减少的新生儿输注血小板的临床实用指征，目前仍存在争议。一般认为血小板预防性应用指征为：①PLT<30 × 10^9/L；②PLT 为（31~49）× 10^9/L，且

患儿不稳定(活动性出血、临床不稳定、术前等);③PLT 为(51~100)× 10⁹/L,患儿存在活动性出血。

（6）用量计算:常规使用,每次 10ml/kg,目标血小板值为(20~50)× 10⁹/L。

4. 浓缩粒细胞

（1）制备:机器单采浓缩白细胞悬液(GRANs),用细胞分离机单采技术由单个供血者(400ml)循环血液中采集。每袋内含粒细胞 1.0×10^{10},单位总量约 20~30ml。含少量红细胞、淋巴细胞及血小板。应尽快使用,室温保存≤24 小时。

（2）适应证:提高机体抗感染能力。适用于严重粒细胞缺乏、并发细菌感染者。因疗效不确切、副作用大,粒细胞的输注应严格掌握适应证。现临床已少用。

5. 血浆

（1）新鲜冰冻血浆(FFP):将新鲜抗凝血于 6~8 小时内在 4℃离心分离得血浆,−30℃以下冷冻成块即制得。含有全部凝血因子,血浆蛋白为 6~8g/dl,纤维蛋白原为 0.2~0.4g/dl。规格有 250ml、200ml、175ml、100ml、75ml 及 50ml。−20℃以下可保存 1 年。

适应证:适用于各种凝血因子缺乏的疾病;扩充血容量;补充凝血因子;大面积创伤、烧伤。要求与受血者血型相同或相容。

（2）普通冰冻血浆(FP):FFP 保存 1 年后即为普通冰冻血浆。规格有 250ml、200ml、175ml、100ml、75ml 及 50ml。−20℃以下可保存 4 年。

适应证:补充稳定的凝血因子和血浆蛋白,与 FFP 相比,缺少凝血因子 Ⅴ 和 Ⅷ,主要作用于补充稳定的凝血因子缺乏,如 Ⅱ、Ⅶ、Ⅸ、Ⅹ 因子缺乏;手术、外伤、烧伤、肠梗阻等大出血或血浆大量丢失。要求与受血者同型输注。

（3）临床应用指征:目前临床应用指征宽泛,无特殊应用限制。

（4）输血量计算:常规使用,每次 10~20ml/kg。

6. 其他

（1）冷沉淀:20~30ml/U,含纤维蛋白 200~30mg,凝血因子Ⅷ及 ⅩⅢ 凝血因子约 100U。适用于血友病(A)、血管性血友病、纤维蛋白原缺乏等疾病。

（2）凝血酶原复合物:每瓶 200IU,富含凝血因子 Ⅱ、Ⅶ、Ⅸ、Ⅹ 等。适用于相关凝血因子缺乏的出血性疾病。

（3）白蛋白:每瓶 10g(50ml)。适用于高胆红素血症、体外循环、血浆置换、脑水肿、休克等;常用剂量为 1g/kg。

（4）静脉注射用免疫球蛋白:含有正常人体所有的 IgG、少量 IgM 和 IgA,适用于先天性体液免疫缺陷(选择性 IgA 缺陷症除外)、获得性体液免疫缺陷、严重感染、自身免疫性疾病、新生儿溶血病、新生儿免疫性血小板减少症等;常用剂量 400~600ml/kg 和 1g/kg。

（二）输血的不良反应和预防

1. 发热　常见的输血反应,常发生于输注开始后 15~60 分钟内,体温可达 38~41℃,可伴寒战、头痛、呕吐、荨麻疹等。需与输入血温过低相鉴别。

处理:①暂停输血或减慢滴速并保持静脉输液通畅;②肌内注射盐酸异丙嗪 0.5~1mg/kg 或其他抗过敏药;③烦躁者给予苯巴比妥或地西泮;④寒战、高热者给予 10% 葡萄糖酸钙或地塞米松 0.3~0.5mg/kg 静脉推注。

预防:输血时应无菌操作,可选用洗涤红细胞。

2. 过敏反应 过敏反应多见于有过敏体质的新生儿、IgA 缺乏者,表现为荨麻疹、血管神经性水肿,重者出现支气管痉挛、喉头水肿、呼吸困难、发绀、过敏性休克等症状。过敏反应的机制尚未完全明确。

处理:①单纯荨麻疹可减慢输血滴速,肌内注射抗组胺药,或皮下注射 1:10 000 肾上腺素 0.1ml/kg;②中重度反应者应立即停止输血,皮下注射 1:10 000 肾上腺素 0.1ml/kg,静脉输注地塞米松 0.3~0.5mg/kg。喉头水肿者需行气管切开,休克者应进行休克治疗。预防:过敏体质者,输血前给予地塞米松静脉滴注;IgA 缺乏者应输洗涤红细胞。

3. 循环负荷过重 循环负荷过重常发生于输血开始后 1~24 小时内,表现为明显烦躁不安,并呈进行性加重、呼吸困难、心律不齐、双肺底出现中细湿啰音。新生儿肺出血较为常见。

处理:①立即停止输血、输液;②肌内注射或静脉注射利尿剂;③毛花苷 C 静脉注射;④镇静、吸氧。如出现肺出血,应积极机械通气、呼吸支持。

预防:正确估算需要剂量及患儿对输血的耐受量,新生儿输血时宜少量、多次、慢速输注。

4. 溶血反应 临床症状可在输入全血 10~15ml 开始,表现为烦躁、发热、黄疸、血红蛋白尿,甚至休克、急性肾衰竭、DIC 等。输血溶血的原因主要是血型不合。因血液中自然抗体属 IgM 型,易激活补体,使红细胞迅速在血管内破坏。

处理:①立即停止输血,重新测定血型及抗体,保暖,维持水电解质平衡。严密观察血压、脉搏、呼吸、尿量,及时做急救处理。②防治肾衰竭。发生溶血反应时立即静脉推注 20% 甘露醇 5ml/kg,呋塞米 1~2mg/kg 肌内注射或静脉注射;碱化尿液,防止 Hb 在肾脏沉积。③皮质激素:短期内给予大剂量地塞米松 0.5~1mg/kg 等冲击治疗,可减轻溶血反应。④血型不合输血者应尽早输血型相合的血,严重病例应早期换血。

预防:严格交叉配血,输血前确认受血者的输血资料。

5. 输血相关性移植物抗宿主病 临床少见。

6. 输血后紫癜 输血后紫癜是输血或输富含血小板的血浆后引起的急性、免疫性和暂时性的血小板减少综合征,发病机制可能与受体内 HLA 抗体或血小板抗体有关。多在输血后 5~12 日急性发病,寒战、高热、荨麻疹,重者出现呼吸困难、支气管痉挛甚至休克。实验室检查显示血小板减少,出血时间延长,血清中可检测到 HLA 抗体或血小板抗体。

处理:①该病多为自限性疾病,通常在紫癜发作后 40 日内恢复正常;②病情严重者予以糖皮质激素、丙种球蛋白治疗;③予以换血治疗或血浆去除术。

7. 中毒反应

(1)柠檬酸盐中毒:大量输血可使过量的柠檬酸盐进入受者体内,柠檬酸盐与血钙结合,引起低钙血症,出现肌肉震颤、手足抽搐、惊厥和心律失常等。心电图示 Q-T 间期延长。治疗可用 10% 葡萄糖酸钙静脉推注。新生儿换血时,每输入 100ml 全血应给 10% 葡萄糖酸钙 1~2ml。

(2)钾中毒:大量输入库存血可致钾中毒,表现为软弱无力,重者肌肉瘫痪、呼吸肌麻痹、心律不齐等。预防钾中毒措施:①选用较新鲜的血;②已有高钾血症或肾功能不全者,可选用洗涤红细胞或移去库血的血浆后再输注。

（3）输血传播疾病：输血可传播乙型及丙型肝炎、艾滋病、巨细胞病毒、单纯疱疹、EB 病毒和疟疾等感染性疾病。目前输血传播疾病很难避免，只能尽量减少。输血后肝炎一般在输血后 60~120 日发病，血清乙肝或丙肝相关抗原阳性。输血所致疟疾，一般在输血后 6~12 日发病。预防：①严格筛选供血者；②严格掌握输血指征，切勿滥输血。

（徐发林　房晓祎　周　伟　梅亚波）

第三节　教 学 案 例

案例 1　新生儿体温异常及体温管理

（一）病例介绍

1. **病史**　患儿，男，19 天，因"发热 3 天"入院。患儿系 G_2P_2，胎龄 38^{+2} 周，经阴道分娩出生，体重 3 300g，羊水清、量约 400ml，胎盘胎膜娩出完整；Apgar 评分生后 1 分钟 10 分、5 分钟 10 分、10 分钟 10 分。入院前 3 天无明显诱因出现发热，最高体温达 39℃，伴会阴部皮疹，予口服酪酸梭菌二联活菌胶囊、头孢克洛缓释片，外用复方曲安奈德乳膏，温水擦浴，反复发热伴惊厥。

2. **体格检查**　体温 38.2℃，神志清，精神反应一般，哭闹时下颌抖动。经皮血氧饱和度 95%。前囟约 1cm × 1.5cm 大小，张力不高，颈软，无抵抗，无角弓反张，双侧瞳孔等圆等大，直径约 2.5mm，对光反射灵敏。尿道口可见少许白色分泌物，肛周皮肤脱皮、潮红。四肢肌张力正常，吸吮反射、握持反射、觅食反射正常。

3. **实验室检查**　血常规：WBC17.92 × 10^9/L，N 44.27%，PLT 366 × 10^9/L；PCT 18.13ng/ml；CRP 153.00mg/L。脑脊液：无色，透明，潘氏试验弱阳性，有核细胞数 320 × 10^6/L，单核细胞 70%，多核细胞 30%；蛋白 1.7g/L，葡萄糖 1.12mmol/L（末梢血糖 4.1mmol/L）；脑脊液培养：无乳链球菌。

4. **诊疗经过**　予物理降温、氨苄西林和头孢噻肟抗感染治疗。3 日后复查，CRP 10.30mg/L，PCT 0.36ng/ml；血常规：WBC 14.04 × 10^9/L，N 48.71%，PLT 726 × 10^9/L；脑脊液：无色，透明，潘氏试验 +，有核细胞数 70 × 10^6/L，蛋白 1.13g/L，葡萄糖 2.41mmol/L（末梢血糖 5.3mmol/L）。治疗 5 日再次发热，头颅 MR 提示硬膜下少许积液；ESR 50mm/h，CRP 90.00mg/L，尿培养肺炎克雷伯菌阳性，改用美罗培南 + 万古霉素抗感染。治疗 1 周后，尿培养阴性，停美罗培南，治疗 2 周复查头颅 MRI 未见异常。治疗 6 周复查脑脊液：有核细胞数 36 × 10^6/L；蛋白 0.57g/L，葡萄糖 2.53mmol/L（末梢血糖 3.6mmol/L）。带口服抗生素出院，出院后治疗 1 个月复查脑脊液正常。出院诊断：新生儿无乳链球菌败血症合并化脓性脑膜炎。

（二）临床分析

发热为新生儿常见症状，感染为新生儿发热常见病因，包括各种病原体引起的局部或全身性感染。临床工作中除降温处理外,应注意针对病因治疗,查找感染灶及病原体,及时使用有效抗生素治疗,并监测相关并发症。

案例 2　新生儿黄疸

(一)病例介绍

1. **病史**　患儿为 G_4P_2,胎龄 39 周,经阴道娩出,出生体重 2 900g,羊水清,无脐带绕颈,无胎膜早破。Apgar 评分 1 分钟、5 分钟、10 分钟,分别为 9 分、10 分、10 分。生后混合喂养,出生后第 3 日开始出现皮肤黄染,未监测黄疸情况,在家给予 "中草药" 外洗等处理。生后第 7 日患儿出现吃奶减少,反应差,无抽搐、呕吐、尖叫、肢体抖动,无气促、发热,生后第 8 日门诊以 "高胆红素血症" 收入院。患儿大便为黄色烂便,每日 7~8 次。混合喂养,已接种卡介苗、乙肝疫苗。母孕期无发热,无皮疹,无妊高征,无妊娠期糖尿病。母既往妊娠共 3 次,人工流产 2 次,患儿有一姐姐,8 岁,体健。母血型:O 型,父血型:B 型。

2. **体格检查**　T 体温 37℃,脉搏 168 次 /min,呼吸 46 次 /min,血压 79/40mmHg,体重 2 700g,SPO_2 95%,身长 49cm,头围 33.5cm。全身肤色极重度黄染,无皮疹,无血管瘤,无硬肿,无水肿,无脱皮,肢体温暖,头颅无畸形,前囟平软,骨缝分离。巩膜重度黄染,瞳孔正常,呼吸、循环、外生殖系统均正常,四肢肌张力增高,肌力正常,吸吮、握持、拥抱等反射存在。

3. **入院诊断**　①新生儿高胆红素血症;②胆红素脑病?③葡萄糖 -6- 磷酸脱氢酶缺乏症?

4. **实验室检查**　入院当日血气电解质分析:pH7.21,$PaCO_2$ 5.34kPa,PaO_2 2.98kPa,乳酸 10.0mmo1/L,葡萄糖 13.4mmol/L。电解质基本正常。G–6–PD 活性比值 0.20。凝血四项:凝血酶原时间 15.50 秒,部分凝血酶原时间 48.7 秒。生化:丙氨基转氨酶 8U/L,总胆红素 591.3μmol/L,直接胆红素 45.3μmol/L,间接胆红素 546.0μmol/L。尿液分析:葡萄糖 2.8mmol/L,酮体 0.5mmo1/L。大便常规、TORCH、新生儿溶血病检测未见异常。术后第 1 日复查血常规:白细胞 $8.6×10^9$/L,中性粒细胞百分比 55%,血红蛋白 13g/L,血细胞比容 0.401,血小板 $124×10^9$/L。生化:天门冬氨酸氨基转氨酶 24U/L,总蛋白 51.0g/L,白蛋白 39.1g/L,总胆红素 289μmo1/l,直接胆红素 21.7μmol/L,间接胆红素 267μmol/L,总胆汁酸 34.8μmol/L,谷氨酰转移酶 67U/L。血气分析:酸碱度 7.46,二氧化碳分压 5.6kPa,氧分压 15.10kPa,乳酸 1.30mmo1/L。脑脊液生化:乳酸脱氢酶 53U/L,钙 1.47mmol/L,氯化物 117.6mmo1/L,葡萄糖 4.48mmo1/L,微量蛋白 0.73g。脑脊液总胆红素 2.6μmol/L,直接胆红素 2.0μmol/L,间接胆红素 0.6μmol/L。脑脊液常规涂片、甲状腺功能、降钙素原未见明显异常。胸腹部平片未见异常。B 超:双侧侧脑室旁脑实质回声局部增强,胆囊充盈欠佳;肝、脾、胰未见明显异常。

5. **诊疗经过**　入院后即给予患儿双面蓝光照射,抽血查 TBIL 320μmol/L,间接胆红素为主,照射 4 小时候后复查血 TBIL 430μmol/L,患儿出现激惹、惊厥等表现,遂行全部换血术的术前准备,并继续蓝光照射。术前(大约照射 6 小时)溶血病筛查未能证实 ABO 溶血,患儿血型 B 型。查血生化:总胆红素 591.3μmol/L,间接胆红素 546μmol/L,血红蛋白 86g/L。征得患儿监护人同意后,予 O 型红细胞及 AB 型血浆换血治疗,过程顺利,术后监护满意,完善相关检查,术后第 4 日行 aEEG 检查,显示为大致正常新生儿脑电图。头颅 MRI 检查提示:①后颅窝硬膜下少量出血;②双侧苍白球 T_1 呈高信号,考虑高胆红素血症脑部改变。诱发电位提示:双侧 Ⅰ、Ⅲ、Ⅴ 波未分化,双侧 >105dB 未分化。给予神经生长因子治疗 7 日。患儿未出现抽搐、激惹、肢体抖动,吮奶及吞咽好,复查血 TBIL27.6μmol/L,遂出院。最后诊断为:①新生儿高胆红素血症;②红细胞葡萄糖–6–磷酸脱氢酶缺乏症;③新生儿胆红素脑损伤;④贫血;⑤颅内出血(非创伤性)。

（二）临床分析

黄疸是新生儿期常见的临床症状,约 50% 足月新生儿可出现不同程度黄疸,早产儿比例更高。大部分黄疸可自然消退;少数患儿可出现严重高胆红素血症,过高的胆红素可以透过血脑屏障进入细胞内干扰细胞的代谢功能,引起脑细胞功能代谢紊乱,对新生儿造成极大危害。对新生儿黄疸进行适时、有效、安全、经济的干预,避免胆红素脑病发生,减少不必要的治疗和医疗资源浪费,是国内外医学界多年来努力的方向。

生理性黄疸由于新生儿肝细胞尚未成熟,对胆红素摄取、运载功能较差,约 90% 新生儿在出生后 2~14 日内出现黄疸,常在 2~4 日达到高峰,1 周后下降。出现下列情况之一时,要考虑病理性黄疸:①出生后 24 小时内出现黄疸,总胆红素浓度 >102.0μmol/L;②足月儿血清总胆红素浓度 >220.6μmol/L,早产儿 >255.0μmol/L;③血清结合胆红素 >34.0μmol/L;④血清胆红素每日上升 >85.0μmol/L;⑤黄疸持续时间较长,足月儿超过 2 周,早产儿超过 4 周或进行性加重,或退而复现。2014 年美国儿科学会制定了新的新生儿黄疸诊疗指南,指出对新生儿黄疸的干预标准应为随胎龄、日龄和出生体质量而变化的多条动态曲线,Bhutani 对 2 840 名胎龄 ≥36 周、体质量 >2 000g 或胎龄 >35 周、体质量 >2 500g 的新生儿依据不同出生时龄胆红素水平所绘制的危险分区图,将新生儿胆红素水平分为高危、高中危、低中危、低危 4 个分区,处于高危区的患儿,发生严重高胆红素血症和胆红素脑病的风险大大增加。本例患儿入院时胆红素升高明显,进行持续光疗后胆红素不降反升,并发惊厥、激惹等现象,为处于高危区患儿,发生胆红素脑病的风险明显增加,行换血术在所难免。

光照疗法是一种治疗新生儿高胆红素血症的重要方法。其主要作用是使未结合胆红素转变为水溶性异构体,易从胆汁和尿液中排出体外。光源可选择蓝光(波长 425~475nm)、绿光(波长 510~530nm)、白光(波长 550~600nm)或太阳光等,以蓝光最为有效。光疗设备可采用光疗箱、荧光灯、LED 灯和光纤毯。光疗方法有单面光疗和双面光疗。临床上大多采用蓝光照射治疗新生儿高胆红素血症。《新生儿黄疸干预推荐方案》中指出 24 小时以内出现黄疸者,应积极寻找病因,并给予积极的光疗措施。有形成胆红素脑病高危因素的早产儿,应予以更早期的预防性光疗。张萌等比较间歇蓝光和持续蓝光照射治疗新生儿黄疸的疗效和副作用,发现两组蓝光照射疗效差异无统计学意义,但间歇光疗组副作用明显少于持续光疗组,更值得临床推广。唐红装等探讨短时多次光照对新生儿黄疸治疗的有效性,发现因新生儿体温调中枢发育尚未成熟,蓝光箱荧光灯长时间连续照射产生的热效应易引起发热、出汗、脱水、皮疹等,短时多次照射并配合间歇期护理,如母乳喂养、抚触,有利于新生儿心理健康,可提升患儿的舒适感,减少并发症的发生。对于达胆红素危急值的极重症高胆红素血症新生儿,予双面蓝光照射,增加光照强度和面积,能迅速降低血清胆红素水平,是治疗极重症高胆红素血症新生儿的有效方法。光疗期间应密切监测血清胆红素浓度,一般12~24 小时测定 1 次,光疗结束后,连续监测 2 日,以观察有无反跳现象。当反跳值超过光疗前水平时,需再次光疗。本例患儿采用了先单面光疗、再双面光疗,密切监测胆红素水平的早期治疗方法。

换血疗法能快速置换出血液中的胆红素、抗体和致敏红细胞等有害物质,使血清胆红素水平迅速下降,避免胆红素脑病的发生。美国儿科学会新生儿黄疸诊疗指南中指出,对于胎龄≥38周新生儿,B/A(胆红素/白蛋白)>8.0(mg/dl或g/L),要考虑换血。35~37周健康新生儿或38周有高危因素或G-6-PD缺乏症等溶血性疾病的患儿,B/A>7.2(mg/dl或g/L),要考虑换血。35~37周有高危因素或G-6-PD缺乏症等溶血性疾病的患儿(mg/dl或g/L)要考虑换血。刘汉楚等探讨光疗法、静脉输注丙种球蛋白、换血疗法对重症新生儿高胆红素血症的疗效,换血疗法效果好、疗程短、无严重副作用,是治疗重症新生儿黄疸的最佳选择。《新生儿黄疸干预推荐方案》中指出换血后应继续光疗,重点护理,并使用抗生素3日来预防感染。换血过程中应注意调整换血速度,持续静脉给予钙剂预防抽搐发生。血源选择时应注意:在G-6-PD症缺乏高发地区应对血源筛查后方可换血,否则可能发生急性血管内溶血,需要再次换血。

除了光疗、换血等,药物方面也需要同步跟进。苯巴比妥为肝脏葡萄糖醛酸转移酶(肝药酶)诱导剂,可诱导肝药酶生成,增加间接胆红素与葡萄糖醛酸结合的能力,从而增加肝脏清除胆红素的能力,使血清胆红素下降。肝酶诱导剂需用药2~3日才呈现疗效,早产儿黄疸应尽早用药。但新生儿服用苯巴比妥后嗜睡、影响食欲、肠道正常菌群减少,因此进入肠道的胆红素不能在肠道细菌作用下更好地转化为尿胆原、粪胆原,导致进入肠肝循环的胆红素量增加,加重黄疸,起消极作用。为避免其不良反应,在应用苯巴比妥时要加强喂养,并与其他治疗方式联合应用。

微生态制剂对肠道胆红素代谢的作用是通过其自身及代谢产物对肠道菌群的调节来实现的。微生态制剂干预新生儿黄疸的机制包括:①迅速建立正常肠道菌群,发挥其生理功能;降低肠道β-GD活性,使胆红素的肠肝循环减少;②降低肠道pH,促进胆红素从粪便中排泄;③促进肝酶的活性。枯草杆菌二联活菌颗粒、双歧杆菌四联活菌片等具有加速胆红素分解和阻止胆红素重吸收的作用,当结合性胆红素经胆道系统排泄至肠内,在小肠基本不被吸收,到达回肠末端和结肠内被肠道内的细菌β-葡萄糖醛酸苷酶解除葡萄糖醛酸基,随后细菌将其还原成无色的尿胆原,大部分随粪便排出体外。益生菌用于治疗新生儿高胆红素血症,可有效降低严重高胆红素血症发生率,缩短黄疸持续时间,未见明显不良反应。

茵栀黄为传统中医治疗新生儿黄疸的方剂,方剂组成主药为茵陈、栀子、黄芩,具有清热、解毒、利湿、退黄、护肝利胆等作用,能通过诱导肝药酶系统,促进肝脏对胆红素的摄取、结合和排泄,具有减轻和防止肝细胞损伤,促进肝细胞修复、再生,促进肝脏解毒功能等药理作用。黄玉萍等观察茵栀黄颗粒治疗新生儿黄疸的疗效,发现口服茵栀黄颗粒治疗新生儿黄疸,可明显降低血清胆红素水平,缩短治疗时间,具有良好的效果。姜秋经疗效评价及随访观察茵栀黄口服液佐治新生儿黄疸对患儿皮肤、巩膜黄染状况、血清胆红素变化和智力发育水平的影响,表明茵栀黄口服液与常规治疗配合应用可加速胆红素排泄,迅速缓解症状,提高治疗效果。但严重G-6-PD缺乏症患者最好避免使用,因有可能导致溶血使黄疸加重。中医药治疗新生儿黄疸疗效较好,但口服中药的恶心、呕吐等副作用往往使患儿及其家长难以接受。近年来,有学者研究中药洗剂治疗黄疸,利用新生儿皮肤薄嫩、体表面积大、药物易透过皮肤吸收的生理特点,洗剂经皮肤吸收达到清热利胆、解毒、退黄的目的;且在洗浴过程中采用稀释药液进行水疗,对新生儿的内分泌、神经及新陈代谢均有较好的促进作用,可激活胃蛋白酶等的释放,有促进肠蠕动、加快胎粪排泄、减少胆红素肝肠循环的作用。

临床工作中,为避免重度高胆红素血症造成新生儿中枢神经系统不可逆的损害,将蓝光照射、药物治疗联用以及不同药理作用的药物联用治疗新生儿黄疸,特别是早期干预治疗上获得较好的疗效。余红喜观察三黄汤结合蓝光照射治疗新生儿黄疸的疗效,三黄汤清热利湿、疏肝利胆、活血化瘀,促使黄疸的消退,而蓝光照射使血液中的间接胆红素氧化分解为无毒的水溶性衍生物,从汗、尿中排出,两者合用促进黄疸加快消退,取得了较好的效果。林晓燕等用双歧杆菌四联活菌片联合退黄散治疗新生儿黄疸,双歧杆菌四联活菌片直接补充人体正常生理细菌,在肠道形成生物屏障,促进肠道蠕动,调节肠道菌群平衡,促进胆红素从粪便中排除,与退黄散合用在退黄及促进排泄方面具有协同作用,能显著降低黄疸的程度,加速胆红素的排泄,缩短黄疸的持续时间。

另外,新生儿黄疸若不能及时被发现和治疗,可能会导致严重后果,应早发现、早治疗,为患儿赢取更多的治疗时机。很多家长并不理解病理性黄疸的相关症状和严重后果,从而耽误治疗,因此,对新生儿家长开展针对性的健康教育,在争取治疗时机上有重要意义。

本例患儿经蓝光照射、早期健康教育、积极换血、使用肝酶诱导剂、微生态制剂以及茵栀黄等中药制剂联合治疗,患儿仍出现了胆红素脑病的颅脑 MRI 表现,所幸经康复治疗,患儿在黄疸快速消退的同时,并没发生神经系统的症状与体征,治疗效果满意。

(房晓祎　周　伟)

参考文献

1. Kliegman RM, Behrman RE, Jenson HB, et al. Nelson textbook of pediatrics. 18th ed. Philadelphia: Saunders Elsevier, 2007.

2. 邵肖梅,叶鸿瑁,邱小汕 . 实用新生儿学 . 第 4 版 . 北京:人民卫生出版社,2011.

3. National Institute for Health and Clinical Excellence. Feverish illness in children_ assessment and initial management in children younger than 5 years. London: RoyalCollege of Obstetricians and Gynecologists, 2013.

4. 中华医学会儿科学分会新生儿学组 . 早产儿管理指南 . 中华儿科杂志,2006,44(3):188-191.

5. 魏克伦,杨于嘉,刘义 . 新生儿黄疸 . 北京:人民卫生出版社,2011.

6. 中华医学会儿科学分会新生儿学组,《中华儿科杂志》编辑委员会 . 新生儿高胆红素血症诊断和治疗专家共识 . 中华儿科杂志,2014,52(10):745-748.

7. 刘俐 . 我国新生儿黄疸诊治现状和面临的挑战 . 中国新生儿科杂志,2009,24(4):198-202.

8. Maisels MJ. What's in a name? Physiologic and pathologic jaundice: the conundrum of defining normal bilirubin levels in the newborn. Pediatrics, 2006, 118(2):805-807.

9. Management of hyperbilirubinemia in the newborn infant 35 or more weeks of gestation. Pediatrics, 2004, 114（1）: 297-316.

10. Shapiro SM. Chronic bilirubin encephalopathy: diagnosis and outcome. Semin Fetal Neonatal Med, 2010, 15（3）: 157-163.

11. 毛健,富建华,陈丽英,等.重度高胆红素血症新生儿苍白球磁共振成像特征及其临床意义.中华儿科杂志, 2007, 45（1）: 24-29.

12. Cece H, Abuhandan M, Cakmak A, et al. Diffusion-weighted imaging of patients with neonatal bilirubin encephalopathy. Jpn J Radiol, 2013, 31（3）: 179-185.

13. Rennie JM. Roberton's textbook of neonatology. 4th ed. Philadelphia: Elsevier Churchill Livingstone, 2005.

14. Karpatkin M. Coagulation problems in the newborn. Semin Neonatol, 1999, 4: 67-73.

15. 张梓荆.儿科疾病症状鉴别诊断.北京:中国协和医科大学出版社, 2001.

16. 阮定珍.立止血、凝血酶联合治疗新生儿上消化道出血疗效分析.实用医学杂志, 2005, 21（3）: 283.

17. 林良明,刘玉琳,鲁杰,等.婴儿维生素 K 缺乏及其干预的研究.中华儿科杂志, 2002, 40（1）: 1-6.

18. 吴升华.儿科住院医师手册.南京:江苏科学技术出版社, 2014.

19. Dituri F, Buonocore G, Pietravalle A, et al. PIVKA-II plasma levels as markers of subclinical vitamin K deficiency in term infants. The journal of maternal-fetal & neonatal medicine: the official journal of the European Association of Perinatal Medicine, the Federation of Asia and Oceania Perinatal Societies, the International Society of Perinatal Obstetricians, 2012, 25（9）: 1660.

20. Per H, Kumandas S, Oedemir MA, et al. Intracranial hemorrhage due to late hemorrhagic disease in two siblings. J Emerg Med, 2006, 31: 49-52.

21. 吴捷,魏克伦.静滴丙种球蛋白在新生儿临床的应用.新生儿科杂志, 2001, 16: 235-237.

22. 王美红,沈博均.新生儿免疫性血小板减少症的研究进展.国外医学·儿科分册, 2001, 28: 125-127.

23. Rayment R, Birchall J, Yarranton H, et al. Neonatal alloimmune thrombocytopenia. BMJ, 2003, 327: 331-332.

24. Beck CE, Nathan PC, Parkin PC, et al. Corticosteroids versus intravenous immune globulin for treatment of acute immune thrombocytopenic purpura in children: Ssysmatic review and meta-analysis of randomized controlled trials. J pediatr, 2005, 147: 521-527.

25. Patel RM. Research Opportunities to Improve Neonatal Red Blood Cell Transfusion. Transfus Med Rev, 2016, 30: 165-173.

26. National Institute for Health and Clinical Excellence. Feverish illness in children_ assessment and initial management in children younger than 5 years. London: RoyalCollege of Obstetricians and Gynecologists, 2013.

27. 刘义,杜立中.新生儿黄疸诊疗原则的专家共识解读.中华儿科杂志, 2010, 48（9）:

691-694.

28. AmericanAcademy of Pediatrics Clinical Practice Guideline Subcommittee on Hyperbilirubinemia. Management of hyperbilirubinemia in the newborn infant 35 or more weeks of gestation. Pediatrics, 2004, 114（1）: 297-316.

29. 李秋平, 封志纯. 美国儿科学会最新新生儿黄疸诊疗指南. 实用儿科临床杂志, 2006, 21（14）: 958-960.

30. Hay WWJ, Levin MJ, Sondheimer JM, et al. Current diagnosis and treatment of pediatrics. 20th ed. New York: McGraw-Hill Companies, Inc., 2011.

31. KumarD, Parakh A, Sharma S. Gilbert syndrome increasing unconjugated hyperbilirubinemia in a child with hereditary spherocytosis. J Pediatr Hematol Oncol, 2012, 34（1）: 54-56.

32. Muchowski KE.Evaluation and treatment of neonatal hyperbilirubinemia.Am Fam Physician, 2014, 89（11）: 873-878.

33. Maisels MJ. What's in a name? Physiologic and pathologic jaundice: the conundrum of defining normal bilirubin levels in the newborn. Pediatrics, 2006, 118: 805-807.

34. 中华医学会儿科学分会新生儿学组. 全国新生儿黄疸与感染学术研讨会纪要（附新生儿黄疸干预推荐方案）. 中华儿科杂志, 2001, 39（3）: 185-186.

35. 吴圣楣, 陈惠金, 朱建幸, 等. 新生儿医学. 上海: 上海科学技术出版社, 2006.

36. 周伟. 实用新生儿治疗技术. 北京: 人民军医出版社, 2010.

37. 陆玲, 周伟, 李耘, 等. 新生儿换血术后血生化代谢的变化规律探讨. 小儿急救医学, 2004, 11（5）: 289-291.

38. 王萍, 米延, 王竹颖, 等. 单倍换血治疗新生儿高胆红素血症疗效的回顾性分析. 中国新生儿科杂志, 2006, 21（2）: 105-107.

39. 陈文清, 宋龙秀, 陈滇. 新生儿红细胞增多症部分换血的换血量分析. 广东医学, 2005, 26（2）: 225-226.

40. 蒋永江, 陈继昌, 龙萍, 等. 保存前去白细胞血液换血治疗新生儿高胆红素血症. 实用儿科临床杂志, 2008, 23（2）: 138-140.

41. 张爱民, 李芳. 超3天保存血换血治疗新生儿高胆红素血症对内环境的影响. 广东医学, 2003, 24（8）: 857-858.

42. 邓皓辉, 李锐钦, 张素芬. 同型血外周同步换血对不同病因高胆红素血症的疗效对比研究. 中国实用儿科杂志, 1999, 14（8）: 471-473.

43. Ahlfors CE. Criteria for exchange transfusion in jaundiced newborns. Pediatrics, 1994, 93（4）: 488.

44. Fok TF, So LY, Leung KW, et al. Use of peripheral vessels for exchange transfusion. Arch Dis child, 1990, 65（7）: 676-678.

45. 王晓冰, 张君平, 王粉. 全自动外周动静脉换血治疗新生儿溶血病13例临床分析. 中国新生儿科杂志, 2007, 22（5）: 309-310.

46. 黄辉文, 宋超帮, 王道红, 等. 三输液泵控制全自动换血疗法治疗新生儿重症黄疸. 实用儿科临床杂志, 2006, 21（11）: 689-690.

47. 肖政祥, 吴远军, 刘耐荣, 等. 应用COBE Spectra血液分离系统行新生儿换血的临床研究. 宁夏医学杂志, 2007, 29（1）: 30-31.

48. 韦秋文, 李小容, 刘义, 等. 新生儿换血后贫血相关因素分析及干预策略. 临床儿科杂志, 2006, 24（10）: 827-830.

49. 王庆红, 杨于嘉, 刘杰波, 等. 高间接胆红素血症新生儿换血前后血生化和渗透浓度及甲状腺素变化的检测及分析. 中国实用儿科杂志, 2003, 18（8）: 497-498.

50. 赵小丽. 新生儿成分输血的探讨. 中国优生优育, 2014, 20（4）: 261-264.

第四章 消化与营养

第一节　症　候

一、呕吐

（一）概述

　　呕吐（vomiting）是指通过胃的强烈收缩，迫使胃或部分小肠的内容物经食管、口腔而排出体外的过程，是新生儿期常见的症状之一。呕吐可因新生儿的生理解剖特点或喂养不当引起，也可能是新生儿疾病特别是先天性消化道畸形的早期主要症状。针对呕吐患儿需仔细观察分析，作出正确的诊断和处理。

（二）临床诊断

1. 询问病史

　　（1）母妊娠孕产史：有无难产、产时及产前感染史、窒息、宫内窘迫史。羊水过多常提示有先天性消化道畸形。

　　（2）喂养史：了解是母乳还是配方奶喂养，奶量，配方奶种类、浓度及喂养方法是否正确。

　　（3）呕吐情况：①呕吐开始时间：开奶前即呕吐考虑食管闭锁或咽下综合征；生后1~2日呕吐考虑幽门痉挛、肠梗阻；生后2周呕吐常为幽门肥厚性狭窄的特征。②呕吐方式：间断性、暂时性呕吐以内科性疾病可能性大；喷射性、持续性呕吐以外科性疾病可能性大。③呕吐物性状：奶汁多为溢乳或食管闭锁；乳凝块多为内科疾病或幽门Vater壶腹以上的十二指肠梗阻；含胆汁表明梗阻在空肠近端以上；含粪便示梗阻在空肠近端以下；含血液应考虑新生儿出血症、应激性溃疡、败血症、DIC等，同时要与咽下含母血的羊水鉴别。

（4）排便情况：足月儿生后 2~3 日内无胎便排出或仅有少量灰绿色黏液便排出，提示消化道梗阻。

（5）伴随症状：溢乳、喂养不当的患儿一般情况良好。哭闹严重提示有外科或全身性疾病。感染所致者有发热、感染中毒表现。颅内压增高所致者有兴奋或抑制、抽搐等表现。

2. 体格检查

（1）全面检查：注意一般情况及各系统异常，如有无脱水、酸中毒表现，心肺及神经系统异常，唇腭裂及肛门闭锁等外观畸形。

（2）腹部检查：注意腹胀及其部位（全腹胀提示低位或麻痹性肠梗阻；上腹胀、下腹空虚提示高位性肠梗阻），但有时由于呕吐剧烈，可有脱水，而无腹胀，亦不能排除外科情况。观察有无胃蠕动波（幽门狭窄）及肠型（低位肠梗阻）、能否触及肿块（肥厚性幽门狭窄）、肠鸣音是否正常（亢进为机械性肠梗阻，减弱或消失为麻痹性肠梗阻）。

（3）直肠指检：指检后爆破性排出较多气体和胎便常提示巨结肠。胎粪性便秘在指检后带出大量胎便，症状即可缓解。

3. 辅助检查

（1）腹部 X 线立位片：对膈疝、肠闭锁、先天性巨结肠具有初步判断的重要意义。对新生儿坏死性小肠结肠炎的诊断及分期有指导作用。如果见到膈下游离气体，是消化道穿孔的特征性表现，也是外科急诊剖腹探查的指征。

（2）上消化道造影：主要观察造影剂经过食管、胃、十二指肠及部分小肠的排空速度，对于食管闭锁、十二指肠闭锁、肠旋转不良、胃食管反流、食管裂孔疝、胃扭转等有诊断意义。

（3）食管 pH 检测：对明确是否存在胃食管反流有诊断价值。

（4）钡剂灌肠：主要观察肛门、直肠、结肠、回盲部的形态，对于先天性巨结肠、结肠闭锁等有诊断意义。

（5）腹部超声：可以观察幽门有无狭窄，以诊断是否存在先天性肥厚性幽门狭窄。观察回盲部有无 "同心圆" 征，是否存在肠套叠。观察有无腹腔占位、腹水。观察腹股沟有无疝囊、睾丸有无扭转等。超声检查在腹部外科，特别是肠道外科疾病的诊断中起的作用越来越明显，主要是观察肠系膜上动静脉血流情况，对于肠旋转不良的诊断阳性率明显高于腹部 X 线，同时对于新生儿坏死性小肠结肠炎的诊断有辅助作用。

（6）胃镜：胃镜下可直接探查到食管、胃及十二指肠的情况，可诊断消化道溃疡、上消化道出血、十二指肠隔膜等疾病。但由于新生儿体重较轻、消化道较细、对设备及技术要求较高，因此胃镜的使用尚不普及。

（7）头颅 B 超或 MRI：可排除颅内出血、颅内占位、脑积水等中枢神经系统疾病导致的呕吐。

（8）抗碱血红蛋白定性试验：用 1% 氢氧化钠 1 份加呕吐物稀释后离心的上清液 5 份，2 分钟后变棕色为母血，不变色为儿血。

（三）新生儿科常见引起呕吐的疾病

根据引发呕吐的原因，大致可将呕吐分为内科性及外科性两类。

1. 内科性呕吐　约占 80%~90%。

（1）新生儿溢乳：生后前几周正常新生儿可发生，喂奶后即从口角溢出奶汁。不影响生长发育，常于生后 6 个月内消失。

（2）喂养不当：约占新生儿呕吐的 1/4。主要与喂乳次数频繁，喂乳量过多、过急，大量吞入空气，奶瓶乳头孔过大、过小，母乳头下陷或乳头正对小儿咽部，配方乳太热或太冷，喂乳后即平卧不拍背排气或过多、过早地翻动小儿等因素有关。特点为非每次喂乳后均呕吐，呕吐量不定，呕吐内容物为奶汁，纠正喂养方法后即好转。

（3）胃黏膜受刺激：包括羊水咽下、母血咽下、口服药物等。分娩过程中吞入多量胎粪污染或带母血的羊水，未开奶即吐，开奶后呕吐加重，呕吐物主要为羊水，也可带血，吐净后自然缓解，呕吐时一般状况良好，胎便排出正常，不伴腹胀，无其他异常体征，又称咽下综合征。母血咽下则多发生于母乳喂养的新生儿，母亲乳头皲裂继续母乳喂养时，咽下的母血刺激胃部黏膜导致呕吐，呕吐胃内容物为乳汁伴有血性物质，新生儿全身状态良好，通过询问病史可以明确，暂停喂养后呕吐可自行消失。但应注意与新生儿出血症、新生儿应激性溃疡等鉴别。必要时可以进行 APT 试验：取呕吐物或胃内容物标本，加水搅拌均匀，沉淀后取上清液加入 1% 氢氧化钠，观察溶液颜色变化。如仍为红色，则表示为新生儿出血，如变为棕黄色则为咽下的母血。患儿服红霉素、吐根合剂及母亲用过催吐药物而哺乳者亦可引起呕吐。

（4）感染因素：胃肠道感染（鹅口疮、新生儿腹泻、坏死性小肠结肠炎等）或肠道外感染（呼吸道感染、败血症、脑膜炎等）均可致呕吐。除呕吐症状之外，还可能出现腹泻、腹胀、发热等表现，严重感染如败血症等可伴有全身状态改变，甚至脱水、休克。感染的病原可能包括病毒、细菌、真菌等，可以进行血常规及 CRP，血、尿、便细菌培养及病毒等检查明确病原。

（5）胃肠道功能失调：包括胃食管反流、贲门失弛缓症、胎粪排泄延迟等。其中胃食管反流是比较常见的新生儿呕吐的原因之一，通常表现为溢乳、反复喂奶后呕吐等，可伴有体重不增等表现。胎粪排泄延迟，导致吃奶后呕吐，可伴有腹胀，但给予通便等处理后可好转。

（6）中枢神经系统疾病：如缺氧缺血性脑病、中枢感染、脑积水等引起颅内高压，导致出现呕吐。追问病史则存在出生窒息史或有发热等全身感染表现。该类呕吐为喷射样，查体可发现前囟饱满、张力增高，可伴有球结膜水肿。

（7）先天性遗传代谢性疾病：高血氨症、半乳糖血症、苯丙酮酸尿症等先天性遗传代谢病可能以呕吐为主要症状。若新生儿表现为反复呕吐、精神反应差、生长发育迟缓，伴有反复的或难以纠正的电解质紊乱、低血糖、酸中毒时，一定要进行血或尿先天性遗传代谢病筛查，必要时进行相关基因学检测。

（8）牛奶蛋白不耐受：除呕吐之外，可有腹胀、腹泻、湿疹等其他表现，可有直肠出血伴松散而含有黏液的大便，可导致体重下降。诊断取决于基于饮食排除的症状解除、肠道活检、总 IgE 和特异性抗体检测、皮肤针刺试验和大便分析有助于诊断。可给予低变应原性、不含乳糖、含有水解蛋白的牛奶替代品，严重患者可能需要氨基酸奶。

2. 外科性呕吐

（1）食管闭锁：生后不断吐沫，喂奶后即吐，伴有食管气管瘘者出现发绀、呼吸暂停及呼吸困难。经口插胃管插到 8~12cm 时出现阻力或在咽部打折。

（2）肥厚性幽门狭窄：为新生儿常见的腹部外科病，一般生后 2~3 周起病，初起为溢乳，逐渐发展为进行性、持续性、喷射性呕吐，呕吐量多，多为乳汁或乳凝块，不含胆汁，吐奶后再次进奶正常，进行性消瘦。体检可见扩大的胃型及蠕动波，在右上腹肋缘下，腹直肌外侧可触及橄榄大小坚硬的肿块。

（3）胃扭转：一般生后早期即出现呕吐，喂奶后呈喷射性呕吐，变动体位时更甚。呕吐物一般以乳汁为主，不含胆汁，体检无阳性所见。可引起体重不增、生长发育不良。

（4）肠旋转不良、肠扭转、肠坏死、肠穿孔：一般生后有正常胎粪排出，生后 3~5 日起出现反复呕吐，含有胆汁，排便减少或不排便，当出现肠扭转后，病情突然加重，呕吐频繁，腹胀明显，若出现肠坏死、肠穿孔则会出现呕吐血性物。

（5）肠闭锁或狭窄：是新生儿肠梗阻最常见的原因之一，除呕吐外，主要表现还有不排胎粪或仅排少量胶冻样便。呕吐出现时间、呕吐物性质、呕吐频次与肠闭锁位置高低有关。十二指肠闭锁位置高，第一次喂奶后即呕吐，呕吐物含胆汁，呕吐频繁，可不伴腹胀或仅上腹部腹胀。低位肠梗阻生后呕吐出现较晚，呕吐物多为粪质样，呕吐次数及程度随时间进行性加重，一般伴有全腹胀。

（6）先天性巨结肠：由于结肠缺少神经节细胞，导致丧失蠕动和排便功能，继发扩张，导致低位肠梗阻表现，胎粪排出延迟，伴腹胀和呕吐，呕吐物中含胆汁，经灌肠后症状缓解，以后出现相同症状。

（7）肛门直肠闭锁：生后无胎便排出，随后出现呕吐、腹胀，及时肛诊即可发现。

（8）膈疝及食管裂孔疝：膈疝除呕吐外常有青紫、呼吸困难等表现，胸部听诊可闻及肠鸣音。食管裂孔疝生后 1 周内出现呕吐，以乳汁为主，可含血液。

（9）坏死性小肠结肠炎：该病多发生于早产儿，胎龄越小、体重越轻，发病率越高。可出现呕吐、腹胀、便血表现，并伴有明显的全身感染中毒症状，呕吐物可先为奶液，后为胆汁样及咖啡样。

（10）其他腹部外科疾病：如环状胰腺、十二指肠隔膜、胎粪性肠梗阻、胎粪性腹膜炎、肠套叠、肠重复畸形、胃穿孔、腹腔占位、腹股沟嵌顿疝等，也可以呕吐为主要表现。泌尿系统外科疾病，如睾丸扭转、泌尿系肿瘤占位、泌尿系感染，也会有呕吐表现。

（四）治疗原则

1. 病因治疗　首先除外先天畸形以免延误手术时机，再针对病因治疗。如胃食管反流以改变体位、口服促进胃肠动力药物及抑酸剂为主；牛奶蛋白过敏的新生儿建议母乳喂养，必须人工喂养的建议使用水解蛋白的特殊配方奶粉；胎粪排泄延迟的新生儿可给予适当的灌肠通便促进胎粪排出；全身或肠道感染的新生儿则以抗感染为主，喂养指导，同时可以考虑给予肠道益生菌口服治疗。

2. 对症治疗

（1）禁食：在确诊前，呕吐严重者原则上应禁食。但需经静脉补足液体，保证热卡及入量。

（2）体位：内科性呕吐可将床位抬高 30°~45°，患儿右侧卧位。

（3）洗胃：咽下综合征可用温生理盐水或 1% 碳酸氢钠洗胃。

（4）解痉止吐：幽门痉挛可在每次喂奶前 15~20 分钟滴入 1:10 000 阿托品 2~5 滴，逐步增加剂量，直到用药后面部潮红表示药量已足；也可用多潘立酮（每次 0.3mg/kg）等止吐。

（5）胃肠减压：呕吐频繁伴严重腹胀者，可置胃管持续胃肠减压。

（6）纠正脱水、酸中毒：一般给 3:1 液（10% 葡萄糖:生理盐水）按比例加钾补充累计损失,然后给5:1液维持。注意纠正酸中毒及电解质紊乱,必要时给予血浆等支持疗法。

二、腹泻与便秘

(一)腹泻

1. 概述　新生儿腹泻(diarrhea)是多病原、多因素引起的一组疾病,主要特点为大便次数增多和性状改变,可伴有发热、呕吐、腹痛等症状,以及不同程度的水、电解质、酸碱平衡紊乱。可由病毒、细菌、真菌、寄生虫等感染因素引起,肠道外感染、滥用抗生素所致的肠道菌群紊乱、过敏、喂养不当等因素也可致病。

2. 临床诊断

(1)询问病史:注意发病季节、喂养情况、有无不洁食物摄入史,以及有无抗生素应用史和肠道外的感染等,难治性腹泻注意询问家族史。

(2)临床特点

1)消化道症状:大便次数增多,每天腹泻数次或十多次,大便性状与感染的病原菌有关。如水样便或蛋花汤样便多见于轮状病毒肠炎;黄色蛋花汤样伴有腥臭味和较多黏液,可能为致病性大肠埃希菌肠炎;大便黏冻状含脓血可能为侵袭性大肠埃希菌肠炎;黏液脓血便可能为鼠伤寒沙门菌肠炎;大便黄绿色似海水、黏液多、有腥臭味可能为金黄色葡萄球菌肠炎;大便黄稀、泡沫多、有发酵味,有时呈豆腐渣样,可能为真菌性肠炎;黄绿色水样便带有伪膜可能为伪膜性肠炎。除腹泻外常伴有食欲缺乏、呕吐、腹胀。

2)全身症状:常有发热、呕吐、食欲缺乏、精神萎靡、哭闹不安、惊厥等,严重者可出现嗜睡、面色苍白、口周发绀。慢性腹泻可有营养不良、发育迟缓。

3)水电解质及酸碱平衡紊乱:新生儿腹泻常在短时间内发生脱水、酸中毒、低钠血症、低钾血症等并发症,严重者面色发灰、皮肤发花、四肢发凉、尿少,甚至休克。

4)其他:可同时伴有其他部位的感染,如肺炎、中耳炎、尿路感染、鹅口疮、败血症等。

(3)实验室检查

1)大便常规及镜检:可正常或见较多红细胞、白细胞,或有脂肪球及少量白细胞,真菌感染大便镜检可见真菌孢子和菌丝。

2)大便培养及药敏试验:连续2次,阳性者治疗3日后复查,直至连续2次阴性。

3)大便轮状病毒检测:可快速诊断轮状病毒肠炎。

4)血电解质及血气分析。

5)肠道黏膜活检及染色体分析。

3. 新生儿科常见疾病

(1)感染性腹泻:包括细菌、病毒、真菌及支原体、衣原体、梅毒、寄生虫等感染引起的新生儿腹泻。除大便次数和性状改变外,可伴有发热、呕吐,大便镜检可见白细胞、脓细胞,大便培养或轮状病毒检测等可明确病原。

(2)先天性肠道功能异常

1)先天性乳糖酶缺陷:开始牛奶喂养后立即出现症状,并伴有乳糖的酸性大便。停止含乳糖食物喂养,症状好转,空肠黏膜活检可见乳糖酶活性的缺乏或活性不足,相对于继发性乳糖不耐受,此病较为罕见。

2）先天性电解质转运缺陷：先天性氯缺乏是一种常染色体隐性遗传病，是由于回肠和结肠中一种钠非依赖性交换器的缺陷所致。胎儿腹泻可产生羊水过多，新生儿期可发生重度的水样腹泻，大便在尿布中可能被误认为是尿液，还可发生腹胀、低氯性碱中毒和体重快速下降，大便中氯化物含量较高。先天性失钠性腹泻，是由于钠/质子交换缺陷所致，可产生类似的特征，但是大便中含有较高的钠。

3）先天性微绒毛萎缩症：小肠和结肠的微绒毛发生萎缩和退化，是一种常染色体隐性遗传病。停止喂养对腹泻无效，黏膜活检及电镜检查可明确诊断。

4）先天性葡萄糖/半乳糖吸收不良：出生后第1日即可见水样的酸性大便中含有还原物质。可给予基于果糖的配方奶，预后良好。

（3）自身免疫性肠病：有自身免疫性疾病的家族史，腹泻顽固难治，肠黏膜活检发现与斑片状肠病有关，有报道称环孢菌素对此有良好的效果。

（4）过敏性肠炎：婴儿腹泻，粪便中伴有鲜血，牛奶蛋白是最常见的过敏原，大豆蛋白也有可能。可发生于婴儿早期，也可发生于母乳到牛奶过渡过程中的婴儿。

（5）脂肪泻：可发生于囊性纤维化、胰腺功能不全的患儿中。可表现为大便呈脂肪状，患儿脂肪吸收障碍会导致体重迅速下降，该病患儿往往缺乏脂溶性维生素。

（6）药物因素：长时间使用某些药物特别是抗生素可导致肠道吸收不良、功能紊乱，发生腹泻。

（7）功能性腹泻：又称幼儿良性腹泻或儿童非特异性腹泻，表现为慢性腹泻，多与感染有关，过量摄入果汁或含糖饮料往往是促进因素，除腹泻外，其他方面完全正常。

（8）喂食过量：是婴儿腹泻中往往被忽视的原因，过度喂养的婴儿往往有超重，但一般不伴有其他症状。

4. 治疗原则

（1）饮食治疗：感染性腹泻患儿应继续母乳喂养，鼓励进食。人工喂养儿建议应用无乳糖奶粉或氨基酸奶。腹泻严重或呕吐严重者，可暂禁食4~6小时，禁食时间一般不应过长，尽早恢复饮食，目的在于适当休息以利于恢复消化功能。

（2）控制感染：根据病原及药敏结果，选用抗生素，病毒性腹泻和非感染性腹泻不必使用抗生素，真菌性肠炎应停用抗生素，使用抗真菌药物。

（3）纠正水、电解质、酸碱平衡紊乱：新生儿腹泻应严密观察是否有脱水、酸中毒和电解质紊乱，要及时予以纠正。新生儿尤其是早产儿皮下脂肪少，用皮肤弹性估计脱水程度不准确，应连续记录体重变化及尿量。

1）补液量：新生儿个体差异较大，不同出生体重、日龄，液体需要量均不同，要个体化，对轻、中度脱水补液量不宜过多，对重度脱水有循环衰竭者，先给 0.9%NaCl 10~20ml/kg 静脉滴注扩容治疗（表4-1）。

表4-1　新生儿腹泻补液量[ml/（kg·d）]

脱水程度	累计损失量	继续损失量	生理需要量	合计
轻度	40~60	10	80~100	120~160
中度	60~80	20	80~100	160~200
重度	80~100	40	80~100	200~240

2）补液性质：等渗性脱水补 1/2 张液体，低渗性脱水补 2/3 张液体，高渗性脱水补 1/3 张液体。

3）补液速度：总补液量的一半，以 8~10ml/（kg·h）速度静脉滴注，约需 8 小时，另一半以 5~6ml/（kg·h）速度静脉滴注。早产儿补液速度应 <7ml/（kg·h）。

4）纠正酸中毒：根据血气分析 BE 值计算，5% 碳酸氢钠（ml）=-BE × 体重（kg）× 0.5，先给计算量的一半，用 5% 葡萄糖等量稀释静脉滴注。纠正酸中毒的目标是使 pH 不低于 7.25。

5）纠正电解质紊乱：新生儿腹泻易发生低钠血症和低钾血症，补钾不宜操之过急，如血钾 <3.5mmol/L，可给氯化钾 1.5~3mmol/（kg·d），用 10% 氯化钾 1~2ml/（kg·d），稀释成 0.15%~0.2%，持续静脉滴注。新生儿腹泻补钠量，见表 4-2。

表 4-2　新生儿腹泻补钠量（mmol/kg）

脱水程度	累计损失	继续损失	生理需要	合计
轻度	2~4	0.05~0.1	1~3	3~7
中度	7~8	0.02~0.2	1~3	8~10
重度	10~11	0.04~0.8	1~3	12~15

（4）对症治疗

1）肠黏膜保护剂：蒙脱石散，每次 0.5g，每天 2~3 次。

2）肠道微生态调节剂：枯草杆菌二联活菌、双歧杆菌三联活菌、地衣芽孢杆菌活菌制剂等。

（5）加强护理：感染性腹泻应注意隔离，防止交叉感染；注意记录出入量及体重变化；注意臀部护理，防止尿布疹和臀部感染；按时喂水及口服补液盐并给家长以指导。

（6）预防：新生儿病房在感染性腹泻流行期间应每天消毒，擦拭地板及家具，不让灰尘飞扬，定时做空气、地板、墙壁和家具拭子培养。工作人员应特别注意洗手，接触患儿后应立即洗手。

（二）便秘

1. 概述　便秘是新生儿较常见的症状。由于新生儿不能主动讲诉排便的感受，出现以下 2 种或 2 种以上表现者，需要考虑为便秘：①每周排便次数低于 3 次（不适用于纯母乳喂养的超过 6 周的婴儿）；②坚硬粗大的粪便；③排便困难；④坚硬粪便伴有出血；⑤排便时用力屏气；⑥曾经有过便秘的表现或现有的肛裂。上述标准可供便秘诊断时参考。由于新生儿的特殊性，一旦新生儿早期出现便秘，多可能与新生儿肠道蠕动功能差相关，但同时要注意排除先天性消化道畸形。正常新生儿生后 24 小时之内要排胎粪，如果生后 24 小时未见胎粪排出，必须警惕消化道畸形。

2. 临床诊断

（1）询问病史：注意新生儿喂养情况、有无呕吐及呕吐物性质，大便性状，有无便血，排便时有无用力屏气、哭闹。新生儿便秘可能是喂养因素，新生儿期的小肠假性梗阻也可导致便秘症状发生。但新生儿期出现的便秘还应注意除外消化道畸形及新生儿其他疾病,如代谢及内分泌疾病和神经肌肉疾病等。新生儿使用镇静镇痛药、麻醉药、肌松剂、抗组胺药、铅中毒等,都可以引起便秘,还要注意了解新生儿用药史,以排除药物原因导致的便秘。

（2）体格检查:特别要重视腹部检查:注意腹胀及其部位（全腹胀提示低位或麻痹性肠梗阻,上腹胀、下腹空虚提示高位性肠梗阻）,观察有无胃蠕动波（幽门狭窄）及肠型（低位肠梗阻）,能否触及肿块（肥厚性幽门狭窄）,肠鸣音是否正常（亢进为机械性肠梗阻,减弱或消失为麻痹性肠梗阻）。直肠指检:指检后爆破性排出较多气体和胎便常提示巨结肠。胎粪性便秘在指检后带出大量胎便,症状即可缓解。还应注意腹部触诊时有无腹部包块及肛裂。

（3）辅助检查

1）大便常规及潜血:主要注意潜血是否阳性。

2）排除其他内科疾病检查:如甲状腺功能检查除外甲状腺功能低下引起的腹泻。

3）腹部 X 线立位片、腹部超声及上消化道造影检查:主要除外外科疾病。

3. 引起新生儿便秘的常见原因

（1）喂养因素:如在极低出生体重儿中胎粪、大便排出稀少或者排出延迟,可能与喂养不耐受有关。有时在母乳与奶粉转换,或更换奶粉品牌的时候,有可能会出现胃肠功能紊乱导致出现便秘的情况。如新生儿喂养不足,奶量及水分摄入不够,亦会导致便秘的发生。有些新生儿存在牛奶蛋白不耐受,也可能出现排便不畅的表现。

（2）内科疾病引起的便秘

1）代谢及内分泌疾病:患有先天性甲状腺功能低下的新生儿可出现腹胀、便秘的消化道症状,还可有病理性黄疸、喂养困难、反应低下、肌张力低下等表现,完善新生儿筛查或甲状腺功能检查可以明确诊断。低钾血症、垂体功能低下、糖尿病、高钙血症、肾小管性酸中毒等也可引起便秘,通过相应的实验室检查可明确诊断。

2）神经肌肉疾病:如新生儿脑病、神经功能失调、脊肌萎缩症、线粒体脑肌病等,由于支配排便的肌肉神经功能出现异常,导致排便困难出现便秘。多伴有其他神经系统或肌张力的改变。

（3）与便秘有关的常见消化道畸形

1）先天性肛门闭锁或肛门狭窄:是指新生儿生后不排便,逐渐出现腹胀,开奶后腹胀加重,可伴有呕吐。需要注意新生儿肛门位置是否正常、是否有开口,或者肛门开口位置是否正常,如果有开口可以使用柔软肛管试探是否能顺利通过肛门。完善 X 线倒立位片可明确直肠盲端与皮肤距离,以选择适当手术方式。

2）先天性肠闭锁:是指新生儿生后不排便,或仅排少量灰色胎便,给予灌肠通便处理后仍无胎粪排出。若闭锁位置较高,开奶后早期即会出现呕吐,呕吐物可含胆汁,可有上腹膨隆或无明显腹胀;若闭锁位置较低,呕吐出现晚,可伴有粪质,但多会伴有较为严重的腹胀。腹部 X 线立卧位片示肠梗阻表现,完善消化道造影以明确肠闭锁的位置。

3）胎粪性肠梗阻或胎粪排泄延迟:是指新生儿生后不排胎粪或仅排少量黏稠胎粪,伴有呕吐、腹胀等表现,但有正常肛门,给予灌肠通便后可有大量黏稠的胎粪排出。如生后3 日大便仍为胎粪样,则考虑为胎粪排泄延迟。

4）先天性巨结肠:一般生后解胎粪情况正常,但随着开始喂养,逐渐出现便秘,伴有腹胀、呕吐等表现。直肠指检可协助明确诊断,行造影剂灌肠检查可见结肠明显扩张,行结肠活检提示无神经节细胞。

5）肛周脓肿、肛裂:新生儿出现肛周脓肿或肛裂的时候,由于排便会加剧疼痛,因此会造成新生儿不愿排便,导致便秘。

6）脊髓发育异常:脊膜膨出、脊柱裂、脊髓栓系、脊髓占位、脊髓损伤等可因排便神经反射降低,从而影响排便。

4. 治疗原则

（1）针对病因治疗:新生儿便秘的处理,首先是要明确便秘原因进行相应治疗。

1）喂养因素引起的便秘:主要是以进行喂养指导为主。注意喂养方式,喂奶后可以给予轻拍背部及顺时针轻揉腹部。如不能母乳喂养且牛奶蛋白不耐受的新生儿,可选择水解蛋白配方奶粉。

2）内科疾病引起的便秘:以治疗原发疾病为主。如先天性甲状腺功能低下的患儿需要给予口服甲状腺素治疗;由于代谢或电解质紊乱导致的便秘,需要保持水电解质平衡;神经肌肉疾病则可能需要免疫治疗;药物引起的便秘可能需要调整药物的使用。

3）外科疾病引起的便秘:需要通过外科手术治疗。先天性巨结肠需要反复清洁灌肠,并可能需要行结肠造瘘术及根治术治疗。

（2）对症处理:益生菌可减轻或改善便秘症状,必要的时候可以选用。若新生儿便秘严重,出现腹胀,影响胃纳,可考虑给予甘油灌肠。严重病例,可考虑口服乳果糖软化大便。

三、腹胀

（一）概述

腹胀（abdominal distention）为新生儿期常见症状之一,可为家长自觉新生儿全腹部或局部胀满感,也可为通过客观检查发现全腹部或局部膨隆,严重者可伴有腹壁皮肤胀紧发亮。腹胀的程度可以用腹围来衡量,正常新生儿的腹围受许多因素的影响,包括胎龄、日龄、进食等。腹胀的原因很复杂,常与呕吐相伴行,故应参考呕吐情况加以分析。严重腹胀可使膈肌活动受限,肺活量减少,胸膜腔内血液循环障碍,而使疾病的病理生理过程加重,故严重而顽固的腹胀常是危重患儿病情恶化的征兆,应引起临床医生高度重视。

（二）临床诊断

1. 病史询问 注意腹胀发生的时间、程度,是否伴呕吐、发热、大便变化,以及面色苍白、拒乳、烦躁、青紫、惊厥等症状。生后即发生腹胀,无胎便及气体排出或仅有少量,多为消化道先天性畸形导致的机械性肠梗阻,完全性梗阻症状重,不全性梗阻症状轻。呕吐出现早而重,吐物为乳凝块,腹胀不明显,多为高位梗阻;呕吐出现晚,腹胀明显,便秘,不排气,吐物中伴有胆汁或粪便,可能为低位肠梗阻。新生儿生后无胎便或仅有少量胎便,应注意胎粪黏稠性肠梗阻或新生儿胎粪性便秘的可能。伴有严重疾病,如肺炎、败血症、化脓性脑膜炎、低氧血症或代谢紊乱的多为麻痹性肠梗阻。另外需追问乳母、临产孕妇及新生儿有无阿托品、氨茶碱、枸橼酸咖啡因、鸦片或氯丙嗪类用药史。

2. 体格检查 除全身检查外,应特别注意腹胀程度,腹胀是否对称,腹壁有无水肿、静脉怒张、胃肠型、胃肠蠕动波,腹壁是否紧张、是否可触及包块,肝浊音界是否消失,是否有移动性浊音,肠鸣音是否正常等。肛门指诊可发现肛门闭锁,若肛门指诊时觉出直肠内括约肌痉挛和壶腹部空虚感,当手指退出时有大量胎粪和气体随手指呈喷出,应考虑先天性巨结肠可能。

3. 辅助检查 除血、尿、便常规,以及便潜血、电解质、CRP、PCT、血培养等检查外,腹部 X 线立位平片对胃肠穿孔、梗阻及胎粪性腹膜炎有较大诊断价值。消化道钡剂或碘油造影对诊断消化道畸形有意义。腹部 B 超检查可协助诊断腹水、肿瘤、囊肿、腹腔脏器肿大等。在肠套叠早期,腹部 B 超较 X 线摄片更为敏感。

(三)新生儿期常见疾病

1. 生理性腹胀 正常新生儿尤其是早产儿,在喂奶后常有轻度的腹胀,但无其他症状和体征,不影响其生长发育。可能与新生儿以腹式呼吸为主,消化道产气较多,肠管平滑肌及腹壁横纹肌薄弱、肌张力低下等因素有关。临床特点:腹部膨隆均匀,皮肤无发红、发亮,触诊柔软,无压痛及异常包块,肠鸣音无亢进和减弱,排气及排便一般正常。牛奶蛋白过敏婴儿也可表现为腹胀,回避牛奶蛋白后一般可好转。

2. 病理性腹胀

(1)机械性或麻痹性肠梗阻

1)机械性肠梗阻:有较规律的阵发性哭叫,伴呕吐,吐后哭叫暂缓解。呕吐物常含胆汁、血液或粪汁,肛门无或仅有少量粪便、气体排出,腹部可见肠型,肠鸣音增强或有气过水声,病变局部有明显按压后新生儿痛苦不安感和/或包块。腹部 X 线立位平片可见两个以上肠腔内液平面,以及各种原发疾病所特有的改变,晚期可合并麻痹性肠梗阻。①不全性肠梗阻,症状轻,有少量排气、排便。常见于胎粪黏稠性肠梗阻、新生儿便秘、先天性巨结肠、肠旋转不良、环状胰腺、肠重复畸形、腹腔内肿块压迫、糖尿病母亲所生的短左侧结肠综合征患儿。②完全性肠梗阻,上自食管下至肛门均可发生各种先天性发育异常,如胎粪性腹膜炎、十二指肠束带、各肠段的先天性狭窄或闭锁、肠扭转及肛门闭锁等,均可引起完全性肠梗阻。

2)麻痹性肠梗阻:腹部弥漫性膨隆,肠型轮廓不清或有粗大而松弛的管形,腹壁有轻度水肿,晚期可呈紫蓝色,肠鸣音明显减弱或消失,常为各种疾病的晚期合并症。常见病因:感染性:多见于重症肺炎、败血症、化脓性脑膜炎、坏死性小肠结肠炎及急腹症晚期;低氧血症:颅内出血、呼吸窘迫综合征、窒息及各种原因所致的呼吸循环衰竭;水、电解质紊乱:主要的是低钾血症、低镁血症、高钾血症及高镁血症;代谢紊乱:如乳糖不耐受、先天性甲状腺功能减退、先天性肾上腺皮质增生症,以及肝、肾衰竭等引起的代谢紊乱。

(2)腹水:腹水也可引起新生儿腹胀,但实际上腹水并不属于腹胀,它是由于各种原因引起的腹腔内游离液体积聚。

1)渗出性腹水:主要见于败血症、脐炎、肠炎等感染性疾病,以及各种原因引起胃肠道穿孔所致的弥漫性腹膜炎。

2)漏出性腹水:常见于新生儿溶血病、先天性肾病综合征、尿路梗阻、低蛋白血症、心衰,以及门、肝、脾静脉或肾静脉血栓形成等。

3)血性腹水:新生儿首先应考虑到出生后不久由于肝、脾、肾上腺等内脏破裂而引起,其次是全身凝血功能障碍也可引起血性腹水。

4）乳糜性腹水：极为罕见，新生儿胸导管梗阻时可引起乳糜性腹水，原发性见于淋巴系统疾病，继发性常由于肿瘤或炎症粘连、压迫胸导管所致。

（3）气腹：新生儿气腹主要由消化道穿孔、气体大量进入腹腔所致。消化道穿孔大多是由于肠道血液循环障碍致胃肠壁部分坏死而造成，也可因消化道管腔内压力增高所致，最多见于胃部，其次为乙状结肠或盲肠，而小肠穿孔最少见。可有面色苍白或发绀、呼吸窘迫、心动过速或过缓等病情迅速恶化表现。X线透视或平片见到腹腔、膈下游离气体。

（4）其他：乳母、临产孕妇及新生儿应用阿托品、溴化六烃铵、鸦片类药物、氯丙嗪及氯丙嗪类药物、枸橼酸咖啡因、茶碱类药物可引起腹胀。喂养方式不当、哭闹，可因吞咽大量气体或肠内发酵产生大量气体而引起腹胀。腹部肿瘤如肝肿瘤、肾胚胎瘤等可引起局部腹膨隆。膀胱尿潴留可见下腹部膨隆。

（四）治疗原则

1. 内科性疾病

（1）治疗原发病：感染性疾病控制感染，低氧血症保证供氧，改善通气。纠正水、电解质紊乱，保证热卡及入量。必要时给予支持疗法，输血浆、丙种球蛋白等。

（2）对症治疗：注意保持肠道菌群平衡，改善肠道微环境，胃管减压，清洁灌肠，肛管排气，抽放腹水，排出腹腔内游离气体，应用增强肠蠕动的药物等。如果牛奶蛋白过敏，可给予深度水解蛋白或氨基酸奶粉治疗。

2. 外科性疾病　主要是手术治疗。

四、体格发育迟缓

（一）宫内生长发育迟缓和小于胎龄儿

1. 概述　宫内生长发育迟缓（intrauterine growth restriction/retardation, IUGR）是指由于胎儿、母亲或胎盘等各种不利因素导致胎儿在宫内生长模式偏离或低于其生长预期，即偏离了其遗传潜能所致的生长发育迟缓。IUGR 发生率约为所有妊娠的 5%~8%，在低出生体重儿中约 38%~80% 为 IUGR。小于胎龄儿（small for gestational age, SGA）是指新生儿出生体重小于同胎龄平均出生体重的第 10 百分位数或低于平均体重 2 个标准差，有早产、足月、过期产小于胎龄儿之分。IUGR 与 SGA 并非同义词，导致 SGA 的常见病因是 IUGR，但 SGA 也可能与性别、种族、胎次差异等相关，虽出生体重小于同胎龄儿，但非病理因素所致。SGA 和 IUGR 围产期死亡率及远期发病率均明显高于适于胎龄儿。

2. 临床诊断

（1）病史询问

1）母亲：①孕母年龄过大、过小且身材矮小；②孕母经济状况、文化背景差，营养不良（孕晚期时营养不良对出生体重影响更明显），严重贫血、维生素、微量元素缺乏等，是发展中国家常见的 IUGR 病因；③孕期缺氧或血供障碍，如原发性高血压或妊娠期高血压疾病、血管性疾病、晚期糖尿病，以及慢性肺、肾疾患，贫血，居住在海拔较高处等；④孕母不良生活方式，如抽烟、酗酒、情绪不稳定或压力过大等；⑤接触过放射线及居住环境不良等；⑥药物的影响：下列药物可以造成 IUGR 的发生：苯丙胺、抗代谢药如甲氨蝶呤等、溴化物、一氧化碳、尼古丁、硫氰酸盐、可卡因、酒精、海洛因、美沙酮、苯环利定、类固醇、华法林等。药物有直接细胞毒性作用,或间接影响孕母食欲,造成胎儿宫内营养不良、缺氧缺血等。

2)胎儿:①慢性宫内感染(如 TORCH 感染);②双胎或多胎;③染色体畸形及染色体疾病,如唐氏综合征、猫叫综合征等;④遗传代谢病;⑤性别、胎次不同,平均出生体重女婴通常低于男婴、第 1 胎低于以后几胎,种族或人种不同,出生体重也有差异。

3)胎盘:母亲子宫异常(解剖异常、子宫肌瘤等),胎盘功能不全,如小胎盘、胎盘绒毛广泛损伤或胎盘血管异常、胎盘梗死、慢性胎盘早剥,将影响胎盘的转运功能。此外,脐带附着异常、双血管脐带等也均影响胎儿生长。

4)内分泌:任何一种激素先天性缺陷均可致胎儿生长迟缓。

(2)体格检查

1)产前检查:在孕 28 周后每周测量宫高,连续 2 次小于正常的第 10 百分位数,或孕妇体重连续三次不增长者,应怀疑胎儿宫内生长迟缓。

2)重量指数:根据重量指数(ponderal index)[出生体重(g)×100/出生身长(cm)³] 和身长头围之比:分为匀称型、非匀称型和混合型。①匀称型:患儿出生时头围、身长、体重成比例下降,体型匀称。其重量指数 >2.00(胎龄≤37 周)或 >2.20(胎龄 >37 周);身长与头围比 >1.36。常由于染色体异常、遗传性疾病、先天性感染等因素影响了细胞增殖,阻碍了胎儿生长所致,损伤发生在孕早期。②非匀称型:重量指数 <2.00(胎龄≤37 周)或 <2.20(胎龄 >37 周);身长与头围比 <1.36。常由于孕母营养因素、血管性疾病所致,如先兆子痫、慢性妊娠高血压、子宫异常等,损伤发生在妊娠晚期,即胎儿迅速生长期,胎儿体重降低与身长、头围降低不成比例,体重小于预期的胎龄,而身长及头围与预期的胎龄相符,大脑发育常不受影响。③混合型:重量指数和身长头围之比不符合上述两型规律,较少见。病因多复杂,先天畸形发生率高,死亡率亦高。

(3)实验室检查

1)孕妇尿雌三醇测定:可以协助诊断胎儿、胎盘功能。匀称型 IUGR,尿雌三醇值曲线位于正常值和 2 个标准差之间,呈平行状态。非匀称型 IUGR,除非有肾上腺发育畸形,否则直到 37 孕周时,尿雌三醇值还和正常值符合,以后则不再增长,以致到孕 38 周时,处于 2 个标准差以下,提示有严重功能不足,若尿雌三醇值直线下降,常提示胎儿有危险。

2)妊娠特异蛋白测定:在孕 28 周以后,如妊娠特异蛋白(SP1)值小于第 10 百分位数,多提示有胎儿生长受限,故 SP1 值测定有一定价值,可供临床参考。

3)孕妇血糖:必要时做糖耐量试验。

4)羊水:查肌酐、脂肪细胞计数、卵磷脂/鞘磷脂(L/S)比值、泡沫试验,并结合遗传咨询,必要时做羊水细胞染色体培养与核型分析。

(4)超声检查:对疑有胎儿生长受限者,应进行系统超声测量胎头双顶径,每 2 周 1 次,观察胎头双顶径增长情况。正常胎儿在孕 36 周前双顶径增长较快,如胎头双顶径每 2 周增长 <2mm,则为胎儿生长受限,若增长 >4mm,则可排除胎儿生长受限。此外,B 超还可检测胎儿的双顶径、胸围、腹围、股骨长度等指标。

(5)脐动脉速率波形:应用脐动脉速率波形可早期发现 IUGR。通过脐动脉的收缩(S)与舒张(D)血流峰值 S/D 比值,来观察胎儿胎盘血管动力学的情况。S/D 比值随胎龄增高逐渐下降,表示胎儿发育良好。如果比值上升表示胎盘血流阻力升高,说明胎儿发育不良。

（6）NST 及 OCT 检测：可出现胎心异常，如晚期减速及变异减速等，提示胎儿宫内生长迟缓。

3. 诊断流程（图 4-1）

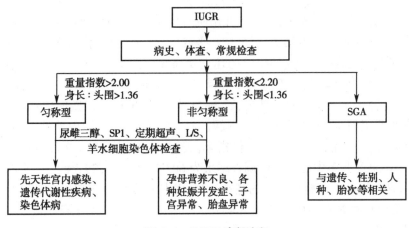

图 4-1 IUGR 诊断流程

4. 常见疾病

（1）母孕期疾病：如原发性高血压或妊娠期高血压疾病，血管性疾病，孕晚期糖尿病，心、肺、肾疾患，居住在海拔较高处等，均可因子宫、胎盘血流减少而影响胎儿生长。妊娠期高血压疾病发生在孕早期 IUER 程度最严重，且其中 50% 的婴儿出生时体重 SGA 等。

（2）子宫胎盘异常：子宫异常（解剖异常、子宫肌瘤等），胎盘功能不全，如小胎盘、胎盘绒毛广泛损伤或胎盘血管异常、胎盘梗死、慢性胎盘早剥，将影响胎盘的转运功能。胎盘营养转运能力取决于胎盘大小、形态学、血流及转运物质（尤其是关键营养素）是否丰富。胎儿近足月时，体重与胎盘重量、绒毛膜面积呈正相关。此外，脐带附着异常、双血管脐带等也均影响胎儿生长。

（3）胎儿慢性宫内感染：如 TORCH 感染是导致 IUGR 的重要原因，尤其当感染发生在孕早期，正值胎儿器官形成期，可引起细胞破坏或数目减少。

（4）胎儿遗传代谢性疾病：染色体畸形及染色体疾病，如唐氏综合征、猫叫综合征等。

（5）胰岛素样生长因子缺乏或不足：尤其是胰岛素样生长因子 -1（主要调节孕后期胎儿及新生儿生后早期的生长）、胰岛素样生长因子 -2（主要调节胚胎的生长）、胰岛素样生长因子结合蛋白，以及营养物质（葡萄糖）- 胰岛素 - 胰岛素样生长因子代谢轴等，均是调节胎儿生长的中心环节。

5. 治疗原则

（1）加强孕期保健：避免一切不利于胎儿宫内生长的因素。

（2）加强胎儿宫内监护：及时发现胎儿宫内生长发育迟缓，并对孕妇进行营养干预。

（3）如有胎儿宫内窘迫，应尽快终止妊娠。

（4）及时处理 IUGR 常见并发症：围产期窒息、低血糖、红细胞增多症 - 高黏滞度综合征、胎粪吸入综合征、先天性畸形。

（5）其他：根据患儿具体情况制订适宜的个体化营养方案，提倡母乳喂养，维持适宜的追赶生长;预防宫外发育迟缓的发生;动态监测生长发育指标,及时调整喂养方案。

(二)宫外生长发育迟缓

1. **概述** 宫外生长发育迟缓(extrauterine growth restriction/retardation,EUGR)是相对宫内生长发育迟缓(IUGR)而言,即早产儿出院时生长发育计量指标(体重、身长、头围)仍在相应宫内生长速率期望值的第10百分位水平或以下(≤生长曲线的第10百分位)。

随着新生儿重症监护病房(NICU)的建立及高级生命支持技术的发展,超低出生体重早产儿存活率逐年上升。但由于宫内营养储备不足、生后早期生活能力低下及各种并发症的发生,尽管部分早产儿有"追赶生长"现象,但许多早产儿出院时仍明显小于相应宫内生长速率的期望值,即出现宫外生长迟缓。EUGR的发生率,国内外报道不一。分别以早产儿出院时体重、头围、身长作为评价指标,美国Clark报道EUGR发生率分别为28%、16%、34%,中国早产儿多中心协作组调查结果为60.0%、58.9%、29.3%。中国早产儿出院时EUGR发生率高,EUGR影响早产儿的临床结局,尤其对那些超未成熟儿、低出生体重儿及发生各种并发症的危重儿,EUGR严重影响其近期临床结局和远期生存质量。

2. **临床诊断**

(1)病史采集

1)早产和低出生体质量:早产和低出生体质量是发生EUGR的最重要危险因素,随着胎龄和出生体重的降低,EUGR的发生率逐渐增高。

2)存在宫内生长发育迟缓:IUGR是早产儿发生EUGR的高危因素。研究证明,在宫内即出现生长受限的患儿与未发生IUGR的患儿相比,更容易发生并发症,而且发生EUGR的比例也更高。

3)恢复至出生体质量时间过长:研究认为,早产儿恢复出生体质量的天数对生长结果有明显影响。部分早产儿由于喂养不耐受、疾病的影响、营养支持不力等多种原因不能尽快获取足够热卡和营养素,使其体质量下降时间延长,增加了EUGR的发生。

4)营养摄入不足:由于早产及临床状况的不稳定,早产儿生后无法摄入足够的营养,是引起EUGR的重要因素。首次开始肠道喂养的时间晚、对存在喂养禁忌未及时规范使用胃肠外营养也是发生EUGR的危险因素。推迟胃肠道喂养会影响早产儿胃肠道结构和功能的发育成熟,易发生喂养不耐受,进一步导致经胃肠道摄入热卡不足。不及时规范使用胃肠外营养难以满足患儿的热卡需求,从而影响其生长发育。

5)各种疾病及并发症的影响:呼吸衰竭需机械通气、NEC、败血症、严重的脑室内出血、贫血、慢性肺疾病等,均与EUGR的发生相关。生后有并发症的患儿机体处于高分解代谢状态,对能量和蛋白质的需求增加,易出现负氮平衡,发生EUGR的危险性增加。

6)药物的影响:出生后使用过类固醇激素的早产儿比未使用过激素的患儿有更大的发生EUGR的危险,这个危险因素是独立存在的。

7)其他因素:发生EUGR的其他影响因素还包括性别。有研究认为,男性较易发生EUGR。在VLBW早产儿中,一旦出现EUGR,适于胎龄儿比小于胎龄儿、女性比男性易出现更快和更全面的追赶生长。

(2)诊断标准:早产儿出院时生长发育计量指标(体重、身长、头围)在相应宫内生长速率期望值的第10百分位水平或以下(≤生长曲线的第10百分位)。

1）早产儿纠正胎龄40周前的生长评估：①横向评估：参照2013年修订后的Fenton早产儿生长曲线图；②纵向评估：参照2014版《早产儿营养 – 基础与实践指南》中的胎儿宫内生长速率（表4-3）。

表4-3　胎儿宫内的生长速率

胎龄（周）	体重增长[g/（kg·d）]	胎龄（周）	体重增长[g/（kg·d）]
<28	20	34~36	13
28~31	17.5	37~38	11
32~33	15	39~41	10

2）早产儿纠正胎龄40周后的生长评估：①横向评估：参照2006年世界卫生组织儿童生长标准；②纵向评估：参照2013版美国《早产儿社区营养实践喂养指南》（表4-4）。

表4-4　早产儿纠正年龄6个月以内的生长速率

增长值	足月至校正3个月	校正3~6个月
体重增长（g/w）	~227	~113
身长增长（cm/w）	~1	~0.5
头围增长（cm/w）	~0.5	~0.2

（3）实验室检查：血常规、CRP、PCT、血生化、血糖、动脉血气分析等有助于了解患儿有无感染及全身内环境情况。

（4）其他辅助检查：X线、超声、CT、MRI等检查有助于诊断与EUGR发生相关的各种早产儿常见并发症。

3. **诊断流程（图4-2）**

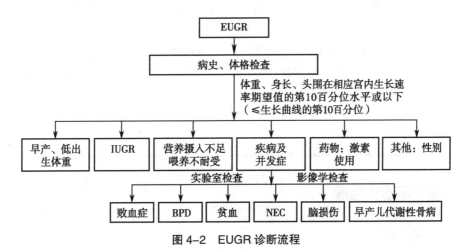

图4-2　EUGR诊断流程

4. **常见疾病**

（1）早产儿：尤其是极早早产儿。

（2）低出生体重儿：尤其是VLBW、ELBW。

（3）IUGR。

（4）喂养不耐受、胃食管反流或消化道发育畸形等。

（5）早产儿常见并发症：呼吸衰竭、NEC、BPD、PDA、脑损伤、败血症、代谢性骨病等。

5. 治疗原则

（1）做好围产保健,预防早产的发生。

（2）加强孕妇营养管理,防治 IUGR。

（3）提倡母乳喂养,早开奶、早吸吮,尽早达到全肠道内喂养。

（4）存在胃肠道喂养禁忌者及时规范使用胃肠外营养,防止负氮平衡。

（5）积极防治各种早产儿常见并发症。

（6）动态监测体重、身长、头围等各项生长发育指标,绘制生长曲线图,制订并及时调整个体化营养方案。

（张雪峰　陈平洋）

第二节　技　术

教 学 大 纲

掌握:早产儿喂养不耐受的临床特点、主要因素、诊断标准和方法,以及临床主要预防和治疗策略;新生儿肠内营养指征和禁忌证,母乳喂养的好处与相对禁忌,人工喂养的指征和方法;坏死性小肠结肠炎的临床表现、辅助检查、诊断和鉴别诊断、临床分期及主要的预防和治疗措施;先天性肠旋转不良、先天性环状胰腺、先天性食管闭锁及气管食管瘘、新生儿胃穿孔、先天性肠闭锁和狭窄、先天性肥厚性幽门狭窄、先天性肛门直肠畸形、先天性巨结肠的概念、临床表现、诊断与鉴别诊断及处理原则。

熟悉:肠内营养支持的监测方法;坏死性小肠结肠炎的流行病学特点、影响坏死性小肠结肠炎发生的主要危险因素。

了解:新生儿营养支持中各种营养元素的生理需求;坏死性小肠结肠炎的近期和远期预后。

一、喂养不耐受处理

（一）概述

喂养不耐受（feeding intolerance, FI）主要指开始喂养困难和 / 或增加奶量困难,多见于早产儿特别是极低出生体重儿（very low birth weight infant, VLBWI）,与胃肠道发育不成熟、胃肠动力和消化吸收功能不足有关。FI 不仅限制了患儿经口喂养的能量供给,导致早产儿出现宫外生长发育迟缓,同时延长了肠外营养应用时间,容易引起一系列并发症,如胆汁淤积症、肝功能受损、坏死性小肠结肠炎(necrotizing enterocolitis, NEC)等。早产儿喂养不耐受的定义尚未达成共识,通常认为胃潴留量 > 喂养量的50%,伴腹胀和/或呕吐,并影响肠内喂养方案实施时,考虑为 FI。2015年加拿大极低出生体重儿喂养指南指出喂养耐受性的评估:不必常规检查胃内潴留物及测量腹围,只在达到每餐最小喂养量时检查餐前胃内潴留量。指南建议出生体重 <500g、500~749g、750~1 000g 和 >1 000g 的早产儿每餐最小喂养量分别为 2ml、3ml、4ml 及 5ml。呕吐胆汁样物提示可能存在肠梗阻,有血性胃潴留物时需要禁食。

引起 FI 的原因包括生理性和病理性原因。生理性原因为早产儿消化系统发育未成熟,主要发生在出生后早期开始建立肠道营养时,即是人们常说的早产儿 FI。早产儿对食物的喂养耐受性取决于胃肠道发育成熟程度。孕20周时胃肠道解剖结构发育完成,但肠管长度的增长和微绒毛生长需要妊娠后期完成;孕26周时食管肌肉运动功能发育完善,但吞咽动作与食管下端括约肌运动不协调;孕25~30周的早产儿,胃排空时间与胎龄成反比(线性关系),与喂养食物有关;同时,胃肠道功能在妊娠后期逐渐成熟,且胃肠道生长发育成熟的过程受很多因素影响,如出生后日龄、使用的药物、奶的种类、肠道微生物菌群等。在孕34周前,与早产儿胃肠道动力有关的功能如吸吮 – 吞咽协调、胃食管括约肌张力、胃排空、肠道动力等均未成熟,常表现为胃食管反流、胃潴留、胎粪延迟排出、腹胀等。此外,消化功能也未成熟,如胃酸和消化酶分泌不足,孕34周的早产儿乳糖酶活性仅为足月儿的30%。病理性因素主要为感染和 NEC,是一种临床表现,主要发生于肠道喂养建立过程中或已建立肠道喂养后。此外,牛奶蛋白不耐受或过敏、宫内胎儿生长受限(FGR)的早产儿也可发生喂养不耐受,FGR 早产儿出生后数日持续存在肠系膜上动脉血流速度减慢影响肠道循环功能,是引起 FI 的重要原因。

(二)诊断技术

1. 临床表现

(1)FI 多见于早产儿,胎龄越小、出生体重越低,出现 FI 的风险越高。

(2)胃潴留或呕吐:FI 的最主要表现为胃潴留,但是单纯的胃潴留不能认为是疾病的表现,需要考虑胃潴留量、性状。一般认为,潴留量 >2~5ml/kg 时需要注意有无病理因素;当考虑前次喂养量时,有研究提出潴留量大于前次喂养量的 20%~30% 为"潴留过多";也有研究提出"潴留过多"是指潴留量大于前次喂养量的 50%,这些数据均未经过临床研究证实。胃潴留液的性状(如胆汁样、咖啡样、血性等)判断也很重要。在早产儿特别是极早产儿,因胃肠道发育不成熟,在出生早期胃潴留液可为胆汁样,在胃黏膜损伤时可为血性或咖啡色。潴留过多可出现呕吐或腹胀,在腹部也可以看到"肠型"等,但腹胀和呕吐与早产儿喂养结局无明确相关性。

2. 诊断标准　目前国内外尚无统一的诊断标准。

(1)2000年上海黄瑛首次提出喂养困难的诊断标准:①频繁呕吐,每日≥3次;②奶量不增或减少 >3 日;③胃潴留量 > 前次喂养量的 1/3。

(2)目前国内多采用2003年董梅提出的诊断标准:①多次出现喂养后呕吐;②胃残余量超过喂养量的30%;③腹胀;④胃内有咖啡样物;⑤第2周末每次喂量 <8ml/kg;⑥被禁

食>2次。

（3）国外 Moore 等提出的定义和诊断标准：①胃潴留增多超过喂养量的50%；②腹胀或呕吐，或两者并存；③喂养减量或延迟导致喂养中断。

3. 鉴别诊断　主要是要明确是否存在病理因素，如感染和 NEC。在胃潴留、腹胀或呕吐，且同时伴有腹壁颜色改变、血便和全身其他表现，如呼吸暂停、体温不稳定、酸中毒等时，应考虑 NEC 或感染等病理因素。

（三）治疗策略

1. 喂养策略

（1）非营养性吸吮：非营养性吸吮是指通过刺激口咽部迷走神经兴奋和成熟的吸吮行为，激发酶和激素类（脂肪酶、胃泌素、胰岛素等）分泌。非营养性吸吮能促进胃肠道发育成熟，更好完成经口喂养。

（2）奶量增长速度：缓慢增加肠内喂养量［<24ml/（kg·d）］并没有明显降低 NEC 发病率及病死率，相反，较快增加喂养量对缩短住院天数及达全肠道喂养时间有一定优势。但有学者强调快速增加奶量的喂养方法应该谨慎应用于超低出生体重儿、宫内生长受限患儿及同时存在 NEC 其他高危因素的早产儿。

（3）持续喂养：能克服早产儿胃容量小及胃排空缓慢的弱点，减少能量消耗，增强十二指肠的动力，并且能使胰岛素、胃动素及其他肠道激素维持在较高水平，维持自身代谢平衡状态；但持续喂养可能导致营养成分的丢失，特别是脂肪和钙。间歇推注喂养方式操作简单，更接近于生理喂养，能促进消化相关激素水平峰值周期出现，减少胃食管反流的发生。对于 ELBW 早产儿持续喂养可能较好。

（4）肠内微量喂养：肠内微量喂养（minimal enteral feeds，MEF）是指：①在出生后96 小时内开始肠内喂养；②以 12~24ml/（kg·d）为起始奶量；③持续 1 周。MEF 能促进早产儿消化道成熟和胃肠道动力，促进肠道激素分泌，改善早产儿 FI。

（5）喂养物质：首选母乳喂养，最好使用早产儿母亲自己的母乳喂养，其次是捐赠母乳。VLBW 和 ELBW 早产儿需合理使用母乳强化剂以满足早产儿营养需求，无研究显示合理添加母乳强化剂可增加 FI 的发生。当母乳不能获得时，可选择配方乳喂养。使用低乳糖早产儿配方奶可减少喂养不耐受发生，但未降低 NEC 发生率。水解蛋白配方（深度水解配方或完全水解配方）可促进早产儿胃排空和排便，缩短达全肠道喂养时间。

2. 补充益生菌　益生菌能维护胃肠道黏膜屏障完整性，抑制肠道菌群移位，产生抑菌物质，调节宿主免疫功能。但有关益生菌对早产儿喂养不耐受的研究较少，尽管很多研究显示其可降低 NEC 的发生，也有研究显示益生菌可能改善早产儿喂养不耐受，但有关菌株选择、剂量、疗程等尚未明确。此外，在 ELBW 早产儿应用需要考虑安全性。

3. 发生喂养不耐受后处理

（1）全面体格检查：如体格检查正常，可根据临床情况决定是否重新开始喂养、减量20% 或延长喂养间隔时间，如每 6~8 小时一次。帮助排便，促进肠动力，如刺激肛门或腹部按摩。

（2）促胃肠动力药物：目前最受关注的药物是红霉素，但有关研究结果不一致，可能与研究纳入对象的胎龄、日龄、药物剂量、治疗时间等不同有关。目前的研究证据仍不足以推荐红霉素用于早产儿 FI,仅限用于严重 FI 的早产儿经上述治疗无效时使用,疗程不超过 14 日,推荐口服。

（3）血便:①患儿临床稳定,排除 NEC 和感染后可考虑使用深度水解蛋白配方奶。②体格检查异常:进行腹部 X 线检查,如 X 线正常,应结合临床状况和血常规等感染指标决定是否可以重新开始喂养,如重新开始喂养,一般从半量开始。如 X 线异常,应禁食,并进行有关感染和 NEC 的检查。

（四）小结

在早产儿发生 FI 时,如果仅根据临床评估进行临床决策具有局限性:一方面可能导致在无发生 NEC 风险的早产儿实施肠内喂养过于保守;另一方面,在有发生 NEC 风险的早产儿给予肠内喂养过于积极时,会增加发生 NEC 的风险。因此,近年来已有一些客观的评价方法应用于临床及研究,有助于客观评价早产儿 FI 的原因,如胃肠道超声、胃电图、管腔内测压检查胃肠道动力、近红外光谱监测胃肠道血流动力学等。

二、肠内营养

（一）概述

营养支持对于提高危重新生儿和早产儿的存活率及生存质量具有重要影响。营养支持治疗的目的是满足新生儿营养需求,预防营养缺乏,促进生长发育。早期营养支持不仅可提高新生儿存活率,还能影响儿童期的体格发育和认知功能。良好的营养支持,可帮助早产儿完成生理性发育追赶,各项体格发育指标都匀称增长,包括体重、身长和头围,适于胎龄早产儿达到校正月（年）龄的第 25 百分位（P_{25}）、小于胎龄早产儿 >P_{10} 应视为追赶生长比较满意。早产儿追赶生长的最佳时期是生后第 1 年,尤其是前 6 个月。第 1 年是早产儿脑发育的关键期,追赶生长直接关系到早产儿神经系统发育。如出院后喂养得当、有充足均衡的营养摄入、无严重疾病因素影响,大多数适于胎龄的早产儿能在 1~2 年内追赶上同年龄的婴幼儿。

（二）肠内喂养推荐摄入量

1. **能量**　总热量达到 105~130kcal/（kg·d）,大部分新生儿体重增长良好,但早产儿需提高能量供应至 110~135kcal/（kg·d）,部分极低出生体重儿（ELBW）需 150kcal/（kg·d）才能达到理想的体重增长速度。因为胎龄越小、体重越低的早产儿住院期间和出院后发生宫外生长迟缓的概率越高,供给更高的热量密度才能满足其追赶性生长的需求。

2. **蛋白质**　足月儿 2.0~3.0g/（kg·d）,早产儿 3.5~4.5g/（kg·d）,ELBW 的蛋白质需求量增至 4.0~4.5g/（kg·d）。足月儿蛋白质 / 热量比为 1.8~2.7g/100kcal,早产儿为 3.2~4.1g/100kcal。大量研究数据显示,早产儿生后早期足量的蛋白质供应对其生长追赶、身体成分结构、远期的体格和智力发育,都有着非常重要的意义。

3. **脂肪**　5~7g/（kg·d）,占总热量 40%~50%,母乳中有配方奶不具备的长链多不饱和脂肪酸,对视网膜和中枢神经系统发育非常重要。

4. **碳水化合物**　10~14g/（kg·d）,占总热量 40%~50%。对于慢性肺部疾病患儿,碳水化合物在总热量中的比例应降低。

（三）喂养指征和肠道喂养禁忌证

无消化道畸形及严重疾患、血流动力学相对稳定者提倡尽早开奶，出生体重（BW）>1 000 g者可于生后 12 小时内开始喂养，ELBW、围产期严重窒息（Apgar 评分 5 分钟 <4 分）、脐动脉插管者可适当延迟 24~48 小时开奶。禁忌证：消化道梗阻、怀疑或诊断坏死性小肠结肠炎及血流动力学不稳定，如需要液体复苏或血管活性药多巴胺 >5μg/（kg·min）、多器官功能障碍者在病情缓解之前应暂缓喂养。

（四）母乳喂养

尽可能早期母乳喂养，尤其是早产儿；开始喂养时避免使用无菌水、5% 葡萄糖和 10% 葡萄糖。下列情况酌情考虑母乳喂养：

1. 母亲为人免疫缺陷病毒和人类嗜 T 细胞病毒感染者，不建议母乳喂养。

2. 母亲患有活动性结核病，可采集其母乳经巴氏消毒后喂养，治疗结束 7~14 日后可继续母乳喂养。

3. 母亲乙肝病毒感染者或携带者，可在新生儿出生后 24 小时内给予特异性高效乙肝免疫球蛋白，继之接受乙肝疫苗免疫后给予母乳喂养。

4. 母亲为人巨细胞病毒感染者或携带者，其婴儿可以给予母乳喂养，但早产儿有较高被感染风险，可以采集母乳巴氏消毒后喂养。

5. 母亲为单纯疱疹病毒感染者，如皮损愈合，可以母乳喂养。

6. 母亲为梅毒螺旋体感染者，如皮损不累及乳房，可于停药 24 小时后母乳喂养。

7. 母亲正在接受同位素诊疗，或曾暴露于放射性物质后，在乳汁中放射性物质清除后可恢复母乳喂养。

8. 母亲正在接受抗代谢药物及其他化疗药物治疗，在母亲乳汁中药物清除后可恢复母乳喂养。

9. 半乳糖血症和苯丙酮尿症并非母乳喂养的绝对禁忌证，应根据监测的血清苯丙氨酸和半乳糖 –1– 磷酸水平决定，可适量给予母乳喂养和无苯丙氨酸和半乳糖的配方。

（五）人工喂养

1. 经口喂养　胎儿胃肠道结构在胎龄 25 周发育成熟，但胃肠道动力发育缓慢，胎儿 15 周出现吸吮动作，但协调的吸吮和吞咽要到 34 周才发育成熟，故经口喂养适用于胎龄 ≥32~34 周以上，吸吮、吞咽和呼吸功能协调的新生儿。需要注意的是，协调的食管蠕动存在于胎龄 32 周时，但几乎没有抗反流的屏障作用。

2. 管饲喂养

（1）适应证

1）胎龄 <32~34 周。

2）吸吮和吞咽功能不全、不能经口喂养者。

3）因疾病本身或治疗的因素不能经口喂养者。

4）作为经口喂养不足的补充。

（2）管饲途径

1）口/鼻胃管喂养：为管饲营养的首选方法，喂养管应选用内径小而柔软的硅胶或聚亚胺酯导管。

2）胃造瘘术/经皮穿刺胃造瘘术（PEG）：适用于长期管饲、食管气管瘘和食管闭锁等先天性畸形、食管损伤和生长迟缓。

3）经幽门/幽门后喂养：包括鼻十二指肠、鼻空肠、胃空肠和空肠造瘘/经皮空肠造瘘，适用于上消化道畸形、胃动力不足、吸入高风险、严重胃食管反流者。

（3）管饲方式

1）推注法：适合于较成熟、胃肠道耐受性好、经口/鼻胃管喂养的新生儿，但不宜用于胃食管反流和胃排空延迟者，需注意推注速度。

2）间歇输注法：每次输注时间应持续30~120分钟（建议应用输液泵），根据患儿肠道耐受情况间隔1~4小时输注，适用于胃食管反流、胃排空延迟和有肺吸入高危因素的患儿。

3）持续输注法：连续20~24小时用输液泵输注喂养，输液泵中的配方应每3小时进行更换，仅建议用于上述两种管饲方法均不能耐受的新生儿，因母乳可能会出现分层，不建议母乳持续喂养。

（4）喂养用量与添加速度：人工喂养的奶量必须因人而异，充分考虑患儿的个体差异如胎龄、体重，特别是喂养耐受性，逐步增加奶量的同时适当调整喂养间隔时间（表4-5）。

表4-5　新生儿管饲喂养用量与添加速度

出生时体重 （g）	间隔时间	开始用量 （ml）	添加速度 [ml/（kg·d）]	最终喂养量 （ml）
<750	q.2h.	≤10×1周	15	150
750~1 000	q.2h.	10	15~20	150
1 001~1 250	q.2h.	10	20	150
1 251~1 500	q.3h.	20	20	150
1 501~1 800	q.3h.	30	30	150
1 801~2 500	q.3h.	40	40	165
>2 500	q.4h.	50	50	180

3. 微量肠道营养　新生儿科多称之为微量喂养（MF），适用于胃肠功能不良的新生儿，尤其是早产儿，目的是促进胃肠道功能成熟，改善喂养耐受性，而非营养性喂养。极早早产儿（胎龄 <28周）和超低出生体重儿（<1 000g）生后应尽早开始，能提高对喂养的耐受，减少胃肠道萎缩、胆汁淤积、院内感染及代谢性骨病等；可采用持续输注或间歇输注法，10~20ml/（kg·d）。

（六）母乳和人工喂养配方的选择

1. 首选母乳　建议至少纯母乳喂养至生后6个月，WHO提倡母乳喂养可至生后2岁。

2. 母乳强化剂（HMF）　体重 <2 000g的早产儿母乳喂养量达到50~100ml/（kg·d）推荐使用HMF，以保证达到满意的追赶生长。初始半量强化，根据耐受性增加至全量强化。

出院时仍生长迟缓的早产儿应使用经强化的母乳喂养,至少持续到矫正胎龄 40 周,或根据生长情况持续到胎龄 52 周。

3. 早产儿配方　适用于胎龄在 34 周以内或体重 <2 000g 的早产儿,用至校正月龄 38~40 周,体重增长 >25g/d。

4. 早产儿出院后配方　适用于早产儿出院后持续喂养。出院时仍有生长迟缓的早产儿,建议定期监测生长指标以制订个体化喂养方案,生长指标达到生长曲线图的第 25~50 百分位左右(用校正月龄),可以转换成普通配方。

5. 标准婴儿配方　适用于胃肠道功能发育正常的足月新生儿或胎龄 ≥34 周、体重 ≥2 000g 的早产儿。

6. 水解蛋白配方和游离氨基酸配方　出生时有高度过敏风险的新生儿首选适度水解蛋白配方,已有研究证实可诱导免疫耐受;出生后已经发生牛奶蛋白过敏的新生儿,推荐使用深度水解蛋白配方或游离氨基酸配方。游离氨基酸配方由于渗透压高,不适用于早产儿。不耐受蛋白配方乳喂养的肠道功能不全(如短肠、小肠造瘘等)者,可选择不同蛋白水解程度配方。虽然水解蛋白配方营养成分不适合早产儿喂养,但当发生喂养不耐受或内外科并发症时可以考虑短期应用。

7. 无(低)乳糖配方　适用于原发性或继发性乳糖不耐受的新生儿,以及肠道功能不全(如短肠和小肠造瘘)患儿。

8. 特殊配方　适用于代谢性疾病患儿,如苯丙酮尿症、枫糖尿病。

(七)配方乳配制与保存

配方乳配制前所有容器需高温消毒,配制应在专用配制室或经分隔的配制区域内进行,严格遵守无菌操作原则。病房内配制应即配即用。中心配制应在配制完毕后置 4℃ 冰箱储存,喂养前再次加温。常温下放置时间不应超过 1~2 小时。

(八)肠内营养的监测

肠内营养的监测,见表 4-6。

表 4-6　新生儿肠内营养监测

监测项目		开始时	稳定后
摄入量	能量(kcal/kg)	q.d.	q.d.
	蛋白质(g/kg)	q.d.	q.d.
喂养管	喂养管位置	q.8h.	q.8h.
	鼻口腔护理	q.8h.	q.8h.
	胃/空肠造瘘口护理	q.d.	q.d.
临床症状、体征	胃潴留	每次喂养前	每次喂养前
	大便次数/性质	q.d.	q.d.
	呕吐	q.d.	q.d.
	腹胀	q.d.	q.d.

	监测项目	开始时	稳定后
体液平衡	出入量	q.d.	q.d
生长参数	体重（kg）	q.d.~q.o.d.	b.i.w.~.ti.w.
	身长（cm）	q.w.	q.w.
	头围（cm）	q.w.	q.w.
实验室检查	血常规	q.w.	q.w.
	肝功能	q.w.	q.w.
	肾功能	q.w.	q.w.
	血糖	q.d.~t.i.d.	p.r.n.
	电解质	p.r.n.	p.r.n.
	粪便常规 + 隐血试验	p.r.n	p.r.n.
	大便 pH	p.r.n.	p.r.n.
	尿比重	p.r.n.	p.r.n.

注：q.d. 每日 1 次；q.8h. 每 8 小时 1 次；q.o.d. 隔日 1 次；b.i.w. 每周 2 次；t.i.w. 每周 3 次；p.r.n. 必要时用

三、肠外营养

肠外营养是指当新生儿不能进食或不能完全耐受经肠道喂养时，完全或部分由静脉供给热量、液体、蛋白质、碳水化合物、脂肪、维生素和矿物质等来满足机体代谢及生长发育需要的营养支持方式。

（一）适应证

1. **先天性消化道畸形**　食管闭锁、肠闭锁等。
2. **获得性消化道疾病**　坏死性小肠结肠炎等。
3. 早产儿。

（二）途径

肠外营养支持途径的选择主要取决于新生儿的营养需求量及预期的持续时间，还应考虑新生儿的个体状况（血管条件、凝血功能等）。

1. **周围静脉**　适用于短期（<2 周）应用，并且液体渗透压不超过 900mOsm/L、葡萄糖浓度不得超过 12.5%、氨基酸浓度不得超过 3.5%。主要并发症为静脉炎。注意事项：①无菌操作；②尽可能选择最小规格的输液管。

2. **中心静脉**　适用于液体渗透压高（15%~25% 的葡萄糖，5%~6% 的氨基酸）或使用时间长的情况。包括：

（1）经外周静脉导入中心静脉（PICC）置管。

（2）中心静脉导管（CVC）：因手术风险较高而少用。

（3）脐静脉导管（仅适用于初生婴儿）：经脐静脉插管在 <32 周早产儿和 VLBW 生后立即进行，对保证高危重症患儿的早期营养有极大帮助。并发症包括血栓、栓塞、感染、异位、渗漏、心脏堵塞等。脐静脉置管还可能引起门静脉高压、肝脓肿、肝撕裂、肠管缺血坏死等风险。

注意事项：由接受过专业培训的医务人员严格按照标准操作进行置管和护理；中心静脉与周围静脉相比，可减少穿刺次数和导管使用数量。预计较长时间接受肠外营养的患儿，推荐使用中心静脉。

（三）输注方式

1. 全合一（all-in-one） 是指脂肪乳剂、氨基酸、葡萄糖、维生素、电解质和微量元素等各种营养素在无菌条件下混合于一个容器中经静脉途径输注。对符合适应证的新生儿，全合一营养液可作为安全、有效、低风险的静脉营养液。优点是易管理，减少相关并发症，有利于各种营养素的利用，节省费用。缺点是混合后不能临时改变配方，如临床上患儿经常会出现高血糖或低血糖的情况，需要增减葡萄糖的输注速度，但是营养液中其他营养成分如氨基酸和脂肪乳剂有一定的输注速率，单纯调高或调低输液速度均可能造成不良影响。配制时需注意肠外营养支持所用营养液，根据当日医嘱在层流室或配制室超净台内，严格按无菌操作技术进行配制。操作步骤为：

（1）将电解质溶液、水溶性维生素、微量元素制剂先后加入葡萄糖或氨基酸溶液。

（2）将脂溶性维生素注入脂肪乳剂。

（3）充分混合葡萄糖和氨基酸溶液后，再与经步骤（2）配制的脂肪乳剂混合。

（4）轻轻摇动混合液，排气后封闭。

（5）贴上 PN 输液标签（病区、床号、姓名、PN 的处方组分）。营养液应避光保存于 2~8℃。无脂肪乳剂的混合营养液应注意避光。建议现配现用。

特别提醒：全合一溶液配制完毕后，应常规留样，保存至患儿输注该混合液完毕后 24 小时；电解质不宜直接加入脂肪乳剂液中，全合一溶液中一价阳离子电解质浓度不高于 150mmol/L，二价阳离子电解质浓度不高于 5mmol/L；避免在肠外营养液中加入液体或其他药物；建议全合一溶液理化性质的稳定性需由药剂师审核。

2. 多瓶输液 是指氨基酸、葡萄糖电解质溶液和脂肪乳剂，采用输液瓶串联或并联的方式输注。适用于不具备无菌配制条件的单位。优点是灵活，对病情变化快的患儿（如 ICU 患儿）易于调整配方。缺点是工作量相对大，易出现血糖、电解质紊乱，且不利于营养素充分利用。需注意的是，脂肪乳剂输注时间应 >20 小时。

（四）肠外营养液的组成及每日需要量

肠外营养液基本成分包括氨基酸、脂肪乳剂、碳水化合物、维生素、电解质、微量元素和水。

1. 液体量 因个体而异，需根据不同临床条件（光疗、暖箱、呼吸机、心肺功能、各项监测结果等）调整（表 4-7）。总液体在 20~24 小时内均匀输入。建议应用输液泵进行输注。

表 4-7　新生儿不同日龄每日液体需要量[ml/(kg·d)]

日龄（d）	出生体重（g）			
	<1 000	1 000~1 500	1 500~2 500	>2 500
生后第 1d	60~100	70~90	60~80	60~80
生后第 2d	70~100	80~110	80~110	80~110
生后第 3~7d	80~120	100~120	90~120	100~120
>7d	100~150	120~150	120~150	120~150

2. **热量**　足月儿 70~90kcal/(kg·d)，早产儿 80~100kcal/(kg·d)。需要注意：临床上危重患儿尤其是早产儿发生"营养贮积缺乏"，即早期摄入热量不足导致生长受限时，该热量不能满足追赶生长的需要。

3. **氨基酸**　推荐选用小儿专用氨基酸，含有多种条件必需氨基酸如牛磺酸等。生后 24 小时内即可应用（肾功能不全者例外），从 1.5~2.0g/(kg·d) 开始，足月儿可至 3g/(kg·d)，早产儿可增至 3.5~4.0g/(kg·d)。氮/非蛋白热卡 =1g/(100~200kcal)。目前国内外研究均认为氨基酸应用越早越好，可以减少 EUGR 的发生并促进大脑发育和身高增长。国外多使用蛋白质能量比（PER），依胎龄、出生体质量和是否需要追赶性生长而调节于 2.4~3.4g/(100kcal) 的范围之间，胎龄越小、出生体质量越低、需要追赶生长者，其 PER 越高。

4. **脂肪乳剂**　可提供大量非蛋白热量、保证神经组织和生长所需的必需脂肪酸。脂肪乳剂在生后 24 小时内即可应用，推荐剂量从 1.0g/(kg·d) 开始，按 0.5~1.0g/(kg·d) 的速度增加，总量不超过 3g/(kg·d)。早产儿建议采用 20% 脂肪乳剂。中长链混合型脂肪乳剂优于长链脂肪乳剂，橄榄油脂肪乳剂在短期内具有减轻脂质过氧化的作用。

5. **葡萄糖**　开始剂量为 4~8mg/(kg·min)，按 1~2mg/(kg·min) 速度逐渐增加，最大量不超过 11~14mg/(kg·min)。注意监测血糖，新生儿 PN 时建议血糖 <8.33mmol/L。不推荐早期使用胰岛素预防高血糖发生，如有高血糖（8.33~10mmol/L），葡萄糖输注速度按 1~2mg/(kg·min) 逐渐递减，如至 4mg/(kg·min) 仍不能控制高血糖，可用胰岛素 0.05IU/kg。糖速计算公式：糖速[mg/(kg·min)]= 葡萄糖浓度 × 速度（ml/h）/[体重（kg）×6]。

6. **电解质推荐需要量**（表 4-8）

表 4-8　肠外营养期间新生儿每日所需电解质推荐量

电解质	早产儿	足月儿
钠[mmol/(kg·d)]	2.0~4.0	2.0~3.0
钾[mmol/(kg·d)]	1.0~3.0	1.0~2.0
钙[mg/(kg·d)]	60~80	60~80
磷[mg/(kg·d)]	45~60	45~60
镁[mg/(kg·d)]	3~4	4~5

注：生后 3 日内除有低钾证据外，原则上不予补钾

7. **维生素**　肠外营养时需补充 13 种维生素，包括 4 种脂溶性维生素和 9 种水溶性维生素（表 4-9）。目前国内尚无小儿专用维生素制剂，临床上一般应用成人维生素混合制剂。

表 4-9　肠外营养期间新生儿每日所需维生素推荐

维生素	剂量	维生素	剂量
水溶性		泛酸	1.0~2.0mg/（kg·d）
维生素 C	15~25mg/（kg·d）	生物素	5.0~8.0μg/（kg·d）
维生素 B_1	0.35~0.5mg/（kg·d）	脂溶性	
维生素 B_2	0.15~0.2mg/（kg·d）	维生素 A	500~1 000IU/（kg·d）
烟酸	4.0~6.8mg/（kg·d）	维生素 D	32IU/（kg·d）
维生素 B_6	0.15~0.2mg/（kg·d）	维生素 K	10.0μg/（kg·d）
叶酸	56μg/（kg·d）	维生素 E	2.8~3.5mg/（kg·d）
维生素 B_{12}	0.3μg/（kg·d）		

8. 微量元素　推荐量,见表 4-10。目前国内尚无小儿专用微量元素制剂,临床上一般应用成人微量元素混合制剂。

表 4-10　肠外营养期间新生儿每日所需微量元素推荐量［μg/（kg·d）］

微量元素	早产儿	足月儿
锌	400~450	<3 个月 250；>3 个月 100
铜	20	20
硒	2.0~3.0	2.0~3.0
铬	0	0
锰	1.0	1.0
钼	1.0	0.25
碘	1.0	1.0
铁	200	50~100

（五）肠外营养监测内容

监测 PN 期间必须认真细致的监测,对于保证合理营养供给、避免 PN 相关并发症,至关重要。最好使用固定的 PN 监测表格,记录每日热量/蛋白质摄入量、液体输出入量、临床体征、实验室检查、生长参数和输液导管情况（表 4-11）。

表 4-11　新生儿肠外营养监测表

项目	第一周	稳定后
摄入量		
能量［kcal/（kg·d）］	q.d.	q.d.
蛋白质［g/（kg·d）］	q.d.	q.d.
临床体征		
皮肤弹性,囟门	q.d.	q.d.

项目	第一周	稳定后
黄疸,水肿	q.d.	q.d.
生长参数		
体重	q.d.~q.o.d.	b.i.w.~t.i.w.
头围	q.w.	q.w.
身长	q.w.	q.w.
体液平衡		
出入量	q.w.	q.d.
实验室检查		
血常规	b.i.w.~t.i.w.	q.w.~b.i.w.
血钠、钾、氯	b.i.w.(或调整电解质用量后第1d)	q.w.(或调整电解质用量后第1d)
血钙	b.i.w.	q.w.
血磷、镁	q.w.	p.r.n.
微量元素	p.r.n.	p.r.n.(肝肾功不全、长期应用PN者)
肝功能	q.w.	q.w.~q.o.w.
肾功能	q.w.	q.w.~q.o.w.
血浆总三酰甘油、总胆固醇	q.w.	p.r.n.
血糖	q.d.~q.i.d.	Prn(调整配方后,或临床出现低/高血糖症状)
尿糖(无法监测血糖时)	同上	同上
中心静脉导管监测		
渗出	b.i.d.~t.i.d.	b.i.d.~t.i.d.
肢体肿胀	b.i.d.~t.i.d.	b.i.d.~t.i.d.
肤色	b.i.d.~t.i.d.	b.i.d.~t.i.d.

注:血脂测定标本采集前6小时内,应暂停输注含脂肪乳剂营养液;q.d.(每日1次);q.w.(每周1次);b.i.w.(每周2次);t.i.w.(每周3次);b.i.w.(每日2次);t.i.d.(每日3次);p.r.n.(必要时用);q.i.d.(每周4次);q.o.w.(隔周1次)

(六)肠外营养相关并发症

1. **中心静脉导管相关血行性感染** 长期应用肠外营养比短期者更易发病。

2. **代谢紊乱** 如高血糖、低血糖、高甘油三酯血症、代谢性骨病。尤其应注意早产儿和长期应用者发生骨质减少。

3. **肝脏并发症** 如胆汁淤积、肝损害。与肠外营养持续时间、坏死性小肠结肠炎和败血症有关,而与静脉高剂量蛋白质无关。尽早建立肠内营养可以降低胆汁淤积的发病率和严重程度。

（七）出现下列情况慎用或禁用肠外营养

1. 休克及严重水、电解质紊乱、酸碱平衡失调未纠治时,禁用以营养支持为目的的补液。

2. 严重感染,严重出血倾向,出、凝血指标异常者,应减少脂肪乳剂剂量。

3. 血浆甘油三酯（TG）>2.26mmol/L 时脂肪乳剂减量,如 TG>3.4mmol/L（300mg/dl）暂停使用脂肪乳剂,直至廓清。

4. 血浆间接胆红素 >170μmol/L 时减少脂肪乳剂剂量。

5. 严重肝功能不全者,慎用脂肪乳剂与非肝病专用氨基酸。

6. 严重肾功能不全者,慎用脂肪乳剂与非肾病专用氨基酸。

（八）肠内联合肠外营养支持

生后第 1 天即可开始肠内喂养（存在肠内喂养禁忌证者除外）,不足部分可由肠外营养补充供给。肠外营养补充热量计算公式为:PN=（1-EN/110）×80[其中 PN、EN 单位均为 kcal/（kg·d）（110 为完全经肠道喂养时推荐达到的热量摄入值,80 为完全经肠外营养支持时推荐达到的热量摄入值]。需要注意的是,此公式仅为足月 / 近足月新生儿平均所需热量,对于小早产儿仍应进一步补充更高热量和相应营养素。

四、坏死性小肠结肠炎处理

（一）概述

新生儿坏死性小肠结肠炎（NEC）发生率在活产新生儿中占 0.3‰~2.4‰；在 NICU 中 2%~5%。发病率随出生胎龄、出生体重的下降而增加,极低出生体重儿的发病率大约在 5%~10%。发生率与出生体重呈负相关:出生体重 401~750g,发生率为 11.5%；出生体重 751~1 000g,发生率为 9%；出生体重 1 001~1 250g,发生率为 6%；出生体重 1 251~1 500g,发生率为 4%。虽然大多数 NEC 发生在早产儿,但有约 13% 的病例发生在足月儿。足月儿发生 NEC 通常存在原发病,包括先天性心脏病、严重感染或败血症、出生时窒息缺氧、惊厥发作、红细胞增多症、低血糖、严重的胎儿宫内生长受限、高凝状态等。

（二）诊断技术

1. 临床表现

（1）全身症状:无明显特异性,主要包括呼吸抑制、急促或呼吸衰竭、嗜睡、喂养困难和体温不稳定。严重的病例可出现低血压休克和 DIC,可同时存在败血症。

（2）腹部症状:主要包括胃潴留、呕吐、腹胀、腹部触痛和便血等,可从胃管中抽出或引流出胆汁样物,有肠梗阻表现。肠鸣音消失,腹壁红肿,腹部持续固定包块,甚至腹水。

2. 辅助检查

（1）实验室检查

1）血常规:白细胞计数升高或降低,粒细胞总数降低,血小板减少,幼稚粒细胞、幼稚粒细胞与粒细胞总数的比值升高。

2）C 反应蛋白（CRP）：是反映病情严重程度和进展的重要指标。连续监测 CRP 有助于诊断和评估疗效。

3）降钙素原（PCT）：在 NEC 发生早期即有升高，是反映病情严重程度和进展的重要指标。

4）血气和电解质监测：严重电解质紊乱和难以纠正的代谢性酸中毒提示败血症和肠坏死，即使暂时缺乏肠穿孔的 X 线表现，也提示有外科手术的指征。

5）大便常规：血便是肠道完整性受损的重要指标，大量血便结合其他临床表现提示 NEC 的诊断。便潜血与 NEC 的相关性较差，但在具备典型临床表现时，也可成为 NEC 早期诊断指标。

（2）X 线检查：拍摄立位胸腹平片，可发现肠壁增厚和水肿、肠管扩张、肠襻持续性固定、包块和腹腔积液。具有确诊意义的 X 线表现包括：

1）肠壁间积气：典型表现有条索样积气成离散状态位于小肠浆膜下，部分沿小肠和结肠分布。

2）门静脉积气：为疾病严重的征象。表现自肝门向肝内呈树枝状延伸，特异性改变多于 4 小时内消失。

3）气腹征：提示肠坏死穿孔。侧卧位腹片易于发现在前腹壁与肠曲间出现小三角透亮区。

3. 诊断要点和分级

（1）根据 NEC 早期临床症状、体征、放射学改变，早期不难作出诊断。要点如下：

1）多见于早产儿，尤其是极低出生体重儿。

2）往往在建立肠道营养过程中发生，出现喂养不耐受、腹胀、呕吐和便血，病情发展快，严重者出现休克和 DIC。

3）腹部 X 线检查和实验室检查结果。

（2）新生儿 NEC 的 Bell 分级标准及治疗（表 4-12）。

表 4-12　新生儿 NEC 的 Bell 分级标准及治疗

分期	全身症状	胃肠道症状	影像学检查	治疗
ⅠA　疑似 NEC	体温不稳定、呼吸暂停、心动过缓和嗜睡	胃潴留，轻度腹胀，大便潜血阳性	正常或肠管扩张，轻度肠梗阻	绝对禁食，胃肠减压和抗生素治疗等
ⅠB　疑似 NEC	同ⅠA	直肠内鲜血	同ⅠA	同ⅠA
ⅡA　确诊 NEC（轻度）	同ⅠA	同ⅠA 和同ⅠB，肠鸣音消失，和（或）腹部触痛	肠管扩张、梗阻、肠壁积气征	同ⅠA，如 24~48h 培养无异常，抗生素治疗 7~14d
ⅡB 确诊 NEC	同ⅡA，轻度代酸，轻度血小板减少	同ⅡA，肠鸣音消失，腹部触痛明显和（或）腹壁蜂窝织炎或右下腹包块	同ⅡA门静脉积气、和（或）腹水	同ⅡA补充血容量，纠正酸中毒，抗生素治疗 14d

续表

分期	全身症状	胃肠道症状	影像学检查	治疗
ⅢA NEC进展（重度，肠壁完整）	同ⅡB，低血压，心动过缓，严重呼吸暂停，混合性酸中毒，DIC，中性粒细胞减少，无尿	同ⅡB，弥漫性腹膜炎，腹胀和触痛明显，腹壁红肿	同ⅡB，腹水	同ⅡB，扩容、应用血管活性药物，机械通气，如保守治疗无效，尽快手术
ⅢB NEC进展（重度，穿孔）	同ⅢA，病情突然恶化	同ⅢA，腹胀突然加重	同ⅡB，腹腔积气	同ⅢA，手术

4. 鉴别诊断

（1）先天性肠道畸形：发病较早，多表现为腹胀和严重呕吐；X线检查有肠梗阻的表现，很少有肠壁积气。

（2）腹部外科疾病：如肠旋转不良、肠套叠、肠道溃疡穿孔、胃穿孔、肠系膜血管血栓形成，临床表现与NEC的症状重叠。

（3）感染性小肠结肠炎：临床表现可以有腹泻和血便，但缺乏NEC的全身症状和腹部体征。

（4）严重遗传代谢病：如半乳糖血症伴大肠埃希菌性败血症，可表现为严重的呕吐、酸中毒、休克，开始表现可与NEC相似。可通过遗传病筛查帮助诊断。

（5）严重过敏性结肠炎：可表现为腹胀和血便，但一般情况好，腹平片及其他实验室检查正常。

（6）自发性肠穿孔：在早产儿尤其是ELBWI发生率为2%。常仅有无症状的气腹，也可有其他临床、实验室异常表现。较NEC的发病日龄早。病因不清，如果早期接受糖皮质激素治疗或吲哚美辛治疗PDA，会使发病风险增加。

（7）败血症：严重感染时，常可伴有麻痹性肠梗阻，但无NEC的腹胀和触痛。

（8）喂养不耐受：早产儿在增加奶量时，表现为胃残余奶量增多、腹胀，与早期NEC鉴别困难，可通过短暂禁食、持续监测、静脉补液2~3日鉴别。

（三）治疗技术

1. 治疗原则 使肠道休息，预防进一步的肠道损伤，纠正水、电解质紊乱和酸中毒，抗感染及减少全身炎症反应。

2. 内科治疗 内科治疗与Bell分级相关（表4-12）。包括：

（1）绝对禁食：停止所有的胃肠道营养，包括口服药物。给予肠外营养，保证能量和蛋白质的需求。

（2）生化和代谢功能监测：应严密监测血气和电解质、肝功能和血糖。严重代谢性酸中毒如采取扩容无效时，需用碳酸氢钠纠正酸中毒。监测出、凝血功能，警惕DIC的发生。监测BUN、Cr，警惕肾衰竭的发生。

（3）控制感染：监测血、尿、脑脊液培养和各项感染指标。在培养结果回报之前，尽量选用广谱抗生素。依据培养结果和感染监测及流行情况调整抗生素的使用。

（4）呼吸支持：包括氧疗和机械通气支持。

（5）腹部情况监测：在疾病最初 2~3 日需要 X 线监测，用于评估肠道损伤情况和疾病进展情况。

（6）循环功能监测：评估循环系统状态，包括心率、血压、尿量。出现低血压或休克表现时，首选生理盐水补充血容量，必要时给予新鲜冰冻血浆、悬浮红细胞及血管活性药物治疗。

3. 外科治疗　手术目的是切除坏死肠段，但要尽可能多保留肠段。对极低或超低出生体重的 NEC 患儿，病情不稳定、不能耐受手术者，可在局麻下行腹腔引流术。部分患儿可以争取延迟到病情稳定后再进行手术，或某些病例不再需要手术。如果 24~72 小时病情未得到改善还需要手术治疗。

（1）明确诊断：NEC 的患儿均应请小儿外科会诊，可明确是否有外科手术指征，以及为内科治疗和监测提供参考意见。

（2）手术适应证

1）肠道穿孔和气腹：肠穿孔是外科手术的适应证，但有时缺乏是否发生肠穿孔绝对的指征，需要密切监护。一般在 NEC 发生的 12~48 小时内有 20%~30% 出现肠穿孔，也可能发生于更晚的时间。气腹是手术绝对适应证。

2）相对适应证：内科治疗 24~48 小时无效，伴有低血压、少尿、难以纠正的酸中毒，腹部 X 线出现肠僵直固定，门静脉积气者。

3）肠道全层坏死：大多数会有腹膜炎的体征，如腹水、腹部包块、腹壁红肿、硬化、血小板持续下降、难治性代酸。腹部穿刺有助于诊断。

（3）术后并发症：近期并发症包括肠管继续坏死甚至穿孔、肠道吻合口瘘和粘连性肠梗阻等；远期并发症可出现肠道狭窄、短肠综合征和生长发育延迟甚至发育缺陷等。

4. 预防

（1）预防早产：早产儿发病率明显大于足月儿，预防早产可减少 NEC 的发生。

（2）母乳喂养：研究证实人工喂养儿 NEC 的发生率是母乳喂养的 10 倍。母乳喂养可以通过促进早产儿消化系统的成熟、改善肠道的免疫状态、建立正常的肠道菌群来减少 NEC 的发生。无条件进行母乳喂养的早产儿，可补充乳铁蛋白，也可以起到降低 NEC 发生风险的作用。

（3）口服益生菌：研究提示口服益生菌者比对照组 NEC 的发生率低，最好选择益生菌双歧杆菌和鼠李糖乳杆菌。

五、消化道畸形处理

（一）先天性肠旋转不良

1. 概述　先天性肠旋转不良（congenital malrotation of intestine）是指胚胎期某种因素影响正常的肠旋转运动而使肠管位置变异所引起的肠梗阻，多见于新生儿，占新生儿高位肠梗阻中第一位，少数发生于婴儿或较大儿童。本病常合并肠扭转，延误诊治可致大量肠坏死，病情危重。确诊后早期手术效果良好。本症常合并十二指肠闭锁或狭窄、脐膨出和膈疝等其他畸形。

2. 诊断

（1）症状

1）新生儿期：①一般于生后 3~5 日出现呕吐，呕吐物含有大量胆汁，呈碧绿色或黄色；②绝大多数生后 24 小时内均有正常胎粪排出，开始呕吐后便量减少或便秘；③肠扭转合并肠绞窄时，有频繁喷射性呕吐咖啡样物或血、腹部高度膨胀、压痛、便血、发热、水和电解质紊乱等中毒症状。

2）婴幼儿及儿童期：①不完全性或间歇性、复发性腹痛和呕吐；②多表现为十二指肠慢性梗阻，有的胆汁性呕吐自愈后又反复发作；③长期呕吐可致慢性脱水、体重下降和生长发育障碍。

（2）体征：无明显阳性体征，肠扭转导致肠坏死时可有腹膜炎体征。慢性呕吐患儿可有脱水、营养不良或生长发育迟缓。

（3）辅助检查

1）腹部立位平片：常显示典型的"双泡征"或"三泡征"，其他腹部少气体影像。

2）钡剂灌肠：显示结肠框及回盲部位置异常（盲肠位于右上腹部或上腹中部）有确诊意义，罕见例外。

3）钡餐：肠扭转时可显示十二指肠梗阻部呈螺旋状走行。术前确诊率已达 95% 以上。检查时应防止误吸。

4）B 超检查：彩色超声波检查根据肠系膜上动、静脉位置关系的改变，可在术前早期诊断肠扭转，优于其他影像学检查。近年国内已开始推广应用。

5）螺旋 + 增强 CT：可见肠系膜血管旋转。

3. 鉴别诊断　须与引起十二指肠梗阻的其他疾病，如十二指肠闭锁、狭窄及环状胰腺等鉴别。肠扭转绞窄时应注意与坏死性小肠结肠炎鉴别。通过影像学检查均可鉴别。

4. 治疗　绝大多数须手术治疗，如有肠扭转绞窄时应行急诊手术。Ladd 手术治疗效果良好，术中应扭转肠管复位，松解十二指肠前腹膜索带和空肠上段膜状组织压迫和屈曲，展开肠系膜，使十二指肠沿右侧腹直下，切除阑尾，回盲部位于左上腹。术中还应注意探查其他合并畸形（如膜式狭窄）等。如果合并腹胀、便血和腹膜刺激征时，提示有肠扭转，需急诊手术。

（二）先天性环状胰腺

1. 概述　环状胰腺（annular pancreas）是指胰腺组织在十二指肠降段呈环状或钳状发育，压迫导致肠段梗阻的先天性畸形。主要表现为十二指肠球部或降部扩张，继之幽门管和胃扩张。

2. 诊断

（1）症状

1）孕母羊水过多：母亲常有羊水过多史，约半数出生体重 <2.5kg。

2）呕吐：呕吐出现时间视十二指肠梗阻程度而定，压迫明显者在新生儿期即出现症状；轻者症状可在婴儿或儿童期、成人期才表现，或终生无症状。①完全性梗阻者生后 3 日内即出现症状，呕吐物含胆汁，重者呕吐咖啡色物。一般生后有胎粪排出，但排尽时间可持续约 6~11 日、每次量较少且黏稠。②十二指肠不完全梗阻时，呕吐出现较晚，呈间歇性，呕吐物含有陈旧食物酸臭味。进奶后可有上腹胀满、打嗝、嗳气、胃型、蠕动波及振水音。

3）呕吐严重、就诊较晚者：可出现水和电解质紊乱、体重下降,合并吸入性肺炎,甚至心力衰竭。

4）慢性呕吐者：可有营养不良和生长发育滞后。

（2）体征：无特异性体征。体格检查可见上腹胀,有时有胃型及蠕动波。

（3）辅助检查

1）腹部平片：可见"双泡征"。

2）上消化道造影：可见十二指肠球部及降部上段扩张,降段下方呈线形狭窄,钡剂排空延迟。

3）腹部 B 超：可见梗阻近端十二指肠扩张,有经验的医师可探及胰腺环形包绕十二指肠。

3. 鉴别诊断

（1）肠闭锁。

（2）先天性肠旋转不良。

4. 治疗　手术是唯一治疗方法,确诊后应尽早手术治疗。通常行十二指肠菱形吻合术,吻合口呈菱形,持续开放。手术方便简单,符合解剖生理功能。

（三）先天性食管闭锁及气管食管瘘

1. 概述　先天性食管闭锁及气管食管瘘（congenital esophageal atresia and tracheoesophageal fistula）是一种严重的发育畸形,发病率约为 1∶3 000~1∶4 500 活产新生儿。多见于早产儿和未成熟儿,常伴有其他系统畸形。男女之比约为 1.25∶1~1.7∶1。

2. 诊断

（1）症状

1）产前 B 超检查：可有孕中晚期羊水过多,约 32%~85% 者 合并羊水过多。常合并早产和低出生体重,影响存活率。

2）新生儿：出生后有唾液过多,表现为泡沫样物从口腔、鼻腔溢出。

3）典型症状：为患儿第一次进食后出现呛咳、呼吸困难及发绀症状,抽出口腔及呼吸道分泌物后症状缓解,再次进食时反复出现。

4）V 型患儿：可表现为进食后反复出现呛奶、呛咳症状。

5）新生儿肺炎症状：发热、呼吸困难、鼻翼扇动。

6）伴发畸形：50% 以上伴其他畸形。

VACTERL 综合征用于概括各种常见的伴发畸形,即脊柱（V）、肛门（A）、心脏（C）、气管（T）、食管（E）、肾脏（R）和四肢（L）、尤其是桡侧畸形。心血管畸形最常见,发生率为 18.9%~40.2%。常见房室间隔缺损、肺动脉闭锁和狭窄、法洛四联症、动脉导管未闭等。消化系统畸形伴发率为 14.5%~21.3%,常见有直肠肛门畸形、肠旋转不良、环状胰腺等。罕见"三闭锁",即食管、十二指肠和直肠肛门三者同时闭锁。21- 三体综合征和 18- 三体综合征也时有伴发。

（2）体征

1）无特异性体征：注意检查其他系统合并畸形,如先心病、脊柱及肛门闭锁等。

2）胃管不能进入胃腔：用 8~10 号硅胶或橡胶胃管经口或鼻孔插入食管，于 10cm 左右处受阻，管端自鼻孔或口腔返出。

3）腹部体征：Ⅰ、Ⅱ型患儿下段食管无气管瘘，胃肠道无气，腹部呈平坦或舟状腹样。Ⅲ、Ⅳ型患儿，腹部可有膨胀，叩诊为鼓音。

4）合并肺炎：患儿可有鼻扇、口周和面色发绀，双肺可闻及啰音。

（3）辅助检查

1）产前 B 超检查：产前检查无或小胃泡的胎儿中 17%~100% 为食管闭锁。

2）血液检查：合并肺炎者血常规白细胞总数及 CRP 可升高。

3）X 线检查：疑似者可插入胃管并行胸腹联合立位片，如胃管在胸腔有折返即可诊断。可于第 1~3 胸椎处见到下行受阻的弯曲胃管影，该部约为食管近端盲端的位置。同时腹腔有肠气者可诊为Ⅲ型，无气者可疑为Ⅰ型。

4）食管造影：可用少量（1~2ml）泛影葡胺或碘油行食管造影明确诊断，可根据食管、气管显影的情况判断分型。应注意的是，不可行吞钡检查。

5）三维螺旋 CT + 重建：Ⅲ、Ⅳ型患儿术前可行此检查了解两盲端距离，检查前应使患儿呈立位或按压腹部使下段食管盲端充气。

6）纤维支气管镜检查：有条件者可于术前行此检查，以了解气管瘘位置。

7）CT、脐动脉造影或彩色超声检查：用于诊断罕见合并的右位主动脉弓。影像学检查还可应用于合并畸形的诊断，如先天性心脏病、某些消化道畸形、先天性食管狭窄、喉气管食管裂等。

3. 鉴别诊断　Ⅴ型患儿注意与胃食管反流引起的呛咳鉴别。

4. 治疗　必须手术治疗，行充分术前准备，可视患儿一般情况于入院后 12~28 小时施行手术治疗，并力争一期吻合食管。

（四）新生儿胃穿孔

1. 概述　新生儿原发性胃穿孔（primary gastric perforation）较少见，但病情极为严重，病死率很高。主要因胚胎发育异常所致胃壁肌层先天性缺损所致，机制尚未明确。继发性胃穿孔可因胃壁局部缺血、胃内高压、产伤窒息致胃壁应激性溃疡引起。尚有少数不明原因的特发性穿孔。

新生儿原发性穿孔多位于胃大弯近贲门部，主要病理变化是胃壁肌层广泛缺损、穿孔边缘无肌纤维、黏膜下肌层菲薄，腹腔内有继发性腹膜炎的病理改变。继发性胃穿孔多位于胃小弯，可伴发严重消化道出血。

2. 诊断

（1）症状　于生后 1~3 日内发病，未成熟儿多见。

1）穿孔前或穿孔早期：激惹、躁动、呕吐、拒奶、哭声无力，呕吐物可呈咖啡色。

2）穿孔后：突然出现呼吸急促、发绀及其他一些休克的征象。

3）可有正常胎粪排出。

4）有产伤窒息史者：胃穿孔后可大量呕吐和便鲜血，早期合并失血性休克，病情危重。

（2）体征

1）全身情况：面色苍白、体温不升、末梢循环差、呼吸困难、心率快而心音弱。

2）腹部：腹部高度膨隆、呈球形,腹壁静脉怒张,腹壁、阴囊或阴唇水肿;肝浊音界消失,有移动性浊音,少见腹肌紧张;肠鸣音消失。

3）腹腔穿刺:可有浑浊、牛奶样或蛋花汤样渗液。

（3）辅助检查

1）血常规:可有白细胞计数、CRP升高,约有 1/3 患儿中性粒细胞和血小板计数低于正常值。

2）腹腔穿刺液培养:多有细菌生长。

3）X线胸腹立位平片:可见横膈升高,膈下大量游离气体和全腹大气液面,胃泡影消失。有时减压的胃管可进入腹腔。

3. 鉴别诊断　新生儿自然气腹。

4. 治疗　尽早手术修补穿孔。

（1）术前准备

1）胃管减压。

2）给氧:给氧时不宜用正压,以防更多的气体进入腹腔。

3）应用抗生素。

4）输液,纠正休克、酸中毒,改善微循环。

5）输血、血浆等支持治疗。

6）保温。

7）必要时腹腔穿刺减压。

（2）术后:持续胃肠减压、输液、应用抗生素、保温及营养支持。

（五）先天性肠闭锁和狭窄

1. 概述　肠闭锁和肠狭窄是新生儿肠梗阻中常见的先天性消化道畸形。发病率约 1 500~4 000：1,男女相等。早产儿多见。闭锁多于狭窄,其发生频率依次为回肠、十二指肠、空肠,结肠闭锁罕见。肠狭窄以十二指肠最多见,空、回肠次之。

2. 诊断

（1）症状:先天性肠闭锁或肠狭窄主要表现肠梗阻的症状,出现时间和轻重取决于梗阻的部位及程度,主要表现是呕吐、腹胀和便秘。

1）呕吐:多于生后第 1 天出现。出现的早晚与闭锁的部位有关。高位肠闭锁呕吐出现早,次数频繁,进行性加重。呕吐物为奶块,多含胆汁,有时为陈旧血性。低位闭锁时,呕吐物呈粪便样,味臭。

2）腹胀:腹胀程度与闭锁的部位和就诊时间有关。一般闭锁的位置越高就诊时间越早,腹胀程度越轻,反之则越重。高位闭锁者腹胀限于上腹部,多不严重,呕吐或胃减压后,腹胀消失或明显减轻。

3）无胎粪排出:生后无正常胎粪排出是肠闭锁的重要表现。有的仅排出少量灰白色或青灰色黏液样物。个别有少量胎粪排出者,可能是妊娠晚期宫内肠套叠所致肠闭锁的表现。

4）全身症状:生后最初几小时全身情况良好。很快表现躁动不安、拒奶及脱水,常伴发吸入性肺炎,全身情况迅速恶化。如肠穿孔,则腹胀更著,腹壁充血、水肿、发亮、腹壁静脉怒张,肠鸣音消失,并出现呼吸困难、发绀、体温不升及全身中毒症状。

肠闭锁是完全性梗阻,症状出现早,为呕吐、腹胀和便秘。肠狭窄的临床症状视狭窄的程度而有所不同。少数显著狭窄者出生后即有完全性肠梗阻的表现。多数生后不完全性肠梗阻,有反复呕吐奶块及胆汁,生后有胎粪排出,但量少。腹胀程度视狭窄部位而定。

（2）体征

1）低位闭锁者:全腹膨胀,进行性加重。呕吐或胃减压后,腹胀仍无明显改善。高位肠闭锁时偶然在上腹部见胃型或胃蠕动波,低位肠闭锁时常见扩张的肠袢。

2）肠狭窄:为慢性不完全性肠梗阻,在腹部常可见肠型和肠蠕动波,伴有肠鸣音亢进。

（3）辅助检查

1）产前超声:母亲有羊水过多史者约占 15.8%~45%。尤以空肠闭锁多见,羊水量可超过 2 000~2 500ml。产前 B 超检查诊断小肠闭锁很有价值。高位空肠闭锁显示从胃延伸至空肠近端有一长形液性区,或在胎儿腹腔上部探测得数个扩张的空肠液性区。

2）X 线平片:腹部立位片中,高位小肠闭锁时可见"三泡征"或数个液平面。低位小肠闭锁则显示较多扩张肠袢和液平面。侧位片中可见结肠及直肠内无气体。

3）钡灌肠:可见胎儿型结肠。妊娠晚期宫内肠套叠所致肠闭锁时结肠常正常。

4）全消化道造影:肠狭窄需行钡餐检查明确狭窄部位。

5）B 超检查:可见扩张的近端肠管及干瘪的远段肠管。

3. 鉴别诊断 与先天性全结肠型巨结肠、旋转不良、胎粪黏稠综合征鉴别。钡灌肠对鉴别诊断价值很高。

4. 治疗 手术是唯一的治疗方法,确诊后应争取早期进行。术式应根据术中所见型别具体选定（肠切除、肠吻合、肠造瘘、肠外置等）。同时应探查有无其他伴发畸形。

（六）先天性肥厚性幽门狭窄

1. 概述 先天性肥厚性幽门狭窄（congenital hypertrophic pyloric stenosis）是一种新生儿期常见的上消化道畸形。男孩明显多于女孩,约为 4~5 倍。第一胎多见。症状有频繁呕吐、慢性脱水及营养不良。出生后幽门肌层不明原因增厚,并压迫幽门管导致狭窄,引起上消化道不完全性梗阻。发病机制不明,近年研究注意到幽门肌层一氧化氮合成酶缺乏和肽能神经发育异常与发病有关。

2. 诊断

（1）症状

1）呕吐:多于生后 2~3 周开始。最初仅溢奶,逐渐加重转为喷射性呕吐,呕吐物自口鼻喷出。呕吐物为黏液、乳汁或乳凝块,不含胆汁。食欲良好。

2）慢性脱水和营养不良:随着呕吐加剧和频繁,入量不足,引起慢性脱水,表现为眼眶凹陷、皮肤松弛、皮下脂肪减少、体重下降、消瘦、营养不良、尿量减少、大便干而少。

3）黄疸:常合并有黄疸。

（2）体征

1）一般情况:脱水、消瘦、营养不良貌。

2）腹部:喂奶后腹部检查,上腹部饱满,可见胃型及由左向右的蠕动波。空腹时在右上腹肋缘下、腹直肌外缘深部,可触及橄榄核形、光滑、硬韧、稍可活动的包块。

（3）辅助检查

1）血生化：呕吐引起大量胃液丢失,造成电解质紊乱。晚期病例可表现为低氯性碱中毒和低钾、低钠、总蛋白下降,可有胆红素升高。

2）B超检查：应为首选。诊断标准：幽门肌厚度≥4mm、幽门直径>12mm、幽门管长度>15mm。

3）上消化道造影：常用稀钡或泛影葡胺,必要时进行。检查后应用胃管吸出钡剂,并用温生理盐水洗胃,防止呕吐和误吸。特征：①胃扩张；②胃蠕动增强；③幽门管细长如线状、双轨样或鸟嘴状；④胃排空延迟。

3. **鉴别诊断**

（1）先天性幽门闭锁或幽门前瓣膜：生后早期呕吐,腹部触诊无包块。影像学检查易鉴别。

（2）幽门痉挛：呕吐不规律,喂奶前给予口服阿托品可缓解症状,腹部触诊无包块。影像学检查易鉴别。

（3）胃食管反流：常合并于幽门肥厚性狭窄,幽门环肌切开术后如仍有呕吐应疑有此病。呕吐不规律,通过改变体位、改变食物稠度症状可有所改善。钡餐检查可见胃内容物反流至食管。

4. **治疗**　本病极少采用内科治疗,仅限于症状轻微者。每次喂奶前15分钟口服阿托品等解痉剂。幽门环肌切开术为治疗本病的最佳方法,效果好,传统的开腹手术已逐渐被腹腔镜术式取代。术中应注意充分分离肌层,并避免损伤十二指肠黏膜。术后6小时或次日晨开始进糖水,逐渐加量。12小时后进奶,2~3日加至足量。

（七）先天性肛门直肠畸形

1. **概述**　先天性直肠肛门畸形（congenitalmalformation of the rectum and anus）占小儿消化道畸形第一位,发病率为1∶1 500~5 000,男性多于女性。本病类型复杂,常合并其他先天性畸形。按Stephens分型法：直肠盲端终止于耻骨直肠肌以上为高位；位于耻骨直肠肌环内为中间位；直肠盲端穿过耻骨直肠肌环为低位。

2. **诊断**

（1）症状

1）无瘘管型：均表现低位肠梗阻症状。患儿生后不排胎粪、腹胀和呕吐。

2）瘘管型：有瘘管者排便口位置异常,男性由尿道口或肛门前皮肤瘘口排便,女性由前庭或阴道排便。男性瘘管多数细小,常伴低位肠梗阻症状。女性瘘管较粗大可暂时维持排便,干便时排便困难,日久继发巨结肠。因瘘管与泌尿生殖系相通,故易伴上行性泌尿系感染和阴道炎。

（2）体征

1）无瘘管型：体检时无肛门,高位者常合并骨盆神经和肌肉发育不良,臀沟浅平。局部皮肤稍凹陷或有皮峰,哭闹时无冲击感或膨出。中间位和低位畸形者臀沟较深,肛门处常有冲击感及少量色素沉着。低位者刺激后可见括约肌收缩。肛膜未破者皮下可见胎粪影。

2）瘘管型：体检无肛门、肛门狭窄或肛门开口位置前移。瘘管外口开放者可用探针探查瘘管方向和长度。

（3）辅助检查

1）X线平片（骨盆倒立侧位片）：出生12~24小时后倒立侧位摄片，确定PC线（耻骨、骶尾关节连线）和I线（坐骨最低点的平行线），测量直肠盲端空气阴影与PC线的距离。位于PC线以上者为高位畸形，位于PC线与I线之间为中间畸形，位于I线以下者为低位畸形。

2）瘘管造影：可显示瘘管的方向、长度及与直肠的关系。

3）B超检查：可确定直肠盲端与会阴皮肤距离，还可协助诊断并存的泌尿生殖系统和心脏畸形。

4）CT及MRI检查：可检查盆底肌肉和外括约肌的发育状况，尤其是耻骨直肠肌厚度以及其与直肠盲端的关系，以便决定手术进路及括约肌功能的修复。还可同时诊断脊柱、泌尿生殖系统的伴发畸形。

3. 治疗

（1）无瘘管或瘘管细小者：施行急诊手术，高位者先行结肠造瘘，3~6个月后行后矢状入路直肠肛门成形术或骶会阴肛门成形术。腹会阴肛门成形术已少用。低位者行会阴或骶会阴直肠肛门成形术。

（2）瘘管较粗大能暂时维持排便者：可在出生3~6个月时行骶会阴直肠肛门成形术或会阴部肛门成形术（必要时生后先行瘘管扩张）。

（3）肛门狭窄：行肛门扩张术或肛门成形术。

（4）肛门前移但排便功能正常者可不手术。

（八）先天性巨结肠

1. **概述**　先天性巨结肠（hirschsprung's disease, HD）或肠无神经节细胞症（aganglionsis）是一种先天性肠病。此病发病率高，居先天性消化道畸形第2位。巨大的结肠是继发性病变，病变肠段多位于直肠或直肠乙状结肠交界处远端，肠壁无神经节细胞、痉挛狭窄、无蠕动功能，近端正常结肠因肠内容不能排出，日久被动性扩大肥厚造成功能性肠梗阻。

巨结肠的主要病理改变位于扩张段远端的狭窄肠管，狭窄段肌间神经丛内神经节细胞缺如。神经纤维增粗，数目增多，排列呈波浪状。无神经节细胞肠段亦可波及全结肠甚至小肠。

临床上根据病变肠管的长度和累及范围分为：常见型、短段型（及超短段型）、长段型、全结肠型和全肠型。

2. **诊断**

（1）症状

1）不排胎粪或胎粪排出延迟：患儿生后24小时内未排出胎粪者占94%~98%，约有72%需经塞肛、洗肠等处理方能排便。仅有少数生后胎粪排出正常，1周或1个月后出现症状。

2）腹胀：约占87%。新生儿期腹胀可突然出现，也可逐渐增加，腹部逐渐膨隆。

3）呕吐：呕吐随梗阻程度加重而逐渐明显，甚至吐出胆汁或粪液。婴儿期常合并低位肠梗阻症状。

4）肠梗阻：肠梗阻多为低位、不完全性，有时可发展成为完全性。新生儿期梗阻程度不一定与无神经节细胞肠段的长短成正比。随着便秘加重和排便措施的失败，转化为完全性肠梗阻，而需立即行肠造瘘术。

5）一般情况：因反复出现低位性肠梗阻，患儿食欲缺乏、营养不良、贫血、抵抗力差，常继发感染，如肠炎、肺炎、败血症、肠穿孔等。

6）并发症：约有 10%~50% 的患儿合并有小肠结肠炎，以 3 个月以内的婴儿发病率最高。

（2）体征：腹胀明显，呈蛙形，腹壁静脉怒张，有时可见肠型及肠蠕动波。肛门指检可以排除直肠肛门畸形，手指常感肠管紧缩（裹手感），拔除手指后，有大量粪便和气体呈"爆破样"排出，腹胀立即好转。

（3）辅助检查

1）腹立位平片：可见淤张、扩大的结肠及液平面。全结肠型者仅表现小肠淤张。

2）钡剂灌肠：痉挛肠段肠管细小、僵直、无正常蠕动。扩张段肠管明显增宽。并发结肠炎时肠黏膜呈锯齿状。如果显示出以上典型的痉挛段、移行段和扩张段，即可明确诊断。由于病变肠管的位置和长度不同，通常分为常见型（指位于乙状结肠附近者）、短段型（及超短段型）、长段型和全结肠型。在新生儿和小婴儿期诊断及分型可能不明显。

3）肛管直肠测压检查：本症时直肠肛管松弛反射消失。

4）酶组织化学检查：本症时可见乙酰胆碱酯酶阳性的副交感神经纤维。

5）直肠黏膜活检：用特制吸取器，在齿状线上 1.5~2cm 处吸取黏膜及黏膜下组织做病理检查。

6）肠壁全层活检：黏膜下及肌间神经丛神经节细胞缺如、减少及发育不成熟，可以诊断本症，并与赫氏病同源病鉴别。

3. 鉴别诊断

（1）继发性巨结肠：先天性肛门直肠畸形等引起的排便困难均可继发巨结肠。

（2）内分泌紊乱引起的便秘：甲状腺功能不全或亢进均可引起便秘，患儿除有便秘外，还有其他全身症状，经内分泌检查可明确诊断。

（3）巨结肠类源病：如神经节细胞减少症、神经节细胞未成熟症、神经节细胞发育不良症、肠神经元发育异常症等。

4. 治疗

（1）新生儿或小婴儿一般情况差：症状严重，合并严重小肠结肠炎（巨结肠危象）或严重先天性畸形者，宜先行肠造瘘，待一般情况改善后行根治术。

（2）新生儿期巨结肠诊断明确：应早期手术治疗，短段、常见型可行经腹、经肛门或腹腔镜辅助下根治术，长段型、全结肠型宜行开腹根治术。

（3）新生儿期诊断不明确或疑诊肠神经元发育不良者：可暂行保守治疗，扩肛 3~6 个月后复查钡灌肠、活检明确诊断。

（孔祥永　刘卫鹏　黄柳明）

第三节 教学案例

案例1 腹胀

（一）病例介绍

1. **病史** 患儿，女，47分钟。因"28^{+3}周早产，吐沫47分钟"入住新生儿监护病房。患儿为第1胎，第1产，胎龄28^{+3}周，因产程发动自然分娩，出生前肌注地塞米松10mg促胎肺成熟。出生时脐带无异常，羊水清亮，胎盘、胎膜未见明显异常，患儿出生后呼吸稍弱，Apgar评分1分钟9分、5分钟10分、10分钟10分，出生体重1260g。生后患儿生活力低下，逐渐出现呻吟、吐沫，以"早产儿、极低出生体重儿、新生儿呼吸窘迫综合征"收入院。

2. **体格检查** 早产儿外貌，反应一般，哭声弱，全身皮肤毳毛较多，皮肤薄。呼吸促，65次/min，呼吸音弱，心脏未闻及杂音。腹软，肌张力低，原始反射弱。

3. **诊疗经过** 入院后行气管插管内给予PS并予双水平无创正压通气。急诊血常规：WBC 3.24×10^9/L，予头孢他啶联合青霉素抗感染治疗。入院后24小时内开始微量喂养，静脉营养支持治疗。入院第3日出现呼吸暂停，加用枸橼酸咖啡因治疗。心脏超声提示动脉导管未闭（5.2mm），予布洛芬2疗程关闭动脉导管。病程中患儿诊断为贫血（重度），予输注O型洗涤红细胞、铁剂及促红细胞生成素治疗。入院第10天监测感染指标正常，停用抗生素；第15日全肠道喂养；第18日停无创呼吸机改空氧混合鼻导管吸氧。入院第28日患儿突然出现发热，体温最高38.5℃，食欲缺乏，频繁呼吸暂停，查体腹胀，可见胃肠型，腹壁静脉显露，肠鸣音弱，腹壁张力增高，未触及包块，急诊血常规：WBC 4.82×10^9/L，NE 52%，CRP 7.93mg/L，PCT 1.88ng/mL，考虑合并新生儿败血症，不除外坏死性小肠结肠炎，立即予禁食、胃肠减压，全肠胃外静脉营养支持治疗，物理降温，头孢哌酮舒巴坦抗感染，无创呼吸机辅助呼吸。入院第29日，反应差，仍有发热，频繁呼吸暂停，腹胀加重，腹壁紧张发亮，肠鸣音极弱，腹壁张力高，似有轻压痛，腹部侧位平片提示肠管明显扩张，尚未见肠壁增厚及肠壁积气，继续禁食、胃肠减压，升级为美罗培南抗感染，免疫球蛋白静滴支持治疗。便常规红细胞及白细胞均阴性，潜血阳性。请小儿外科会诊，考虑早产儿坏死性小肠结肠炎，转小儿外科进一步诊疗，转外科第2日术后治疗，诊断坏死性小肠结肠炎明确，术后一般状况尚可，小儿外科随诊。

（二）临床分析

本例患儿为极低出生体重儿，疾病恢复期出现院内感染，患儿出现腹胀，考虑坏死性小肠结肠炎，立即禁食、胃肠减压、积极抗感染，完善腹平片，请外科会诊后转科并手术治疗。小于32周早产儿住院期间若出现后期感染征象，要特别关注腹胀情况，若不除外NEC应尽早禁食、胃肠减压，保守治疗腹胀不缓解时，应请外科会诊明确诊断及有无手术指征。

案例 2　宫内生长发育迟缓与宫外生长发育迟缓

（一）病例介绍

1. **病史**　胎龄 27 周女婴，38 分钟，母亲因"子痫前期重度、脐动脉血流缺失、低蛋白血症"行剖宫产。患儿系第 4 胎第 2 产（有一双胞胎姐姐，出生体重 710g），出生后因"气促发绀、反应差 38 分钟"入院。患儿出生体重 570g，轻度窒息，羊水 I 度污染，脐带、胎盘无异常。

2. **体格检查**　体温 35.1℃，脉搏 116 次/min，呼吸 57 次/min，头围 23.5cm（$P_3 \sim P_{10}$），体重 570g（$P_3 \sim P_{10}$），身长 31cm（$P_{10} \sim P_{50}$）。无创呼吸机辅助通气下经皮血氧饱和度 90%，早产儿外貌，一般反应差，前囟平软，呻吟，双肺呼吸音低，未闻及干湿啰音。心率 116 次/min，节律整齐，无杂音。腹平软，肝、脾均未扪及，肠鸣音弱。四肢肌张力低。原始反射未引出。胎龄评估：27 周。

3. **入院诊断**　新生儿呼吸窘迫综合征、超早早产儿、超低出生体重儿、小于胎龄儿（SGA）。

4. **诊疗经过**　入院后置 NICU，PICC 置管，气管插管气管内注入肺表面活性物质 300mg/kg（120mg+60mg 两次），常频机械通气 21 日，高频振荡呼吸机辅助通气 45 日，无创呼吸机辅助通气 10 日，鼻导管吸氧 51 日；咖啡因：负荷量 20mg/kg，维持量 10mg/kg；3 个短疗程地塞米松改善肺功能；肺动脉高压处理［西地那非：$0.3 \sim 1$mg/kg，q.6h.；米力农：负荷量 0.75μg/（kg·min），维持量 0.2μg/（kg·min）持续泵入，疗程 72 小时内］；眼底筛查：6 次（纠正胎龄 34、35、38 周：双眼 ROP 一区一期；纠正胎龄 40、41 周：双眼 ROP 二区二期；纠正胎龄 43 周：左眼二区二期，右眼好转；出院后随诊：双眼均好转）；采用积极的院内营养策略，包括 48 小时内启动肠内微量喂养，母乳喂养，母乳量达 80ml/（kg·d）时开始添加母乳强化剂，肠外营养逐渐由 TPN 到 PPN，28 日停止。因存在 BPD，住院 127 日（矫正月龄 1 个月）带制氧机出院。出院时头围 31.5cm，<P_3；身长 42cm，<P_3；体重 2.57kg，<P_3；平均体重增长约 20g/（kg·d）。

（二）临床分析

1. **总住院医师**　该病例特点：①胎龄 27 周，出生体重 570g，双胎，宫内缺氧严重，存在诸多宫内发育迟缓（IUGR）因素，属于 SGA；②肺部病变严重，上呼吸机（无创、常频、高频）时间长（76 日），诊断 BPD，使用 3 个疗程 DXM；③存在宫外发育迟缓（EUGR）。

2. **主治医师**　存在 IUGR 的早产儿更容易发生 EUGR。EUGR 不仅会影响婴儿期和儿童期的体格发育，还会导致远期的神经系统发育迟缓及慢性代谢性疾病。临床医生须对 EUGR 的发生情况及其危险因素有一定的了解，进而采取针对性的措施来预防和控制。对 EUGR 早产儿应加强随访，适时采取干预措施，以降低 EUGR 后期对神经系统、记忆、认知等方面的影响，从而改善早产儿的预后及其生存质量。

3. **病室主任**　早期早产儿营养支持治疗很重要。营养支持分为 3 个阶段进行：第 1 阶段为出生 7 日内，保证早产儿正常的身体代谢和所需的营养，维持正常生命体征；第 2 阶段为生长期，促使早产儿生长发育达到足月儿宫内生长发育以及出生后指标，为今后快速生长储备能量以及完善各项功能;第 3 阶段为成长期,提升早产儿各项器官的功能锻炼以及全身免疫系统。该患儿虽经积极的营养支持治疗,出院时各项生长发育指标仍在同纠正月龄平均水平的第 3 百分位,可能与其父母身材矮小、女婴等因素有关。出院后继续强化母乳喂养,及时追踪随访,根据评估监测结果调整喂养方案,以期促进超早产、超低出生体重儿的远期生存质量。

案例 3　喂养不耐受处理

(一)病例介绍

1. **病史**　患儿,女,1.5 小时,因“胎龄 34^{+3} 周,窒息复苏后生活能力低下 1.5 小时”入院。患儿为第 3 胎第 1 产,因孕母“重度子痫前期、胎心减慢”剖宫产娩出,产前未使用促胎肺成熟药物,生后 Apgar 评分 1 分钟 7 分(呼吸扣 1 分、肌张力扣 2 分),5 分钟、10 分钟均为 8 分(肌张力扣 2 分),出生体重 1 510g,羊水、脐带、胎盘无异常。因“早产、生活能力低下”面罩吸氧下转入儿科。其母 24 岁,血型 O 型(+),孕期规律产检,分娩当天产检时发现血压(150~160)/100mmHg,即办理住院,胎心监护提示胎心减慢(<120 次 /min,最慢 40 次 /min)。否认妊娠期异常病史,否认传染病、血制品及放射线接触史。父亲 26 岁,体健,非近亲结婚,家族中无遗传病及其他传染病史。

2. **体格检查**　体温 37.0℃,脉搏 130 次 /min,呼吸 40 次 /min,血压 65/35mmHg,身长 43cm,头围 30cm,体重 1 525g。早产儿外貌,精神反应一般。全身皮肤红润,口周及四肢末端略发绀,毛细血管再充盈时间小于 3 秒。头颅无畸形,前囟平软,1.5cm×1.5cm,张力不高,双侧瞳孔等大等圆,直径 2mm,对光反射灵敏;鼻翼无扇动,口腔黏膜光滑。颈软,气管居中。胸廓对称,无呼吸急促及三凹征,双肺呼吸音粗,未闻及干湿性啰音。心前区无隆起,心尖冲动无弥散,心率 130 次 /min,律齐,心音有力,各瓣膜听诊区未闻及杂音。腹饱满,肝肋下 1cm,质软,边锐,肋下未触及脾,肠鸣音弱。肛门无畸形,双侧大阴唇未完全覆盖小阴唇。脊柱、四肢无畸形,四肢肌张力正常,觅食、吸吮反射可引出,握持及拥抱反射引出不完全。

3. **实验室检查**　入院血气分析:pH 7.30,$PaCO_2$ 29mmHg,PaO_2 63mmHg,HCO_3^- 14.3mmol/L,BE −12.1mmol/L,Na^+ 135mmol/L,K^+ 3.5mmol/L,Ca^{2+} 0.91mmol/L,Glu 2.8mmol/L,Lac 13.8mmol/L,SO_2 89%,Hb 13.6g/dl。血常规:WBC $14.01×10^9$/L,N 50.3%,L 43.6%,Hb 131g/L,PLT $169×10^9$/L,CRP 1.0mg/L。

4. **入院诊断**　①新生儿窒息;②早产小于胎龄儿;③低出生体重儿;④代谢性酸中毒;⑤高乳酸血症。

5. **诊疗经过**　入院后给予特护、监护生命体征,给予头罩吸氧,咖啡因兴奋呼吸中枢,维生素 K_1 防治出血,哌拉西林他唑巴坦钠防治感染,同时给予扩容、纠酸及肠外营养等对症支持治疗。入院第 2 日开奶,早产儿配方奶每次 2ml,一日 8 次,逐渐每天每次增加奶量 3ml,直至入院第 7 日,患儿奶量为每次 17ml,患儿出现腹胀及呕吐,呕吐物为黄绿色胃内容,可见肠型,腹软。复查血常规未见异常,给予禁食 1 天后腹胀缓解,次日再次开奶,一次 2ml,患儿再次出现呕吐黄绿色胃内容物,即再次禁食,1 日后开奶 2ml,患儿胃内仍抽出墨绿色液体 5ml,继续禁食 2 天,改为母乳喂养每次 2ml,一日 8 次,后逐渐增加奶量,1 周后达到全肠道营养。患儿入院后呼吸情况稳定,入院第 3 日停氧,监测血常规指标正常,停用抗生素;病程中患儿出现皮肤黄染,给予蓝光照射后皮肤黄染消退。

（二）临床分析

1. **住院医师** 该患儿为胎龄 34^{+3} 周的早产儿,出生体重 1 510g,出生前有胎心减慢（40 次 /min）,出生时轻度窒息。生后血气提示：代谢性酸中毒和高乳酸血症。生后第 2 日给予早产儿配方奶喂养,第 7 日后反复出现腹胀、呕吐和胃潴留,改母乳喂养后加奶顺利,1 周后达到全肠道营养。根据患儿的临床特点,临床诊断早产儿喂养不耐受是否成立？在临床上我们对喂养不耐受的评估需要注意哪些方面呢？

2. **主治医师** 喂养不耐受是指胃肠道不能有效消化胃肠内食物,表现为胃潴留增加、腹胀和呕吐,主要见于早产儿,尤其极低和超低出生体重早产儿,主要与胃肠道发育未成熟有关,但也可为某些疾病的早期表现。早产儿喂养不耐受的发生率较高,其定义及诊断在不断地修改与完善,但迄今为止,仍缺乏统一的定义及诊断标准。通常认为胃潴留量 > 喂养量的 50%,伴腹胀和 / 或呕吐,并影响肠内喂养方案实施时,考虑喂养不耐受。尽管腹胀和呕吐是喂养不耐受的主要表现,但如果同时伴有其他表现,如腹壁颜色改变、血便、全身其他表现（如呼吸暂停、体温不稳定、酸中毒等）,应考虑坏死性小肠结肠炎（NEC）或感染等病理因素。2015 年加拿大极低出生体重儿喂养指南指出喂养耐受性的评估：不必常规检查胃内潴留物,不必常规测量腹围,只在达到每餐最小喂养量时检查餐前胃内潴留量。指南建议出生体重 <500g、500~749g、750~1 000g 和 >1 000g 的早产儿,每餐最小喂养量分别为 2ml、3ml、4ml 和 5ml。单纯的绿色或黄色胃潴留物并不重要,呕吐胆汁样物提示可能存在肠梗阻；有血性胃潴留物时需要禁食。这些指南建议可供我们临床参考。该患儿为早产儿、小于胎龄儿,存在发生早产儿喂养不耐受的高危因素,开奶达到一定量之后反复出现腹胀和呕吐,因此喂养不耐受诊断是成立的。

3. **主任医师** 早产儿喂养不耐受和出生时的胎龄及体重有密切关系,胎龄越小、出生体重越低,发生率越高,不仅限制了患儿经口喂养的能量供给,导致早产儿出现宫外生长发育迟缓,同时延长了肠外营养应用时间,容易引起一系列并发症,如胆汁淤积、肝功能受损、NEC,所以在临床上要高度重视。首先应对发生喂养不耐受的早产儿进行全面体格检查和评估。如体格检查正常,可根据临床情况决定是否重新开始喂养,如减量 20%~50%,或延长喂养间隔时间,如 6~8 小时一次；以及帮助排便促进肠动力,如刺激肛门或腹部按摩等。如体格检查异常,则应进行腹部 X 线检查,如 X 线正常,应结合临床状况和血常规等感染指标决定是否可以重新开始喂养,重新开始喂养一般从半量开始。如 X 线异常,应禁食,并进行有关感染和 NEC 的检查。

4. **住院医师** 早产儿喂养不耐受的临床处理策略包括诸多方面,刚才已经提到一些,例如喂养策略、体位和药物治疗等,这些处理方法和观念如何进行适当的评价,如何在临床中正确应用,是我们临床医生面对的问题,特别是在药物治疗方面,某些胃肠动力药如多潘立酮目前在临床上已较少使用,在这方面专家有何建议？如何正确选择喂养和药物治疗策略？

5. **主治医师** 在喂养策略上,推荐母乳喂养,无论是足月儿还是早产儿,母乳都是最佳喂养选择,现已被国内外营养指南推荐使用。母乳富含抗炎因子、免疫因子及有益菌种,对新生儿有很强的保护作用。此外,母乳中消化酶、生长因子和激素能促进消化系统成熟,因此选择母乳喂养不耐受的发生率较低。如本例患儿,改母乳喂养后喂养状况明显改善。此外,母乳喂养在预防 NEC 方便也起有利作用。关于促胃肠动力药物,目前主要关注的药物是红霉素,但有关研究结果不一致,可能与研究纳入对象的胎龄、日龄、药物剂量、治疗时间等不同有关,但无明显副作用。一般推荐口服,疗程 2 周。

6. **主任医师** 临床上应在遵循早产儿肠内营养方案的基础上,对早产儿进行个体化评估。对已发生喂养不耐受的早产儿,需要进行临床评估及客观的检查评估,以判断发生喂养不耐受的原因,尤其是对有发生 NEC 风险的早产儿,以指导肠内营养方案的实施。在临床上通过改进喂养策略可以避免或减少喂养不耐受的发生。非营养性吸吮能明显缩短住院天数,促进胃肠道发育成熟,更好完成经口喂养。缓慢增加肠内喂养量并没有明显降低 NEC 发病率及病死率,相反,较快增加喂养量对缩短住院天数及达全肠道喂养时间有一定优势。但大多学者强调快速增加奶量的喂养方法应该谨慎应用于超低出生体重儿、宫内生长受限患儿,以及同时存在 NEC 其他高危因素的早产儿。持续喂养能克服早产儿胃容量小及胃排空缓慢的弱点,减少能量消耗,增强十二指肠的动力,并且能使胰岛素、胃动素及其他肠道激素维持在较高水平,维持自身代谢平衡状态。但持续喂养可能导致营养成分的丢失,特别是脂肪和钙。间歇推注喂养方式操作简单,更接近于生理喂养,能促进消化相关激素水平峰值周期出现,减少胃食管反流的发生。对于 ELBW 早产儿持续喂养可能较好。肠内微量喂养能促进早产儿消化道成熟和胃肠道动力,促进肠道激素分泌,改善早产儿喂养不耐受。母乳喂养可以减少喂养不耐受的发生,在上文已经谈到。最好亲母母乳喂养,其次是捐赠母乳。当母乳不能获得时,可选择配方乳喂养。使用低乳糖早产儿配方奶可减少喂养不耐受发生,但未降低 NEC 发生率。水解蛋白配方(深度水解配方或完全水解配方)可促进早产儿胃排空和排便,缩短达全肠道喂养时间。

目前临床常用的胃动力药物以红霉素为代表。小剂量红霉素激活胆碱能神经元胃动素受体而产生轻度收缩活动;大剂量红霉素则激活低亲和性的胃动素受体,使胃窦部产生强有力收缩。目前临床上多使用红霉素来治疗早产儿喂养不耐受,但剂量范围使用不一,小剂量为 3~15mg/(kg·d),大剂量为 >15mg/(kg·d),常用途径为口服。较新的 meta 分析显示:预防性使用小剂量红霉素能缩短达全肠内喂养及肠外营养的时间。而在治疗时,大剂量红霉素能加快达全肠内喂养时间,缩短住院及肠外营养时间,而且还能减少胆汁淤积相关性黄疸的发生,但总体样本量小,因此可能存在检验评价效能不足。但在实际工作中,红霉素使用的安全性良好,成为国内较常用药物。多潘立酮虽不会引起严重的不良反应,但是极少数个案报道也可导致 QT 间期延长,因此,在新生儿期也基本不用。

案例4 肠内营养与肠外营养

(一)病例介绍

1. **病史** 患儿,男,30 分钟,因"早产生后呼吸困难 30 分钟"入住新生儿重症监护病房。系其母第 2 胎第 2 产,胎龄 27^{+2} 周,因其母重度子痫行急诊剖宫产出生,出生体重 740g,脐带细、帆状胎盘,羊水无异常,生后即哭、呼吸不规则、肌张力低下,立即予保暖、摆正体位、清理气道、给予刺激后患儿呼吸仍不规则,立即给予气管插管接 T- 组合复苏器(初调参数：PIP/PEEP：18/5cmH$_2$O，FiO$_2$：0.40）后逐渐自主呼吸增强，肌张力仍低。生后 Apgar 评分：1 分钟 6 分，5 分钟及 10 分钟均为 8 分。

2. 体格检查 体温 36.0℃，脉搏 140 次/min，呼吸 60 次/min，血压 58/36mmHg，体重 740g，身长 33cm，头围 28cm。超未成熟儿貌，反应弱，肤色红润，皮肤薄嫩，前囟平软，自主呼吸急促，可见吸气三凹征，双肺呼吸音低，未闻及啰音。心脏、腹部查体无异常。四肢末梢温，毛细血管再充盈时间 1~2 秒，肌张力低，原始反射不能引出，尿道开口于阴茎根部、腹侧，双侧阴囊及腹股沟均未触及睾丸。

3. 入院诊断 ①超早产儿；②超低体重儿；③小于胎龄儿；④新生儿尿道下裂。

（二）临床分析

1. 肠外营养 入科后立即予脐静脉置管，持续输注全合一肠外营养液，第 1 日予小儿复方氨基酸 1.5g/kg，脂肪乳 1g/kg，糖速 4mg/（kg·min），监测血糖水平；第 2 日氨基酸增加至 2.5g/kg，脂肪乳 1.5g/kg（出现脓毒血症限制脂肪乳用量），糖速 4.4mg/（kg·min），钠 2mmol/kg，多种维生素（12 种）0.5ml/kg；第 3 日氨基酸增加至 3g/kg，脂肪乳维持 1.5g/kg，糖速 6.3mg/（kg·min），钠 2mmol/kg，钾 1mmol/kg，多种维生素（12 种）0.5ml/kg；第 7 日氨基酸增加至 4g/kg，脂肪乳 3g/kg，糖速 9mg/（kg·min），钠 3mmol/kg，钾 2mmol/kg，葡萄糖酸钙 2ml/kg，甘油磷酸钠 1ml/kg，多种维生素（12 种）0.5ml/kg；随肠道喂养增加，逐渐减少肠外营养供给，生后 22 日停肠外营养，生后 30 日因 NEC 禁食，再次予肠外营养支持 28 日。

2. 肠内营养 生后 24 小时内开始微量母乳微量喂养，第 1 日每次 0.5ml，每 8 小时一次；第 2 日每次 0.5ml，每 6 小时一次；第 3 日每次 0.5ml，每 4 小时一次；第 4 日每次 0.5ml，每 3 小时一次；后每日增加每次 1ml，第 14 日全天母乳量达 55ml/kg，添加母乳强化剂 100ml 加入 1 袋，第 22 天母乳强化剂 100ml 加入 3 袋，化验提示母乳巨细胞病毒转阳，暂停母乳喂养，改早产儿配方奶喂养；第 30 日发生 NEC，禁食 1 周，后氨基酸配方奶重新开奶喂养，逐渐增加奶量，肠道耐受可，第 68 日母乳巨细胞病毒转阴，再次予母乳喂养，添加母乳强化剂。

3. 生长发育监测 生后第 10 日恢复出生体重，肠外营养期间严密监测血糖、电解质、血脂、肝肾功等，生后 2~4 周增长速率接近 P$_{10}$，但第 30 日发生 NEC 后出现 2 周平台期，增长速率减缓，降到 P$_3$ 以下，重新开始肠道喂养后，增长速率逐渐回升，在矫正胎龄 35 周左右回到 P$_3$~P$_{10}$ 之间，矫正胎龄 39 周增长速率追赶至 P$_{10}$。

案例 5　坏死性小肠结肠炎

（一）病例介绍

1. 病史 患儿，女，生后 1.5 小时，因"胎龄 29 周，生后呼吸呻吟 1.5 小时"入院。患儿为第 1 胎第 1 产，因"宫缩不能抑制"经阴道娩出，出生体重 1 260g，无宫内窘迫及胎膜早破史，羊水、脐带和胎盘均无异常。新生儿生后 1 分钟、5 分钟、10 分钟 Apgar 评分均为 10 分，生后即出现呻吟、肌张力低下，为进一步治疗在面罩吸氧下转入儿科。患儿母亲 32 岁，血型 B 型（+），曾患"先天隐性脊柱裂"，孕期规律产检，孕 4 周发现"纵隔子宫、甲状腺功能低下"，服用"优甲乐"控制良好；孕 21 周在医院确诊为"地中海贫血"，给予铁剂治疗。孕 26 周出现阴道流液，就诊于外院，住院给予硫酸镁及硝苯地平保胎，予地塞米松

（6mg×2+10mg×1）促肺成熟，阿奇霉素及头孢西丁抗感染治疗。患儿父亲35岁，血型A型（+），平素体健，非近亲结婚，家族中无遗传病及其他传染病史。

2. 入院查体 体温36.8℃，脉搏138次/min，呼吸38次/min，血压54/36mmHg，身长36.5cm，头围25.5cm，体重1 220g，早产儿外貌，面罩给氧下全身皮肤欠红润，反应差，刺激后哭声弱，口周及四肢末端略发绀，头颅无畸形，毛发细软，绒毛状，分布均，前囟平软，1.5cm×1.5cm，张力不高，双侧瞳孔等大等圆，对光反射灵敏。口腔黏膜光滑，颈软，气管居中，胸廓对称、无畸形，乳头难辨，无乳晕，双肺呼吸音弱，未闻及干湿性啰音，心前区无隆起，心尖冲动无弥散，心率138次/min，律齐，心音有力，各瓣膜听诊区未闻及杂音。腹平软，肝脾肋下未触及，肠鸣音弱，肛门无畸形，大阴唇未覆盖小阴唇。脊柱四肢无畸形，指/趾甲未达指/趾尖，足底纹理不清，四肢肌张力低，拥抱反射引出不完全。

3. 实验室检查 动脉血气分析：pH 7.263，$PaCO_2$ 40.4mmHg，PaO_2 56.0mmHg，HCO_3^- 17.8mmol/L，BE−9.2mmol/L，Na^+142.3mmol/L，K^+3.08mmol/L，Ca^{2+} 1.049mmol/L，Glu 4.4mmol/L，Lac 1.2mmol/L。血常规：WBC $6.69×10^9$/L，杆状核粒细胞11%，N 69%，L 17%，Hb 167g/L，PLT $269×10^9$/L，CRP 1.0mg/L。

4. 入院诊断 ①新生儿呼吸窘迫综合征；②早产儿；③极低出生体重儿；④代谢性酸中毒。

5. 诊疗经过 入院后给予无创呼吸机辅助通气（nCPAP：$6cmH_2O$，FiO_2：0.3）、哌拉西林钠他唑巴坦钠抗感染、磷酸肌酸钠营养心肌、维生素K_1防治出血、输血浆补充凝血因子等支持治疗。入院第6日停nCPAP治疗，改为混合氧（30%）吸氧治疗。生后给予深度水解配方奶喂养，逐渐增加奶量。入院后14日因腹胀明显、呼吸困难、血氧饱和度下降及精神反应差给予气管插管有创呼吸机辅助呼吸，此时奶量达每次25ml，每3小时一次。查血常规：WBC $3.47×10^9$/L，N 54%，L 40.2%，Hb 146g/L，PLT $202×10^9$/L，CRP 12mg/L，PCT>100ng/ml。查立位腹部平片：下腹部肠壁增厚，多发气液平面，考虑肠梗阻，建议进一步检查。临床考虑合并新生儿坏死性小肠结肠炎，给予调整抗生素为泰能、利奈唑胺和甲硝唑抗感染，同时给予扩容、纠酸和输新鲜冰冻血浆等支持治疗。请新生儿外科医师会诊同意NEC诊断，行手术治疗，予切除坏死肠段并结肠造瘘，术后诊断符合NEC。术后病理报告提示：小肠肠壁局部全层可见出血、退变、坏死及大量急慢性炎性细胞浸润，结合临床可符合穿孔改变。术后10日再次开奶，加奶顺利，奶量逐渐增至每次40ml，每3小时一次。术后第27日复查肝功能示胆红素升高，以直接胆红素升高为主，并有转氨酶升高，考虑感染后婴儿肝炎综合征，给予口服熊去氧胆酸等退黄保肝治疗。患儿于术后第70日出院，共住院85日。

（二）临床分析

1. 住院医师 该患儿为胎龄29周的早产儿，出生体重1 260g，出生时无窒息，生后出现RDS表现，予nCPAP呼吸支持及早产儿配方奶喂养。在生后14日出现腹胀、血氧饱和度下降和反应差，结合血常规和立位腹部X线平片的结果，临床诊断NEC是明确的。那么在诊断方面我们还应该注意哪些问题呢？特别是如何早期诊断。

2. 主治医师 NEC典型症状是腹胀、黏液血便和呕吐，特别是呕吐胆汁样胃内容物，大多合并呼吸暂停或呼吸困难，早期多出现呼吸暂停和反应差，但需要和感染或败血症鉴别。

NEC 多见于早产儿和低出生体重儿,发病时间与病因和胎龄有关。胎龄 <28 周的超早产儿由于开奶时间相对较迟,多在生后 3~4 周发病,最迟可至生后 2 个月。足月新生儿发病往往较早,一般存在围产期严重窒息缺氧及先天畸形,包括消化道的畸形和先天性心脏病。目前有很多方法用于诊断 NEC,除了根据临床表现诊断外,腹部立位片是最常用的辅助检查方法。本例患儿立位腹平片就显示下腹部肠壁增厚,多发气液平面等肠梗阻的表现,其他还可以表现为肠壁积气、门静脉积气和气腹等。虽然腹部 X 线片用于诊断 NEC 的特异度较高,但对于早期诊断 NEC 帮助不大。

3. **主任医师** 除监测血常规、CRP 和降钙素原等反映感染的指标外,目前有很多关于 IL-8、IL-10 和 IL-1 等受体拮抗剂或脂肪酸结合蛋白等生化指标用于诊断 NEC 的研究,但缺乏较好的可用于早期诊断 NEC 的血生化指标。B 超可以通过发现门静脉的气泡帮助 NEC 的早期诊断,B 超具有无创和无辐射等优点,是非常有发展前景的辅助检查方法。有研究发现,NEC 患儿腹部 B 超检查可见肠壁增厚且回声增强,但这些研究多为小样本,特别是对于肠段受累的定位目前尚无定论。此外正常新生儿或早产儿肠壁厚度的正常值尚未建立,所以仍需要更多的大样本研究来进一步明确。因此,虽然有很多新的研究,但目前 NEC 的诊断主要还是依靠临床表现和立位腹部 X 线检查。细致而严密的临床观察是早期发现 NEC 的重要前提。

4. **住院医师** NEC 基本治疗措施包括禁食、胃肠减压、应用抗生素、对症治疗、监测(生命体征、腹围、出入液量、胃肠道出血等)、实验室检查(生化、感染指标等)、影像学检查、手术治疗等。在上述治疗措施中,有的属于基本的处理手段,是必不可少的,如监测、对症治疗等。该患儿在内科保守治疗 1 日后,因病情持续进展给予手术治疗。这些治疗措施中有的尽管有利于疾病的恢复,但同时有可能引起其他不良反应,从而形成治疗方案实施中的矛盾,我们在实际工作中如何解决这些矛盾? 如何选择更好的治疗方案呢?

5. **主治医师** 按照 NEC 处理常规,患儿需予以禁食与胃肠减压,时间依病情的不同而有差异,一般认为可疑患者 2~3 日、轻症 10~14 日、重症 14~20 日甚至更长,待腹胀消失、一般症状好转后开始恢复饮食。但禁食多久合适、禁食后如何喂养仍是难题。过早经肠喂养可能增加发生 NEC 风险,但延迟经肠和经口喂养则意味着延长肠外营养、胆汁淤积,可能造成肠黏膜萎缩,增加院内感染风险,推迟出院等。本例患儿共住院 85 日,明显较长,与合并 NEC、手术,以及术后较长时间的禁食、胆汁淤积均有关。因此目前指南多建议应尽可能缩短禁食时间,最好予以母乳喂养,适量喂养,缓慢加奶,增加量一般 <20ml/(kg·d)。

NEC 的发病因素与感染有关,但对早产儿的抗生素应用而言,是否应用抗生素、用何种抗生素、抗生素应用时间等,目前仍无统一的标准。但是有一点是肯定的,对于超低或极低出生体重儿来说,出生后 3 日内的初次培养结果为无菌生长,予以延长的经验性应用抗生素治疗会增加 NEC 或死亡风险,因此,建议谨慎使用经验性的延长抗生素的应用。

6. **主任医师** 一旦怀疑发生 NEC,应立即开始内科治疗,虽然内科治疗手段有限,新进展不多,但内科治疗是基础,以下几点是内科治疗的基本原则。①密切监护:应 24 小时密切监护生命体征和观察腹部情况,监测血常规、生化、血气分析、CRP 等,动态随访腹部 X 线平片,随时评估病情变化,为进一步治疗提供依据。血小板下降和 CRP 升高是病情恶化的主要指标。②改善循环状况:根据血压、四肢循环、尿量等情况,给予扩容和血管活性药物。早产儿扩容量既要足够,但又要注意避免过量导致心功能不全和肺水肿。③加强抗感染治疗:

感染是 NEC 的主要病因,几乎所有 NEC 都继发感染,或者合并败血症。NEC 患儿感染的病原多为耐药菌,毒力强,合理选用抗生素至关重要,要覆盖球菌和杆菌,建议联合使用甲硝唑,以覆盖厌氧菌。④积极支持治疗:NEC 患儿全身状况比较差,需要积极支持治疗。⑤禁食时间:一旦怀疑 NEC,应立即停止肠内喂养,禁食时间一般 1 周左右,但要根据具体情况而定。现在主张禁食时间不宜太长,可以早些恢复肠内喂养,但恢复肠内喂养初期的奶量要严格控制,加奶速度宜慢。应避免禁食时间太长,而恢复喂养速度太快。

大约 1/3 的 NEC 患儿需要外科手术治疗,但手术指征和时机一直存在争论。肠穿孔是手术的绝对指征,但肠穿孔患儿因合并严重腹膜炎、休克,手术耐受力比较差,术中术后病死率比较高,尤其是超低出生体重儿肠穿孔病死率更高。一般认为,以下情况是 NEC 的手术治疗指征,可供临床参考:①气腹;②广泛肠壁积气或门静脉积气,肠壁积气范围与肠坏死部位相符;③腹腔渗液增多,受累肠管全层坏死,有小穿孔或即将穿孔;④腹部 X 线肠管僵直固定;⑤肠梗阻加重;⑥腹壁红肿,可触及固定性炎症肿块;⑦保守治疗 12~48 小时无效,临床进一步恶化,出现休克、顽固性酸中毒经内科治疗无效,大量血便或血小板进行性下降。

7. 住院医师 由于 NEC 的诊断和治疗仍然具有挑战性,所以 NEC 的预防就成了临床工作的重点。母乳喂养是目前唯一被证实既经济又有效预防 NEC 的方法,而且亲母的母乳优于捐献母乳。该患儿早期应用的是配方奶,这可能会增加了 NEC 的发生风险。近年来使用益生菌预防 NEC 是很热门的话题,尽管有大量的研究结果提示益生菌对 NEC 的预防作用,但到目前为止美国儿科学会(AAP)和欧洲儿童胃肠肝病营养学会(ESPGHAN)在是否应该常规给予早产儿益生菌还是持保守态度。因此在临床上使用益生菌应该如何把握呢?

8. 主治医师 口服益生菌可抑制肠内致病菌的过度繁殖,使异常的肠通透性、失衡的肠微生态系统恢复正常。研究发现,双歧杆菌可通过减少肠道致病菌、减少内毒素生成和减轻细菌移位等作用,从而减少 NEC 发生。Mori 等回顾性分析了日本大阪 1982 年至 2006 年 NICU 的 NEC 发生率与临床重要治疗策略的关系。结果发现,母乳喂养、避免脐动静脉置管和使用益生菌是降低 NEC 发生率的主要方法,因此日本在早产儿中应用益生菌逐渐增多,根据日本的经验预防效果是肯定的,因为日本 NEC 的发生率非常低。目前国内外指南大多推荐给出生体重 <1 500g 或胎龄 <34 周的早产儿生后第 1 周开始口服乳杆菌和双歧杆菌。

9. 主任医师 AAP 和 ESPGHAN 的相关指南之所以对早产儿常规使用益生菌仍持保留态度,主要是考虑不同的研究中所使用的益生菌的种类、剂量和疗程差异明显,存在显著的异质性,因此得出的循证证据不足以改变现有的治疗常规。但如果临床需要使用,益生菌中双歧杆菌和鼠李糖乳杆菌(LGG)是比较好的选择,因为根据文献报道这两个菌种的安全性是被肯定的。日本的益生菌选择也是局限于几个单一的菌株。此外,目前益生菌的更新速度极快,可以对相关的文献进行 meta 分析以指导临床菌株的选择。

案例 6　消化道畸形处理

(一)病例介绍

1. 病史 患儿男,7 天,因"呕吐、腹胀 3 天"入院。入院前 3 日,患儿无明显诱因下出现间断呕吐,呕吐物为黄绿色液体,未进食亦出现呕吐,伴腹胀。就诊于当地医院,腹部 X 线检查提示"局部小肠扩张、未见气液平、未见膈下游离气体",患儿无发热、抽搐等,排少量黄绿色稀便,小便正常。近3日体重下降约100g。患儿系第2胎第2产,孕39周足月顺产,出生体重3 300g,出生后第1、5、10分钟Apgar评分均为10分。出生后母乳喂养。患儿母亲孕期无特殊药物使用史、无射线毒物接触史,父母、姐姐均体健,否认家族遗传病史。

2. 体格检查 神志清,精神反应可,体温36.9℃,血压70/40mmHg,体重3 300g。面容正常,发育正常,全身皮肤黏膜未见黄染,心肺查体未见异常,腹部略膨隆,未见腹部皮肤静脉曲张,未见肠型、胃蠕动波,无压痛、反跳痛、肌紧张,未触及包块,肝脾肋下未及,无移动性浊音,肠鸣音4次/min。肛门位置正常无畸形,正常男童外生殖器。

3. 实验室检查 入院后急查血常规:白细胞15.5×10⁹/L,中性粒细胞58.3%,血红蛋白122g/L,血小板231×10⁹/L,CRP <8mg/dl;血生化、离子、凝血功能未见明显异常;腹部超声提示局部肠管胀气、蠕动良好。

4. 入院诊断 呕吐待查。

5. 治疗 入院后予以禁食水、胃肠减压、补液。

(二)临床分析

1. 新生儿外科医师 根据患儿主因"呕吐、腹胀3天"入院病史,查体以及辅助检查,目前考虑诊断为"呕吐待查"。因患儿腹胀不明显,呕吐为黄绿色液体,故病变部位十二指肠、空肠起始部可能性较大。具体疾病考虑为:①十二指肠、空肠瓣膜:本病临床上常表现为呕吐,呕吐物为黄绿色,影像学X线立位腹平片可见双泡征,可伴有少量黄绿色稀便。②环形胰腺:是指胰腺组织在十二指肠降段呈环状或钳状发育,压迫导致该肠段梗阻的先天性畸形。主要表现为十二指肠球部或降部、继之幽门管和胃扩张。呕吐程度视十二指肠梗阻程度而定,压迫明显者在新生儿期即出现症状;轻者,症状可在婴儿或儿童期,甚至在成人期才表现或终生无症状。压迫严重者,生后3日之内即出现呕吐,呕吐物含胆汁,重者呕吐咖啡色物。进奶后可有上腹胀满、打嗝、嗳气等。③先天性肠旋转不良:指胚胎期某种因素影响正常的肠旋转运动而使肠管位置变异所引起的肠梗阻。多见于新生儿,占新生儿高位肠梗阻中第一位。少数发生于婴儿或较大儿童。大肠灌肠造影可见回盲部位于右上腹压迫十二指肠,如合并肠扭转,超声可见肠系膜血管扭转。本病常合并肠扭转,延误诊治可致大量肠坏死,病情危重。

2. 儿童基础外科医师 本患儿目前临床症状、体格检查符合高位不全肠梗阻诊断。呕吐物为黄绿色,含胆汁、肠液,结合查体腹部略膨隆、触软、腹部张力不高,考虑梗阻部位位于十二指肠、高位空肠,需进一步完善检查明确。如再次复查腹部超声明确肠系膜血管有无扭转,上消化道造影明确梗阻部位。目前继续禁食水、胃肠减压、补液,因患儿存在梗阻和血常规白细胞增高,予以抗生素。待明确原因后行相应处理。

3. 影像诊断科医师 外院立位腹平片患儿体位不正,片中可看到无膈下游离气体、无明显气液平、下腹肠管气体较少。建议继续完善检查,如上消化道造影(碘剂)了解十二指肠、高位空肠形态,大肠灌肠造影(碘剂)了解结肠形态以及回盲部部位。

4. 新生儿外科医师 患儿出生后喂奶良好,出生后4日开始出现呕吐,呕吐物为黄绿色,且未进食亦出现呕吐,目前大便尚可,结合患儿查体、辅助检查,考虑为高位机械系梗阻。尽快完善造影,因先天性肠旋转不良可能合并肠扭转,如出现手术时机延误,则肠管扭转坏死,愈后不佳。一旦明确病因应尽快手术探查。

5. 新生儿科医师 患儿为足月出生体重儿,孕期产检未发现异常,患儿母亲未检出异常,产程顺利,出生后 Apgar 评分均为 10 分。呕吐物为黄绿色液体,呕吐已 3 天,当地医院予以禁食水、胃肠减压、补液等内科保守治疗效果不佳,考虑外科先天性畸形,应注意合并其他遗传代谢疾病可能。患儿呕吐较重,体重已出现下降,可能存在容量不足、代谢性酸中毒、电解质紊乱。应积极补液,密切监测患儿体液、离子、酸碱平衡。

6. 儿童基础外科医师 患儿目前诊断肠旋转不良、十二指肠(空肠)瓣膜、环形胰腺可能性大,需检查明确。应尽快使用碘剂检查上消化道、大肠灌肠造影、腹部超声。环形胰腺通常位于十二指肠球部或降部;瓣膜可位于十二指肠、高位空肠;如灌肠提示回盲部位置异常,盲肠位于右上腹部或上腹中部,则考虑为先天性肠旋转不良;腹部超声在术前早期诊断肠扭转,优于其他影像学检查。一旦确诊,应准备手术。手术中还应注意探查其他合并畸形。如为肠旋转不良,行 Ladd 手术治疗效果良好;如为环形胰腺或十二指肠瓣膜,行十二指肠菱形吻合术,吻合口呈菱形;如为高位空肠瓣膜,应切除瓣膜、行小肠端吻合,术后留置空肠喂养管。

(孔祥永 刘卫鹏 黄柳明 张雪峰 陈平洋)

✏️ **参考文献**

1. 邵肖梅,叶鸿瑁,丘小汕.实用新生儿学.第 4 版.北京:人民卫生出版社,2011.

2. 江载芳,申昆玲,沈颖.诸福棠实用儿科学.第 8 版.北京:人民卫生出版社,2015.

3. 刘锦纷,罗伯顿.新生儿学.第 4 版.北京:北京大学医学出版社,2008.

4. 张雪峰.儿科临床技能.第 4 版.北京:北京大学医学出版社,2014.

5. 童笑梅,汤亚南.儿科疾病临床概览.北京:北京大学医学出版社,2012.

6. 王卫平.儿科学.第 8 版.北京:人民卫生出版社,2013.

7. Clark RH, Thomas P, Peabody J. extrauterine growth restriction remains a serious problem in prematurely born neonates. Pediatrics, 2003, 111(5): 986-990.

8. 早产儿营养调查协作组.新生儿重症监护病房中早产儿营养相关状况多中心调查 974 例报告.中华儿科杂志,2009,47(1): 12-17.

9. Fenton TR, Kim JH. A systematic review and meta-analysis to revise the Fenton growth chart for preterm infants. BMC Pediatrics, 2013, 20(13): 59.

10. Koletzko B, Poindexter B, Uauy R, et al. Nutrition Care of Preterm Infants. scientific basis and practical guidelines. Germany: SKarger, 2014.

11. Dutta S, Singh B, Chessell L. et al. Guidelines for feeding very low birth weight infants. Nutrients, 2015, 7(1): 423-442.

12. Fanaro S. Feeding intolerance in the preterm infant. Early Hum Dev, 2013, 89: 13-20.

13. 黄瑛,邵肖梅,曾纪骅,等.新生儿喂养困难与红霉素促胃动力的研究.中华儿科杂志,2000,38(11): 696-698.

14. 董梅,王丹华,丁国芳,等,极低出生体重儿胃肠喂养的临床观察.中华儿科杂志,2003,41(2): 87-90.

15. Moore TA, Wilson ME. Feeding intolerance: a concept analysis. Adv Neonatal Care, 2011, 11（3）: 149-154.

16. Premji SS, Chessell L. Continuous nasogastric milk feeding versus intermittent bolus milk feeding for premature infants less than 1500 grams. Cochrane Database Syst Rev, 2011,（11）: CD001819.

17. Quigley M, McGuire W. Formula versus donor breast milk for feeding preterm or low birth weight infants. Cochrane Database Syst Rev, 2014,（4）: CD002971.

18. 李雪. 早产儿喂养不耐受的诊治进展. 国际儿科学杂志, 2017, 44（1）: 19-23.

19. Ng E, Shah VS. Erythromycin for the prevention and treatment of feeding intolerance in preterm infants. Cochrane Database Syst Rev, 2008, 3: CD001815.

20. 中华医学会肠外肠内营养学分会儿科协作组, 中华医学会儿科学分会新生儿学组, 中华医学会小儿外科学分会新生儿学组. 中国新生儿营养支持临床应用指南. 临床儿科杂志, 2013, 31（12）: 1177-1181.

21. Braegger C, Decsi T, Dias JA, et al. Practical approach to paediatric enteranl nutrition: a comment by the ESPGHAN committee on nutrition. J Pediatr Gastroenterol Nutr, 2010, 51（1）: 110-122.

22. Yee WH, Soraisham AS, Shah VS, et al. Incidence and timing of presentation of necrotizing enterocolitis in preterm infants. Pediatrics, 2012, 129: 298.

23. Pammi M, Suresh G. Enteral lactoferrin supplementation for prevention of sepsis and necrotizing enterocolitis in preterm infants. Cochrane Database Syst Rev, 2017, 6: CD007137.

24. Meyer MP, Alexander T. Reduction in necrotizing enterocolitis and improved outcomes in preterm infants following routine supplementation with Lactobacillus GG in combination with bovine lactoferrin. J Neonatal Perinatal Med, 2017, 10（3）: 249-255.

25. Rothenberg SS. Developing neonatal minimally invasive surgery; Innovation, techniques, and helping an industry to charge. J Pediatr Surg, 2015, 50（2）: 232-235.

26. Li B, Chen WB, Zhou WY. Laparoscopic methods in the treatment of congenital duodenal obstruction for neonates, J Laparoendosc Adv Surg TechA, 2013, 23（10）: 881-884.

27. JensenAR, Short SS, Anselmo DM, et al. Laparoscopic versus open treatment of congention duodenal: multicenter short-term outcomes analysis. Laparoendosc Adv Surg Tech A, 2013, 23（10）: 876-880.

28. 张正茂. 新生儿十二指肠梗阻 12 例体会. 临床小儿外科杂志, 2010, 9（02）: 151.

29. 于增文, 杨杨, 李索林, 等. 腹腔镜下吻合术下十二指肠单层缝合吻合术的实验研究与临床应用. 临床小儿外科杂志, 2011, 10（2）: 90-93.

30. Van der Zee DC, Bax NM. Laparoscopic repair of acute volvulus in a neonate with malrotation. SurgEndosc, 1995, 9（10）: 1123-1124.

31. Hirschsprung H. StuhtragheitNeugeborenerinfolgeDilatationen and hypertrophie des Colons. JahruchKinderheikunde, 1887, 27: 1.

32. Pastor AC. Osman F, Teitelbaum DH. et al. Development of a standardized definition for Hirschsprungs-associated enterocolitis: a Delphi analysis. Pediatr Surg, 2009, 44（1）: 251-256.

33. Hanimann B, Inderbitzin D, Briner J. Clinical relavance of Hirschsprung-Associated. neuronal intestinal dysplasia（HAND）. Pediatr Surg, 1992, 2（3）: 147-149.

34. Melendez E, Goldstein AM, Sagar P. Case records of the Massachusetts General Hospital. Case3—2012. A newborn boy with vomiting, diarrhea and abdominal distention. N Engl J Med, 2012, 366（4）: 361-372.

35. 陶俊峰, 黄金狮, 陶强, 等. 胸腔镜技术治疗先天性食管闭锁术后食管狭窄的相关因素分析. 临床小儿外科杂志, 2014, 13（5）: 377-380.

36. Beers SL, Abramo TJ. Pleural effusions. Pediatr Emerg Care, 2007, 23（5）; 3330-3334.

37. Helene EngstrandLilja, Tomas Wester; outcome in neonates with esophageal atresia treated over the years. Pediatr Surg, Int, 2008, 24: 531-536.

38. 侯文英, 李龙, 刘树立, 等. 腹腔镜辅助中位肛门闭锁成形术 11 例报告. 中国微创外科杂志, 2007, 7（5）: 439-441.

39. Zhang T, Bai YZ, Wang WL, et al. Temporal and spatial expression of caudal-type homeobox gene-l in the development of anorectal malformations in rat embryos J Pediatr Surg, 2009, 44（8）: 1568-1574.

第五章
神经与内分泌

一、惊厥

（一）概述

惊厥（convulsion）是新生儿中枢神经系统功能异常最常见的临床表现，是指全身性或身体某一局部肌肉运动性抽搐（全身或局部肌群发生的强直和阵挛性抽搐），是由骨骼肌不自主强烈收缩而引起。反复发作可致脑损伤，留有后遗症。由于新生儿脑发育的阶段性，新生儿尤其是早产儿更易发生惊厥，其表现和对药物治疗的反应有其自身特点。多数新生儿惊厥是各种急性病变合并的一过性症状，少数新生儿惊厥属于癫痫综合征，频繁的惊厥发作可使脑损伤加重，甚至留下神经系统后遗症。因此，新生儿期的惊厥应及时诊断和处理。

（二）临床诊断

1. 病史

（1）胎龄：小于胎龄儿、早产儿易发生低血糖，过期产儿易产生缺氧缺血性脑病，巨大儿易引起头颅损伤。

（2）围产期情况：患儿存在窒息、产伤、胎膜早破、感染史。

（3）惊厥发作开始的时间：生后 2~3 日内发作的惊厥多为围产期窒息、产伤、低血糖引起，1 周以后以化脓性脑膜炎、败血症、低钙血症等多见。

（4）母亲疾病史：孕母服用美沙酮等镇静药物史，家族中有癫痫病史。

2. 体格检查

正常足月儿四肢屈肌张力高于伸肌张力，故四肢处于屈曲状态，两手紧握拳，大拇指内收。自发动作：徐缓的、无规则的徐动，有时可见踝部、膝部和下颌的抖动。突然出现的肌张力改变、持续性的伸肌强直、反复迅速的肢体某一部位抽搐，以及阵发性痉挛具有病理意义。临床常见的表现形式分型：

（1）微小型：易被忽略，是足月儿及早产儿常见的惊厥发作类型，常与其他惊厥发作型同时存在。表现为眼睑反复抽动，眨眼动作，眼球偏斜，吸吮、咀嚼，四肢游泳或踏车样运动，某一肢体震颤或固定在某一姿势，以及呼吸暂停，自主神经紊乱，如出汗、面色潮红或苍白等。

（2）强直型：表现为四肢强直伸展，有时上肢屈曲、下肢伸展并伴头向后仰，足月儿和早产儿均可见，是病情严重的征象，表示为脑器质性病变，预后差。

（3）多灶性阵挛型：为多个局部性阵挛，迅速地不固定地从肢体某一部位转移至另一部位，有时可影响呼吸而出现发绀，常有意识障碍，多为器质性疾病所致。

（4）局灶性阵挛型：为身体某一部位局限性阵挛，可自一个肢体或一侧局部扩大到身体同侧的其他部位，先迅速屈曲随后伸肌缓慢运动，通常意识清醒或轻度障碍，多见于低血糖、低血钙、缺氧缺血性脑病或蛛网膜下腔出血。足月儿常见，预后较好。

（5）肌阵挛型：全身（肢体或某个孤立的部位）反复屈曲性痉挛，类似婴儿痉挛症，新生儿期较少见。

3. 实验室检查

（1）必查项目：血常规、肝肾功能、电解质、离子、血糖、血气。

（2）选查项目：怀疑感染时查血 PCT、体液免疫、C 反应蛋白、血沉、血培养，如发热者治疗后体温不退且持续 24 小时以上需行腰穿，脑脊液检查排除中枢感染；怀疑病毒感染者可做病毒分离或特异性抗体的血清学检查（TORCH+EB 等）。

（3）其他：对一些遗传代谢所致抽搐者，必要时行先天性代谢性疾病的筛查。

4. 影像学检查

（1）头颅 B 超、CT 或 MRI：明确有无颅脑病变。

（2）EEG、TCD：有助于诊断分类、指导治疗、判断预后。

（三）诊断流程

诊断流程，见图 5-1。

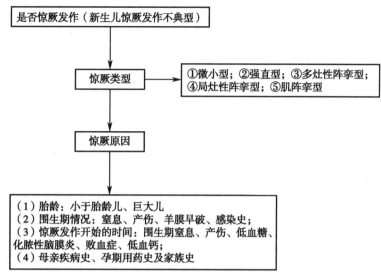

图 5-1　新生儿惊厥诊断流程图

（四）新生儿期常见疾病

1. 新生儿缺氧缺血性脑病　是由围产期严重窒息引起,是足月新生儿惊厥最常见的原因。临床特点为意识障碍、肌张力异常、惊厥及颅内压增高。惊厥多在生后 1~2 日出现,多为微小型和局限型发作。重症常伴有颅内出血,加重颅内压增高,可出现强直性或多灶阵挛性惊厥。严重者多在 1 周内死亡,死于中枢性呼吸循环衰竭。

2. 颅内出血　病因分为缺氧性和产伤性。足月儿多见缺氧性和产伤性引起蛛网膜下腔出血、脑实质出血或硬膜下出血;早产儿因缺氧、酸中毒等原因易发生脑室周围 - 脑室内出血(PVH-IVH)。产伤性颅内出血多发生在体重较大的足月儿,常因胎位异常或头盆不称导致娩出困难,颅骨直接受压或受不适当牵引而致脑膜撕裂和血管破裂,可发生于硬膜外、硬膜下和蛛网膜下腔。PVH-IVH 是早产儿惊厥最常见的原因,主要是由于室管膜下胚胎生发基质尚未退化,具有丰富毛细血管,对缺氧、酸中毒极为敏感,易出血。根据出血类型和出血程度,临床表现有所不同,轻者可无症状,或轻度意识障碍、肌张力低下、原始反射减弱等;严重者临床症状突然恶化,神经系统症状在数分钟至数小时内迅速进展,表现为意识障碍、肌张力低下和呼吸节律不齐,前囟膨隆或紧张,很快出现强直性或多灶性阵挛性惊厥,出血量多者常在 1~2 日内死亡。

3. 颅内感染　新生儿期以化脓性脑膜炎最常见。出生 1 周内发病者为产前或产时感染所致,常有母亲临产前感染、胎膜早破或产程延长等病史;出生 1 周以后发病者为生后感染,可经皮肤、消化道和呼吸道途径感染。近年来,有创治疗如呼吸机、动静脉置管等所致的医源性感染增多。临床表现为反应差、面色欠佳、体温异常等,神经系统异常表现为意识障碍、肌张力异常、前囟张力高及惊厥。惊厥在开始时为微小型,以后变为强直性或多灶阵挛性。母亲孕期感染风疹、弓形虫和巨细胞病毒导致胎儿宫内感染脑炎,则生后即可出现惊厥。此类感染常引起多器官系统损害,常见宫内生长迟缓、黄疸、肝脾大等。

4. 代谢异常

（1）低血糖：常见于小于胎龄儿、早产儿、窒息新生儿及糖尿病母亲的婴儿。低血糖多发生在生后 3 日内，主要表现为反应差、阵发性发绀、呼吸暂停和惊厥等，根据病史及辅助检查易诊断。

（2）低钙血症和低镁血症：生后 3 日内起病的低钙血症与低出生体重、窒息、母亲糖尿病等有关。因妊娠后期钙经胎盘输入胎儿的量增加，胎儿血钙增高，抑制了甲状旁腺功能。生后 3 日至 3 周发病的低钙血症，多见于足月儿，尤其是人工喂养儿。牛奶中磷含量高，且钙／磷比例低，不利于钙的吸收。还与母亲维生素 D 不足、新生儿肾脏和甲状旁腺功能不完善有关。症状轻重不同，主要为神经肌肉的兴奋性增高，表现为惊跳、手足搐搦、震颤、惊厥等。伴有脑损伤的低血钙惊厥为非局灶型，发作间期脑电图持续异常，钙剂治疗效果不好。生后 3 周发生的低钙血症通常不伴有脑损伤，发作间期脑电图正常，用钙剂治疗效果好。

低镁血症常伴有低钙血症。症状无特异性，临床上常与低钙血症难以区分，因此低钙血症经钙剂治疗无效时应考虑低镁血症，需同时用镁剂治疗。

（3）高钠血症和低钠血症：高钠血症常因钠的过度负荷或脱水引起，低钠血症通常由于窒息、颅内出血或脑膜炎引起抗利尿激素分泌增多所致。病因不同临床表现有所差别，神经系统表现可有嗜睡、烦躁、激惹、昏迷和惊厥等。

5. 新生儿破伤风 是由于使用未消毒的剪刀、线绳进行断脐或结扎脐带，使破伤风杆菌由脐部侵入引起的急性严重感染。常在生后 7 日左右发病，全身骨骼肌强直性痉挛，牙关紧闭、"苦笑"面容。声、光、轻触、饮水等刺激常诱发痉挛发作。用压舌板检查咽部时，越用力下压，压舌板反被咬得越紧。呼吸肌与喉肌痉挛引起呼吸困难、发绀和窒息，可因缺氧窒息或继发感染死亡。

6. 先天代谢性疾病 是遗传性生化代谢缺陷造成的疾病，急性起病的先天代谢异常主要表现为拒食、呕吐、呼吸困难、顽固性惊厥、昏迷等。主要发生在新生儿期和婴儿期。种类繁多，常见有甲基丙二酸血症、苯丙酮尿症、枫糖尿病、尿素循环障碍和高氨血症等。当临床上惊厥原因不明，同时伴有较顽固性低血糖、酸中毒、高氨血症等，需考虑先天代谢性疾病。

7. 维生素 B_6 依赖症 主要为遗传性犬尿氨酸酶（kynureninase）缺乏，由于酶结构及功能的缺陷，引起维生素 B_6 依赖性黄尿酸尿症，其维生素 B_6 活性仅为正常的 1%，需要量为正常婴儿的 5~10 倍。惊厥在生后数小时或两周内开始，脑电图改变为肌阵挛高振幅型。用镇静药治疗无效，静脉注射维生素 B_6 100mg，症状在几分钟内消失，如不及时治疗可留有严重后遗症，甚至死亡。

8. 撤药综合征 若母亲长期吸毒或使用镇静、麻醉、巴比妥类或阿片类药物，药物可通过胎盘进入胎儿体内，致胎儿对该药产生一定程度的依赖。新生儿出生后药物中断而出现一系列的神经、呼吸和消化系统症状和体征，可发生惊厥，常伴有激惹、抖动、打哈欠、喷嚏和流涎、呕吐和腹泻。诊断根据母亲用药史或吸毒史，惊厥通常在生后 24~48 小时开始，用苯巴比妥或美沙酮可控制惊厥。

9. 胆红素脑病 早期新生儿重症高胆红素血症，尤其是伴发早产、低蛋白血症、缺氧、感染及酸中毒等高危因素时，大量游离胆红素透过血脑屏障沉积于脑组织，影响脑细胞的能量代谢而出现神经症状，以脑基底神经节受累最为严重，大脑皮质也可受累。临床上有严重黄疸,同时出现反应差、拒食、惊厥、角弓反张等症状时,应考虑胆红素脑病。

(五)治疗原则

以控制惊厥、去除病因及对症处理为主。

1. 保温 置暖箱,观察抽搐情况,监测生命体征,保持气道通畅,必要时给氧。

2. 抗感染 如有感染,据感染情况及程度选用抗生素。

3. 纠正代谢紊乱

(1)低血糖:10%葡萄糖 2ml/kg 静脉注射,继以 10%葡萄糖 6~8mg/(kg·min)静脉滴注。

(2)低血钙:10%葡萄糖酸钙每次 1~2ml/kg,加等量 10%葡萄糖液,静脉滴注,需监测心脏功能、血钙。

(3)低血镁:25%$MgSO_4$每次 0.2~0.4ml/kg(缓慢静脉滴注),注意心搏、呼吸。

4. 抗惊厥治疗

(1)苯巴比妥:最常用,首次负荷量 20mg/kg,肌内注射或静脉注射;维持量 5mg/(kg·d),每 12 小时一次肌内注射或静脉注射,起效较慢,可在惊厥控制后作为长效药物使用。

(2)安定:起效快,每次 0.25~0.5mg/kg,缓慢静脉推注,注射后 1~3 分钟即可生效,疗效短(15~20 分钟),必要时 20 分钟后重复使用,注意心搏、呼吸,止住惊厥后可用苯巴比妥维持。

(3)10%水合氯醛:每次 0.5ml/kg,胃管给药或保留灌肠。

(4)维生素 B_6:怀疑维生素 B_6 缺乏者,先给予维生素 B_6 50~100mg,静脉滴注;如惊厥停止,需维持用药,每日 50~100mg 静脉滴注。

二、昏迷

(一)概述

人体觉醒状态的维持,主要依靠大脑皮质的正常意识活动,以及位于延髓、脑桥、中脑及丘脑网状结构的上行性网状激活系统的正常运行。昏迷(coma)是一种症状严重的意识障碍,由于不同因素的诱导而导致脑干网状结构上行激活系统的投射功能受阻,从而不能维持大脑皮质的兴奋或是大脑皮质遭到损害,表现为觉醒状态、躯体运动、意识均完全丧失,对强烈的疼痛刺激没有反应。昏迷会给患者的生命安全带来严重的威胁,昏迷病死率高达 20%。大脑的局灶性病变不会引起昏迷,只有广泛的严重病损才会引起意识障碍,严重时导致昏迷。如脑水肿引起脑疝可直接压迫上行性网状激活系统;如某些代谢、内分泌疾病及中毒可影响网状激活系统神经介质的传导及合成。

死亡病因多见于急性脑血管意外、致命性心律失常、代谢性疾病、外伤、中毒等。无论何种病因导致的昏迷,医务人员需要在获取全面的病史、一系列辅助检查报告之前,迅速完成对患者的早期处理,以防诱导因素对患者脑及其他器官的进一步损害。

从内科学角度,将昏迷病因分为感染性疾病和非感染性疾病两大类。前者分为颅内感染、感染中毒性脑病和感染性休克三类;后者分为代谢性疾病、中毒和其他病因(如癫痫、晚发型维生素 K 缺乏症、非感染性休克等）三类。外科疾病引起昏迷的病因主要为颅脑外伤、脑肿瘤、先天性脑血管畸形、颅内出血等。

1. 全身性疾病

（1）急性重症感染：对于新生儿，大肠埃希菌、肺炎克雷伯杆菌、金黄色葡萄球菌、无乳链球菌等引起的重症感染脓毒症较常见。

（2）内分泌代谢性疾病

1）内分泌疾病：如糖尿病酮症酸中毒、急性肾上腺皮质功能不全、甲状腺功能不全、遗传代谢病导致的代谢危象等。

2）多器官功能衰竭：原发及继发肾脏疾病导致尿毒症、肝性脑病、高氨血症及遗传代谢性脑病。

3）糖代谢异常：低血糖及高血糖。

4）严重缺氧：如新生儿重度窒息、颅内出血、Ⅲ度房室传导阻滞导致的阿－斯综合征等。

5）水、电解质紊乱：高钠血症、低钠血症、严重酸中毒及低钙血症等。

（3）中毒：如巴比妥、阿托品等药物中毒及一氧化碳中毒等。

（4）物理因素：如新生儿寒冷损伤综合征、捂热综合征等。

（5）其他：维生素 K 缺乏导致的颅内出血、高血压脑病、Reye 病、惊厥后昏迷等。

2. 颅内病变

（1）感染：各种脑炎、脑膜炎及脑脓肿。

（2）颅脑损伤：如窒息、缺氧或产伤引起的新生儿缺血缺氧性脑病，颅内出血，新生儿脑梗死。

（3）脑占位性病变及颅压增高：如脑瘤、脑水肿、脑疝。

（4）癫痫

（二）临床诊断

1. 病史 当患儿生命体征平稳后，需进一步询问病史，以做好病因的鉴别诊断。病史应询问：

（1）围产期情况：重点询问孕母妊娠史，有无高血压、心脏病、糖尿病，以及用药史、胎心及胎动变化情况、宫内发育情况；生产时有无窒息、胎盘早剥，胎盘、脐带、羊水情况，顺产还是助产等。

（2）昏迷发生情况：发生的急、缓，用药史及是否接触过毒物。

（3）既往史：患儿的喂养史，维生素 K 缺乏所致的颅内出血可能与纯母乳喂养有关；新生儿有窒息史，产钳助产应考虑有脑缺氧、缺血及颅内出血的可能。

2. 体格检查

（1）神志改变：昏迷是最严重的意识障碍，所谓最严重是指比谵妄、嗜睡、昏睡、木僵（意识丧失，偶可被唤醒）等严重。昏迷是指患儿深度、持久的意识丧失，与之讲话及给以感官及物理刺激均不能将其唤醒。临床上昏迷分三度：

1）浅昏迷：患者的随意运动丧失，对声、光刺激无反应，但强烈的疼痛刺激时，患者有痛苦表情或肢体退缩等防御反应，吞咽反射、咳嗽反射、角膜反射及瞳孔对光反射及眶上压痛反应仍然存在；呼吸、脉搏及血压等生命体征正常。

2）中度昏迷：指对周围事物及各种刺激均无反应，对于剧烈刺激或可出现防御反射，角膜反射减弱，瞳孔对光反射存在或不够灵敏，生命体征正常。

3）深昏迷：指全身肌肉松弛，对外界一切刺激全无反应，腱反射、吞咽反射、角膜反射及瞳孔对光反射均消失，舌根后倾，唾液积存在咽部，呼吸时发出痰鸣音，大小便失禁，生命体征可存在不同程度障碍。

（2）呼吸改变：脑损害昏迷患者呼吸形式的梯次改变：潮式呼吸、中枢神经源性呼吸、喘息式呼吸。共济失调性呼吸，提示脑干功能自首端向尾端（中脑、脑桥、延髓）逐渐发生障碍、意识障碍/昏迷加深，预后逐渐变差；浅反射由减退至消失，同时深反射由亢进至消失均提示昏迷深度的加深和预后的变差。深长呼吸需考虑代谢性酸中毒，如酮症酸中毒、尿毒症；呼吸浅、慢，提示呼吸受抑制，如镇静剂中毒；呼吸不规则、暂停或双吸气，提示脑桥、延髓受累，如已发生脑疝。尚需注意呼出气体的气味，有果味提示糖尿病酮症酸中毒，有腐臭味提示肝性脑病，有特殊气味提示遗传代谢性疾病。

（3）心率及血压改变：脉率较慢伴血压偏高，提示颅压增高；心动过速、过缓、不规则或暂停，需考虑脑缺氧、缺血或阿－斯综合征；血压明显增高，考虑高血压脑病；血压低应考虑各种原因引起的休克，如新生儿脓毒症休克、心源性或过敏性休克。

（4）瞳孔改变：针尖样瞳孔，提示有麻醉药、巴比妥中毒的可能；瞳孔小而不规则，提示脑桥病变；瞳孔散大、对光反应消失，提示惊厥发作后阿托品、可卡因等药物中毒，但需先排除散瞳所致；双侧瞳孔不等大、对光反射消失，常提示散大的一侧发生沟回疝，并注意进行眼底检查，观察有无视神经乳头水肿及视网膜出血。

（5）其他

1）注意外伤情况：体检时需注意寻找头颅外伤的痕迹，如有无头颅骨折、头皮或颜面有无局限性青肿。

2）肢体有无瘫痪：昏迷患者有肢体瘫痪不易被检出，如有下肢瘫痪时，可握住下肢使其髋、膝屈曲，突然松手，瘫痪患者下肢迅速下落，置于外旋位，而无瘫痪者缓慢回落到原来位置，平卧时，瘫痪侧尚可见足外旋，另外尚需注意肢体肌肉有无萎缩、肌张力及腱反射有无改变。

3）脑干功能检查：有助于病因诊断，如 Doll 眼脑反射征（将头从一侧转向另一侧，可见眼球向反方向转动）及眼－前庭反射（Calorie 实验，患者头抬高 30°，用注射器将冰水约 5ml 导入一侧外耳道，可诱发眼球震颤，患者双眼球缓慢转向注水同侧，同时发生快动眼相朝向对侧的水平眼震），两者均无反应说明脑干严重受损，反应正常提示脑干功能正常。昏迷的原因多为大脑两半球的病变。

（6）昏迷的综合评分：结合病史及查体给出昏迷患儿的综合评分，但新生儿昏迷目前缺少评分标准。

1966 年 Ommaya 开发了第 1 个神经系统评估工具称之为"生命体征"，1974 年，Teasdale 等将昏迷指数进行补充，加入到 Ommaya 的"生命体征"中，从而演变成著名的格拉斯哥昏迷量表（Glasgow coma scale, GCS）。GCS 是目前国际上应用最广泛和成熟的神经系统评估工具。GCS 的评估有睁眼反应、语言反应和肢体运动反应 3 个方面，3 个方面的分数相加即为昏迷指数。

GCS 评分 3 分以下,为重度深昏迷;5 分以下,为中度昏迷;7 分以下,为浅昏迷。GCS 评分 <5 分预后较差,5~8 分预后一般较好,经过急救救治后提高到 8 分以上为救治成功(表 5-1)。

表 5-1　格拉斯哥昏迷评分

反应	出现情况	评分
睁眼反应	自动睁眼	4
	语言吩咐睁眼	3
	疼痛刺激睁眼	2
	对于刺激不睁眼	1
语言反应	正常交流	5
	言语错乱	4
	只能说出(不恰当)单字	3
	只能发音	2
	无发音	1
运动反应	有自发动作	6
	对疼痛刺激定位反应	5
	对疼痛刺激回缩	4
	对疼痛刺激弯曲反应	3
	对疼痛刺激肢伸直反应	2
	无任何反应	1

GCS 得分低的患儿脑损伤后早期发生中枢性尿崩症的可能性大,这可能与颅内高压、大脑深部白质特别是丘脑受损等有关。儿童头部外伤后 GCS 得分越低、颈椎受伤甚至发生骨折的可能性越高。

3. 实验室检查　如血、尿、便常规及脑脊液检查,以及血糖、电解质、尿素氮、血氨、肝功能、血气分析、出凝血时间、血小板、凝血酶原、凝血活酶时间、头颅 CT 和 MRI 检查等。

(三)诊断流程

诊断流程,见图 5-2。

(四)新生儿期常见的疾病

1. 新生儿缺氧缺血性脑病　新生儿缺氧缺血性脑病(hypoxic ischemic encephalopathy, HIE)是指围产期窒息导致脑的缺氧缺血性损害,临床出现一系列中枢神经系统异常的表现。

新生儿窒息(asphyxia)是指由于分娩过程中的各种原因使新生儿出生后不能建立正常呼吸,引起缺氧、酸中毒,严重时可导致全身多脏器功能损害的一种病理生理状况,是围产期新生儿死亡和致残的主要原因之一,正确复苏是降低新生儿窒息死亡率和伤残率的主要手段。

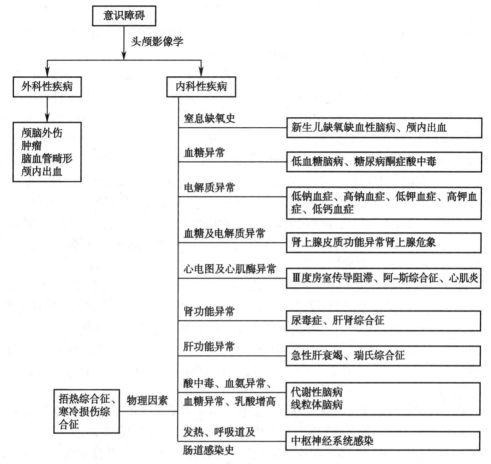

图 5-2　新生儿昏迷诊断路程图

2013 年中国医师协会新生儿专业委员会制订的新生儿窒息诊断和分级标准：①产前具有可能导致窒息的高危因素；②1 或 5 分钟 Apgar 评分≤7 分，仍未建立有效自主呼吸；③脐动脉血 pH<7.15；④排除其他引起低 Apgar 评分的病因。其中②～④为必要条件，①为参考指标。应重视围产期缺氧病史，尤其强调胎儿窘迫及胎心率异常，在有条件的医院常规定时做胎心监护，呈现不同程度胎心减慢、可变减速、晚期减速、胎心变异消失等，可作为新生儿窒息的辅助诊断标准，尤其是对于没有条件做脐动脉血气的单位，可作为诊断的辅助条件。HIE 的诊断具备以下 4 条者可确诊，第 4 条暂时不能确定者可作为拟诊病例。

（1）产前：有明确的可导致胎儿宫内窘迫的异常产科病史，以及严重的胎儿宫内窘迫表现（胎心 <100 次 /min，持续 5 分钟以上；和 / 或羊水Ⅲ度污染），或在分娩过程中有明显窒息史。

（2）出生时：有重度窒息，指 Apgar 评分 1 分钟≤3 分，并延续至 5 分钟时仍≤5 分，和 / 或出生时脐动脉血气 pH ≤7.00。

（3）出生后：出生后不久出现神经系统症状，并持续至 24 小时以上，如意识改变（过度兴奋、嗜睡、昏迷）、肌张力改变（增高或减弱）、原始反射异常（吸吮、拥抱反射减弱或消失），病重时可有惊厥、脑干征（呼吸节律改变、瞳孔改变、对光反应迟钝或消失）和前囟张力增高。

（4）排除其他原因：排除电解质紊乱、颅内出血和产伤等原因引起的抽搐，以及宫内感染、遗传代谢性疾病和其他先天性疾病所引起的脑损伤。

脑电图在生后1周内检查，表现为脑电活动延迟（落后于实际胎龄）、异常放电、缺乏变异、背景活动异常（以低电压和暴发抑制为主）等。有条件时，可在出生早期进行振幅整合脑电图（aEEG）连续监测；颅脑 MRI 在 HIE 病变性质与程度评价方面优于 CT，对矢状旁区和基底核损伤的诊断尤为敏感，有条件时可进行检查。常规采用 T_1WI，脑水肿时可见脑实质呈弥漫性高信号伴脑室变窄；基底核和丘脑损伤时呈双侧对称性高信号；脑梗死表现为相应动脉供血区呈低信号；矢状旁区损伤时皮质呈高信号、皮质下白质呈低信号。弥散成像（DWI）所需时间短，对缺血脑组织的诊断更敏感，病灶在生后第1日即可显示为高信号。

HIE 的神经症状在出生后是变化的，症状可逐渐加重，一般于72小时达高峰，随后逐渐好转，严重者病情可恶化。临床应对出生3日内的新生儿神经症状进行仔细动态观察，并给予分度，实行"三支持，二对症"治疗。

2. 新生儿低血糖昏迷 症状型低血糖按照发生的频率可有下列表现：昏迷、激惹、震颤、淡漠、青紫发作、抽搐、呼吸暂停或呼吸急促、哭声微弱或高尖、疲倦、嗜睡；喂养困难、眼球转动、出汗、突发面色苍白、低体温、心搏骤停。严重的低血糖会导致新生儿低血糖脑损伤，并可遗留认知障碍、视觉障碍、枕叶癫痫、脑瘫等严重后遗症。新生儿大脑处于迅速发育中，持续或反复发作性低血糖会造成中枢神经系统远期的视觉障碍、听力受损、认知异常及继发性癫痫等，其严重程度超过缺血缺氧性脑损伤。

3. 新生儿化脓性脑膜炎 化脓性脑膜炎在新生儿期比其他年龄更常见，在发展中国家其病死率达40%~58%。近年来，新生儿化脓性脑膜炎的病死率明显下降，但致残率并无明显变化，因而早期识别症状、体征和诊断是改善其预后的关键。新生儿化脓性脑膜炎的临床表现与脓毒症相似，可有发热、惊厥、黄疸、精神萎靡等，无特异性，重者可出现昏迷；新生儿由于囟门和颅缝缓冲作用，颅内压增高症状不明显，早期识别症状和体征是关键。新生儿科医师应全面掌握新生儿化脓性脑膜炎的临床特征，如有发热、惊厥、体温不升等表现，以及围产期异常如胎膜早破等病史，应警惕化脓性脑膜炎的可能，必要时行腰穿检查。

4. 新生儿颅内出血 新生儿颅内出血是指发生于新生儿期的颅内任何部位的出血，主要表现为患儿神志改变、中枢神经系统的兴奋和抑制症状、颅内压增高、肌张力增高或减弱，以及不明原因的面色苍白、贫血和黄疸、呼吸不规则，可有烦躁或嗜睡、抽搐、哭声直、尖叫等症状，重症出现昏迷。本病是新生儿围产期死亡的重要原因之一。按出血部位，可分为硬膜外出血、硬膜下出血、蛛网膜下腔出血、脑实质出血、脑室内出血、混合型出血等6种。新生儿颅内出血是新生儿围产期的严重颅脑疾病，机械性创伤、窒息、休克的缺氧或脑血流异常是颅内出血的常见原因。根据国内资料，颅内出血占新生儿死亡原因的12%~19%。而生前误诊率高达65%，故临床医师应予高度警惕。早产儿颅内出血常见的原因是缺氧或产伤引起的脑损伤，胎龄越小、体重越低，则病死率越高、预后较差。

晚发型维生素 K 缺乏性出血（vitamin K deficiency bleeding, VKDB）发生在出生后8日至6个月，纯母乳喂养儿多发。根据是否存在潜在诱发因素，可分为特发性和继发性晚发型颅内出血。常见的症状包括呕吐、囟门隆起、皮肤、黏膜苍白、食欲降低、癫痫发作和发生在其他部位的"警告出血"，如鼻孔、黏膜或脐。颅内出血占晚发型 VKDB 的50%，即使存活也可能会有严重的神经精神障碍等后遗症。出血者给予维生素 K_1 1~2mg 静脉滴注,出血可迅速停止,通常 2 小时内凝血因子水平和功能上升,24 小时完全纠正。出血严重者可输注冰冻血浆 10~20ml/kg,以提高血浆中有活性的凝血因子水平,纠正低血压和贫血。

5. 代谢性脑病 遗传代谢病(inherited metabolic disorders,IMD)是指因维持机体正常代谢所必需的某种酶、运载蛋白、膜或受体等的编码基因发生突变,使其编码的产物功能发生改变,而出现相应的病理和临床症状的一类疾病。它涉及氨基酸、有机酸、脂肪酸、尿素循环、碳水化合物、类固醇、金属等多种物质代谢的异常而致病。其种类繁多,大多为单基因遗传病,少数为线粒体基因遗传病,目前已报道的达 500 余种,是人类疾病中病种最多的一类疾病,这些疾病通常对机体造成很大损害,大多缺乏根治方法,常导致患儿早期夭折或终身残疾。由于 IMD 早期症状多无特异性,依照异常代谢产物的分子大小,可将 IMD 分为两类:

(1)小分子病:包括氨基酸病、有机酸代谢异常、糖代谢病、脂肪酸氧化缺陷、核酸代谢障碍、嘌呤代谢障碍、金属代谢障碍等疾病。

(2)大分子病:包括溶酶体贮积病、黏多糖病、过氧化物酶体病、线粒体病等。依病理生理改变可分为 5 类:

1)某些代谢途径的终末产物缺乏:如过氧化物酶体病、溶酶体病等。

2)受累代谢途径的中间产物或旁路代谢产物增加:如苯丙酮尿症、甲基丙二酸血症等。

3)某些代谢途径受阻:引起组织供能不足,如糖代谢障碍、线粒体病等。

4)物质的生物合成障碍:如先天性肾上腺皮质增生症时,21-羟化酶缺乏致皮质醇合成障碍。

5)物质的转运功能障碍:如肾小管性酸中毒。

新生儿期发病的 IMD 一般病情严重,临床主要表现为非特异性症状,如拒食、呕吐、腹泻、脱水、嗜睡、肌张力异常等,早期易误诊。神经系统表现是新生儿遗传代谢病最常见的症状,表现为吸吮和喂养困难,继而呼吸异常、心律缓慢、低体温、惊厥、昏迷、肌张力高甚至角弓反张,消化系统症状较常见,常在进食后不久出现。尿液气味异常、尿酮体阳性、低血糖、血氨升高、代谢性酸中毒等常提示代谢紊乱。

6. 新生儿高氨血症 氨具有神经毒性,一旦血液中含量过高,即可诱发脑水肿,导致不可逆的神经损伤,甚至死亡,猝死概率高。血氨在 100~200μmol/L 出现神经系统症状,如兴奋、呕吐;200μmol/L 左右出现意识障碍、惊厥,300~400μmol/L 则可陷入昏迷。新生儿高氨血症是临床上常见的代谢障碍,临床主要表现为中枢神经系统功能障碍导致的各种症状、体征,首发症状以反应差、呼吸急促为主,吸吮无力、喂养困难、气促;主要体征为意识障碍、四肢肌张力减低。辅助检查异常主要为血常规异常、血乳酸增高、代谢性酸中毒、电解质紊乱、凝血功能障碍,以及头颅 B 超异常。人体对氨的清除主要在肝脏内进行,通过鸟氨酸循环合成尿素,以尿液、汗液等形式排出体外。鸟氨酸循环或其旁路由于各种因素出现障碍时,即可出现氨在体内堆积,导致血氨升高,从而诱发一系列临床症状,如果治疗不及时,可出现脑瘫、智力低下等永久性神经系统损伤甚至死亡。临床表现类似败血症、颅内出血,但无细菌学证据,因此临床上凡疑有败血症但无细菌学证据者应做血氨测定。实验室检查结果血氨增高(新生儿期起病者血氨多在 300μmol/L 以上)、尿素小于 0.36mmol/L、呼吸增快引起的呼吸性碱中毒是重要的诊断线索,应进一步追查尿素循环障碍问题。

7. 新生儿高血糖昏迷 高血糖症血浆呈高渗状态,细胞内液外渗,脑血管扩张,血容量增加,脑细胞高渗脱水,严重者可致颅内出血;高血糖症还可发生渗透性利尿、水和电解质大量丢失,引起脱水甚至休克;常出现尿糖,尿酮体阳性,可伴发酮症酸中毒。早期及轻症者可无症状,重症者可表现为烦渴、多尿、体重下降、眼窝凹陷伴惊恐状、脱水,甚至休克症状,并可有惊厥、颅内出血等,同样可引起脑损害。

8. 新生儿脓毒症休克 新生儿脓毒症伴有需要液体复苏和缩血管治疗的低血压时称为脓毒性休克(septic shock),通常以心动过速(心率≥180 次 /min)伴有需液体复苏和缩血管治疗的血流灌注不足的体征(用不同测定方法,例如毛细血管充盈时间 >3 秒、低血压)为特征。

脓毒症休克波及中枢神经系统可有嗜睡、昏迷、反应低下、肌张力低下、呼吸不规整、激惹、前囟张力及四肢肌张力增高等脑膜炎表现。

9. 婴儿捂热综合征 婴儿捂热综合征(infant muggy syndrome, IMS)是捂闷或保暖过度引起的临床综合征,多见于 1 岁以内的婴儿,常在寒冷季节发生。临床上常因严重缺氧和水、电解质紊乱引起多器官功能障碍甚至衰竭,严重者或治疗不及时均可导致死亡或遗留神经系统后遗症,发病急,病情重,预后差。

IMS 病理生理基础主要是高热、缺氧为启动因素导致的高渗性脱水、电解质紊乱和缺氧缺血性脑病。婴儿体表面积大、散热快,体温调节功能发育不完善,捂热过久影响散热,使机体处于高热、代谢亢进状态,耗氧量增加,同时捂闷等原因又导致缺氧,两者相互作用、相互影响,出现能量衰竭、氧自由基生成增多、细胞内钙离子超载、再灌注损伤及脑血流调节障碍等,最终导致脑细胞死亡及凋亡。高热、持续的缺氧、酸中毒均可损伤血管内皮细胞造成颅内出血,另外危重状态下产生的应激性高糖高渗血症可引起细胞内脱水,若高渗状态发生速度过快、程度过强,则易引起脑细胞严重脱水皱缩,附着的小血管受机械牵拉撕裂、小静脉及毛细血管充盈扩张破裂均可引起硬膜下血肿、脑实质点片状出血及蛛网膜下腔出血等。严重病例高热大汗后水分蒸发丢失,使细胞外液量大量丧失,血液浓缩、血流缓慢、渗透压升高、血黏滞度增高,可继发脑血栓形成,形成局灶性或大面积脑梗死。早期轻度病变多分布于双侧顶枕叶,与缺氧情况下脑内血液重新分布有关,高热大汗后循环衰竭,脑内血流重新分布,囊括了基底节、丘脑等重要核团的额颞叶优先分布,顶、枕叶供血不足更易出现脑梗死。

(五)治疗原则

昏迷提示患儿生命已危在旦夕,必须分秒必争地进行急救,例如有的患儿需先进行心肺复苏,同时扼要询问病史及查体,设法明确病因,并随时记录体温、呼吸、脉搏、血压、瞳孔反应、出入水量等,以便有针对性地进行治疗。

1. 早期处理 本着抢救患儿生命为原则,优先处理严重威胁患儿生命安全的紧急情况。给予患儿常规心电监护,建立静脉通路;及时清除呼吸道分泌物,保持呼吸道通畅,吸氧以维持血氧饱和度;结合血压变化、尿量、末梢循环等判断是否处于休克,如有需要立即给予改善循环、补充容量、组织灌注等措施,以维持患儿整体循环的稳定性;如出现呼吸浅慢、呼吸肌麻痹现象时,需立即插管通气,保证呼吸循环稳定。

2. 呼吸道管理 保持呼吸道通畅,是所有急救措施中的重要环节。昏迷患儿发病时往往合并有不同程度的呼吸不畅,甚至发生窒息或突发呼吸停止。措施包括清除呼吸道、口咽部分泌物,新生儿头轻度仰伸位(鼻吸气位),分泌物量多或有气道梗阻时用吸球、吸管(12F

或 14F）清理分泌物,清理顺序是先口咽后鼻腔。过度用力吸引可导致喉痉挛,因刺激迷走神经引起心动过缓,并可延迟自主呼吸出现。应限制吸管的深度和吸引时间（<10 秒）,吸引器的负压不超过 100mmHg（13.3kPa）。如出现呼吸频率增快、血氧饱和度下降,应迅速改为气管插管,持续呼吸器支持呼吸,因此提高现场急救的操作技术水平尤为重要。

3. 病因处理

（1）颅内出血：①保持安静,减少搬动,头中位或右侧卧位,头肩略垫高 30°,保持体温在 35.5~36.5℃,推迟喂奶、供氧,控制入液量,宁少勿多,每天 50~60ml/kg。②应用维生素 K_1,重者输新鲜血浆或全血,有利于止血和防止新的出血。③抗惊厥,需用抗惊厥药物,原则上选择一种药物,剂量要足,或两种药物交替使用。控制新生儿惊厥首选苯巴比妥,首次给予负荷量 15~20mg/kg,肌内注射或缓慢静脉注射,如惊厥仍未控制,可每隔 10~15 分钟再给 5mg/kg,直到惊厥停止,总量可达 30mg/kg,惊厥控制后,12~24 小时开始给予维持量,按每天 5mg/kg,分两次静脉或肌内注射,每 12 小时 1 次,2~3 日后改为口服维持,与安定合用时需注意对呼吸的抑制。④降低颅内压：20% 甘露醇剂量根据病情决定,一般每次 0.25~0.5g/kg（1.25~2.5ml/kg）,可 6 小时使用一次,静脉推注或快速静脉滴注,颅内压的高低及意识状态可作为是否需要重复给药的指标。⑤控制液量,维持正常脑灌注。⑥Ⅲ级以上的脑室内出血请脑外科协助处理。

（2）低血糖：可先用 10% 的葡萄糖,按照 2ml/kg 的量给予快速推注,在快速推注后,以初始 6mg/（kg·min）的速度静脉输入葡萄糖。1 小时后监测血糖,如果血糖 >2.8mol/L,可每 6 小时监测一次。反复发作的低血糖应增加输糖速度,每次调整 2mg/（kg·min）,直到最大量 12mg/（kg·min）。

（3）急性心律失常：给予纠正心肌缺血、维持电解质和酸碱平衡的治疗,并给予抗心律失常药物。

（4）代谢性疾病引起的高氨血症：行弱醋酸保留灌肠,同时给予降血氨药物。

4. 救治成功的标准

（1）神志：清醒程度有所好转。

（2）呼吸：呼吸次数恢复为 35~45 次 /min。

（3）血氧饱和度：维持在 90% 以上。

（4）低血糖昏迷：中枢神经系统症状恢复,且血糖升高后症状好转。

（5）GCS：15 分或较前有明显好转。

三、反应低下

（一）概述

新生儿反应低下（decreased responsiveness）是一组临床症候群,包括不同程度的意识障碍,肢体活动减少,哭声弱,拒奶,吸吮无力,肌力、肌张力减低,原始反射减弱等各种异常体征,常见于新生儿严重疾病的不同阶段。新生儿反应低下病因复杂多样,临床表现缺乏特异性,诊断困难,是新生儿科常见的疑难病症。病因的确定、及时有效的处理与临床结局密切相关。因此,临床思维程序应该遵循不同病因的发病机制、疾病发生发展的规律,通过详细的病史询问及体格检查,首先从判断反应低下的严重程度入手,进行初步常规检查和处理,寻找其可能的常见病因,一般检查无法明确病因且病情进展者,需进一步做确诊检查,如代谢性疾病筛查、基因诊断等,明确病因,及时进行有效治疗以获得最佳临床疗效及预后。新生儿反应低下最常见于中枢神经系统疾病及感染,其次为内环境不稳定及代谢紊乱。近年来,随着代谢性疾病筛查、基因诊断的逐步开展,遗传代谢性疾病所致的新生儿反应低下已引起临床医师的重视。

（二）临床诊断

1. 病史 新生儿反应低下虽无特异性,但细心观察,其在症状和体征上均有表现。主要表现为吃奶减少、哭声减弱、四肢活动减少,严重时不吃、不哭、不动;体征上表现为四肢自主活动减少、肌张力减低、各种原始反射不完全,甚至消失。新生儿如有反应低下,首先要判定反应低下程度,其次仔细询问相关伴随症状,必要时做相关辅助检查,尽快确定原发疾病。

新生儿反应低下并非某一疾病的特异性临床表现,而是各种疾病不同严重程度的全身反应,疾病进展到一定程度时几乎均会出现反应低下。

2. 体格检查

（1）新生儿的正常反应:足月新生儿大脑皮层兴奋性低,睡眠时间长,觉醒时间一昼夜仅为2~3小时。加之大脑对下级中枢抑制作用较弱,且锥体束、纹状体发育不完善,常出现不自主和不协调动作。新生儿觉醒状态即指其有身体活动,如眼睛睁开、头部转动、面部动作或哭叫、四肢自主徐动等。最能反映中枢神经系统功能状态的是大脑皮质觉醒,应包括面部表情和/或全身性运动。新生儿出生时已具备多种暂时性原始反射,如觅食反射、吸吮反射、握持反射、拥抱反射等。早产儿觉醒时间更短,原始反射不完全,肌张力低,且与胎龄相关,胎龄越小反应越差。

（2）新生儿反应低下的检查方法:通过观察新生儿对外界刺激的反应来判断是否存在反应低下。给足月新生儿做检查时,将其襁褓打开,即可被唤醒,或通过轻轻触摸身体及弹足底等也可唤醒。早产儿尤其是胎龄小于28周的极早早产儿则难于觉醒;达28周时有觉醒反应,轻微摇动身体可使之从睡眠中醒来,但四肢肌张力较低;胎龄32周的早产儿不需特别刺激,眼睛即可睁开,有睡眠与觉醒交替;37周的新生儿已有觉醒哭叫,肢体活动较多且有力。总之,胎龄越小越难以唤醒,且觉醒状态持续时间越短。新生儿的反应水平在不同觉醒状态下也不同,最好在安静或活动觉醒状态下为新生儿做神经反应检查,如在深睡眠状态下进行,则无法客观准确判断新生儿的反应状况,可能错误的判断为无反应或反应低下。

（3）新生儿反应低下的程度判断

1）意识:新生儿意识状态是否正常主要通过观察其对外界刺激的反应来判断,如轻轻摇动或触摸身体、弹足底等刺激方法,以及对针刺等疼痛的反应。Fenichel将新生儿意识障碍分为四种状态:①嗜睡:容易唤醒,但不易保持觉醒状态,弹足底3次,哭1~2声又睡;②迟钝:用非痛性刺激可以唤醒,但醒来迟,且不完全清醒,不能保持觉醒状态,弹足底5次,才稍有低弱哭声;③昏睡(浅昏迷):疼痛刺激才能唤醒,弹足底10次仍不哭;④昏迷:疼痛刺激也不能唤醒。

2）肌张力:肌张力评估包括安静时新生儿姿势和被动运动。①肌张力减低:四肢屈肌张力减低,双上肢前臂弹回缓慢或消失,围巾征肘部超过胸部中线,双下肢过度外展,腘角>90°;②头竖立反应不能完成:头往后垂,不能与躯干保持在一条直线上坚持几秒钟;③新生儿肌张力减低常伴有吃奶差、哭声减弱、活动减少。肌张力减低既可能是神经系统或肌肉病变的临床表现，也可能是严重全身疾病时中枢神经系统受抑制的一种表现。

3）原始反射：反应低下时原始反射如拥抱反射、握持反射、吸吮反射均减弱或消失。

4）其他：①生命体征：如体温、心率、呼吸、脉搏、血压；②神经系统：发热、惊厥、头围大小、囟门张力、肌张力、原始反射、瞳孔大小及对光反应，必要时检查眼底，观察有无视神经乳头水肿及眼底出血；③呼吸系统：咳嗽、气促、呼吸困难、鼻翼扇动、发绀等；④循环系统：心率、心音强度、心脏杂音及末梢循环状态；⑤泌尿系统：尿量、尿色；⑥消化系统：呕吐、腹泻、大便性状、脱水体征；⑦其他：皮肤颜色、有无皮疹或水肿、肝脾大小等。

3. 实验室检查　血常规、C-反应蛋白、降钙素原、血培养、脑脊液检查、鲎溶解试验等有助于败血症、颅内感染的诊断；空腹血糖监测可及时发现低血糖，无论胎龄和日龄，新生儿血糖值低于 2.2mmol/L 即可诊断低血糖症，而低于 2.6mmol/L 为临床需处理的临界值；必要时可检测肝肾功能、血电解质、各种酶学指标、动脉血气分析、凝血功能等。

4. 影像学检查　B超、CT及MRI检查，三者各有优势和不足，选择合适的检查方法有利于指导临床诊疗。早期头颅床旁超声检查有助于及时了解脑水肿、脑室内出血、丘脑及基底节损伤、脑梗死等病变。CT检查一般待患儿病情稳定，以出生后 4~7 日为宜，CT图像清晰、价格适中，但不能作床旁检查，且有一定量的放射线暴露。MRI对颅内病变性质及程度评价优于CT，尤其对矢状旁区和基底节损伤的诊断敏感；MRI可多轴面成像、分辨率高、无放射线损伤，但检查耗时长、噪声大、费用较高。影像学检查有病变者 3~4 周后应复查。脑血管造影及功能MRI有助于脑血管发育异常的诊断。

5. 其他　甲状腺功能、脑电图、肌电图、遗传代谢性疾病筛查、串联质谱、染色体检查及基因诊断等。

（三）诊断流程

诊断流程，见图 5-3。

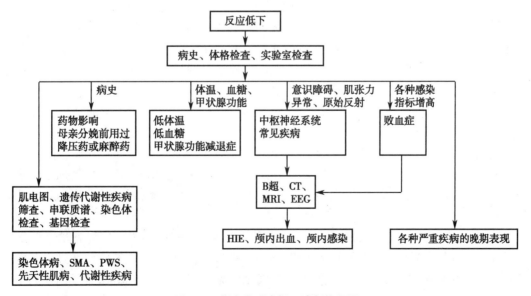

图 5-3　新生儿反应低下诊断流程图

（四）新生儿期常见疾病

1. 中枢神经系统常见疾病　新生儿反应低下是中枢神经系统疾病最常见的临床表现之一,如缺氧缺血性脑病、颅内出血、颅内感染等,均可出现不同程度反应低下。

（1）缺氧缺血性脑病:新生儿缺氧缺血性脑病是指由于围产期缺氧窒息导致的脑缺氧缺血性损伤。母亲常合并围产期并发症,如妊娠高血压综合征,重度子痫前期,胆汁淤积症,严重心、肺疾病,重度贫血等。多为足月儿,有胎儿宫内窘迫和/或产时重度窒息史,生后不久出现反应低下等神经系统异常,表现为:①意识障碍,如不同程度的兴奋与抑制:易激惹、肢体颤抖、凝视嗜睡、失去正常的觉醒睡眠周期,饥饿时不会自然醒来,甚至昏迷;②肌张力异常,可表现为肌张力增强或减弱,如肢体过度屈曲、被动运动阻力增高,或头竖立困难,围巾征肘过中线,腘窝角 >90°,甚至四肢松软;③原始反射减弱或消失;④颅内压增高,如惊厥发作、前囟隆起紧张、颅缝分离;⑤脑干症状,常出现于重症患儿,如呼吸节律不规则、呼吸暂停甚至中枢性呼吸衰竭,瞳孔对光反射迟钝或消失。我国新生儿缺氧缺血性脑病发生率约为活产儿的 3‰~6‰,其中 15%~20% 在新生儿期死亡,存活者中 25%~30% 可能遗留有不同程度的远期后遗症。应及时进行预后评估相关检查,早期进行脑康复训练,预防和减轻后遗症的发生。

（2）颅内出血:是新生儿期常见病,其发生与此阶段自身的解剖生理特点和多种围产期高危因素有关。不同病因可导致不同部位的颅内出血,主要出血类型为脑室周围 – 脑室内出血、硬膜下出血、蛛网膜下腔出血、脑实质出血,以及小脑、丘脑及基底节等出血。随着围产医学及新生儿重症诊疗技术的不断发展,超低出生体重的极早早产儿存活率亦逐渐提高,高危儿相应增多,新生儿颅内出血的发生率并无降低。国内报道,早产儿脑室周围 – 脑室内出血发生率仍占 40%~70%。不同的出血部位和出血程度临床表现有所不同。轻者可无症状,或轻度意识障碍、反应和肌张力低下、原始反射减弱等。严重时颅内压增高明显,表现为反复惊厥、昏迷、呼吸节律异常、前囟紧张、肌张力和原始反射消失,出现中枢性呼吸衰竭而死亡。应动态追踪脑部影像学检查及运动智力发育评估以指导脑康复治疗。

（3）颅内感染:新生儿颅内感染以化脓性脑膜炎最常见。一般新生儿败血症有 25%可并发化脓性脑膜炎,其发生率约占活产儿的 0.2‰~1‰,早产儿高达 3‰。临床表现很不典型,常缺乏脑膜刺激征,颅内压增高表现出现较晚,早期仅出现拒奶、反应低下、面色苍灰、发热或体温不升等非特异性临床表现,故早期诊断较困难,死亡率高达 20%~25%。幸存者 40%~50% 可遗留失明、听力障碍、癫痫、智力和运动障碍、脑积水等后遗症。神经系统异常症状有易激惹、嗜睡、哭声尖直、双眼凝视及惊厥等;体征有前囟张力高、瞳孔对光反射迟钝或大小不等,肌张力低下或增高,原始反射减弱或消失。足月儿在化脓性脑膜炎早期常表现为激惹,对刺激过敏,病变进展至一定程度可出现反应低下,提示病情加重。早产儿化脓性脑膜炎可无激惹,仅表现为反应低下、前囟隆起、张力增高、皮肤黄疸和其他感染症状。

2. 败血症　新生儿败血症的易感因素复杂,国内的致病菌多年以来以葡萄球菌最常见,其次为大肠埃希菌等肠道细菌,机会菌感染有所增加,B 族溶血性链球菌感染也有增加趋势。新生儿败血症分早发型和晚发型。早发型常见于宫内或产时感染,常于出生后 1 周内发病,且病情重、死亡率高、预后较差;晚发型发病多在出生 1 周以后。重庆医科大学附属儿童医院新生儿科总结了近 20 年新生儿败血症临床资料,结果显示,以 48 小时、72 小时、5 日、7 日作为发病时间临界值,致病菌谱均不集中,没有统计学差异。新生儿败血症早期缺乏特异表现,常以反应低下、面色欠佳、反复呼吸暂停、拒乳作为首发症状,有时黄疸为唯一临床表现。体温可升高或正常,严重时体温不升,早产儿以低体温更为常见。新生儿败血症容易累及多器官系统,出现相应临床表现。常伴有皮疹、皮下出血点或瘀斑、腹胀、肝脾大等,若出现心音低钝、肤色花纹、肢端凉、皮肤毛细血管再充盈时间延长等体征,则应考虑合并感染性休克,严重时可并发 DIC,出现出血倾向。

3. 内环境不稳定及代谢紊乱

(1)低体温:当新生儿体温低于 35℃以下时,便可出现反应低下,体温降至 33℃以下则呈浅昏迷状态。低体温可直接由于寒冷所致,也可因摄食和产热减少,以及严重疾病如重症感染、循环衰竭、颅脑损伤等引起,低出生体重的早产儿更容易发生。单纯体温低者,复温后可随着体温上升反应逐渐好转。若低体温伴有反应低下、面色发灰、皮肤苍灰、呼吸困难甚或出现重度皮肤硬肿等,常提示存在其他严重合并症,甚至出现多器官功能衰竭,需积极寻找原发病。

(2)低血糖:无论胎龄和日龄,新生儿血糖值低于 2.2mmol/L 即可诊断为低血糖症,而低于 2.6mmol/L 为临床需处理的临界值。低血糖可使脑细胞缺乏能量来源,脑代谢和生理活动无法进行,如得不到及时纠正将造成永久性脑损伤。许多疾病均可导致新生儿低血糖的发生,而新生儿低血糖常缺乏特异性临床表现,无症状性低血糖较症状性低血糖多 10~20 倍,相同血糖水平的低血糖患儿症状轻重存在很大差异,原因不明。常以反应低下、震颤、呼吸暂停或阵发性发绀为首发症状,有时反应低下为唯一症状,有的表现为惊厥、眼球不正常转动、多汗、苍白等。尤其是存在宫内发育迟缓的小于胎龄儿、早产儿及糖尿病母亲的婴儿,有新生儿窒息史、生后能量不足,临床有反应低下表现时,应考虑是否有低血糖,及时进行血糖监测及处理。

(3)甲状腺功能减退:新生儿期甲状腺功能减退的症状和体征缺乏特异性,大多数较轻微,甚至缺如,需详细的病史询问及体格检查方能发现可疑线索,如有母孕期胎动少、过期产分娩;出生体重大于同胎龄平均体重的第 90 百分位,而身长较正常儿低 20% 左右;皮肤粗糙、面部呈臃肿状、喂养困难、少动、反应低下、哭声低弱、体温偏低,同时有便秘、腹胀、脐疝、心率减慢、心音低钝、生理性黄疸延迟消退等,应考虑有甲状腺功能减退可能,应进行甲状腺功能测定以明确诊断。

4. 药物
母亲分娩前用过降压药或麻醉药,如硫酸镁、哌替啶等,新生儿易发生产时窒息,且生后表现反应低下、肌张力减退和呼吸浅弱,甚至出现中枢性呼吸障碍。

5. 其他
新生儿发生脱水、酸中毒、贫血、休克、心力衰竭、呼吸衰竭、急性肾衰竭等严重情况时,均可表现为反应低下。此外,一些遗传性疾病如婴儿型脊髓性肌萎缩症累及脊髓前角运动神经元细胞,导致进行性、对称性肌萎缩和肌张力减低,在新生儿期常以"反应低下或肌张力低下"为主诉就诊,极易误诊。

新生儿反应低下病因存在多样性和复杂性,应全面了解病史尤其是家族史、伴随症状和体征,及时进行必要的常规、血生化检查,必要时行病原学、肌电图、各种影像学检查,仍无法明确病因时,进一步做遗传代谢性疾病筛查、串联质谱、染色体检查及基因诊断等,以便及时作出正确的诊断和处理。

（五）治疗原则

根据不同病因及反应低下的严重程度进行对因及对症治疗。

四、肌张力低下

（一）概述

肌力指肌肉收缩时的最大收缩力,肌张力是指静息状态下肌肉紧张度和被动运动时遇到的阻力。运动单位指下运动神经元、周围神经(包括脑神经)、神经肌肉接头和受神经支配的肌肉,是肌肉收缩的基本单位(表5-2)。正常肌张力的维持需要完整的中枢和周围神经系统,肌张力低下可见于脑、脊髓、神经、神经肌肉接头及肌肉疾病。肌张力低下(hypotonia)按病变部位分为:脑、脊髓、多神经病、神经肌肉传递病、肌病;按原因分为先天性(遗传性最常见)和后天获得性;按年龄分为:新生儿期、婴儿期(不包括新生儿期)、幼儿期、学龄前及学龄期、青少年期和成年期;按起病的急缓分为急性和慢性。新生儿期肌张力低下最常见的原因是缺氧缺血性脑病等因素所致的脑性肌张力低下。遗传性肌张力低下包括:某些染色体病、Prader-Willi 综合征、脊肌萎缩症、甲基丙二酸血症、丙酸血症、线粒体病、先天性肌病、先天性肌强直、先天性肌无力综合征、先天性髓鞘发育不良神经病、生物素酶缺乏、酸性麦芽糖缺乏症、先天性糖基化障碍、神经节苷脂贮积症 I 型(GM1)、眼脑肾综合征、脑肝肾综合征、家族性自主神经功能异常、Zellweger 综合征、白质消融性白质脑病、尿素循环障碍等。

表 5-2 运动系统的组成部分

下运动神经元以上水平	下运动神经元
脊髓 - 皮质脊髓束	脑神经运动神经元
基底节	脊髓前角运动神经元
小脑	外周神经
其他部分(延髓束)	神经肌肉接头
红核脊髓束	突触前
网状脊髓束	突触后
前庭脊髓束	肌肉

（二）临床诊断

仔细询问病史,详细的体格检查,尽可能首选无创、价廉的检查,最后再进行有创的检查,如肌肉活检、肌电图、神经传导速度测定、基因检测等。诊断步骤分为四步:第一步确定肌张力低下,主要依据症状和体格检查;第二步定位,确定病变在大脑、脊髓或运动单位;第三步定性定因,如是缺氧缺血性脑病还是遗传代谢病等;第四步确定具体疾病(图5-4)。脑性肌张力低下的线索有:同时伴有惊厥和意识障碍等其他脑功能异常、容貌异常、手握拳、其他器官畸形、姿势反射可诱发运动、正常或活跃的腱反射、垂直悬吊时剪刀交叉。运动单位病的线索有：腱反射减弱或消失、姿势反射不能诱发运动、自发肌纤维收缩、肌肉萎缩、无其他器官异常。

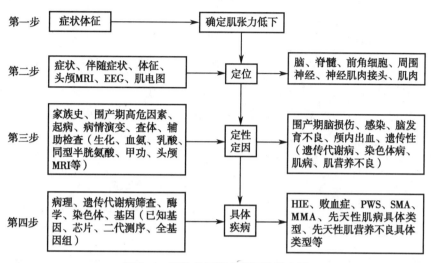

图 5-4　新生儿肌张力低下诊断步骤

1. 病史询问

（1）围产期病史：如羊水量、胎动、胎儿位置、胎儿发育情况和 B 超畸形筛查结果。羊水量多、胎动出现时间晚和弱、胎位不正均提示可能存在中枢神经系统异常。母亲是否应用止痛剂、镇静剂、免疫抑制、抗抑郁药、镁麻醉剂；是否近亲婚配；是否存在肌病等。如已进行羊水或绒毛膜检查也应询问结果。

（2）起病和进展情况：出生后不久发现抬头困难、肌力减弱、肌张力低下，应考虑脊肌萎缩症、先天性肌病、先天性肌营养不良、代谢性肌病等。急性起病的肌萎缩常提示中毒引起的骨骼肌损害，亚急性起病的肌萎缩提示炎症性肌病，慢性起病者多为进行性肌营养不良或内分泌性肌病。

2. 临床表现及体格检查

表现为仰卧位时自发运动缺乏，腿充分外展，大腿外侧面贴着床面，上肢或伸向躯体一侧，或屈肘，手置于头侧。胸壁肌肉长期无力时会出现胸壁凹陷。头部可出现枕部扁平，与床恒定接触的头皮部分头发脱落。置于坐位姿势时头向前垂，肩部下垂，肢体无力悬吊。宫内肌张力低下的新生儿出生时可有髋关节脱位、多发性关节挛缩或两者都有。牵引反应、垂直悬吊、水平悬吊可协助评价。注意面部肌肉是否受累，深腱反射是否存在、是否存在关节挛缩，关节活动度。肌无力同时腱反射亢进提示大脑皮层或上运动神经元疾病。肌张力低下伴腱反射减弱或消失提示下运动神经元疾病或肌肉疾病。如果肝脾增大应注意是否存在溶酶体病。先天性关节挛缩或关节活动障碍提示妊娠 11~12 周即发生运动功能障碍。眼底检查由眼科医生完成，可以发现前房畸形和异常、青光眼、白内障及视网膜异常。如何依据查体定位，见表 5-3。

3. 实验室检查

脑脊液检查协助诊断中枢神经系统感染，血氨升高提示尿素循环障碍，肌酶显著升高提示肌肉病变，以肌营养不良升高最突出，同型半胱氨酸升高提示甲基丙二酸血症伴同型半胱氨酸血症，血尿代谢病筛查对遗传代谢性疾病的诊断具有较大价值，应作为新生儿肌张力低下检查的常规项目。酶学分析可协助诊断溶酶体病、线粒体病等。

表 5-3　依据查体定位

项目	中枢性损伤	中枢性发育障碍	前角细胞	外周神经	神经肌肉接头	肌肉
肌力	正常或轻度无力	正常或轻度无力	无力	无力	无力	无力
腱反射	正常-亢进	正常	消失	消失	正常-减弱	减弱-消失
病理征	+/-	+/-	阴性	阴性	阴性	阴性
原始反射	持续存在	持续存在/消失	阴性	阴性	阴性	阴性
肌束颤动	无	无	明显	阴性	阴性	阴性
肌容积	正常或失用性萎缩	正常或失用性萎缩	明显萎缩（近端）	远端萎缩	正常或萎缩	近端萎缩
感觉	正常	正常	正常	过敏或减退	正常	正常
肌张力	从减低演变至升高	低下	低下	低下	低下或正常	低下

4. 影像学检查及脑电图检查　超声、CT 和 MRI 等影像学检查,可以评估是否存在颅内出血、缺氧缺血性脑病、胆红素脑病、脑发育异常、结构畸形;也可迅速、无创性地检测不同层面肌肉组织的水肿、萎缩、脂肪结缔组织增生等组织学改变。脑电图检查可协助评价脑功能,诊断癫痫等,协助肌张力低下定位分析。

5. 肌电生理检查　肌电图检查通过记录神经、肌肉的生物电活动判定神经、肌肉的功能状态(表 5-4)。肌病一般特征为短暂、低幅、多相电位;神经病特征为静息状态下存在失神经电位(纤颤、束颤、尖波),运动单位电位大,持续时间长,呈多相。神经传导速度检查可区别轴突或脱髓鞘神经病,脱髓鞘神经病引起传导速度大幅度减慢。重复神经刺激检查证实神经肌肉传递障碍。

表 5-4　肌电图协助运动单位病定位

项目	正常	神经源性病变	肌源性病变
插入活动	正常	增加	正常或增加
自发活动	-	+	-或+
运动单位电位	正常	时限延长,波幅增宽	时限缩短,波幅低,多相增多
大力收缩	干扰相	单纯相	病理干扰相

6. 肌肉活检　是肌病最具特异性的实验室诊断方法,不仅能较好地区分肌病和周围神经病,还可对肌病的组织学、超微结构和组织化学等进行检测,以进一步确立肌病的类型与病因。组织化学染色可帮助确认线粒体肌病、沉积病等多种代谢性肌病。酶染色可揭示肌纤维类型比例失调或失神经性肌细胞异常等。

7. 遗传学检测　包括染色体核型分析、MLPA、FISH、CGH 微阵列分析、已知基因一代测序、二代测序、全外显子测序等。

（三）肌张力低下诊断流程

通过病史、体格检查、辅助检查进行定位和定性，有倾向性地进行进一步检查。一般遵循首选无创、微创及价格较低的检查方法，最后选择创伤较大、昂贵的检查方法（图5-5）。

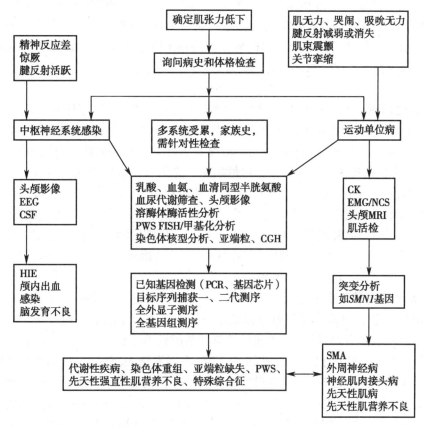

图5-5　新生儿肌张力低下诊断流程

（四）新生儿期常见遗传性肌张力低下疾病

1. **脊肌萎缩症**　脊肌萎缩症（spinal muscular atrophy, SMA）是由于遗传因素所导致的脊髓前角或脑干运动神经元退行性病变，出现广泛性骨骼肌无力与萎缩。为常染色体隐性遗传，致病基因定位于5q12.2-q13.3，多系 *SMN1* 基因7号外显子缺失所致。分为五个类型：0型（新生儿型）、Ⅰ型（婴儿型）、Ⅱ型（中间型）、Ⅲ型（少年型）、Ⅳ型（成年型）。0型多在胎儿期起病，严重肌无力和先天性多关节挛缩，胎动减少，羊水过多，一般6个月前死亡。Ⅰ型多在生后6个月前起病，表现为全身肌肉松软无力，严重肌张力低下，可有吸吮和吞咽困难，肋间肌严重受累可出现胸式自主呼吸困难，下肢较上肢受累重，近端较远端严重，面部表情正常，四肢感觉正常，腱反射消失，一般2岁前夭折。辅助检查：肌酸激酶Ⅰ型多数正常，Ⅱ型和Ⅲ型可以轻度升高，肌电图除了可见到纤颤、束颤等失神经电位外，还可见到异常宽大的动作电位，外周神经的感觉和运动神经传导速度正常。基因检查重点检查 *SMN1* 基因，其第7和第8外显子缺失为热点突变，极少数为点突变。本病尚无特效治疗，主要是康复和对症支持治疗,预防挛缩及维持良好的呼吸功能。

2. Prader-Willi 综合征　又称肌张力低下–智力减退–性腺功能减退与肥胖综合征,大部分散发。遗传病理包括父源性 15q11-q13 的缺失、母源性 15 号染色体单亲二体及基因组印记突变。这三种基因突变都有异常的甲基化。特征性临床表现为肌张力减低、智力低下、性腺功能减退(隐睾和外生殖器小)、肥胖、手脚短小、异常面容(双额间距狭窄、杏仁形眼裂、上唇薄、嘴角向下)等。新生儿期临床以肌张力低下、严重肌无力致喂养困难等为首诊。遗传诊断方法包括高分辨染色体核型分析、FISH 检测、DNA 甲基化分析、CGH 微阵列分析等。临床干预需要多学科团队协同管理,主要是对症处理,对存在喂养困难的婴儿可给予胃造口术。

3. 先天性肌病　是一组具有特异组织学改变的先天性肌病,均表现为肌张力低下,血清 CK 值多正常,肌活检表现为 I 型纤维占优势,其数量较 II 型多,但体积小。先天性肌病为常染色体隐性或显性遗传,目前发现已达 40 余种。在新生儿期发病的有肌小管肌病、杆状体肌病、中央核心病及线粒体–脂类糖原性肌病。先天性肌病的患儿大多自新生儿早期即有肌无力和肌张力低下,发育成长延迟,多数患儿身材消瘦,脸型较长,几乎均有硬腭抬高。常于疾病早期即可见到关节挛缩、脊柱侧弯。多数患者全身性肌力低下,以四肢近端、面肌、咽喉部肌肉、舌肌、颈肌和眼外肌亦受累,多有鼻音,腱反射减弱或消失。血清 CK 多正常或轻微升高。肌电图正常或肌源性损害。基因检测可协助诊断。先天性肌病目前没有很好的治疗方法,主要是对症治疗和康复干预。

4. 先天性肌营养不良　先天性肌营养不良(congenital muscular dystrophy, CMD)是指出生时或出生后数月内即出现的肌力和肌张力低下及关节挛缩的一组疾病。由于肌肉破坏导致血清肌酸激酶升高,肌活检病理可见典型的肌营养不良改变。先天性肌营养不良从新生儿开始发病,表现为脊柱后突、肌张力下降,常伴发髋关节脱位、近端关节挛缩、斜颈,而远端关节表现出惊人地松弛,弹性过度增高。特征性的面容为下眼睑轻度下垂、圆脸、招风耳。CMD 以综合征形式存在的疾病包括:福山型、Walker-Warberg 综合征、肌–眼–脑病等,除了肌病症状外,多存在脑和眼的发育异常。综合征型 CMD 眼的异常包括:前房缺陷、白内障、视网膜变性、视神经萎缩等;脑的异常包括:无脑回畸形、巨脑回、多小脑回、脑积水、透明隔和胼胝体发育不全或缺损、小脑异常、严重的认知和运动功能障碍。非综合征形式的 CMD 多不伴有认知功能异常,但可存在脑发育畸形和发育迟缓。运动功能障碍与综合征形式的 CMD 同样严重,多合并关节挛缩和呼吸功能不全,部分肌病肌酸激酶可不升高。对诊断不明的神经肌肉疾病应进行眼的评估和头颅 MRI 检查,可以区分综合征和非综合征形式的 CMD。部分综合征和非综合征形式的 CMD 有明确的基因定位,可以进行基因诊断。CMD 的管理主要为支持治疗,没有特异性治疗方法。

5. 先天性肌无力综合征　先天性肌无力综合征(congenital myasthenic syndromes, CMS)是一组遗传性神经肌肉接头传递障碍导致的肌病,多数为常染色体隐性遗传。分为 4 个类型:①突触前膜缺陷:乙酰胆碱再合成及包装缺陷;②突触间隙缺陷:终板乙酰胆碱酯酶缺乏;③突触后膜缺陷:乙酰胆碱受体通道动力学异常,伴或不伴乙酰胆碱受体缺乏;④先天性肌无力综合征的部分典型综合征:乙酰胆碱受体缺乏伴次级间隙缺少。多数在 1 岁内发病,部分可在产前发病,但多表现为关节挛缩而非肌张力低下。本病特点为新生儿期出现哭泣、活动后眼肌和球部肌力无力及呼吸功能不全,婴儿期出现波动性眼肌麻痹和活动后异常疲劳。感染和发热导致病情加重。有阳性家族史,单纤维肌电图有助诊断。肌电图检查价值较大,重复刺激后随着时间延长反应降低。目前也可进行基因诊断,高加索后裔患者中 CHRNE 基因突变约占 60%;产前和新生儿期发病者 RAPSN 和 CHAT 基因突变更常见。血清学检查如果抗乙酰胆碱受体抗体和抗乙酰胆碱酯酶抗体阳性可除外本病诊断,阴性结果不能诊断本病。一般由对该病较为熟悉的神经专科医师进行治疗和评估。多数情况下药物治疗有效,可给予乙酰胆碱酯酶抑制剂。部分病例可能治疗无效或病情加重。突变基因的识别可能有助于药物的选择。CMS 患儿呼吸状态可突然恶化,可能需要监测呼吸暂停,做好心肺复苏准备和培训,特别是发病的急性期或存在感染和发热情况下。CMS 与暂时性的重症肌无力临床表现类似。暂时性的重症肌无力多由于母亲患有重症肌无力或存在类似抗体,该抗体可通过胎盘导致胎儿发病,多在出生后就有明显症状,与先天性肌无力多在新生儿期后发病不同;另外暂时性重症肌无力患儿和母体均存在抗乙酰胆碱酯酶抗体也可进行鉴别。

6. 先天性周围神经病变 先天性周围神经病变(charcot marie-tooth,CMT)是最常见的遗传性外周神经病,目前发现 40 余种基因突变与 CMT 相关。遗传方式可以是常染色体隐性和显性遗传。包括轴索性先天性外周神经病、先天性无髓鞘性外周神经病、先天性髓鞘发育不良性外周神经病。新生儿期起病的先天性神经病变临床特征主要为严重的肌张力低下、腱反射消失、眼睑下垂、吸吮和吞咽功能不全、呼吸功能不全。诊断依据为生后即出现症状,典型表现是全身松软和运动发育延迟,肢体远端肌无力、肌萎缩,脑神经可能受累,腱反射减弱或消失,电生理检查发现周围神经传导速度下降,病理检查、基因分析可协助诊断。治疗无特效方法,主要是康复和对症支持治疗,可给予大剂量维生素 C,足部畸形给予外科干预,避免皮肤和周围神经创伤。

7. 糖原贮积病Ⅱ型 糖原贮积病Ⅱ型(glycogen storage disease type Ⅱ,GSD Ⅱ)又称 Pompe 病,为先天性酸性 α-1,4-葡萄糖苷酶(acid alpha-1,4-glucosidase,GAA)缺陷导致的常染色体隐性遗传性的代谢性疾病,系 GAA 基因突变导致 GAA 蛋白酶活性严重缺乏,由于溶酶体内缺乏酸性麦芽糖酶,不能分解糖原,而使糖原贮积于溶酶体内,造成细胞功能缺陷。患儿于 1 岁内起病,主要累及骨骼肌和心肌。典型患者于新生儿期至生后 3 个月内起病,四肢松软,运动发育迟缓,喂养及吞咽困难。体格检查示肌张力低下、心脏扩大、肝脏肿大及舌体增大。心脏超声显示心肌肥厚。常伴有体重不增、反复吸入性肺炎、呼吸道感染、胃食管反流、胃排空延迟等。病情进展迅速,常于 1 岁左右死于心力衰竭及呼吸衰竭。此病是一个多系统受累的疾病,需要多学科综合治疗。随着重组人 GAA(rhGAA)的应用,该病成为可治疗的罕见遗传病,早期诊断和早期治疗是改善预后的关键。酶替代治疗:婴儿型及晚发型 GSD Ⅱ患者均可使用 rhGAA,剂量 20mg/kg,每 2 周 1 次缓慢静脉滴注。其他包括呼吸、循环支持治疗及运动康复治疗等。

8. 甲基丙二酸血症 甲基丙二酸血症(methylmalonic acidemia,MMA)是亚洲人最常见的有机酸血症,属于常染色体隐性遗传,由编码线粒体甲基丙二酰辅酶 A 变位酶(MCM)的 MUT 基因以及合成 MCM 的两种辅酶-腺苷钴胺素合成酶基因 MMAA 和 MMAB 突变所致。这三种基因分别定位于染色体 6p21、4q31.1-q31.2 和 12q24。本病临床表现差异大,多数病例在新生儿期或婴儿早期起病,常见临床表现为嗜睡、生长发育不良、反复呕吐、惊厥、喂养困难、呼吸窘迫、肌张力异常(低下或升高)。实验室诊断:串联质谱法检测出血中大量甲基丙二酸和丙酰肉碱,尿 GC/MS 可检测出甲基丙二酸、甲基枸橼酸和 3- 羟基异戊酸水平显著升高。治疗：用限制甲基丙二酸前体氨基酸的特殊奶粉；维生素 B_{12} 和左旋肉碱可改善体内代谢；甜菜碱可降低同型半胱氨酸水平。

9. 甲基 CpG 结合蛋白 2 相关的脑病 甲基 CpG 结合蛋白 2（methyl CpG binding protein 2,MeCP2）是一种转录抑制因子,含有结合甲基化 DNA 和转录抑制两个特征性的结构域,具有调节转录激活、调节染色体构象、参与 RNA 剪切等多种功能,在神经发育过程中起着重要的作用。*MeCP2* 基因突变与 Rett 综合征等多种神经发育性疾病相关。Rett 综合征为起病于婴幼儿期的神经发育性疾病,主要累及女孩,表现为出生后 6~18 个月生长发育基本正常,之后出现发育停滞,头围增长缓慢,有孤独症样行为,继而出现智力和运动能力倒退,步态不稳,呼吸不规则,手的刻板行为如绞手、拍手、搓手等。随着患儿长大,会出现严重的智力低下、惊厥发作、失去行走能力等。如果男性婴儿出现严重的神经发育障碍应考虑 MeCP2 相关的先天性脑病,虽然不像其他肌张力低下表现那么典型,但多在生后第一天即表现为肌力低下,其他症状和体征包括小头畸形、头围增长缓慢、吸吮和吞咽困难、胃食管反流、惊厥性呼吸暂停和中枢性低通气,随着年龄的增长,惊厥和运动障碍更明显。基因分析可以明确诊断,脑电图存在广泛性慢波和 / 或癫痫样放电可支持诊断。MRI 可显示脑萎缩。临床上可给予支持治疗,但预期寿命较短。

（五）治疗原则

肌张力低下发生的原因多种,可根据情况分成原发和继发两大类,以便于廓清治疗思路。

1. 原发性疾病 多系遗传因素所致,可在基因诊断的基础上,根据分子病因,采取个体化治疗手段。

（1）对症治疗：倾向于直接处理临床症状,从一定程度上缓解症状,提高患者的生活质量。常用的治疗方法有酶替代治疗和酶增强型治疗、饮食治疗、药物治疗、免疫治疗和血浆置换等。如抗生素控制感染,抗癫痫药控制癫痫发作,维生素 K_1 防治出血,呼吸功能不全予机械通气,先天性肌无力综合征给予抗胆碱酯酶药物,心功能异常应用血管紧张素转换酶抑制剂、强心剂等。

（2）姑息性治疗：是建立在多学科团队基础上,对那些无法治愈的患儿进行支持性的治疗与护理,控制症状及其心理、社会和精神问题,提升患儿和家属的生活质量等。主要包括心理疏导、症状评估、终生护理和康复理疗等。如 DMD 的康复干预等。

（3）对因治疗：主要通过基因技术和医学技术,找到治疗的靶点,对患儿进行个性化治疗,直接作用于病因,从根本上有效治疗疾病。遗传病是由于基因缺陷所致,最根本的办法是纠正基因缺陷,或者用"好的基因"替代缺陷基因。基因治疗是一种从根本上解决问题的手段。近年来迅速发展的基因治疗和干细胞治疗技术使得部分遗传病的治疗有了突破性的进展,这些新技术、新方法,将遗传病从"不治之症"转变为"可治之症"。

2. 继发性疾病 可继发于血管异常（脑梗死、颅内出血）、产伤、缺氧缺血性脑病、中枢神经系统感染等疾病。早期诊断和早期康复干预是治疗的基本原则,在多学科团队基础上进行支持性的治疗与护理,可改善患儿的生活质量,控制患者的症状及其心理、社会和精神问题。

3. PWS 的治疗原则　PWS 作为一种遗传病,目前没有根治性治疗方法。如果不加以控制和治疗,将严重威胁患儿身心健康,因早期发育不良和感染、儿童期和青少年期过度肥胖导致并发症而危及生命,国外报道平均死亡率约为 3%。目前针对 PWS 的治疗原则包括低能量饮食、行为改变、提高运动技巧,以及父母参与对其的治疗及教育等。良好的照护、治疗和康复训练可以在很大程度上提高患儿的生活质量。

（1）低张力:新生儿期低张力造成吸吮困难,需要用特殊方法喂食,如鼻胃管、特殊奶嘴及采用特殊的喂奶姿势等。另外,可以物理治疗来加强肌肉张力。运动发展迟缓的状况通常在 1 岁时会有改善。

（2）肥胖控制:大多数的 PWS 患儿在 2~5 岁时体重会快速的增加。应采取均衡、低热量的饮食。治疗以控制体重与血糖为主。

（3）嗜睡与呼吸障碍:持续性正压呼吸治疗法或可改善呼吸障碍,依患儿状况,酌情进行喉部手术移除肥大组织。

（4）智力与行为治疗:患儿存在轻微的智能障碍,同时行为问题也是最棘手的问题,需要精神治疗和心理师的介入。

（5）身材矮小:研究认为生长激素对 PWS 的生长有帮助。PWS 患儿可能会因肌肉张力不足导致脊柱侧弯,使用生长激素时可能会因快速发育而加重脊柱侧弯,所以在使用生长激素治疗时,需要注意脊柱侧弯的问题,并定期检查。生长激素可降低胰岛素敏感性,对于肥胖的 PWS 患者可能会增加其罹患非胰岛素依赖型糖尿病的概率,因此不论是否接受生长激素治疗,PWS 患者与肥胖者都需要每 3~6 个月定期监测血糖、胰岛素、血脂及体量指数。

五、吞咽困难

（一）概述

吞咽是指人体从外界经口摄入食物并经过食管传送到达胃的过程,是复杂的躯体反射之一。吞咽困难（dysphagia）也称吞咽障碍,是指因下颌、双唇、舌、软腭、咽喉、食管等器官结构和 / 或功能受损,不能安全有效地把食物由口送到胃内的一种临床症状。除口、咽、食管疾患以外,脑神经、延髓病变、假性延髓麻痹、锥体外系疾病、肌病等均可引起吞咽困难。神经源性吞咽困难是指因神经系统疾病引起的与吞咽功能相关的肌肉无力、不协调、瘫痪或运动不精确造成的吞咽困难。吞咽困难按发生部位分为口咽性吞咽困难、食管性吞咽困难。口咽性吞咽困难多由口咽部器质性疾病、中枢神经病变、脑神经病变、神经肌肉接头及肌肉疾病,导致舌、腭、咽部、舌骨上下肌群异常及口咽梗阻。食管性吞咽困难多由食管器质性病变、食管上和 / 或下段括约肌压力异常、外源性纵隔疾病、神经肌肉疾病等原因引起。

1. 与吞咽有关的解剖结构

（1）器官:口腔、舌、咽、喉、食管。

（2）骨骼系统:上颌骨、下颌骨、舌骨、喉软骨。

（3）肌肉系统:咀嚼肌群、舌骨上肌群、舌骨下肌群、面部肌、舌肌、软腭肌。

（4）神经系统:①中枢:延髓、大脑;②传入神经:第 V、IX 对脑神经（软腭）,第 IX 对脑神经（咽后壁）,第 X 对脑神经（会厌）,第 X 对脑神经及其喉上支（食管）;③传出神经:第 V、IX、XI、XII 对脑神经（舌、喉、咽肌）,第 X 对脑神经（食管）。

2. 新生儿吞咽器官的解剖功能有其特点

（1）口腔：舌占据整个口腔，口腔空间小而舌相对较大，无牙齿，舌休息位置向上顶着上腭，舌尖置于上、下唇之间，颊部有脂肪垫参与吸吮活动。

（2）咽：鼻咽及喉咽连成一体，缺乏真正的口咽结构，鼻咽圆盾形。

（3）喉：大小为成人的 1/3，真声带的 1/2 由软骨折叠形成，会厌窄且直。

3. 新生儿吞咽动作的发育

（1）口腔：吞咽动作从胎儿期已经出现，吸奶时婴儿重复舌的抽吸动作，舌抽吸的次数和运动与能从奶嘴里挤压出来的液体量有关。

（2）咽：新生儿的咽和成人的相似，但婴儿在吞咽时咽后壁往前移动的幅度通常比成人大。新生儿进食技能主要和相关的原始反射有关，如觅食反射、吸吮反射、吞咽反射、张力性咬合反射。

早产、新生儿缺氧缺血性脑病、胆红素脑病、颅内出血、胃食管反流、腭裂等因素均可引起吞咽困难。吞咽困难可导致营养不良、脱水、生长发育障碍、误吸、吸入性肺炎，甚至窒息、心理障碍、语言发育迟滞、交流障碍等。早期选择准确、客观的评价技术对发现吞咽困难并及时进行干预治疗是非常重要的。

（二）临床诊断

1. 病史 需要全面地了解家族史、疾病史、诊治过程、围产因素、喂养史等。仔细询问有无长期留置胃管、气管插管、使用肺表面活性物质。记录喂养方式、奶嘴类型、喂养困难发生时间、婴儿与喂养者之间互动关系、进食功能与食物种类之间关系、喂养体位与姿势、呼吸循环功能、喂养环境、觉醒度、进食情绪和行为表现。

2. 体格检查

（1）身体状况：解剖结构：有无唇腭裂、小下颌畸形、高腭弓、颞下颌关节脱位或骨折；气管食管瘘、食管闭锁、膈疝、幽门肥厚、短肠综合征等手术瘢痕；气管软化。生理功能：评估呼吸、心率、血氧饱和度，婴儿进食时生理功能是否在正常范围内。颈部听诊：判断咽喉噪声与吞咽障碍间的关系。营养评估：每日食物摄入量、热卡、三大营养物质的量及比例、维生素和微量元素的量及比例。身长、体重、皮下脂肪厚度、头围、胸围、臂围。

（2）神经系统检查：行为状态、情绪、姿势控制、头竖立、手到口活动、肌力、肌张力、精神神经发育水平等。可依据胎龄及病情选择 GMs 评估、NBNA 评估、Bayley、Gesell 发育评估等。

（3）吞咽能力评估：吞咽反射，感觉亢进、迟钝，不能进行空咽，口唇闭合，舌的运动和力量，食团控制，食团递送评价，喂养和进食时进行观察。作呕反射、咬反射、根反射、吸吮反射、吞咽反射；口腔张力评估下颚、唇、舌、面颊；口肌控制；吸吮协调性，吞咽控制。明确吞咽困难是否确实存在、吞咽困难的临床特点、吞咽困难发生的位置。口咽部吞咽困难的特点：口咽部起始吞咽反应的延迟或缺失，吞咽时鼻腔反流或有液体流出鼻腔，口咽吞咽困难导致咳嗽、误吸，需要反复多次吞咽才能彻底清理咽底。食管吞咽困难需要鉴别是结构性还是动力性，吞咽液体或固体食物时是否存在吞咽困难。典型的食管动力障碍性疾病，如贲门失迟缓症、弥漫性食管痉挛，通常对液体和固体食物都会产生吞咽困难；结构障碍性疾病通常仅对固体食物产生吞咽困难。新生儿的评估没有现成模式，结合临床经验进行评估（表 5-5）。

表 5-5　新生儿吞咽评估表格

项目		第一次评估日期	第二次评估日期	第三次评估日期	第四次评估日期
进食情况	1. 食物性质	奶/糊状/固体	奶/糊状/固体	奶/糊状/固体	奶/糊状/固体
	2. 喂食方法	胃管/口	胃管/口	胃管/口	胃管/口
	3. 份量	毫升×餐	毫升×餐	毫升×餐	毫升×餐
进食反射	1. 作呕反射	有/无	有/无	有/无	有/无
	2. 咬反射	有/无	有/无	有/无	有/无
	3. 根反射	有/无	有/无	有/无	有/无
	4. 吸吮反射	有/无	有/无	有/无	有/无
	5. 吞咽反射	有/无	有/无	有/无	有/无
肌张力	1. 下颚	过低/正常/过高	过低/正常/过高	过低/正常/过高	过低/正常/过高
	2. 唇	过低/正常/过高	过低/正常/过高	过低/正常/过高	过低/正常/过高
	3. 面颊	过低/正常/过高	过低/正常/过高	过低/正常/过高	过低/正常/过高
口肌控制	1. 下颚	好/一般/差(不能合/紧闭)	好/一般/差(不能合/紧闭)	好/一般/差(不能合/紧闭)	好/一般/差(不能合/紧闭)
	2. 唇	好/一般/差(不能合/紧闭)	好/一般/差(不能合/紧闭)	好/一般/差(不能合/紧闭)	好/一般/差(不能合/紧闭)
	3. 舌	好/一般/差(向前伸/向上顶/向后缩/不能)	好/一般/差(向前伸/向上顶/向后缩/不能)	好/一般/差(向前伸/向上顶/向后缩/不能)	好/一般/差(向前伸/向上顶/向后缩/不能)
	4. 舌状	中间存凹状/平/凸状	中间存凹状/平/凸状	中间存凹状/平/凸状	中间存凹状/平/凸状
吸吮连贯性	1. 协调能力	好/一般/差	好/一般/差	好/一般/差	好/一般/差
	2. 吸吮能力	好/一般/差	好/一般/差	好/一般/差	好/一般/差
	3. 吸吮连贯性	好/一般/差	好/一般/差	好/一般/差	好/一般/差
吞咽控制	1. 吞咽	主动/被动/无	主动/被动/无	主动/被动/无	主动/被动/无
	2. 吞咽速度	正常/缓慢	正常/缓慢	正常/缓慢	正常/缓慢
	3. 咽肌控制	好/一般/差	好/一般/差	好/一般/差	好/一般/差
	4. 咳力度	足够/不足够	足够/不足够	足够/不足够	足够/不足够

3. 辅助检查

（1）吞咽造影检查：是在 X 线透视下，针对口、咽、喉、食管的吞咽运动所进行的特殊造影，可以进行点片或录像来记录所看到的影像，并加以分析。可以显示咽快速活动的动态细节，对研究吞咽障碍的机制和原因具有重要价值，被认为是吞咽障碍检查的理想方法和诊断的金标准。

（2）软管喉内镜吞咽检查：不仅能直接观察鼻、鼻咽、口咽、下咽和喉部的病变，还可在基本自然的状态下观察声道、咽喉部吞咽道的变化，以及与吞咽、发音、呼吸的关系。

（3）超声检查：可以使用真正食物进行评估，还能观察到口腔部的其他问题，如食团控制、吞咽前泄漏及舌头推送异常。但无法穿透骨和软骨，只能观察吞咽的某一阶段，仅限于口腔软组织或部分口咽。

（4）磁共振与吞咽脑功能成像：能在矢状位、冠状位和轴位更好地显示软组织（脑、其他神经组织、肌肉）。功能磁共振成像（functional magnetic resonance imaging，fMRI）可用于研究吞咽功能的神经基础，如皮质吞咽中枢的部位、自主吞咽与反射性吞咽的中枢机制，可反映正常控制下吞咽功能神经定位、损伤后大脑皮层中枢对吞咽功能控制的重建。

（5）CT检查：可观察双侧会厌、梨状隐窝、口腔、咽腔、喉腔及食管的结构和病变情况，还可清晰观察到上述结构的周围情况，对器质性病变有很好的诊断价值。

（6）表面肌电图检查：可评价吞咽过程中口咽部神经肌肉功能。

（三）诊断流程

对于吞咽困难的诊断主要包括几个步骤：第一步，明确是否存在吞咽困难；第二步，明确吞咽困难发生的特点；第三步，明确吞咽困难发生的位置；第四步，明确吞咽困难发生的原因；第五步，填写吞咽评估表，制订训练计划和下一次评估时间（图5-6）。

（四）治疗原则

1. 早期吞咽功能训练　制订训练目的、训练方法、训练程序；协助吸吮训练，口咽部运动按摩，口腔运动练习，包括范围、协调性等；降低口部过敏反应的训练、感觉刺激训练、冰刺激训练等。

2. 改良饮食模式　调整姿势，坐位、斜躺；选择食物的稠度、黏度、增稠剂；吞咽食品。

3. 胃管置入　保证营养摄入，避免经过咽喉部不适感，避免反流等。

4. 药物治疗　对脑损伤患儿可给予神经营养药物，肌张力过高者可给予降低肌张力的药物。

5. 吞咽治疗仪　是一种神经肌肉电刺激的疗法，低频电刺激可促进损伤的神经功能修复，加强吞咽肌群运动。

6. 针灸法辅助治疗。

7. 手术治疗　如腭裂修补术、环状咽肌切断术、喉上抬术、咽瓣成形术等。

（五）新生儿常见吞咽困难

1. 早产儿　早产儿神经系统发育不成熟，会影响其口腔肌肉的控制功能和吸吮 – 吞咽 – 呼吸的协调性，在进食时容易出现：吸吮力量较弱、持续度短、吸吮 – 吞咽 – 呼吸不协调、下颌控制不稳定、双唇闭合不佳、两颊吸吮垫不成熟、舌头力量不足或稳定度差、咽喉部肌肉发育不成熟、呼吸急促、皮肤或面色由红变紫、血氧下降、心搏加速、容易疲劳、容易呛奶等。治疗策略：

（1）进食前的准备：确认小儿状态，做适度的环境调整，安静清醒期比较有利于喂食。

（2）合适的喂食姿势：须配合肌肉发展的成熟度或其肌肉张力形态（增高、低下）决定喂养姿势，摆位的原则是在进食时身体需要有高度的稳定性，耳朵位置高度需要高过嘴巴。

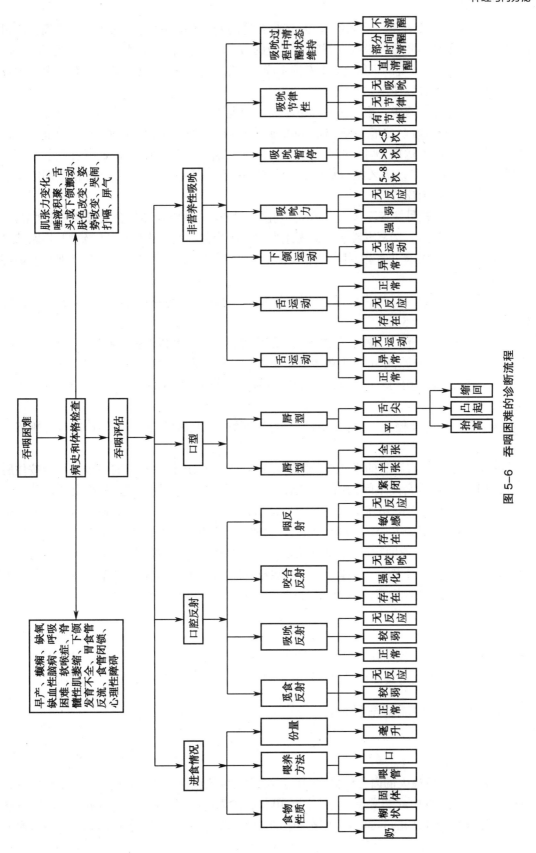

图 5-6　吞咽困难的诊断流程

（3）练习吸吮：吞咽 – 呼吸的节奏：选择合适的奶嘴，可用手将正在吸吮的奶嘴拉出口或转个角度，帮助小儿协调吸吮 – 吞咽 – 呼吸的节奏，并把口内的奶水分次吞下，避免呛咳。

（4）非营养性吸吮的训练：操作者洗干净手，蘸一些奶水放入小儿口内，有节奏地触发小儿吸吮动作，也可以使用奶嘴或棉棒做练习。

2. 缺氧缺血性脑病 脑损伤的部位不同表现也不同，双侧基底节损伤患儿常伴有明显的吞咽困难，包括流涎、口腔运动较差、咽协调能力降低、呼吸与吞咽协调不佳、误吸等。在口腔准备期、口腔推送期、咽部期都有问题，口腔准备期会出现口腔运动控制的问题，咽部期出现吞咽反射延迟等。需要结合病史、头颅 MRI 及吞咽评估情况，积极进行相应训练及给予药物、高压氧舱治疗等。

3. 先天性喉软骨发育不良 是指喉部组织（会厌、杓状软骨和杓会厌破裂）过度柔软，松弛吸气时组织塌陷，堵塞喉腔上口而发生喉鸣。治疗包括补充维生素 AD、钙剂，切断感染源，保证营养供应及育儿宣教，排痰，体位喂养，避免反流，加强口部感觉及肌肉训练。训练方法如下：

（1）口腔感觉训练：缓慢顺时针旋转的口部振动器放于唇、颊、舌部做振动感觉和运动建立训练，每天 1 次，5 分钟。

（2）口部按摩：治疗师戴手套在婴儿口部作螺旋方向按摩以增强口腔深、浅感觉及吞咽反射，每天 1 次，5 分钟，也可用手蘸适当甜味或水果味的液体等增加味觉刺激。

（3）吸吮练习：用仿真安慰奶嘴进行吸吮训练，同时给予 0.5ml 少量的染色温开水于健侧进行吞咽训练。

（4）下颌咬合及控制训练：用不同厚度硅胶软勺子刺激咬合控制练习，每天每侧练习 10 遍。

4. 唇腭裂 仅有唇裂的小儿喂食问题比较单纯，在未进行修补术时可以用手指按住唇裂处，协助口腔产生密闭空间，有利于奶水吸吮。若裂缝影响到上腭处，腭裂会让口腔无法产生密闭空间吸吮奶水，吸吮力量不足，吸吮费力，奶水容易从鼻腔呛出，同时也容易把许多空气咽下，造成胃部胀气，产生反流。喂食注意事项：①奶嘴放置方向应朝向完整的唇侧、上腭方向；②借由口内辅助物（牙盖板）盖住小儿上腭裂缝处，协助完成吸吮动作；③勿平躺喂奶，尽量采取直立姿势；④选择可挤压的塑料奶瓶，也可用材质柔软并带有排气孔及节流器的唇腭裂专用奶瓶、奶嘴，以方便喂食；⑤分次喂奶，中间暂停的时候轻拍小儿背部，帮助打嗝，喂奶完毕喂开水清洁口腔，也可用棉花蘸开水清洁鼻孔、腭、舌、牙床。

5. 21– 三体综合征 患儿肌张力比较低，嘴唇、舌头、双颊等口腔肌肉张力也比较低，会影响到吸吮能力，较小的口腔和外吐的舌头都使得奶头无法被紧密地含在嘴里，影响小儿的吸吮效率。正确的进食姿势可提供良好的口腔探索经验，应养成良好的口腔清洁习惯。

六、甲状腺功能异常及治疗

（一）概述

甲状腺是人体最大的内分泌器官，其分泌的甲状腺激素在人体的新陈代谢、生长发育尤其是神经系统发育中起非常重要的作用。甲状腺激素包括甲状腺素（thyroxine，T_4）和三碘甲状腺原氨酸（triiodothyronine，T_3），循环中的 T_3 绝大部位来自于外周 T_4 的脱碘。进入血液循环的甲状腺激素大部分呈结合状态,仅 0.03% 的 T_4 和 0.3% 的 T_3 为游离状态,呈游离状态的 T_4 和 T_3 才具有生物活性。游离 T_3 虽然浓度低,但生物活性为 T_4 的 3~5 倍,是起主要作用的甲状腺激素。甲状腺激素的分泌主要通过下丘脑 – 垂体 – 甲状腺轴调节。下丘脑释放促甲状腺激素释放激素(thyrotropin–releasing hormone,TRH)促进腺垂体合成和释放促甲状腺激素(thyroid stimulating hormone,TSH),TSH 再刺激甲状腺合成及分泌甲状腺激素(T_3 和 T_4)。但当血液中游离的 T_3(FT_3)和 T_4(FT_4)过高时,又抑制 TSH 和 TRH 的合成与分泌;而过低时,TSH 和 TRH 合成和分泌增多,又可促进甲状腺激素的合成与分泌。这种负反馈调节机制使外周血中 T_3、T_4 含量保持动态稳定,以维持机体的正常物质代谢和生理活动。

1. 生理作用 甲状腺激素的生理作用主要包括对代谢和发育的影响。

(1)对代谢的影响:促进新陈代谢、提高基础代谢率、刺激物质氧化、增加耗氧和产热;促进蛋白质合成、糖原合成及周围组织对葡萄糖的利用;促进细胞内脂肪酶活化,使脂肪的分解增加。

(2)对发育的影响:主要是对神经系统和生长发育的影响。

1)神经系统:促进神经元的分裂、增殖和分化,突起和突触的形成,神经胶质细胞的生长和髓鞘的形成。甲状腺激素是胎儿、新生儿脑发育的关键激素,胚胎期及婴幼儿期缺乏甲状腺激素可导致不可逆的神经系统发育障碍。

2)生长发育:促进生长和发育过程,刺激骨化中心的发育和成熟,使软骨骨化,促进长骨和牙齿生长。甲状腺激素缺乏时可使生长发育缓慢,骨龄发育落后。

2. 新生儿期甲状腺功能异常

(1)先天性甲状腺功能减退症:先天性甲状腺功能减退症(congenital hypothyroidism)简称甲减,又称克汀病或呆小病,是由于甲状腺激素合成不足或缺乏,或甲状腺激素受体缺陷所导致的一种疾病,主要表现为智能落后、生长发育迟缓和生理功能低下。早期诊断和治疗可防止症状的发生或发展,避免脑损害和智力低下的发生。根据病变涉及的位置可分为原发性甲状腺功能减退(由甲状腺本身疾病所致)和继发性甲状腺功能减退症(由垂体或下丘脑病变所致,又称中枢性甲状腺功能减退);根据病因可分为散发性和地方性。病因较复杂(表 5-6)。

表 5-6 先天性甲状腺功能减退症的分类和病因

分类	病因
原发性甲减	甲状腺发育异常(包括甲状腺缺如、异位、发育不良、单叶甲状腺等),绝大部分为散发,部分发现与基因突变有关(如 *TTF-1*、*TTF-2* 和 *PAX8* 等基因异常) 甲状腺激素合成障碍(碘钠泵、甲状腺过氧化物酶、甲状腺球蛋白、碘化酪氨酸脱碘酶、过氧化氢合成酶等基因突变)
继发性甲减 (中枢性甲减)	TSH 缺乏(β- 亚单位突变) 腺垂体发育相关的转录因子缺陷(*PROP1*、*PIT-1*、*LHX4*、*HESX1* 等) TRH 分泌缺陷(垂体柄中断综合征、下丘脑病变) TRH 抵抗(TRH 受体突变)
外周性甲减	甲状腺激素抵抗(甲状腺受体 β- 突变或信号传递通路缺陷) 甲状腺激素转运缺陷(*MCT8* 突变)
暂时性甲减	母亲抗甲状腺药物治疗、母源性 TSH 受体阻断抗体(TRB-Ab)、母亲或新生儿缺碘或碘过量等

（2）新生儿甲状腺功能亢进症：新生儿甲状腺功能亢进症（hyperthyroidism）见于患有自身免疫性甲状腺疾病尤其是甲状腺功能亢进症母亲所生的婴儿，为甲状腺激素过度合成和分泌所致的一种疾病。分为暂时性和持续性甲状腺功能亢进症。该病在新生儿期非常罕见，发生率仅为2%。如若未及时发现或治疗，重症患儿病情进展快，可迅速恶化，病死率高达15%~20%，常见的致死原因是心衰。

（二）临床诊断

1. 先天性甲状腺功能减退症

（1）病史：母亲孕期存在甲状腺功能异常、患自身免疫性甲状腺疾病、有服用抗甲状腺药物、孕期摄碘不足等病史。在甲状腺肿流行的地区，因水土和饮食中碘含量不够，要特别注意母孕期饮食中碘的摄入情况。此外，母孕期可自感胎动少，且多为过期产分娩。

（2）临床表现：新生儿期的症状及体征轻微甚至缺如，缺乏特异性。无甲状腺患儿约在生后6周出现明显症状；具有残留甲状腺组织或家族性甲状腺功能减退患儿，可迟至数月或数年后才出现症状；少数较重患儿出生时或生后数周出现症状。因母乳中含有一定量的甲状腺激素，故母乳喂养儿的症状出现较晚。先天性甲状腺功能低下者多为过期产、出生体重常大于第90百分位数，身长和头围可正常。主要临床表现：

1）生理功能低下：如嗜睡，少哭少动，反应迟钝，哭声低、声音嘶哑，喂养困难，吸吮乏力，低体温，末梢循环差，硬肿，呼吸慢，心率减慢，心音低钝，腹胀，胎便排出延迟，便秘，脐疝，黄疸较重或生理性黄疸消退延迟，肌张力低下。

2）特殊面容及体态：60%~70%的患儿可出现前囟大、后囟未闭和颅缝宽等骨成熟障碍的早期体征；头大，颈短，面色苍黄，毛发稀疏无光泽，皮肤干燥，黏液性水肿，眼睑水肿，眼距宽，鼻梁低平，舌大而宽厚，喜吐舌；身材矮小，躯干长而四肢短，上部量/下部量>1.5，腹部膨隆，常有脐疝；家族性甲状腺功能减退患儿还存在甲状腺肿。

3）中枢性甲状腺功能减退合并其他垂体促激素缺乏：可表现为低血糖、小阴茎、隐睾，以及面中线发育异常，如唇腭裂、视神经发育不良等。

因新生儿甲状腺功能减退早期症状不典型，需注意与肺部疾病、心脏病、败血症、脑损伤、遗传代谢病相鉴别。

（3）实验室检查：由于甲状腺激素在生命早期，尤其是脑发育早期，有非常重要的作用，若未及时发现和治疗该病，可引起患儿生长发育障碍、智力低下。

1）新生儿筛查：先天性甲状腺功能减退在新生儿期出现症状者仅占2%~3%，待出现症状时才诊断和治疗已为时过晚。因此，早期诊断的关键是在新生儿期进行甲状腺功能减退的筛查。我国《母婴保健法》已明确规定本病为新生儿期筛查的疾病之一。目前国际上通常采用的筛查指标是足跟血TSH（滤纸干血斑标本），在生后48~72小时采取足跟血进行筛查。但该方法只能检出原发性甲状腺功能减退和高TSH血症，无法检出中枢性甲状腺功能减退及TSH延迟升高的患儿，也会漏诊一些轻度的先天性甲减。注意危重新生儿或接受过输血治疗的新生儿可能出现假阴性。因此，对下列存在先天性甲状腺功能减退风险的新生儿需进行二次筛查：①早产儿；②低体重和极低体重儿（由于下丘脑－垂体－甲状腺轴反馈建立延迟，可能出现TSH延迟升高）；③危重新生儿；④出生后24小时采集血样;⑤多胞胎(尤其是同性别双胞胎)。第二次筛查时间是出生后 2 周或距离第一次筛查 2 周后。

2)确诊性检查:足底血筛查 TSH>15~20mIU/L 者,应抽血测定血清 FT$_4$ 和 TSH 进行确诊。血 TSH 升高、FT$_4$ 降低者,诊断为先天性甲减。TSH 升高、FT$_4$ 正常,可诊断为高 TSH 血症。TSH 正常或降低、FT$_4$ 降低者,诊断为继发性或中枢性甲减。

3)产前诊断:由于甲状腺激素缺乏可直接影响胎儿脑发育,在新生儿期筛查发现甲减者可能已存在神经系统发育异常。因此,对于可能分娩先天性甲减新生儿的高风险孕妇要进行产前诊断,进行胎儿 B 超、羊水 TSH 和 rT$_3$ 及母血 TSH 测定。母血 TSH 正常、羊水 TSH 升高和 rT$_3$ 降低,可拟诊胎儿甲状腺功能减退。

4)甲状腺球蛋白测定:甲状腺球蛋白(thyroglobulin, TG)为甲状腺腺泡上皮细胞分泌的一种含碘糖蛋白,可反映甲状腺组织存在和活性。TG 水平明显低于正常提示甲状腺发育不良;TG 升高者提示甲状腺存在,需考虑 TSH 受体突变、碘转运障碍或存在母源性 TRB-Ab,而非甲状腺发育不良。

5)抗甲状腺抗体测定:自身免疫性甲状腺疾病母亲产生的 TRB-Ab,可通过胎盘,影响胎儿的甲状腺发育和功能,引起暂时性甲减。

(4)影像学检查

1)X 线检查:通过明确股骨骺和胫骨骺是否存在来评估宫内甲减的严重程度(新生儿膝关节正位片显示股骨远端骨化中心出现延迟,提示可能存在宫内甲减)。幼儿和儿童手腕部摄片可显示骨龄明显落后。

2)甲状腺放射性核素扫描和显像:由于 ^{131}I 或 ^{99m}Tc 放射性低,常用于新生儿甲状腺核素显像,可判断甲状腺的位置、大小、发育情况及摄取功能。甲状腺核素摄取缺乏者结合 B 超,可明确是否存在甲状腺缺如;摄取缺乏也可见于 TSH β- 基因缺陷或受体缺陷、碘转运障碍或存在母源性 TSH 受体阻断抗体(TRB-Ab),结合甲状腺 B 超、血清甲状腺球蛋白、TRB-Ab 检测,可对先天性甲减的病因进行分析。若核素扫描提示甲状腺增大,需除外甲状腺激素合成障碍,结合过氯酸盐排泄试验明确甲状腺碘的氧化和有机化缺陷。

3)甲状腺超声:可评估甲状腺发育情况,有助于提高诊断准确性。但对于异位甲状腺判断不如放射性核素显像敏感。甲状腺肿大常提示甲状腺激素合成障碍或缺碘。

(5)基因学检查:仅在有家族史或其他检查提示为某种缺陷的甲减时进行。因 *TTF-1*、*TTF-2*、*PAX8* 等基因突变所致甲状腺发育不良者仅占 2%,多数患儿病因不明。

(6)其他:继发性甲减应完善下丘脑 - 垂体部位的磁共振或垂体激素检查。

2. 甲状腺功能亢进症

(1)病史:母亲孕前或孕期患有自身免疫性甲状腺疾病,尤其是患有甲状腺功能亢进症的病史。由于孕母血中存在甲状腺刺激抗体(TSAb)、孕期服用能通过胎盘的硫脲类药物(PTU)或同时存在甲状腺抑制抗体,这些抗体或药物通过胎盘进入胎儿体内而致病。

(2)临床表现:新生儿甲状腺毒症是由于 TSH 受体兴奋性抗体经胎盘所致胎儿甲状腺毒症的延续,在生后 24 小时内可出现症状。

1)基础代谢旺盛的表现:如活动过多,皮肤潮红、汗多,心率和呼吸增快,偶有心律不齐,食欲亢进伴随体重不增、降低或不适当的体重增加,腹泻,呕吐。

2）中枢神经刺激体征：兴奋、易激惹、烦躁不安、震颤。

3）其他：肝脾大，黄疸，骨骼成熟加速，眼睛常睁大或突眼，但常很轻微。正常新生儿扪不到甲状腺，如扪到甲状腺即是甲状腺肿大。重症患儿出现体温增高，室速、节律不整，甚至充血性心力衰竭。部分患儿可有骨龄超前和颅缝早闭。

（3）实验室检查：血清 T_3、T_4 升高，TSH 降低。检测母子血清甲状腺刺激抗体均明显增高，亦可有其他抗甲状腺抗体存在，如甲状腺抑制抗体、甲状腺球蛋白抗体、微粒体抗体等。孕妇血清甲状腺刺激抗体浓度是预测胎儿甲状腺功能亢进的指标。

（三）诊断流程

诊断流程，见图 5-7 和图 5-8。

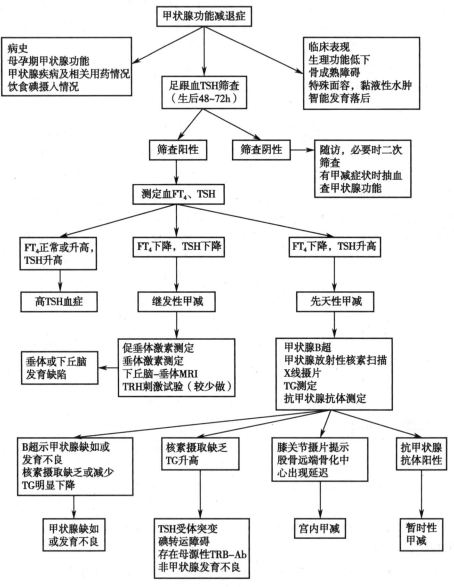

图 5-7　甲状腺功能减退症诊断流程

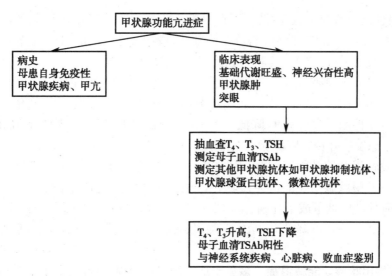

图 5-8 甲状腺功能亢进症诊断流程

（四）新生儿期常见疾病

1. 散发性甲状腺功能减退症

（1）原发性甲状腺功能减退症

1）甲状腺缺如或发育不全：约占先天性甲状腺功能减退症患者的 90%，男女比例 1∶2。其中约三分之一的病例甲状腺完全缺如，其余为发育不全或异位，舌部异位最多见。异位甲状腺可部分或完全丧失功能。

2）甲状腺激素合成障碍：又称家族性甲状腺激素合成障碍，是导致先天性甲减的第二位常见原因，为常染色体隐性遗传病，为甲状腺激素合成和分泌过程中酶（如过氧化物酶、耦联酶、脱碘酶及甲状腺球蛋白合成酶等）的缺陷所致。因甲状腺激素合成和分泌不足，TSH 代偿性升高，甲状腺肿大是其特点。

3）甲状腺或靶器官反应低下：①甲状腺对 TSH 不反应：由于甲状腺组织细胞膜上的 GSα 蛋白缺陷，使 cAMP 生成障碍而对 TSH 无反应。表现为 TSH 分泌增多，甲状腺激素分泌减少，甲状腺不增大；②周围组织对甲状腺激素不反应：可能是末梢组织的甲状腺激素受体缺陷所致，腺垂体也不同程度地对甲状腺激素不反应（负反馈）。表现为甲状腺激素分泌增多，TSH 分泌正常或增加，可有甲状腺肿大。

4）暂时性甲状腺功能减退：①孕妇长期摄入抗甲状腺制剂（丙基硫氧嘧啶、甲巯咪唑）、碘化物、钴盐、磺胺、对氨基水杨酸钠等，经胎盘进入胎儿体内抑制甲状腺激素的合成，可伴甲状腺肿大，抑制作用约 5~7 日。②孕妇患有自身免疫性甲状腺疾病如慢性淋巴性甲状腺炎，母源性 TSH 结合抑制抗体（TBIA）通过胎盘进入胎儿体内，阻断 TSH 刺激甲状腺的作用。此外，抗甲状腺球蛋白及抗线粒体抗体也常增加，抑制甲状腺功能。抗体消失后甲状腺功能恢复，抑制作用可持续 3~9 个月或以上，但无甲状腺肿大。③碘缺乏：见于缺碘地区，可引起暂时性甲减，早产儿更易发生，有甲状腺肿大，可持续数周。④甲状腺功能发育不成熟：多为早产儿，为暂时性甲状腺对 TSH 反应低下或甲状腺激素合成障碍所致，可持续数周或数月以上。

5）暂时性低甲状腺素血症：为下丘脑功能不成熟所致。多为早产儿，胎龄越小发生率越高。表现为血清 T_4 和 FT_4 降低，T_3 在生后前几日较低，之后正常，TSH 正常，TSH 及 T_4 对 TRH 刺激试验反应良好。TBG 正常。一般 1~5 个月恢复正常。

6）低 T_3 综合征：多见于早产儿，患各种严重的急慢性疾病如 RDS、肺炎、败血症或营养不良等，可使周围组织中 5′-脱碘酶受抑制，导致 T_4 向 T_3 转变受阻。此外，甲状腺激素与血清蛋白的结合受抑制。表现为 T_3 降低，T_4 正常或降低，FT_4 正常或增加，TSH 正常，TBG 多正常或稍低。原发病好转后甲状腺功能可恢复正常。

（2）继发性甲状腺功能减退症：因 TSH、TRH 缺乏，又称中枢性甲状腺功能减退症或下丘脑 – 垂体性甲状腺功能减退症，因垂体分泌 TSH 障碍引起的，常伴有脑发育异常。常见于特发性垂体功能低下或下丘脑、垂体发育缺陷，后者多见。表现为 TSH 下降，常伴有其他垂体激素缺乏。TSH 下降合并 TRH 下降者，常伴有其他促垂体激素缺乏及下丘脑功能障碍。

2. 地方性甲状腺功能减退症　多见于地方性甲状腺肿流行区，由于水土和食物中含碘不足，孕母饮食中缺碘，使胎儿在宫内缺碘而导致甲状腺激素合成和分泌减少，导致胎儿各器官系统尤其是脑发育障碍。女性多于男性。TSH 代偿性增多，甲状腺常肿大，但后期因 TSH 过度刺激及碘缺乏可导致甲状腺萎缩。患儿除散发性甲状腺功能减退相关症状外，还可出现聋哑和严重神经系统症状，分为：

（1）神经型综合征：智力显著低下，聋哑，共济失调，痉挛性瘫痪，但无或仅有轻微甲状腺功能障碍。

（2）黏液水肿型综合征：症状与散发性甲状腺功能减退相似，体格与智力发育落后，性发育迟缓，而神经系统正常，约 25% 有轻度甲状腺肿。T_4 降低，T_3 可正常或稍高，TSH 明显升高。这两种症候群有时会交叉重叠。

（3）混合型：既有神经型又有黏液水肿型的临床表现。

3. 暂时性甲状腺功能亢进症　是由于母亲血浆中存在 TsAb，经胎盘被动转运给胎儿后，该抗体与 TSH 竞争结合甲状腺腺泡细胞膜上的 TSH 受体，激活腺苷酸环化酶系统，刺激甲状腺激素的合成和分泌，同时反馈性地抑制垂体分泌 TSH。新生儿出生后症状严重程度取决于新生儿血浆中的 TsAb 浓度，抗体浓度很高者出现甲亢症状，随着抗体浓度下降，症状逐渐消失。母孕期服用硫脲类药物或孕妇血浆中同时存在甲状腺抑制抗体者，因甲状腺激素合成降低，婴儿出生时甲状腺功能可暂时正常或降低，延缓甲状腺功能亢进症状的出现。暂时性甲状腺功能亢进症的病程为自限性，3~12 周后自然缓解，也有长达 6 个月者。

4. 持续性甲状腺功能亢进症　新生儿期真正的甲状腺功能亢进，在生后可同时存在经胎盘获得的母源性 TsAb。症状同暂时性甲状腺功能亢进症，可持续数月或数年才缓解，缓解后可复发，也可能持续不缓解。

（五）治疗

1. 甲状腺功能减退症开始治疗的时间早晚、左旋甲状腺素初始剂量和 3 岁以内的维持治疗依从性等因素与患儿最终智力水平密切相关。

（1）治疗原则：早期诊断，早期治疗，终身服药。用药从小剂量开始，注意剂量个体化，维持正常生理功能。

（2）治疗时间：一旦确诊应立即开始甲状腺素替代治疗，以避免发生脑发育损害。治疗开始越晚，智力障碍越严重。如宫内未发生严重甲减者，生后1个月内开始治疗，智商可达到正常；生后3个月内开始治疗，智商可达89±14；6个月后开始治疗者，生长状况可改善，但智力仍会受到严重损害。

（3）治疗方案：左旋甲状腺素（L–T_4）推荐作为先天性甲减的首选替代治疗药物，初始治疗剂量10~15μg/（kg·d），每日1次，口服。

1）合并有严重疾病，TT_4 或 FT_4 浓度低者：应给予最高初始剂量的L–T_4。

2）伴有严重先天性心脏病或心功能不全者：建议给予L–T_4目标剂量的50%治疗，2周后根据 FT_4 水平增加剂量。

3）TSH>10mIU/L 而 FT_4 正常者：复查 TSH 仍然增高者应予治疗，LT_4 起始治疗剂量可酌情减量。

4）TSH 始终维持在 6~10mIU/L 者：处理仍有争议，需密切随访甲状腺功能。

（4）定期随访：开始治疗2周后应进行首次复查，抽血复查 FT_4、TSH，根据其血浓度进行调整治疗剂量。血 FT_4 最好在治疗2周内、TSH 在治疗4周内达到正常。血 FT_4 应维持在平均值至正常上限范围内，TSH 应维持在正常范围内（避免 TSH<0.05mIU/L）。甲状腺激素维持剂量需个体化，药物剂量调整后1个月复查。1岁以内，2~3个月随访一次；1~3岁，3~4个月随访一次；超过3岁，6个月随访一次。1岁、3岁、6岁时进行智力发育评估。

先天性甲减伴甲状腺发育异常者需要终身治疗；其他患儿可在正规治疗2~3年后停药1个月复查甲状腺功能，根据其结果进行调整治疗。

2. 甲状腺功能亢进症

（1）治疗目的：减少甲状腺激素的分泌，维持正常甲状腺功能，恢复机体正常代谢，消除临床症状，防止复发。

（2）抗甲状腺药物治疗

1）丙基硫氧嘧啶 10mg/（kg·d）或甲巯咪唑 1mg/（kg·d）：分3次口服，通过抑制甲状腺激素合成发挥作用，需待已合成和贮存的甲状腺激素释放与代谢后才会发挥作用。因此，用药后需经过一段时间症状才会减轻。用药1~3个月后可减量或暂停，测定血 T_4、T_3 和 TSH 含量，并根据测定结果调整治疗方案。

2）Lugoel（碘溶液）：每次1滴，8小时1次，通过抑制甲状腺激素的释放而发挥作用，起效迅速，但用药数周后作用减弱，多用于急性期控制症状。

3）胺碘苯丙酸钠：0.25g/（kg·d），每3日口服1次，通过抑制 5′–脱碘酶，降低周围组织 T_4 向 T_3 转化，释放出的碘还可抑制甲状腺激素的释放。多用于甲状腺危象治疗。

4）普萘洛尔：2mg/（kg·d），分 2~4 次口服，用药几个小时内甲状腺危象症状迅速减轻。主要用于甲状腺危象治疗。

（李晓鸾　花少栋　陈平洋　马秀伟　周文浩　岳少杰　吕梅）

第二节 技 术

教学大纲

掌握：临床常用镇静、镇痛、肌松药物的适应证、用法用量、不良反应及注意事项；新生儿腰椎穿刺术适应证和禁忌证，术前准备，操作步骤，主要并发症及预防处理；新生儿亚低温治疗技术实施原则、适应证和禁忌证，实施前准备，实施流程，主要并发症及预防处理；新生儿脑功能监测的临床应用，包括目标人群指征、检查方法和检查报告分析等；新生儿脑室穿刺和引流术适应证、禁忌证，术前准备，操作步骤，主要并发症及预防处理。

熟悉：新生儿常用疼痛评分量表，新生儿镇静、镇痛、肌松药物的使用；新生儿腰椎穿刺术的相关解剖知识，腰椎穿刺测压法的优、缺点；新生儿亚低温治疗的相关作用机制；新生儿脑电图的相关知识；新生儿脑室穿刺和引流术的相关解剖知识。

了解：新生儿脑积水的常规处理。

一、镇静、镇痛、肌松

（一）概述

新生儿疼痛是指一种不愉快的感觉和伴有实际或潜在组织损失的情绪体验，或是一种伤害，属主观性感觉。新生儿疼痛常被忽略或低估，同时由于对麻醉剂、疼痛药物的偏见，新生儿疼痛大多没有得到适当处理。事实上，新生儿由于自身神经生理学发育特点，对疼痛的感知比婴儿和成人更强烈和持久。

疼痛不仅可导致新生儿能量消耗过多、脑血流改变、睡眠 – 觉醒周期紊乱等近期急性应激影响，还会对患儿远期神经发育及情感行为等产生不良影响。对新生儿疼痛采取恰当的手段进行评估并对疼痛进行相应的干预具有远期重大意义。

（二）疼痛评估

1. 疼痛评估方法

（1）一维性评估方法：是以行为指标为基础的评估方法（表 5–7）。

表 5–7　一维性评估方法

方法	观察项目	适用范围
NFCS 新生儿面部编码系统	面部表情	常规操作
CHIPPS 量表	哭、面部表情、躯干姿势、下肢姿势、躁动不安	适用于术后
AHTPS 量表	哭、面部表情、姿势、活动、皮肤颜色	评价术后新生儿疼痛

（2）多维性评估方法：是以生理和行为等指标为基础的评估方法（表5-8）。

表5-8　多维性评估方法

方法	观察项目	适用范围
新生儿疼痛评估量表NIPS	面部表情、哭闹、上肢运动、下肢运动和觉醒状态	常规操作
早产儿疼痛评分简表PIPP	面部表情、生理指标、行为状态、胎龄	早产儿和足月儿急性疼痛
CRIES量表	哭声、面部表情、觉醒度、警觉度、生命体征	术后、足月儿、胎龄>32周的早产儿
舒适评分量表	运动、安静度、面部紧张度、警觉度、呼吸次数、肌张力、心率、血压	用于危重监护、0~3岁术后婴儿

（3）CRIES量表：是术后、足月儿、胎龄>32周早产儿的疼痛评分。包括哭闹、氧饱和度>95%所需的氧浓度、生命体征（心率和血压）、面部表情和失眠5项内容，以5个指标英文首字母命名。各项的分值为0~2分，总分为10分，>3分则应镇痛治疗，4~6分为中度疼痛，7~10分为重度疼痛。其中生命体征最后测量，以免惊醒患儿，睡眠障碍是基于记录1小时前的观察结果（表5-9）。

表5-9　CRIES量表

项目	0分	1分	2分
哭闹	无（或非高调哭）	高调哭但可安抚	高调哭不可安抚
SPO_2>95%所需氧浓度	无	<30%	>30%
生命体征	心率和平均血压≤术前值	心率和平均血压增高幅度<术前值的20%	心率和平均血压增高幅度>术前值的20%
面部表情	无痛苦表情	痛苦表情	痛苦表情伴呻吟
睡眠障碍	无	频繁觉醒	不能入睡

（4）早产儿疼痛评分简表：是用于评估足月儿和早产儿的急性疼痛评分。该表内容包括3个行为指标（皱眉、挤眼、鼻唇沟）、2个生理指标（心率和SaO_2）、2个相关指标（觉醒程度、面部运动），共7个指标，评分值为0~3分。早产儿总分为21分，足月儿为18分。>6分则应镇痛治疗，7~12分为中度疼痛，>12分为重度疼痛，适于早产儿和足月儿的急性疼痛评估（表5-10）。

表5-10　早产儿疼痛评分简表

项目	0分	1分	2分	3分
胎龄	≥36周	32≤胎龄<36周	28≤胎龄<32周	<28周
行为状态	活动/觉醒，双眼睁开，有面部活动	安静/觉醒，双眼睁开，无面部活动	活动/睡眠，双眼闭合，有面部活动	安静/睡眠，双眼闭合，无面部活动
心率最大值（分/min）	增加0~4	增加5~14	增加15~24	增加>25

项目	0分	1分	2分	3分
SPO_2 最低值	下降 0~2.4%	下降 2.5%~4.9%	下降 5%~7.4%	下降 >7.5%
皱眉动作	无(<观察时间的 9%)	最小值(观察时间的 10%~39%)	中值(观察时间的 40%~69%)	最大值(>观察时间的 70%)
挤眼动作	无(<观察时间的 9%)	最小值(观察时间的 10%~39%)	中值(观察时间的 40%~69%)	最大值(>观察时间的 70%)
鼻唇沟加深	无(<观察时间的 9%)	最小值(观察时间的 10%~39%)	中值(观察时间的 40%~69%)	最大值(>观察时间的 70%)

2. 新生儿镇静、镇痛、肌松的目的及实施方法

（1）目的

1）控制疼痛。

2）减轻非特异性反应。

3）控制患者的行为,保证各项治疗措施安全实施。

4）提高机械通气的有效性:通过镇静、镇痛保证人机同步,仍不同步时,可使用肌松药,提高机械通气效率。

5）减少高代谢率和耗氧量。

6）有助于防止早期疼痛对今后神经系统发育及行为功能的影响。

（2）实施方法:静脉注射、持续静脉滴入是 NICU 镇静镇痛药物的最常用途径;也可结合肌内注射、口服或直肠给药。

1）有创操作:时间较短(一般 <15 分钟),可临时一次给药。

2）机械通气和危重状态:常需持续数天用药,可持续静脉滴注并结合口服给药。

3）手术后:第 1 天可持续给药镇静镇痛,以后数天可持续或间断给药。

（三）常用的新生儿药物及技术

1. 药物作用基础

（1）阿片类受体激动剂:激活阿片类受体→通过 G 蛋白耦联机制→抑制 AC →钙离子内流↓、钾离子外流↑→前膜递质(P 物质等)释放↓→突触后膜超极化→阻止痛觉冲动的传导、传递→镇痛。

（2）环氧化酶抑制剂:通过抑制环氧化酶活性,抑制花生四烯酸转变为前列腺素(PGI、PGE)及血栓素 A_2,从而阻断前列腺素的生理功能,起到镇痛作用。

（3）钠离子通道阻止剂:局麻药阻断神经细胞膜上的电压门控性钠通道,使传导阻滞,产生局麻、镇痛作用。

（4）GABA 受体激动剂:通过与 GABA 受体结合,使氯离子通道开放,引起氯离子内流,使神经细胞超极化,产生抑制效应,产生镇静作用。

（5）去极化型肌松药:这类药物与运动神经终板膜上的 N_2 受体结合,使肌细胞膜产生持久去极化作用,对乙酰胆碱的反应减弱或消失,导致骨骼肌松弛。

（6）非去极化型肌松药:又称竞争型肌松药,能与乙酰胆碱竞争骨骼肌运动终板膜上的

N_2胆碱受体,本身无内在活性,但可通过阻断乙酰胆碱与N_2型胆碱受体结合,使终板膜不能去极化,导致骨骼肌松弛。

（7）非药物性镇痛技术:具体机制不明,多为触发5-羟色胺释放,调节了神经系统对伤害性知觉的传递和加工处理。

2. 新生儿常用药物

（1）吗啡

1）药物作用:通过作用于中枢神经系统的阿片类受体而起效。

2）药物剂量:负荷量0.05~0.1（mg/kg）,后按0.01mg/（kg·h）维持,并根据患儿疼痛和镇静评分进行调整（表5-11）。

表5-11　新生儿使用吗啡和枸橼酸芬太尼起始注射速率参考[μg/（kg·h）]

病例	吗啡	枸橼酸芬太尼
早产儿	5~10	0.5~1.0
足月儿（≤30d,无心脏疾患）	10	1.0
足月儿（≤30d,有心脏疾患）	5	0.5~1.0
婴儿（>30d,无心脏疾患）	20	1.0~2.0
婴儿（>30d,有心脏疾患）	15	0.5~2.0

吗啡需加入药物量（μg）=体重（kg）×[（μg/（kg·h）]×溶液量（ml）/推注器速度（ml/h）。一般将溶液量定为100ml推注器速度定为1ml/h;初始剂量定为10μg/（kg·h）。则公式简化为:体重（kg）=需加入药物量（mg）。

3）适应证:适用于长时间持续的疼痛。

4）副作用和监测:具有较高的峰浓度和较低的清除率,需密切监测。副作用包括呼吸抑制、低血压、恶心或呕吐,大剂量时会导致抽搐,需密切监测患儿呼吸及循环情况。

（2）芬太尼

1）药物作用:为合成的阿片类药物,效能是吗啡的100倍。

2）药物剂量:枸橼酸芬太尼的常用剂量为1~2μg/kg,静脉注射;应用呼吸机患儿可用至5~10μg/kg。持续静脉滴注通常为2~5μg/（kg·h）,最大量10μg/（kg·h）（表5-11）。

3）适应证:用于短暂的疼痛。

4）副作用和监测:最严重的副作用是呼吸抑制,大部分通气不足的患儿不需要纳洛酮。严重的副作用是胸廓僵硬,需用高于平常量的纳洛酮逆转。其他不良反应包括低血压、心动过缓、恶心、呕吐。必须严密监护,包括脉搏血氧饱和度和呼吸、心电监护。

（3）对乙酰氨基酚

1）药物作用:通过抑制外周前列腺素的合成止痛,口服吸收好,间隔6~8小时给药。直肠吸收率高,给药间隔可适当延长。

2）给药途径及剂量（表5-12）。

3）适应证:不抑制呼吸,不产生长期依赖,适用于轻中度疼痛的镇痛,也可作为阿片类的辅助药物。

4）副作用及监测:新生儿使用相对更安全。主要副作用是肝脏损害,但代谢产物在新生儿水平较低,且与谷胱甘肽过氧化酶结合力强,因此肝毒性在新生儿很少发生,安全性好。

表 5-12　早产儿和足月儿应用对乙酰氨基酚的给药途径剂量

病例	口服	直肠途径	每日最大剂量
早产儿（28~32 周）	12mg/kg, q.12h.	15mg/kg, q.12h.	30mg/（kg·d）
早产儿（32~36 周）	10~15mg/kg, q.8h.	先负荷量 30mg/kg，随后 20mg/kg，q.8h.	60mg/（kg·d）
足月儿	10~15mg/kg, q.6h.~q.8h.	先负荷量 30mg/kg，随后 20mg/kg，q.8h.	60mg/（kg·d）
婴儿	10~15mg/kg, q.4h.~q.6h.	先负荷量 30mg/kg，随后 20mg/kg，q.6h.~q.8h.	80~90mg/（kg·d）

（4）非药物性镇痛技术：非药物性镇痛技术具体机制不明，多为触发 5- 羟色胺释放，调节了神经系统对伤害性知觉的传递和加工处理。适用于新生儿的非药物性止痛技术包括：

1）非营养性吸吮：吸吮安慰奶嘴减弱患儿对疼痛的行为反应。

2）蔗糖：用注射器、滴管或橡皮奶头喂入 12%~24% 的蔗糖溶液 2ml。

3）皮肤刺激：抚摸或按摩头部、背部使婴儿舒适和放松。

4）拥抱或袋鼠式护理：使婴儿舒适，限制活动或运动，使安静及放松。

5）摇晃：使婴儿安静，促进睡眠。

（5）局部麻醉技术

1）药物作用：由利多卡因和丙胺卡因组成的药膏，通过局麻药阻断神经细胞膜上的电压门控性钠离子通道，使传导阻滞，产生局麻作用。

2）应用方法及剂量：直接将其涂于未受损皮肤，60~90 分钟产生麻醉效果，镇痛持续约 1 小时。单次使用应 <2mg。

3）适应证：欧美国家普遍将其应用足月儿的各种侵入性操作，如各种穿刺及浅表手术等。但在一些需要紧急实施麻醉的情况下并不宜选用。

4）副作用和监测：副作用是可诱导高铁血红蛋白血症，应动态监测血常规；常使血管收缩，导致静脉穿刺困难。

（6）咪达唑仑

1）药物作用：通过与 GABA 受体结合，使氯离子通道开放，引起氯离子内流，使神经细胞超极化，产生抑制效应。口服、肌内注射、静脉等多种途径给药，镇静效力较地西泮强 4 倍。

2）药物剂量：首次静脉使用剂量是 0.05~0.1mg/kg（1~2 分钟内缓慢静脉注射），最大量是 0.3mg/kg。连续静脉给药：起始剂量为 1~5μg/（kg·min）。肌内注射剂量 0.05~0.1mg/kg。

3）适应证：通常与麻醉药合用，作为一些需要局部麻醉的操作前用药。

4）副作用和监测：副作用是呼吸抑制，与药物的剂量有关，应动态监测呼吸及氧合情况。

（7）异丙酚

1）药物作用：通过激活 GABA 受体 - 氯离子复合物，引起氯离子内流，使神经细胞超极化，产生抑制效应的超短效麻醉药，起效迅速（注射 5~10 分钟起效），作用时间短（5~10 分钟），但无镇痛作用。

2）药物剂量：首剂是 1.5mg/kg，需要维持镇静者，追加剂量是 0.5mg/kg。

3）适应证：有呼吸道控制的情况下可用于颅内高压和严重人机对抗的患儿。

4）副作用和监测：副作用是呕吐、低血压、呼吸抑制、低氧血症和呼吸暂停。对出生1 周的新生儿，无论单次静脉注射或持续给药，均会导致血药浓度蓄积效应，不推荐在新生儿期使用。

（8）苯巴比妥

1）药物作用：拟似 GABA 受体作用，加强 GABA 的抑制作用。苯巴比妥能降低脑组织的氧耗量，具有保护脑组织及抗惊厥作用。

2）药物剂量：常用剂量为 5~8mg/kg，每日 2 次，缓慢静脉注射或口服。

3）适应证：用于镇静镇痛时，常需配合其他快速起效药物。

4）副作用和监测：可能会增加其需要机械通气的风险，且对神经系统发育可能有影响。

（9）水合氯醛

1）药物作用：有苯巴比妥类作用机制，依从性和安全性好。

2）药物剂量：5% 水合氯醛 0.5ml/kg 口服，10% 水合氯醛 1ml/kg 灌肠。

3）适应证：常作为镇静剂用于患儿的无痛但需要合作的诊疗过程，如磁共振、CT、心脏彩超、脑电图等检查。

4）副作用和监测：不良反应包括过度嗜睡和反常兴奋。应注意观察患儿神志及精神变化。

（10）新生儿常用肌松药物

1）药理学特性：不同肌松药存在一定差异，临床上应根据药物的作用规律、手术需要、患儿的病理生理特点及药物配伍来确定肌松药的种类和剂量。常用肌松药的剂量和时效，见表 5-13。

表 5-13 常用肌松药的剂量和时效

肌松药	插管剂量（mg/kg）	起效时间（min）	临床作用时间（min）	追加剂量（mg/kg）
琥珀胆碱	1.0~1.5	0.75~1.0	7~11	—
米库溴铵	0.2~0.25	2~3	15~20	0.05
阿曲库铵	0.5~0.6	2~3	30~45	0.10
顺阿曲库铵	0.15~0.2	1.5~3	45~68	0.02
罗库溴铵	0.6~1.0	1~1.5	36~53	0.1
维库溴铵	0.1~0.2	1.5~3	41~44	0.02
泮库溴铵	0.08~0.12	2.9~4	86~100	0.02

2）适应证：给予镇静和镇痛药、调整呼吸机参数和模式下，仍有自主呼吸但与机械通气不同步者，才考虑使用肌松药。

二、腰椎穿刺术及颅内压监测

（一）概述

腰椎穿刺术（简称腰穿）是临床常用的一种诊疗技术。常用于检查脑脊液变化及颅内压力的测定,对颅内疾病的诊断及颅内压力的测定有重要临床价值,也可用于鞘内注射药物和了解蛛网膜下腔是否阻塞等。腰穿时穿刺针依次通过皮肤、皮下组织、棘上韧带、棘间韧带、黄韧带、硬脊膜、蛛网膜,最后进入蛛网膜下腔。胚胎早期,脊髓与脊柱等长,从胚胎第 4 个月开始,脊柱的生长快于脊髓,在胚胎 5 个月时脊髓圆锥末端上升至第 1 骶椎(S_1)水平,出生时可升至第 3 腰椎(L_3)水平,成人脊髓圆锥末端平第 1 腰椎(L_1)下缘。因此,新生儿腰穿时应从 L_4~L_5 或 L_5~S_1 椎间隙进针,不宜在 L_3 以上椎间隙进针,以免损伤脊髓。

(二)新生儿腰椎穿刺术

1. **适应证** 当新生儿出现不明原因的惊厥或昏迷、前囟饱满,不明原因的发热伴有双眼凝视或哭声尖叫等症状时,均应腰穿做脑脊液检查。腰穿的适应证包括:

(1)各种中枢神经系统感染性疾病的诊断与鉴别诊断:如化脓性脑膜炎、病毒性脑膜炎、结核性脑膜炎、霉菌性脑膜炎等。

(2)中枢神经系统血管性疾病:如颅内出血。

(3)颅内占位性病变。

(4)脊椎病变或神经变性病。

(5)鞘内注射药物或动态观察病情。

2. **禁忌证**

(1)有明显颅内压升高者:忌做腰穿,以免诱发脑疝。必须要做者,先行降低颅内压处理后再做腰穿。

(2)患者处于濒危状态:如休克、衰竭等。

(3)腰穿局部皮肤有感染或炎症等。

3. **术前准备**

(1)一般准备:核对患儿信息,如床号、姓名等,了解病情,作必要的体格检查,如意识状态、生命体征等,术前测微量血糖。

(2)签署知情同意书:与患儿家属谈话,交代检查目的、可能出现的不良反应及应对措施,并签字。

(3)器械准备:腰椎穿刺包(无菌洞巾、无菌试管、无菌纱布)、5 号头皮针或新生儿腰椎穿刺针、注射器、测压管、络合碘消毒剂、无菌棉签、手套及胶布等。同时检查各物品的消毒状态及有效日期(包括总有效期和开封后有效期)。

4. **操作步骤**

(1)镇静止痛:予以苯巴比妥钠或水合氯醛镇静,穿刺前予以复方利多卡因乳膏穿刺部位局麻止痛。

(2)体位:患儿侧卧,由助手协助弯曲患儿腿及头背以取得最大程度的腰椎段弯曲。但注意颈部不可过度屈曲。

(3)具体操作:操作者戴好口罩、帽子,洗手、戴无菌手套。以脊柱中线第 4~5 腰椎间隙为穿刺点,经常规消毒穿刺部位,盖好无菌洞巾后,用左手固定穿刺点皮肤,右手持腰椎穿刺针或 5 号头皮针,以垂直背部的方向缓慢进针,新生儿通常进针突破感不明显,早产儿一般进针 0.5~0.7cm、足月儿进针 1cm 可达到蛛网膜下腔。当有阻力落空时停止进针,如用腰椎穿刺针应撤出针芯查看有无脑脊液流出,如用头皮针可见到针管中有脑脊液流出。

(4)测量脑脊液压力:采用腰椎穿刺针穿刺,拔出针芯后立即接上测压表进行测压。如采用将头皮针穿刺,软管端垂直提起测量管腔内脑脊液高度即为颅内压力,测压后再收集脑脊液。

(5)收集脑脊液:测量脑脊液压力后留取脑脊液标本送检。第1管送细菌培养和药敏(脑脊液1ml),第2管送检脑脊液生化检查(脑脊液0.5~1ml),第3管送检脑脊液常规检查(脑脊液0.5~1ml)。

(6)腰穿完毕:插回针芯拔出腰穿针或头皮针,重新消毒穿刺点皮肤,覆盖无菌纱布,用胶布固定。术后去枕平卧4~6小时,以免引起低颅压。观察患儿生命体征。

5. 并发症及预防处理

(1)出血:穿刺时易误穿入周围血管,发现出血时需拔出头皮针或穿刺针,压迫止血,重新定位穿刺。

(2)感染:穿刺针接触污染的脑脊液后再刺破血管可导致感染,严格执行无菌操作可预防感染发生的机会。

(3)脊髓和神经损伤:在第4腰椎间隙以下穿刺可避免。

(4)椎管内表皮样瘤:使用没有针芯的穿刺针进行穿刺,上皮组织可进入针管内,成为针管填充物,从而移植到硬脑膜上形成表皮样瘤。因此,应尽量使用有针芯的腰椎穿刺针。

(5)呼吸暂停或心动过缓:被过紧束缚或镇静过度所致。

(三)颅内压监测及方法

颅腔是一个密闭、无弹性、容积恒定的骨性硬腔,颅腔内容物对颅腔壁所产的压力即为颅内压。当颅腔内容物体积增大时,可引起颅内压增高。颅内高压是各种危急重症常见的并发症,常比原发病更危险,是引起致死致残的重要原因。及时发现和处理颅内高压,是降低新生儿期患儿致残率和病死率、提高生存质量的重要环节。颅内压监测方法分无创及有创两大类。

1. 无创颅内压监测法 无创颅内压监测属于间接测量方法,包括前囟测压、闪光视觉诱发电位、经颅多普勒测脑血流、眼内压测定法、视神经鞘直径、鼓膜移位测试法等。因各种原因在临床应用受限。

(1)前囟测压:主要用于新生儿和婴儿,此方法利用扁平原理,仅能半定量记录囟门未闭婴儿的颅内压。测定方法包括:

1)扁平传感器测定法:将扁平传感器置于前囟门上测量颅内压力。

2)应用数字气压计测定:将扁平气压计置于前囟门上测压,5秒钟即可获得数据。

3)Ladd颅内压监护仪:是用光学感受器置于前囟门上测量颅内压力。

(2)闪光视觉诱发电位:闪光视觉诱发电位反映了从视网膜到枕叶皮视觉通路的完整性,当颅内压增高时,神经电信号传导阻滞,闪光视觉诱发电位波峰潜伏期延长,根据闪光视觉诱发电位波峰的延迟时间可以较准确地推算出颅内压值,在指导颅内高压的临床治疗中有重要意义及广泛的应用前景。但该方法易受年龄、脑代谢因素、全身代谢紊乱、双侧额叶血肿、严重眼病如视网膜出血等影响。

（3）经颅多普勒测脑血流：经颅多普勒通过检测脑底大动脉血流速度可间接测定颅内压变化，通过建立数学模型估算颅内压值，但目前缺少临床观察资料和可靠的理论依据，还不能成为准确、有效的颅内压监测手段。

（4）眼内压测定法：眼压即眼的内部压力，眼压的形成与维持取决于房水的量。当颅内压力增高影响海绵窦静脉回流时，房水的回流受阻使眼内压增高。但两者之间可能并不存在恒定的系数关系，其可靠性需进一步证实。

（5）鼓膜移位技术：颅内压可通过耳蜗管传到耳蜗的外淋巴，如果该管通畅未闭，可应用鼓膜波动间接测量耳蜗外淋巴液，从而获得颅内压。但鼓膜移位与颅内压的相关性个体差异太大，很难准确推测颅内压。

（6）眼超声测定视神经鞘直径：视神经被硬膜鞘所包裹，硬膜鞘与白质之间为蛛网膜间隙，后者与蛛网膜下腔连通，当颅内压增高时，神经鞘扩张膨胀。神经鞘直径与颅内压之间存在一定相关性。

2. 有创颅内压监测 是测定颅内压力的金标准。

（1）通过颅骨钻孔或开颅，将压力传感器或导管植入颅内硬膜外、硬膜下、脑实质内或脑室内，能持续动态准确监测颅内压力变化。该测量方法虽然可靠，但易并发颅内感染，应用受限。主要用于颅脑外伤或颅脑手术患儿。

（2）腰椎穿刺测压法：是临床最常用和最容易操作的方法，适用于没有脑脊液循环梗阻和没有脑疝危险的情况，创伤小，能准确测定颅内压（无脑脊液循环障碍情况下），但不能持续动态监测颅压变化，对于急性严重颅内高压患者进行腰穿时要注意避免脑疝的发生。颅内压力的测定对颅内高压的治疗有重要的指导意义，由于临床表现常与颅内压力不成比例，因此做腰穿时应常规测压。

三、亚低温治疗

（一）概述

新生儿缺氧缺血性脑病是围产期窒息导致的脑部缺氧缺血性损害，临床出现以意识障碍、肌张力及原始反射改变、惊厥、脑水肿、颅内高压为主的神经系统表现。发病过程主要分为：①缺血神经元原发损伤期：（30~60分钟）；②水肿恢复后神经元代谢潜伏期（6~15小时）；③难逆性迟发能量衰竭期。

亚低温疗法是指用人工方法将患儿体温降低2~5℃（体温降至33~35℃），改善神经病理学、能量代谢、电生理及功能预后，以达到治疗目的。亚低温治疗的关键在于把握潜伏期的起始，在继发瀑布样反应启动之前。低温分类详，见表5-14。

表5-14 低温分类

分类	温度（℃）
轻度低温	33~35
中度低温	28~32
深低温	17~27
超深低温	0~16

（二）亚低温作用机制

1. 降低细胞代谢水平 脑部温度每下降 1℃，脑代谢率可降低约 5%。亚低温治疗可降低脑对葡萄糖和氧的代谢速率，降低脑细胞耗能和无氧酵解，减少缺氧缺血期间 ATP 的消耗和乳酸的积聚，从而阻断或延迟继发性能量衰竭的发生。

2. 降低细胞毒性物质的积聚 原发性能量衰竭期，无氧代谢使各种代谢产物堆积及兴奋性氨基酸释放；缺血又使无氧代谢所需的葡萄糖转运减少，同时细胞膜功能的改变使钙离子内流，激活 NO 合酶，NO 生成增加。随着缺氧缺血的改善，进入潜伏期，细胞能量得以短暂迅速地恢复，线粒体缺氧后复氧又产生大量的氧自由基，损害氧化磷酸化和电子传递相关的酶。损伤的线粒体在有足够能量供应时释放信号，导致细胞凋亡和坏死。

亚低温可降低兴奋性神经递质的释放，减少氧自由基的暴发，减轻脑水肿，保护血脑屏障，减少钙离子内流，减少 NO 的生成，抑制炎性介质的释放，起到保护神经和减慢神经元凋亡的作用。

3. 对细胞凋亡的影响 亚低温对缺氧缺血后损害的脑神经细胞凋亡具有保护作用，可减少脑皮质、白质、脑干、海马、丘脑、基底核等部位的脑损害。其抗凋亡机制目前尚不明确，推测可能与基因调控相关。

4. 对细胞因子的影响 亚低温可抑制 HIE 急性期损伤性细胞因子的释放，减轻 HIE 患儿的炎性级联反应，起到脑保护作用，如 IL-1、IL-2、IL-6、TNF-α、内皮细胞素 -1 等。

5. 对微循环的作用 亚低温可缓解 HIE 患儿的红细胞聚集率、白色微小血栓出现率，快速恢复细静脉流速，增强微循环血流动力学作用，使阻塞区微循环再通。亚低温也可以减轻脑水肿，减少周围组织对微循环的压迫，改善微循环。

（三）亚低温治疗的实施原则、适应证及禁忌证

1. 医师的资质和能力 进行亚低温治疗新生儿 HIE 的医生，必须具有新生儿专业的主治医师及以上职称。

（1）具备进行神经功能评估（如意识状态、肌张力、原始反射、惊厥、脑干体征等）的能力。

（2）具备熟练掌握亚低温治疗流程和复温流程的能力。

（3）具备对亚低温治疗期间监护指标及其临床意义深刻理解的能力。

2. 知情告知 亚低温治疗是治疗新生儿 HIE 的一种新的治疗方法。进行亚低温治疗新生儿时，应对患儿父母或监护人进行知情告知，征得同意并签署书面的知情同意书。医生与患儿父母或监护人的谈话内容应记录在病程记录中。

应告知患儿家长的事项：亚低温治疗可以降低新生儿 HIE 的病死率和 18 个月时严重伤残的发生率。患儿家长或监护人根据自身意愿决定是否进行亚低温治疗，亚低温治疗中也可随时提出终止。

3. 亚低温治疗的方法 有选择性头部亚低温（冰帽系统）和全身亚低温（冰毯系统）两种方式，可根据临床应用经验选择。选择性头部亚低温可使鼻咽部温度维持在 33.5~34℃（目标温度），可接受温度为 33~34.5℃，直肠温度维持在 34.5~35℃。全身亚低温使直肠温度维持在 33.5~34℃（目标温度），可接受温度为 33~34.5℃。

亚低温治疗最适宜在生后6小时内进行,越早越好。治疗持续时间与神经保护作用呈正相关。亚低温治疗时间需持续到继发性能量衰竭阶段的全过程,一般应持续至少48小时以上。目前国内的亚低温持续时间为72小时。亚低温治疗结束复温后应至少严密临床观察24小时。强烈建议出院后至少随访至生后18个月。

4. 亚低温治疗适应证 胎龄≥36周和出生体重≥2 500g,且同时存在下列情况:胎儿宫内窘迫、新生儿窒息、新生儿 HIE 或 aEEG 脑功能监测异常。

(1)胎儿宫内窘迫的证据:至少包括以下1项。

1)急性围产期事件,如胎盘早剥、脐带脱垂或严重胎心异常变异。

2)脐血 pH<7.0 或 BE>16mmol/L。

(2)新生儿窒息的证据:满足以下3项中的任意1项。

1)5分钟 Apgar 评分 <5分。

2)脐带血或生后1小时内动脉血气分析 pH<7.0 或 BE>16mmol/L。

3)需正压通气至少10分钟。

(3)aEEG 脑功能监测异常的证据:至少描记20分钟并存在以下任意1项。

1)严重异常:上边界电压≤10μV。

2)中度异常:上边界电压 >10μV 和下边界电压 <5μV。

3)惊厥。

5. 亚低温治疗禁忌证

(1)出生12小时以后。

(2)初始振幅整合脑电图监测正常。

(3)存在严重的先天性畸形,特别是复杂发绀型先天性心脏病,复杂神经系统畸形,存在 21、13、18- 三体综合征等染色体异常。

(4)颅脑创伤或中、重度颅内出血。

(5)全身性先天性病毒或细菌感染。

(6)临床有自发性出血倾向或血小板 <50×10⁹/L。

(四)亚低温治疗实施步骤和方法

1. 实施前准备

(1)新生儿放置在远红外辐射式抢救台或暖箱中,优先使用远红外辐射式抢救台。

(2)关闭远红外辐射式抢救台或暖箱电源。

(3)新生儿尽量裸露,除去新生儿身体部位一切可能的加温设施。

(4)监测心电、氧饱和度、血压和体温,aEEG 监测脑功能。

(5)建立动、静脉通路。

(6)完善治疗前检查:常规心电图,血常规,CRP,血气分析,乳酸,血电解质(钠、钾、氯、钙),血糖,肝、肾功能,凝血功能,头颅超声等。

2. 实施流程

(1)温度探头放置的具体要求

1)直肠温度探头:插入直肠5cm左右,并固定于大腿一侧。此法在亚低温治疗过程中更为常用。

2）鼻咽部温度探头：放置长度相当于鼻孔至耳垂的距离，蝶形胶布固定。

3）食管温度探头：放置长度相当于鼻孔至耳垂，然后向下至剑突的距离再减去4cm，蝶形胶布固定。

4）皮肤温度探头：放置皮肤温度探头于腹部，监测皮肤温度。温度探头放置后，应标记位置，作为操作后无滑脱的检验指示。

（2）选择合适的冰帽或冰毯：冰帽应大小适中，覆盖头部，但不能遮盖眼睛；冰毯应大小适中，覆盖躯干和大腿。不论是冰帽还是冰毯均不能覆盖新生儿颈部。

（3）亚低温治疗的具体实施

1）初始治疗：如果新生儿体温已经在亚低温治疗的可接受温度范围内，可直接进入维持治疗状态。如果新生儿体温没有达到可接受的温度范围，开始诱导亚低温治疗，1~2小时达到亚低温治疗的目标温度（33.5~34℃）。当直肠温度降至可接受温度范围的最低限度（33℃）时，应开启暖箱或远红外辐射式抢救台电源给予维持体温。

2）维持治疗：达到亚低温治疗的目标温度后转为维持治疗72小时。

连续监测皮肤、鼻咽部或食管温度：开始每15分钟记录1次，直至达到目标温度后1小时，然后每2小时记录1次，复温期间每小时记录1次。监测新生儿体温低于或高于目标温度1℃以上，或新生儿出现脉氧不稳定、烦躁、颤抖、低血压、皮肤损伤等任何异常时，均应通知主治医生。每4小时检查新生儿皮肤1次，每2小时变动1次体位。冰毯或冰帽应保持干燥。测定血气的化验单应标注当时新生儿的体温。机械通气的新生儿，湿化器温度按照常规设置。亚低温期间新生儿皮肤可能发暗或呈灰色，如果氧饱和度正常，不需要特殊处理。如果新生儿存在持续低氧血症（经过积极呼吸支持治疗后，SaO_2仍低于80%）或持续低血压（积极支持治疗和给予血管活性药物后，平均动脉压仍低于35mmHg），应考虑停止亚低温治疗。亚低温治疗期间，心率会降至90次/min以下，亚低温治疗仪报警设置应调整为低于80次/min，如果心率持续降低或出现心律失常，应及时处理或停止亚低温治疗。开始亚低温治疗后出现不良反应，应终止亚低温治疗，按照复温流程进行复温。

（4）亚低温治疗过程中监测指标：亚低温治疗期间的24、48和72小时复查血常规、动脉血气、乳酸、肝功能、肾功能、电解质、血糖、血钙和凝血功能，根据患儿临床表现及检查结果随时复查。亚低温治疗期间应行心电监护、脑功能监测，住院期间至少完成一次常规脑电图检查。亚低温治疗复温后24小时进行脑影像学检查。亚低温治疗期间，每天进行神经系统症状和体征检查。

（5）需要中断亚低温治疗时的处理：如果新生儿需要离开新生儿重症监护室进行影像学检查或其他操作，应暂时中断亚低温治疗，关闭降温设备。新生儿检查时尽可能保留冰帽或冰毯，如果必须去除，应尽可能缩短去除时间。

（6）复温方法：快速复温可能会引起短暂的癫痫样放电增加，甚至引起惊厥发生；还能引起相对低血容量性休克、高钾血症、凝血功能障碍等。

1）自然复温法：关闭亚低温治疗按钮，关闭远红外辐射式抢救台电源或暖箱电源，逐渐开始复温。

2）人工复温法：设定鼻咽部温度或直肠温度为每2小时升高0.5℃。

（7）亚低温治疗期间，根据临床需要可继续给予其他对症支持治疗措施。

（五）亚低温治疗并发症和注意事项

亚低温治疗过程中容易出现的并发症如下：

1. 循环系统 严重栓塞、严重低血压、肺动脉高压、延迟心内传导、窦性心动过缓、QT间期延长、室性心律失常、心排血量降低和低血压。

2. 血液系统 体温下降1℃血黏滞度上升2%，可引起凝血病、血栓形成、血小板减少、贫血和DIC。

3. 呼吸系统 低氧血症，肺表面活性物质产生减少，肺血管阻力增加，导致肺动脉高压、肺出血。

4. 代谢紊乱 低血糖、高血糖、低血钙、低钠血症和高钠血症。

5. 肝、肾功能损害。

6. 胃肠道 胃肠道动力障碍、新生儿坏死性小肠结肠炎。

7. 皮肤破溃、坏死和硬肿。

（六）预后及展望

根据目前发表的临床多中心随机对照试验（RCTs）结果显示，在HIE早期开始的低温治疗能够改善脑病患儿预后。新西兰Gluckman主持的CoolCap试验，共收集234例（低温组116例，常温组118例）≥36周的出生后6小时内的中重度新生儿脑病患儿，并用aEEG作为中重度HIE患儿的辅助筛查手段。低温组采用选择性头部降温伴轻度全身低温的方法，维持直肠温度在34~35℃。结果显示，尽管在低温前已经伴有惊厥和aEEG极重度异常的婴儿18个月时的死亡或伤残率没有明显降低，但对非极重度aEEG改变的患儿低温组的病死率联合伤残率明显降低（分别为48%和66%）。由Shankaran主持的包括16个中心参与的全身低温（33~34℃）RCTs，共收集208例胎龄≥36周、出生时需要复苏、6小时之内进入NICU的中度到重度HIE患儿。低温组（n=102）通过放置婴儿在制冷系统相连的冰毯（5℃）上，降低食管温度至（33.5±0.5）℃，维持72小时，对照组（n=106）按常规的标准护理。预后观察指标为18~22个月时死亡率或中至重度伤残率（证据等级2），结果显示，低温组的死亡率及18个月时中至重度伤残率（44%）明显低于常温组（62%）。

亚低温治疗是改善新生儿HIE的有效治疗方案，但是该项治疗临床实施时间尚短，仍需要更远期（包括学龄期）的预后评估。

四、脑电监护

（一）概述

随着医学急救技术的迅速发展，高危新生儿存活率不断提高，新生儿脑损伤已经成为围产医学中急需面对和解决的重要问题。新生儿脑损伤早期往往缺乏明显表现，尤其是极低出生体重早产儿的临床表现和反应无特异性，单纯的神经学检查局限性明显，不能直接反映和测试高级皮质功能。国际上已把脑电图（EEG）常规应用于新生儿脑成熟度的评估和新生儿惊厥的诊治，以及对于高危新生儿脑损伤的预后判断。新生儿EEG可发现和证实新生儿惊厥临床和脑电发作，评价新生儿高级皮质功能状态，以及判断新生儿脑损伤的预后，具有方便、可靠、无创、可动态监测等优点。

（二）新生儿常规脑电图检查

1. 操作要点 新生儿头围较小，可以根据国际 10-20 电极安置系统进行调整。标准新生儿电极包括 FP（额极）$_1$、FP_2，C（中央区）$_3$、C_4，T（中颞区）$_3$、T_4，O（枕区）$_1$、O_2、Cz 和参考电极（耳垂或乳突）。新生儿电极位置可以根据实际情况作相应的调整，FP_3 和 FP_4（额极和额区之间）显示背景活动和额区不典型尖波比额极更好，PO_3 和 PO_4（顶区和枕区之间）更适合长程监测。新生儿 EEG 描记要记录一个清醒 – 睡眠 – 觉醒周期，至少 30 分钟以上，可为评价 EEG 背景活动提供有用的信息，但如临床需监测有无惊厥发作，需延长记录时间。一般采用双极导联记录，最好同时进行至少以下 2 个通道的非脑电电极记录，包括心电（ECG）、肌电（EMG）、眼动（EOG）及呼吸曲线，以便准确判断新生儿的清醒、睡眠状态和行为活动。

2. 新生儿脑电图评价内容 应结合新生儿的胎龄和临床状态进行新生儿 EEG 评价，主要包括睡眠周期、背景活动、不成熟波形和阵发性异常四个方面。背景活动的一般特性主要包括持续性、对称性和双侧同步性。

（1）睡眠周期：胎龄 30 周以下的早产儿没有明确的觉醒 – 睡眠周期。自胎龄 32 周开始出现睡眠周期，胎龄 36 周后可明确区分睡眠周期。新生儿睡眠分为活动睡眠（AS）、安静睡眠（QS）和不确定睡眠（IS）。新生儿期入睡先进入 AS 期，相当于婴幼儿的快速眼动睡眠期；大约在 3 个月以后逐渐转变为先进入非快速眼动睡眠期。

（2）背景电活动：新生儿背景电活动随发育过程表现为非连续性、交替性和连续性图形。非连续性图形（TD）是一种不成熟的图形，见于胎龄 32 周以下的早产儿，表现为在低于 $25\mu V$ 的低平背景上，间断出现中 – 高波幅的暴发性波群。低平段随着脑成熟逐渐缩短；暴发段由不规则慢波和 / 或棘波、尖波构成，持续 3~5 秒不等，左右半球的暴发可同步或不完全同步。早产儿暴发间隔的时间越长，预后越不好。随着胎龄的增长，非连续性图形在胎龄 34 周左右逐渐转变为交替性图形（TA），即高波幅和低 – 中波幅（大于 $25\mu V$）的脑电活动交替出现。就对称性而言，在对称区域波幅比值不应超过 2:1。背景活动的同步性也反映了脑发育的成熟度，不同步性为双侧对称区域的脑波的 QS 期暴发段存在 >1.5~2 秒的时间差。胎龄 30 周前暴发段为完全同步化，胎龄 30 周后暴发段出现不同步现象，胎龄 31~32 周 QS 期 70% 的暴发段为同步，胎龄 33~34 周为 80%，胎龄 35~36 周为 85%，而胎龄 37 周后为 100% 同步。

（3）不成熟波形：主要包括一过性尖波和 δ 刷，是脑功能发育不成熟的表现。一过性尖波可以部位不定、时间不定散在性地出现在不同脑区。早产儿一般中央区最著，足月儿以额区多见。一过性尖波应与异常病理性尖波或棘波相鉴别，但有时比较困难。总的来说，任何胎龄的新生儿，如尖波、棘波持续固定在某一部位反复出现、周期性发放或长时间节律性发放均应考虑是病理性的。δ 刷是在 0.3~1Hz 慢波上复合 10~20Hz 的快波节律，枕区、中央和颞区多见。在胎龄 28 周前就可出现，胎龄 32 周时明显，主要出现在 AS 期，胎龄 32 周后主要出现在 QS 期，在胎龄 35~38 周先后从清醒、AS 期及 QS 期消失。正常胎龄 44 周后在任何状态下均不应再出现 δ 刷，如出现则提示为不成熟 EEG。

（4）阵发性异常：新生儿的阵发性放电与临床惊厥发作关系密切，但也可仅表现为脑电发作而无明显临床症状,持续 EEG 监测的最大作用是监控和及时处理脑电发作。常见的阵发性异常主要包括以下波形:恒定在某一部位反复出现且刻板的棘波、尖波;阵发性的各种特殊脑电波形,常呈节律性连续发放,部位固定或游走,波形和频率随时间变化;阵发性单一节律发放,多为局灶性,可为 β、α、θ、δ 节律或尖波节律,在长时间发放过程中可有频率和波幅的变化;周期性放电,为刻板的阵发性尖波、棘波或复合波,以相似的间隔重复出现;低电压背景上的低频率放电,是指在持续广泛性低电压的背景上出现波幅很低的尖波或慢波,以很低的频率反复出现,见于各种病因的严重脑损伤,预后不良。

3. 新生儿脑电图 背景异常分类新生儿脑电图背景分类与新生儿的远期预后有密切关系,背景活动异常可分为正常、轻度、中度和重度。多数正常和轻度背景活动异常的新生儿预后良好,而超过 90% 有重度异常背景活动的新生儿,如低电压,暴发 – 抑制的新生儿在后期随访中,多数会出现不同程度的神经系统发育异常。而且 EEG 背景分级和新生儿脑病 Sarnat 临床分级基本一致,轻度急性脑病的 EEG 背景示轻度异常,中度急性脑病的 EEG 背景中度异常,严重急性脑损伤示重度异常。因此,持续反复的脑电监测可以动态追踪急性脑病的演变,并为预测神经后遗症的发生提供依据。

(1)轻度异常:①背景活动轻度不连续;②相对于 CA 半球间轻度不同步;③临床和 EEG 的睡眠状态不一致;④与 CA 相适应的背景节律轻度缺乏;⑤轻度局灶性异常(如局灶性电压降低等)。

(2)中度异常:①与实际 CA 相比,背景活动中度不连续;②与 CA 相适应的背景节律缺乏;③半球间持续不对称和 / 或不同步,不超过整个记录的 50%;④持续普遍性电压降低,在所有状态下背景活动 <25μV;⑤单一节律发放或其他形式的电发作,不伴重度背景异常。

(3)重度异常:①与实际 CA 相比,背景活动明显不连续;②局灶性或一侧周期性放电;③半球间过度不同步和 / 或不对称,占整个记录的 50% 以上;④频繁出现 Rolandic 区或中线区正相尖波,>2 次 /min;⑤严重低电压(<5μV);⑥暴发 – 抑制;⑦等电位。

4. 新生儿脑损伤常见疾病的脑电图表现

(1)新生儿缺氧缺血性脑病:新生儿缺氧缺血性脑病(HIE)生后一周内 EEG 的严重程度与 HIE 的临床分度基本一致,而脑损伤 1 周后,即使 EEG 结果正常,也是没有预测价值的,因此应尽早对 HIE 患儿进行 EEG 监测,理想且最具有预测价值的监测时间为损伤后 12 小时内或 24~36 小时,研究发现在 HIE 后 24 小时,如果 EEG 能恢复正常背景活动,36 小时 EEG 出现睡眠周期,是预后良好的指标,所以 HIE 的 EEG 监测应遵循早期监测、随访复查的原则。此外,HIE 的早期动态监测除可以判断预后外,更重要的是指导早期亚低温治疗。新生儿 HIE 脑损伤后 6 小时内严重的脑电图背景异常已成为是否进行亚低温治疗的指征之一。新生儿 HIE 的 EEG 异常表现通常为:①轻度异常:背景中缺乏交替波形,短暂性波幅不对称或少量阵发性棘、尖波;②重度异常:严重背景波抑制,弥漫性慢活动,对称区域波形显著不对称或不同步及大量多灶样放电。

(2)新生儿低血糖脑病:严重低血糖者可造成神经系统急性及远期功能障碍。EEG 异常的出现常早于脑影像学异常,EEG 的背景变化反映低血糖和神经系统损伤的程度。低血糖脑损伤 EEG 上可表现为脑电活动节律改变、背景不连续、局灶性放电、严重低电压、暴发 – 抑制等。EEG 背景越严重提示脑损伤越严重、后遗症越明显。因此低血糖早期监测

EEG 并定期随访以评估脑损伤的程度对判断预后具有重要的临床意义。

（3）新生儿惊厥：新生儿惊厥是影响脑发育的重要病因之一，但新生儿惊厥的发作一般不典型，需要借助 EEG 监测进行临床诊断。其 EEG 主要表现为脑电活动降低和局灶性棘波、尖波。病情重、反复惊厥发作者的 EEG 则呈高度背景活动降低、低电压、电静息、暴发 – 抑制。新生儿惊厥会造成极为严重的脑损伤，故对可疑患者应尽早进行 EEG 监测，以提高诊断阳性率。新生儿惊厥的脑电临床一致率较癫痫低，这可能是由于新生儿发作间期的癫痫样放电难以与正常的一过性尖波相区别有关，同时服药、监测的时间和不同的睡眠阶段（睡眠期癫痫样放电较清醒期频率高，且以安静睡眠时最为明显）也可能是其影响因素。为了提高其一致率，应进行持续的 EEG 监测，并尽量包括静态睡眠期。新生儿惊厥的预后判断，主要取决于新生儿本身脑成熟度及癫痫样放电的频率、背景波的异常程度。在一组 EEG 呈频繁癫痫样放电的病例中，32% 患儿死亡，存活者中 63% 脑瘫、67% 发育迟缓、56% 继发癫痫，说明 EEG 对新生儿惊厥预后的判断有极高的价值，EEG 背景波的改变是评价预后的重要指标。

（4）新生儿颅内出血：新生儿颅内出血是导致新生儿早期死亡和出现神经系统后遗症的严重疾病之一，常见于早产儿，且胎龄越小发病率越高，发病率约为 15%。其 EEG 异常的主要表现为局限性、不对称性、背景活动降低及局灶性棘、尖波。有研究显示，194 例早产儿中 46 例 EEG 表现异常，其中 5 例重度异常者的头颅 B 超检查均提示有颅内出血。国内一组危重新生儿的 EEG 监测数据显示，160 例颅内出血的新生儿中，129 例 EEG 表现异常（80.6%）；生后 1 个月随访时 81 例 EEG 恢复正常，37 例有神经系统后遗症，34 例表现出不同程度发育迟缓，3 例继发癫痫。以上均提示 EEG 在新生儿颅内出血的临床诊断及判断预后方面有一定的参考价值。

（三）振幅整合脑电图监测

全导联视频脑电图是脑电监护的金标准，但一般至少要安放 16 个电极才能获得满意的新生儿脑电图，且操作复杂，需要专业人员进行阅读，因此只在大型新生儿中心使用。振幅整合脑电图（aEEG）的出现克服了全导联视频脑电图的限制，使新生儿脑功能长时间的连续监测成为可能。aEEG 是一种简单化的脑电监护设备，来源于常规导联的脑电活动经过滤波、整合和时间压缩，脑电活动以半对数形式表示，图形为宽窄相间的波谱带。aEEG 操作简单、可实时床旁连续监测脑电活动，阅读简单，对脑损伤高危儿监测逐渐显示出临床价值。aEEG 的描记至少需要 3 个电极，按照常规 EEG 国际 10-20 系统电极位置放置。单通道 aEEG 放置 3 个电极，其中 2 个放置在双侧顶部（P_3 和 P_4，或 C_3 和 C_4），参考电极放在前额部，描记的是电极之间的电位差。如为双通道 aEEG，需另放置 2 个电极（P_3 和 P_4，C_3 和 C_4），可增加惊厥的检出率。

1. aEEG 的评估 aEEG 可以评估背景电活动、惊厥发作和睡眠 – 觉醒周期、对称性和图形质量。

（1）背景电活动：足月儿生后第一天即为连续性正常电压图形；早产儿 aEEG 出现不连续背景电活动是正常的，随着胎龄的增加，aEEG 脑电活动的连续性逐渐增加。镇静剂、抗癫痫药物或阿片类镇痛剂可影响 aEEG 的背景电活动，较以往更不连续，已经存在的不连续性背景电活动可能变为暴发 – 抑制，暴发 – 抑制可能变为平坦波。因此，应用这些药物后 1~2 小时背景活动的评估不可靠,但长时间的监测有利于识别药物对脑电活动的影响。一般中等剂量的镇静剂或镇痛剂对 aEEG 背景电活动影响较小,如果患儿本身脑电活动极不成熟如早产儿或已经存在严重脑损伤的患儿也会受到影响(表 5-15)。

表 5-15　aEEG 背景电活动 * 的分类

类别	定义
连续性正常电压(C)	连续性活动,aEEG 下边界(最小振幅)在 7~10μV,上边界(最小振幅)在 10~25μV。
不连续性(DC)	不连续性活动,aEEG 下边界可变,但主要低于 5μV,上边界大于 10μV。
连续性低电压(CLV)	连续性活动,上边界极低,在 μV 上下或低于 5μV。
暴发 – 抑制(BS):	不连续性活动,下边界恒定在 0~1μV,暴发波振幅大于 25μV。 ● BS+:指 BS 背景活动,暴发波次数多,≥100 次 /h; ● BS-:指 BS 背景活动,暴发波次数少,小于 100 次 /h
电静止 / 平坦波(FT):	背景活动主要为电静止,小于 5μV

注:* 背景活动类型是指 aEEG 图形上电活动的主要类型

(2)睡眠 – 觉醒周期:睡眠 – 觉醒周期在 aEEG 上表现为平滑的正弦波样变化,主要是下边界。宽带代表安静睡眠时不连续的电活动,窄带代表清醒或活动睡眠期间连续的电活动。睡眠 – 觉醒周期可分为无、未成熟和成熟共 3 类。足月儿生后第一天多出现成熟的睡眠 – 觉醒周期,早产儿睡眠 – 觉醒周期与胎龄有关,25~26 周早产儿即可观察到睡眠 – 觉醒周期变化,随着胎龄增加,睡眠 – 觉醒周期逐渐成熟,发育良好的 34 周早产儿即可出现成熟的睡眠 – 觉醒周期。宫外环境可能加速 aEEG 成熟:同一个胎龄点,纠正胎龄与出生胎龄相比,aEEG 连续性、睡眠 – 觉醒周期更成熟,下边界电压较高,带宽变窄。另外,宫外生活对不同胎龄早产儿影响不同,出生胎龄越小,受宫外生活的影响越大,表现为脑发育加速越明显。

(3)惊厥:在 aEEG 上惊厥发作的表现为下边界和上边界突然抬高,常伴发作后电压降低。在 aEEG 上惊厥分为单次惊厥发作、反复惊厥发作(30 分钟内 >3 次惊厥发作)和癫痫持续状态(惊厥持续发作 >30 分钟,aEEG 表现为锯齿状 / 锯齿波)。

2. aEEG 用于新生儿脑损伤　高危儿的监护一般常规脑电图监测时间为 15~30 分钟,视频脑电图监测的时间大多为 4 小时,而数字化 aEEG 可进行连续监测,有助于发现阵发性的脑电活动异常,可观察脑电活动的趋势变化,对神经发育的评估价值更大。对足月儿 HIE 生后 72 小时连续进行 aEEG 监测,发现异常 aEEG 恢复时间可更好的评估神经发育。即使早期严重异常的 aEEG 如 24 小时内恢复,大多预后良好,如 aEEG 异常逐渐严重或 36 小时仍没有恢复正常,预后多不良。

由于早产儿脑损伤发生的时间不确定,对脑损伤高危早产儿进行连续监测,可能早期发现脑损伤,明确何时发生脑损伤,并分析导致脑损伤的可能因素。在临床工作中,注意改进早产儿管理水平,可以改善早产儿预后。早产儿容易发生各种并发症,常需要各种临床干预措施如呼吸支持、吸痰、低血压、应用表面活性物质、茶碱类药物、吲哚美辛或布洛芬等关闭动脉导管,接受各种刺激如疼痛、光线、声音等,也易发生败血症、黄疸和坏死性小肠结肠炎等疾病。这些干预措施或疾病都可能影响脑血流,导致脑损伤。对这些患儿进行脑功能监护,可以寻找到合适的干预方法,早期发现脑电活动的变化,进而避免或减轻早产儿脑损伤,改善早产儿预后。对早产儿出血后脑积水的研究表明,随着脑积水逐渐进展,aEEG 电压变低,睡眠 – 觉醒周期消失,脑室 – 腹腔分流术后抑制的脑电活动逐渐恢复,因而通过 aEEG 持续监测可早期发现需要手术干预的早产儿出血后脑积水,对选择合适干预时机具有指导意义。接受氨茶碱和咖啡因治疗的早产儿表现为 aEEG 成熟加速。PDA 早产儿手术关闭动脉导管时,发现手术过程中脑氧饱和度下降,aEEG 表现为抑制图形,提示早产儿手术操作过程中需行脑氧合和 aEEG 监测,以提高手术安全性,避免脑损伤。对早产儿进行口腔训练也发现 aEEG 成熟加速。

除缺氧缺血外,高胆红素血症、低血糖、遗传代谢疾病、脑梗死、脑发育异常及严重感染等也可导致新生儿脑损伤。aEEG 也可用于这些脑损伤高危儿的监护。遗传代谢性疾病如存在高氨血症、严重酸中毒或存在脑病表现,aEEG 多表现为显著异常,预后通常较差。对高胆红素血症新生儿的监测发现,发生急性胆红素脑病的患儿 aEEG 图形异常,表现为脑电活动受抑制,睡眠 – 觉醒周期不成熟或缺乏,中度以上的高胆红素血症早产儿 aEEG 即表现为抑制图形,提示脑电活动受到抑制。轻度、持续时间短且无脑损伤临床症状的低血糖新生儿,aEEG 无异常,而严重的反复低血糖可能导致 aEEG 异常。围手术期 aEEG 监测出现惊厥图形或恢复延迟提示发生神经预后不良的风险增加。因此加强围手术期 aEEG 监护有助于寻找先天性结构畸形(先天性心脏病、先天性膈疝、食管闭锁等)发生脑损伤的病因,改善手术期间的监护和处理,预测神经发育不良的风险。此外,对败血症和 / 或脑膜炎新生儿的研究表明,aEEG 异常程度和异常持续时间与预后显著相关。

总之,aEEG 是 NICU 重要的评估工具,应用范围除缺氧缺血导致的脑损伤,还对其他原因如感染、遗传代谢性疾病、中枢性感染、高胆红素血症、低血糖、电解质紊乱等引起的脑损伤也有重要的临床价值。早产儿临床管理中进行 aEEG 连续监测,可评估辅助通气、药物和护理操作过程中的脑电变化,优化早产儿临床管理措施,改善早产儿预后。aEEG 在新生儿惊厥的诊断和疗效评估中也发挥着重要的作用,对新生儿抗惊厥新药的研发具有促进作用。随着 aEEG 技术的不断改进和临床研究及应用经验的积累,aEEG 在 NICU 必将发挥更大作用。

五、脑室穿刺和引流术

(一)概述

脑室系统包括位于两侧大脑半球内对称的左、右侧脑室,位于脑幕上中线部位、经室间孔与两侧脑室相通的第三脑室,中脑导水管和位于颅后窝小脑半球与脑桥延髓之间的第四脑室。脑室穿刺和引流术(ventricular puncture and drainage)仅指两侧侧脑室穿刺或引流而言。

1. 侧脑室结构 侧脑室在两侧大脑半球内,呈狭窄而纵行的裂隙状。体部和后角、下角相移行处为三角部。体部和下角内有侧脑室脉络丛,与第三脑室脉络组织在室间孔处相连。脉络丛球在侧脑室三角部。侧脑室有下列几部分:

(1)前角(额角):在额叶内,其上壁及前壁为胼胝体前部,外壁为尾状核头,内壁为透明隔。内下部有室间孔（Monro 孔），经此与第三脑室相通。

（2）体部：为水平位裂隙，在顶叶内。上壁为胼胝体，内壁为透明隔，下壁由内向外为穹窿、脉络丛、丘脑背面、终纹和尾状核。

（3）后角（枕角）：为体部向枕叶的延伸，系一纵行裂隙。形态变异很大，常较小，有时缺如。上外侧壁为胼胝体放射，内壁有两个隆起，上方者为后角球，系胼胝体大钳所形成，其下方为禽距，系距状裂前部深陷所致。

（4）下角（颞角）：位于颞叶内，为一向下、前及向内弯曲的裂隙，内缘为终纹和尾状核尾部，末端连有杏仁核，下角底由内向外为海马伞、海马、侧副隆起。

2. 穿刺部位 新生儿由于前囟尚未闭合，常规采用前囟穿刺，临床中常用方式有：

（1）前角穿刺：穿刺点在冠状缝前和中线旁各 2.5cm，穿刺方向与矢状面平行，对准两外耳道假想连线，深度不超过 5cm。

（2）后角穿刺：穿刺点在枕外粗隆上 5~6cm，中线旁 3cm，穿刺方向对准同侧眉弓外端，深度不超过 5~6cm。

（3）侧方穿刺：穿刺侧脑室下角时，在耳郭最高点上方 1cm；穿刺三角部时，在外耳孔上方和后方各 4cm 处。均垂直进针，深度约 4~5cm。

（4）经眶穿刺：在眶上缘中点下后 0.5cm 处，向上 45°、向内 15° 进针，深度约 4~5cm，可进入前角底部。

（二）适应证

脑积水引起严重颅内压增高、病情危重甚至发生脑疝或昏迷时，先采用脑室穿刺和引流，作为紧急减压抢救措施，为进一步检查治疗创造条件。

1. 脑室内出血 穿刺引流血性脑脊液可减轻脑室反应及防止脑室系统阻塞。

2. 开颅术中辅助降低颅内压 为了改善手术区的显露，常穿刺侧脑室，引流脑脊液。术后尤其是颅后窝术后，为降低反应性颅内高压，也常用侧脑室外引流。

3. 协助诊断

（1）向脑室内注入阳性对比剂或气体做脑室造影。

（2）抽取脑脊液做生化和细胞学检查等，明确是否存在脑膜炎。

（3）向脑室内注入靛胭脂 1ml 或酚磺肽 1ml，鉴别交通性和梗阻性脑积水。

4. 治疗

（1）引流炎性脑脊液，或向脑室内注入抗生素治疗脑膜炎。

（2）做脑脊液分流手术，放置各种分流管。

（三）禁忌证

1. 硬脑膜下积脓或脑脓肿 脑室穿刺可使感染向脑内扩散，且有脓肿破入脑室的危险。

2. 脑血管畸形 特别巨大、高流量型或位于侧脑室附近的血管畸形，脑室穿刺可引起出血。

3. 弥散性脑肿胀或脑水肿 脑室受压缩小者穿刺困难，引流也很难奏效。

（四）具体操作

1. 术前准备　剃去全部头发。除紧急情况外,术前应禁食 4~6 小时,静脉推注或肌内注射苯巴比妥 5~10mg/kg。

2. 麻醉与体位　一般用局麻。小儿或不合作者,可采用基础或全身麻醉。取穿刺点在上方的体位,新生儿一般取平卧位。

3. 手术方法

（1）颅骨钻孔穿刺法

1）定位:用甲紫或亚甲蓝液在头皮上划出正中矢状线,再以选定的穿刺点为中点划出头皮切口线,切口长度一般为 3cm。皮肤以 3% 碘酊及 75% 乙醇或皮肤消毒液两次消毒,覆以无菌手术巾,并用切口膜或缝线固定于头皮上。

2）钻孔:用 0.5% 普鲁卡因做局麻。全层切开头皮及骨膜,用骨膜剥离器向两侧分离后,以乳突牵开器牵开,做颅骨钻孔。电灼硬脑膜后"十"字形切开。

3）穿刺:以脑室穿刺针或带芯引流管经电凝过的皮质按预定方向穿刺入侧脑室。针头或引流管穿过脑室壁时可感到阻力突然减小,拔出针芯可见脑脊液流出。如需保留导管引流,可用镊子固定引流管,以中号丝线将引流管结扎固定于头皮上。

4）固定:间断缝合帽状腱膜和皮肤切口。引流管接消毒过的脑室引流瓶。切口及引流管各连接处以消毒纱布妥善包扎,防止污染。

（2）细孔锥颅穿刺:为减少手术创伤,近年来有人倡导用细孔锥颅穿刺。锥颅工具有普通手摇钻或专门设计的颅锥,现以上海长征医院设计的套式颅锥为例介绍其操作方法。套式颅锥由带有 T 形手柄和刻度的三刃颅锥、3/4 开槽的套管和固定螺旋三部分组成。

1）定位和钻孔:在头皮上标出穿刺点后,常规消毒,铺巾,麻醉。以尖刀在头皮上刺一小孔。根据 X 线片测出的颅骨厚度,将套管用固定螺旋固定在颅锥的相应部位,用颅锥连同套管锥透颅骨和硬脑膜。

2）穿刺和固定:拔出颅锥,保留套管。将带芯脑室引流管按穿刺方向经套管插入脑室,待有脑脊液流出后拔出套管。引流管固定于头皮上,接脑室引流瓶。

此法不需切开头皮钻颅,简便、快速、损伤小。锥颅后拔出颅锥保留套管在骨孔内,可防止头皮软组织与骨孔错位,穿刺针或引流管可沿套管顺利穿入脑室,避免了一般细孔锥颅的缺点。

（3）经前囟穿刺:只适用于前囟未闭的婴幼儿。穿刺点在前囟侧角的最外端,用腰椎穿刺针在局麻下穿刺,不切开头皮。穿刺方向同前角穿刺法,前囟大者平行矢状面,前囟小者针尖略指向外侧。

（五）术中注意要点

1. 正确选择穿刺部位　前角穿刺常用于脑室造影和脑室引流。经枕穿刺常用于脑室造影、脑室 – 枕大池分流、颅后窝手术中及术后持续引流。侧方穿刺多用于分流术。穿刺部位的选择应考虑病变部位,一般应选择远离病变部位穿刺。还应考虑脑室移位或受压变形缩小、两侧侧脑室是否相通等情况,以决定最佳穿刺部位及是否需双侧穿刺。

2. 穿刺时注意 需改变穿刺方向时,应将脑室穿刺针或导管拔出后重新穿刺,不可在脑内转换方向,以免损伤脑组织。穿刺不应过急过深,以防损伤脑干或脉络丛而引起出血。

3. 进入脑室,放脑脊液要慢,以免减压太快引起硬脑膜下、硬脑膜外或脑室内出血。

4. 穿刺失败原因 最主要的原因是穿刺点和穿刺方向不对,应严格确定穿刺点,掌握穿刺方向。

(六)术后处理

术后应密切观察患儿的意识、呼吸、脉搏、血压、体温和颅内压等情况。持续引流者应注意保持引流管通畅,引流装置应保证无菌,定时更换,记录引流液量和性质。术后常规应用抗生素,防止颅内感染。严重颅内高压、术前视力明显减退者应注意观察视力改变。

(七)主要并发症

1. 脑室内、硬脑膜下或硬脑膜外出血。

2. 急性脑水肿及颅内压突然增高。

3. 视力突然减退甚至失明。

4. 局部或颅内感染。

(八)脑积水的常规处理

1. 脑积水定义 脑积水是由于颅脑疾患使得脑脊液分泌过多和/或循环、吸收障碍而致脑室系统扩大和/或蛛网膜下腔扩大的一种病症。通常以脑脊液循环通路梗阻和吸收不良较为多见,而分泌过多者较为少见。

2. 脑脊液循环 脑脊液由侧脑室脉络丛等产生→室间孔→第三脑室(与第三脑室脉络丛产生的脑脊液一起)→中脑水管→第四脑室(再与第四脑室脉络丛产生的脑脊液一起)→正中孔和两个外侧孔→蛛网膜下隙→大脑背面,最后通过蛛网膜粒渗透→上矢状窦内→回流到血液中。整个途径为脑脊液循环途径,如任一过程出现问题,即可发生脑积水。

3. 治疗

(1)非手术治疗适用于早期或病情较轻、发展缓慢者,目的在于减少脑脊液的分泌或增加机体的水分排出,方法有:

1)药物治疗:应用利尿剂,如乙酰唑胺、双氢克尿塞、呋塞米、甘露醇等。

2)穿刺:经前囟或腰椎反复穿刺放液。

(2)手术治疗

1)指征:手术治疗适用于脑室内压力较高(超过250mm水柱)或经非手术治疗失败的病例。严重脑积水如头围超过50cm、大脑皮质萎缩厚度在1cm以下、合并有严重功能障碍及畸形者,也可以进行手术治疗,但手术疗效不佳。

2)手术方式:①解除梗阻手术(病因治疗):病因治疗应成为治疗脑积水的首选方法。对阻塞性脑积水来说,解除梗阻是最理想的方法。如室间孔穿通术、导水管重建术、第四脑室囊肿造瘘术、脑室内肿瘤切除术、第三脑室底造瘘术、枕大孔减压术等。②减少脑脊液形成：如采用侧脑室脉络丛切除或电灼术。主要用于交通性脑积水，特别是分流手术失败或不适合进行分流的患儿。目前在内镜下进行电灼，可以明显减少手术并发症的发生。③脑脊液分流术：脑室与脑池分流，如侧脑室与枕大池分流术；脑室体腔分流，如脑室（或脑池）腹腔分流术、脑室胸腔分流术；脑脊液体外引流术，如侧脑室鼓室分流术；脑室与输尿管分流术；脑脊液引入心血管系统，如脑室心房分流术、脑室颈内静脉分流术、侧脑室 - 心房分流术、侧脑室 - 腹腔分流术。

3）术后并发症：①分流系统堵塞：最为多见，一般在 50%~70%。②感染：发生率为7%~10%，在儿童中更高达 30% 以上。主要为脑室炎或腹膜炎。③分流过度或不足：过度分流综合征：儿童多见，患者出现典型的体位性头痛，直立时加重而平躺后缓解，CT 检查显示脑室小；慢性硬膜下血肿或积液：多见于正常压力脑积水术后，多为采用低阻抗分流管导致脑脊液过度引流、颅内低压所致；脑脊液分流不足：术后症状不改善，检查发现脑室扩大仍然存在或改变不明显，主要原因是使用的分流管阀门压力不适当，导致脑脊液排出不畅。④裂隙脑室综合征：通常指分流手术后数年出现颅内压增高的症状，如头痛、恶心、呕吐及共济失调、反应迟钝、昏睡等。但 CT 扫描却发现脑室形态小于正常，检查阀门通常按下后再充盈缓慢，提示分流管脑室端阻塞。发病机制是由于长期脑脊液过度引流所致。

防止上述并发症最有效的方法是采用可调压分流系统进行分流。

其他并发症：①癫痫：约 5%；②脑室端管的并发症：如视神经损伤等；③腹腔端管的并发症：包括分流管移位、断裂、脏器穿孔、肠梗阻、腹部积液等。

（李晓莺　岳少杰　曹传顶　周文浩　章丽燕）

第三节　教学案例

案例 1　反复抽搐

（一）病例介绍

1. **病史**　患儿，女，生后 10 日，因"反复抽搐 2 日"入院。母亲孕 2 产 1，孕 38 周，因母亲试产失败而行剖宫产娩出。出生时羊水浑浊，胎盘、脐带未见异常，出生体质量 2 950g，Apgar 评分 1 分钟 10 分。出生后患儿一般情况好，无发热、惊厥，无呕吐。逐渐出现嗜睡、反应差，纳奶逐渐减少，偶伴有抽泣样呼吸，无呻吟、发绀，院外未治疗，症状逐渐加重，反应更差，拒乳、不哭，并出现惊厥，表现为头偏向一侧，右上肢伸直内旋，面色潮红，四肢肌张力增高，伴喉鸣，持续约数分钟可缓解，缓解后存在抽泣样呼吸，伴有吐沫。具体次数不详。为进一步治疗，转运至上级医院。母亲妊娠期行正规产前检查，产前无特殊疾病史，无妊娠合并症，无特殊用药史。

2. **入院查体**　体温 37.0℃，脉搏 136 次 /min，呼吸 50 次 /min，血压 68/50mmHg。患儿神志清，无激惹。周身无皮疹，无色素沉着。心率 136 次 /min，律齐，心音有力，未闻及杂音,呼吸平稳,双肺呼吸音清,经皮血氧饱和度 95%(吸氧)。腹部稍隆起无胃肠型,肝肋下 2cm,剑突下 0.5cm,脾肋下 0.5cm。患儿前囟 1.5cm×1.0cm,稍饱满,颅缝无增宽,双瞳孔等大,对光反射正常,四肢活动自如,肌张力增高,拥抱反射、握持反射、吸吮反射正常,双侧膝反射活跃。

3. 诊治经过 入院后实验室检查:WBC $5.07×10^9$/L,N 68%,L 26%,PLT $207×10^9$/L,Hb 165g/L,C 反应蛋白 <80 mg/dl。血气分析(未吸氧):pH 7.27,$PaCO_2$ 34mmHg,PaO_2 77mmHg,HCO_3^- 15.6 mmol/L,BE−11.3mmol/L。血清电解质 K^+4.6 mmol/L,Na^+136 mmol/L,Cl^-108 mmol/L,Ca^{2+}20.96 mmol/L,血糖 3.8mmol/L。凝血功能正常。脑脊液常规、生化检查正常,TORCH、血培养阴性。MRI 显示:脑内异常信号影,诊断考虑新生儿脑损伤。甲状腺功能:游离三碘甲状原氨酸 2.97pmol/L,游离甲状腺素 12.54pmol/L,促甲状腺素 0.06μIU/ml。胸片示双肺纹理增多、紊乱、模糊,两肺伴有絮片状模糊阴影,提示新生儿肺炎表现。心脏彩超示:①动脉导管未闭;②肺动脉高压轻度;③卵圆孔未闭;④三尖瓣反流。入院后给予呼吸机辅助通气,纠酸、苯巴比妥、左卡尼丁、维生素 B_{12}、叶酸治疗,禁食,静脉营养,限制氨基酸、脂肪入量 1g/(kg·d)。完善遗传代谢病检测、尿有机酸测定。5 日后病情较前好转,家属因个人原因要求自动出院。建议门诊康复科进行康复治疗。

(二)临床分析

1. 住院医师 患儿病例特点:①足月儿,家长否认明显的窒息抢救病史,否认母亲妊娠糖尿病史、高血压病史,近 2 日即出现反复抽搐、反应差;②患儿不哭、反应差、抽搐,体格检查发现全身情况差,突出表现为神经系统的阳性体征、症状。结合患儿病史及体格检查,需考虑以下疾病:①新生儿败血症:可进一步查血培养、降钙素原、CRP 等明确病原菌;②中枢系统神经感染:可有发热、抽搐、前囟饱满等临床表现,可有脑脊液常规、生化的改变,故需行腰椎穿刺做脑脊液检查;③颅内出血:可由于产时挤压或外伤引起,进一步行头颅 MRI 或 B 超等检查以明确诊断;④缺氧缺血性脑病:患儿家长否认窒息抢救史,但患儿有明确神经系统表现,可行头颅 MRI 等检查以明确诊断;⑤代谢性疾病:如新生儿特发性低血糖症、糖原贮积病、枫糖尿症等;⑥中毒性脑病:患儿有败血症的临床表现,严重脓毒症可引起多脏器功能障碍,包括脑的损伤;⑦新生儿肺炎:患儿有气促、呼吸不规则等表现,结合 X 线胸片表现,诊断明确。患儿现在仍有反复抽搐表现,因此控制惊厥是治疗的重点,需给予抗惊厥药物治疗,同时根据血常规情况使用抗生素控制感染,维持水、电解质平衡。密切观察患儿的神经系统症状、体征变化,同时完成各项辅助检查,争取尽快明确惊厥原因。

2. 主治医师 患儿经抗感染、镇静止痉等治疗,抽搐好转,但肌张力仍偏高。尿液有特殊气味。辅助检查:肝肾功能及电解质正常,血氨 121μmol/L,乳酸 5.5mmol/L,微量血糖 2.1mmol/L,脑脊液常规和生化均正常,血培养和脑脊液培养均无细菌生长。腹部 B 超正常;心电图为 T 波改变;头颅 MRI 示脑内异常信号影,诊断考虑新生儿脑损伤。同时要排除先天性遗传代谢异常,追问病史,患儿父母第一胎男婴生后 1 个月不明原因死亡。患儿血液串联质谱检查结果示缬氨酸、亮氨酸显著升高;尿气相色谱 – 质谱法检测结果:2- 羟基异戊酸,2- 酮异戊酸、2- 酮 –3- 甲基戊酸、2- 酮异己酸和乙酰甘氨酸明显增高。考虑枫糖尿症。

3. 主任医师 患儿病史特点是以反复抽搐的神经症状为主,但血培养、脑脊液检查均为阴性,可排除中枢神经系统感染导致的神经症状。头颅 MRI 示脑内异常信号影,诊断考虑新生儿脑损伤。伴异常脑电图,不能完全排除缺氧缺血性脑病的可能,需要进一步询问患儿出生的抢救情况。患儿有气促、呼吸不规则等表现,结合X线胸片考虑新生儿肺炎。目前继续抗感染、控制惊厥等对症治疗。值得注意的是患儿有异味尿,伴血氨明显升高,要高度怀疑先天代谢性疾病,患儿入院后已完善血串联质谱检查,根据患儿表现及氨基酸谱分析,可以明确诊断为枫糖尿症。枫糖尿症为常染色体隐性遗传,发病率低。由于支链酮酸脱羧酶的先天性缺陷,导致支链氨基酸(亮氨酸、异亮氨酸)转氨基后形成支链–酮酸不能完成氧化脱羧,致使亮氨酸、异亮氨酸和缬氨酸的支链α–酮酸在体内堆积,产物可随尿、汗排出,产生特殊的枫糖甜味。支链α–酮酸在体内堆积的结果:①γ–氨基丁酸生成减少,三羧酸循环减少及α–酮戊酸盐减少;②低血糖,乙酰辅酶A生成减少而乳酸增加;③髓鞘磷脂和脂蛋白合成受累。枫糖尿症主要神经病理改变为脑白质受累,特别是神经发育中髓鞘化快的部位出现空泡样变,并可发生酮症酸中毒和低血糖,临床分为经典型、中间型、间歇性、维生素B_1有效型及酯酰胺脱氢酶缺乏型5型,其中经典型常发生在新生儿第1周末,未经治疗多1岁内死亡。患儿出生时往往正常,逐渐出现呕吐、喂养困难、反应低下、嗜睡甚至昏迷,肌张力减低,惊厥、呼吸困难甚至呼吸暂停,焦糖气味尿,约半数有低血糖。本例患儿生后1周内起病,逐渐出现上述临床表现,考虑为经典型。此型患儿在生后早期饮食治疗,可以达到正常发育,智力发育接近正常。患儿诊断明确后,给予更改饮食,采用正常牛奶与不含缬氨酸、亮氨酸、异亮氨酸奶粉,按1:2比例喂养,同时补充维生素B_1 200mg/d。家属因个人原因要求自动出院,向家属交代病情及饮食注意事项。

案例2 昏迷

(一)病例介绍

1. **病史** 患儿,男,生后2小时,因"生后反应差,无自主呼吸30分钟"入院。患儿系孕40^{+3}周,因胎膜早破15小时产科顺产娩出,出生体重3.2kg,生后窒息,不哭,经拍打足底后仍不哭,患儿无自主呼吸,未提供阿氏评分,急会诊,予以生理盐水15ml扩容,纳洛酮0.3mg静推2次后,患儿出现自主呼吸,以"新生儿窒息,新生儿缺氧缺血性脑病?"收入院。入院后不久患儿出现频繁抽搐,表现为下颌抖动,四肢僵硬,肌张力紧张,可自行缓解,患儿有发热,无呕吐,有吐沫,有呻吟,未排大小便。

2. **体格检查** 体温35.4℃,脉搏142次/min,呼吸44次/min,血压50/28mmHg,体重3 200g,经皮氧饱和度80%~90%,头围34cm,身长50cm。神志淡漠,反应差,呼吸浅促,口唇发绀,哭声低,无三凹征,面色苍白,全身皮肤未见皮疹及出血点,囟门平坦,头顶部可触及一约17cm×7cm大小肿物,波动感阳性,唇色苍白,颈软,无抵抗,双侧瞳孔等大等圆,约2mm,对光反射迟钝,双肺呼吸音粗,可闻及散在湿啰音,心率142次/min,节律齐,心音有力,未闻及明显杂音,腹软,脐轮无红肿,脐部无血性分泌物,肝脾肋下未触及,肠鸣音正常,四肢僵硬,肌力及肌张力增强,吮吸反射未引出,拥抱反射未引出,握持反射存在。

3. **实验室检查** 入院时查微量血糖9.7mmol/L。血气分析:pH 7.204,$PaCO_2$ 0.4mmHg,PaO_2 133mmHg,Lac 13.6mmol/L,ABE–17.7mmol/L,SBE–19.9mmol/L,K^+ 3.8mmol/L,Na^+ 134mmol/L,CL^- 106mmol/L,Ca^{2+} 1.22mmol/L。 生 化:K^+ 4.10mmol/L,Na^+ 133.0mmol/L,Cl^-

103.0mmol/L，CO_2-CP10.5mmol/L，GLU 10.64mmol/L，UREA 3.52mmol/L，CRE 82.4μmol/L，CK 1 573.0U/L，CK-MB 105.6U/L，TBIL 36.40μmol/L，DBIL 12.50μmol/L，TBIL 23.90μmol/L。凝血检查：PT 21.4秒，PT% 34.2，PTR 1.86，APTT 55.5秒，PT-INR 1.92，PT 21.9秒，FIB 1.06g/L。ABO血型"O"，Rh（D）血型阳性（+），Rh（C）（-），Rh（E）（+）。血常规：WBC 34.25×10^9/L，RBC 4.65×10^{12}/L，Hb 154g/L，PLT 336×10^9/L，N 73.6%。复查血常规：WBC 30.02×10^9/L，RBC 3.82×10^{12}/L，Hb 127.00g/L，PLT 313×10^9，L7.60%，N 81.20%。降钙素原 0.467ng/ml。C反应蛋白 0.09mg/L。尿常规 pH7.00，尿比重 1.010，潜血（-），蛋白质（-），胆红素（-），尿胆原（-），酮体（-），WBC（-）。血培养：普通培养3日无菌生长。

4. 诊治经过 入院后给予温箱保温，箱内吸氧，氧流量为 4L/min，血氧饱和度维持在90%以上。生理盐水扩容。患儿惊厥频繁发作，予以苯巴比妥钠控制惊厥，无效后改为丙戊酸钠持续泵入，并给予头戴冰帽降温，予以无创呼吸机辅助呼吸。第2天出现体温升高持续，血常规 WBC 明显升高，升级抗生素为美罗培南抗感染；血气分析示酸中毒，予以碳酸氢钠纠酸；心肌酶谱示 CK-MB 增高，给予磷酸肌酸钠营养心肌治疗；含糖静脉营养液保证热卡摄入，维持内环境及血糖稳定。12小时后患儿出现意识丧失，处于昏迷状态，同时有发热，予以甘露醇降低颅内压，逐渐减停；酚磺乙胺及维生素 K_1 止血治疗；胞磷胆碱及注射用鼠神经生长因子营养神经治疗。患儿意识逐渐恢复，对强刺激有反应。第2日查头颅 CT 显示左侧额顶区皮下血肿，右侧小脑幕及枕叶高密度影，考虑：①伪影；②损伤待排，请结合临床，必要时 MRI 进一步检查。头颅彩超：头颅超声未见异常。第5日为嗜睡状态，第7日意识渐清晰，反应差。入院后第2日出现低血钙、低血钠，给予补钙治疗及补液对症处理。第3日天腹胀明显，给予禁饮食及西咪替丁抑制胃酸保护胃黏膜治疗。第4日血 K^+ 浓度 2.9mmol/L，给予静脉及口服补充钾离子。第6日呼吸平稳，停止呼吸机辅助呼吸，给予心电监护及暖箱保温，美罗培南改为哌拉西林钠/他唑巴坦钠抗感染。第7日体温逐渐下降至正常范围；血钾恢复正常；腹胀缓解后给予鼻饲喂养，根据耐受情况鼻饲喂养逐渐增加奶量，患儿窒息后原始反射消失，出现吮吸及吞咽功能障碍，四肢肌张力偏高，病情平稳请康复科会诊给予吞咽及运动功能训练。住院期间遗传代谢性疾病筛查未见异常。

5. 出院时情况 监测体温、血压、血糖正常，经皮氧饱和度在90%以上。母乳每次45ml，每3小时1次胃管注入，患儿仍不能建立有效的吮吸及吞咽，喂奶后无呕吐，无腹胀，大小便正常。患儿全天无惊厥发作。查体：患儿反应一般，眼神呆滞，无缺氧征，囟门平坦，头皮有血肿，头顶部可触及一约 1.0cm×1.0cm 大小肿物，双肺呼吸音清，未闻及湿性啰音，心率 134次/min，有力，律齐，心前区未闻及明显杂音；无腹胀，脐轮无红肿，脐部无血性分泌物，肝脾肋下未触及，肠鸣音正常，肌力及肌张力略增高，吸吮反射引出不全。出院后嘱院外继续给予营养神经及控制惊厥治疗，甲钴胺分散片，每次 0.25mg，每日2次口服；丙戊酸钠口服液，每次 0.8ml，每日2次；注射用鼠神经生长因子F，30μg，肌内注射，每日1次，持续用1周，改善预后；继续康复训练。1个月后复查颅脑磁共振；1个月后监测丙戊酸钠血药浓度；预防感染、加强护理、合理喂养、防止呛奶，有情况随诊。出院诊断：新生儿窒息，缺氧缺血性脑病。

（二）临床分析

1. 住院医师 根据患儿生后有窒息，不哭，约30分钟出现自主呼吸，入院后频繁惊厥发作,后出现昏迷状态,持续时间较长,新生儿窒息,新生儿缺氧缺血性脑病诊断明确。入院后给予三支持、三对症治疗。患儿惊厥持续时间长,较难控制;后期后遗症出现,给予康复训练治疗。

2. 副主任医师 规律产检无异常,无其他高危因素,患儿出生后 30 分钟重度窒息史,抽搐出现早,表现为下颌抖动,抽搐开始为左侧肢体后为右侧肢体,逐渐发展为四肢抽搐,四肢为僵直,肌张力增高。12 小时后出现昏迷,持续时间较长。根据入院后辅助检查,患儿出现心肌酶谱增高,肌酶谱增高,尿常规异常,考虑为窒息引起的多器官损害;尤其以脑损伤为主,预后不良,后遗症可能大。出院后注意随访,及时沟通,完善动态脑电图检查,进一步评估病情,继续积极进行康复治疗。

3. 主任医师 患儿新生儿窒息、新生儿缺氧缺血脑病诊断明确。临床表现为重度窒息后引起的多器官功能损害,给予三支持、三对症治疗。患儿表现从惊厥持续状态转为昏迷状态,在抗惊厥治疗中要求血药浓度达到治疗浓度,同时,应用镇静药物时需要考虑呼吸抑制的副作用。加强呼吸道管理,注意电解质及出入量的平衡。患儿第 2 天出现低血钙、低血钠,第 4 日出现低血钾,经过积极治疗纠正到正常范围。患儿表现为发热,血压一过性增高,患儿清醒后出现肌张力增高,表现反映了上运动神经元损伤、硬瘫;考虑为丘脑损伤,原始反射消失,吸吮反射消失,出现吮吸、吞咽问题,后期需康复治疗。

本患儿是新生儿昏迷的典型病例。新生儿窒息、重度新生儿缺氧缺血性脑病患儿的窒息可以发生在宫内、产时及产后。本患儿生后 30 分钟后无自主呼吸,缺氧是发病的核心。缺氧后出现脑血流和脑组织代谢改变,同时钙离子内流引起低血钙;临床表现为持续惊厥、意识丧失的昏迷状态;呼吸暂停、肌张力增高、颅内压升高和原始反射消失都是重度新生儿缺氧缺血性脑病的表现。

需要与以下疾病鉴别:①代谢性脑病:少见,表现为惊厥出现早,难以控制;辅助检查可见高血氨、酸中毒、丙氨酸氨基转移酶增高;该患儿氨基酸及肉碱代谢未见异常,同时有缺氧病史,故不考虑本病。②低血糖脑病:由于低血糖出现反应低下、自发活动少,严重着可发生惊厥;本患儿无低血糖发病基础,如糖尿病母亲、早产儿等,且入院后有一过性高血糖,无低血糖发生,故可排除本病。③颅内感染:不同病原体造成颅内感染可有不同程度的意识障碍及惊厥等表现。本患儿表现为发热,同时惊厥发生,血常规 WBC 增高,故考虑本病可能,在治疗上给予抗生素升级;但是血培养为阴性,无感染的高危因素存在;监测血常规逐渐下降,考虑为缺氧缺血性脑病的表现,因家长拒绝腰椎穿刺,无脑脊液依据;抗生素降级后患儿体温无异常上升也可佐证不支持本病。④胆红素脑病:由于胆红素通过血脑屏障,出现神经系统症状。本患儿无胆红素增高,故不考虑本病。⑤电解质紊乱:低血钙、低血钠等电解质紊乱严重者会表现为惊厥发生;本患儿惊厥出现早,有明确缺氧病史,虽然有电解质紊乱,给予对症处理后很快维持正常范围,故不支持本病。

在缺氧缺血性脑病治疗中,72 小时为重要的分界线:前期三支持、三对症治疗。本患儿惊厥持续状态给予丙戊酸钠及口服左乙拉西坦控制较好。在控制惊厥时根据病情选择药物,避免及减少副作用。惊厥后出现意识丧失,昏迷持续时间长,说明患儿脑损害严重。对于高热昏迷的患儿,应给予亚低温治疗,加强呼吸道管理,给予积极对症支持治疗。患儿出现体温增高、血压一过性增高、肌张力增高,反映为上运动神经元损伤、硬瘫,考虑为丘脑损伤。丘脑 - 脑垂体功能受损表现为抗利尿激素分泌失调综合征,出现尿钠排出增多、稀释性低血钠等有关临床表现。后期对症治疗：营养脑神经，改善脑功能，早期康复治疗；定期进行运动及发育评估，复查头颅 MRI 及完善脑电图检查；继续康复治疗，减少后遗症。

案例 3 以"反应低下"为首发症状的肺炎克雷伯杆菌败血症

（一）病例介绍

1. **病史** 患儿，女，3 天，因"反应差 3 天"入院。患儿为试管婴儿，胎龄 38 周，出生体重 3 400g，其母有胎膜早破 28 小时病史。出生后即反应差、吃奶少、哭声弱，生后第二天出现呕吐，共 3 次，为胃内容物，与进食无关，不伴发热及腹泻。当地医院诊治无好转而转入上级医院。

2. **体格检查** 精神反应差，面色欠红润，无黄疸，皮肤弹性尚可，肝右肋下 3cm、质软，其他无特殊。

3. **实验室检查** 血常规：WBC $29.7 \times 10^9/L$，N 76.8%，L 16.7%，Hb 155g/L，PLT $52 \times 10^9/L$；超敏 C 反应蛋白（hs-CRP）129.11mg/L（正常值 0~3mg/L）；血培养：肺炎克雷伯杆菌阳性，对亚胺培南、阿米卡星、哌拉西林 – 他唑巴坦敏感。

4. **临床诊疗经过** 入院后经验性使用头孢地嗪抗感染及营养支持等治疗，病情无明显改善。入院后第 7 日左前臂中下端内侧皮肤可见约 2cm×2cm 大小紫红色瘀斑，左手大拇指至无名指均见第一、二指节发黑，血管外科会诊考虑"局部血管栓塞"所致，立即输注血小板、血浆，使用丙种球蛋白、低分子右旋糖酐等对症支持治疗，根据血培养结果改为敏感抗生素抗感染。病情逐渐好转，血小板回升至正常，手指皮肤颜色亦逐渐转红润、脱皮，但左手中指末端出现干性坏死。入院 20 日后出院。

5. **最后诊断** ①肺炎克雷伯杆菌感染性败血症（早发型）；②左拇指至左无名指感染性栓塞性脉管炎。

（二）临床分析

1. **总住院医师** 新生儿败血症分早发型和晚发型。早发型常见于宫内或产时感染，常于出生后 3 日内发病，且病情重、死亡率高、预后较差。

2. **主治医师** 新生儿败血症早期缺乏特异表现，常以反应低下、面色欠佳、反复呼吸暂停、拒乳、黄疸等为首发或主要症状。体温可升高或正常，严重时体温不升，早产儿以低体温更为常见。新生儿败血症容易累及多器官系统，出现相应的临床表现。常伴有皮疹、皮下出血点或瘀斑，腹胀，肝脾增大等，若出现心音低钝、肤色花纹、肢端凉、皮肤毛细血管再充盈时间延长等体征，则应考虑合并感染性休克，严重时可并发 DIC，出现出血倾向等多器官功能障碍。根据病史、临床表现、实验室检查及血培养结果，本病例确诊为肺炎克雷伯杆菌感染所致早发型败血症，皮肤瘀斑及指/趾端发黑系细菌性血栓所致。

3. **主任医师** 对出生后不久即出现原因不明"反应低下"的新生儿要高度警惕早发型败血症，及时进行病原学检查，血培养结果回报前静脉使用广谱抗生素，根据血培养结果及时更换足量敏感抗生素，积极营养支持，对症治疗，仔细观察临床疗效及病情变化，及时发现处理并发症。

案例 4　生后反应差、肌张力低

（一）病例介绍

1. 病史　患儿，男，生后 5 天，因"生后反应差、肌张力低下 5 天"入院。患儿系第 1 胎第 1 产，胎龄 37 周，胎膜早破 10 小时，阴道侧切娩出，出生体重 2 550g，生后无窒息。生后因"反应差、哭声弱"入住当地医院 NICU。入院查体发现肌张力低下，给予抗感染、支持等治疗效果不佳，为进一步诊治转入上级医院。母亲 30 岁，孕期健康，规律产检，产检多次显示胎动少。父亲 31 岁，体健。父母非近亲婚配，否认家族性遗传病及传染病史。

2. 体格检查　体温 36.4℃，脉搏 128 次 /min，呼吸 40 次 /min，体重 2 550g，头围 34cm，身长 44cm。反应差，哭声弱，皮肤白，毛发黄，前囟平软，嘴小，上唇薄，下颌小，腭弓稍高。双肺呼吸音稍粗，未闻及啰音。心率 128 次 /min，心、腹未见异常。阴茎小，阴囊小且色浅，未触及睾丸。四肢自主活动少，肌张力低下，吸吮、觅食、拥抱、握持反射均未引出，双侧膝腱反射可引出，双侧巴氏征阴性。

3. 实验室检查　血、尿、便常规及 C 反应蛋白、降钙素原、TORCH、生化、凝血功能等检查均未见明显异常。动脉血气分析：pH 7.43，$PaCO_2$ 20mmHg，PaO_2 75mmHg，HCO_3^- 18mmol/L，BE−5mmol/L，Na^+144mmol/L，K^+3.6mmol/L，Ca^{2+}1.0mmol/L。血、尿遗传代谢病筛查未见明显异常。胸部 X 线片：双肺纹理增多、模糊。头颅超声：颅脑超声未见异常。心脏超声：卵圆孔未闭，左室收缩功能正常。睾丸附睾超声：双侧阴囊区及腹股沟区未见睾丸回声。

4. 住院经过　患儿表现为肌张力低下，查体腱反射存在，同时伴哭声弱、原始反射未引出等，考虑为上运动神经元受损所致，为中枢性肌张力低下。患儿无明显窒息、缺氧史，血常规、头颅超声等均正常，血生化、血糖及血、尿遗传代谢病筛查未见明显异常，可除外新生儿缺氧缺血性脑病、颅内出血、败血症、电解质紊乱、有机酸氨基酸代谢障碍等。结合患儿有皮肤白、下颌小、嘴小、生殖器发育不良等外观，考虑 Prader-Willi 综合征可能性大，送血样至遗传中心进行分子诊断。通过甲基化特异性 PCR（methylation-specific PCR，MS-PCR）检测，发现该患儿 Prader-Willi 综合征发病基因 *SNRPN* 扩增产物电泳图中仅出现母源性基因条带而无父源性条带，与正常对照形成鲜明对比，确诊 Prader-Willi 综合征。给予吞咽训练及肢体功能训练，住院 2 周，患儿可自行纳奶，生命体征稳定，体重增长满意，准予出院，嘱出院后门诊随诊。

5. 最后诊断　Prader-Willi 综合征。

（二）临床分析

Prader-Willi 综合征（OMIM176270）又称张力减退 – 智力减退 – 性功能减退与肥胖综合征，由 Prader 和 Willi 在 1956 年首先描述，国外报道发病率约为 1/25 000，病死率 3%。Prader-Willi 综合征以影响中枢神经系统，特别是下丘脑为主。典型临床特征包括新生儿期出现中枢性肌张力低下、反应差、喂养困难；儿童期及青少年阶段出现过度饮食导致肥胖，促性腺激素分泌不足导致性腺机能减退，以及智力障碍、行为异常、身材矮小等，头面部轻度畸形，包括额径狭窄、杏仁眼、斜视、嘴下歪、上唇薄、耳畸形、牙齿缺损。新生儿期 Prader-Willi 综合征的临床诊断要点包括特殊面容、妊娠期胎动少、宫内发育迟缓；生后肌张力低下、反应及吸吮力差、喂养困难、哭声弱小及色素浅等。本例患儿符合临床主要诊断标准：中枢性肌张力低下，吸吮力差，但可随年龄增加而改善，喂养困难，生殖器官发育不良，阴囊发育不良；符合次要指标：婴儿期无生气或哭声弱小，色素减退。拟诊为 Prader-Willi 综合征。

Prader-Willi 综合征致病基因位于 15q11-13，包含 *SNRPN*、*NDN*、*MAMAGEL2*、*MKRN3* 等印记基因，其父源性基因有活性，而母源性基因没有活性。这是由于母源基因存在甲基化，甲基化是基因组调控表达的基本机制，也是遗传印记常见表现形式。目前认为遗传机制包括三种分子分型：父源性染色体 15q11-13 微缺失或重排（约占 70%）、母源性同源二倍体（约占 25%）和印记基因缺陷（约占 5%）。可采用 MS-PCR 和多重连接依赖性探针扩增（MLPA）技术检测诊断出 99% 的病例。此患儿通过 MS-PCR 技术诊断，为最常见遗传类型父源性 15q11-q13 缺失。

治疗上为个体化、综合治疗。新生儿期和婴儿期的首要问题是喂养困难，可采用大孔眼奶瓶少量、多次的喂养，必要时可考虑短期鼻饲。物理治疗改善肌张力低下。幼儿期发育迟滞是主要问题，早期进行发育评估和干预。幼儿期开始就要控制饮食，适当增加运动量，控制肥胖的发展。早期生长激素疗法可以改善患者身高、提高肌张力及减少脂肪。本例患儿早期进行吞咽和肢体训练等物理治疗，可自行纳奶，后期需要定期随访。

案例5　吞咽困难

（一）病例简介

1. **病史**　患儿，女，因"胎龄 31^{+5} 周，生后进行性呼吸困难 1 小时"入院。患儿系第 2 胎第 2 产，胎龄 31^{+5} 周，因"胎膜早破 7 日，羊水少"行剖宫产娩出，出生体重 1 550g，Apgar 评分 1 分钟为 8 分，5 分钟、10 分钟均为 10 分。母孕 2 个月时出现阴道出血，孕酮保胎治疗 1 个月后缓解。7 日前出现早破水，当地医院给予保胎，产前用地塞米松促肺成熟一个疗程。

2. **体格检查**　体温 36.7℃，脉搏 140 次/min，呼吸 45 次/min，身长 39cm，头围 29cm，体重 1 510g。早产儿外貌，鼻导管吸氧下皮肤尚红润，刺激后有痛苦表情。双肺呼吸音低，左肺闻及少许湿性啰音，心率 140 次/min，律齐，心音有力。四肢肌张力偏低，原始反射引出不完全。简易胎龄评分 31 周。

3. **实验室检查**　胸部 X 线片示双肺纹理增多，可见淡片状模糊影。彩色超声心动示卵圆孔未闭，动脉导管未闭。头颅超声未见明显异常。腹部超声示肝、胆、胰、脾、肾未见明显异常。

4. **入院诊断**　①早产儿；②低出生体重儿；③新生儿呼吸窘迫综合征；④动脉导管未闭。

5. **住院经过**　患儿呼吸机辅助通气 5 日。生后 10 日，仍需胃管喂养，考虑存在吞咽困难，给予评估与干预。生后 10 日，胃管喂养，奶量每次 8ml，每日 8 次。评估：进食反射：无；咬反射：无；吸吮反射：无；吞咽反射：无。肌张力：下颚：过低；唇：过低；面颊：过低。口肌控制：下颌、唇、舌控制能力差。吸吮连贯性：协调能力、吸吮能力、吸吮连贯性差。吞咽控制：吞咽速度慢，咽肌控制差，咳力度不够。治疗：因患儿口腔各种原始反射均未引出，肌张力低下，所以进行口腔整体训练，面颊两侧按摩改善面颊活动度及强度，增强口唇封闭的效果，上下唇挤压训练，改善口唇活动度，上下龈闭合训练，刺激吞咽，改善吸吮能力，面颊内侧训练,改善面颊等活动度,舌面、舌侧改善舌等活动度及强度,刺激吞咽,改善吸吮,刺激软腭训练,改善吸吮及软腭活动度。

10日治疗后继续评估:喂养方式:经口喂养,份量:每次20ml,每日8次。进食反射:有;咬反射:有;吸吮反射:有;吞咽反射:有。肌张力:下颚:过低;唇:过低;面颊:过低。口肌控制:下颌、舌、唇控制能力正常。吸吮连贯性:协调能力、吸吮能力、吸吮连贯性一般。吞咽控制:吞咽速度、咽肌能力正常。咳力度:不足。治疗:患儿口腔原始反射均引出,吸吮协调能力差,针对吸吮协调能力进行面颊、上下唇、上下龈闭合及面颊内侧训练为主,主要以刺激手法为主。

10日治疗后继续评估:喂养方式:经口喂养,份量:每次40ml,每日8次。进食反射:有;咬反射:有;吸吮反射:有;吞咽反射:有。肌张力:下颚:正常;唇:正常;面颊:正常。口肌控制:吞咽速度、咽肌能力正常。咳力度:足够。

经过23日治疗,可经口进食,口腔各原始反射均引出,肌张力正常,口肌控制能力好,吸吮连贯性好,吞咽控制能力正常,咳力度足够。

(二)临床分析

吞咽是指人体从外界经口摄入食物并经过食管传送到达胃的过程,是复杂的躯体反射之一。吞咽困难是指因下颌、双唇、舌、软腭、咽喉、食管等器官结构和/或功能受损,不能安全有效地把食物由口送到胃内的一种临床症状。除口、咽、食管疾患以外,脑神经延髓病变、假性延髓麻痹、锥体外系疾病、肌病等均可引起吞咽困难。新生儿进食技能主要和相关的原始反射有关,如觅食反射、吸吮反射、吞咽反射、张力性咬合反射。早产、新生儿缺氧缺血性脑病、胆红素脑病、颅内出血、胃食管反流、腭裂等因素均可引起吞咽困难。吞咽困难可导致营养不良、脱水、生长发育障碍、误吸、吸入性肺炎,甚至窒息、心理障碍、语言发育迟滞、交流障碍等。早期选择准确、客观的评价技术对发现吞咽困难并及时干预治疗是非常重要的。此患儿生后10日,已经不需要呼吸机辅助通气,仍不能经口喂养,需要胃管喂养,考虑存在吞咽困难。

早产儿神经系统发育不成熟,会影响到口腔肌肉的控制功能和吸吮 – 吞咽 – 呼吸间的协调度,在进食时容易出现以下症状:吸吮力量较弱、持续时间短、吸吮 – 吞咽 – 呼吸不协调、下颌控制不稳定、双唇闭合不佳、两颊吸吮垫不成熟、舌头力量不足或稳定度差、咽喉部肌肉发展不成熟、呼吸急促、肤色或脸色由红变紫、血氧下降、心搏加速、容易疲劳、容易呛咳等。治疗策略上需要:①进食前准备:先确认小儿状态,适度环境调整,安静清醒有利于喂食,环境灯光较为柔和,舒适温度,播放柔和音乐。②喂养姿势:须配合肌肉发展的成熟度或其肌肉张力形态(高张、低下)决定喂养姿势。摆放的原则是小儿在进食时身体需要有高的稳定度,耳朵位置高度需要高过嘴巴。③练习吸吮 – 吞咽 – 呼吸的节奏:选择合适奶嘴,可用手将正在吸吮的奶嘴拉出口或转个角度,帮助小儿协调吸吮 – 吞咽 – 呼吸的节奏,并且把口内的奶水分次吞下,避免呛咳。④非营养性吸吮的训练:如果小儿尚无法进入喂养奶水的阶段,可以先让其练习非营养性吸吮。本例患儿为早产儿,口腔结构未见异常,头颅超声未见异常,吞咽困难的原因为原始反射不好、肌肉无力、肌张力偏低等原因导致,为NICU常见的导致新生儿吞咽困难的原因,通过肌肉按摩、体位摆放、刺激训练等物理干预,患儿症状缓解,达到经口喂养目的。

案例 6　先天性甲状腺功能减退症

（一）病例介绍

1. 病史　患儿,男,50 小时,因"吃奶差、腹胀 50 小时,皮肤黄染 30 小时"入院。第 1 胎,第 1 产,胎龄 42 周,因"过期产"剖宫产娩出,出生体重 4 100g,Apgar 评分 1、5、10 分钟均为 10 分,羊水量 600ml,脐带、胎盘正常。其母血型 A 型 Rh 阳性。母孕期未规律产检,自觉胎动少,产前胎心监测正常,产前检测甲状腺功能发现甲状腺功能减退症。患儿生后吃奶差,人工喂养,每次奶量 5~8ml,4~5 小时一次,吃奶吸吮力稍弱,无呕吐,伴有腹胀,生后 20 小时发现皮肤黄染,逐渐加重,生后 50 小时监测 TCB 270μmol/L。生后少哭闹,无气促、发绀,无发热,无抽搐尖叫。生后 30 小时排出胎便,小便量偏少。

2. 体格检查　体温 36℃,脉搏 100 次/min,呼吸 45 次/min,血压 65/35mmHg,体重 3 800g,身长 50cm,头围 34cm,反应稍差,弹足底 3 下能哭,哭声稍低,口唇红润,颜面部、躯干及四肢皮肤均明显黄染,无特殊面容,前囟 3.5cm×3.5cm,后囟未闭,颅缝增宽,呼吸平稳,双肺呼吸音稍粗,未闻及干湿啰音。心率 100 次/min,心音有力,心前区未闻及明显杂音。腹部膨隆,可见肠型,触软,未扪及明显包块,无压痛及反跳痛,肝右肋下 1.5cm,脾肋下未及。肠鸣音正常。四肢肌张力稍低,拥抱反射引出不完全,吸吮反射、握持反射可引出,觅食反射弱。双侧睾丸已降。

3. 实验室检查　快速血糖 4.3mmol/L;血常规:WBC $11×10^9$/L,Hb160g/L,N(%)45%,L(%)48%,PLT $201×10^9$/L;网织红细胞 6.2%;CRP 6.9mg/L;血培养阴性;肝功能:TBIL 285μmol/L,DBIL 15μmol/L,ALB 35g/L,ALT 20U/L,AST 45U/L;肾功能:BUN 5.1mmol/L,Cr 80μmol/L;电解质:Na^+ 149mmol/L,K^+ 4.7mmol/L,Cl^- 120mmol/L;血乳酸 1.5mmol/L;血氨测定 70μmol/L;甲状腺功能:FT_3 1.88pmol/L,FT_4 8.0pmol/L,TSH >100mIU/L;G–6–PD 活性正常。血型 O 型 Rh 阳性;溶血全套阴性。胸片双肺纹理稍增多,未见明显斑点、斑片状密度增高影,心影大小正常。腹部立位片全腹肠管弥漫性积气,未见肠壁积气及膈下游离气体。甲状腺 B 超显示甲状腺左叶发育不良。头颅彩超未见明显异常声像。头颅 MRI 脑外间隙稍增宽,脑组织未见异常信号。

4. 住院经过　入院后完善相关检查。给予留置胃管、补液、光疗等对症支持治疗。给予补充左甲状腺素片 15μg/kg,每日一次口服,患儿经左旋甲状腺素替代治疗 1 周,反应较前明显好转,目光明亮,四肢活动较前增多,吸吮能力改善,可自行吸吮奶量每次 50~60ml,3 小时一次,腹胀缓解,黄疸较前明显消退。复查甲状腺功能:FT_3 3.85pmol/L,FT_4 18.5pmol/L,TSH 20.25mIU/L。维持左旋甲状腺素片治疗剂量,继续治疗 1 周后复查甲状腺功能:FT_3 6.65pmol/L,FT_4 28.8pmol/L,TSH 2.18mIU/L。住院 18 日出院。出院诊断:①先天性甲状腺发育不良(左叶);②先天性甲状腺功能减退症;③新生儿高胆红素血症;④巨大儿。出院后继续口服左旋甲状腺素片,并嘱门诊定期随访及检查甲状腺功能。

（二）临床分析

1. 住院医师　该患儿病史特点:①患儿为 42 周过期产儿,体重 4 100g,为巨大儿。其母孕期自觉胎动少,胎心监测正常。②生后即表现为吃奶差、腹胀,生后 24 小时内出现黄疸且升高快,胎粪排出延迟。③体查发现阳性体征:反应稍差,前囟较大,颅缝增宽,腹胀,肠鸣音正常。肌张力偏低,原始反射引出不完全。④入院后查各项感染指标均正常,肝功能提示总胆红素明显升高,以间接胆红素升高为主,G-6-PD 活性正常,溶血全套阴性。甲状腺功能提示 FT_3 及 FT_4 均明显下降,TSH 明显升高。甲状腺彩超及同位素扫描均提示甲状腺左叶发育不良。⑤经左旋甲状腺素替代治疗后吃奶情况改善,腹胀、黄疸等症状完全缓解。故"先天性甲状腺发育不良、先天性甲状腺功能减退症、高胆红素血症"诊断明确。

2. 主治医师 该患儿以"吃奶差、腹胀、黄疸"为主要临床表现,结合病史及检查结果,先天性甲状腺发育不良、先天性甲状腺功能减退症诊断较明确。需从以下几个方面鉴别病因:①感染性疾病:如败血症,该患儿无发热,无明显感染中毒症状,且血常规及 CRP 正常,血培养阴性,故该病暂可排除。②染色体病:如 21- 三体综合征、18- 三体综合征、13- 三体综合征、Prader-Willi 综合征等。该患儿无特殊面容,外观未见明显畸形,且外阴发育正常,该几类疾病可能性小,且结合其治疗经过,经左旋甲状腺素替代治疗后临床症状完全缓解,不符合染色体疾病的病情发展过程,故可进一步排除此类疾病。③代谢性疾病:患儿无低血糖表现,血乳酸、血氨正常,若为代谢性疾病,随着代谢毒物堆积病情可在短期内发生急剧恶化,该患儿病情发展不符合代谢性疾病的病情发展过程,故不考虑该类疾病。④颅内疾病:如颅内出血等,可以表现为吃奶差、黄疸,可有前囟膨隆或抽搐表现,但一般不表现为腹胀。结合头颅 MRI 可排除该病。⑤消化道畸形:该患儿无羊水过多表现,但生后表现为腹胀、胎粪排出延迟,腹片提示肠道弥漫性积气,需警惕先天性巨结肠。但先天性巨结肠患儿一般不伴有吃奶差的表现,且其腹胀需通过洗肠治疗缓解,病情反复,病程较长,钡灌肠造影可进一步确诊。该患儿甲状腺功能改善后,腹胀症状自然缓解,故不支持该病。⑥电解质紊乱:该患儿电解质测定提示血钾正常,血钠、血氯升高,体重下降明显,考虑与吃奶差、入量不足及不显性失水有关。

3. 主任医师 同意以上两位医师的详细分析。结合该患儿的临床表现、检查结果及治疗过程,目前"先天性甲状腺发育不良、先天性甲状腺功能减退症、高胆红素血症"诊断明确。甲状腺功能减退症又称克汀病或呆小病,是由于甲状腺激素合成不足、缺乏,或甲状腺激素受体缺陷所导致的一种疾病,主要表现为智能落后、生长发育迟缓和生理功能低下。根据病变部位分为原发性甲状腺功能减退症(甲状腺本身疾病所致)和中枢性甲状腺功能减退症(垂体或下丘脑疾病所致)。该病的诊断需结合以下几个方面:①围产期病史:母亲孕期可能存在甲状腺疾病,孕母孕期可自感胎动少,且多为过期产分娩。②临床表现:患儿常为过期产,出生体重常大于第 90 百分位数,身长和头围可正常,60%~70% 患儿存在骨成熟障碍的早期体征,如前后囟大和颅缝宽,其他主要为生理功能低下的表现:如嗜睡,少哭、少动,反应迟钝,低体温,喂养困难,吸吮乏力,腹胀,胎便排出延迟,便秘,常有脐疝,黄疸较重或消退延迟,肌张力低下。中枢性甲状腺功能减退合并其他垂体促激素缺乏,可表现为低血糖、小阴茎、隐睾及面中线发育异常,如唇腭裂、视神经发育不良等。因新生儿甲状腺功能减退症早期症状不典型,需注意与肺部疾病、心脏病、败血症、脑损伤、遗传代谢病相鉴别。③确诊试验:测定血清 FT_4 和 TSH。血 TSH 升高、FT_4 降低者,诊断为先天性甲状腺功能减退症。TSH 升高、FT_4 正常,可诊断为高 TSH 血症。TSH 正常或降低、FT_4 降低者,诊断为继发性或中枢性甲状腺功能减退症。X 线测定骨化中心、甲状腺放射性核素扫描和显像、甲状腺 B 超、抗甲状腺抗体测定、基因学检查有助于明确甲状腺功能减退的具体病因。④治疗:

开始治疗的时间早晚、LT_4 初始剂量和 3 岁以内的维持治疗依从性等因素与患儿最终智力水平密切相关。推荐左旋甲状腺素（LT_4）作为先天性甲状腺功能减退症的首选药,初始治疗剂量 $10\sim15\mu g/(kg\cdot d)$,治疗 2 周后抽血复查 FT_4、TSH 浓度调整治疗剂量。血 FT_4 最好在治疗 2 周内,TSH 在治疗 4 周内达到正常。结合该患儿检查结果,考虑先天性甲状腺发育不良所致先天性甲状腺功能减退症,因早期发现、早期治疗,未引起不良预后。由于先天性甲状腺功能减退症所致智力低下与开始治疗的时间有关。因此,对于孕妇在孕期应检查甲状腺功能,对孕母存在甲状腺功能异常、过期产儿,生后反应差、吃奶差、黄疸、胎便排出延迟者,要注意检查甲状腺功能,以便及时发现、及时治疗,避免后遗症的发生。

（李晓莺　花少栋　陈平洋　马秀伟）

参考文献

1. 邵肖梅,叶鸿瑁,丘小汕. 实用新生儿学. 第 4 版. 北京:人民卫生出版社,2011.

2. 岳少杰. 新生儿惊厥. 临床儿科杂志,2009,27（3）:206-209.

3. 申昆玲. 伯曼儿科决策. 第 5 版. 北京:人民军医出版社,2015.

4. Alharfi IM, Stewart TC, Foster J, et al. Central diabetes insipidus in pediatric severe traumatic brain injury. Pediatr Crit Care Med, 2013, 14（2）: 203-209.

5. Chan M, Buali W, Charyk Stewart T, et al. Cervical spine injuries and collar complications in severely injured paediatric trauma patients. Spinal Cor, 2013, 51（5）: 360-364.

6. Lin YR, Wu HP, Chen WL, et al. Predictors of survival and neurologic outcomes in children with traumatic out-of-hospital cardiac arrest during the early postresuscitative period. J TraumaAcute Care Surg, 2013, 75（3）: 439-447.

7. Mestrovic J, Mestrovic M, Ploic B, et al. Clinical scoring systems in predicting health-related quality of life of children with injuries. Cull Antropol, 2013, 37（2）: 373-377.

8. 王卫平. 儿科学. 第 8 版. 北京:人民卫生出版社,2013.

9. 冯泽康,余宇熙,曾振锚. 中华新生儿学. 南昌:江西科学技术出版社,1997.

10. 陈鸿,陆素琴,李学珍. 新生儿反应低下 31 例诊疗体会. 实用心脑肺血管病杂志,2010, 18（2）: 144-145.

11. Ortolan P, Zanato R, CoranA, et al. Role of radiological imaging in genetic and acquired neuromuscular disorders. Eur J Transl Myol, 2015, 25（2）: 121.

12. Bonnemann CG, Wang CH, Quijano-Roy S, et al. Diagnostic approach to the congenital muscular dystrophies. Neuromuscul Disord, 2014, 24（4）: 289-311.

13. Falsaperla R, Pratico AD, Ruggieri M, et al. Congenital muscular dystrophy: from muscle to brain. Ital J Pediatr, 2016, 42（1）: 78.

14. Angulo MA, Butler MG, Cataletto ME. Prader-Willi syndrome: a review of clinical, genetic, and endocrine findings. J Endocrinol Invest, 2015, 38（12）: 1249- 1263.

15. Lu W, Qi Y, Cui B, et al. Clinical and genetic features of Prader-Willi syndrome in China. Eur J Pediatr, 2014, 173（1）: 81-86.

16. Yi Z, Pan H, Li L, et al. Chromosome Xq28 duplication encompassing MECP2 clinical and molecular analysis of 16 new patients from 10 families in China. Eur J Med Genet, 2016, 59 (6–7): 347–353.

17. 张如旭, 唐北沙. 腓骨肌萎缩症治疗进展. 中国现代神经疾病杂志, 2017, 17(8): 566–572.

18. Gutmann L, Shy M. Update on Charcot–Marie–Tooth disease. Curr Opin Neurol, 2015, 28(5): 462–467.

19. Kishani PS, Kallwass H, Young S, et al. Pompe disease diagnosis and management guideline. Genet Med, 2006, 8(5): 267–288.

20. 赵燕, 刘卓, 常蕾蕾. 杆状体肌病的临床、病理及分子生物学研究进展. 临床神经病学杂志, 2017, 30(5): 383–385.

21. 刘玉鹏, 马艳艳, 杨艳玲, 等. 早发型甲基丙二酸尿症 160 例新生儿期异常表现. 中华儿科杂志, 2012, 50(6): 410–414.

22. Tu WJ. Methylmalonic academia in mainland China. Ann Nutr Metab, 2011, 58(4): 281.

23. 张帆, 刘银芝, 颜卫群, 等. 新生儿甲基丙二酸血症 10 例临床分析. 中国优生与遗传杂志, 2014, 22(12): 86–87, 110.

24. 中华医学会儿科学分会内分泌遗传代谢学组. 中国 prader–Willi 综合征诊治专家共识(2015). 中华儿科杂志, 2015, 53(6): 419–424.

25. 赵燕, 卢正娟, 刘卓, 等. 二代测序在遗传性神经肌肉病分子生物学中的应用. 中风与神经疾病杂志, 2017, 34(6): 569–571.

26. 中国吞咽障碍康复评估与治疗专家共识组. 中国吞咽障碍康复评估与治疗专家共识(2013 年版). 中华物理医学与康复杂志, 2013, 35(12): 916–929.

27. Groher ME, Crary MA. Dysphagia: clinical management in adults and children. 2nd ed. St. Loouis, MO: Mosby, 2015.

28. Smithard DG. Dysphagia: prevalence, management and community nurse. Community Pract, 2015, 88(10): 32–35.

29. Lan Y, Xu G, Dou Z, et al. The correlation between manometric and videofluoroscopic measurements of the swallowing function in brainstem stroke patients with dysphagia. J Clin Gastroenterol, 2015, 49(1): 24–30.

30. 张杰, 李进让. 表面肌电图在吞咽功能检查及康复中的应用. 国际耳鼻喉头颈外科杂志, 2013, 37: 271–274.

31. Kenny B. Food culture, preferenxes and ethics in dysphgia management. Bioethics, 2015, 29(9): 645–652.

32. AbdelJalil AA, Katzka DA, Castell DO. Approach to the patient with dysphagia. AM J Med, 2015, 128(10): 1138, e17–23.

33. Lefton–Greif MA. Pediatric dysphagia. Phys Med Rehabil Clin N Am, 2008, 19(4): 837–851.

34. Rommel N, Hamdy S. Oropharyngeal dysphagia: manifestations and diagnosis. Nat Rev Gastroenterol Hepatol, 2016, 13(1): 49–59.

35. Vandahm K. Early feeding intervention: transitionging from acute care to early intervention. The ASHA leader, 2010, 15（7）: 12-14.

36. Morley JE. Dysphagia and aspiration. J AM Me Dir ASSoc, 2015, 16（8）: 631-634.

37. Kimaid PA. Dysphonia and dysphagia: electrophysiological techniques from the laboratory to the clinical practice. J Clin Neurophysiol, 2015, 32（4）: 273.

38. Beom J, Oh BM, Choi KH, et al. Effect of electrical stimulation of the suprahyoid muscles in brain-injured patients with dysphagia. Dysphagia, 2015, 30（4）: 423-429.

39. Lundine JP, Bates DG, Yin H. Analysis of carbonated thin liquids in pediatric neurogenic dysphagia. Pediatr Radiol, 2015, 45（9）: 1323-1332.

40. 姚泰. 生理学. 第2版. 北京: 人民卫生出版社, 2010.

41. 中华医学会儿科学分会内分泌遗传代谢学组. 2011 中国先天性甲状腺功能减退症诊疗共识. 中华儿科杂志, 2011, 49（6）: 421-424.

42. Léger J, Olivieri A, Donaldson M, et al. European Society for Paediatric Endocrinology consensus guidelines on screening, diagnosis, and management of congenital hypothyroidism. J Clin Endocrinol Metab, 2014, 99（2）: 363-384.

43. 包薇萍, 刘超. 2014 年欧洲儿科内分泌学会先天性甲状腺功能减退症指南介绍. 国际内分泌代谢杂志, 2016, 36（6）: 431-432.

44. 中华医学会麻醉学分会. 肌肉松弛药合理应用的专家共识（2013）, 中华医学杂志, 2013, 93（25）: 1940-1944.

45. 许峰, 付红敏. 镇静镇痛技术在危重新生儿的应用. 实用儿科临床杂志, 2009, 24（2）: 89-91.

46. 虞佩兰, 杨于嘉. 小儿脑水肿与颅内高压. 北京: 人民卫生出版社, 1999.

47. 高英茂, 徐昌芬. 组织学与胚胎学. 北京: 人民卫生出版社, 2001.

48. 杨赞, 王健, 李长清. 无创颅内压监测的现状. 中华神经外科杂志, 2015, 31（1）: 104-106.

49. 中国颅脑创伤颅内压监测专家共识. 中华神经外科杂志, 2011, 27（10）: 1073-1074.

50. 岳少杰. 新生儿脑水肿与颅内高压的治疗. 中华妇幼临床医学杂志: 电子版, 2015, 11（1）: 4-8.

51. 卫生部新生儿疾病重点实验室, 复旦大学附属儿科医院. 亚低温治疗新生儿缺氧缺血性脑病方案（2011）. 中国循证儿科杂志, 2011, 6（5）: 337-339.

52. Kurinczuk JJ, White-Koning M, Badawi N. Epidemiology of neonatal encephalopathy and hypoxic-ischaemic encephalopathy, 2010, 86（6）: 329-338.

53. 孙金峤, 陈燕琳, 周文浩. 亚低温治疗新生儿缺氧缺血性脑病临床效果的 Meta 分析. 中国循证儿科杂志, 2009, 4（4）: 340-348.

54. Degos V, Loron G, Mantz J, et al. Neuroprotective strategies for the neonatal brain. Anesth Analq, 2008, 106（6）: 1670-1680.

55. Hellström-Westas L. Continuous electroencephalography monitoring of the preterm infant. Clin Perinatol, 2006, 33（3）: 633-647.

56. Tsuchida TN, Wusthoff CJ, Shellhaas RA, et al. American Clinical Neurophysiology Society Critical Care Monitoring Committee. American clinical neurophysiology society standardized EEG terminology and categorization for the description of continuous EEG monitoring in neonates: report of the American Clinical Neurophysiology Society critical care monitoring committee. J Clin Neurophysiol, 2013, 30(2): 161-173.

57. Tao JD, Mathur AM. Using amplitude-integrated EEG in neonatal intensive care. J Perinatol, 2010, 30(Suppl): 73-81.

58. 江载芳,申昆玲,沈颖,等.诸福棠实用儿科学.第8版.北京:人民卫生出版社, 2015.

59. 魏克伦,杨于嘉.新生儿学手册.第5版.长沙:湖南科学技术出版社, 2006.

60. 魏克伦,刘春峰.儿科诊疗手册.北京:人民军医出版社, 2005.

61. 刘戈力,张秋枫,郑荣秀,等.新生儿临床操作图谱.第3版.天津:天津科技翻译出版公司, 2005.

第六章
遗传与内环境

第一节　症　候

一、外观畸形

　　畸形又称出生缺陷，主要是指出生时在外形或体内有可识别的、在胚胎或胎儿期发育过程中所发生的、并非由分娩损伤引起的形态结构或功能异常，不包括代谢异常。遗传病是其中重要的组成部分。我国妇幼卫生监测网站显示，2015 年出生缺陷发生率约 214.6/ 万，前 5 位的出生缺陷及其发生率分别为：①先天性心脏病（66.51/ 万）；②多指 / 趾（18.07/ 万）；③总唇裂（7.41/ 万）；④马蹄内翻（6.20/ 万）；⑤先天性脑积水（5.30/ 万）。其中神经管缺陷发生率呈下降趋势，而先天性心脏病发生率呈上升趋势。2010 年 WHO 报道全球出生缺陷发生率约 600/ 万,排名前 3 位的是先天性心脏病、神经管缺陷和唐氏综合征。外观畸形是指出生时具有的可外观识别的畸形,不包括内脏结构及功能异常。外观畸形常合并多种内脏畸形,关于外观畸形发生率的报道较少。2010 年越南报道外观畸形发生率约为 60.2/ 万,前 3 位的外观畸形及发生率分别为:四肢短缺(27.2/ 万)、口面部畸形(20.1/ 万)、神经管畸形(7.9/ 万)。本节主要讲述外观畸形。

(一)病因

造成外观畸形的因素主要包括遗传因素和环境因素。

1. 遗传因素　在胚胎形成过程中因遗传物质如基因发生改变,导致胚胎发育异常、机体形态结构或功能异常,从而发生畸形。包括染色体病、单基因病、多基因病等,如 21- 三体综合征。

2. 环境因素　包括物理因素、化学因素、生物因素等,环境毒物可通过干扰胚胎生长、发育的时间特异性过程,对人类胎儿生长发育造成不良影响。但将畸形的发生直接归因于某种环境暴露并不恰当。环境毒物是否导致畸形的发生与暴露时的发育阶段、暴露的剂量或强度、孕期母亲和胎儿对药物或化学物质的药代动力学、遗传差异等有关,如电磁辐射导致的畸形。

3. 遗传与环境交互作用　表示基因与环境因素中的任何一种相互作用,包括联合与协同效应,通常体现在促进某一疾病发展的协同参与机制上,从复杂的环境与遗传因素中区别环境与遗传相互作用是必需的,如叶酸摄入、叶酸旁路途径与神经管缺陷。

(二)形成方式

1. 胚胎组织形成不良　在遗传和环境致畸因素的影响下,使胚胎本身存在内在的缺陷,因而造成组织器官形成不良,产生畸形。可单发或多发。

2. 变形胚胎　本身无缺陷,各组织、器官早期发育原本正常,但后期因受到外来机械力作用,使原来正常发育的组织、器官受压变形,出现外观畸形。来自母亲的机械压力有双角子宫、子宫肌瘤等;来自于胎儿方面的有羊水过少、多胎、胎儿过大等。

3. 阻断胚胎组织或胎儿　在发育过程中因外来作用的阻断,导致外观畸形。以近年发现的羊膜带形成及其作用最为典型。羊膜带可因羊膜在妊娠早期破裂形成,由于羊膜带与胎儿体表的粘连或缠绕,使早期发育着的胚胎或胎儿的组织、器官发育阻滞和破坏产生畸形,又称羊膜带阻断症。

(三)分类

外观畸形的种类很多,按其形成方式可归纳为五种主要类型。

1. 综合征　综合征(syndrome)指有一个明确诊断的一系列出生缺陷,其疾病发展史和再发风险较明确。如 21- 三体可形成 Down 综合征、风疹感染可引起风疹综合征。

2. 联合征　联合征(association)指一群或几种畸形常伴同在一起,出现在同一个体中,但不如综合征那样恒定,也不是偶然的巧合,这样一组畸形称为联合征。联合征可能是不同病因所致。如 VATER 联合征,由脊柱(V)、肛门(A)、气管(T)、食管(E)、肾(R)等畸形联合而成。

3. 变形症 变形症（deformation）指由外来机械力作用所引起的变形。常见的有踝内收、胫骨扭曲等。

4. 阻断症 阻断症（disruption）指胚胎或胎儿本身没有内在缺陷，在发育过程中因胎儿体外的某些因素，如羊膜带或宫内血栓形成等，使组织、器官的发育受阻或破坏，造成畸形。如羊水穿刺检查可导致宫内血栓纤维带形成，呈片状或带状，对胚胎或胎儿产生机械"切割"，导致畸形。发生阻断的时间越早，危害越严重。

5. 序列征 序列征（sequence）指在某种因素的影响下，胚胎先产生一种畸形，由此畸形进一步导致相关组织、器官发育异常所形成的一系列畸形。这一连串发生的畸形称为序列征。例如 Robin-Pierre 序列征，起始畸形为小下颌，因而舌被迫向后向上移位，致使腭板不能正常闭合，并使呼吸道受阻，出现一连串畸形。由单一组织发育不良形成的序列畸形，称为畸形序列征；由变形引起的序列畸形，称为变形序列征；由阻断引起的序列畸形，称为阻断序列征。

WHO 在疾病的国际分类中，根据先天畸形的发生部位进行分类，并对各种畸形编排了分类代码。目前世界各国对先天畸形的调查统计大都采用这种分类方法，并根据本国的具体情况略加修改补充。其中 12 种先天畸形是世界各国常规监测的对象，是国际学术和资料交流中的代表性畸形（表 6-1）。在我国的出生缺陷监测中，以这 12 种先天畸形为基础，并根据我国的具体情况增加了多见或比较多见的 9 种畸形；其中尿道上裂和尿道下裂合为一类，上肢和下肢短肢畸形也合为一类，共 19 种（表 6-2）。

表 6-1 国际常规监测的 12 种先天畸形

先天畸形	国际分类编码	先天畸形	国际分类编码
无脑儿	740	直肠及肛门闭锁	751.2
脊柱裂	741	尿道下裂	752.2
脑积水	742	短肢畸形（上肢）	755.2
腭裂	749.0	短肢畸形（下肢）	755.3
全部唇裂	749.1~749.2	先天性髋关节脱位	755.6
食管闭锁及狭窄	750.2	唐氏综合征	759.3

表 6-2 我国监测的 19 种先天畸形

先天畸形	国际分类编码	先天畸形	国际分类编码
无脑儿	740	短肢畸形（上、下肢）	755.2~755.3
脊柱裂	741	先天性髋关节脱位	755.6
脑积水	742	畸形足	754
腭裂	749.0	多指/趾与并指/趾	755.0~755.1
全部唇裂	749.1~749.2	血管瘤（73cm）	620
先天性心血管病	746~747	色素痣（73cm）	757.1
食管闭锁及狭窄	750.2	唐氏综合征	759.3
直肠及肛门闭锁	751.2	幽门肥大	750.1
内脏外翻	606	膈疝	603
尿道上、下裂	752.2~752.3		

（四）外观畸形的检查

1. **皮肤检查** 全身皮肤是否完整。注意皮肤颜色有无异常，如大理石样花纹、牛奶咖啡斑、色素沉着等；皮纹是否正常；表面是否光滑；是否有皮损；表面血管是否显露；表面附属物如毛发是否正常。

2. **毛发检查** 毛发分布是否正常，有无毛发稀疏或浓密，有无毛发脱失，毛发颜色是否正常。

3. **头颅检查** 头部是否完整，有无异常隆起，头颅两侧是否对称，注意检查前囟有无凹陷或张力升高，测量头围及前囟大小，检查颅骨骨缝大小。正常足月儿头围参考值为 34~35cm；正常骨缝宽度应小于小指尖；正常前囟的对边距离为 2cm。

4. **面部为一组结构，正常变异很大，观察项目复杂，但很重要**

（1）眼：检查双眼。检查双眼睑及眼裂大小是否正常，双眼眼距是否过宽或过窄，有无内眦赘皮；注意双眼球是否存在，大小是否正常，角膜大小是否正常，两眼瞳孔是否有白斑。正常新生儿角膜直径应≥10mm，两眼内眦距离应为 15~25mm。

（2）耳：检查两耳。检查两耳大小及形状是否正常，是否一致，有无副耳；耳郭位置是否正常，有无低位，检查两耳是否有外耳道，外耳周围有无耳凹。检查耳轮、对耳轮、耳屏、对耳屏及耳垂。正常耳郭上下径应为 30~40mm，耳位低的标准是耳轮附着点低于外眦水平线。

（3）鼻：检查鼻的位置是否正常，鼻骨及鼻软骨是否正常，鼻梁是否塌陷，两个鼻孔或单鼻孔，外鼻是否变形。

（4）口唇：上下唇皮肤线是否光滑、完整，是否有裂隙及裂隙位置、大小，上颚是否光滑、完整、弯曲度合适，有无缺损；下颌是否正常，有无小下颌。

5. **颈部检查** 颈部外形是否正常，双侧是否对称，有无颈蹼。

6. **胸部检查** 胸部有无缺损，外形及大小是否正常，有无异常隆起，双侧胸廓是否对称。

7. **腹部检查** 腹部外形是否正常，有无腹壁缺损，有无异常隆起，有无脏器膨出等。

8. **肛门生殖器检查** 外生殖器外形是否正常，有无两性畸形。女婴应注意阴蒂及阴道口开口是否正常；男婴应注意尿道口是否在阴茎头端，有无阴茎短小，阴囊外观及大小是否正常。检查肛门位置有无正常肛门开口，肛门有无粪便排出，肛周有无窦道外口。

9. **脊柱检查** 脊柱是否完整，有无异常隆起或肿物，有无皮肤破损或凹陷。注意有无异常毛发或红色胎记。脊柱正常生理曲度是否存在，各棘突之间的距离是否相等。

10. **四肢检查** 四肢肢体是否完整，发育是否正常，各指/趾形状及数目是否正常，各肢体长短、粗细、形状和关节的位置是否正常。注意各肢体主动运动及被动运动是否正常，双侧运动是否对称。

（五）常见的体表畸形

1. **脑与脊柱**

（1）无脑畸形：是一种神经管畸形，由于胚胎发育时神经管的前端完全未闭合所致。颅骨顶枕部皮肤及头发部分或全部缺如，大脑半球及额叶缺如，可有少量脑组织残留，眼睛明显突出,面容如"蛙样"。根据头颅的缺损程度可分为全无脑畸形和部分无脑畸形。

（2）脊柱裂：是一种神经管畸形,是胚胎发育时神经管的中段或尾端未闭合所致。特征为脊髓和/或脊膜通过未完全闭合的脊柱裂疝出或暴露于外。临床主要类型有：脊膜膨出（囊内只有脑脊液）、脊膜脊髓膨出（囊内有脑脊液和脊髓等神经成分）、脊髓外翻（无囊肿,神经组织直接暴露于外）。

（3）脑膨出：是一种神经管畸形,是由于胚胎发育时期神经管的前端未闭合所致,脑膜及脑组织通过颅骨裂疝出。可发生于鼻根部、额部、顶部、颞部、枕部等,以枕部最常见。根据膨出内容可分为：脑膜膨出和脑膜脑膨出。

（4）全前脑畸形：是由于胚胎时期的前脑未分化成两半球,导致大脑两半球分化障碍,同时伴面部器官向两侧分化障碍的一种畸形。临床主要表现为 4 种形态：①独眼：单一眼眶位于面部中间,单眼球或无眼球,单孔喙状鼻；②筛状头颅：眼眶分开,眼距短,两眼上方可见有一喙状鼻；③猴头畸形：小眼畸形,眼距过近,单鼻孔喙鼻；④前颌发育不良畸形：眼距过近,鼻骨和鼻软骨缺乏,正中唇腭裂。

（5）先天性脑积水：是由脑脊液循环障碍造成的以脑室内压力升高、脑室系统扩大、伴有或不伴有头颅扩大、不伴有脑萎缩为特征的先天畸形。表现为头颅正常或增大,头围增宽,尤以额部为甚,颅面比例大于 2∶1；颅骨骨缝增宽,囟门增大且张力增高,叩诊前囟四周呈破罐声；双眼珠向下,白色巩膜显露（落日征）。

（6）小头畸形：一般是由于胎儿期脑组织发育异常、脑容量过小所致。表现为前额向后倾斜,颅骨骨缝小,头围小于同胎龄、同性别儿童头围均值的 $3SD$。

2. 头部

（1）小或无眼畸形：指角膜小（直径小于 10mm）或眼球前后径小（小于 20mm）,甚至眼球缺如、眼眶下陷,无眼睑,无睫毛。

（2）先天性白内障：是由于胎儿发育障碍或母体的全身疾病所致的胎儿眼晶状体混浊。可单侧或双侧发病,视力受影响程度取决于白内障的类型。

（3）耳头畸形：为第一对腮弓发育异常导致面部和上颈部畸形,包括下颌骨缺如、畸形耳、低位耳。

（4）耳郭畸形：一种以耳郭的大小、形态及位置异常为特征的外观畸形。表现为不同程度的耳郭过度发育或发育不良。该畸形可单独发生,但常伴外耳道、中耳、内耳畸形,部分畸形可影响听力。

（5）颈蹼：颈部中央或两侧发生蹼状皮片增生,以颈部两侧的颈蹼多见。

（6）单纯腭裂：是由胚胎时期两侧上腭弓未完全闭合所致的缺陷。常见于正中部位,也可发生在单侧或双侧,单侧时左侧多于右侧；可发生于硬腭、软腭或悬雍垂的任何部位,也可全上颚裂。此类畸形儿的上唇一般是正常的。根据腭裂程度分为 3 度：Ⅰ度：悬雍垂裂和部分软腭裂；Ⅱ度：软腭全裂,硬腭部分裂开,未达牙槽突；Ⅲ度：软腭、硬腭全裂,达牙槽突。

（7）单纯唇裂：是胚胎时期前鼻部与左右侧唇闭合不完全所致的一种外观畸形,表现为前鼻部与左侧唇（或右侧唇）之间的裂。可单侧或双侧,以单侧多见。按唇裂严重程度分为3 度：Ⅰ度：红唇裂；Ⅱ度：红唇裂、皮肤部分裂未达鼻底；Ⅲ度：红唇裂、皮肤全裂直达唇底。

（8）唇裂伴腭裂：以唇裂并伴有牙槽嵴裂和腭裂为特征的外观畸形。

（9）小下颌：胎儿时期下颌骨发育不良、发育过小的一种畸形。可见于 Robin 综合征,表现为舌向后位置、舌后坠、下颌后缩。

3. 腹部

（1）肢体/体壁缺陷：是一种合并有胸腔和/或腹腔器官外置的肢体缺陷，可同时合并其他先天畸形。

（2）腹裂畸形：因腹壁发育障碍，腹壁裂开或缺陷使内脏外露的一种畸形。

（3）内脏膨出：单纯内脏外置不伴有肢体异常，腹壁多完整。

（4）脐膨出：是由于胎儿期脐轮组织发育障碍使腹腔脏器疝入脐带外膜。外观可见腹腔脏器自脐带根部膨出，由腹膜及羊膜构成的囊膜完整覆盖，又称"玻璃腹"。

（5）羊膜粘连带序列征：指因羊膜破裂形成的纤维带缠绕或粘连胎儿身体导致的先天性序列征。畸形常多发且具有多形性，轻者仅见指/趾单一小缩窄环，重者有多发严重畸形，每个病例均有所不同。畸形部位常可见羊膜纤维带或细小的碎片状羊膜组织粘连附着。

4. 生殖器与肛门

（1）假两性畸形：是由于胚胎相应组织在性腺作用下分化成男性或女性外生殖器的过程中出现障碍而发生的畸形。表现为外生殖器性别不清，非男非女，可处于男性与女性外生殖器过渡的任何一个阶段。分为男性假两性畸形和女性假两性畸形。

（2）尿道下裂：是由于胚胎时期尿道由后向前闭合的过程受阻而停止在某一位置上所造成的一种阴茎畸形。患儿阴茎的尿道开口不在龟头的尖端，而在阴茎的底面。阴茎常受系带牵拉而向下弯曲。根据尿道口开口位置分为：①阴茎头型、冠状沟型；②阴茎体型；③阴茎阴囊型；④会阴型。

（3）肛门闭锁：是由于胚胎时期肠腔的末端与皮肤上的肛门未相通所致。肠腔的末端可通过窦道开口于会阴或泌尿生殖道与外界相通。表现为在肛门的正常位置处无肛门或有肛门痕迹，但无粪便排出。

5. 四肢

（1）先天性髋关节脱位：是由多种因素引起的股骨头部分或完全脱位。表现为双大腿和臀部皮纹不对称，屈髋屈膝位，双髋外展不对称，Allis 征阳性。

（2）致死性侏儒：是以颅骨增大、胸廓严重狭窄、肢体长骨短缩且弯曲为主要特征的短肢体侏儒。常为死胎、死产或出生后数小时死亡。

（3）成骨不全：又称脆骨病。以骨骼发育不良、骨质疏松、骨脆性增加和畸形、蓝色巩膜及听力丧失为特征。重者出现胎儿宫内多发骨折及死亡，轻者至学龄前才有症状，并可存活至高龄。

在临床工作中，侏儒症与致死性侏儒的区别在于：前者大部分可存活，只是由于经常骨折不能长高、身长矮小，但智力正常；而后者不能存活。

（4）足内翻或外翻：多由于胎儿足部在宫内受压而长期处于某种异常姿势造成形状异常。表现为单足或者双足发生异常扭转、姿势不正常。多数为轻型，不需治疗，预后良好；严重者可对行走有妨碍。

（5）多指/趾畸形：指手（足）上的任何位置上多出 1 个或几个指/趾的畸形。可表现为真性（外观类似指/趾，其内有骨骼连接）或假性（其内无骨骼，外观仅为一肉赘）。

（6）并指/趾畸形：是胚胎时期胎儿的手指间或足趾间皮肤凋亡障碍使相邻的两个或几个指/趾之间未顺利分开的畸形。表现为相邻的指/趾未分开或未完全分开，而指/趾数目正常。

（7）肢体缺失畸形：是一组由多种原因造成的四肢某一部分或几部分缺失的畸形。可分为横断性缺失、纵向性缺失、中间性肢体缺失及混合型。

（8）脊柱侧弯：椎骨发育不良导致的脊柱畸形，常合并中枢神经系统畸形、软骨发育不良、胸廓畸形等。

6. 皮肤

（1）血管瘤：是以血管内皮细胞异常增殖为特点的一种先天性良性肿瘤。表现为红色至紫色的胎记，可发生在身体的任何部位，皮损常高出皮肤而呈草莓样或桑椹样，边界清楚。临床上常有明显的增生和消退的表现。

（2）色素痣：是一种由于皮肤或皮下组织的色素发育异常所导致的畸形。表现为深棕色或黑色形状不规则的斑块，表面皮肤多粗糙，皮损大小不一，可单个或多个，其表面可有异常毛发。

7. 其他体表畸形

（1）连体双胎：是单卵双胎中胎儿身体的一部分未完全分离，使双胎身体某部位仍互相连接的一类先天畸形。其连接可表现为对称性或不对称性。对称性连体有多种类型，连接部位可在头部、胸部、腹部或尾部。常以相连融合的解剖部位命名，如头部连体双胎、胸部连体双胎；若相连融合部位广泛，可用分离部位命名，如双头连体双胎，是指胸、腹部广泛相连而头部未相连，有完整的头。不对称性连体双胎又称寄生胎。

（2）畸胎瘤：是一类先天性肿瘤，来源于胚胎的不同胚层。可发生于身体的任何部位，但以骶部、舌部和脐带部位常见。大小不一，外观不规整，其内可含有各种分化成熟的不同组织。可分为成熟性和不成熟性畸胎瘤。

（3）并腿畸形：是胚胎发育时期下肢两腿未分离的一种畸形。表现为下肢完全或部分融合，大腿、小腿、足的结构多无法辨认。

（4）无心综合征：是单卵双（多）胎所特有的一种畸形，其中一个胎儿的心脏消失或无功能。畸形胎儿可表现为无头、无躯干或外观为一个"肉球"。

二、皮疹和皮损

皮肤是机体最大的器官，是机体与外界环境之间的屏障，具有保护和调节功能。足月儿皮肤屏障功能较完善，而早产儿出生时皮肤功能尚未发育成熟，新生儿的体表面积/体重比例是成年人的4倍。因此新生儿的皮肤组织、生理、生活方式和所处的环境等与儿童和成人不同，患病的新生儿常见皮肤异常表现，其皮肤病的发生、发展、种类、临床表现和防治等方面往往具有一定特点，如体温调节功能较差、可发生体液不平衡、经皮肤吸收毒素、皮肤易受损伤和发生感染且不易愈合等。

宫内胎儿皮肤持续生长已覆盖发育中的胚胎和胎儿表面。人类胚胎的皮肤在受孕7~8天开始发育，为单层上皮，胚胎植入后，表皮和真皮开始发育，真皮发育较表皮晚。足月儿出生时皮肤厚度仅为成年人的60%。表皮和附属器均起源于外胚层，黑素细胞、神经和特殊感觉器起源于神经外胚层；真皮、皮下组织、淋巴管、血管等来源于中胚层。皮肤由表皮、真皮、皮下组织3部分组成，并有丰富的血管、淋巴管和神经，还有皮肤附属器，包括皮脂腺、汗腺、毛发和指/趾甲。

（一）结构分层

1. 表皮胚胎 发育第 3 周时,原始表皮仅有 1 层细胞(为扁平未分化的上皮细胞组成),第 4 周时发展成 2 层;外层称周皮(皮上层),具有保护作用;内层称静观性生层(基底层)。后者可分化出:①表皮基底细胞;②小汗腺芽细胞;③原始上皮细胞芽细胞。再进一步分化成毛发、皮脂腺和大汗腺。在 8~12 周,生发层细胞由立方形变为柱形,细胞较小,椭圆形。第 16 周细胞增殖成数层,即棘细胞层。最初表皮在唇、鼻和眉等处形成,继之在背、腹和四肢等处形成。第 17 周时,周皮消失,表皮的颗粒层和角质层形成,在角质层较厚处有透明层。在 10~14 周以后,生发层向内增殖形成基底细胞层,突入真皮形成表皮突。第 3 个月在基底细胞层内可见黑色素细胞,有树枝状突,来源于神经嵴。初生的新生儿表皮上有胎脂,由残存的周皮细胞、皮脂、脱落的毳毛及其他碎屑等组成,有保护作用。

表皮由形状、大小不同的 5 层上皮细胞组成。在真皮上的一层称基底层,也称母层,由此不断增殖,向上延伸,根据其形态不同可分为棘层、粒层、透明层和角质层。新生儿基底细胞增生很快,而粒层很薄,透明层不显著,角质层很薄,只由 2~3 列角化细胞组成,细胞间连结松弛,容易脱落,形成生理性脱屑。基底层的发育差,因此表皮与真皮结合不紧,容易分离。由于这些组织结构特点,使新生儿表皮防护功能比成人差,容易损伤,病原微生物很易侵入,成为全身感染的门户。由于表皮薄,使新生儿的皮肤渗透和吸收作用较大,在用外用药物时,药物浓度应低于成人。

2. 皮肤附属器 第 3 个月胚胎性生发层分化出原始上皮芽,由此再分化出大汗腺、皮脂腺和毛母质,后者发育成毛和内毛根鞘。而外毛根鞘和皮脂腺导管系由棘细胞层形成。第 5 个月开始,胚胎性生发层分化出小汗腺芽,以后发育成小汗腺。胚胎在 9~12 周时,指 / 趾末端表皮内陷,逐渐形成甲沟和甲母质。

3. 真皮 浅层是由中胚层移入间充质衍化而成。第 8 周开始形成真皮,第 3 个月出现网状纤维,以后逐渐增殖排列成束状,失去嗜银性而形成胶原纤维。第 4 个月形成真皮乳头并与表皮互相嵌入。第 5 个月真皮内有游离神经,并逐渐形成神经器,第 6 个月出现弹力纤维。真皮接近表皮部分称乳头层,其下为网状层,两者之间无明显分界。

新生儿真皮结缔组织发育不成熟,真皮乳头较平,血管丰富,毛细血管充血,使新生儿皮肤呈粉红色。同时,由于体表面积相对大,汗腺调节功能差,因而使皮肤调节功能较成人差,在过冷或过热环境下,体温容易下降或上升。

4. 皮下组织 早期基质中含有大量黏蛋白液,其中细胞多而胶原小。第 2 个月末,成纤维定向排列,胶原增加,逐渐形成胶原结构。第 5 个月间质细胞肥大,细胞质内含有脂质小滴,逐渐形成成熟脂肪细胞。

皮下组织位于真皮下方,由疏松的纤维组织和脂肪细胞组成,脂肪组织含量多少因部位而异。胎儿在第 5 个月皮肤脂肪开始发育,出生时皮下脂肪相当丰富,特别是面部和四肢发育最好。新生儿皮下脂肪含固体脂肪酸(软脂肪酸和硬脂肪酸)多,液体脂肪酸(不饱和脂肪酸和油酸)少,前者熔点低,故小儿皮肤脂肪较坚实,在温度明显下降时容易凝固。如冬天寒冷易引起新生儿硬肿症。

5. 皮肤血管和淋巴管 在胎儿第 3 个月后期,间质细胞形成真皮血管和淋巴管网。直至第 7~9 个月时,可见特殊分支的动脉静脉丛。

6. 皮肤神经　皮肤的神经末梢源于外胚层的神经嵴,自脊神经节细胞的轴索突起伸长而成。胎儿在第 4 个月时,趾部产生 Merkel 触觉小体,在第 5 个月末指部形成 Krause 小体。环层小体则在胎儿第 5 个月时发生,第 6 个月数目增加,形态增大,中轴清楚。真皮内神经末梢在第 5 个月胎儿的掌部无分支,末端尖细,在第 6 个月时随着乳头层的发育,感觉神经数目增加,末端分支,呈丝状或蹄形。

7. 皮肤的肌肉　除在面、颈部为少数横纹肌外,大多数为平滑肌。后者除汗腺的平滑肌(肌上皮细胞)来源于外胚层外,其余的平滑肌(竖毛肌、阴囊、乳晕、眼睑等处的皮内平滑肌、血管壁的平滑肌)均由中胚层生肌节的间质演变而成。

足月新生儿皮肤面积 $0.21m^2$,皮肤厚度约 1mm,表皮约占皮肤总厚度的 1/20。足月儿皮肤的重量约为体重的 5%~6%,早产儿皮肤重量为体重的 13%(成年人仅占 3%)。足月儿皮肤屏障功能较成熟,因此出生时经皮肤水分丢失不多。但早产儿因皮肤发育不成熟,经皮肤蒸发的水分可为足月儿的 15 倍,胎龄 <30 周的早产儿经皮肤丢失的水分可达每天 200ml/kg,经皮肤散热也是热量丢失的主要途径。角质层的发育对新生儿调节物质、液体在机体的运输也具有重要作用。

(二)临床诊断

1. 病史　主要由家长代诉,包括:①年龄:不同的年龄组可发生不同的疾病,如新生儿肛周皮炎等;②遗传:许多遗传性皮肤病在新生儿即表现出来,如大疱表皮松解症、色素失禁症、鱼鳞病等;③内分泌障碍:如由于母体内分泌影响,促使皮脂腺功能旺盛,发生婴儿脂溢性皮炎等;④维生素缺乏:因维生素缺乏而产生的皮肤病,如皮肤干燥症等;⑤感染:因病原微生物所引起的皮肤病,如鹅口疮等;⑥护理因素:常可引起许多皮肤病,如痱子和尿布皮炎等;⑦环境条件:如环境温度高可引起汗疱疹,环境温度低可引起硬肿症。

2. 体格检查　最好在自然光下进行。皮肤检查应包括皮损的性质、部位、大小、数目、颜色、形状、排列、硬度等。常见皮肤病的表现有自觉症状和体征两种。自觉症状如痒、痛、烧灼、蚁行和麻木感等,这些症状使新生儿哭闹和不安。体征包括:①斑疹;②丘疹;③水疱;④脓疱;⑤风团;⑥结节;⑦鳞屑;⑧痂;⑨糜烂;⑩溃疡等。

3. 实验室检查　主要依据临床不同的要求进行,如微生物的直接检查、培养;活组织检查;皮肤纹学和染色体研究等。

(三)治疗原则

1. 治疗特点　皮肤病可仅限于局部,或为全身性疾病的局部表现。因此,皮肤病的治疗既要正确处理局部的皮损,更要注意整体的防治。新生儿皮肤娇嫩,应避免搔抓、热水烫等。小儿用药不仅要考虑体重、身长与成人的区别,更重要的是应以小儿解剖生理特点为基础,充分考虑药物在小儿的特殊不良反应。

2. 内服药物疗法　皮肤病可分为感染性和非感染性两大类,治疗可按不同性质对症下药,感染者可采用抗细菌真菌等的药物;非感染者按不同的性质采用相应的药物,如:①抗过敏治疗有特异性脱敏疗法和非特异性抗过敏疗法,后者有抗组织胺药、钙剂、皮质类固醇激素和硫代硫酸钠等;②维生素疗法,如维生素 C、A、E 等。

3. 外用药物疗法　外用药疗法是治疗许多皮肤病的主要方法。按药物作用分为:

（1）清洁剂：用来清洁皮损上的脓、痂或药物等污物，以利于诊断和治疗，常用的有 3% 硼酸水、1:6 000 高锰酸钾、石蜡油等。

（2）保护剂：起保护作用，避免刺激，促进皮损的痊愈，常用的有滑石粉、氧化锌、炉甘石等。

（3）抗细菌制剂：对细菌的抑制或杀灭作用。

（4）抗炎剂：有抗非感染炎症的作用，如地塞米松等。

（5）角质促成剂：有收缩血管，减少炎症，促进正常的角质形成作用，如糠馏油、煤焦油、硫黄等。

（四）新生儿期常见疾病

1. 脓疱疮　新生儿脓疱疮（impetigo neonatorum）又称新生儿脓疱病或新生儿天疱疮（pemphigus neonatorum），是发生在新生儿的一种以周围红晕不显著的薄壁水脓疱为特点的葡萄球菌感染。本病发病急骤，传染性强，在婴儿室、哺乳室中常可造成流行，必须特别重视。

本病病原菌与引起其他年龄组大疱性脓疱疮者相同，通常由凝固酶阳性金黄色葡萄球菌引起，80% 为噬菌体 Ⅱ 组，其中 60% 为 71 型。此外还可由 B 族链球菌（GBS）感染引起。由于新生儿皮肤解剖、生理的特点和免疫功能低下，细菌特别容易侵入致病。气候湿热以及其他促使皮肤易发生浸渍等因素对发生本病也起一定作用。常通过有皮肤感染的或带菌的医护人员和产妇接触传播。

（1）临床诊断：多于生后 4~10 日发病。在面部、躯干和四肢突然发生大疱，由豌豆大到核桃大小不等，或更大，疱液初呈淡黄色而清澈，1~2 日后，部分疱液变浑浊，疱底先有半月形积脓现象，以后脓疱逐渐增多，但整个大疱不全化脓，因而出现水脓疱的特征。疱周红晕不显著，壁薄，易于破裂，破后露出鲜红色湿润的糜烂面，上附薄的黄痂，痂皮脱落后遗留暂时性的棕色斑疹，消退后不留痕迹。病变发展迅速，数小时至 1~2 日即波及大部分皮面，黏膜亦可受损。初期可无全身症状，随后可有发热，严重者可并发菌血症、肺炎、肾炎或脑膜炎，甚至死亡。

（2）鉴别诊断：根据周围红晕不显著的薄壁水脓疱即可确诊。需和下列疾病鉴别：

1）遗传性大疱性表皮松解症：非感染所致，可有家族史，无传染性，大疱内容清澈，皮肤损害常见于易受摩擦部位，如手足及关节伸侧皮肤。

2）新生儿剥脱性皮炎：为细菌感染所致，常在新生儿出生后 1~5 周发病，皮疹为弥漫性潮红、松弛性大疱，尼科利斯基征（Nikolsky sign）阳性（稍用力摩擦表皮即大片脱落）。迅速扩展，表皮极易剥脱呈烫伤样，全身症状明显，病情进展快，病死率较高。

（3）治疗原则：①凡患有化脓性皮肤病的医护人员或家属，均不能与新生儿接触，并隔离患儿；②注意患儿清洁卫生，尿布应勤洗勤换；③抗感染，尽早给予有效的抗生素，如青霉素、氨苄青霉素；④局部治疗，无菌消毒后可刺破脓疱，用 0.05% 的依沙吖啶溶液或 0.01% 呋喃西林溶液湿敷或清洗创面。皮损无脓液时可用莫匹罗星软膏、呋西地酸软膏涂抹，也可使用金霉素软膏。

2. 剥脱性皮炎　新生儿剥脱性皮炎又名葡萄球菌性中毒性表皮坏死松解症、葡萄球菌性烫伤样皮肤综合征（staphylococcal scalded skin syndrome, SSSS）或 Ritter 病。主要特征为全身泛发性暗红色红斑,其上表皮起皱,表现为松弛性大疱及大片表皮剥脱。黏膜常受累,并伴有发热等全身症状。为急性严重皮肤病,婴幼儿以接触感染为主,病死率高,在新生儿病房可引起医院内感染暴发流行,应引起重视。早产儿,尤其是极低和超低出生体重儿因暂时性免疫功能低下,极易发生感染,且可为宫内感染,出生后24小时内起病,病情危重,如未及时诊治,病死率高。

主要由凝固酶阳性噬菌体Ⅱ组71型和55型金黄色葡萄球菌感染所致。该细菌可产生表皮松解素(又称δ毒素或剥脱毒素),使表皮细胞间桥粒溶解而出现尼科利斯基征阳性。该毒素为蛋白酶,毒素A由染色体基因编码,毒素B由质粒基因控制。感染严重程度、细菌毒素及机体的免疫功能等都与疾病发生有关。

(1)临床诊断:多发生在出生后1~5周,发病突然,皮疹最先见于面部,尤其是口周和颈部,后迅速蔓延到腋、腹股沟、躯干和四肢近端,甚至泛发到全身。表现为局限性充血潮红,随后向周围扩展,2~3日内迅速蔓延,可全身广泛分布,在弥漫性红斑上出现松弛大疱,其上表皮起皱,尼科利斯基征阳性。表皮易剥脱而露出鲜红色水肿糜烂面,呈烫伤样,1~2日后可见痂皮脱屑,口周呈特征性的放射状皲裂,手足皮肤可呈手套或袜套样脱皮,以后不再剥脱,而出现糠秕状脱屑。有时在暗红色斑上出现松弛大疱、瘀点、瘀斑。皮肤触痛明显,黏膜可受累,表现为结膜炎、鼻炎和口腔炎。并伴有发热、厌食、呕吐和腹泻等全身症状。合并症有蜂窝织炎、肺炎和败血症等。一般经过7~14日痊愈。

(2)治疗原则:①预防与新生儿脓疱疮相同;②加强护理和支持疗法,注意水和电解质平衡;③抗感染,及时应用抗生素。此类葡萄球菌往往为耐药菌株,宜用耐青霉素酶的药物如氯唑西林等,可根据药物敏感试验调整抗生素;④局部用药,如外用2%莫匹罗星软膏,1日2次,局部用碱性成纤维细胞生长因子促进皮肤生长;⑤糖皮质激素,部分重症患儿可使用;⑥严重感染患儿可给予静脉丙种球蛋白。

3. 脱屑性红皮病 脱屑性红皮病又称Leiner病,见于2个月内的婴儿,表现为全身皮肤弥漫性潮红、脱屑,于头皮、眉部和鼻翼凹处有油腻性灰黄色鳞屑。

目前多认为脱屑性红皮病是脂溢性皮炎的全身型。一般多见于母乳喂养的婴儿,可能与母乳中含维生素H(biotin,生物素)较少、进食过多脂肪酸有关。少数病例有家庭史,并伴有C5和调理素功能缺陷。此外,可能与胃肠道消化吸收功能不良、维生素缺乏、低蛋白血症和贫血有关。

(1)临床诊断:一般出生2个月内发病,多见于女婴,发病突然,初期为局限性红斑,多见于肛周、会阴、四肢屈侧、腹股沟等皮肤皱褶处,随后迅速扩展,可累及头面部、躯干和四肢伸侧。全身皮肤弥漫性潮红、水肿,表面覆以灰白色云片状鳞屑,鳞屑为糠皮样或呈大片状,增多剥脱。四肢屈面鳞屑较少而水肿较明显,头皮、眉、鼻翼凹处有油腻性灰黄色鳞屑。皱褶部位易继发白假丝酵母菌或金黄色葡萄球菌感染。常伴腹泻、营养不良、发热、贫血、白细胞增多和淋巴结肿大。起病后2~4周皮损可逐渐消退。可引起肺炎、肾炎等严重感染。

(2)治疗原则:①主要为支持治疗,防寒保暖,加强护理,调节饮食,治疗胃肠道功能障碍,补充多种维生素;②皮损严重、久而不愈者可用小剂量皮质类固醇激素,必要时可给予抗生素防治感染;③外用药物选用温和保护剂,鳞屑多的部位可用霜剂,鳞屑少而水肿显著的部位可用炉甘石洗剂。

4. 皮下脂肪坏死 新生儿皮下脂肪坏死(subcutaneous fat necrosis)多在生后6~10日

发病,表现为坚硬的暗红蓝色结节,数月后可自然消退,一般健康不受影响。可能与分娩时外伤、窒息、受冷和母亲患糖尿病有关。也有报道与新生儿高钙血症有关。

（1）临床诊断:多在生后 6~10 日发病。损害为坚硬的、边界清楚的结节,大小不等,可似豌豆到鸡蛋大小,表面高低不平,呈分叶状,皮肤呈暗红色,数月后结节开始软化,逐渐吸收而痊愈,不留痕迹。部分病例仅有皮下结节,但无皮肤损害,偶见结节破坏,流出油样液体,形成溃疡,愈后则形成瘢痕。皮损常好发于颊、颈、背、臀和股部。可伴高钙血症。

（2）治疗原则:本病预后良好,损害可自然消退,故无须治疗。

5. 脂溢性皮炎 脂溢性皮炎（seborrheic dermatitis）是发生在皮脂溢出基础上的一种慢性炎症,皮损为鲜红色或红黄色斑片,表面附有油腻性鳞屑或痂皮,常分布于皮脂腺较多的部位,伴不同程度瘙痒,新生儿期即可起病。可能系新生儿受母体雄性激素的影响,使皮脂腺分泌功能旺盛所致。

（1）临床诊断:出生后 2~10 周起病,好发于皮脂溢出区,常见头皮、前额、耳、眉、鼻颊沟及皱褶处出现圆形红斑,边界清楚,上有鳞屑,红斑可扩展融合,表面附着油腻性黄色痂皮,可有糜烂渗出,炎症明显,对称性,可有轻微瘙痒,一般在 3 周到 2 个月可痊愈。如持续不愈,常可伴发婴儿异位性皮炎,也可继发细菌或念珠菌感染。无成人的毛囊损害和皮脂溢出。

（2）治疗原则:①全身治疗:服用复合维生素 B,炎症明显伴感染时可使用抗生素,瘙痒明显时可用抗组胺药物,如赛庚啶。②局部治疗:主要为溶解脂肪、角质剥脱、消炎。常用药物有:头部油腻性鳞屑或痂皮可用植物油;面部可用 50% 乙醇外用,每日 1 次;伴感染时可加用抗生素。

6. 尿布皮炎 尿布皮炎（diaper dermatitis）发生在婴儿肛门周围及臀部等尿布遮盖部位,属于接触性皮炎。发病原因是大小便浸湿的尿布未及时更换,尿中尿素被粪便中的细菌分解而产生氨,刺激皮肤使其发炎。粪便中的酶类如蛋白酶和脂酶可对皮肤产生刺激,并使pH 升高,也可引起尿布皮炎发生。

（1）临床诊断:皮损见于接触尿布的部位,如臀部隆凸处、外阴部、下腹部及腹股沟内侧。皮损开始为轻度潮红、肿胀,逐渐出现丘疹、水疱、糜烂渗出等,边界清楚。可继发细菌或念珠菌感染,出现脓疱或溃疡。

（2）治疗原则:①勤换尿布,每日用清水清洗臀部、外阴及周围皮肤,保持干燥,大便后用清水冲洗肛门及周围皮肤;②尿布应用清水漂洗干净,尿布不使用塑料布包扎于外部;③如出现细菌或真菌感染,应外用抗生素或抗真菌药;④轻度仅有红斑者可保持干燥,炎症明显糜烂者可用氧化锌软膏;⑤当皮肤出现红斑时,可外用炉甘石洗剂,1 日多次。

7. 色素失禁症 色素失禁症（incontinentia pigmenti）又称 Bloch-Sulzberger 综合征、Bloch-Siemens 综合征、真皮变性黑皮病。常伴眼、骨骼、中枢神经系统异常,新生儿发病率为 1/50 000。本病是少见的 X 连锁性遗传病,与染色体 Xq28 上 *NEMO* 基因突变有关。男性病情严重,多为死胎。也可为常染色体显性遗传。

（1）临床诊断:主要为女性发病,男女之比为 1:20,在出生时即有皮肤改变,少数在出生后 1 周左右起病。皮肤损害分 3 期:①红斑水疱期:可见红斑、丘疹和水疱,可见呈线状排列的清澈大疱,见于四肢,成批出现,每批持续数天或数月,随后演变为疣状皮疹;②疣状增生期:可见疣状皮疹呈线性排列于手和足背,持续数周或数月,随后出现色素沉着;③色素沉着期：可见蓝灰色或大理石样色素沉着，呈线条状或漩涡状分布，不沿皮纹或神经分布，消退后不留瘢痕，或仅有淡脱色斑。

三期皮损表现可交替出现，可伴癫痫、脑瘫、智力低下、牙齿发育不良、白内障、小眼畸形、斜视、唇腭裂、高腭弓、脊柱裂等骨骼畸形。此外，还可伴脑梗死和脑脊膜膨出等中枢神经系统损害。

（2）治疗原则：①对症治疗，继发感染时局部使用抗生素；②对神经系统、眼、骨骼异常进行相关专科治疗；③皮肤损害可自愈，应防止感染。

8. 新生儿毒性红斑　新生儿毒性红斑（erythema toxicum neonatorum）又称新生儿荨麻疹（urticaria neonatorum），为新生儿皮肤病，约 30%~70% 的新生儿可发生。本病病因不明，可能是出生后外界刺激的非特异性反应，或机体对来自母体内的某些具有抗原性的物质引起的变态反应或肠道吸收物质的毒性反应。

（1）临床诊断：多数在出生 4 日内起病，少数出生时即发生，最迟约在生后 2 周发病，皮损表现为红斑、丘疹、风团和脓疱，随后出现淡黄或白色丘疹，有红晕，散在分布，偶尔有融合，可发生于任何部位，但以肩、背、臀部多见，数目不等，可在数小时消退，也可反复发生，不伴全身表现，经 1 周或 10 日左右消退。部分患儿伴外周血嗜酸性粒细胞增高，可达 5%~15%。

（2）治疗原则：为自限性，无须治疗。

9. 大疱性表皮松解症　大疱性表皮松解症（epidermolysis bullosa，EB）是一组少见的多基因遗传性水疱样皮肤疾病，发生率为 2/10 万活产儿，一般分为单纯型、营养不良型和交界型。其主要特征为皮肤受压或摩擦后即可引起大疱，被归于机械性大疱病，皮损易发生在受外力影响的部位，如四肢关节等部位。临床表现变异性大，内脏器官可受累。伤口修复后可遗留皮肤损害和结痂。真皮 – 表皮交界区内编码蛋白的不同基因发生突变是 EB 发病的遗传学基础，单纯型主要为常染色体显性遗传；营养不良型可表现为常染色体显性或隐性遗传；交界型为常染色体隐性遗传。

（1）临床诊断

1）单纯型：外显率高，根据临床疾病严重程度至少可进一步分 11 种不同亚型，其中 7 种为常染色体隐性遗传，最严重的亚型在出生时即有明显表现。3 种最常见的亚型均为常染色体隐性遗传，包括泛发性大疱性表皮松解症、局限性大疱性表皮松解症和疱疹样大疱性表皮松解症。其中泛发性大疱性表皮松解症起病于新生儿和婴儿早期，皮损多见于手、足和四肢，也可见掌、跖过度角化和脱屑，不累及甲、牙齿和口腔黏膜。疱疹样大疱性表皮松解症出生时即可起病，是最严重的类型，水疱广泛分布于全身，可累及口腔黏膜、躯干和四肢近端可出现疱疹样水疱。因水疱裂隙位于表皮内，愈后不留瘢痕。指 / 趾甲可脱落，但常可再生。少数患儿水疱严重，易于继发感染，但很少危及生命，一般至青春期症状可减轻。

2）营养不良型：该型在水疱形成愈合后常伴有瘢痕和粟粒疹。临床表现因遗传方式不同而有差异：①显性营养不良型：多在出生时发病，皮损为松弛大疱，尼科利斯基征阳性，愈后留有萎缩性瘢痕、白斑和棕色斑。常伴有粟粒疹，生长和智力发育正常，毛发、牙齿常不累及，少数患者黏膜受累，有时伴有鱼鳞病、毛囊周围角化症、多汗和厚甲。②隐性营养不良型：多在出生时或婴儿早期发病，皮损除松弛大疱外，可有血疱，尼科利斯基征阳性。愈后留有萎缩性瘢痕、白斑和棕色斑，黏膜易受累，随侵犯部位不同，可有失音、吞咽困难、唇龈沟消失等表现,患儿生长发育不良、毛发稀少、甲和牙有畸形,皮肤瘢痕于30岁后常发生鳞状细胞癌。③新生儿暂时性大疱性表皮松解症:是少见的亚型,特点为出生时或摩擦后出现水疱、大疱性皮疹,表皮下水疱起于真皮乳头层,出生数月后可自行恢复,无瘢痕形成;④Bart综合征:常染色体显性遗传,主要特征为先天性表皮缺损、机械性水疱、甲畸形,预后较好。

3)交界型:最常见的类型为 Herlitxz 型、Mitis 型和泛发性良性营养不良型。Herlitz 型又称致死型,患儿常死于婴儿期,40%在生后第1年内死亡,是最严重的大疱性表皮松解症,出生时即可发病,表现为泛发性水疱,伴严重的口腔肉芽组织形成,可累及多器官系统,包括上皮水疱,呼吸道、胃肠道和泌尿生殖道损害,常合并气道水疱、狭窄引起呼吸道梗阻。少见的临床表现包括幽门和十二指肠闭锁,患儿常死于败血症、多器官衰竭和营养不良。Mitis 型为轻型,又称非致死型,患儿出生时表现为中等程度的皮肤损害,部分可表现严重皮损,但可存活过婴儿期,并随年龄增长而缓解。泛发性良性营养不良型为非致死型的亚型,出生时即可有临床表现,累及全身皮肤,主要在四肢出现大小不等的水疱,头面部和躯干也可受累,水疱萎缩性愈合是本型的特征,指/趾甲可出现严重营养不良,可有轻度口腔黏膜受累,水疱随年龄增长而缓解,但牙齿异常和皮肤萎缩性瘢痕可持续到成年,生长正常。

(2)治疗原则:单纯型和营养不良型用大剂量维生素 E 可减轻症状。交界型可短期应用肾上腺皮质激素以缓解症状。此外,需要精心护理,避免外伤、摩擦、受热,保护创面,防止继发感染,给予营养支持。局部用碱性纤维细胞生长因子促进表皮生长。

10. 皮下坏疽　皮下坏疽是新生儿期一种严重的皮下组织急性感染,以冬季发病较多,在我国北方寒冷地区发病率较高,南方相对较少。病情发展甚快,短时间内病变范围可迅速扩大,易并发败血症,病死率较高。

由于新生儿的皮肤发育尚不完善,屏障功能较差,皮肤柔软且娇嫩易受损,患儿经常仰卧受大小便浸渍、被服和哭闹乱动时摩擦等,引起局部皮肤损伤而致细菌侵入。病原菌大多为金黄色葡萄球菌,少数为表皮葡萄球菌、产气杆菌、大肠埃希菌、铜绿假单胞菌等,细菌来源于产房、新生儿室的用具以及工作人员中带菌者。因此,严格的消毒隔离制度和加强新生儿护理是重要的预防措施。

(1)临床诊断:好发于身体受压部位,多见于臀部和背部,也可发生在枕部、颈部、骶部、会阴等部位。特征为起病急,病变发展快,数小时内明显扩散。局部典型表现为皮肤片状红肿,温度增高,触之稍硬,毛细血管反应明显,周围无明显界限。病变迅速向四周扩散,中央部位的皮肤渐变为暗红、紫褐色,触之较软,有漂浮感,少数病例积脓稍多时有波动感。晚期病例皮肤呈紫黑色,甚至溃破有稀薄脓液流出。患病后常首先表现哭闹、拒食、发热等症状。体温多数在38~39℃,高者可达40℃,也有腹泻、呕吐者。合并败血症时表现嗜睡、体温不升、口唇发绀、腹胀、黄疸,晚期病例出现中毒性休克、弥散性血管内凝血、呼吸和肾衰竭而致死。

(2)治疗原则:在病变初期时即应按急症处理。当皮肤出现暗红色及有漂浮感时,应早期切开引流,切口要小而多,遍及病变区,每个切口长约1.5cm,间距2~3cm,可引流出浑浊脓液或血性液体,边切边填塞引流纱条,每日换药2~3次,并观察病区,如有扩散随时加做切口,使引流通畅。同时选用第三代头孢菌素、红霉素等抗生素两种联合应用,作静脉滴注,以后根据细菌对药物的敏感试验结果,换用有效的抗生素。同时给予支持疗法,输全血或血浆,尚需注意补充热量和维生素,以及应用静脉内营养等以增强体质和促进愈合。一般创面愈合后不留严重瘢痕,如有大片皮肤坏死留有较大创面时,可行植皮术以缩短愈合时间。

11. 先天性鱼鳞病 先天性鱼鳞病(congenital ichthyosis)是一组常染色体遗传性皮肤脱屑性疾病,新生儿期起病的先天性鱼鳞病包括性联寻常性鱼鳞病、板层状鱼鳞病、显性遗传先天性鱼鳞病样红皮病、胎儿鱼鳞病、火棉胶婴儿等。

性联寻常性鱼鳞病与类固醇硫酸酯酶异常有关,类固醇硫酸酯酶水解酸酯,包括硫酸胆固醇和硫酸类固醇。男性患儿组织中类固醇硫酸酯酶活性降低或缺乏,女性患儿类固醇硫酸酯酶水平介于正常和男性水平之间。男性性联寻常性鱼鳞病发病率约为1/2 000~1/6 000。板层状鱼鳞病为常染色体隐性遗传病。显性遗传先天性鱼鳞病样红皮病与12号染色体上的K_1角蛋白基因或17号染色体上的K_{16}角蛋白基因突变有关,这些基因的突变可能引起角质形成细胞内张力细丝异常聚集,破坏细胞骨架网及影响板层小体分泌。

(1)临床诊断

1)性联寻常性鱼鳞病:性联寻常性鱼鳞病(ichthyosis vulgaris)又名黑鱼鳞病,X连锁隐性遗传,几乎全部见于男性,出生时或出生后不久即发病。皮损表现为四肢、面部、颈、躯干、臀部大片显著的鳞屑,以面部、颈、躯干最严重。极少数可累及肘部、腋下及腋窝,掌跖外观正常或轻度增厚,鳞屑呈褐色、有黏性。女性携带者在臂及胫前可见轻度鳞屑;男性可伴隐睾。皮损不随年龄而减轻。

2)板层状鱼鳞病:板层状鱼鳞病(lamellar ichthyosis)又名隐性遗传先天性鱼鳞病样红皮病。出生时或出生后不久即可发病,皮损特点为粗大的灰棕色板样鳞屑,中央黏着,边缘呈游离高起,伴弥漫性红斑,掌跖常见中度角化过度,约1/3患者有睑外翻。

3)先天性鱼鳞病样红皮病:先天性鱼鳞病样红皮病(erythroderma ichthyosis congenital)属显性遗传,又名鱼鳞病样红皮病(大疱型)、大疱性鱼鳞病样角化过度症、显性遗传先天性鱼鳞病。出生时即有皮肤发红,角质样增厚,鳞屑如盔甲状分布于全身,呈灰棕色,脱屑后留下湿润面,可伴有松弛性大疱,以四肢屈侧和皱褶部位如腹股沟、腘窝、肘窝等受累较重,随年龄增长症状可减轻。

4)胎儿鱼鳞病:胎儿鱼鳞病(Ichthyosis fetalis)又称丑胎(harlequin fetus),为罕见遗传性皮肤病,属常染色体隐性遗传。患儿出生时即可见全身覆盖角质性盔甲状斑块,双耳郭缺如或发育不全,有显著的睑、唇外翻,"O"形嘴,面容丑陋,大多数为死胎,或生后因呼吸、吸吮困难于数天或数周内死亡。

5)火棉胶婴儿:火棉胶婴儿(collodion baby)又称新生儿鱼鳞病、先天性鱼鳞病,是新生儿期较为常见的一种皮肤病,属隐性遗传。患儿出生时即可见全身被覆一层羊皮纸样或胶样薄膜,故又称羊皮症。无弹性,呈光亮束于全身,使体位固定受限,并引起眼睑外翻。生后24小时内包被的薄膜开始出现裂隙或脱落,膜下为表皮深层,潮湿、高低不平、呈红斑样。脱屑从皲裂部位开始,于1~30日内累及全身,头颅和肢端最晚脱屑。以后羊皮样皮肤出现硬化、断裂和脱落,露出浅红色嫩皮。大部分病例数天后嫩皮又角化变成火棉胶样,如此反复硬化和脱屑,迁延不愈,少数病例在出现嫩皮数次后不再角化。重症者耳鼻被拉紧而变得平坦,口唇和眼睫毛向外翻出。皮肤蒸发水分比正常皮肤多,有时甚至脱水,嫩皮还可能继发感染,皮损累及全身。鳞屑为糠秕状,也可增厚如甲片。患儿常早产,轻者脱屑后可好转或恢复正常皮肤,严重者生后不久即死亡。近年来将早产、鱼鳞病皮肤损害、新生儿窒息称为鱼鳞病早产综合征（ichthyosis prematurity syndrome），是先天性鱼鳞病的亚型。此外，先天性鱼鳞病可出现其他疾病如板层状鱼鳞病、非大疱性先天性鱼鳞病样红皮病等的临床表现，近年的研究显示其与 *ALOX12B* 基因突变有关。

（2）治疗原则：鱼鳞病尚无特效治疗，应用各种外用药的目的在于改善皮肤的干燥状态，可用各种皮肤滋润霜，如尿素酯、乳膏基质、0.05%~0.1% 维生素 A 软膏等。外用 5% 乳酸软膏可除去鳞屑，抗生素液洗涤可减少细菌污染。将新生儿置入暖箱中裸体暴露，可减少擦伤。应给予维生素 A 口服，此外避免使用皂液或沐浴液。

12. 血管瘤　血管瘤（hemangioma）是一种脉管的错构瘤样肿瘤，基本结构主要由扩张、增生的血管或充满血液、内壁衬覆以内皮细胞的间隙和腔窦所构成，在婴儿很常见，好发于头、面、颈，其次为四肢和躯干，多数在皮肤上显而易见，也可发生在任何脏器。发生率在新生儿为 1.1%~2.6%，约有 30%~40% 在出生时即可见到皮肤印记，时常在生后 2 周时缓慢生长，因而，1 岁时的发生率为 10%~12%。女婴较男婴为多，比率约为 3~5：1，多发者占20%。

按生物学的分类方法，将先天性皮肤血管病变分为两大类，即血管瘤和血管畸形。血管瘤约占 80%，常在新生儿期出现，2~3 个月后进入增生期，瘤体迅速增大，8 个月至 1 岁左右停止生长并逐渐退化，消退率可达 98%，半数在 5 岁内完全消退。临床上草莓状血管瘤、绝大多数"海绵状"血管瘤和混合型血管瘤均属此类。血管畸形是指随患儿年龄增长而呈管道样生长，并具有内皮细胞生物特性的一种血管病变，主要由静脉起源，偶由毛细血管、动脉、淋巴管组合而成。临床上葡萄酒斑、蔓状血管瘤、极少部分的"海绵状"血管瘤及淋巴管瘤均属此类，约占 20%。多于出生时发现，以后随年龄增长而按比例生长，无突然生长的病史，不会自行消退。

（1）橙红色斑：橙红色斑（salmon patch）即新生儿斑，鲜红或淡红色，色不显，轻压即褪色。其病变中央为一扩张的毛细血管，周围绕有皮肤色素减退的苍白晕，其直径为 1~4cm，出现在前额、眉间、上眼睑、鼻周或骶部。常在出生时即有，生后急速地自然消退，至 1 岁半时消失，极少数可留下斑迹，不必处理。

（2）褐色痣：褐色痣（naevus flamy or port wine stain）即葡萄酒色斑，属毛细血管型血管畸形，呈鲜红至紫红色，表面光滑，界限不清，形状不规则，局部压迫时褪色。常在出生时即有，显露于颜面、颈部中其他部位。生后很少再扩大或消退。主要影响容貌，近年应用氩激光治疗浅表的血管病变，疗效尚可。最积极的治疗是切除植皮。在脸部三叉神经分布范围内的病变，应引起注意，有时可能发生 Sturge-Weber 综合征。在四肢部位可能发生 Klippel-Weber 综合征。

（3）莓状血管瘤：莓状血管瘤即毛细血管海绵状瘤，典型者是草莓色，突出于皮肤表面，不规则形，可发生在身体任何部位，多见于颜面、头皮、肩或颈部。刚出生时未见病变，至数周后皮肤上出现红色小点，数日内长至米粒大，以后继续扩大与附近新增的小红点融合成一圆形或椭圆形团块，色鲜红或紫红，质软，压之似海绵状，去压后又慢慢充血饱满，常为单个，界限清楚，多数在皮肤表面，少数居于正常皮肤被覆之下，难以区分血管瘤和静脉畸形。显微镜下可见在真皮和皮下组织内有许多扩张的血管腔隙。在 4~8 个月间肿瘤生长最快，大多长至 2~4cm 直径左右。此后趋向静止，并开始消退，一般在 2~3 岁消退，5~6 岁时消失，皮肤上仅留有灰白斑。初期快速生长可能是由于胚胎或血管细胞的增生和邻近毛细血管的管道化而建立血流。消退是由于进行性血栓形成和血管硬化导致梗死所致。按其自然过程进展,很少有并发症,因此,不必应用任何治疗,仅需定期观察和耐心等待。

近年文献指出以往描述的"毛细管状"是指位于皮肤层内浅表的病变,"海绵状"是指血管瘤位于真皮皮下层或皮下层内,如为血管瘤均有可能自行消退,但需时更长,因此,提议不再应用"海绵状"血管瘤的名称,此类病变是深的血管瘤或是易误认的静脉畸形。

(4)血管瘤伴发血小板减少综合征:是婴儿血管瘤的严重并发症,常发生于 6 个月以内的婴儿,新生儿也会发生。由于大量血液滞留在血管瘤内,严重消耗血小板和凝血因子Ⅱ、Ⅴ、Ⅷ和纤维蛋白原,导致血小板减少,凝血机制异常及贫血,出现一系列局部及全身症状。这类血管瘤的瘤体较大,直径大于 5cm,紫红色,质硬紧张,有光泽,位于肩部、躯干、大腿和后腹膜。发病前瘤体突然迅速增大,向四周扩散,局部有出血点和 / 或瘀斑,甚至有弥散性血管内凝血(DIC)表现。血液化验显示血小板减少,常在 60×10^9/L 以下。需要及时治疗,首先是纠正凝集异常,输注新鲜全血、血浆、血小板悬液。治疗包括:①糖皮质激素:应用最为广泛,目前为一线药物,糖皮质激素的应用可降低毛细血管通透性,改善血小板减少,刺激骨髓造血及血小板向外周血的释放等,从而起到改善出血等症状的应用。此药在应用时一般采用大剂量冲击治疗,可采用全身系统治疗,每日口服泼尼松龙 2~4mg/(kg·d),持续 6 周,间隔 6 周后视情况再开始第二疗程的治疗,随后小剂量口服维持治疗,但停药后易复发。②长春新碱:长春新碱有抑制有丝分裂和干扰核酸合成的功能,还有促进血小板合成和释放的功能,其疗效已在特发性血小板减少性紫癜和血栓性血小板减少性紫癜的治疗中得到了证实。但此药有毒副作用,一般仅作为二线治疗药物。③α- 干扰素:目前 α- 干扰素治疗本病存在着较大的争议,临床未普及。

(5)血管畸形:血管畸形(vascular malformations)按组织病理学特征分为 4 大类,即毛细血管型、淋巴管型、静脉型和动静脉型。其亚分类根据管道结构和液流学,分为慢流速型如毛细血管、淋巴管和静脉型病变。快流速型包括动脉和动静脉异常。还有复杂的联合型,时常伴有软组织和骨骼的生长过度。所有各型的血管畸形可发生在任何器官系统,常显露于颈、颜面部位的皮肤,亦可发生于四肢、胸腹壁和腔内、实体器官、空腔脏器和脑部等多个部位。初期表现是美容问题。临床症状有疼痛、出血、肿块效应和充血性心力衰竭。可通过影像学作出诊断。应用激光、硬化栓塞、手术等方法治疗。

13. 先天性淋巴水肿 先天性淋巴水肿(congenital lymphedema)又称 Milroy 病,是一种较少见的畸形,是由于局部淋巴管发育异常,使大量淋巴液积聚在组织间隙,引起该部位进行性弥漫性肿大,下肢居多。

根据病因学淋巴水肿可分为原发性和继发性,小儿多为原发性;根据发病早晚分为早发型和迟发型。进行淋巴管造影,有以下 3 种表现:①淋巴干发育不良(aplasia)较少见,造影可见缺乏主要淋巴干,患儿多在生后即发病;②淋巴干发育低下(hypoplasia)多见;③淋巴管增生(dilatation)较少见。

病变仅累及浅表淋巴系统,而深部淋巴系统大多正常。在正常情况下,淋巴管吸收从毛细血管壁漏出的血浆蛋白分子。当淋巴管发育不良时,蛋白分子滞留在组织中,形成高渗压,于是发生水滞留,临床上出现水肿。

本病约 10%~15% 合并其他先天性异常,常见血管系统和泌尿系统畸形及特发性后腹膜纤维性变。约 5% 病例有家族史。上肢淋巴水肿常伴有肺部和肠道淋巴管扩张。

（1）临床诊断：多发于下肢，依次为上肢、阴囊等部位，单侧性较多。出生时或生后不久即发病者肿胀范围广泛，一侧或双侧下肢受累，个别病例发生于上肢，整个肢体肿胀或肿胀局限于足背或手背，很少侵及足底或手掌。也有从足背开始逐渐进展到小腿，增粗速度快慢不一，但多为进行性。肿大肢体早期尚柔软，为非凹陷性水肿。

（2）治疗原则：目前尚无有效的治疗方法，多主张先保守治疗。可长期应用弹力绷带持续加压，或在睡眠时抬高患肢，并保持皮肤清洁。

14. 先天性外胚层发育不全　先天性外胚层发育不全（congenital ectodermal dysplasia）是由于外胚层先天性发育不良，导致皮肤及其附件发育异常，出现皮肤角化过度，色素沉着，汗腺、皮脂腺、黏液腺发育异常，毛发结构和分布异常，牙齿发育异常等，引起以下两个或两个以上的器官缺陷：牙齿、皮肤和附属器，包括毛发、甲、汗腺和皮脂腺。

临床上可分为 4 型：①无汗型（少汗型）：为伴性 X 染色体隐性遗传，主要见于男性，显性遗传基因定位于 2q11-q13，外胚层发育不全基因（ectodysplasin-A，EDA）或 *ED1* 基因突变导致外异蛋白缺陷引起本病。女性携带隐性基因。②出汗型：为常染色体显性遗传，男女发病率相似。出汗型非常少见，而无汗型较多见，故本症又称为无汗性外胚层发育不全（anhidrotic ectodermal dysplasia）。③面部先天性外胚层发育不良。④Rapp-Hodgkin 外胚层发育不良。

（1）临床诊断：典型的无汗性外胚层发育不全表现为三联症：少汗、少毛、牙缺陷。临床可分为完全型和不完全型，新生儿起病表现为完全型，因汗腺明显减少或缺如不能散热。患儿多在婴儿期或儿童期表现为不明原因的发热，在活动、感染、高温环境中表现明显不适；乳牙和恒牙均可缺如，或仅有少数，也可伴泪腺、唾液腺、胃肠或呼吸道的黏液腺减少或缺如，新生儿可表现为无泪；可伴头发及体毛干燥、脱落或缺如；因皮肤发育异常，患儿多有一些特殊外貌，皮肤薄，皮肤色泽较为灰白，干燥而薄，新生儿期可表现皮肤广泛脱屑。典型面容为前额突出，颧部发育不良，鼻梁下陷呈马鞍鼻，口唇厚，下巴前突，眼周皮肤皱纹伴色素沉着，低耳位。牙胚发育不良，未出牙前颌骨摄片显示牙胚缺如，长大后表现出牙不良，牙齿少，齿冠尖、小，牙釉质发育不良。此外，可有角膜浑浊、白内障、乳腺发育不全、传导性耳聋等，但较少见。部分患儿可发生异位疾病，如胃肠道和呼吸道疾病。约 30% 的患儿在 2 岁内死于高热或呼吸道感染。

出汗型外胚层发育不全很少在新生儿期发病。主要表现为毛发稀疏，指甲缺如、发育不良，手掌及足掌皮肤过度角化，牙齿发育尚好。

Rapp-Hodgkin 外胚层发育不全是以毛发改变、唇腭裂、少汗和牙齿缺损为特征的综合征，可能为常染色体显性遗传，出生时即可见异常，可见于两性。临床表现为毛发或头发稀疏、扭曲、色素减少、易脱落；可呈完全唇腭裂，无悬雍；头面部表现为前额突起、马鞍鼻、小鼻、小口、小睑裂、泪管发育不良；耳郭呈螺旋状，外耳道狭窄或闭锁；汗少，但能耐热。年长儿可有牙齿少且形状小，呈圆锥形尖牙。男性可伴尿道下裂。

（2）治疗原则：避免环境温度过高，在天热季节发热时给予物理降温，或住在空调房间，多洗冷水浴。经常给予石蜡油的滴鼻剂滴鼻，以湿润鼻咽部黏膜。

15. 皮肤念珠菌病　新生儿皮肤常易受念珠菌侵犯而形成皮肤念珠菌病，感染主要来自产妇阴道（约 35% 妇女阴道发现有白色假丝酵母菌）、医护人员带菌者及使用未严格消毒的奶瓶和尿布。

念珠菌为有丝孢菌,常见的引起新生儿感染的病原为白色假丝酵母菌,此外还可见近平滑念珠菌、季也蒙念珠菌等。感染的诱因包括机械操作(如擦伤)、局部潮湿和浸渍、营养不良、维生素缺乏等。

念珠菌感染早期,机体先天性防御可抑制其生长和播散,只有在细胞因子介导的吞噬细胞和多形核白细胞活化并发挥吞噬作用后才能彻底清除白色念珠菌。而新生儿上述免疫功能低下,因此易发生感染。

(1)临床诊断

1)口腔念珠菌病:俗称"鹅口疮",表现为口腔黏膜表面形成白色斑膜,呈乳白色、微高起的斑膜,周围无炎症反应,形似奶块。无痛,擦去斑膜后可见下方不出血的红色创面。斑膜面积大小不等,可出现在舌、颊、腭或唇内黏膜上。

2)尿布区念珠菌病:臀部、大腿内侧、外生殖器及下腹部可见边缘清楚的暗红色斑片,周围有大小不等的暗红色扁平丘疹,也可呈鲜红脱屑斑,局部皮肤鲜红,表面呈灰白色浸渍及剥脱,周边有小疱或脓疱,上有圈状灰白色鳞屑,皱褶处常有糜烂、浸渍发白的现象,易复发。

(2)治疗原则:患儿母亲和婴儿室医护人员应注意个人卫生,局部涂抹每毫升含制霉菌素 5 万 ~10 万 U 的混悬液,一日 3 次。

16. 白化病 白化病(albinism)是遗传性黑色素合成障碍引起的色素减少性疾病,病变累及眼、皮肤、毛发。根据不同表现分为眼皮肤白化病和眼白化病。

色素细胞内酪氨酸转变为黑色素的代谢途径中需要酪氨酸酶及多巴氧化酶,患者黑色素细胞内的这些酶有先天缺陷,也可能是供给游离酪氨酸的机制有缺陷或酪氨酸酶不能转换到前黑素体,使黑色素形成障碍。

本病多数是隐性遗传,即带有相同白化病致病基因的父母将致病基因传给子女,使其具有相同白化病基因"纯合子"而发病。

(1)临床诊断

1)眼皮肤白化病:一般为常染色体隐性遗传,个别有常染色体显性遗传报道。本组有 3 种类型:酪氨酸酶阴性型、酪氨酸酶阳性型及黄色突变型。

酪氨酸酶阴性型:酪氨酸酶活性丧失或明显减退,皮肤毛发变白,虹膜浅灰色或透明,瞳孔红色,视网膜无色素,畏光,眼球震颤,视力减退,所有表现持续终身。皮肤在日光辐照后易发生皮肤增厚、角化及鳞状细胞癌变。

酪氨酸酶阳性型:出生时有少量色素或无色素,皮肤变淡,眼部体征同上但较轻,而畏光、眼球震颤、视力减退少见。随年龄增长,皮肤、毛发及眼色素有加深倾向,但不能达到正常,视敏度和眼球震颤可逐渐好转。可出现雀斑及色素痣。在日光辐射后变化同上。轻者接近正常人。研究显示其致病基因定位于 15 号染色体,该基因缺失还可引起 Prader-Willi 综合征,表现为色素减退。

黄色突变型:出生时表现与酪氨酸酶阴性者相似,为白色毛发、粉红色皮肤和灰色眼睛,在供给大量酪氨酸合并多巴和半胱氨酸时可以形成蜡黄色,不能形成真正的黑色素。在 6 个月到 1 岁时发生黄红色、中等度红色反射(视网膜上见到红色反光现象),眼球震颤,畏光及视力缺陷。

伴随白化病的综合征:白化病伴出血称 Hermansky Pudlak 综合征;Cross-McKusick-

Breen 综合征；白化病伴先天性知觉性耳聋。

2）眼白化病：病变仅限眼黑色素细胞方面，皮肤及发色正常。眼的表现类似眼皮肤白化病，本组亦分 3 型。

Ⅰ型：眼底脱色及眼球震颤、点头症和视力减退，属常染色体隐性遗传。在女性携带者，眼底显示镶嵌状色素沉着（nettleship 变异）。

Ⅱ型：埃里克森眼部白化病，又称奥兰岛（Aland）眼疾，特点是视网膜中央小窝发育不全，存在视力减退、眼球震颤、红色弱色盲、散光及眼底色素变性。女性携带者缺乏特征性眼底镶嵌色素花纹。

Ⅲ型：常染色体隐性遗传。

（2）治疗原则：迄今尚无针对病因的有效疗法。暴露于日光前配戴有色眼镜可防止畏光，使用遮光剂可防止日晒时紫外线照射引起皮炎及癌变。

17. 新生儿暂时性脓疱性黑变病　为发生于新生儿的一种暂时性无菌性脓疱疮。病因不明，脓疱内无细菌和病毒，与药物的关系尚不明确。

（1）临床诊断：发生于新生儿颊、额、颈、背部和臀部，皮损为脓疱或水疱疹，周围无红晕，直径为 0.1~0.3cm，脓疱破裂后周围可见领口状鳞屑，中央有色素沉着，脓疱可在 1~2 日后干燥结痂，大部分留有色素沉着，可持续数周到数月，不伴全身症状。脓液中有中性粒细胞，但培养无细菌生长。

（2）治疗原则：本病为自限性，无需特殊治疗，可试用炉甘石洗剂。

18. 先天性巨型色素痣　先天性巨型色素痣为特殊类型的先天性细胞痣（congenital nevocellular nevus），不遗传，部分伴白斑形成，可能与皮肤色素细胞免疫反应有关。

（1）临床诊断：出生时即有，损害可覆盖整个头部、肩部、肢体或躯干的大部分，颜色较深，常呈棕黑色或黑色，高出皮面，有浸润感，表面可有小乳头状结节或呈疣状增生，常有毛发，较正常粗、黑且多，随年龄增长，外周可见散在卫星灶样损害。

发生于背部的损害，毛发常以中线为中心排列成漩涡状，在脊柱部可伴发脊柱裂或脑膜膨出；发生于头皮者，表面可见脑回状纹，称巨型脑回状痣，可伴软脑膜黑素细胞瘤，表现为癫痫、智力低下，尚可伴咖啡斑、纤维瘤、脂肪瘤或神经纤维瘤。10%~13% 患儿可发生恶性黑色素瘤，各年龄段均可发生。

（2）治疗原则：定期随访，尽早切除，防止恶变。切除后需要植皮。

三、酸碱失衡

（一）概述

1. 酸碱平衡紊乱　病理情况下，由于器官功能障碍或细胞代谢障碍，使 pH 发生变动，并超过了机体调节能力的范围，伴有血液 pH、代谢指标和呼吸指标的变动，称为酸碱平衡紊乱。根据原发改变是代谢成分还是呼吸成分，是单一的失衡还是两种以上的酸碱失衡同时存在，酸碱平衡紊乱又可分为单纯型酸碱平衡紊乱和混合型酸碱平衡紊乱。

2. 血液酸碱平衡　指机体通过调节功能，使血液中 H^+ 浓度保持在正常范围。动脉血 pH 7.35~7.45，平均值为 7.40，对保证生命活动的正常进行至关重要。当许多因素引起体内酸碱负荷过度或调节机制障碍导致体液酸碱度稳定性被破坏，称为酸碱平衡紊乱。

3. 体液中酸碱物质来源　主要来源于细胞内三大营养物质的代谢,来源于食物或药物摄取的较少,通常情况下酸性物质的产生远远超过碱性物质。酸性物质主要包括:

（1）挥发酸:主要是碳酸（H_2CO_3）,体内三大营养物质代谢分解最终产生 CO_2,与水结合生成碳酸,在肺部碳酸又可分解出 CO_2,从肺部排出体外,所以称之为挥发酸。正常成人在安静状态下,每天可产生 300~400L CO_2,可释放约 15 000mmol 左右 H^+。通常将肺对挥发酸的调节,称为酸碱平衡的呼吸性调节。

（2）固定酸:这类酸性物质不能变成气体由肺呼出,仅通过肾脏由尿排出,故称为非挥发酸,又称固定酸。成人每天由固定酸释放的 H^+ 约 50~100mmol,肾脏对固定酸的调节,称酸碱的肾性调节。固定酸主要包括:由蛋白质分解产生的:硫酸、磷酸、尿酸（蛋白质代谢）;由糖酵解产生的:甘油酸、丙酮酸、乳酸（糖酵解）;由脂肪酸代谢产生的:β- 羟丁酸、乙酰乙酸（脂肪代谢）。通过食物或药物摄入的酸性物质也是固定酸的来源之一。

体内碱性物质主要来自食物,特别是蔬菜、瓜果中所含的有机酸盐。体内代谢过程中产生的氨也是碱性物质的来源之一,但对体液酸碱度的影响不大。人体产生的碱与酸相比要少得多。

4. 酸碱平衡的调节　机体对体液酸碱度的调节主要通过体液的缓冲以及肺和肾对酸碱平衡的调节来维持的。体内生成或摄入体内的 H^+ 首先与细胞外液的缓冲体系发生作用,有一部分进入细胞,通过细胞内缓冲作用生成碳酸,碳酸在肺部分解为 CO_2 和 H_2O,CO_2 被呼出体外。体内调节固定酸的根本途径是从肾脏排出 H^+,同时保留碳酸氢盐,使得体液酸碱度维持在一定范围内,血液的 pH 常稳定于 7.35~7.45 之间。维持酸碱平衡主要依靠:①血液的缓冲作用,特点是反应迅速,即刻发生,但作用不持久;②肺的调节,效能最大,约 30 分钟达最高峰;③肾脏的调节,特点是作用较慢,数小时后起作用,3~5 日达高峰;④组织细胞内外的离子交换调节,特点是 3~4 小时才起效,容易发生高钾血症。

（二）临床诊断

1. 病史　窒息、呼吸窘迫、呼吸衰竭、低体温、休克、感染、RDS 等;先天性代谢缺陷;先天性心脏病伴外周循环灌注不良;肾衰竭、中毒、小肠引流、肠造瘘、腹泻等。

2. 诊断流程　在判断是否存在酸碱平衡紊乱时,可根据以下步骤:

（1）首先应结合病史,根据 pH 的变化判断是否存在酸中毒或碱中毒。

（2）再根据原发因素和 $PaCO_2$、HCO_3^- 变化判断是单纯代谢性还是呼吸性酸碱平衡紊乱。

（3）根据继发变化判断是单纯型还是混合型酸碱失衡,如出现以下情况时,须考虑存在混合型酸碱平衡紊乱:①当 $HCO_3^-/PaCO_2$ 出现相反变化时,考虑存在混合型酸碱失衡;②当超出上述代偿极限时,考虑存在混合型酸碱失衡;③$HCO_3^-/PaCO_2$ 明显异常而 pH 正常,考虑存在混合型酸碱失衡。

（4）同时测电解质,计算阴离子间隙（AG）;根据 AG 值将代谢性酸中毒分成高 AG 性正常血氯性代谢性酸中毒和正常 AG 性高血氯性代谢性酸中毒。AG>16,提示可能存在高 AG 性代谢性酸中毒,当 AG>30 时确定有高 AG 性代谢性酸中毒。当高度怀疑三重酸碱失衡（TABD）可能时,计算 AG 和未被固定酸中和前的潜在 HCO_3^-（潜在 HCO_3^-= 实测 HCO_3^-+ $\triangle$AG）,判断是否存在三重酸碱失衡。

（三）治疗原则

1. 代谢性酸中毒　去除病因；补碱首选 $NaHCO_3$，也可用乳酸钠，但乳酸钠在肝功不良或乳酸中毒时禁用。补碱的剂量与方法应根据酸中毒的严重程度区别对待，可按以下公式计算：

（1）根据测得的 BE 计算，碳酸氢钠需要量（mmol）＝碱剩余（BE）×［ $0.3 \times$ 体重（kg）］，一般 $-BE$，每公斤体重应补 $NaHCO_3$ 0.3mmol。

（2）根据测得的 HCO_3^- 浓度计算，碳酸氢钠需要量（mmol）＝（24− 测得 HCO_3^-）mmol/L ×［ $0.5 \times$ 体重（kg）］，一般每公斤体重给予 1.4% 碳酸氢钠 3ml 或 5% 碳酸氢钠 1.0ml 可提高 HCO_3^- 1mmol/L。先使用计算出的半量，然后根据病情评估剩余量的使用。通常静脉注射至少 30 分钟。纠正酸中毒的同时应注意同时纠正水、电解质紊乱，特别是在酸中毒纠正后可能出现的低血钾和低血钙等。

2. 代谢性碱中毒　在进行基础疾病治疗的同时去除代谢性碱中毒的维持因素。

（1）盐水反应性：由于细胞外液减少，有效血容量不足，低钾、低氯等导致。应用生理盐水可纠正脱水，恢复有效循环血量，以改善肾脏调节功能，同时补充钾离子，大多数患者可在数日内纠正。酸剂需要量（mmol）＝（测得 HCO_3^- −24）mmol/L ×［ $0.5 \times$ 体重（kg）］，一般先给予计算量的一半，或降低血中 HCO_3^- 5mmol/L 计算；可用盐酸精氨酸 1mmol=210.5mg，每公斤体重给予 25% 的盐酸精氨酸 0.4ml 可降低 HCO_3^- 1mmol/L。

（2）盐水抵抗性：由于盐皮质激素直接作用和低钾，予盐水无效，应尽量去除病因，也可予抗醛固酮药物。

（3）补氯化钾：因其他阴离子均能促 H^+ 排出，使碱中毒难以纠正；而 Cl^- 可促进肾脏排出 HCO_3^-。

（4）严重的代谢性碱中毒时，可给予盐酸精氨酸、盐酸赖胺酸和 NaCl，如检测尿 pH 碱化则表示治疗有效。

（5）当高碳酸血症突然解除而引起代谢性碱中毒时，应调节呼吸机参数，使 $PaCO_2$ 回升到患儿原来耐受的水平，以后逐渐下调，并予补充生理盐水和氯化钾，或加用乙酰唑胺。

3. 呼吸性酸中毒　主要是针对原发病的治疗，保持呼吸道通畅和改善肺通气、换气功能。

（1）病因学治疗：消除原发疾病。

（2）发病学治疗：改善通气功能，使 $PaCO_2$ 逐步下降。呼吸机治疗是重要的辅助手段，可纠正高碳酸血症和低氧血症，改善组织器官供氧和功能。但对有肾代偿后 HCO_3^- 升高的，切忌过急使 $PaCO_2$ 迅速降至正常，易致代谢性碱中毒；也应避免过度人工通气，导致呼吸性碱中毒。

（3）慎用碱性药：补充碱性药物对呼吸性酸中毒治疗效果有限，仅用于血液 pH<7.20 时，暂时减轻严重酸中毒对机体的危害。碱性药物非但不能降低 CO_2 潴留，如此时通气未改善反而会加重 CO_2 的潴留。当呼吸性碱中毒合并高 AG 代谢性酸中毒时，也必须在通气改善后才给予碱性药物。

4. 呼吸性碱中毒　先病因治疗并去除引起过度通气的原因，常不需特殊治疗，呼吸减慢后，呼吸性碱中毒可逐渐恢复；机械通气者可适当加用延长管，增加无效腔通气；也可考虑使用镇静剂等,有手足搐搦者可给予钙剂。

四、水电解质失衡

体液中的水电解质及酸碱平衡之间有密切的联系,电解质平衡往往受水平衡和酸碱平衡紊乱的影响。

(一)钠代谢紊乱

钠是人体细胞外液中的主要电解质成分,是构成晶体渗透压的主要溶质成分,对维持血管内和细胞间质的容量非常重要。体液中钠含量的变化,直接影响体液渗透压的改变,从而影响脱水的性质。正常血清钠的维持除与每日摄入水及钠量有关外,主要与肾脏功能及体液中抗利尿激素(ADH)、醛固酮、利尿激素(心钠素)水平和交感神经系统功能调节有关。新生儿的肾脏对水钠调节功能不成熟,胎龄、日龄越小,功能越差。较之成人,新生儿肾小球滤过率(GFR)低、水排泄速度慢、肾浓缩功能低,故不能耐受过多的水和电解质负荷,易发生代谢产物潴留和高渗性脱水。新生儿,尤其是早产儿,肾上腺皮质对血浆肾素及远端肾小管对醛固酮的反应低,其 Na^+-K^+-ATP 酶(钠泵)主动转运钠的能力亦低,易发生水肿和低钠血症。加之新生儿不显性失水量相对较大,进水量不足时容易发生高渗性脱水。因此新生儿特别是早产儿水电解质平衡紊乱较为多见。

1. 低钠血症　低钠血症(hyponatremia)(血清钠 <130mmol/L)一般是由于原发性钠缺乏导致机体内钠的消耗或机体内水过多或者两者共同作用的结果。

(1)病因

1)钠摄入不足:①孕妇因素:孕妇由于各种疾病,如妊娠高血压疾病应用低盐饮食,或长时间利尿治疗,可通过胎盘引起胎儿利尿,体钠总量减少;②早产儿:尤其是 VLBW 儿肾脏保钠能力差,基础排钠量较多,易于失钠,其生长迅速,每日需钠量较大,若哺乳量不足易造成低钠血症。

2)钠丢失增多:①胃肠道丢失:呕吐和腹泻是最主要的损失钠的途径,其他如肠瘘、胃肠减压引流等;②泌尿道丢失:如使用利尿剂、肾炎等肾脏疾病、假性醛固酮缺乏症等;③内分泌性:如先天性肾上腺皮质增生症、急性肾上腺功能不全;④皮肤丢失:大量出汗、烧伤可致使钠和其他电解质丢失;⑤其他:脑脊液引流、大量放腹水等。

3)水摄入过多和/或排泄障碍:催产素的抗利尿作用可使产妇及胎儿细胞外液扩张,新生儿生后可出现稀释性低钠血症;或新生儿出生后输入过多的无盐或少盐溶液。

4)排水障碍:①肾脏疾病:急性肾衰竭、先天性肾炎或肾病;②充血性心力衰竭;③ADH 异常分泌、窒息、缺氧、感染、脑膜炎、颅内出血、HIE、肺炎、外科术后、呼吸机治疗等均可致 ADH 异常分泌。

5)其他:钾缺乏症时导致体内钠重新分布;高血糖、高脂血症、高蛋白血症等可导致假性低钠血症。

(2)临床诊断:失钠性低钠血症主要是低渗性脱水的症状。由于细胞外液向细胞内液转移致血液浓缩,眼窝及前囟凹陷,无明显口渴,皮肤弹性减低,心跳增快,四肢厥冷,血压降低,严重者可发生少尿和休克。脑细胞水肿,出现神经系统症状,如呼吸暂停、嗜睡、昏睡、昏迷或惊厥。稀释性低钠血症在缺钠情况下合并代偿排水的机制差,产生水潴留,可致水肿。

（3）治疗原则：处理低钠血症时，需要仔细鉴别病因和处理钠水的关系。对于单纯口服配方奶喂养者，应检查配方奶成分是否适宜、配制方法是否恰当。在积极治疗原发病、去除病因的同时，首先是解除严重低钠血症的危害，使血清钠恢复到 120~125mmol/L。

1）低钠血症引起的惊厥发作：通常血钠 <120mmol/L 时需紧急治疗，应给予高张的 3%NaCl 溶液静脉滴注，使血清钠较快恢复到 125mmol/L，为避免严重神经后遗症如中心性脑桥髓鞘破坏造成的脑损伤，纠正严重低钠血症时不宜过快，纠正速度通常不超过 1mmol/h，绝对值升高不大于 10mmol/24h。

所需 3%NaCl（ml）=（125– 患者血清钠）mmol/L×0.6× 体重（kg）÷0.5。

2）单纯缺钠而不脱水者：补充钠盐使血清钠及现存体液渗透压恢复正常。

所需钠量（mmol/L）=[（130~135）– 患者血清钠]mmol/L×0.6× 体重（kg）。

通常在 12~24 小时内只需要给予半量。根据治疗后的反应，决定是否继续补充及补充剂量。

3）缺钠伴脱水者：可按照低渗性脱水原则处理。中度脱水伴循环障碍和重度脱水者需先扩容，后续在 8~12 小时快速补液，滴速稍快 8~10ml/（kg·h），使脱水基本纠正，血清钠恢复到 >125mmol/L，视患者具体情况和血生化结果指导下一步治疗。

4）稀释性低钠血症：限制液体入量，使之少于生理需要量，适当限制钠摄入。总的维持液量应减少 20ml/（kg·d），每 6~8 小时监测血钠水平，认真寻找病因。对有水钠潴留的低钠血症可应用袢利尿剂如呋塞米等，以加速水钠的排出。严重低钠血症者，可采用高张的 3%NaCl 溶液静脉滴注，并适当利尿处理。

5）肾上腺皮质功能不全：患者尚需给予皮质醇和盐皮质激素，单纯性醛固酮合成不足者补充盐皮质激素。

2. 高钠血症　高钠血症（血清钠 >150mmol/L）是由于各种原因所致的钠盐摄入过多或机体中水丢失多于钠丢失引起的临床综合征，均伴有高渗状态，体液和体钠总量可以减少、正常或增加。

（1）病因

1）单纯脱水造成假性高钠血症：①水分摄入不足。②水分丢失过多：新生儿尤其是早产儿体表面积相对较大，不显性失水量较多。放置辐射台、光疗、呼吸增快等均可使不显性失水增多。

2）脱水时，失水比例多于失钠：①肾脏丢失：新生儿尤其早产儿肾脏浓缩功能差，肾失水相对较多。尿崩症、高钙血症、低钾血症、急性肾衰竭、使用渗透性利尿剂等均可引起肾脏丢失水分过多。②肾外丢失：腹泻，胃肠引流，烧伤等。

3）钠摄入过多和/或钠排泄障碍：①钠摄入过多：多为医源性，如应用碳酸氢钠过多，留置动、静脉置管生理盐水冲洗护理，其他喂哺不当等也可引起钠摄入过多；②钠排泄障碍：醛固酮增多症，充血性心力衰竭，肾衰竭等。

（2）查体和临床诊断：单纯水缺乏和失水比例多于失钠引起的高钠血症多出现高渗性脱水的症状，但其周围循环障碍的症状较等渗性和低渗性脱水为轻，严重脱水者亦可发生休克。钠摄入过多和钠排泄障碍者则因细胞外液扩张，可出现水肿甚至肺水肿和心力衰竭。高钠血症容易出现烦渴、少尿及黏膜和皮肤干燥。急性高钠血症在早期即可出现神经系统症状，如发热、烦躁、嗜睡、昏睡、昏迷、震颤、腱反射亢进、肌张力增高、颈强直、尖叫、惊厥等。

重症甚至发生颅内出血或血栓形成。

（3）治疗原则：积极寻找病因，治疗原发病。按以下原则处理：

1）假性高钠血症或失水比例大于失钠者：给予补充水分使血清钠及体液渗透压恢复正常。

所需水量（L）=[（患者血清钠 -140）mmol/L×0.6× 体重（kg）]/140（mmol/L）。

通常先给计算量的半量，应注意输入液体张力不宜过低，否则容易导致血钠迅速下降而发生脑水肿和惊厥。血钠下降速度通常不超过 1mmol/h，绝对下降不大于 10mmol/24h。可考虑静脉以 1/4~1/8 张力低渗含钠液补充水分，根据情况必要时适当补钾以维持一定的渗透张力。后续根据治疗反应决定是否继续补充和补充剂量。尚需纠正异常损失所需溶液量和生理需水量。

2）钠摄入过多或排泄障碍者：轻者主要是限制钠摄入，重者适当使用利尿剂加速钠排出，同时补充低渗液体以防止利尿后水分丢失过多。严重高钠或肾功能不全者可行透析治疗。

（二）钾代谢紊乱

钾是细胞内主要的阳离子，细胞内 K^+ 浓度约为 150mmol/L，而血浆内浓度仅为 4~5mmol/L。细胞内、外液间的钾浓度差对于维持细胞内液渗透压有重要意义，其造成的细胞膜内外电位差对细胞活动和功能有重要影响。钾离子对于神经、肌肉的兴奋性和心脏的自律性、兴奋性和传导性也有重要作用。正常情况下，钾的分布和含量受细胞膜上 Na^+-K^+-ATP 酶和肾脏的调节。醛固酮在肾脏和肾外钾的调节中起着重要作用，糖皮质激素在肾外钾的稳定中也有重要作用。同时，酸碱平衡可影响细胞内钾的移动。

1. 低钾血症　血清钾 <3.5mmol/L 称为低钾血症。症状轻重和血钾降低程度及速度有关，通常血清钾低于 3.0mmol/L 时才引起临床症状。

（1）病因

1）钾摄入不足。

2）钾丢失过多：①经消化道丢失：较长时间呕吐、腹泻、胃肠吸引、外科引流及肠瘘等。②经肾脏丢失：大量利尿；醛固酮增多，如先天性肾上腺皮质增生症、Cushing 综合征、血容量减少、低镁血症、肾动脉狭窄等；肾小管疾病，如 Bartter 综合征、肾小管性酸中毒等；高钙血症等可增加钾从肾脏排出。

3）钾在细胞内外分布异常：①代谢性碱中毒细胞外液钾进入细胞内与氢离子进行交换；②使用胰岛素及 β- 肾上腺素受体兴奋剂可使细胞外钾向细胞内转移。

（2）临床诊断：主要是神经肌肉、心脏、肾脏和消化系统症状。神经肌肉兴奋性减低，精神萎靡，反应低下，肌无力，腱反射减弱或消失，严重者出现弛缓性瘫痪。呼吸肌受累则呼吸变浅。平滑肌受累出现腹胀、便秘、肠鸣音减弱，重症可致肠麻痹。心率增快，心脏收缩无力，心音低钝，重症血压可降低。常出现心律失常，包括房性或室性期前收缩、室上性或室性心动过速、心室扑动或心室颤动、阿 - 斯综合征等，可致猝死，也可引起心动过缓和房室传导阻滞。肾脏浓缩、稀释功能障碍，可出现多尿。低钾血症可影响蛋白质代谢，减少生长激素分泌，出现生长、发育障碍。

（3）治疗原则：治疗原发病，防止钾的继续丢失，补充钾盐。纠正碱中毒可迅速改善血钾分布异常,若缺钾则需补钾治疗,乳汁含有丰富钾离子,加强喂养有较大帮助,较重者也可口服氯化钾溶液,较为安全,剂量为每日 3mmol/kg,分 3~4 次口服。严重缺钾者可静脉滴注氯化钾,初始剂量同口服,根据情况调整。静脉滴注氯化钾溶液的浓度一般不超过 0.3%,滴速宜慢,每日所需补钾量需在 6~8 小时以上时间输入,大量快速补钾可导致严重高钾血症,造成心脏停搏等严重后果。由于细胞内钾的恢复较慢,须持续补钾 4~6 日。

2. 高钾血症 血清钾 >5.5mmol/L 称高钾血症。高钾血症可造成心律失常和肌肉瘫痪,需要及时治疗。

(1)病因

1)钾摄入过多:一般见于快速大量补钾超过新生儿肾调节能力者,或者大量输入库存血。医源性高钾血症并不罕见。对能静脉注射的含钾溶液,应有特殊标记及严格管理。

2)肾排钾障碍:①肾衰竭;②有效血容量减少:脱水及休克等;③醛固酮减少或其活性受抑制:肾上腺皮质功能不全:肾上腺出血(见于缺氧、分娩损伤、早产儿、败血症、出血性疾病等)、肾上腺发育不全等;④先天性肾上腺皮质增生症:21- 羟化酶、3p- 羟脱氢酶或 20- 碳链裂解酶缺乏;⑤保钾利尿剂:应用螺内酯、氨苯蝶啶等。

3)钾在细胞内外分布异常:①代谢性酸中毒:氢离子进入细胞内与钾离子交换;②严重组织细胞损伤:缺氧、溶血、感染、外伤、手术、细胞毒性药物等致组织细胞广泛损伤时,细胞内大量钾离子释放到细胞外;③内分泌影响:胰岛素分泌不足,β- 受体抑制剂应用及醛固酮分泌减少可引起细胞内外钾分布异常,但一般不会引起严重高钾血症。

(2)临床诊断:与低钾血症一样,主要是神经肌肉和心脏症状。神经肌肉兴奋性降低,精神萎靡,嗜睡,面色苍白,躯干和四肢肌肉无力,腱反射减弱或消失,严重者瘫痪。常由下肢逐渐累及上肢及躯干,呼吸肌常不受累。高钾血症可致乙酰胆碱释放,引起恶心、呕吐、腹痛。心脏收缩无力,心音减弱,早期血压偏高,晚期降低。严重情况导致心室逸搏心律和心室静止,出现阿 - 斯综合征,可引起猝死。

(3)治疗原则:主要是纠正高血钾和治疗原发病。当发现患儿血钾 >6.5mmol/L,伴有临床症状和心电图改变时,必须紧急处理,以防发生心律失常和其他严重后果。可采取以下紧急措施:

1)钙剂拮抗高钾对心脏的毒性作用:10% 葡萄糖酸钙 0.2~0.5ml/kg 缓慢静脉注射,可迅速显效,但维持时间较短(约 5 分钟),只起暂时作用。用药时监测心电图,一旦心律失常消失即可停用,如心电图无改善,可在 5 分钟后重复应用。该药仅能对抗钾的心脏毒性,并不能降低血钾,因此需要同时应用降钾药物。应用洋地黄者须慎用钙剂。

2)使钾由细胞外液移入细胞内液:①葡萄糖加胰岛素治疗:10% 葡萄糖 5~10ml/kg,加胰岛素 0.15~0.3U/kg,以胰岛素 0.1~0.2U/(kg·h)的速度静脉滴注,必要时重复使用。新生儿特别是早产儿对胰岛素较敏感,使用期间应注意监测血糖。②5% 碳酸氢钠 3~5ml/kg,稀释为 1.4% 浓度,缓慢静脉滴注,可使钾由细胞外液向细胞内液转移。约在 30~60 分钟内生效,维持数小时,必要时重复使用。对于极低出生体重儿来说,应尽量避免使用诱导碱中毒的方法。

3)促进钾排出措施:①停用钾剂、含钾药物及潴钾利尿剂,禁用库存血,暂停授乳。动态监测血清钾和心电图。②减少细胞内钾外流:纠正缺氧,控制感染,避免机体热卡不足而分解代谢亢进。③阳离子交换树脂:常用聚磺苯乙烯,为 Na^+/K^+ 交换树脂。0.25~1.5g/kg,

加 20% 山梨醇 10ml,保留灌肠(30~60 分钟),每 4~6 小时 1 次。每克交换树脂可结合钾约 1mmol,释放钠 1~2mmol,释放钠量应计算到机体钠平衡量内,以免引起水、钠潴留和肺水肿。④排钾利尿剂:静脉注射祥利尿剂如呋塞米可促进肾排钾,尤其适用于伴有心力衰竭和水肿者,但肾衰竭和醛固酮减低的患者反应不佳。⑤透析疗法:适用于血钾很高、心电图改变明显、经前述治疗无效者。

(三)钙、磷、镁代谢紊乱

钙、磷、镁离子均可通过胎盘主动向胎儿输送。胎儿血和脐血的钙、磷、镁离子水平比母血高。因母亲的供应突然停止,出生后新生儿的血钙、磷、镁水平下降,其中血总钙和离子钙大约各为 2.3mmol/L 和 1.1mmol/L,早产儿血钙常可降至 1.8mmol/L,然后逐渐上升,足月儿至生后 5~10 天血钙水平恢复至正常。在孕中期和足月时,脐血磷水平分别为母血含量的 2 倍和 4 倍。分娩后数小时血磷仍保持比母亲高的水平。脐血镁离子水平也高于母血,生后开始下降。

钙、磷、镁在体内的调节首先是通过胃肠道吸收,并经由肾脏排泄和重吸收。依赖于维生素 D 的钙吸收主要发生在十二指肠和空肠上端,这与维生素 D 调整复杂而连续的整合过程的效应有关,包括钙进入细胞、在细胞内转运以及从肠细胞中排出。而依赖于浓度差和电位差的钙吸收则可发生于整个小肠。镁的吸收可发生于整个小肠,但主要发生于小肠末端和结肠。通常维生素 D 代谢产物对镁的吸收影响极小或没有影响。磷酸盐的吸收发生在整个小肠,但最有效的部位是十二指肠和空肠。它通过双向细胞扩散及依赖 $Na^+–K^+–ATP$ 酶的活性转运而吸收,后者受相应的激素控制和调节,包括维生素 D 代谢产物和维生素 D 功能调节物,即甲状旁腺激素、类固醇激素及肽类激素,如胰岛素。肾脏每天滤过大量的钙、磷、镁离子,但仅有 1%~2% 滤过的钙、3%~4% 滤过的镁、10%~15% 滤过的磷被排泄掉。

钙、镁、磷在体内均受到甲状旁腺激素、降钙素和维生素 D 的调节作用影响。通常情况下钙、镁水平具有同向变化的特点,而磷代谢则通常与前两者变化方向相反。新生儿低镁血症常伴有低钙血症,原因在于:低镁血症可引起甲状旁腺功能低下,肾和骨等靶器官对 PTH 的反应低下,因而不能动员骨钙入血,不能减少肾小管对磷的重吸收,导致低钙血症发生。给予镁盐后,甲状旁腺功能恢复,靶器官对 PTH 的反应恢复正常,血钙上升。

1. 低钙血症 钙代谢紊乱在新生儿重症监护室中并不少见,其中常见的是低钙血症,低钙血症的标准因不同胎龄和日龄而有差异。足月儿血液总钙低于 2.0mmol/L,早产儿低于 1.75mmol,或折合任何胎龄患儿游离钙低于 0.9mmol/L 时称低钙血症。游离钙是钙的重要生物学形式,使用血清游离钙对病情判断和处理更有利。

(1)病因:早产儿和患病的足月新生儿在出生 72 小时内发生低血钙的风险较高,发生的危险程度随患儿的未成熟程度而增加。高危因素包括:①肠吸收功能不全;②糖尿病母亲婴儿;③围产期应激;④输血;⑤碱中毒;⑥使用利尿剂;⑦摄入过多磷酸盐或镁摄入不足;⑧先天性甲状旁腺功能不全(DiGeorge 综合征)。

(2)临床诊断

1)急性低钙血症:患儿常有呼吸暂停、激惹、肌张力稍高、腱反射增强、踝阵挛阳性。严重时表现为手足搐搦,痛性发作,可出现心律不齐、Q–T 间期延长,甚至心功能异常。或因胃肠平滑肌痉挛引起严重呕吐、便血等胃肠症状。最严重的表现是喉痉挛和呼吸暂停。早产儿表现常不典型,需要仔细鉴别。

2）慢性低钙血症:症状轻重不同,患儿常有维生素 D 缺乏症表现,并有呼吸暂停、骨矿化不全、碱性磷酸酶升高,甚至骨折等。

（3）新生儿期常见疾病

1）早期新生儿低钙血症:由于胎盘的主动钙输送,胎儿血钙水平较高,甲状旁腺受抑制,出生后断脐使得母源性钙供给突然中止,血中 PTH 降低而致低血钙。生后 48~72 小时,PTH 反应逐渐增强,低钙血症可逐渐缓解。早产儿更易发生早发型低血钙。

2）围产期应激:围产期感染、窒息、胎粪吸入综合征、RDS 等时,皮质类固醇和儿茶酚胺释放增加,可导致低血钙发生。

3）各种新生儿缺氧疾病:因组织缺氧、磷释放增加、血磷增高,使血钙水平相应低下。

4）糖尿病母亲婴儿:出生后由于高胰岛素血症使得血糖下降,大量降钙素分泌,阻止骨钙动员 PTH 水平偏低。

5）长期肠道吸收功能不良:通常正常配方奶能满足足月儿骨质矿化所需钙质,早产儿需使用富含钙剂维生素 D 的配方奶。若存在不能经口喂养、喂养不足或喂养配方选择不当时,可致低钙血症发生,若以未改良乳制品喂养患儿,因牛乳、黄豆粉所制代乳品和谷类食品含磷高,易导致高磷酸盐血症,发生低钙血症的风险更大。继发营养不良的低镁血症也会抑制 PTH 功能,导致血钙降低。

6）先天性甲状旁腺功能低下:①母甲状旁腺功能亢进:母血钙增高,引起胎儿高血钙和胎儿甲状旁腺的抑制;②暂时性先天性特发性甲状旁腺功能不全:是良性自限性疾病,母甲状旁腺功能正常,除用钙剂治疗外,还须用适量的维生素 D 治疗数月;③永久性甲状旁腺功能不全:是由于甲状旁腺的单独缺失所引起,为 X 连锁隐性遗传,常合并胸腺缺如、免疫缺损、小颌畸形和主动脉弓异常,也称 DiGeorge 综合征。

7）碱中毒:血清游离钙水平与血清 pH 呈反比,即使患儿的总血钙不低,同样也有发生低钙血症的临床风险;使用利尿剂,特别是呋塞米作用于髓袢升支和近曲小管,易导致高钙尿症而出现低血钙;储存于血中的枸橼酸盐能和钙形成中性的可溶性复合物,输血后数小时可代谢为碳酸氢盐,后者造成轻微的碱中毒,可致血钙降低,主要是发生于反复输血和交换输血的情况。

（4）治疗原则:胃肠外补钙适用于有严重症状的低钙血症,要注意胃肠外补钙可能存在的不良反应,包括肾结石、心律不齐、皮下钙沉积造成表皮脱落和影响关节活动,甚至脑的钙转移灶形成。

紧急情况下,可使用 10% 葡萄糖酸钙（每毫升含有 9mg 元素钙）2ml/kg,以 5% 葡萄糖液稀释 1 倍缓慢静脉注射（1ml/min）,注入过快可引起心律失常和呕吐等毒性反应。必要时可间隔 6~8 小时重复给药。

对无症状的低钙血症可给元素钙 24~35mg/（kg·d）静脉缓慢滴注,最大剂量为元素钙 50~60mg/（kg·d）。为避免静脉渗漏致皮下钙盐沉积,应视患儿液体需求情况适当提高钙盐的稀释倍数。补钙剂量不宜过大,因过量补钙会抑制 PTH 分泌。惊厥停止后改为口服钙维持,可用乳酸钙或葡萄糖酸钙,剂量为元素钙 20~40mg/（kg·d）。

慢性缺钙者,应强调母乳喂养或用钙磷比例适宜的配方奶。甲状旁腺功能不全者需加用维生素 D,每日 400IU。补充钙剂后惊厥仍难以控制者,应考虑合并低镁血症的可能,应用镁盐治疗在提高血镁水平的同时也可促进血钙水平升高。

2. 高钙血症 为血清总钙高于 2.75mmol/L 或游离钙高于 1.4mmol/L。受酸碱紊乱和蛋白水平的影响,血清总钙的变化不能准确地反映机体的钙离子水平。

(1)病因:高钙血症可由甲状旁腺相关原因或与甲状旁腺无关的机制引起。

1)补钙过多。

2)补充维生素 D 过多:不适当的肠道外营养或长期使用高剂量维生素 D,血中 $1,25(OH)_2D_3$ 升高使肠道内钙吸收增加而磷供应相对不足,钙不易向骨沉着,血钙水平增高。

3)甲状旁腺功能亢进:PTH 可促进肠道和肾对钙的再吸收。原发性甲状旁腺功能亢进为甲状旁腺主细胞增生或腺瘤引起,可为散发性或家族遗传性。新生儿暂时性甲状旁腺功能亢进多为孕母甲状旁腺功能低下所致。

4)某些肾外异常:分泌或释放 $1,25(OH)_2D_3$ 的原因,如皮下脂肪坏死、某些淋巴瘤、结节病或其他肉芽肿病。

5)远端肾小管酸中毒、干骺端软骨发育不全等。

(2)临床诊断:诊断高钙血症时临床症状很重要,但常缺乏典型临床表现,无症状性高钙血症仅在化验检查时被发现。症状包括喂养困难伴体重不增、哭声低沉、嗜睡、多尿、肌张力减低和心电图 Q-T 间期缩短。严重病例可有痉性发作。高血钙可引起肾小管功能损害,严重者伴有肾实质钙化、血尿,甚至肾衰竭。有时也可出现其他部位如皮肤、肌肉、角膜及血管等的软组织钙化。

高血钙危象是指血钙大于 3.75mmol/L 时,患者呈木僵或昏睡、昏迷,重度脱水貌,心律失常,高血压,甚至惊厥、心力衰竭。若不及时抢救病死率甚高,也可遗留神经系统后遗症。

(3)治疗原则:处理急性症状性高钙血症时,可利用呋塞米具有显著的排出尿钙的作用来降低血钙,在静脉注射生理盐水 10~20ml/kg 后给予呋塞米 1~2mg/kg,每日 1~2 次。应注意维持水及其他电解质平衡。

轻症无症状者主要查找病因,进行病因治疗。限制维生素 D 和钙的摄入,采用低钙、低维生素 D 及低铁配方奶喂养。也可通过避免阳光照射以减少内源性维生素 D 的合成。

血磷低者可提供磷酸盐以抑制破骨细胞活性,减少骨钙吸收。可每日补给元素磷 0.5~1.0mmol/kg 元素磷,分次给予。为避免骨质矿化过度,避免对血磷正常或增高者行补磷治疗。

对维生素 D 中毒、肉芽肿病和肿瘤引起的高钙血症,可静脉给予糖皮质激素治疗,泼尼松 1~2mg/(kg·d)或静脉滴注等效氢化可的松,疗程 2~3 周。

3. 低镁血症 血清镁的正常值为 0.6~1.0mmol/L,血镁低于 0.66mmol/L 为低镁血症,但往往血镁低于 0.5mmol/L 才会有典型的临床表现。镁是维持骨骼完整性的重要物质,是细胞内多种酶反应所必需的催化剂。参与细胞生理、多种激素和代谢通路、神经传导及凝血过程,对蛋白合成、维生素 D 代谢、甲状旁腺功能和钙代谢都有影响。钙、镁离子异常通常具有同向变化的特点,血镁水平低的时候血钙往往也不能维持稳定。

(1)病因

1)先天贮备不足或摄入减少:孕母体内镁缺乏,胎盘主动向胎儿供给镁离子减少;宫内发育不良、多胎均可引起胎儿骨镁的贮备不足。应用未改良牛乳喂养儿的血钙和血镁均较母乳喂养儿低;肝脏或肠道疾病、各种肠切除术(小肠切除)后可导致镁离子吸收不良。

2）镁排出增加或异常丢失：腹泻、肠瘘、用枸橼酸抗凝的血液进行换血治疗、糖尿病酮症酸中毒、醛固酮增多症、利尿治疗及使用氨基糖苷类药物等。

3）甲状旁腺功能低下：新生儿早期、患甲状旁腺功能亢进或患糖尿病母亲所产的婴儿甲状旁腺功能低下时血磷高，也影响血中镁浓度。

（2）临床诊断：类似于低钙血症，主要是引起神经肌肉兴奋性增加，包括烦躁、惊跳、抽搐等。不典型的新生儿可表现为阵发性屏气或呼吸暂停。严重低镁血症可出现心律失常、心动过速、室性心律等，心电图主要表现为 T 波平坦、倒置及 ST 段下降，但 Q–T 间期正常，可与低钙血症鉴别。

（3）治疗原则：临床出现症状时予以硫酸镁治疗，可静脉注射 2.5% 硫酸镁 2~4ml/kg，以每分钟不超过 1ml 的速度缓慢注入，也可予 25% 硫酸镁 0.2~0.4ml/kg 肌内注射，每 8~12 小时可重复，直至惊厥控制后，可将上述剂量加入 10% 葡萄糖液中静脉滴注或改口服 10% 硫酸镁每次 1~2ml/kg，每日 2~3 次。注意硫酸镁易致腹泻。总疗程 7~10 日为宜。肠吸收不良时，可适当加大口服剂量。

伴有低钙的低镁血症，用钙剂及维生素 D 治疗多数无益，甚而可使血镁更低，此时应强调单独用镁治疗。

4. **高镁血症**　是指血清镁大于 1.15mmol/L。也有的文献认为大于 1.5mmol/L 为高镁血症。

（1）病因：肾脏可将过多的镁由尿排出，因此肾功能正常的新生儿很少出现高镁血症。本病病因多为医源性。

1）孕母：分娩前使用硫酸镁治疗，如妊娠期高血压疾病。

2）新生儿：静脉输注硫酸镁速度过快或剂量过大时，可引起血镁浓度过高。也有报道用硫酸镁导泻或用硫酸镁灌肠时，镁盐经肠吸收增加致高镁血症的病例。

（2）临床诊断：表现类似于高钙血症，新生儿可有肌张力减弱、胃肠蠕动缓慢、膀胱收缩力下降、胎粪延迟排出、便秘及尿潴留，严重情况可表现为中枢抑制、嗜睡、呼吸功能低下甚至血压下降，呼吸肌麻痹和昏迷。可发生心搏骤停。心电图改变包括心率缓慢、房室传导阻滞和心室内传导阻滞、T 波高耸、Q–T 间期缩短及室性期前收缩。

（3）治疗原则：钙是镁的拮抗剂，严重情况下可在心电监护下，使用 10% 葡萄糖酸钙 2ml/kg 静脉注射。需保证患儿有充足的水分供给。可适当使用利尿剂，必要时可考虑换血治疗。

五、微量元素失衡

微量元素在数量上仅占人体总矿物质含量的极少部分，但却在人体代谢途径中发挥着至关重要的作用。母乳中微量元素的含量是目前确定推荐摄入量的"金标准"，母乳中的大多数微量元素的吸收利用率都高于牛奶配方奶或其他食物，因此，当以牛奶或豆奶配方奶而不是以人乳作为营养来源时，必须相应提高推荐摄入量，以解决这些食物中微量元素利用率较低的问题。但添加较多微量元素的时候应该要考虑其利用率和安全性。

胆道、胃肠功能紊乱可致各种微量元素吸收障碍，以及经由尿和皮肤损失过多，常是微量元素缺乏的重要原因。而对于微量元素过多而言，大部分情况是食物污染和环境暴露所致。

（一）锌缺乏与中毒

锌是生长发育所必需的微量营养素,人体中有很多重要的酶为含锌酶或锌依赖酶,如RNA和DNA聚合酶、碱性磷酸酶等。锌广泛参与核酸、蛋白质、脂类和碳水化合物的合成与降解,且在骨组织的结构、转录因子、类固醇激素受体的功能和结构方面起着重要的作用。

锌摄入后主要是在十二指肠和近端小肠吸收,绝大部分储存于细胞内,肌肉和骨骼是最主要的储存器官。锌的排泄主要由胆道、胰腺和肠黏膜脱落细胞经粪便排泄,尿可排泄少量的锌。采用肠外营养的婴儿,锌主要经由肾脏排出。

1. 新生儿常见的锌缺乏原因

（1）入量不足:孕妇和乳母摄入锌不足,尤其是素食者;全胃肠外营养时补锌不足;感染、发热时锌需求量增加而患儿摄乳量下降。

（2）吸收不良:各种原因导致的腹泻病、胃肠手术后的吸收障碍。

（3）丢失过多:反复失血、溶血、烧伤、严重剥脱性皮炎等可致锌大量丢失;肾衰竭、利尿剂治疗时也可造成锌的经肾丢失。

（4）遗传缺陷:典型代表是肠病性肢端皮炎。

（5）补充铁、铜可与锌竞争吸收;铅中毒也会影响锌的吸收。

2. 锌缺乏的临床表现　包括生长发育迟缓、嗅觉和味觉缺失而致食欲缺乏、皮肤病变、伤口愈合不良、脱发、蛋白合成减少和免疫功能降低。与遗传紊乱肠病性肢端皮炎有关的锌缺乏表现为口周和伸肌的皮炎,其实质是皮肤出现疱疹、脓疱和角化。实验室检查可发现血浆锌浓度和碱性磷酸酶活性低于正常。通常认为血锌低于 $10\mu mol/L$ 或发锌低于 $1.1\mu mol/L$,可诊断锌缺乏。

3. 锌缺乏的治疗　锌缺乏的治疗方法是口服硫酸锌,剂量为 $1\sim3mg/(kg\cdot d)$,直到血清锌恢复到正常范围且临床症状缓解。治疗后碱性磷酸酶较治疗前升高是治疗有效的表现。

4. 锌中毒　锌中毒很少见,大量经口摄入可腐蚀胃肠道。锌中毒的急性中毒症状包括恶心、呕吐、发热、烦躁和嗜睡。急救可用水或牛奶洗胃以排出摄入的锌盐,维持水和电解质的平衡。要谨慎治疗婴儿锌缺乏,不要过度治疗。若已发生锌中毒,可用金属螯合剂进行治疗。

（二）铜缺乏和中毒

与锌一样,铜是许多酶所必需的成分,其中特别重要的是依赖铜的氧化酶,包括细胞色素氧化酶和电子传递链中的终点氧化酶。超氧化物歧化酶是铜结合酶,可保护细胞膜免受氧化损伤。铜蓝蛋白具有铁氧化酶活性,主要功能是运输铁,同时也具有重要的抗氧化剂和酶的功能。铜蓝蛋白在将铁从肝脏贮存部位运送到铁蛋白的过程中起着重要的作用,因此铜缺乏可导致贫血。

正常情况下,除胎儿期外,人一生中肝脏铜浓度是相对恒定的。铜由小肠吸收,与白蛋白和氨基酸结合入肝,与金属硫蛋白结合储存于肝脏,当组织需要铜时,肝脏就将铜释放给铜蓝蛋白进入血液循环。铜的稳态由肝脏、胰腺与胃黏膜细胞的吸收和分泌进行调节。

1. 新生儿铜缺乏的原因

（1）先天储存不足:多见于早产儿和极低出生体重儿。

（2）摄入不足:见于长期单纯乳类喂养、完全胃肠外营养未补充铜或补充不足。

（3）吸收障碍：见于各种原因导致的慢性腹泻、吸收不良及胃肠手术后的短肠综合征等。

（4）肝脏疾病或严重低蛋白血症：导致铜蓝蛋白合成减少。

（5）肾脏疾病：如肾病综合征导致铜蓝蛋白排出过多。

（6）铁、锌与铜之间存在相互拮抗，因而有潜在的减少铜吸收的可能。

（7）Menkes综合征：为X连锁缺陷，致病基因为X染色体长臂（Xq13.3）的*ATP7A*。患者为男性，女性携带者一般没有症状。

2. 铜缺乏的临床表现　中性粒细胞减少和贫血是铜缺乏最突出的两个症状。中性粒细胞减少与骨髓中性粒细胞成熟障碍及白细胞寿命缩短有关。铜缺乏的低色素性贫血对补铁治疗没有反应。早期X线检查可发现干骺端骨质疏松和骨龄延迟，重者可有骨折。可见皮肤色素减退，肝脾肿大。非特异性表现有精神萎靡、反应低下、嗜睡、精神运动发育迟滞、肌张力低、低体温等。Menkes综合征可表现为大脑、小脑功能退行性变，皮肤色素减退，结缔组织异常相关性动脉瘤，以及头发无弹性、细碎。该病无特异性治疗方法，患儿常在较小时夭折。新生儿血清铜低于7μmol/L提示缺铜，铜蓝蛋白在缺铜时降低。

3. 铜缺乏的治疗　普遍采用口服铜的方法治疗，剂量约4~5μmol/（kg·d）。剂型多为硫酸铜，国内无静脉制剂。补充铜后早期反应是中性粒细胞计数上升、网织红细胞增加，有助于判断治疗是否起效。通过观察临床表现，如骨骼状况和动态测定血清铜、铜蓝蛋白水平调整补充方案。Menkes综合征预后差，治疗常难成功，早期确诊与否及其基因异常类型与预后有关。

4. 铜中毒　铜主要经胆汁排泄，肝脏胆汁淤积严重者应注意减少铜的摄入。Wilson病（肝豆状核变性病）是铜中毒的典型代表疾病，属常染色体隐性基因异常。作为铜的螯合剂，D-青霉胺可促进铜自尿排出，但其毒副作用较多。锌可诱导金属硫蛋白合成，后者有很高的铜亲和力，大剂量补锌可能是一种可选择的降低血铜的方法。

六、血糖异常

（一）新生儿低血糖

1. 概述　全血血糖阈值为2.2mmol/L（血浆血糖为2.5mmol/L），低于阈值则为低血糖。也有学者认为：新生儿低血糖的定义是新生儿出生24小时内，血糖水平应持续>2.5mmol/L；出生>24小时，血糖水平应持续>2.8mmol/L，低于上述水平，则为低血糖。

需强调的是，新生儿出生后有一个独特的生理性葡萄糖代谢反应过程，出生后随着体内葡萄糖产生减少、消耗增多、激素及酶的调节等，血糖在最初1~2小时可快速下降至1.6mmol/L（300mg/L）或更低，随后开始缓慢上升并达到稳定状态，一般在出生后12小时达到稳定状态2.5mmol/L（450mg/L）以上，称为生理性低血糖。

2. 临床诊断

（1）病史：母亲糖尿病史、妊娠高血压疾病史；婴儿患红细胞增多症、ABO或Rh血型不合溶血病、围产期窒息、感染、硬肿症、RDS等病史，特别是早产儿、SGA儿以及开奶晚、摄入量不足等情况。

（2）体格检查

1）神经系统：有无昏迷、激惹、震颤、淡漠、发绀、抽搐、呼吸暂停或呼吸急促、哭声微弱或高尖、疲倦、嗜睡、眼球转动等。

2）循环系统：有无突发面色苍白、低体温及心搏骤停等。

（3）实验室检查

1）血糖测定：是确诊和早期发现本症的主要手段。生后 1 小时内应监测血糖。对有可能发生低血糖者于生后第 3、6、12、24 小时监测血糖。

2）其他检查：诊断不明确者根据需要查血型、血红蛋白、血钙、血镁、C 肽、尿常规与酮体，必要时做脑脊液检查。

3. 新生儿期常见疾病

（1）葡萄糖生成不稳定和 / 或减少

1）早产适于胎龄儿：口服和静脉摄入减少及合成葡萄糖的原料下降，糖原异生和糖原分解的酶系统功能不成熟，以及脑组织偏大（占新生儿体重的 13%），使葡萄糖利用率增大。

2）小于胎龄儿：小于胎龄儿由于糖异生的限速酶——磷酸烯醇丙酮酸羧激酶发育延迟，摄取糖异生所需的特殊氨基酸的能力低下，导致糖原储备减少和糖异生障碍致低血糖。

3）围产期应激 / 缺氧新生儿（败血症、休克、体温不升、窒息后）：新生儿由于缺氧和其他疾病限制了经口营养的摄入，缺氧使无氧酵解和糖异生加快，可致低血糖；围产期应激、缺氧改变了糖代谢的激素供给，持续的儿茶酚胺分泌增加，组织缺氧和酸中毒导致了窒息新生儿早期短暂高血糖，后期胰岛素浓度的下降和胰高血糖水平上升均延迟而发生低血糖。

4）新生儿寒冷损伤：寒冷增加了去甲肾上腺素分泌使游离脂肪酸升高，并且骨骼肌对葡萄糖摄取增加使代谢率增高从而导致低血糖。

5）新生儿感染：热卡摄入不足、喂养延迟、代谢率上升，G^- 杆菌感染者糖异生率下降，并有引起胰岛素敏感性增高而致末梢葡萄糖利用率上升的可能。

6）先天性心脏病 / 充血性心力衰竭：可由于肝血流下降而引起肝脏摄取糖异生底物的缺陷。

7）孕母嗜酒：酒精抑制了母亲及胎儿肝糖原的贮存，使胎儿体重和肝重量下降，血葡萄糖浓度和肝糖原均较低。

8）糖异生 / 糖原分解障碍：遗传性疾病如糖原贮积症、半乳糖血症及果糖不耐受症等，均由于糖原异生及糖原分解的酶缺乏，以及胰高血糖素水平低下，导致血葡萄糖浓度下降，发生低血糖；内分泌缺陷（肾上腺功能低下、下丘脑功能不足、先天性垂体功能障碍）及氨基酸、有机酸或脂肪酸代谢障碍（酪氨酸血症、枫糖尿病、丙酸血症、酪氨酸血症、甲基丙二酸血症、脂肪酸氧化缺陷）等。

（2）高胰岛素血症

1）糖尿病母亲婴儿：糖尿病母亲妊娠时，母体长期连续过量供给的葡萄糖使胎儿胰腺 β 细胞高度增生及类似胰岛素活动增加，分娩后母体供给的葡萄糖中断，新生儿易发生低血糖。约 30% 的糖尿病母亲所产婴儿在生后 6 小时内血糖低于 1.1mmol/L（20mg/dl）。

2）严重 Rh 血型不合新生儿：由于红细胞破坏造成的谷胱甘肽水平增高，刺激了胰岛素的释放，发生低血糖。

3）交换输血的新生儿：交换的血液保存剂对血糖有影响，肝素化血液未添加葡萄糖，且升高了的游离脂肪酸浓度导致换血后有低血糖的可能。用枸橼酸钠抗凝血时，其血液保存剂中加入的葡萄糖达 30%,故很少出现低血糖,但高血糖负荷可导致反应性胰岛素分泌增多,当换血结束停止输入大量葡萄糖时,易发生高胰岛素血症,出现低血糖。

4)Beckwith-Wedemann 综合征:该综合征病因不明,病理可见胰岛细胞增生。

5)胰岛细胞增生症、胰岛细胞腺瘤和 / 或腺瘤病:无明显其他原因的高胰岛素血症和顽固的低血糖要考虑这些少见病。

6)孕母使用 β- 拟肾上腺素药物:临床上使用 β- 拟肾上腺素药物阻止提前分娩,增加了胰岛 β 细胞胰岛素的分泌和肝脏葡萄糖的产生。

7)脐动脉插管新生儿:脐动脉插管错位可致高胰岛素血症而发生低血糖,其机制为导管插入低至 L_{3-4},葡萄糖明显流入腹腔动脉导致胰岛素分泌过多,当高位脐动脉插管高至 T_{11-12} 时,可导致葡萄糖流入门静脉使胰岛素分泌过多,从而使肝脏葡萄糖产生下降、血糖降低。

8)其他原因的高胰岛素血症:孕母服用氯磺丙脲而致新生儿发生低血糖,该药对孕母和胎儿胰岛 β 细胞有刺激作用;亮氨酸过敏者可发生低血糖,亮氨酸可影响胰岛素的分泌;服用水杨酸制剂也可导致低血糖,原因为线粒体氧化磷酸化障碍;先天性肾上腺皮质增生症可致低血糖,原发性肾上腺皮质功能低下儿童低血糖发病率高,低血糖期间血浆葡萄糖浓度与皮质醇浓度呈明显相关;有症状的动脉导管开放的早产儿应用吲哚美辛治疗可继发低血糖,但其相关作用机制并未被证实。

4. 治疗原则

(1)无症状型低血糖的处理

1)1.1~2.2mmol/L:直接母乳喂养是最优选的口服喂养方式。如果母乳难以获得,可给予配方奶。如果口服存在禁忌,应静脉输注葡萄糖。对于有症状者,应给予静脉输注液体。

2)<1.1mmoL/L:以 6mg/(kg·min)的初始速度输入葡萄糖,进一步处理同症状性低血糖。

(2)症状型低血糖的处理:对于包括发生惊厥在内的症状型低血糖,应给予 10% 的葡萄糖,按照 2ml/kg 的量给予快速推注,可迅速升高血糖达到稳定状态。在快速推注后,以 6mg/(kg·min)的初始速度静脉输入葡萄糖。1 小时后监测血糖,如果血糖 >2.8mol/L,即可每 6 小时监测一次。反复发作的低血糖,则应增加输糖速度,每次调整 2mg/(kg·min),直到最大量 12mg/(kg·min)。如果在持续治疗 24 小时后连续两次以上血糖 >2.8mmol/L,则在有血糖监测的情况下按照每 6 小时降低 2mg/(kg·min)的速度逐渐降低,输糖减少的同时必须相应增加口服喂养,一旦输糖速度降至 4mg/(kg·min),同时口服喂养足够、血糖水平稳定在 2.8mmol/L 以上,则可以停止静脉输糖。为保证持续静脉输注,建议使用输液泵。治疗中不要突然中断静脉输注葡萄糖,否则可能导致严重的反跳性低血糖。外周静脉输注葡萄糖浓度应 <12.5%,以免发生血栓性静脉炎。葡萄糖输入速度高于 15mg/(kg·min)时,应从中央静脉输入,禁忌输糖速度高于 20mg/(kg·min)。当抽搐发作时,静脉注射 25% 葡萄糖 4ml/kg,后持续输入葡萄糖,直到由于静脉注射大量葡萄糖造成的胰岛素释放反应减退。目前,更多使用的方法是 10% 葡萄糖 2ml/kg,推注时间超过 1 分钟,然后以 8mg/(kg·min)持续静脉输入。

(3)再发性和 / 或持续性低血糖的处理:见于生后 7 日血糖不能达到稳定状态,或者给予 12mg/(kg.min)的静脉输糖,当静脉输糖速度在 15mg/(kg·min)以上仍无法保持血糖正

常时,可使用以下药物:

1)糖皮质激素:按泼尼松每日 2mg/kg 给药,可口服或改用氢化可的松静脉给药,氢化可的松 5~10mg/(kg·d),分 2 次,静推或口服。

2)二氮嗪:新生儿二氮嗪的最大耐受剂量为 15mg/(kg·d),推荐起始剂量为 5mg/(kg·d),可根据病情调整剂量,分 3 次口服,每 48 小时增加 5mg/(kg·d)。当治疗有效时,血糖可在 2~4 日内逐渐恢复正常。

3)奥曲肽:常规通过静脉、皮下间断或连续输注,最大剂量 15~50μg/(kg·d),半衰期约 1.5 小时。

4)硝苯地平:起始剂量为 0.25~0.3mg/(kg·d),每 8 小时口服一次,可按 0.1mg/(kg·d) 逐渐增加剂量,直到血糖正常;使用剂量最高不得超过 0.75mg/(kg·d),否则可导致头晕、头痛、面色潮红及恶心等低血压反应,严重者可引起患儿猝死。

5)胰高血糖素:0.1~0.3mg/kg 肌内注射,必要时 6 小时后重复应用。

(4)积极治疗各种原发病。

(二)新生儿高血糖症

1. **概述** 高血糖症时血浆呈高渗状态,细胞内液外渗,脑血管扩张,血容量增加,脑细胞高渗脱水,严重者可致颅内出血,还可发生渗透性利尿、水和电解质大量丢失,引起脱水甚至休克。早期及轻症可无症状,重症可表现为烦渴、多尿、体重下降、眼窝凹陷、脱水,甚至休克症状,并可呈现惊厥、颅内出血等。高血糖症主要见于医源性利尿、脱水、休克及颅内出血,同样可引起脑损害。

新生儿对奶与乳制品中糖类物质的吸收和血中葡萄糖的稳定性差,容易产生高血糖症。新生儿高血糖症(hyperglycemia)是指全血血糖 >7mmol/L(125mg/dl),或血浆糖 >8.12~8.40mmol/L(145~150mg/dl)。由于新生儿肾糖阈低,当血糖 >6.7mmol/L(120mg/dl) 时常出现糖尿。

2. **临床诊断**

(1)病史:有无围产期窒息史,生后有无寒冷和败血症等,有无住院期间输注葡萄糖速率过快或全静脉营养、肾上腺皮质激素等药物使用,每分娩前短时间有无用过糖和糖皮质激素等。

(2)体格检查:轻者可无临床症状,血糖增高显著或持续时间长的患儿可出现脱水、烦渴、多尿等表现。特有面貌,眼闭合不严伴惊恐状。体重下降,血浆渗透压增高。严重者可发生颅内出血,常出现糖尿、尿酮体阳性,可伴发酮症酸中毒。

(3)实验室检查

1)血糖增高:新生儿高血糖症的诊断标准目前尚未统一。国内学者多以全血血糖 >7mmol/L(125mg/dl)为诊断标准。有报道,早产儿血糖 >33.6mmol/L(600mg/dl)时易发生脑室内出血。

2)尿酮体:真性糖尿病尿酮体常为阳性,可伴发酮症酸中毒;医源性高血糖症或暂时性糖尿病,尿酮体常为阴性或弱阳性。

3)尿糖:由于新生儿肾糖阈低,当血糖 >6.7mmol/L(120mg/dl)时常出现糖尿。

4)其他:根据需要查血型、血红蛋白、血钙、血镁、尿常规与酮体,必要时做脑脊液检查。

（4）影像学检查

1）腹腔 B 超。

2）腹部 X 线检查。

3）腹部 CT：怀疑胰岛素瘤者可做腹部 CT（特别是胰腺 CT），门静脉及脾静脉导管取血测定胰岛素，选择性胰动脉造影。

4）头颅 CT：对脑水肿、梗死、颅内出血类型及病灶部位等有确诊价值，但价格昂贵、仪器不能搬移而难以进行系列随访。

5）脑电图：可在床边进行，有助于临床确定脑病变的严重度、判断预后和对惊厥的鉴别。

3. 新生儿期常见疾病

（1）医源性高血糖：常由于早产儿和极低体重儿输注葡萄糖速率过快，或全静脉营养时，外源性糖输注不能抑制内源性糖产生所致。

（2）新生儿暂时性糖尿病：是一种罕见的自限性高血糖症，常发生在小于胎龄儿中，又称新生儿假性糖尿病。病因和发病机制尚不十分清楚，可能与胰岛 β 细胞功能暂时性低下有关。

（3）真性糖尿病：新生儿少见。

（4）一过性糖尿病：可能由于 β 细胞功能成熟延迟所致。

4. 治疗原则

（1）医源性高血糖症：应根据病情暂时停用或减少葡萄糖入量，严格控制输液速度，并监测血糖加以调整。肠道外营养应从葡萄糖的基础量开始，逐步增加。

（2）重症高血糖症：伴有明显脱水表现时，应及时补充电解质溶液，以迅速纠正血浆电解质紊乱状况，并降低血糖浓度和减少糖尿。

（3）胰岛素：对空腹血糖浓度 >14mmol/L（250mg/dl）伴尿糖阳性或高血糖，且持续不见好转者，可试用胰岛素 0.1~0.3U/kg，6~12 小时一次，密切监测血糖和尿糖改变，以防止低血糖的发生。

（4）纠正酮症酸中毒：高血糖持续、尿酮体阳性者，应作血气监测，并及时纠正酮症酸中毒。

（5）去除病因，治疗原发病：如停用激素、纠正缺氧、恢复体温、控制感染、抗休克等。

七、高氨血症

（一）概述

遗传代谢病的症状和体征呈非特异性，多表现为急性起病的呼吸窘迫、意识改变、嗜睡、呕吐、呼吸暂停、惊厥、肝脾大和无原因出血等。败血症等其他新生儿常见疾病也可出现类似的症状和体征，因此应首先排除这些疾病；如果婴儿在正常的喂养之后，以急性呼吸窘迫或嗜睡、呕吐、惊厥起病，应高度怀疑存在遗传代谢病。同时应特别注意是否存在遗传代谢病的家族史、是否为近亲结婚等，因为遗传代谢病多为常染色体隐性遗传。部分患儿可能存在面容异常和多发性畸形。此外，特殊的气味应该引起重视，这常是部分遗传代谢疾病的特征性表现，如丙酮的甜味、支链氨基酸产生酮酸导致的枫糖味、异戊酸的汗味、酪氨酸血症出现腐败的奶油味、β–羟基异戊酸的猫尿味、三甲胺的腐败鱼味等。

怀疑遗传代谢病的实验室检查，包括测定静脉或毛细血管的血氨水平、动脉血气、电解质、血糖、肝肾功能、CBC、血小板、乳酸、丙酮酸的检测。测定尿常规、尿糖及尿还原物、三氯化铁、pH 和酮体非常重要，如果存在代谢性酸中毒、低血糖和酮尿常可提示某一类疾病。其中酸中毒、血氨、血糖和脑病临床表现对于遗传代谢病的诊断有非常重要的价值。

高氨血症（hyperammonemia）是遗传代谢病最常见的类型，氨是氨基酸分解代谢的产物，对机体特别是神经系统有毒性作用。尿素循环使氨在肝线粒体形成尿素，使氨废物迅速从尿排出。血氨在 100~200μmol/L 时可出现神经系统症状，如兴奋、呕吐；血氨在 200μmol/L 左右可出现意识障碍、惊厥；血氨达 300~400μmol/L，则可陷入昏迷。

尿素循环中的任何一种酶缺陷，即可导致氨不能合成尿素，蓄积在体内形成高血氨症。导致尿素循环障碍的病因是相应酶的基因突变，类型多种，包括氨甲酰磷酸合成酶、鸟氨酸氨甲酰转移酶（OTC）、精氨酰琥珀酸合成酶（ASS）、精氨酰琥珀酸裂解酶（ASL）、精氨酸酶（ARG）等。其中 OTC 缺陷及 ASS 缺陷相对较多，临床症状相似，可发生高血氨昏迷；ARG 缺陷罕见，精氨酸为必需氨基酸，其合成受限出现进行性神经退化症状。

除尿素循环障碍外，血氨增高还可继发于严重肝病、新生儿暂时性高血氨症、有机酸血症、多种羧化酶缺陷、脂肪酸乙酰 CoA 脱 H 酶缺陷等，应进行鉴别诊断。

（二）临床诊断

1. **临床特点** 酶活性越低，发病越早，病情越重。酶完全缺乏者症状于生后 1~5 日出现。一般表现是生后 24~48 小时尚正常，以后出现喂养困难、呕吐、体温低、肌张力低、呼吸快、精神差、昏迷、惊厥、前囟突起。体检除神经系统体征外，可有肝大，常死于脑水肿。对任何不能解释的呕吐、精神不好或有脑病症状的婴儿都应做血氨测定，疑有败血症但无细菌学证据者，也应做血氨测定。

部分酶缺乏时，多在生后数月或更晚些起病。儿童期起病的高氨血症症状较轻，呈间歇性出现。对蛋白质不耐受，在食入较多蛋白或继发感染时，血氨可明显升高，出现阵发性急性呕吐、厌食、头痛、共济失调；可有嗜睡、神志模糊，甚至昏迷；可有惊厥、行为异常、易激惹、多动或攻击行为。慢性病程，可有发育不良、进行性脑变性症状、智力落后。

实验室检查结果有血氨增高（新生儿期起病者血氨多在 300μmol/L 以上），尿素氮低（<0.36mmol/L），呼吸性碱中毒是重要的诊断尿素循环障碍的线索。血氨升高应排除假阳性的因素，如果血标本放置时间或检测时间过长导致试管中空气与标本混合，或应用含铵的肝素化试管，均可导致检测标本的氨升高，出现假阳性结果。

2. **导致高氨血症的其他疾病** 包括暂时性高氨血症（如早产儿）、窒息、肝功能衰竭及全肠外静脉营养。早产儿以急性呼吸窘迫起病应怀疑可能为早产儿暂时性高氨血症，患儿常在第二天出现昏迷、血氨增高、阴离子间隙正常，瓜氨酸可以轻度升高。静脉输注氨基酸溶液也可导致血氨升高。患败血症、全身疱疹病毒感染、严重围产窒息时血氨也可升高，如为中度升高应查肝功能，但即使有严重肝坏死，血氨水平也很少超过 500μmol/L。

3. **暂时性高氨血症** 轻度、暂时性升高（正常 2 倍）在早产儿常见，无临床意义，无后遗症。无症状的暂时性高氨血症（血氨 40~72μmol/L），常无神经系统合并症。但生后 24 小时内出现症状，呼吸窘迫，48 小时内惊厥、昏迷，血氨高（可 >1 000μmol/L），需要立即处理。

4. 鉴别诊断 足月儿出现高血氨时,应先做尿有机酸分析,如尿正常,考虑为尿素循环障碍(urea cycle disorders,UCD);酸中毒者,考虑为有机酸血症;乳酸酸中毒者,应考虑脂肪酸氧化障碍、丙酮酸脱羧酶缺陷(PCD)、戊二酸血症等(图6-1)。

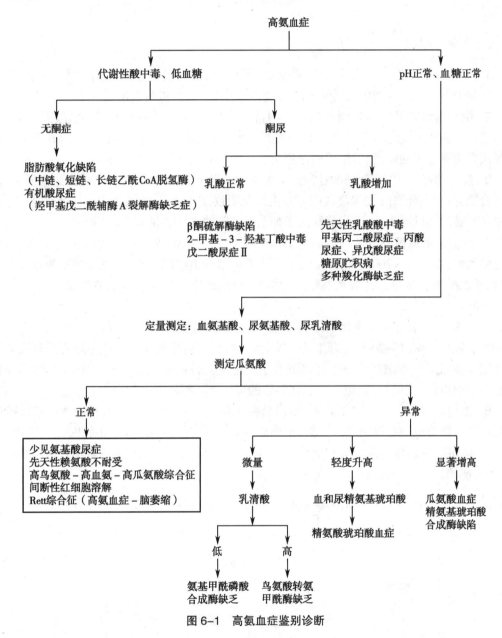

图 6-1　高氨血症鉴别诊断

（1）存在代谢性酸中毒、低血糖:应检查是否存在酮症(血酮体检查)或酮尿;如果酮体不增加,可能为脂肪酸氧化酶缺陷导致的无机酸尿。如果酮体增加或尿酮体阳性,应检测乳酸含量。

（2）先天性乳酸酸中毒或支链氨基酸尿:可导致乳酸显著增高。如果pH和血糖正常,需要做血和尿氨基酸分析、尿乳清酸检测等。

（3）氨基酸尿症和尿素循环障碍疾病：瓜氨酸水平明显不同的情况很少见，如果瓜氨酸正常，应考虑少见的氨基酸尿症；如果瓜氨酸异常，尿乳清酸低，可以区分氨甲酰基磷酸合成酶缺陷和鸟氨酸羧基转移酶缺陷。瓜氨酸轻度或显著升高可见于精氨（基）琥珀酸瓜氨酸血症。

（三）治疗原则

1. **急诊处理**　停止蛋白质摄入，静脉给予葡萄糖可纠正低血糖、给予碳酸氢钠可纠正代谢性酸中毒。最好将新生儿转运至具备透析条件的 NICU 进行救治。

2. **快速清除氨及其他代谢产物**　可用持续腹膜透析，如无透析设备可先交换输血，做转运准备。新生儿期增高的血氨可以通过换血清除，但是不适用于年长儿。年长儿可通过腹膜透析清除过多的氨，随后给予血液透析。

3. **病因治疗**　治疗脑水肿及呼吸衰竭，减少肠道产氨。如果高代谢是由感染所致，应给予合适的抗生素治疗；如果高代谢率是由缺氧所致，应给予合适的氧疗或辅助通气。应保证患儿足够的热量摄入，可通过静脉给予葡萄糖和脂肪满足热量需要。

4. **其他清除血氨的方法**　包括给予苯甲酸钠、苯乙酸钠或精氨酸，但应用的经验有限。补充精氨酸：如血氨 <200~300μmol/L，无昏迷者可用苯甲酸钠、苯乙酸钠及精氨酸治疗。苯甲酸、苯乙酸复合物与甘氨酸及谷氨酸盐结合，分别产生马尿酸及苯乙酸谷氨酸盐，两者可从氨池移出氨并排出。

5. **肝移植**　肝移植显著改善了肝功能衰竭和代谢性疾病患儿的预后。小儿肝移植后 1 年生存率约 90%，15~20 年生存率约 75%，且具有良好的生活质量。严重尿素循环障碍患者在第 1 年就应当考虑肝移植。肝移植治疗代谢性疾病主要有以下 3 方面作用：①纠正代谢缺陷；②切除受损肝脏，避免继发恶性肿瘤的可能；③重新获得良好的肝功能。

6. **遗传学咨询**　包括家系分析、蛋白负荷试验、基因分析或酶活性检查等。产前诊断可采用羊水细胞或绒毛膜做基因分析，早期诊断 OTC 缺乏，必要时可终止妊娠。

7. **预防**　应避免应激反应和继发感染，以防高氨血症加剧。有惊厥者不宜应用丙戊酸钠，因可能诱发严重的高氨血症（图 6-2）。

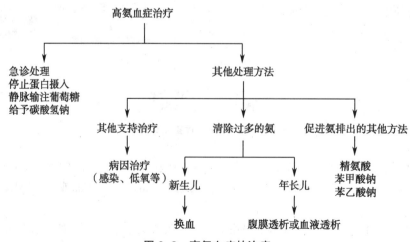

图 6-2　高氨血症的治疗

八、新生儿骨代谢异常

(一) 概述

新生儿骨代谢异常是指新生儿由于钙、磷和/或维生素 D 缺乏引起的钙、磷代谢紊乱，可造成生长中的骨骼基质钙盐沉着障碍和/或骨样组织过多积聚的代谢性骨病，也称新生儿佝偻病(neonatal rickets)。若出生时已发病，称为先天性佝偻病。发病率与季节、地理环境、生活习惯等因素有关。新生儿佝偻病在我国并不少见，尤其是在日照时间短、寒季较长的东北和华北地区更多见，发病率可达 10.0%~32.9%。据国外资料统计，早产儿佝偻病的发病率可高达 33% 以上，胎龄越小，发病率越高。本病严重影响新生儿的正常生长发育；常并发手足搐搦、低钙惊厥或喉痉挛，其中喉痉挛可致缺氧性脑损伤，甚至危及生命。需要从孕妇和新生儿生后早期积极进行预防。

(二) 临床诊断

1. **病史** 孕母有维生素 D 和钙、磷缺乏的表现；部分孕母在妊娠期有手足麻木、腓肠肌痉挛或腰骶部疼痛史。

2. **体格检查** 新生儿佝偻病临床表现不明显，缺乏特异性。轻症在生后早期可无明显症状，或仅出现颅骨软化。如未经治疗，逐渐出现骨骼系统的骨化不全或骨软化改变，如前囟增大、颅缝加宽、侧囟未闭、颅骨边缘和顶骨顶结节部变软或呈乒乓球感，颅骨边缘尤以顶骨矢状缝缘有锯齿状骨缺失。缺失巨大者在后囟前方可形成假囟门。但是应注意，颅缝变软是早产儿的正常现象。由于颅骨变软，头颅容易变形(扁平头、偏头等)。体重和日龄较大的新生儿可有典型骨样组织增生表现，如肋骨串珠、手足镯和方颅等。新生儿期低钙血症尤其是晚期新生儿的低钙血症，可出现手足搐搦症，甚至惊厥或喉痉挛，均应考虑新生儿佝偻病的可能。佝偻病早期的神经精神症状在新生儿早期出现少，日龄较大的患儿可见。轻症者在出生早期可无症状，仅有生化指标和 X 线改变，未治疗时症状会逐渐出现。

3. **实验室检查**

(1) 生后第 1 周内：正常新生儿血清磷增高，血清钙降低。在佝偻病早期，由于甲状旁腺代偿性分泌增加，血清甲状旁腺素升高，血清钙正常或稍降低，血清磷降低。随着疾病进展，血清钙降低，血清磷明显降低，钙磷乘积进一步降低。若甲状旁腺功能代偿障碍时，则血清磷增高。血清 25-(OH)D_3 和 1, 25-(OH)$_2D_3$ 都降低，而 MBDP 时则不降低。由于体内代谢的代偿调节而使钙、磷改变不明显，在早期检测钙、磷的诊断意义不大。

(2) 血清碱性磷酸酶：由成骨细胞合成，当机体缺乏维生素 D 时，骨钙化不良，成骨细胞活跃，血清碱性磷酸酶(ALP)活性上升，其改变出现早于影像学变化，所以其活性测定是诊断佝偻病较敏感的指标，且便于动态观测。ALP 是佝偻病诊断常用指标之一，由体内骨骼、肝胆等多种组织产生，以骨碱性磷酸酶为主。

(3) 骨碱性磷酸酶：由成骨细胞合成，直接反映成骨细胞的活跃程度。当新生儿体内维生素 D 缺乏时，骨钙化不足，成骨细胞活动增强，血清骨碱性磷酸酶活性升高，其改变出现早，先于骨骼体征的改变或 X 线改变，不受体内代谢因素的影响，且升高的程度与佝偻病活动程度密切相关。因此，血骨碱性磷酸酶是反映骨改变全过程的指标，是诊断佝偻病特异、敏感的指标。研究表明,骨碱性磷酸酶阳性率与孕周、体重有一定的相关性,早产儿明显高于足月儿,且胎龄越小、体重越低,阳性率越高。与出生季节也有明显相关性,1~3 月份出生者阳性率最高,7~9 月份最低。

(4)血骨钙素:是由成骨细胞分泌的一种非胶原蛋白,在调节钙、磷代谢方面发挥着重要的作用。在佝偻病发生时,由于骨钙化、骨形成障碍而导致成骨细胞代偿性增生,使血骨钙素(osteocalcin, OC)分泌增加且活性增高。血 OC 浓度可以反映成骨细胞的活性和骨形成率,是研究骨代谢的一个特异而灵敏的指标。与以往作为骨代谢标志物的血 ALP 相比,OC 能更准确地反映骨代谢情况。

(5)其他:包括反相高效液相色谱法、放射免疫法或酶联免疫吸附试验检测血清 25-(OH)D$_3$ 浓度,同时测定血清钙、磷和 ALP。血清 25-(OH)D$_3$ 是早期敏感指标,ALP 为临床诊断指标,钙、磷为参考诊断指标。

4. 影像学检查

(1)X 线检查:新生儿 X 线早期表现不明显,影像较淡,且受投照技术影响,不足以对本病早期做出诊断,骨矿化量减少 20%~40% 才出现佝偻病样改变,据报道腕骨拍片阳性率仅为 47.1%。有人认为先天性佝偻病患儿肋骨的病理改变早于其他长骨。早期 X 线检查可无明显改变,或仅有轻微改变。典型的婴幼儿佝偻病的 X 线改变可在新生儿期见到,如全身骨骼疏松、骨质密度降低、骨小梁变稀疏、骨皮质变薄和颅盖骨变薄;长骨干骺端增宽,临时钙化带模糊、增宽,边缘不齐呈云絮状或毛刷状,并呈杯口状凹陷,化骨核模糊不清,干骺端距离增宽。胸部正位片可见在肋骨肋软骨连接处出现类似长骨干骺端的佝偻病所见,有时还可有自发性骨折的表现。当足月儿股骨远端或胫骨近端化骨核未呈现时,应考虑有先天性佝偻病的可能。X 线检查可分为 3 期:①初期:尺骨干骺端模糊,骨皮质密度稍减低,桡骨改变轻微或无改变。②激期Ⅰ:尺骨干骺端模糊、毛糙较明显,密度减低;桡骨干骺端模糊,密度减低。③激期Ⅱ:尺桡骨干骺端模糊、毛糙,临时钙化带消失,骨密度明显减低。

(2)双能量 X 射线吸收测定术:双能量 X 射线吸收测定术(double energy X-ray absorptiometr, DEXA)是目前比较公认有效的检测技术,作为骨容量测量的金标准,具有很高的精密度和准确度,可对被测量骨骼面积、容量、密度进行评价,并可以进行骨折发生的预测。但该技术是对三维物体用二维的方式进行测量,所以体积较小的骨骼尽管和较大骨骼具有相同骨密度,但由于体积较小,其放射密度偏小,所以低放射密度可能是较小体积正常骨骼的反映。当早产儿出院时骨密度 >0.068g/cm^2,发生代谢性骨病的机会就会减少。Josep Figueras-Aloy 等对 336 例早产儿进行研究,按 DEXA 的骨密度值(bone mineral density, BMD)将早产儿骨骼发育分级:差,BMD<0.068g/cm^2;一般,BMD 为 0.068~0.080g/cm^2;良,BMD 为 0.081~0.112g/cm^2;优,BMD>0.112g/cm^2。

(3)单光子吸收光度法:可以快速准确测量骨骼矿物质含量,常选用远侧桡骨进行定量测量,但其选用的是某一部分骨骼,精确性和可重复性相对较差,临床应用受到一定限制。定量 CT 扫描能够如实反映骨骼矿物质含量及骨密度,但因早产儿所暴露的放射线剂量相对较高,一般很少选用。

(4)定量超声技术检测:可通过测量超声波在骨骼中传播速度即声波速度等参数来反映骨的特性,无辐射、无创伤、可在婴儿床边操作,测量的参数不仅可反映骨的矿化密度,也可反映骨皮质厚度、骨的弹性和微结构等。国外学者报道新生儿胎龄与桡骨和尺骨的声波速度显著相关,声波速度随胎龄增加,并与骨矿物浓度和骨脆性显著相关。早产儿胫骨声波速度明显低于足月儿,即便在到达足月年龄时,仍低于同龄足月儿。

(三)诊断流程

1. 有佝偻病的发病诱因,尤其是孕母有维生素 D 和钙、磷缺乏的表现;部分孕母在妊娠期有手足麻木、腓肠肌痉挛或腰骶部疼痛史。

2. 有骨骼的临床表现,如颅骨软化、囟门大、前后囟相通、颅缝宽,以及串珠,鸡胸、漏斗胸等改变。

3. **X 线表现** 腕关节 X 线可见干骺端临时钙化带模糊、消失或呈毛刷状,干骺端凹陷或呈杯状等。

4. **血液生化改变** 血清钙、磷降低,碱性磷酸酶增高等。

5. **超声检测骨密度** 目前公认的诊断佝偻病的金标准是血生化和长骨 X 线检查。

(四)新生儿期常见疾病

1. **先天性佝偻病** 较罕见,是由于孕妇光照严重不足,食物中维生素 D 及钙、磷明显不足,或孕妇肝、肾功能障碍影响维生素 D 的羟化等,导致维生素 D 及钙、磷极度缺乏甚至发生骨软化症。新生儿特别是早产儿,在出生时即有明显症状,并常有四肢骨弯曲等骨骼畸形,也易发生低钙惊厥。

2. **早产儿代谢性骨病** 据报道,有 55% 的出生体重 <1 000g 和 23% 的出生体重 <1 500g 的早产儿骨矿化不足。20% 的胎龄 <34 周、体重 <1 500g 的早产儿可出现骨折。本病在早产儿较常见,临床可出现佝偻病、骨质软化和骨质疏松,轻症可仅表现为生化异常,骨骼改变出现的年龄与生长速度有关,血清钙、磷水平下降发生于生后 2 周左右,血清 ALP 升高在 4 周左右,X 线改变在生后 4~20 周。病情危重使钙、磷摄入减少,利尿治疗使尿钙排泄增加及肝胆疾患等均是高危因素。早产儿易发生多发性骨折,如肋骨骨折和四肢长骨骨折等,常见于人工呼吸或心外按压时。肢体骨折可引起疼痛、活动受限、畸形愈合,而肋骨骨折可加重呼吸窘迫。

(五)治疗原则

治疗目的是控制病情及防止骨骼畸形,治疗原则以口服维生素 D 为主。药物剂型、剂量及疗程、方法和途径应根据患儿具体情况而定,强调个体化给药。常用维生素 D 口服,2 000~4 000IU/d,监测骨 X 线片和生化改变,一般在 2~4 周好转。1 个月后改为 400IU/d。口服困难或腹泻等影响吸收时,可采用大剂量突击疗法,肌内注射维生素 D_3 15 万 ~30 万 IU,1~3 个月后开始给予 400IU/d。用药 1 个月后应随访,如症状、体征、实验室检查均无改善时应考虑其他疾病,注意鉴别诊断,同时应避免高钙血症、高尿钙症及维生素 D 过量。给予维生素 D 的同时补充钙剂 100mg/(kg·d)。

钙、磷缺乏所致的早产儿代谢性骨病的治疗主要是补给充足的钙、磷,维生素用量 D400~800IU/d 即可,用改良和强化的早产儿配方乳喂养。

(吴本清 杨玉兰 林新祝 沈蔚 杨传忠 段江 花少栋 周文浩 林新祝)

第二节　技　术

教学大纲

　　掌握：体液及电解质监测；掌握足月儿、早产儿及特殊病情新生儿期液体疗法；临床诊断、诊断流程及治疗原则；腹膜透析的适应证、禁忌证、实施步骤、并发症防治及术后并发症的护理；血液净化的指征、实施步骤与方法、并发症的防治；新生儿遗传代谢病干预策略；检测前样品的处理方法，常用的检测技术及方法；两性畸形及性发育障碍的概念、分类、评估及诊断流程。

　　熟悉：不同胎龄新生儿液体总量及分布；不显性失水量；新生儿期血糖调节及治疗低血糖常用药物；腹膜透析在儿童中的优势及透析液的选择；容量控制技巧，抗凝方法与剂量调整；筛查疾病的条件；常用检测方法的适用条件；先天性肾上腺皮质增生的诊断。

　　了解：新生儿期肾功能特点；出生后发育变化与液体疗法的关系；胎儿血糖水平及其来源；腹膜透析液的基本配方；血液净化的设备与材料选择；串联质谱遗传代谢病检测原理，新生儿串联质谱筛查病种，检测指标及必要的鉴别诊断方法；毒物的分类；先天性肾上腺皮质增生的治疗原则。

一、新生儿液体疗法

（一）概述

　　新生儿液体疗法是所有新生儿疾病都会使用的基础治疗方法，适当的补液能显著提高新生儿特别是早产儿的存活率及减少后遗症率。研究表明，新生儿最初几天的液体治疗是很多疾病的死亡率影响因素，如脑室内出血、坏死性小肠结肠炎、症状性动脉导管未闭、支气管肺发育不良等。但是，由于新生儿体液总量相对多，基础代谢率高，体表面积相对大，皮肤薄不显性失水量大，体液缓冲能力差，呼吸中枢敏感度低，肺代偿功能不足，肾脏稀释、浓缩、酸化尿液及保碱能力均较低，因而较易发生水、电解质紊乱，又易因输液过量而发生肺水肿、心力衰竭或水中毒等问题，正确认识这些问题，才能在补液过程中尽量减少不良反应，提高治愈率。

（二）体液和电解质平衡

　　1. **体液总量及分布**　　不同胎龄的胎儿身体水分含量不同，新生儿体液总量相对比成人多，胎龄愈小，体液量愈多。出生体重1 000g的早产儿体液总量约占体重的85%，2 000g者约占83%,足月儿2 500g以上者约占75%~80%。体液分为两部分:细胞内液和细胞外液,早产儿胎龄越小,细胞外液量相对越多。出生后生理性体重下降主要是细胞外液等渗性减少,随日龄增加细胞外液逐渐减少,使体重每天降低1%~2%,1周后细胞外液约占体重的39%。适当的体重下降对于早产儿可能是有利的,生后过多的液体和含钠液输入可能增加慢性肺部疾病和PDA等发生的风险。

2. 肾功能 胎儿肾脏的肾小球、肾小管自胎龄第5周开始增殖,胎龄20~36周急速增殖,至足月时肾小球、肾小管的数量已经足够;但肾小球滤过率(glomerular filtration rate,GFR)均较成人低,足月儿肾脏可将尿液浓缩至800mOsm/L,成人为1 500mOsm/L,而早产儿因为间质尿浓度较低、Henle祥较短、远曲小管和集合系统对ADH反应差,故浓缩功能更差。超未成熟儿的GFR极其低下,生后第2日GFR仅处于成人肾功能不全时的水平,对水分的调节能力极弱。足月儿GFR在生后2周可增加2倍,而超未成熟儿GRF则呈缓慢的增加趋势。

3. 不显性失水 不显性失水(insensible water loss,IWL)指由皮肤和黏膜蒸发的水分。新生儿约1/3的IWL通过呼吸道丢失,2/3通过皮肤丢失。足月儿所需的维持液体量可以代表代谢功能(表6-3)。

表6-3 新陈代谢与液体维持之间的关系

途径	丢失/获得	液体量(ml/100kcal)
皮肤	丢失	25
呼吸	丢失	15
尿液	丢失	60
粪便	丢失	10
氧化内生水	获得	10
总量的维持		100

影响IWL最重要的因素是新生儿成熟度(胎龄、日龄)、环境温度和湿度、代谢率及皮肤完整性。

(1)早产儿和低出生体重儿因皮肤菲薄、体表/体重比率大、皮肤血管分布多、呼吸频率快,IWL更多(表6-4)。

表6-4 早产儿不显性失水

出生体重 (g)	平均IWL [ml/(kg·d)]	出生体重 (g)	平均IWL [ml/(kg·d)]
>750~1 000	64	1 501~1 750	23
1 001~1 250	56	1 751~2 000	20
1 251~1 500	38	2 001~3 250	20

（2）其他影响因素（表6-5）

表6-5　新生儿IWL的影响因素

影响因素	对IWL的影响
各种疾病导致呼吸率增加	IWL增加20%~30%
环境温度超过适中温度	IWL增加30%~50%
体温升高	增加IWL多达300%
皮肤破溃、损伤或先天缺陷	增加IWL
远红外线辐射保暖台	增加IWL约50%
光疗	增加IWL约50%
运动或哭闹	增加IWL多达70%
重度早产	增加IWL 100%~300%
保温箱湿度40%	IWL 100ml/（kg·d）
保温箱湿度90%以上	IWL<40ml/（kg·d）
辐射加温下塑料套	减少IWL 30%~70%
使用加温加湿气管插管	减少IWL 20%~30%

（三）新生儿液体疗法

对于存在水和电解质紊乱的新生儿,液体疗法也包括补充累计损失量、继续损失量和生理需要量（维持液）三方面。但维持液的计算与其他年龄组有明显不同,尤其维持液的合理应用关系到早产儿的生长发育和并发症的发生。

1. 出生后发育变化与液体疗法的关系

（1）出生早期（过渡期）:早产儿生后第一周利尿分为3个阶段:①利尿前期:出生后48小时内,尿中电解质丢失和GFR均非常低,液体丢失主要是经皮肤IWL;②利尿期:生后2~5日,此阶段无论是否增加液量摄入,尿量和尿钠、尿钾均明显增加;③利尿后期:生后4或5日开始,尿量随摄入量变化。所以在生后早期液体管理目标是允许细胞外液等张性收缩和负水平衡,使新生儿能从宫内成功过渡为宫外生活。

钠是细胞外液的主要电解质,因此细胞外液生理性收缩的负水平衡期间也处于负钠平衡,允许负钠平衡的发生可促进生后的适应过程。研究表明,25~30周早产儿在出生体重丢失至6%开始补钠较生后第一天开始补钠效果好,生后1周用氧需求明显降低,早期补钠可能引起细胞外液扩张和肺间质液清除延迟。

（2）体重增长期（生长期）:达到预期生理性体重下降,提示出生后适应阶段结束,即应开始提供足够的液体和电解质,尤其是钠,明显的钠摄入不足会抑制DNA合成,导致体重不增,对骨骼组织和神经系统发育产生不利影响。人乳提供钠摄入量约为1mmol/（kg·d）,能满足正常生长所需,但极不成熟早产儿需要较多的钠摄入［≥4mmol/（kg·d）］,直至纠正胎龄32~34周。

2. 正常新生儿推荐维持液量和电解质量　维持液是补充正常情况下体液丢失量和生

长所需量,由 IWL、尿量、粪便水丢失、生长新组织含水量 4 个部分组成。计算公式:维持液量 =IWL+ 尿量 + 粪便丢失水 + 生长所需水 – 氧化内生水,需要注意生后 1 周内需要减去负水平衡。公式计算的维持液量是理论上的估计,适用于适中温度和相对湿度 30%~50% 环境下的正常新生儿,很多外界因素会影响 IWL,而当患儿存在肾衰竭、心力衰竭、PDA、缺氧缺血性脑病时又必须限制入量。正常新生儿液体每日需要量,见表 6-6。

表 6-6　正常新生儿液体每日需要量(ml/kg)

出生体重(g)	<1 000	~1 500	~2 500	>2 500
生后第 1 日	80~110	70~90	60~80	40~60
生后第 2 日	100~120	80~110	70~100	60~80
生后第 3~7 日	120~140	100~130	90~110	70~90
>7 日	140~180	120~180	120~160	120~150

(1)足月儿

1)第 1 日:60~80ml/(kg·d),IWL20(ml/kg)+ 尿量 50(ml/kg)+ 大便失水 10(ml/kg)– 负水平衡 10(ml/kg)。

2)第 2~7 日:此阶段液体治疗目的:生后 3~5 日预期的体重下降(出生体重 10%~15%),维持尿量 1~2ml/(kg·h)和电解质正常;向肠道营养过渡。①液量为 80~120ml/(kg·d),根据前一日液体治疗耐受情况,估算 IWL,结合患儿原发疾病(HIE、PDA、充血性心衰、肺水肿),酌情调整每日入量,可考虑增加 10~20ml/(kg·d);②葡萄糖:维持血糖正常范围,按照推荐液量输注 10% 葡萄糖可提供 5~6mg/(kg·min)的糖速,根据血糖调整糖速;③钠:需要量 2~4mmol/(kg·d),保持血钠 135~145mmol/L;④钾:需要量 1~2mmol/(kg·d),生后第 1 日通常不需要补钾,第 3 日才需要补充,注意尿量和肾功情况,维持血钾 4.0~5.5mmol/L;⑤营养:尽早肠道喂养,如肠道营养热卡不足或需要禁食者,予全肠道外营养;经口喂养后,随肠道摄入增加逐渐下调静脉输液速度,维持总液量 120ml/(kg·d)。

(2)早产儿

1)第 1 日:不同胎龄和成熟度早产儿 IWL 差异较大,尽量减少 IWL,液体疗法首先考虑纠正休克和酸中毒,稳定后考虑进一步液体治疗。

2)第 1~3 日:①液量:早产儿体重越低需要液量越多,超低出生体重儿可能需要液量更多,甚至 >160ml/(kg·d),液量不足会导致渗透压增高,是 IVH 的危险因素,因此尽早将早产儿置于暖箱可降低 IWL。超低出生体重儿严密监测体重和血钠指导补液,1 周内允许体重逐渐下降(每天 <4%),1 周可接受体重丢失 15%~20%。②葡萄糖:早产儿体重越低,糖耐量越低,5%~7.5% 的糖浓度可提供更合适的糖负荷,建议糖速不低于 4mg/(kg·min),糖浓度不低于 5%,超低体重儿可能需要注射胰岛素维持血糖稳定,因为超低体重儿可能由于高血糖导致高渗透压带来危险。③电解质补充:早产儿生后 3 日内限制钠的入量,能使血浆渗透压更趋于正常,同时降低 BPD 的发生率,保持血钠浓度 135~145mmol/L。

近半数极低出生体重儿会发生非少尿高钾血症,常伴有高血糖,是胰岛素抵抗和细胞内能量衰竭的表现,一般生后第 2~3 日根据血钾水平按 1~3mmol/(kg·d)速度补钾。早产儿应予以补钙,推荐补钙量 20~30mg/(kg·d)。

3）第 3~7 日：早产儿进入维持阶段，皮肤逐渐成熟，IWL 减少，液量可减少，向肠道喂养过渡，生后第 1 周，根据体重和血电解质水平液量增加或减少 20~40ml/（kg·d）。

（四）特殊病情的新生儿液体疗法

1. 围产期窒息　围产期窒息会导致新生儿心、脑、肾缺氧损伤，临床可表现为少尿和水钠潴留，加重脑水肿，因此前 2 日应限制液量（IWL 量 + 尿量 −20ml/kg 负水平衡），至第 3 日若尿量正常，再恢复常规液量。

2. 极早产儿或超低出生体重儿　胎龄 <28 周或出生体重 <1 000g 的早产儿，尤其是胎龄 <26 周且体重 <800g 者补液十分重要和棘手，这些早产儿有较大体表面积和更不成熟的皮肤，IWL 较多，因环境湿度不同 IWL 可波动于 40~200ml/（kg·d），生后 24~48 小时容易发生高渗综合征，表现为高血钠（>150mmol/L）、高血糖（>7mmol/L）、高血钾（>6mmol/L），而不伴有尿少、酸中毒及循环障碍表现，但高血糖、高渗透压会增加中枢神经系统损害风险，建议尽量入暖箱减少 IWL。

生后第 1 日补液量从 100~105ml/（kg·d）开始，不用补电解质，生后 2~4 日增加液量，最高可达 180ml/（kg·d），生后 4~7 日，IWL 降低，液量可减少，以不超过 150ml/（kg·d）为宜。补钠宜在细胞外液收缩发生 3 日和血钠 <145mmol/L 时才开始，剂量 2~3mmol/（kg·d）；补钾宜在生理性利尿后和血钾 <4mmol/L 时再开始，剂量 1~2mmol/（kg·d）。超低出生体重儿糖耐量差，容易发生高血糖，糖速宜 <5mg/（kg·min），并严密监测血糖，调整糖速。

3. 新生儿呼吸窘迫综合征　RDS 会延迟生后的细胞外液收缩，影响利尿和利钠，故 RDS 患儿生后前几天维持负水平衡和尽量限钠至利尿发生之后，有利于病情好转，但应用利尿剂并不能改善 RDS 病程，原因与生理性利尿是心房钠尿肽（ANP）释放增加的结果有关。

4. 支气管肺发育不良　生后早期液体和钠摄入过多会增加 BPD 的发生率，肺水肿可损伤肺功能和肺换气，导致机械通气依赖和造成恶性循环，BPD 防治措施应包括限液和利尿治疗。

5. 胃肠道疾病　NEC、肠道感染、消化道畸形等胃肠道疾病导致的水电解质失衡是新生儿常见病症。

新生儿腹泻多为等张性失水，液体疗法根据累计损失量、维持量、继续损失量估计而定，因新生儿细胞外液多且体表面积大，累计损失量和维持量均较多，液速宜均匀，防止补液过快导致心衰和肺水肿。

NEC 和肠梗阻需胃肠减压，会丢失大量胃肠道液体，胃液丢失可引起低氯性代谢性碱中毒，严重代谢性碱中毒者可给予盐酸精氨酸 2~4mmol/kg（6~12 小时静脉滴注）。胃肠道消化液丢失，应从静脉补以等量的与引流液相仿的电解质溶液（表 6-7）。

（五）体液和电解质监测

危重新生儿的体液和电解质平衡需要严密监测（表 6-8）。液体平衡目标：第 1 日尿量至少达到 0.5~1ml/（kg·h），后增加至 2~3ml/（kg·h）；足月儿预期生后 3~5 天体重可下降 10%~15%，早产儿下降 15%~20%；第 1 周体重丢失 >20%，提示丢失过多；如最初 4~5 日每天体重丢失 <2%，提示液量过多。

表 6-7　体液的电解质含量

体液	钠（mmol/L）	钾（mmol/L）	氯（mmol/L）
胃	20~80	5~20	100~150
小肠	100~140	5~15	90~120
胆汁	120~140	5~15	90~120
回肠造口术	45~135	3~15	20~120
腹泻	10~90	10~80	10~110
脑脊液	130~150	2~5	110~130

表 6-8　液体平衡的监测

监测项目	监测频率	监测内容
体重	每天，超低体重儿 2 次/d	初始稳定丢失 1%~2%，最大体重下降足月儿 10%~15%，早产儿 15%~20%，体重增长 7~10 日开始
尿量	持续	每 4~8h 总结 1 次；超未成熟儿应 >0.5ml/（kg·h），后所有新生儿都应 >2~3ml/（kg·h）；<1ml/（kg·h）者须查肾功能
血清钠	每天 1 或 2 次	132~144mmol/L
血清钾	每天 1 或 2 次	3.8~5.7mmol/L
血清肌酐	每天 1 次	生后应稳定下降

二、血糖稳定维持

（一）概述

胎儿完全依靠母体将葡萄糖和其他营养物质通过胎盘转移至体内，胎儿脐静脉血的糖浓度约为母亲的 70%~80%，并高于脐动脉血糖浓度。在生后最初 4~6 小时，葡萄糖水平下降，基本稳定在 50~60mg/dl（2.8~3.4mmol/L），在早产儿或小于胎龄儿中葡萄糖水平下降的幅度可更大。在生后 2~3 日，血糖水平约为 70~80mg/dl（3.9~4.5mmol/L）。

血糖浓度正常的情况下，通过肝脏葡萄糖的输出与外周葡萄糖的摄取之间的平衡维持在一个相对稳定的水平。肝脏葡萄糖的输出依赖于足够的糖原储备、充足的内源性糖异生底物的供应、功能正常的肝脏糖异生及糖原分解系统以及调节这些过程的正常内分泌系统。

出生时，新生儿糖原储备明显多于成人，但新生儿基础糖代谢量是成人的两倍，生后 2~3 小时糖原储备下降，并在以后几天内保持较低水平，再逐渐上升至成人水平。断脐后，血清胰高血糖素和儿茶酚胺水平反应性上升 3~5 倍，胰岛素水平下降，同时伴随高生长激素水平有利于糖原、脂肪分解及糖异生。同时，新生儿糖代谢平衡还需要功能成熟且应答正确的酶。出生后，新生儿体内糖原磷酸化酶活性增加，糖原合成酶活性降低，使肝糖原快速消耗。同时，糖异生的限速酶磷酸丙酮酸羧基激酶活性也增高。总之，新生儿阶段的激素和酶主要是在母体葡萄糖供应中断后用于维持葡萄糖的稳态。

许多病理生理学因素可影响新生儿体内葡萄糖稳态，从而导致低血糖症。其中大部分与葡萄糖的利用增加、产生减少及高胰岛素血症有关。

由于正常的血糖值因新生儿个体差异而不同,与出生体重、孕周、日龄、机体糖原储备情况、喂养方式、能量获得情况及疾病状态有关,存在无症状性低血糖,血糖水平与神经系统远期预后的关系尚有许多未知,故目前尚无国际公认的新生儿低血糖/高血糖的诊断标准,我国学者采用的是血糖<2.2mmol/L诊断低血糖,血糖>7mmol/L诊断高血糖(全血)。国内外对于何时该进行血糖监测、对于无症状新生儿血糖达到何种水平需要干预尚未达成共识。

(二)临床诊断

根据病史、临床表现、血糖确诊。

1. 病史询问　应包括母亲糖尿病史、产前特殊用药史,以及新生儿孕周、体重、围产期窒息、出生时抢救史、喂养情况、感染、低体温、血型不合溶血病、红细胞增多症、静脉输液及用药情况等。

2. 查体

(1)无症状型:低血糖或高血糖不严重者可无体征甚至无任何临床症状。

(2)症状型:低血糖患儿可能出现烦躁、激惹、震颤、反射亢进、高调哭声、抽搐、嗜睡、松软、食欲缺乏、喂养困难、发绀、呼吸暂停、昏迷、出汗、突发面色苍白、低体温,甚至出现心搏骤停。

血糖增高显著或者持续时间长的患儿可发生高渗血症、高渗透性利尿,出现脱水、烦渴、多尿等。患儿呈特有面貌,眼闭合不严、伴惊恐状,体重下降,血浆渗透压增高,甚至发生颅内出血。

3. 实验室检查

(1)血糖监测对象:对于健康足月正常分娩新生儿不需要常规进行血糖筛查。晚期早产儿(近足月儿)、胰岛素依赖型糖尿病或妊娠糖尿病母亲的新生儿、足月小样儿或大于胎龄儿,新生儿出生后容易发生血糖水平紊乱,甚至可能出现持续或反复低血糖发作,导致神经系统永久性损害以及新生儿死亡。但此类高危新生儿常因为出生时并无明显异常,不会收入新生儿科住院,因此在母婴同室对此类新生儿血糖水平及临床表现的监测十分重要。

感染、早产等也可能导致新生儿血糖紊乱,该类患儿多已被收入新生儿病房治疗并进行常规血糖监测。

(2)血糖监测时间:新生儿生后1~2小时可出现生理性低血糖(<30mg/dl,1.7mmol/L),之后12小时内逐渐升高至>45mg/dl(2.5mmol/L),且趋于稳定。足月LGA、IDM血糖监测需要至少持续至生后12小时,LPT、SGA监测需要至少持续至生后24小时,且确保血糖可维持>40mg/dl(2.2mmol/L)。临床医生需确定高危新生儿在常规喂养的情况下能够维持正常可接受的血糖范围(至少3个喂养周期内监测正常),方可准予出院(母婴同室)。

(3)血糖监测方法:①床旁试纸条血糖分析仪:床旁快速测定方法包括便携式比色计和电极法,通常从加热的足后跟采取血标本。已经证实,试纸条检测结果与实际血糖浓度之间有很好的相关性,但与实际水平有10%~15%的偏差,这种偏差在血糖浓度低于(2.2~2.8mmol/L)时最大。试纸法一般用来监测血糖,但确诊需要标准的实验室方法,但治疗应在试纸法发现低血糖后即开始。②实验室诊断:是最准确的方法,可通过葡萄糖氧化酶法与葡萄糖电极法测定。

因为快速床旁法有局限性,必须通过实验室检测确认血糖浓度。若血标本在转运过程中被延迟,则可能出现血糖浓度降低的错误结果,因为标本中的红细胞含戊糖旁路代谢的酶,血浆中的葡萄糖要发生酵解。

（4）其他检查：持续性低血糖者应酌情检测血胰岛素、胰高血糖素、T_4、TSH、生长激素、皮质醇,以及血、尿氨基酸和有机酸等。

高胰岛素血症时可行胰腺 B 超或 CT 检查;疑有糖原贮积症时可行肝活检测定肝糖原和酶活力。

（三）诊断流程

大部分新生儿低血糖及高血糖不严重时无症状或无特异性临床表现,诊断主要依据对高危新生儿的血糖监测,但应及时查清引起血糖异常的原因,以利治疗。高危新生儿血糖监测及管理流程,见图 6-3。

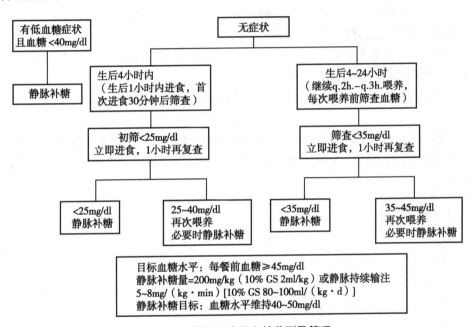

图 6-3　高危新生儿血糖监测及管理

注意事项

（1）可能发生低血糖的高危新生儿需在生后 1 小时内开奶,且在首次喂养后 30 分钟进行筛查。

（2）吸吮乳头欠佳的新生儿可以考虑管喂。

（3）新生儿低血糖症状不典型,为了明确相关症状是由低血糖引起,有研究推荐 Whipple 三联症：①有明确的血糖降低;②血糖低时症状类似;③血糖浓度纠正后症状即缓解。若不符合此三联症,需考虑是否合并其他疾病。

（4）进行静脉补糖前需采取静脉血糖标本送实验室检查,但不需要等待静脉血糖结果,应先治疗。

（5）若采取上述静脉补糖速度 24 小时仍不能维持血糖≥45mg/dl,应考虑高胰岛素性低血糖,需在床旁血糖 <40mg/dl 时采血进行胰岛素及同期血糖检查,并请内分泌科医生会诊。

（6）任何新生儿血糖管理都需要综合考虑患儿代谢和生理状态,不应随意中断母乳喂养。应针对不同临床状况和病例特征,个体化地确定需要干预的血糖浓度水平。

（四）新生儿期常见疾病

1. 暂时性低血糖

（1）糖原和脂肪储备不足:如早产儿、小于胎龄儿、喂养延迟等。

（2）葡萄糖消耗增加:应激状态下,如窒息、严重感染、低体温、先天性心脏病等。

（3）高胰岛素血症

1）糖尿病母亲婴儿:母亲高血糖时引起胎儿胰岛细胞代偿性增生,高胰岛素血症,出生后母亲血糖供给突然中断致发病。

2）新生儿血型不合溶血病:红细胞破坏致谷胱甘肽释放,刺激胰岛素分泌增加。

2. 持续性或严重反复发作型低血糖

（1）先天性高胰岛素血症（congenital hyperinsulinism of infancy, CHI）:世界范围内发病率为活产婴的 0.3‰~0.5‰,主要与基因缺陷有关。

（2）内分泌缺陷:先天性垂体功能低下、先天性肾上腺皮质增生症、高血糖素及生长激素缺乏等。

（3）遗传代谢性疾病:①碳水化合物疾病:如糖原贮积症、半乳糖血症等;②脂肪酸代谢性疾病:如中链酰基辅酶 A 脱氢酶缺乏;③氨基酸代谢缺陷:如支链氨基酸代谢障碍、亮氨酸代谢缺陷等。

（五）治疗原则

引起脑损伤的低血糖阈值尚未确定,不管有无症状,低血糖者均应及时治疗。首先应调整进食或静脉输注葡萄糖速度,难以纠正时可使用药物。

1. 无症状性低血糖 能进食者可先进食,并密切监测血糖,低血糖不能纠正者可静脉输注葡萄糖,按 6~8mg/（kg·min）速率输注,每小时监测微量血糖 1 次,并根据血糖测定结果调节输糖速率,稳定 24 小时后逐渐停用。

2. 症状性低血糖 可先给予一次剂量的 10% 葡萄糖 200mg/kg（2ml/kg）,按每分钟 1.0ml 静脉注射;以后改为 6~8mg/（kg·min）维持,以防低血糖反跳。每 1 小时监测血糖 1 次,并根据血糖值调节输糖速率,正常 24 小时后逐渐减慢,48~72 小时停用。

3. 早产儿 尤其是极低出生体重儿输糖速率应 ≤5~6mg/（kg·min）,并应监测血糖水平,根据血糖水平调节输糖速率。轻度、短暂（24~48 小时）高血糖可通过减慢葡萄糖输注速率纠正;治疗原发病,纠正脱水及电解质紊乱。

（六）常用药物

1. 氢化可的松 难以纠正的低血糖可以使用氢化可的松 5~10mg/（kg·d）静脉滴注,至症状消失、血糖恢复后 24~48 小时停止。激素疗法可维持数日至 1 周。

2. 二氮嗪 10~25mg/（kg·d）,分 3 次口服。通过保持胰岛 B 细胞膜上的 ATP 敏感性钾通道开放,减少胰岛分泌,用于胰岛素瘤等先天性高胰岛素血症。

3. 胰高血糖素 0.1~0.3mg/(kg·d)肌内注射,促进肝糖原分解,增加糖异生和生酮作用,用于持续性低血糖。

4. 奥曲肽(生长抑素) 2~10μg/(kg·d),分2~3次皮下注射,用于高胰岛素血症所致的持续性低血糖。

5. 胰岛素 如有高血糖(空腹血糖>14mmol/L),葡萄糖输注按1~2mg/(kg·min)逐渐递减,如至4mg/(kg·min)仍不能控制高血糖,可用胰岛素0.05~0.1U/kg,每4~6小时进行一次间隙输注,或0.01~0.2U/(kg·h)持续滴注。

三、腹膜透析

(一)概论

1. 定义 腹膜透析(peritoneal dialysis,PD)是利用腹膜作为透析膜,向腹腔内注入透析液,膜一侧毛细血管内血浆与另一侧腹腔内透析液借助其溶质浓度梯度和渗透梯度,通过弥散、对流和超滤的原理,以清除机体内潴留的代谢废物和过多的水分,同时通过透析液补充所必需的物质。

2. 腹膜透析应用 PD仍是儿童(包括新生儿)最常选择的肾脏替代治疗(renal replacement therapy,RRT)的方式,特别是在发展中国家。主要基于PD在儿童(包括新生儿)中的优势:①儿童单位体重的腹膜面积为成人的2倍;②血流动力学相对稳定;③无需抗凝剂;④无需建立血管通路;⑤无穿刺痛;⑥操作简单易行;⑦价格相对低廉;⑧能解决患儿住处离医院较远的问题,无需长期多次往返医院;⑨保障患儿健全的社会心理状态及正常的学习。

(二)指征

1. 适应证 腹膜透析适用于急、慢性肾衰竭,高容量负荷,电解质或酸碱平衡紊乱,药物和毒物中毒等疾病,以及肝衰竭的辅助治疗,并可进行经腹腔给药、补充营养等。

(1)慢性肾衰竭:婴幼儿和儿童可优先考虑腹膜透析,腹膜透析不需要建立血管通路,可避免反复血管穿刺给儿童带来的疼痛、恐惧;腹膜透析对易合并心血管并发症的儿童心血管功能影响小,易被儿童接受;血管条件不佳或反复动静脉造瘘失败的可考虑腹膜透析;凝血功能障碍伴明显出血或有出血倾向者、尚存较好的残余肾功能者、居家治疗或需要白天上学者,以及交通不便的农村偏远地区患儿可优先考虑腹膜透析。

(2)急性肾衰竭或急性肾损伤:可早期行腹膜透析治疗,清除体内代谢废物,纠正水、电解质和酸碱失衡,预防并发症,并为后续的药物及营养治疗创造条件。

(3)中毒性疾病:腹膜透析既能清除毒物,又能清除体内潴留的代谢产物及过多水分。有血液透析禁忌证或无条件进行血液透析的患者,可选择腹膜透析。

2. 禁忌证 慢性持续性或反复发作性腹腔感染或肿瘤广泛腹膜转移导致腹膜广泛纤维化、粘连;严重的皮肤病、腹壁广泛感染或腹部大面积烧伤无合适部位置入腹膜透析导管;外科难以修复的疝、脐突出、腹裂、膀胱外翻等难以纠正的机械性问题;严重腹膜缺损;精神障碍者且无合适助手;腹腔内有性质不明的病变或疑有腹内脏器损伤;腹部手术3日以内、近期肾移植术后或 6 个月内考虑肾移植者；心肺疾患不能增加腹压者；休克患儿。

（三）实施步骤和方法

1. 透析液的基本配方

（1）透析液的成分：主要成分有钠、氯、钙、镁、乳酸钠和葡萄糖。透析液不含钾离子，有利于清除体内过多钾离子，维持正常血钾浓度。透析液用水必须严格无菌和无内毒素。透析液浓度一般略高于血浆浓度，有利于体内水的清除，可根据体内水钠潴留程度适当提高透析液的渗透浓度。

（2）腹膜透析液 pH：pH 为 5.0~5.8，目前均以乳酸盐为碱基，其进入体内后经肝脏代谢为碳酸氢根离子。

（3）葡萄糖透析液浓度：有三种浓度可选择（1.5%、2.5% 和 4.25%），透析液含糖浓度越高，渗透性越大。一般用 1.5% 葡萄糖腹膜透析液作为基础，若增加水分的清除，可用 2.5% 葡萄糖浓度，除非严重水肿或急性肺水肿，应尽量避免使用高浓度葡萄糖透析液，以免引起过度脱水，导致严重高血糖症和高糖刺激腹膜丧失超滤功能。4.25% 葡萄糖腹膜透析液可致高血糖，影响腹膜功能及诱发腹膜硬化，如无严重水钠潴留及充血性心力衰竭，应尽量少用。

2. 腹膜透析方法

（1）置管：静脉麻醉后常规消毒铺巾，利多卡因逐层浸润后脐旁右侧切开皮肤，逐层分离至腹膜并剪开，置入透析管于膀胱直肠窝后退出导丝，缝合皮下、皮肤切口。

（2）操作：根据患儿体重、尿量、心功能、血流动力学状态等情况，起始应用 2.5% 的腹透液，每次 10~20ml/kg，1 小时为一个腹透周期（入液 20 分钟、保留 20 分钟、放液 20 分钟）。

（四）并发症防治

1. 非感染相关的并发症

（1）腹膜透析导管功能障碍，如导管移位、导管堵塞等。

（2）腹腔内压力增高所导致的疝、渗漏等。

（3）糖、脂代谢异常。

（4）腹膜功能衰竭。

（5）营养不良，心血管并发症，钙、磷代谢紊乱等并发症。

2. 感染相关的并发症

（1）腹膜透析相关腹膜炎：指患者在腹膜透析治疗过程中由于接触污染、胃肠道炎症、导管相关感染及医源性操作等原因造成致病原侵入腹腔引起的腹腔内急性感染性炎症。

（2）出口处感染和隧道感染：统称为腹膜透析导管相关感染。导管出口处周围未保持干燥、存在软组织损伤及细菌定植，导致出口处感染，出现水肿、疼痛、脓性分泌物、周围皮肤红斑、结痂、肉芽组织等。隧道感染是发生于腹膜透析导管皮下隧道周围软组织的感染性炎症，通常伴发于出口处感染。

3. 术后并发症的护理

（1）出口处感染：出口处指腹透管从腹腔经过腹壁钻出皮肤的地方。揭下出口处敷料，对出口处皮肤进行检查：①看：观察出口处有无红、肿，有无结痂；②按：用手指环形按压出口周围皮肤，看是否有压痛；③挤压：顺着透析管管路的方向，由纵切口向出口挤压，看是否有疼痛。

（2）出口处感染的征象：①导管出口处周围发红；②肿胀；③触摸时有疼痛；④导管出口处有脓性分泌物。

（3）出口处护理：①严格无菌操作；②碘伏消毒出口周围皮肤；③无菌纱布覆盖，如有松动或污染随时更换。

（4）引流不畅或腹膜透析管堵塞：包括纤维蛋白或血块堵塞、腹膜透析管移位、受压、扭曲、大网膜粘连等。处理措施：①保持管道通畅，避免受压、扭曲及反折；②改变患儿体位，按摩腹部，促使管腔漂移；③在透析过程中尽量提高腹透液的高度；④排空膀胱；⑤可向腹透管内注入含肝素钠的生理盐水、腹透液等，使堵塞透析管的纤维块溶解。

（五）注意事项

1. 从预防入手，严格无菌操作。
2. 保持透析管处敷料干燥，无渗液、渗血，若有潮湿、污染及时更换。
3. 保持引流袋低于腹腔，防止逆流。
4. 透析液留腹期间应夹闭管道。
5. 密切观察体温变化及腹部有无压痛，并仔细观察引流液的颜色、性状及液量，如有无浑浊，应定期留取标本做细菌培养。
6. 病室每日紫外线消毒。

四、血液净化

（一）概论

1977 年，Kramer 等提出了连续性动静脉血液滤过（continuous arteriovenous hemofiltration，CAVH）技术，将连续性动静脉血液滤过引入血液透析领域，并由此衍生出一系列连续性肾脏替代治疗技术（continuous renal replacement therapy，CRRT）：如连续性动脉 - 静脉血液透析（continuous arteriovenous hemodialysis，CAVHD）、连续性动脉 - 静脉血液透析滤过（continuous arterial venous hemodialysis CAVHDF）、连续性静脉 - 静脉血液滤过（continuous veno venous hemofiltration，CVVH）、连续性静脉 - 静脉血液透析滤过（continuous veno venous hemodiafiltration，CVVHDF）、缓慢连续性超滤（slow continuous ultrafiltration，SCUF）、连续性高流量透析（continuous high flow dialysis，CHFD）、高容量血液滤过（high volume hemofiltration，HVHF）等。随着科学技术的进步，人们对血液净化（continuous blood purification，CBP）概念的理解发生了根本变化，随后相继衍生出众多的治疗模式。1998 年 Tetta 等提出连续性血浆滤过吸附（coupled plasma filtration adsorption，CPFA）可以清除炎症介质、细胞因子、活化的补体和内毒素等。

（二）指征

1. **连续性静脉 - 静脉血液滤过**　是血液通过高通透性膜制成的滤器，血泵驱动进行体外血液循环，以对流原理持续清除体内水分和中小分子溶质（超滤液），再通过输液装置补充与细胞外液成分相似的电解质溶液（置换液），模拟肾脏功能。血液滤过为等渗性脱水，实施过程中患儿血流动力学稳定，是临床上常用的模式，适应证同 CVVHDF。

2. 连续性静脉－静脉血液透析滤过　是连续血液透析联合连续血液滤过的模式，是在通过弥散原理排出大量小分子物质的基础上，采用高通透性的透析滤过膜，通过对流排出大量含中小分子物质的体液，并同时输入置换液，是集血液透析与血液滤过优点为一体的方法。适应证：

（1）肾脏疾病：急性肾损伤伴血流动力学不稳定和需要持续清除过多水或毒性物质，如急性肾损伤合并严重电解质紊乱、酸碱代谢失衡、心力衰竭、肺水肿、脑水肿、急性呼吸窘迫综合征等。

（2）非肾脏疾病：包括多器官功能障碍综合征、脓毒血症、急性呼吸窘迫综合征、挤压综合征、乳酸酸中毒、急性重症胰腺炎、心肺体外循环手术、肝性脑病、药物或毒物中毒、严重液体潴留、需要大量补液等。

3. 血浆置换　血浆置换（plasma exchange，PE）是一种用来清除血液中大分子物质的血液净化疗法。其基本过程是将患者血液经血泵引出，经过血浆分离器，分离血浆和细胞成分，清除致病血浆或选择性地去除血浆中的某些致病因子，然后将细胞成分、净化后血浆及所需补充的置换液输回体内。血浆置换包括单重血浆置换和双重血浆置换（double filtration plasmapheresis，DFPP）。单重血浆置换是利用离心或膜分离技术分离并丢弃体内含有高浓度致病因子的血浆，同时补充同等体积的新鲜冰冻血浆或新鲜冰冻血浆加少量白蛋白溶液。双重血浆置换是使血浆分离器分离出来的血浆再通过膜孔径更小的血浆成分分离器，将患者血浆中相对分子质量远远大于白蛋白的致病因子，如免疫球蛋白、免疫复合物、脂蛋白等丢弃，将含有大量白蛋白的血浆成分回输至体内，可以利用不同孔径的血浆成分分离器来控制血浆蛋白的清除范围。DFPP 能迅速清除患者血浆中的免疫复合物、抗体、抗原等致病因子，调节免疫系统，清除封闭性抗体，恢复细胞免疫功能及网状内皮细胞吞噬功能，使病情得到缓解。适应证：

（1）风湿免疫性疾病：系统性红斑狼疮（尤其是狼疮性脑病）、难治性类风湿关节炎等。

（2）免疫性神经系统疾病：重症肌无力、急性炎症性脱髓鞘性多发性神经病等。

（3）消化系统疾病：急性肝衰竭、肝性脑病、高胆红素血症等。

（4）血液系统疾病：血栓性微血管病（血栓性血小板减少性紫癜/溶血性尿毒性综合征）、新生儿溶血性疾病、血友病等。

（5）肾脏疾病：抗肾小球基底膜病、急进性肾小球肾炎、难治性局灶节段性肾小球硬化症、系统性小血管炎、重症狼疮性肾炎等。

（6）器官移植：器官移植前清除抗体（ABO 血型不兼容移植、免疫高致敏受者移植等）、器官移植后排斥反应。

（7）自身免疫性皮肤疾病：大疱性皮肤病、天疱疮、中毒性表皮坏死松解症等。

（8）代谢性疾病：纯合子型家族性高胆固醇血症等。

（9）药物中毒：药物过量（如洋地黄中毒等）、与蛋白结合的毒物中毒，也可与 CVVHDF 序贯治疗 MODS 等。

4. 血液灌流　血液灌流技术是将患者血液从体内引到体外循环系统内，通过灌流器中吸附剂吸附毒物、药物、代谢产物，达到清除这些物质目的的血液净化治疗方法。可与其他血液净化方式结合应用。适应证：急性药物或毒物中毒；急性肝衰竭导致的肝性脑病、高胆红素血症；脓毒症或系统性炎症综合征及自身免疫性疾病。

5. 联合血浆滤过吸附 联合血浆滤过吸附（coupled plasma filtration adsorption，CPFA）为连续性血浆滤过吸附，全血先通过血浆分离器分离血浆，血浆通过合成树脂柱吸附内毒素和炎症介质后与血细胞混合，再进入血液滤过器清除过多的液体和小分子毒素。CPFA 能改善严重脓毒症合并 MODS 患者的血流动力学，并可恢复其免疫功能，但随机对照研究证实其不能改善患者的存活率。

（三）实施步骤和方法

1. 血液净化的血管通路

（1）中心静脉通道：体外循环回路需要良好的中心静脉通路，通常置入双腔导管以保证高速血流通过，防止滤器中血液凝固。导管型号及穿刺部位可根据患儿年龄及体重选用 6.0~11.5F 双腔管，最好是在 B 超引导下穿刺。导管型号与体重的关系：型号约为（6+0.1×体重），即 3~5kg 可选用 6F，6~10kg 可选用 7F，11~20kg 选用 8F，超过 20kg 者可选用 11.5F 或更大的双腔管。

（2）穿刺部位的选择及操作要点：穿刺部位可选择股静脉、颈内静脉或锁骨下静脉，根据文献报道股静脉置管频率最高，三部位使用频率之比约 69%∶16%∶8%。临床医生倾向选择股静脉置管是因为此处容易放置，但股静脉置管也有明显不足之处，如对患儿移动敏感，导致血流不畅，引发机器报警，通常需要给患儿镇静甚至肌松才能顺利实施 CBP，另外，此部位置管相对于后两个部位有增加感染的风险，且置管时间不宜超过 5 日。借助床边超声的引导，可安全并相对容易地实施颈内静脉置管，相对于股静脉和锁骨下静脉置管，颈内静脉置管滤器使用的时间明显延长。锁骨下静脉置管有致中心静脉狭窄的风险。气胸、血气胸是颈内静脉或锁骨下静脉置管过程中出现的较为严重的并发症，多为穿刺针刺破胸膜、血管所致。颈内静脉进针部位过低或进针过深，锁骨下静脉穿刺时针与皮肤平面成角过大易出现此并发症。防范要点是颈内静脉穿刺时注意穿刺点定位，将胸锁乳突肌三角的顶端作为穿刺点且进针深度一般为 1.5~3cm，锁骨下静脉穿刺时尽量保持穿刺针与胸壁呈水平位，贴近锁骨后缘进针。如穿刺过程中患儿突然出现胸闷、胸痛、呼吸困难，甚至血压下降，应立即行床边胸片检查，情况紧急时可在锁骨中线第 2 肋间置入针头并用大号注射器抽出气体进行急诊处理，视患儿病情决定是否放置胸腔闭式引流管。

2. 儿科重症血液净化的设备与材料选择

（1）管路和滤器型号的选择：应使用儿童型管路，滤器型号的选择以膜面积不超过患儿体表面积为宜。体重 3kg 以下者（新生儿）用膜面积 $0.1m^2$ 的滤器，4~20kg 者用 $0.3m^2$ 的滤器，>20kg 者用 $0.6m^2$ 的滤器。有几种滤器材料可供选择，合成膜已替代醋酸纤维膜，合成膜的生物相容性好、抗凝剂的使用量较少。

（2）滤器的选择：滤膜的材料决定滤器的性能。滤膜分为未修饰纤维素膜、修饰纤维素膜和合成膜。纤维素膜的价格低廉，但通量低、生物相容性较差，经修饰的纤维素膜生物相容性略有改善。合成膜具有高通量、筛漏系数高、生物相容性良好的优点，是 CBP 治疗中应用最多的膜材料。目前，有多种合成膜滤器，如聚丙烯腈膜、聚砜膜、聚酰胺膜、聚甲基丙烯酸甲酯膜、聚碳酸酯膜等，应用较多的为聚丙烯腈和聚砜材料。合成膜的吸附作用是 CBP

清除细胞因子的机制之一,但滤器的吸附作用在一定时间内可达到饱和。有研究显示,每3小时更换一次血滤器可提高细胞因子清除率并显著减少去甲肾上腺素用量。

3. 儿科重症血液净化的特殊性

（1）容量管理技巧:注意预充和回血,儿童的循环血浆容量较成人少,体外循环回路（血路 + 滤器）中的容量不应超过患儿血容量的10%,以最大程度减少血流动力学的波动。预充液的选择应根据患儿体重、病情和体外循环回路的容量决定,如体重 <3kg 或体外循环回路容量大于患儿血容量的 10%（8ml/kg）用全血预充;体重在 3~15kg,多选择白蛋白、新鲜冰冻血浆等胶体液或全血;体重在 15kg 以上,可选用生理盐水或白蛋白、新鲜冰冻血浆预充。欲结束治疗时,若开始用全血预充,则不回血,直接结束治疗;若非全血预充,则回血后结束治疗。

（2）抗凝方法与剂量调整:目的是防止体外循环回路中血液凝固,维持足够的溶质清除,将患儿的风险降到最低。

1）普通肝素或肝素:普通肝素（unfractionated heparin, UFH）或肝素（heparin）是 CBP 最常用的抗凝剂,用量取决于 CPB 前患儿的凝血状况、血流速度及血液黏滞度等。大部分患儿首剂量为 0.25~0.5mg/kg（肝素 1mg=125IU）,平均为 0.3mg/kg,维持量为 0.05~0.3mg/（kg·h）。根据活化凝血时间（activated clotting time, ACT）或活化部分凝血活酶时间（activated partial thromboplastin time, APTT）调整肝素用量,维持 ACT 在 120~180 秒或 APTT 在正常值的1.2~1.5 倍。适用于无出血风险、凝血机制无异常且未接受全身抗凝剂治疗的患儿。

2）无肝素治疗:部分患儿由于基础疾病致凝血机制障碍,CPB 前如患儿 ACT 大于 150秒,可在 CBP 期间实施无肝素治疗。凝血功能好转后改为普通肝素抗凝。因此法需每小时用较大量的生理盐水冲洗滤器,易致血流动力学不稳定,因此不建议在儿童中常规使用。

3）局部枸橼酸盐抗凝法:对于活动性出血或高危出血倾向的患儿,不能使用普通肝素,可采用局部枸橼酸抗凝法。此法具有出血风险低并可有效防止体外循环回路中血液凝固等优点,被广泛采用。使用时要注意血泵速度、枸橼酸盐血液保存液及 5% 氯化钙输注速度,三者之间的比例关系约为 1（ml/min）:1.3~1.5（ml/h）:0.1（ml/h）,即初始的血液保存液每小时注入速度为血泵每分钟速度的 1.3~1.5 倍;5% 氯化钙注入速度为血泵速度的 10%（单位为 ml/h）。开始治疗后 30 分钟内,进行首次滤器后血液和患儿体循环中血液的离子钙（iCa）浓度测定,随后每小时检测 1 次,根据结果分别调整血液保存液和 5% 氯化钙输注速度,使滤器后血 iCa 浓度在 0.25~0.45mmol/L,体内血 iCa 在 1.0~1.2mmol/L。达到上述目标后每 2~4 小时测定 1 次,根据测定结果及时调整血液保存液和氯化钙输入速度,维持上述水平。每天至少检测两次血清电解质、血糖、尿素氮、肌酐和血气分析。严重肝功能损伤和休克伴低灌注时禁用此法。

4）低分子肝素:低分子肝素（low molecular weight heparins, LMWHs）常用的有那曲肝素及达肝素钠,负荷量 15~25IU/kg,维持量 5IU/（kg·h）,使用过程中持续监测抗 Xa 活性,维持目标水平在 0.25~0.35U/ml。此类肝素费用较高,Xa 活性监测难以开展;适应证同普通肝素法。

（四）并发症防治

1. 低血压 原因与引血有关,常出现在开始阶段,与脱水速度过快有关。管路及滤器的容量(预充容量)与循环血量相比量较多的时候(超过循环血量10%),流空效应和血液稀释等可导致低血压。当体外总容量超过患儿循环血液量的10%(8ml/kg)时,使用血液预充体外循环管道并在开始前暂停血管扩张剂的输注,可加用或适当增加血管活性药物的剂量(如多巴胺等),CBP开始采取低血流速率也是预防低血压的方法之一。

2. 低体温 开放患儿及回输血液未加温可导致低体温。采用置换液加温、患儿保暖(小婴儿可放于辐射台或暖箱内)均可有效保持体温。

3. 血流感染 置换液和透析液污染、导管相关性感染是血流感染的主要因素。管道连接、取样、置换液和血滤器更换是外源性污染的主要原因。严格无菌操作是防止感染的主要措施。导管穿刺处的血肿可并发感染,应积极预防。密切监测、及时发现、良好的穿刺技术是降低和防止血流感染的关键。

4. 肝素相关性血小板减少症 无肝素治疗者,随着CBP的进行,凝血功能逐渐恢复而导致管路内发生凝血,通过监测凝血功能可帮助医生决定是否需要加用抗凝剂。

(五)注意事项

1. 血流动力学监测 血液净化过程中易发生血流动力学不稳定,需要全程监测,以便及时给予相应处理。应连续监测神志、心率(律)、有创动脉压、中心静脉压、毛细血管再充盈时间、每小时尿量等临床指标。

2. 体液量监测 血液净化过程中监测体液量的目的在于恢复患儿体液平衡和正常分布比率。严重的体液潴留或正水平衡可导致死亡率升高,过度超滤则可引起有效血容量缺乏。

3. 凝血功能监测 血液净化时容易激活凝血,应用抗凝剂时易发生出血,应密切观察患者皮肤黏膜出血点、伤口和穿刺点渗血情况,以及胃液、尿液、引流液和大便颜色,定期行凝血功能检查,注意滤器前后压差变化,及时调整抗凝方案,避免肝素相关性血小板减少症(heparin induced thrombocytopenia, HIT)的出现。无肝素治疗者,随着CBP的进行,凝血功能逐渐恢复而导致管路内发生凝血,通过监测凝血功能可帮助医生决定是否需要加用抗凝剂。

4. 血电解质和血糖监测 CBP过程中可能出现电解质、酸碱紊乱,应定期监测。严重脓毒症患儿常存在应激性血糖升高,在应用高糖配方的超滤液或透析液时更易发生高血糖,应进行监测并积极控制。

五、质谱筛查

(一)概述

新生儿疾病筛查是指通过血液检查对某些危害严重的先天性代谢病及内分泌病进行群体筛查,使它们在临床症状尚未出现之前或表现轻微时,而其生化、激素等变化已比较明显时得以早期诊断和治疗。2004年卫生部印发《新生儿疾病筛查技术规范》,各地也根据本地特点制定了相应的筛查常规及执行文件,使新生儿疾病筛查更趋于规范化。

国际上公认的作为筛查疾病的条件有下列几点:①有一定的发病率;②早期缺乏特殊症状;③危害严重;④可以治疗;⑤有可靠的并适合于大规模进行的筛查方法。2006年美国医学遗传学会新生儿筛查专家组对现有 84 种新生儿先天性疾病的严重程度进行评估,根据筛查技术、诊断、鉴别诊断和治疗等条件,分为第一类 29 种首要筛查疾病、第二类 25 种次要筛查疾病及现阶段不宜筛查的疾病。29 种首要筛查疾病中包括苯丙酮尿症、先天性甲状腺功能减退症、先天性肾上腺皮质增生症、酪氨酸血症、瓜氨酸血症等氨基酸代谢病,9 种有机酸代谢病(如丙酸血症、甲基丙二酸血症等),5 种脂肪酸代谢病,3 种血红蛋白病及其他不同类型病。

先天性遗传代谢性疾病种类繁多,包括糖、氨基酸、尿素循环、有机酸、线粒体、核酸等代谢异常。遗传性代谢缺陷病是由于人体内某些酶、膜或受体缺陷,引起细胞或体液内中间毒性产物积聚或必需的代谢产物缺乏、细胞内代谢途径紊乱所致的疾病,可累及多个器官和系统。先天性遗传代谢病的临床表现为一组类似的非特异性症状,新生儿期发病多来势凶猛,临床诊断十分困难,是导致新生儿死亡的主要原因;有些疾病临床分型较多,各型鉴别有一定难度;有些疾病在新生儿及幼儿期无症状,而在儿童期仅表现为生长及智能发育落后,易误诊为其他疾病或诊断不明。通过串联质谱法可检测新生儿滤纸干血片中数十种氨基酸、游离肉碱及酰基肉碱的水平,筛查氨基酸代谢障碍、有机酸代谢障碍和脂肪酸氧化代谢障碍等数十种遗传代谢病。

(二)串联质谱遗传代谢病检测原理

质谱是检测物质的质量 / 电荷比的分析仪器,工作原理是使血液中的待测物质分子离子化,并根据带电离子质荷比不同,将带电粒子进行分离、排列,根据每种物质具有特征性的带电粒子进行定性的判断,再通过测定特征离子峰的强度,进行定量分析,一次实验即可完成对多种分析物的监测。串联质谱是由两个质谱串联而成的二级质谱,可提高分析的特异性和准确度。遗传代谢病患者由于体内某种酶的缺乏,正常代谢途径受阻,导致体内氨基酸、游离肉碱、酰基肉碱浓度水平异常。检测这类代谢物质的浓度水平,可以实现对部分氨基酸代谢病、有机酸血症及脂肪酸氧化代谢病的检测。

(三)新生儿遗传性代谢病质谱筛查简介

新生儿筛查采血时间多定于出生后 72 小时,哺乳至少 6~8 次。串联质谱技术(MS-MS)只需取外周血一滴,每个标本检测仅需 2 分钟,即可完成对氨基酸、有机酸、尿素循环、脂肪酸氧化代谢紊乱的筛查。新生儿串联质谱筛查病种、检测指标及必要的鉴别诊断方法,见表 6-9。

表 6-9　新生儿串联质谱筛查病种、检测指标及必要的鉴别诊断方法

序号	中文	简称	检测指标	鉴别诊断方法及其他
1	苯丙氨酸羟化酶缺乏症	HPA	Phe, Phe/Tyr	尿蝶呤谱分析,基因突变分析
2	四氢生物蝶呤合成酶缺乏症	BH4	Phe, Phe/Tyr	尿蝶呤谱分析,基因突变分析
3	二氢蝶啶还原酶缺乏症	DHPR	Phe, Phe/Tyr	尿蝶呤谱分析,基因突变分析

序号	中文	简称	检测指标	鉴别诊断方法及其他
4	枫糖尿病	MSUD	Xle, Val, Xle/Phe	血清支链氨基酸测定
5	酪氨酸血症	TYR-1	Suac, Tyr, Tyr/Phe	血液或尿液琥珀酰丙酮测定
6	高甲硫氨酸血症	MET	Met, Met/Phe	血浆总同型半胱氨酸浓度测定
7	同型半胱氨酸血症 I 型	HCY	Met, Met/Phe	血浆总同型半胱氨酸浓度测定
8	瓜氨酸血症 I 型	CIT-I	Cit, Cit/Arg	基因突变分析
9	瓜氨酸血症 II 型（希特林蛋白缺乏症）	CIT-II	Cit, Met, Tyr	仅能筛查出部分患者
10	精氨酰琥珀酸尿症	ASA	Cit, Arg, Cit/Arg	血或尿氨基酸测定
11	精氨酸血症	ARG	Arg, Arg/Phe	*ARG* 基因分析
12	氨甲酰磷酸合成酶 I 缺陷症	CPSID	Cit, GLu	尿有机酸分析
13	鸟氨酸氨甲酰转移酶缺陷症	OTCD	Cit, GLu	尿有机酸分析
14	甲基丙二酸血症	MMA	C3, C3/C2	尿有机酸分析,血浆总同型半胱氨酸浓度测定
15	丙酸血症	PA	C3, C3/C2	尿有机酸分析
16	异戊酸血症	IVA	C5, C5/C2	尿有机酸分析
17	戊二酸血症 I 型	GA-I	C5DC, C5DC/C3	尿有机酸分析
18	生物素酶缺乏症	BTD	C5-OH, C3, C5-OH/C3	生物素酶活性测定
19	全羧化酶合成酶缺乏症	HLCS	C5-OH, C3, C5-OH/C3	尿有机酸分析
20	3-甲基巴豆酰辅酶 A 羧化酶缺乏症	MCC	C5-OH, C5-OH/C3	尿有机酸分析
21	3-甲基戊烯二酰辅酶 A 水解酶缺乏症	3MGA	C5-OH, C5-OH/C3	尿有机酸分析
22	3-羟-3-甲基戊二酰辅酶 A 裂解酶缺乏症	HMG	C5-OH, C6DC, C5-OH/C3	尿有机酸分析
23	β-酮硫解酶缺乏症	BKT	C5:1, C5-OH, C5-OH/C3	尿有机酸分析
24	原发性肉碱缺乏症	CUD	C0, C0/（C16+C18）	基因突变分析
25	短链酰基辅酶 A 脱氢酶缺乏症	SCAD	C4, C4/C3	尿有机酸分析
26	乙基丙二酸脑病	EMA	C4, C4/C3	尿有机酸分析
27	异丁酰辅酶 A 脱氢酶缺乏症	IBD	C4, C4/C3	尿有机酸分析

续表

序号	中文	简称	检测指标	鉴别诊断方法及其他
28	中链酰基辅酶 A 脱氢酶缺乏症	MCAD	C8，C8/C3，C8/C10	尿有机酸分析
29	极长链酰基辅酶 A 脱氢酶缺乏症	VLCAD	C14：1，C14：2，C14，C14：1/C16	基因突变分析
30	中链/短链 –3– 羟酰基辅酶 A 脱氢酶缺乏症	M/SCHAD	C4–OH，C4/C3	基因突变分析
31	长链 –3– 羟酰基辅酶 A 脱氢酶缺乏症	LCHAD	C16–OH，C18–OH16：1–OH，C18：1–OH	基因突变分析
32	多种酰基辅酶 A 脱氢酶缺乏症	MADD	C4–C18（C8，C10）	尿有机酸分析
33	三功能蛋白缺乏症	TFP	C16：1–OH，C16–OH，C18–OH，C18：1–OH，	基因突变分析
34	肉碱棕榈酰转移酶 –I 缺乏症	CPT–I	C0，C16，C18，C0/（C16+C18）	基因突变分析
35	肉碱棕榈酰转移酶 –II 缺乏症	CPT–II	C16，C18：2，C18：1，C18，C0/（C16+C18）	基因突变分析
36	肉碱/酰基肉碱移位酶缺乏症	CACT	C16，C18：2，C18：1，C18，C0/（C16+C18）	基因突变分析
37	甲硫氨酸合酶缺乏症		Met，Met/Phe	基因突变分析
38	非酮性高甘氨酸血症	NKH	Gly，Gly/Phe	血浆甘氨酸浓度测定
39	高鸟氨酸血症	OAT	Orn，Orn/Cit	酶活性及基因突变分析
40	高脯氨酸血症		Pro，Pro/Phe	血脯氨酸及基因突变分析
41	高鸟氨酸血症 – 高氨血症 – 同型瓜氨酸血症综合征	HHHS	Orn，Orn/Arg	血尿氨基酸及基因突变分析
42	丙二酸尿症	MAD	C3DC，C3DC/C3	尿有机酸分析
43	2– 甲基丁酰辅酶 A 脱氢酶缺乏症		C5，C5/C3	基因突变分析
44	长链 –3– 羟酰基辅酶 A 脱氢酶缺乏症	LCHAD	C14–OH，C16–OH，C18–OH	尿有机酸分析
45	2,4– 二烯酰辅酶 A 脱氢酶缺乏症	DERED	C10：2	基因突变分析
46	中链 3– 酮酰基辅酶 A 硫解酶缺乏症	MCKAT	C3DC，C6DC，C8DC	基因突变分析
47	2– 甲基 –3 羟基丁酰辅酶 A 脱氢酶缺乏症	2M3HBA	C5–OH，C5–OH/C8	基因突变分析
48	2– 甲基丁酰辅酶 A 脱氢酶缺乏症	2MBG	C5，C5/C2，C5/C3	基因突变分析

氨基酸代谢异常中除了高苯丙氨酸血症外,常可见枫糖尿病、同型胱氨酸尿症、酪氨酸血症、瓜氨酸血症等。这些疾病 MS-MS 检测结果示相应氨基酸水平增高,如枫糖尿病出现血亮氨酸、缬氨酸明显增高,瓜氨酸血症出现血瓜氨酸明显增高等。

有机酸代谢疾病主要有甲基丙二酸血症、丙酸血症、异戊酸血症、戊二酸血症 I 型、3- 甲基巴豆酰辅酶羧化酶缺乏症、全羧化酶合成酶缺乏及生物素酶缺乏症等。甲基丙二酸血症、丙酸血症者的血丙酰肉碱(C3)、C3/C0(游离肉碱)、C3/C2(乙酰肉碱)增高,可伴甘氨酸增高,进一步做尿气相色谱质谱(GC-MC)鉴别诊断,甲基丙二酸血症者尿中排出大量的甲基丙二酸,丙酸血症者尿中排出大量的丙酸、枸橼酸,但无甲基丙二酸排出。异戊酸血症血中异戊酰肉碱(C5)、C5/C2 增高;戊二酸血症 I 型者血戊二酰肉碱(C5DC)增高;3- 甲基巴豆酰辅酶羧化酶缺乏症、全羧化酶合成酶缺乏及生物素酶缺乏症者血 3- 羟基异戊肉碱(C5-OH)增高,后两种酶缺乏除(C5-OH)增高外,可伴有 C3、C3/C0、C3/C2 增高,尿 GC-MS 及生物素酶测定可做鉴别诊断。脂肪酸代谢紊乱主要可见肉碱转运障碍、中链乙酰辅酶 A 脱氢酶缺乏(MCAD)、极长链乙酰辅酶 A 脱氢酶缺乏(VLCAD)、肉碱棕榈油酰基转移酶缺乏 II 型(CPT-II)等。MCAD 患者血乙酰肉碱(C6)、辛酰肉碱(C8)、葵酰肉碱(C10)水平增高;VLCAD 患者血肉豆蔻酰基肉碱(C14)及 C14:1 增高;CPT-II 患者血 C0 降低、棕榈酰基肉碱(C16)及十八碳酰基肉碱(C18)增高。

(四)新生儿遗传代谢病干预策略

遗传代谢病,尤其是在新生儿期发病者多病情危重,应及时处理或针对病因治疗,部分患儿可出现明显神经系统后遗症,预后不乐观。

当一个危重婴儿被怀疑患有遗传代谢病,如有机酸血症或尿素循环缺陷时,即使没有确诊也应开始紧急处理,以挽救患儿生命,避免和减少神经系统后遗症。处理前应先留取血浆 / 血清、血纸片、尿液等标本,做相应生化、MS-MS、GC-MS 等检测。紧急处理首先是清除体内沉积的代谢物,如有机酸中间代谢产物或氨。当怀疑患有氨基酸、有机酸代谢紊乱者,应立即停止摄入蛋白质,纠正酸中毒,补充维生素 B_2、B_{12}、生物素、肉碱等;蛋白质不应长期限制,如果临床改善,最后诊断又不明确者在完全限制蛋白质摄入 2~3 日后,应给予一些氨基酸,总蛋白每日 0.5~1.0g/kg。

当疑为尿素循环缺陷时,可首先静脉输入 10% 精氨酸盐酸 6ml/kg(0.6g/kg),输注时间应超过 90 分钟。其次应预防分解代谢,可静脉滴注大量葡萄糖以提供足够的热量,纠正低血糖。尿素循环缺陷或对脂肪无不良反应的患儿应静脉给予脂肪乳剂。

六、毒物检测

儿科中毒多为急性中毒,与婴幼儿本身特点及环境有关,应根据毒物的分类选择不同的检测方法进行检测。

(一)毒物分类

在法医学上,根据毒物来源、用途及其对人体的作用,主要分为 9 类:

1. **农药** 包括有机磷类、拟除虫菊酯类、氨基甲酸酯类、除草剂及其他水溶性农药,如甲胺磷、对硫磷、甲拌磷、敌敌畏、敌百虫、灭多威、涕灭威、草甘膦、百草枯和阿维菌素等。主要采用的检测方法有气相色谱法、液相色谱法、薄层色谱法和化学分析方法。

2. 杀鼠剂 包括毒鼠强、氟乙酰胺、溴敌隆、大隆、磷化锌等。主要采用的检测方法有气相色谱法和液相色谱法。

3. 金属毒物 如砷、汞、锌及其化合物等。主要采用的检测方法有原子荧光光谱法。

4. 挥发性毒物 如氰化物、一氧化碳、硫化氢、醇、酚、苯等。主要采用的检测方法有顶空气相色谱法。

5. 临床药物 包括安眠镇静药、麻醉剂、止痛剂、抗精神病药等,如氯丙嗪、异丙嗪、氯氮平、利多卡因、氯喹、地西泮、三唑仑、阿普唑仑、哌替啶、丁丙诺啡、芬太尼、地芬诺酯、美沙酮等。主要采用的检测方法有气相色谱法、液相色谱法、薄层色谱法和紫外分光光度法。

6. 毒品(滥用药物) 如吗啡、单乙酰吗啡、大麻、氯胺酮、可卡因、苯丙胺、去氧麻黄碱、二亚甲基双氧甲基安非他明、替苯丙胺、四氢大麻酚、四氢大麻酸、海洛因等。主要采用的检测方法有气相色谱、液相色谱和薄层色谱法。

7. 植物毒素 如乌头碱、士的宁等。主要采用的检测方法有液相色谱法、气相色谱法和薄层色谱法。

8. 动物毒素 如斑蝥素、河豚毒素等。主要采用的检测方法有气相色谱法和薄层色谱法。

9. 无机毒物 如强酸、强碱、亚硝酸盐等。

(二)样品的前处理方法

生物样品中因为含有大量蛋白质、脂肪、糖等内源性物质,毒物进入人体后往往会发生一系列复杂的生化变化。毒物检测前需要进行样品前处理,采用一定的方法进行样品提取,包括液–液提取法、沉淀蛋白–直接提取法、液–固提取法;对一些样品需要在提取后净化,包括通过中性氧化铝柱、硅镁吸附剂、酸碱反提等;对一些不稳定、极性强的毒物需要进行衍生化处理,使其转化成稳定和易分离的衍生化合物。

(三)检测技术方法

生物样品中毒物的含量通常比较低,根据来源和生化性质不同选择不同的检测方法,常用的分析方法主要有色谱–质谱法、光谱法和化学分析方法等。

1. 色谱–质谱法 主要有液相色谱法、薄层色谱法、液相色谱–质谱联用技术、气相色谱质谱联用技术等。

(1)气相色谱法及气相色谱质谱联用技术(GC/MS):进样后,样品在流速保持一定的惰性气体(载气)带动下进入色谱柱,在色谱柱中,样品中化合物被分离,并以一定的先后次序从色谱柱进入检测器,获得色谱图,根据化合物的保留时间和峰高(面积)进行定性级定量。适合检测一些易挥发和对热稳定的化合物,较常用的有气相色谱法、气相–质谱联用法和顶空气相色谱法。GC/MS是一种将气相色谱的高分离效能和质谱的高鉴别能力相结合的方法。经气相色谱分离后的各组分进入质谱检测器,在离子源经过电子轰击,使化合物电离成许多带电荷的分子碎片或成为分子离子形式,获得特定质谱图。通过与谱库中的标准质谱图比较,最终确定化合物。气相色谱–质谱联用法是毒物分析可靠、有效的方法之一,可对化合物进行广泛筛查。目前标准N1ST质谱库中有化合物接近20万张。GC/MS分析灵敏度高,样品用量少,分析速度快,集合了色谱和质谱的两者优点,实现分离和鉴定同时进行,且 GS/MS 具有庞大的有机化合物和有机毒物及其代谢物的质谱数据库,能快速进行比对分析。

（2）液相色谱法及液相质谱联用法（LC/MS）：可直接分析非挥发性、热不稳定性和大分子毒物,如动植物毒素、抗生素和药物结合型代谢物等。常用的有高效液相色谱法、液相色谱串联质谱等。高效液相色谱法是一种特别适合于分析高沸点、大分子、强极性和热稳定性差的化合物的方法。该法具有分离效能高、分析速度快和应用范围广泛等特点。液相色谱仪原理与气相色谱法相似,只是其流动相为有机溶剂,两者各有所长,相互补充。

LC/MS 已作为一项成熟技术在毒物检测中应用。由于该技术在流动相组成、色谱柱性质、电离电压等具体技术参数尚未形成通用的标准,亦未建立毒物标准质谱数据库,故在定性筛选未知毒物方面存在一定困难。

（3）薄层色谱法：薄层色谱法是一种经典的快速分析方法,具有分离和鉴定的双重功能,通过薄层色谱与对照品图谱相比较或目标物展开后与显色剂显色能够鉴别出特征成分,有 9 种行业技术标准方法采用了薄层色谱法。

2. 光谱法　光谱法是利用物质与电磁辐射作用,物质内部发生量子化能级跃迁而产生的吸收、发射或散射等,电磁辐射的强度随波长发生变化的定性、定量的分析方法。如红外光谱法、紫外可见分光光度法、荧光光度法、电子耦合等离子体－质谱联用（ICP–MS）法等。由于对待测样品的特定要求,光谱法在法医毒物分析中的应用相对有一定局限性,目前建立的技术方法很少。

原子荧光光谱法广泛应用于地球化学、生物、农业、环境、冶金、医药、材料等领域。由于原子荧光光谱法具有分析灵敏度高、重现性好、干扰少、线性范围宽和分析速度快等特点,为金属毒物中毒的检验鉴定提供很大帮助。当实验条件一定时,荧光强度与分析物的浓度成正比。各种元素都有特定的原子荧光光谱,可进行定性分析；根据原子荧光的强度可进行定量分析。

3. 化学反应法　毒物与某些化学物质发生反应,出现颜色变化。化学反应法由于灵敏度相对较低、特异性不强,因而大多作为初筛和辅助检验手段。如检验氟乙酸根离子用的硫靛反应、检验氰离子用的普鲁士蓝反应等。

4. 免疫法　免疫法是以抗原抗体反应为基础的各种免疫技术的统称,其中放射免疫法、荧光偏振免疫分析法、酶联免疫分析法、免疫胶体金等技术和方法在毒物筛查中应用比较广泛和成熟。放射免疫法是基于放射性同位素的敏感性和抗原抗体反应的特异性理论结合建立的微量分析方法,具有灵敏度高、特异性强、简便易行、检材用样量少等特点,可测定吗啡、氯丙嗪、苯妥英钠、庆大霉素、地高辛、茶碱等药物。但易出现交叉反应和假阳性,如果对组织样品处理不当,其未灭活的降解酶、盐及 pH 有时也会影响结果的准确性。同时由于放射性元素对实验者的身体危害,已逐渐被荧光免疫分析所取代。荧光偏振免疫分析法（fluorescence polarization immunoassay, FPIA）是用荧光基团代替放射性同位素作为标记物的分析方法,具有重复性好、灵敏度和特异性接近色谱分析水平、可实现快速自动化筛选的特点,主要用于测定小分子量物质,在临床检验、毒品分析、农药残留量分析、环境和食品监测等方面应用较为广泛。

酶联免疫吸附法（enzyme linked immunosorbent assay, ELISA）是目前国际上使用较广泛的毒物筛查技术和方法,主要用于苯丙胺类、巴比妥类、苯甲酰爱康宁、丁丙诺啡、大麻类、芬太尼、氯胺酮、麦角酸二乙基胺、美沙酮、安眠酮、鸦片类、羟可酮、苯环己哌啶、丙氧酚等滥用药物和抗生素、类固醇等药物检测。检测灵敏度可达 0.1~200ng/ml，具有特异性高、假阳性率 / 假阴性率低等特点。

免疫胶体金技术是以胶体金作为示踪标志物应用于抗原抗体反应的免疫标记技术，操作简单、检测时间短、便于现场操作。目前在法医毒物分析中，实验室广泛使用的有苯二氮草类、巴比妥类、苯丙胺类、氯胺酮、大麻类、苯环己哌啶、吗啡、可卡因等精神类药物快速筛选试剂盒，均采用免疫胶体金技术，检测浓度在 200~3 000ng/ml。目前基于免疫技术的试剂盒及仪器设备不断更新与发展，但由于存在假阳性、部分毒物的检测灵敏度低、不能准确定性定量等缺陷，仅能用于毒物的初筛。

七、两性畸形处理

（一）概述

在胚胎发育过程中，由于受各种因素的干扰导致内、外生殖器发育畸形，使同一个个体具有男、女两性特征，称之为两性畸形。2006 年美国 Lawson Wilkins 儿科内分泌学会和欧洲儿科内分泌学会联合发布了性发育障碍（disorde of sex development，DSD）疾病处理共识，提出以保护性术语及 DSD 来代替以往的两性畸形、雌雄间体等可能带有歧视性含义的术语。DSD 是指遗传性别、性腺性别、表型性别三者不统一，出现内在性状或外在性状异常，患者性别模糊常难以确定。德国流行病学研究显示，DSD 总发病率在新生儿中至少为 0.22‰（不包括在新生儿期不明显而后在儿童或青少年期确诊者）。

1. **两性畸形的分类**　根据性腺的不同，两性畸形分为真两性畸形和假两性畸形。

（1）真两性畸形：性腺同时具有卵巢和睾丸组织，生殖道特征介于男、女两性之间。

（2）假两性畸形：性腺为一种性别，生殖器官却像另一种性别，包括男性假两性畸形和女性假两性畸形。

2. **DSD 的分类**　以染色体核型作为主要的分类标准，分为三类：

（1）性染色体：主要与性染色体核型异常有关，主要包括 47, XXY、45, X、45, X/46, XY、46, XX/46, XY 等。

（2）46, XY：主要与睾丸分化发育异常及雄激素合成、利用障碍有关，包括睾丸发育异常、雄激素合成或作用异常，以及其他由于发育异常引起的男性外生殖器模糊，最常见为部分或完全性雄激素不敏感综合征。

（3）46, XX：主要与 SRY 基因易位、雄激素过量有关。包括卵巢发育异常、雄激素过剩，以及其他由于发育异常导致的女性外生殖器模糊，最常见为先天性肾上腺皮质增生症。

（二）临床诊断

DSD 发病机制复杂，临床表现多样，不同病因的 DSD 可有相同或相似的临床表现，同一病因发生时间不同或影响程度不同所致的临床表现可有很大差异。DSD 预后影响严重，诊断处理困难，需要内分泌科、泌尿外科、妇科、心理学、遗传学等多学科多专业合作。

DSD 的早期诊断和晚期诊断是否对治疗及预后产生影响尚无定论，取决于不同 DSD 的病因。病因识别可以帮助治疗激素缺乏，对解决即时的或长期的健康问题有一定的帮助，而且有助于临床医生和患儿及其家庭为患儿的未来作计划。

对 DSD 患者的处理重点在于评估，包括以下内容：

1. 病史 父母是否近亲结婚或有类似家族史、母孕期性激素类用药史、患儿喂养情况、生长发育情况、身长、体重，以及有无腹泻、脱水、呕吐、电解质紊乱、血糖异常、血压异常、精神、智力发育情况等。

2. 查体

（1）外生殖器评估：外生殖器的临床表型对 DSD 诊断和治疗有决定意义，包括阴茎、睾丸、尿道和生殖皱褶及会阴的评估，即测量肛门 - 生殖器距离（anus genitalia distance，AGD）。阴茎的大小，在 DSD 的社会性别男或女的前提下，根据外生殖器的男性化程度及阴道与尿道汇合点的高度可分为 I ~ V 级。小阴茎是 DSD 的最常见症状之一。可以是单纯的小阴茎，也可以合并尿道下裂、阴茎下弯，或者是单侧 / 双侧的隐睾，最严重的表观为男性完全的女性外生殖器表观。

（2）其他体征：特殊外貌，如皮肤色素沉着、矮身材、乳房发育情况、汗毛、阴毛及腋毛发育情况、其他多发畸形等。

3. 辅助检查

（1）染色体核型分析：可以明确遗传学性别，是诊断 DSD 的重要手段，但普通的染色体核型分析方法难以判断有无 Y 染色体的微小改变，需要高分辨的检测手段（如荧光原位杂交技术等）。

（2）生化、电解质、血气分析、血糖。

（3）激素水平测定：应根据患者临床表现选择有针对性的检查，可采用高灵敏度的气相色谱质谱技术（GC/MS）进行检测睾酮、雌二醇、黄体生成素、卵泡刺激素、孕酮、促肾上腺皮质激素、皮质醇、17- 羟孕酮等，根据结果决定是否需要进一步进行 HCG/LHRH/ACTH 激发试验。

如 46, XX DSD 患儿有对称的男性化外生殖器官但未触及性腺，尤其是 B 超显示有正常子宫者，应首先测定血 17- 羟孕酮、雄烯二酮、11- 脱氢皮质醇和皮质醇等，以明确是否为先天性肾上腺皮质增生症。

对未能触及睾丸而染色体核型分析为 46, XY 的患儿，可行 HCG 兴奋试验来评估患者是否有合成和分泌雄激素的睾丸组织。

（4）影像学检查：明确有无性腺组织以及肾上腺有无增生等异常的重要手段。

1）B 超：主要用于探查盆腔内有无子宫和卵巢存在，了解阴道是否完整或为盲端阴道，检测是否有未下降的睾丸等。

2）CT：在先天性肾上腺皮质增生患者，肾上腺 CT 可见双侧肾上腺增大，但肾上腺大小正常不能除外肾上腺皮质增生症。

（5）剖腹探查或腹腔镜检查：是诊断卵睾型 DSD 的必要手段。该项检查可以明确腹腔内子宫、卵巢或睾丸的存在，并可进行性腺组织活检以明确性腺性质。腹腔镜组织活检结合免疫组化分析可同时用于生殖细胞肿瘤的早期诊断。

（三）诊断流程

根据病史、外生殖器特殊体征、结合染色体检查、激素水平、影像学检查，必要时结合外科探查可明确诊断（图 6-4）。

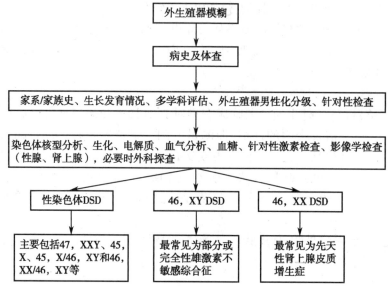

图 6-4　两性畸形诊断流程

（四）新生儿期常见疾病

先天性肾上腺皮质增生症（congenital adrenal hyperplasia，CAH）是一组由于肾上腺皮质激素合成途径中酶缺陷引起的以皮质类固醇合成障碍为主的常染色体隐性遗传病,部分患儿伴有电解质紊乱及性腺发育异常,其中以 21- 羟化酶缺陷（21-hydroxylase deficiency，21-OHD）最常见,占 90%~95%。新生儿期 CAH 的诊断包括:

1. 外生殖器性别不清,男性阴茎大或尿道下裂、隐睾,女性外生殖器男性化。

2. 乳晕、外生殖器色素沉着。

3. 生后不久出现水盐代谢障碍或高血压。

4. 家族史中有类似疾病。

5. 实验室检查是确诊的重要依据,如血 17- 羟孕酮是 21-OHD 特异性诊断指标。

（五）治疗原则

1. **性别决定与再决定**　对于已经明确病因和预后的 DSD 患者,如各型先天性肾上腺皮质增生症,建议可在指南的指导下与患者及家庭共同决定医学处理的方法。对于不能明确诊断的疾病,预后不确定,目前也暂无早期治疗优于晚期治疗的证据,应遵循个体化治疗原则。决定性别的因素包括医学诊断、外生殖器的表型、潜在的生育能力、长期激素治疗、手术风险,以及社会接受程度和宗教习俗等。对患儿性别的决定需要与家属进行全面沟通,如果情况可能,应与患儿进行充分交流后由患儿自己决定,必要时在青春期或成年进行再评估和决定。临床选择治疗策略的原则是根据风险评估,分级进行:

（1）风险分级评估:①是否危及生命;②是否影响功能;③是否影响外观;④是否可以等待。

（2）治疗分级:与风险分级相对应。

1）去除危及生命因素，无论是药物或是手术，立即进行处理（如休克或肿瘤）。

2）解决和改善功能：首选对性腺生殖能力的保护，次选对非生殖功能的影响。

3）外观修补：择期进行，首先考虑患儿心理健康的影响因素，其次考虑父母的心理健康。

4）保守原则第一：依据患儿现有的器官组织决定。颠覆性的处理待青春期后和成人期决定。

2. **外科手术** 外科手术治疗包括功能和整形两个方面。外科手术时间存在争议，既往建议在 2 岁前完成手术以减轻家长压力，如在婴儿期主要根据患儿的外生殖器表现，而性腺、染色体核型分析和内生殖器的结构在治疗时仅作为参考因素之一。但通过对 DSD 患者成年后的性心理、性生活满意度的调查发现，部分儿童在青春期受性激素水平和 / 或性行为及性心理的影响需要进行二次手术，因此越来越多的专家建议尽量推迟手术时间，给家长尤其是患儿更多的时间来决定手术时机和手术方式。

3. **激素替代治疗** 先天性肾上腺皮质增生症诊断一旦确立，应尽早给予治疗，补充糖皮质激素，有失盐表现者需补充盐皮质激素。治疗过程中根据雄烯二酮、睾酮、皮质醇、17–羟孕酮水平，以及骨龄、身高增长速率来调整糖皮质激素的剂量。女性患者需终身治疗，男性患者成年后可中断治疗。当有严重感染、应激或发生肾上腺皮质功能低下现象时，糖皮质激素的剂量可增加 2~3 倍。有失盐表现者至大龄和成人后对失盐的耐受性增强，一般不需要继续补充。

对社会性别已选择为男性、青春期无男性性发育者，可给予长期雄激素替代治疗，促使第二性征发育。

对社会性别选择为女性的 46,XY 性发育疾病和 Turner 综合征患者，在青春期可给予雌激素替代治疗，以维持女性特征。对有子宫者可进行人工周期调节。

4. **心理精神治疗** 心理精神治疗是 DSD 患者整体治疗中不可或缺的一部分。治疗目的是消除患者的担忧、恐惧、害羞、自卑等心理，同时引导正确的性行为和性心理。

5. **产前诊断与治疗** 多数 DSD 的产前诊断和治疗均未常规开展。目前可以进行产前诊断的疾病只有先天性肾上腺皮质增生症，但孕期是否进行地塞米松治疗还存在争议。

（刘卫鹏 唐 军 许 煊 周文浩 杨 尧）

第三节 教 学 案 例

案例 1 外观畸形

（一）病例介绍

1. **病史** 患儿，女，18 小时 50 分钟，主因"发现手部畸形 18 小时余"入院。患儿系 G_3P_2，胎龄 38 周，剖宫产出生，出生体重 2 760g，羊水、胎盘、胎膜无异常，生后 Apgar 评分 1 分钟、5 分钟均评为 10 分。生后即发现左腕关节扭曲畸形，伴左手肌张力稍低，左手臂被动活动无异常,无烦躁、尖叫,无抽搐、角弓反张,无发热、呕吐,为进一步诊治转入我科。生后睡眠好,生后母乳+配方奶喂养,吸吮力好,大小便正常。

2. 家族史　患儿母亲先天性心脏病:房间隔缺损术后;双手畸形(长短手畸形、缺拇指畸形)。

3. 体格检查　体温 36.5℃,脉搏 130 次/min,呼吸 45 次/min,血压 67/30mmHg,身长 51cm,头围 32.5cm。神清,反应可,全身皮肤轻度黄染,前囟平软,张力正常,呼吸平顺,双肺呼吸音粗,未闻及啰音,心率 130 次/min,律齐,心音有力,心前区可闻及收缩期 3/6 杂音,未闻及额外心音及心包摩擦音,未触及震颤,腹软,肝脾肋下未触及肿大,左手肌张力稍低,余肢体肌张力无异常,左手腕关节处扭曲畸形,左手臂被动活动无异常,右手及双下肢无异常,原始反射可引出。

4. 实验室检查　左、右手正侧位 X 线片:左腕下垂、变形,双手、双腕及尺桡骨骨质未见明显异常。腹部彩超:双肾及双肾上腺未见异常。胆囊、肝脏、胆管、脾脏未见异常。心脏彩超:室间隔缺损(肌部型),卵圆孔未闭或伴房间隔缺损可能,心功能正常。头颅彩超:双侧侧脑室中度扩大,双侧侧脑室旁白质轻度回声增强。头颅 MRI 平扫未见明显异常征象。AABR 及耳声发射:双耳通过。TORCH:风疹病毒 IgG 抗体 22IU/ml,巨细胞病毒 IgG 抗体 153.5IU/ml,余项均正常。血常规、CRP、肝肾功能、电解质未见明显异常。总胆红素 100.3μmol/L,直接胆红素 6.6μmol/L。新生儿溶血病筛查示新生儿 ABO 溶血病。给予静脉滴注丙种球蛋白及光疗后黄染好转后出院。患儿出院后 2 周因发热完善胸片检查时发现:双侧锁骨中外段曲度较大,双侧肩峰与肩胛骨余部骨性结构似不连,右侧锁骨中外段局部骨质增宽且密度略欠均匀。右侧锁骨未见明确骨折。

(二)临床分析

1. 新生儿科医师　患儿为足月剖宫产,生后即发现手部畸形;此次主因体表畸形及皮肤黄染入院;体检心前区可闻及收缩期 3/6 杂音,左手肌张力稍低,左手腕关节处扭曲畸形,左手臂被动活动无异常;双手正侧位 X 线片未见明显异常;心脏彩超示先天性心脏病:室间隔缺损(肌部型);TORCH、血象及其他生化检查未见明显异常。

初步从患儿手部畸形及心脏畸形进行鉴别诊断,考虑如下:①Fanconi 贫血综合征:表现为多样化的形体和智力发育障碍、进行性骨髓衰竭及继发性肿瘤三大主要症状与体征。其中以拇指及上肢畸形较为特异。本患儿有左腕部扭曲畸形,但血象一直正常。其母亲有相似病史,但智力发育正常。故暂不支持该诊断。②血小板减少伴桡骨缺失综合征:常为小于胎龄儿,存在骨骼畸形,以桡骨缺少最为突出,亦可伴有短肢畸形、上下肢缺如、尺骨缺如等;1/3 的患儿有先天性心脏病;有血小板减少。本患儿虽有左上肢及心脏病,但入院后查双手示桡骨存在,血象无血小板减少及白细胞异常。暂不支持血小板减少伴桡骨缺失综合征。③Beals 综合征:患儿多有缩颌、小口畸形,可伴有眼病、心脏异常。其关节扭曲多为挛缩,以膝关节最为严重。本患儿虽有左腕部扭曲畸形,但被动活动正常,其他关节也未见挛缩表现。暂不支持 Beals 综合征诊断。④13q 缺失综合征:可有拇指缺失或发育不全、眼病及心脏异常,甚至可累及肾脏。本患儿面部发育未见明显异常,患儿母亲有类似病史,但无特殊面容、智力发育障碍等表现。暂不考虑 13q 缺失综合征。基于以上考虑,暂不能确诊心手综合征,暂继续观察。嘱定期随诊、复查。

2. **骨科医师**　为明确诊断已完善双手正侧位 X 线片检查,目前检查结果正常。同时也完善腹部彩超、头颅 MRI 检查,初步筛查肝、肾、脾、颅脑无合并畸形。出院后 2 周患儿进行胸片检查时,偶然发现双侧锁骨中外段曲度较大,双侧肩峰与肩胛骨余部骨性结构似不连,右侧锁骨中外段局部骨质增宽且密度略欠均匀。结合患儿为新生儿,腕部骨骼尚未形成骨化中心而不能排除腕骨发育畸形,考虑患儿存在骨骼发育不良,暂继续观察,后期注意定期随访。

3. **眼科医师**　患儿有左腕部畸形及心脏畸形,有联合眼部病变可能,完善眼底检查未见明显异常,暂继续观察,建议 1 岁后验光明确眼部情况。

4. **新生儿科医师**　心手综合征又称 Holt-Oram 综合征(Holt-Oram syndrome, HOS),是由 *TBX5* 基因突变引起的常染色体显性遗传病,典型表现为上肢、心脏畸形和 / 或心律失常,左心畸形常见。目前国际临床诊断标准为:①至少一侧上肢桡侧畸形;②合并心脏畸形或相关家族史;③合并 / 不合并房室传导异常。

HOS 的发病率约为 1/10 万,无性别及地域差异。季巍对 HOS 进行综述,大部分 HOS 均合并上肢骨骼畸形,可双侧也可单侧,双侧者多为非对称性,左侧受损常较右侧严重,可伴有不同程度关节功能障碍。主要累及桡骨、腕骨及指骨。指骨中以拇指最常受累。腕骨可表现为数量改变或变形,桡骨有缺如或发育不良。几乎所有的 HOS 患儿均有不同程度的上肢畸形,其中拇指畸形发生率占 85% 以上,其次为腕骨及桡骨畸形。但腕骨的畸形比拇指的畸形更具有特征性,且上肢以外的骨骼畸形在 HOS 中不具有特征性。本例患儿有左腕部扭曲畸形,但双手正侧位片未见桡骨缺失等表现,而腕骨因骨化中心未形成尚不能明确是否有病变,需要后期随访进一步确诊。

75%~96% 的 HOS 可伴有心脏缺损,其中以房间隔缺损最为常见。其他还可出现室间隔缺损、单心室及肺动脉闭锁、法洛四联症、右心室双出口等。部分 HOS 可合并心脏传导系统异常,包括房室传导阻滞、窦性心动过缓等。本例患儿出现室间隔缺损、卵圆孔未闭或伴房间隔缺损可能,因其尚处于新生儿期,需要后期定期随访其心脏结构变化。

研究显示,HOS 的致病基因主要为 *T-box* 基因,*T-box* 基因家族基因的功能是作为转录因子调控胚胎生长发育过程,有非常稳定的保守区,其在胚胎期心脏和上肢的发育过程中起重要作用。其中 *TBX5* 等 6 种基因在心脏发育中起重要作用。*TBX5* 基因位于 12q24 上,含有 8 个外显子,cDNA 长 1 050bp,编码 349 个氨基酸。有学者研究发现,在胚胎期第 4 周时 *TBX5* 基因在原始心房、房间隔及静脉窦上有高水平表达。*TBX5* 基因表达有剂量敏感性,突变形成无效等位基因引起单倍剂量不足,可引起上肢及心脏畸形(典型的 HOS)。目前发现的 *TBX5* 基因突变包括错义突变、移码突变。而错义突变时,临床主要表现为非"典型"。一般 HOS 患者的心脏畸形以左心畸形更常见,其原因可能与 *TBX5* 基因的表达部位有关。*TBX5* 基因在原始心管后部表达较强,心脏分化后在左心房、左心室及房室交界区表达。另外,*TBX5* 基因突变者常合并有心律失常。

因 *TBX5* 基因只在上肢胚芽中表达,并分别诱导 SALL1 和 FGF8 的表达。*TBX5* 基因突变可引起 SALL1 和 FGF8 表达水平下降,引发典型的上肢桡骨畸形表现。*TBX5* 基因突变引起的基因转录功能降低,其表型在上肢较心脏更有特征性,且上肢表型的多变性可能与 *TBX5* 基因突变类型密切相关。虽目前临床调查发现左手畸形常重于右手,但在 *TBX5* 基因表达上双上肢无明显差异,故需要进一步探究其基因表达的差异性。

本例患儿有左手腕部扭曲畸形及室间隔缺损,母亲有类似病史,可临床诊断为 HOS。但因患儿在新生儿期,无明确腕骨、指骨及桡骨异常,且缺乏基因学诊断,需要后期密切随访。另外,还需要与其他引起手部、心脏畸形的疾病进行鉴别。

案例 2　新生儿大疱性表皮松解症

(一)病例介绍

1. **病史**　患儿,女,10 小时,因"周身水疱 10 小时"入院。系 G_1P_1,孕 39^{+2} 周阴道分娩,无胎膜早破,母孕期无特殊疾病,Apgar 评分 1 分钟、5 分钟均评为 10 分。生后即发现皮肤苍白、薄嫩,四肢末端出现水疱,大小不等,其内充满液体,部分自行破溃后遗留鲜红色糜烂面。继之水疱进行性增多,遍及全身,以受压部位居多。

2. **体格检查**　体温 37℃,脉搏 114 次 /min,呼吸 42 次 /min,体重 3 150g,神志清,反应好,哭声有力,发育营养良好。全身皮肤苍白、薄嫩。双手背、双足趾面、膝关节皮肤脱落,暴露出鲜红色创面,并有少量渗液。颜面及躯干部有散在大水疱,约 5cm×3cm,充满浆液性渗液。口腔颊黏膜见 2cm×1cm 血性水疱。双肺呼吸音清,心音有力,心率 114 次 /min,律齐,无杂音。腹软,肝脾不大,肢端温暖,肌张力正常。

3. **实验室检查**　血常规:WBC $18.0×10^9$/L, N 0.66, L 0.34, Hb 165g/L, CRP 2.3mg/L。水疱内渗液检查,细菌培养为阴性。

4. **入院诊断**　新生儿大疱性表皮松解症。

(二)临床分析

1. **住院医师**　大疱性表皮松解症(epidermolysis bullosa, EB)是一组少见的多基因遗传性水疱样皮肤疾病,发生率为 2/10 万活产儿。国外报道,轻型即单纯型发生率为 1/5 万;重型约为 1/(20~50)万,一般分为 3 型:单纯型、营养不良型和交界型。主要特征为皮肤受压或摩擦后即可引起大疱,尼氏征(+),被归于机械性大疱病,皮损易发生在受外力影响的部位,如四肢关节等处。临床表现变异性大,内脏器官可受累。伤口修复后可遗留皮肤损害和结痂。单纯型中三种常见亚型均为常染色体隐性遗传,包括疱疹样、泛发性和局限性大疱性表皮松解症。疱疹样大疱性表皮松解症出生时即可发病,为最严重的亚型,四肢和躯干出现疱疹样水疱,可累及口腔黏膜,因水疱裂隙位于表皮内,愈后不留瘢痕,指 / 趾甲可脱落,但常可再生,本例患儿与此相符,故诊断为大疱性表皮松解症(单纯型)。

2. **主治医生**　表皮 – 真皮交界区内编码蛋白的不同基因发生突变是大疱性表皮松解症发病的遗传学基础,其超微结构基本缺陷位于真皮后基底膜,有的位于表皮细胞。单纯型大疱性表皮松解症是编码 5 和 14 胶原基因突变所致;营养不良型大疱性表皮松解症是编码 7 胶原纤维基因突变所致;交界型大疱性表皮松解症可能是编码 *Epiligrin* 基因突变所致。单纯型外显率高,根据临床疾病严重程度可进一步分为 11 种不同亚型,其中 7 种为常染色体隐性遗传,最严重的亚型在出生时即有明显表现。3 种最常见的亚型均为常染色体隐性遗传,包括泛发性大疱性表皮松解症、局限性大疱性表皮松解症和疱疹样大疱性表皮松解症。泛发性大疱性表皮松解症起病于新生儿和婴儿早期,皮损多见于手、足和四肢,也可见于掌、跖过度角化和脱屑,不累及甲、牙齿和口腔黏膜;局限性大疱性表皮松解症皮疹部位较为局限,一般仅见于四肢,不累及口腔黏膜,预后较好;疱疹样大疱性表皮松解症出生时即可起病,是最严重的类型,水疱广泛分布于全身,可累及口腔黏膜,躯干和四肢近端可出现疱疹样水疱。该患儿口腔黏膜见 2cm×1cm 血性水疱,故诊断疱疹样大疱性表皮松解症(单纯型)成立。

3. 副主任医师 大疱性表皮松解症分为单纯型、营养不良型和交界型,该患儿属于单纯型,单纯型病情较轻,很少危及生命,少数患儿因水疱严重易继发感染。此外,大疱性表皮松解症还有营养不良型,该型在水疱形成愈合后常伴有瘢痕和粟粒疹。临床表现因遗传方式不同而有差异:

(1)显性营养不良型大疱性表皮松解症:多在出生时发病,皮损为松弛大疱,尼氏征(+),愈后留有萎缩性瘢痕、白斑和棕色斑,常伴有粟粒疹。生长和智力发育正常。毛发、牙齿常不累及。少数患者黏膜受累。有时伴有鱼鳞病、毛囊周围角化症、多汗和厚甲。

(2)隐性营养不良型大疱性表皮松解症:多在出生或婴儿早期发病。皮损除松弛大疱外,可有血疱,尼氏征(+)。愈后留有萎缩性瘢痕、白斑和棕色斑。黏膜易受累。随侵犯部位不同,可有失音、吞咽困难、唇龈沟消失等表现。患儿生长发育不良、毛发稀少、甲和牙有畸形。皮肤瘢痕于 30 岁后常发生鳞状细胞癌。

(3)新生儿暂时性大疱性表皮松解症:少见,特点为出生时或摩擦后出现水疱、大疱性皮疹,表皮下水疱起于真皮乳头层,出生数月后可自行恢复,无瘢痕形成。

(4)Bart 综合征:为常染色体显性遗传,主要特征为先天性表皮缺损、机械性水疱、甲畸形,预后较好。

(5)交界型大疱性表皮松解症:为常染色体隐性遗传,常见类型有 Herlitxz 型、Mitis 型及泛发性良性营养不良型。Herlitz 型又称致死型,患儿常死于婴儿期,40% 在生后第 1 年内死亡,是最严重的大疱性表皮松解症,出生时即可发病,表现为泛发性水疱,伴严重的口腔肉芽组织形成,可累及多器官系统,包括上皮水疱,呼吸道、胃肠道和泌尿生殖道损害,常合并气道水疱、狭窄引起呼吸道梗阻。少见的临床表现包括幽门和十二道指肠闭锁,患儿常死于败血症、多器官衰竭和营养不良。Mitis 型为轻型,又称非致死型,患儿出生时表现为中等程度的皮肤损害,部分可表现严重皮损,但可存活过婴儿期,并随年龄的增长而缓解。泛发性良性营养不良型为非致死型的亚型,出生时即可有临床表现,累及全身皮肤,主要在四肢出现大小不等的水疱,头面部和躯干也可受累,水疱萎缩性愈合是本型的特征,甲可出现严重营养不良,可有轻度口腔黏膜受累,水疱随年龄增长而缓解,但牙齿异常和皮肤萎缩性瘢痕可持续到成年,生长正常。

4. 主任医师 大疱性表皮松解症需与下列疾病鉴别:①新生儿脓疱疮:为周围红晕不显著的薄壁脓疱,水疱易破裂,脓液培养可发现葡萄球菌或链球菌,炎症明显,易传染,预后好。②剥脱性皮炎:又名葡萄球菌性中毒性表皮坏死松解症、葡萄球菌性烫伤样皮肤综合征(staphylococcal scalded skin syndrome, SSSS)或 Ritter 病。主要由凝固酶阳性噬菌体 Ⅱ 组71 型和 55 型金黄色葡萄球菌感染所致。该细菌可产生表皮松解素(又称 δ 毒素或剥脱毒素),使表皮细胞间桥粒溶解而出现尼科利斯基征阳性,其主要特征为全身泛发性暗红色红斑,其上表皮起皱,表现为松弛性大疱及大片表皮剥脱。黏膜常受累,并伴有发热等全身感染中毒症状。为急性的严重皮肤病,病死率高。大疱性表皮松解症若患儿没有继发感染,一般没有发热等感染中毒症状,可鉴别。治疗:①维生素 E 300~600U/d,可改善症状。②对隐性营养不良型大疱性表皮松解症,大剂量皮质类固醇激素可挽救生命。③预防周身感染,可静脉用抗生素。④局部水疱破后糜烂明显者,用 0.1% 雷夫诺尔溶液或 3% 的硼酸液湿敷。同时要注意护理,防止受压,避免外伤摩擦,保护创面,皮损处外用抗生素软膏,以防继发感染。

不同分型的预后不同,单纯型患儿很少危及生命,皮肤愈后不留瘢痕,很少累及甲,不累及牙齿;营养不良型患儿皮肤愈后常留瘢痕,甲常受累,可有生长发育不良、牙畸形、毛发稀少等;交界型患儿易出现死亡及多器官受损。

5. **总结**　该患儿诊断疱疹样大疱性表皮松解症(单纯型)成立。可以对全家系的基因测序,以明确基因定位。要注意与新生儿脓疱疮、剥脱性皮炎鉴别。治疗上要精心护理,避免外伤摩擦,保护创面,防止继发感染,可给予维生素 E 口服,局部水疱可外用烧伤湿润膏和莫匹罗星。一般预后较好。

案例 3　酸碱失衡

(一)病例介绍

1. **病史**　患儿,女,22 分钟,因"窒息复苏后气管内出血 22 分钟"入院,系孕 3 产 2,胎龄 38^{+1} 周,胎动减少 9 小时,产前胎心增快,因"胎儿窘迫"在剖宫产出生,出生体重 2 520g,出生时羊水 Ⅲ 度浑浊,脐带、胎盘无异常。出生时肤色发绀,呼吸弱,心率 100 次 /min,肌张力减低,即予保暖、清理呼吸道及气管插管抽吸 1 次,喉镜下可见气管口有血性液涌出,气管插管抽吸出 0.2ml 血性液,遂继续气管插管复苏囊正压给氧,患儿心率 130 次 /min,肤色转红,呼吸好转,肌张力正常,生后 Apgar 评分 1 分钟 6 分(呼吸、反射、肌张力、肤色扣 1 分)、5 分钟 10 分,经以上处理,患儿呼吸促,气管内仍可见血性液,以"新生儿窒息(轻度)、肺出血?"收入 NICU。患儿生后未开奶,未排大小便。

2. **体格检查**　体温 35.3℃,脉搏 168 次 /min,呼吸 62 次 /min,血压 50/30(39)mmHg,体重 2 520g。气管插管接复苏囊正压通气中,神清,反应可,周身肤色尚红润,躯干、四肢皮肤可见粪染,未见瘀点、瘀斑、出血点,前囟平软,自主呼吸强,可见三凹征,双肺听诊呼吸音对称,未闻及啰音,心音有力,心率 168 次 /min,律齐,未闻及杂音,腹软不胀,肝脾不大,肢端凉,四肢肌张力正常。

3. **实验室检查**　入院查血气分析:pH 7.26, PaCO$_2$ 26mmHg, PaO$_2$ 76mmHg, BE-13.7mmol/L,HCO$_3^-$ 11.7mmol/L, Lac>15mmol/L。血常规:WBC 24.98 × 10^9/L, N 68.4%, Hb 139g/L, PLT 160 × 10^9/L, CRP 2.97mg/L。胸片提示两肺纹理增强,两肺可见散在颗粒影。血生化:ALT 113U/L, AST 293U/L, CK 17 590U/L, CK-MB 547U/L, K$^+$3.69mmol/L, Na$^+$137.7mmol/L, Cl$^-$101.7mmol/L。

4. **入院诊断**　胎粪吸入综合征;新生儿窒息(轻度);新生儿肺出血;代谢性酸中毒;多脏器功能损害。

5. **治疗**　入院后给予气管插管接呼吸机辅助通气、补碱纠酸、镇静、补液、预防感染、保暖等对症支持治疗。补碱后复查血气分析示:pH 7.28, PaCO$_2$ 45mmHg, PaO$_2$ 49mmHg,BE –5.7mmol/L, HCO$_3^-$ 21.1mmol/L, Lac 8.5mmol/L。

（二）临床分析

1. **主治医师**　结合患儿病史、查体及相关辅助检查,诊断"胎粪吸入综合征;新生儿窒息（轻度）;新生儿肺出血;代谢性酸中毒;多脏器功能损害"基本明确,经过解除病因及积极的对症支持治疗,患儿肺出血得以控制,纠正酸中毒。

2. **副主任医师**　同意主治医生诊断,此例患儿酸碱失衡与患儿产前有宫内窘迫史,羊水Ⅲ度浑浊,生后有窒息、呼吸窘迫病史、低体温相关,结合入院第一次血气分析 pH、PCO_2、HCO_3^-,考虑存在代谢性酸中毒、呼吸性碱中毒,经过呼吸支持、适当纠酸治疗后酸碱失衡纠正,生命体征稳定。

3. **主任医师**　在判别是否存在酸碱平衡紊乱时,可根据以下步骤进行判别:

（1）结合病史,根据 pH 的变化判断是否存在酸中毒或碱中毒。

（2）根据原发病因和 $PaCO_2$、HCO_3^- 变化判断是单纯代谢性或呼吸性酸碱平衡紊乱。

（3）根据继发变化判断是单纯性还是混合型酸碱失衡,如出现以下情况时,须考虑存在混合型酸碱平衡紊乱:①当 HCO_3^-、$PaCO_2$ 出现相反变化时,考虑必然存在混合型酸碱失衡;②当超出上述代偿极限时,也同样必然存在混合型酸碱失衡;③HCO_3^-、$PaCO_2$ 明显异常,而 pH 正常,应考虑存在混合型酸碱失衡。

（4）测电解质,计算阴离子间隙（AG）;根据 AG 值将代谢性酸中毒分成高 AG 正常血氯性代谢性酸中毒和正常 AG 血氯增高性代谢性酸中毒。AG>16,提示可能存在高 AG 性代谢性酸中毒,AG>30 时确定存在高 AG 性代谢性酸中毒。当高度怀疑三重酸碱失衡时,计算 AG 和未被固定酸中和前的潜在 HCO_3^-,判断是否存在三重酸碱失衡。

此例患儿病史中有窒息缺氧病史,结合 pH、$PaCO_2$、HCO_3^- 变化判断存在混合型酸碱失衡,同时测电解质 AG=28（16<AG<30,提示可能存在高 AG 性代谢性酸中毒）。此例患儿的高 AG 考虑与窒息相关,通常窒息越重,AG 升高越明显。若病情好转后仍有反复 AG 升高,应进一步查血串联质谱及尿有机酸以排除遗传代谢性疾病。治疗:患儿乳酸大于 15mmol/L,首选 $NaHCO_3$,根据测得的 BE 计算,碳酸氢钠需要量（mmol）= $BE \times 0.3 \times kg$,因 1ml 的 5%$NaHCO$ 含 0.6mmol$NaHCO_3$,故所需 5% 碳酸氢钠（ml）=（−BE）× $0.5 \times kg$=13.7×0.5×2.52=17,通常先使用计算结果的半量,然后根据病情评估剩余量的使用,该患儿使用半量 $NaHCO_3$ 后,加上呼吸支持及肺代偿调节能力可,复查血气分析大致正常。该患儿入院后使用高频通气,可通过调整振幅及频率来改善呼吸性碱中毒,呼吸较强也可以考虑使用镇静药。

案例 4　水和电解质失衡

（一）病例介绍

病史　患儿,刘×,胎龄 39^{+8} 周,当地医院产科顺产,出生体重 3 750g。羊水Ⅲ度浑浊,生后 Apgar 评分 1 分钟 2 分、5 分钟 5 分、10 分钟 7 分。出生时脐血血气 pH 6.98,考虑新生儿窒息（重度）。新生儿急救转运至 NICU 后,反应差,呈抑制状态,未见明显惊厥发作。胸片提示双侧气胸。振幅整合脑电图提示低电压,未见明显睡眠 – 觉醒周期,少量暴发抑制波形。给予气管插管、机械通气、镇静、亚低温、胸腔闭式引流等治疗。患儿入院后出现尿量减少，入院后 24 小时尿量为 52ml。生化检查：血钠 126mmol/L，血钾 5.2mmol/L，渗透压 265mOsm/L，肾功未见明显异常。

（二）临床分析

1. 患儿重度窒息后可能存在脏器功能损害，需要考虑急性肾功能不全。按照新生儿少尿标准为低于 1ml/（kg·h），患儿需要至少 $1 \times 3.75 \times 24=90$ml 的尿，而 24 小时实际尿量为 52ml，故少尿明确。因为肾功未见明显异常，是否由肾功能不全所引起，需要进一步观察。

2. 患儿为重度窒息，合并缺氧缺血性脑病可能，可能存在抗利尿激素分泌异常综合征。SIADH 的诊断标准为：①Na^+<130mmol/L；②血渗透压 <270mOsm/L；③尿渗透压增高（尿稀释试验时尿渗透压不能达到 100mOsm/L 以下），肾上腺及肾功能正常。

患儿的临床表现及辅助检查符合上述标准，进行抗利尿激素检查，结果提示 ADH：4.2ng/L（参考值 0~1.5ng/L）。诊断抗利尿激素分泌异常综合征。

（三）补液方案

1. 对有围产期窒息史的新生儿在生后头 2 天应限制液体摄入量（IWL 量 + 尿量 − 20ml/kg 负水平衡），至生后第 3 天，若尿量正常，液体量可恢复至正常水平。

2. 抗利尿激素分泌异常综合征的处理应从严格控制入液量（每天 30~50ml/kg）着手，补充生理需要量 Na^+（每天 2~3mmol/kg），同时应用呋塞米，多数患儿在生后 48~72 小时对治疗出现反应，表现为尿钠排泄增多和尿量增多。

案例 5　微量元素失衡

（一）病例介绍

1. **病史**　患儿，男，2 月龄，因"难喂养，反复脓疱疹"来诊。既往为 31 周双胎早产儿之大，出生体重 930g，目前纠正胎龄 39^{+3} 周。在 NICU 住院期间有反复喂养不耐受病史，混合喂养。出院后以母乳喂养为主，偶尔添加出院后早产儿配方奶，尚未添加辅食。

2. **体格检查及实验室检查**　体重、身长、头围均小于第 3 百分位数，消瘦，可见脓疱疹。实验室检查：血红蛋白 8.1g/dl，MCV 60fL，RDW 36，白蛋白 3.2g/dl，铁蛋白 7.2μg/l（低），转铁蛋白饱和度 4%（低），锌 38μg/dl（低），维生素 D 7ng/ml（低）。

（二）临床分析

1. **病例特点**　患儿为早产儿，且为双胎、小于胎龄，住院期间有反复喂养不耐受，生后未能强化喂养。生后出现严重的宫外发育迟缓。其原因是多方面的，本次检查发现患儿反复感染（脓疱疹）、食欲低下（喂养困难的原因之一），结合其血锌水平明显降低，考虑存在锌缺乏症。

2. **知识拓展**　早产儿或低出生体重儿如果未经补锌，很容易发生锌缺乏症。临床表现包括生长障碍、特征性皮炎、味觉下降（导致食欲低下）、反复感染等。检测可发现血浆/血清锌浓度低。尤其对于小于胎龄儿、肠道切除术等情况，缺锌状况将更加明显。这类婴儿缺锌的原因实际是多种因素的联合作用：机体"储备"或组织含量低（早产儿失去了让锌在妊娠最后 3 个月累积的机会）；通过肾脏和胃肠道流失的内源性锌增加；摄入量有限。如果没有充足的摄入量，早产儿非常容易发生缺锌，保障锌供应的途径包括强化人乳、早产儿配方奶和补充锌剂。

3. 主要诊断　早产儿（胎龄 31 周，纠正胎龄 39⁺³ 周，超低出生体重，小于胎龄儿）；双胎儿；宫外发育迟缓；锌缺乏症；新生儿贫血。

4. 治疗方案　强化喂养，添加元素锌 2mg/（kg·d），连续补充 2 个月。

案例 6　血糖异常

（一）病例介绍

1. 病史　患儿，女，生后 7 天，因"反应差、拒乳伴发热，监测反复血糖低 1 天"入院。患儿系第 3 胎第 3 产，胎龄 39⁺³ 周，外院行剖宫产娩出，否认出生时窒息，Apgar 评分 1 分钟 8 分，否认宫内窘迫及胎膜早破，羊水、脐带、胎盘情况具体不详。出生体重 3 320g。出生后母乳喂养，纳奶差，入院前 1 天患儿无明显诱因出现反应差、拒乳伴发热，体温最高 38.5℃。当地医院住院查血常规：WBC 4.11×10⁹/L，N 46.24%，L 47.04%，Hb 147g/L，PLT 227×10⁹/L，CRP 0.5mg/L；肝功：TBil 265μmol/L，DBil 22.55μmol/L，尿素 15.2mmol/L，肌酐 56.2μmol/L，尿酸 991.5μmol/L；血气分析：pH 7.03，PaCO₂ 12.4mmHg，PaO₂ 125mmHg，HCO₃⁻ 3.1mmol/L，BE−28.5mmol/L，微量血糖 1.0mmol/L。经对症、支持等治疗，低血糖仍难以纠正而转院。

患儿自出生以来精神反应一般，纳奶差，母乳喂养，大小便正常，已接种乙肝疫苗和卡介苗。母亲 35 岁，产前规律产检，Rh（+）B 型血，产前有咳嗽，对症治疗，否认妊娠期高血压、糖尿病病史。父亲 37 岁，体健，否认近亲结婚及家族遗传病史。第一胎，女孩，12 岁，第二胎，女孩，7 岁，均体健。

2. 入院查体　体温 37.5℃，脉搏 160 次/min，呼吸 70 次/min，血压 60/40mmHg，身长 51cm，头围 33cm，体重 2 690g，精神反应差，不哭，不动，弹足底 4 次无反应，全身皮肤中−重度黄染，波及手、足心，皮肤无破溃及皮疹。头颅无畸形，前囟平软，1.5cm×1.5cm，张力不高，角膜无混浊，双侧瞳孔等大等圆，对光反射灵敏，口唇红润，未见唇腭裂，口腔黏膜光滑，颈软，气管居中。胸廓对称，无畸形，肋间隙两侧对称，呼吸稍促，双肺未闻及湿性啰音，心前区无隆起，心率 160 次/min，律齐，各瓣膜听诊区未闻及杂音，腹软，未触及包块。肝右锁骨中线肋下 1.5cm，边锐，质软，脾未触及肿大，肠鸣音弱，脊柱四肢无畸形，四肢无自主活动，手掌为贯通掌，肌张力低下，四肢肌力 Ⅰ 级，新生儿吸吮、觅食、握持及拥抱反射未引出。

3. 实验室检查　入院时查血气分析：pH 7.11，PaCO₂ 22mmHg，PaO₂ 128mmHg，HCO₃⁻ 11.1mmol/L，BE−15.2mmol/L，Na⁺ 145mmol/L，K⁺ 3.8mmol/L，Ca²⁺ 0.78mmol/L，SaO₂ 99%，Lac 7.6mmol/L。微量血糖 1.7mmol/L。入院后查呼吸道病原学（−）；肝功能：谷丙转氨酶 27U/L，总胆红素 204.91μmol/L，直接胆红素 2.83μmol/L，总蛋白 50.6g/L，白蛋白 37.7g/L；血糖 4.30mmol/L；肾功能：尿素 14.60mmol/L，肌酐 64.0μmol/L，前白蛋白 147mg/L，尿酸 1 178μmol/L；Ca²⁺ 1.67mmol/L，血清脂蛋白 277mg/L，淀粉酶 4.0U/L，K 5.45mmol/L，Na⁺ 149mmol/L，血二氧化碳结合力 1.00mmol/L；艾滋病、梅毒、乙型肝炎（−）；凝血功能：凝血酶原时间测定 14.0 秒，凝血酶原活动度 68%，纤维蛋白原定量 1.85g/L，活化部分凝血酶原时间 26.4s，D−二聚体定量测定 1.637mg/L，纤维蛋白降解产物 7.1μg/ml，INR1.27；TORCH（−）；血型：A 型，RhD（阳

性）；RhC（阳性）；RhE（阳性）。血常规：WBC 2.09×10^9/L，N 46.4%，L 41.10%，M 11.5%；RBC 4.2×10^{12}/L，Hb131.0g/L；Hct 0.38，PLT 230×10^9/L；CRP1.0mg/L。血氨720.00μg/dl。血培养无菌生长。头部磁共振：双侧顶叶白质区可见点、片状 T_2WI/T_1WI 稍高异常信号，DWI 呈高/稍高异常改变。胼胝体呈 T_2WI 稍高/T_1W1 稍低，DWI 高异常信号。小脑、脑干未见明显异常信号。脑室、脑沟、裂池不宽，中线结构无移位。蝶鞍不大，鞍内垂体信号未见异常。左颞皮下软组织局部消肿。考虑：新生儿脑病，脑内多发 DWI 异常高信号，不除外缺氧改变。心脏超声：①卵圆孔未闭；②左室收缩功能正常。头颅超声：新生儿颅脑结构未见明显异常。脑电图：轻度异常婴儿脑电图；脑波活动成熟延迟；睡眠期双侧额/中央见少量低中波幅棘波/尖波散发。建议定期复查。遗传代谢性疾病血筛查：酰基肉碱C3 含量上升，C3/C0、C3/C2 比例显著上升，肉碱转运障碍/肉碱转移酶缺乏症可疑，需排除甲基丙二酸血症可疑性。遗传代谢性疾病尿筛查：甲基丙二酸尿症。血清同型半胱氨酸8.2μmol/L。

4. 治疗经过 患儿入院后住监护病房，根据患儿症状及体征积极对症处理：10% 葡萄糖纠正低血糖，输糖速度在 10mg/（kg·min）持续维持下血糖稳定在 3.5mmol/L；无创呼吸机辅助呼吸；头孢他啶抗感染；静脉补液维持内环境及血糖稳定；维生素 B_{12}、左卡尼丁、精氨酸降低血氨；蓝光照射退黄疸等治疗。患儿入院后动态监测血常规提示三系减少，遗传代谢性疾病尿筛查诊断为甲基丙二酸尿症，予以粒细胞集落刺激因子、血小板、悬浮红细胞、营养脑细胞等对症处理。入院第 8 日停无创呼吸机辅助呼吸改为头罩吸氧。患儿住院期间精神反应逐渐好转，肌力、肌张力逐渐恢复正常，复查血氨逐渐下降。建议患儿到神经康复门诊定期复诊。

5. 出院情况 患儿一般情况可，奶量 40ml/3h，呼吸运动及呼吸频率正常，双肺叩诊清音，听诊呼吸音清，未闻及干、湿啰音。腹部平软，肝脾未触及肿大，肠鸣音正常。四肢活动可，肌力、肌张力正常，原始反射正常引出。治疗 20 天，抽搐控制，能逗笑、追视、追声均有进步。出院医嘱：①维生素 B_{12} 长期维持治疗，肌内注射 1mg，每周 1~2 次，或口服甲基钴胺素500~1 000μg/d；②左旋肉碱：50~100mg/（kg·d），口服；③如维生素 B_{12} 治疗效果显著，不需要加特殊奶粉。

（二）临床分析

1. 主治医生 根据患儿入院后实验室各项指标及临床表现，初步考虑新生儿低血糖症、新生儿败血症、代谢性酸中毒。入院后予以 10% 葡萄糖纠正低血糖症、含糖营养液维持内环境及血糖稳定、抗生素积极抗感染治疗、碳酸氢钠纠正酸中毒等治疗，但患儿病情仍无好转，血常规提示三系减少，遗传代谢性疾病尿筛查诊断为甲基丙二酸尿症，予以对症积极治疗。

2. 副主任医师 患儿孕母产前有咳嗽，出生后不久出现体重进行性下降，纳奶差，入院前 1 天出现反应差、拒乳伴发热，体温最高38.5℃，查体：反应差、黄疸、肌张力低下、呼吸急促等，实验室各项指标均表明新生儿败血症诊断成立。血气分析检查提示新生儿代谢性酸中毒。入院后血氨明显增高，故明确诊断有机酸代谢病。有机酸代谢病有苯丙酮尿症、甲基丙二酸血症等，血常规提示三系减少，遗传代谢性疾病尿筛查诊断为甲基丙二酸尿症。治疗及时者，效果较好。

3. **主任医师** 患儿以反应差、拒乳伴发热,监测血糖低1日就诊,入院时呼吸微弱、急促,血氧不能维持正常水平,无创呼吸机辅助呼吸,血氧饱和度维持正常。经积极对症处理患儿生命体征稳定。新生儿低血糖很常见,可分为:①暂时适应性低血糖:常于生后早期出现轻度、短暂的低血糖,葡萄糖治疗效果好。这些患儿通常为糖尿病母亲婴儿,或患有红细胞增多症,难以适应生后代谢改变。②继发性低血糖:生后第1日出现相对较轻、持续时间短的低血糖,对葡萄糖治疗反应快。此类患儿多有中枢神经系统异常,如缺氧缺血性脑损伤、颅内出血、化脓性脑膜炎等。③经典暂时性低血糖:生后第1日末出现的中到重度低血糖,持续时间长,需应用大剂量葡萄糖治疗。这些患儿几乎都是宫内营养不良所致的小于胎龄儿,表现为糖原、脂肪酸储备不足及糖原异生障碍。④严重反复性低血糖:多为足月儿,表现为严重、持续的低血糖,低血糖发生时间不同,早期葡萄糖治疗不易纠正,大部分患儿有原发的糖代谢紊乱,常包括 Beckwith-Wiedemann 综合征、先天性高胰岛素血症、胰腺 β 细胞增生、激素缺乏及先天性遗传代谢病等。本患儿入院时反复低血糖,入院后用较高的糖速才能维持血糖的稳定,血氨增高,重度代谢性酸中毒,高乳酸血症,入院过程中出现外周血三系减少,结合遗传代谢性疾病血尿检查明确甲基丙二酸血症,经积极对因治疗,患儿恢复满意。此类患儿要同败血症、化脓性脑膜炎、再生障碍性贫血、缺氧缺血性脑病等鉴别。

案例7 新生儿代谢性骨病

(一)病例介绍

患儿,男,胎龄27周,出生体重800g,因母亲重度子痫前期急诊剖宫产出生。生后反应差、气促44分钟,气管插管下入院。入院后予高频呼吸机支持2日→撤机NCPAP支持7小时→再次上呼吸机支持10日(其中高频呼吸机支持5日)→再次撤机NCPAP支持→空氧混合器头罩给氧23日后离氧。患儿入院上机7日,撤机困难,加用地塞米松5日后撤机。生后14日胸部X线检查示慢性肺部疾病改变,后表现为持续氧依赖,总用氧时间长达80日。病程中给予咖啡因治疗70日。入院后禁食并予以胃肠外营养支持,第2日开始给予早产儿配方奶0.5ml,每6小时一次鼻饲喂养,根据患儿喂养耐受情况逐日增加奶量,60日龄时奶量达140ml/(kg·d),同时停胃肠外营养。入院当日实验室检查示:ALP 227U/L,血清钙2.24mmol/L,血清磷0.8mmol/L;生后第3周,ALP升至1 029U/L,血钙2.47mmol/L,血清磷1.23mmol/L;生后第5周,ALP 885U/L,血清钙2.03mmol/L,血清磷1.30mmol/L。患儿55日龄时查体发现头顶部颅骨软化,触之有"乒乓球"样感。胸部X线示两侧肋骨细小,前端膨大;上肢X线示右侧尺、桡骨远端及肱骨近端临时钙化带毛糙、增宽。检测血25-羟维生素D为45.3mmol/L(参考值30~90mmol/L)。予维生素D_3滴剂800U/d,葡萄糖酸钙溶液1g/d口服。出院时体重2 200g,嘱继续予多维生素滴剂和葡萄糖酸钙治疗。出院诊断:①新生儿肺透明膜病;②新生儿肺炎;③新生儿支气管肺发育不良;④新生儿代谢性骨病;⑤早产儿视网膜病变;⑥极早产儿;⑦超低出生体重儿;⑧适于胎龄儿;⑨宫外生长发育迟缓。

(二)临床分析

1. **住院医师** 早产儿代谢性骨病(metabolic bone disease,MBD)是因钙、磷储备过少或摄入不足,或维生素 D 供给不足、骨负荷过低等所致。在极低出生体重儿和超低出生体重儿中,发生率可高达 30%~50%。胎儿期 80% 的骨形成发生于妊娠末期 3 个月。胎龄 24 周时胎儿体内含钙量仅为 5g,40 周时增至 30g。胎龄 35 周是成骨的高峰期,体内钙的沉积达 150mg/(kg·d),磷沉积达 75mg/(kg·d)。患儿为 28 周前出生的早产儿,缺失了宫内钙、磷沉积的高峰期,导致钙、磷储存量严重不足,于生后 2~4 个月出现典型的早产儿代谢性骨病影像学表现。

2. 主治医师 钙、磷是机体最主要的骨矿物质。维生素 D 在体内经肝、肾羟化酶的作用,最终转变成有活性的 1,25(OH)$_2$ 维生素 D$_3$,促进小肠黏膜对钙、磷的吸收,以维持正常血钙、磷浓度。因此,合适的钙磷比例及适量的钙、磷、维生素 D 的摄入,对保证正常骨矿化非常重要。该患儿肠内喂养进展缓慢,至 60 日才达到全肠道喂养,肠外营养的时间将近 9 周,出院时为 EUGR,说明住院期间矿物质的摄入量远不能满足生长所需。导致代谢性骨病的另一重要因素是早产儿骨负荷过低。研究发现,对骨与关节的机械牵拉使骨负荷增加,成骨细胞活动增强,促进骨的形成;相反,当骨负荷减少时,破骨细胞活动增强,骨重吸收增加。早产儿生后接受适当的被动运动可增加骨形成与骨矿化。该患儿生后被长期安置于辐射台或暖箱中,或因为病情危重、机械通气等原因使肢体的被动及主动运动都极大受限,骨骼一直处于低负荷水平,十分不利于骨骼生长。

3. 副主任医师 早产儿代谢性骨病早期 X 线片主要表现为骨质变薄,之后则出现佝偻病样改变、骨折,多发性骨折的发生率也较高。临床上很多病例是在 X 线检查发现典型改变后才得以诊断,但在发现影像学典型改变前,骨矿物质缺失可高达 40%,因此 X 线检查并不是较好的早期诊断方法。血钙、磷和 ALP 是临床最常用的骨代谢监测指标。由于在血钙水平较低时,机体可通过骨钙的动员和释放来维持正常的血钙水平,因此血钙不能用于代谢性骨病的筛查。低血磷与代谢性骨病具有很好的相关性。早产儿体内 90% 的 ALP 来源于骨组织,能较好地反映骨代谢的情况。研究提示 ALP 结合血磷水平可显著提高代谢性骨病诊断的敏感度。如血磷 <1.8mmol/L 和／或血清 ALP>900IU/L,可以诊断早产儿代谢性骨病。

4. 主任医师 MBD 的发生与多个危险因素有关,包括母亲怀孕时的营养状况、早产、低出生体重,以及影响钙、磷代谢的药物(类固醇类激素、氨茶碱、利尿剂等)、长期肠外营养和全肠道喂养建立延迟等。目前 MBD 定义尚存在争议,诊断标准也不统一,诊断要点主要是临床表现、实验室检查、影像学检查等。早产儿 MBD 早期无特异性临床表现,严重病例可出现骨折,很多病例在影像学检查发现典型改变后才诊断。MBD 最常见的生化改变包括低血磷和高 ALP。低血磷可以作为矿化不足最早的指标,生后 7~14 日即可出现异常。有研究把 MBD 分为:轻度 MBD:ALP>500IU/L,血磷 ≥4.5mg/dl;重度 MBD:ALP>500IU/L,血磷 <4.5mg/dl;当 ALP<500IU/L 时,无 MBD 发生。研究显示,甲状旁腺激素(PTH)>180ng/dl 或血磷 <4.6mg/dl 为标准,诊断重度 MBD 的灵敏度高达 100%,特异度为 94%。双能 X 线吸收法(dual energy X-ray absorptiometry, DEXA)是目前公认有效的检测技术,作为骨容量测量的金标准,具有很高的精密度和准确度。按 DEXA 的骨密度值(bone mineral density, BMD)将早产儿骨骼发育分级如下:差:BMD<0.068g/cm²;一般:BMD 为 0.068~0.080g/cm²;良:BMD 为 0.081~0.112g/cm²;优:BMD>0.112g/cm²。该患儿血清磷 1.23mmol/L,ALP 升至 1 029U/L 诊断 MBD 成立。治疗为口服维生素 D 2 000~4 000IU/d,补充钙剂 100mg/(kg·d)。同时强化喂养,加强骨负荷。

5. **总结**　该患儿诊断明确,MBD关键在于预防,提供充足的营养,补充钙、磷、维生素D,提供适当的物理治疗;尽量缩短机械通气时间,减少影响矿物质代谢药物(如糖皮质激素、氨茶碱、利尿剂等)的应用,以及常规被动锻炼等。

案例8　新生儿液体疗法

(一)病例介绍

1. **病例摘要**　患儿,男,生后1小时,因"早产出生窒息复苏后呼吸困难1小时"入院,第2胎第2产,胎龄25^{+4}周,辅助生殖技术助孕,因阴道流血,难免早产经阴道娩出,出生体重0.83kg,无胎膜早破,羊水Ⅰ°浑浊,脐带无异常,胎盘可见剥离面。患儿娩出后无自主呼吸、心率20~30次/min、皮肤发绀、肌张力低下,立即给予畅通气道、气管插管、连接T组合复苏器正压通气(FiO$_2$:40%,PIP/PEEP:16/5cmH$_2$O),配合胸外按压,听诊两肺送气音弱,心音低钝。1分钟评1分(心率1分),继续正压通气(上调T-piece复苏器参数至PIP/PEEP:18/5cmH$_2$O,FiO$_2$:65%)及胸外按压,5分钟时心率上升至65次/min,并出现喘息样呼吸,但仍皮肤发绀、肌张力低下、刺激无反应,Apgar评分2分(呼吸、心率各1分),暂停胸外按压继续正压通气(上调T-piece复苏器参数至PIP/PEEP:20/7cmH$_2$O)。10分钟时心率78次/min,喘息样呼吸、偶有自主活动,Apgar评5分(每项各1分),经皮氧饱和度68%。继续正压通气,15分钟评6分(心率2分,其余各1分),30分钟心率125次/min、血氧饱和度87%,Apgar评分8分(呼吸及肌张力各1分,余2分),给予猪肺磷脂注射液120mg气管内注入。测末梢血糖4.2mmol/L,给予开通静脉通路,10%葡萄糖10ml以2.8ml/h持续泵入。体格检查:体温36.0℃,心率130次/min,呼吸47次/min,血压56/37mmHg,体重0.83kg,身长37cm,头围25cm,超未成熟貌,反应弱,胶冻样皮肤,前囟平软,可见吸气三凹征,双肺呼吸音低、粗糙,可闻及少许湿性啰音,心音低钝,心前区未闻及杂音,四肢肌张力低下,原始反射未引出。入院诊断:①超早产儿;②超低体重儿;③新生儿窒息(重度);④新生儿呼吸窘迫综合征;⑤新生儿宫内感染。

2. **液体治疗过程**　①第1日,入量100ml/kg,尿量100ml/kg,IWL30ml/kg(暖箱温度35℃,湿度70%,使用加温加湿气管插管),减10ml/kg内生水,负水平衡20ml/kg,糖速4mg/(kg·min),血糖稳定,血钠130mmol/L,开始补钠,血钾5.37mmol/L,暂不补钾。②第2日,入量120ml/kg,尿量170ml/kg,IWL30ml/kg,负水平衡50ml/kg,糖速6mg/(kg·min),补钠3mmol/kg,血钠131mmol/L;血钾4.4mmol/L,暂不补钾,血钙0.9mmol/L,开始补钙20mg/(kg·d)。③第3日,入量130ml/kg,尿量100ml/kg,IWL30ml/kg,出入量基本达到平衡,糖速6mg/(kg·min),补钠3mmol/L,血钠143mmol/L,补钾2mmol/L,血钾3.9mmol/L,血钙1.25mmol/L,开始微量喂养;④第7日,入量150ml/kg,尿量111ml/kg,IWL30ml/kg,出入量基本平衡,体重0.85kg,恢复出生体重,糖速9mg/(kg·min),补钠3mmol/L,血钠135mmol/L,补钾3mmol/L,血钾4.5mmol/L,血钙1.26mmol/L,继续微量喂养;⑤第34日,达到全肠道营养,体重1.3kg,奶量120ml/kg。

(二)临床分析

新生儿液体疗法是所有新生儿疾病都会使用的基础治疗方法,适当的补液能显著提高新生儿特别是早产儿的存活率及减少后遗症率,研究表明,新生儿最初几天的液体治疗是很多疾病的死亡率影响因素之一,如脑室内出血、坏死性小肠结肠炎、症状性动脉导管未闭、支气管肺发育不良等。但是,由于新生儿体液总量相对多,基础代谢率高,体表面积相对大,皮肤薄不显性失水量大,体液缓冲能力差,呼吸中枢敏感度低,肺代偿功能不足,肾脏稀释、浓缩、酸化尿液及保碱能力均较低,因而较易发生水、电解质紊乱,又易因输液过量而发生肺水肿、心力衰竭或水中毒等矛盾,正确认识这些矛盾,才能在补液过程中尽量减少不良反应,提高治愈率。

案例9 血糖稳定维持

(一)病例介绍

1. 病例摘要1 患儿,男,8小时,因生后"反应差,嗜睡4小时"由母婴同室转入新生儿病房。患儿系35周早产儿,出生体重2 000g,出生时无窒息抢救史。生后予母乳喂养,奶量不详。无发热,大小便未排。查体:近足月儿貌,反应差,嗜睡,呼吸不规则,无发绀。心、肺、腹未见异常。神经系统查体:四肢肌张力减低,原始反射减弱。实验室检查:血常规正常;床旁血糖0.2mmol/L;静脉血生化:血气分析、电解质正常,血糖0.1mmol/L。诊断:①新生儿低血糖;②早产儿低出生体重儿。

治疗方案:立即静脉给予10%葡萄糖4ml推注,以后改为6~8mg/(kg·min)维持,半小时后复测血糖为4mmol/L,以后每1小时监测一次血糖,并予母乳喂养,患儿症状明显缓解,逐渐减少静脉输注葡萄糖速率,48小时后停用静脉输液,患儿饮奶每次15ml,每3小时一次,监测血糖正常,予以出院。

2. 病例摘要2 患儿,女,2天,在新生儿病房住院期间因"反应差,呼吸暂停2次"由住院医师请示上级医师会诊。患儿系29周早产儿,出生体重1 250g,生后因"早产、NRDS"入住新生儿科。入院后给予母乳微量喂养及静脉营养液输注等治疗。上级医师查看患儿:反应差,无创CPAP辅助通气下呼吸不规则,血氧饱和度90%,心、腹无异常,神经系统查体发现四肢肌张力减低、原始反射减弱,最近4小时小便量约30ml。床旁血糖23mmol/L。诊断:①新生儿高血糖;②超早产儿,超低出生体重儿。

治疗方案:立即停止静脉营养液输注,半小时后测静脉血糖20mmol/L,将静脉糖速由原来的12mg/(kg·min)降至4mg/(kg·min),并加用胰岛素0.1U/(kg·h)持续滴注。1小时后复查血糖为5.5mmol/L。患儿上述症状缓解。1日后逐渐减量至停用胰岛素,患儿血糖维持正常。

(二)临床分析

1. 病例特点分析 第1例患儿为晚期早产儿、低出生体重儿,生后出现反应差、嗜睡,血糖检查显著降低,通过静脉补充葡萄糖,纠正血糖之后,患儿症状很快恢复;第2例患儿为超早产儿、超低出生体重儿,在住院期间进行静脉营养治疗的过程中出现反应差、呼吸暂停、小便量增多,血糖监测显著升高,通过调整静脉糖速、输注胰岛素等措施患儿血糖控制稳定,症状缓解。两例患儿均是容易发生血糖不稳定的高危新生儿,血糖异常相关的临床症状可不典型,但作为临床医师应首先排除此常见问题,并予以纠正,血糖稳定之后症状很快缓解

也支持临床低血糖 / 高血糖的诊断。

2. **知识拓展** 晚期早产儿（近足月儿）、胰岛素依赖型糖尿病或妊娠糖尿病母亲的新生儿、足月小样儿或大于胎龄儿均是容易发生血糖水平紊乱的高危新生儿,生后应予血糖监测,尤其是留在母婴同室的上述新生儿更应注意。超早产儿、超低出生体重儿容易发生医源性高血糖,故在住院治疗期间应密切监测血糖。顽固性低血糖除静脉输注葡萄糖外,必要时需输注氢化可的松;顽固性高血糖除减慢静脉糖速之外,必要时需使用胰岛素。治疗效果不佳者应行进一步检查,排除新生儿糖尿病、高胰岛素血症、遗传代谢性疾病等。

案例 10 质谱筛查

（一）病例介绍

1. **病史** 患儿,女,生后 14 天,因"吸吮差、四肢肌张力低下 14 天"入院。患儿系第 1 胎第 1 产,胎龄 38^{+1} 周,顺产娩出,出生体重 2 710g。否认窒息抢救史,Apgar 评分 1 分钟 8 分、5 分钟 9 分,羊水清,脐带、胎盘无异常。生后于外院新生儿病房住院治疗。人工喂养,吸吮差。生后第 5 日,患儿出现血氧饱和度波动,予头罩吸氧。生后第 11 日出现呼吸困难加重,胸片提示肺炎,血气分析提示呼吸性酸中毒,予禁食、补液、抗感染治疗,仍无明显改善。生后第 14 日转入上级医院 NICU 进一步治疗。患儿生后,反应欠佳,吸吮差,四肢肌张力低。病程中无惊厥发作。人工喂养,大小便正常,已接种乙肝疫苗和卡介苗。父母体健,否认近亲结婚及家族遗传病史。

2. **体格检查** 体温 36.2℃,脉搏 140 次 /min,呼吸 62 次 /min,血压 84/56mmHg,身长 46cm,头围 30cm,体重 2 700g,神志清,反应差,全身皮肤轻度黄染,无皮疹、出血点。头颅外观无畸形,前囟平软,颅缝增宽。角膜无混浊,双侧瞳孔等大等圆,对光反射灵敏,鼻导管吸氧下口唇红润,无唇腭裂,颈软无抵抗,气管居中。胸廓对称,无畸形,呼吸稍促,三凹征阳性,双肺呼吸音粗,可闻及痰鸣音。心前区无隆起,心音有力,心率 140 次 /min,律齐,未闻及病理性杂音,腹部软,未触及包块。肝肋下触及,边锐、质软,脾未触及肿大,肠鸣音正常,脊柱四肢无畸形,左手通贯掌,四肢肌张力低下,原始反射减弱。手足暖,CR<2 秒。

3. **实验室检查** 血常规:WBC 11.9×10^9/L,RBC 4.67×10^{12}/L,Hb 150.0g/L,PLT 215×10^9/L,CRP<8mg/L。血气分析:pH 7.34~7.41,PaCO$_2$ 64.1~75.7mmHg,PaO$_2$ 50~64mmHg,Base (Ecf) 11.3~17.4mmol/L,Lac 0.8~1.9mmol/L。微量血糖 4.6~6.0mmol/L。TORCH(-),CMV-DNA(-)。生化主要指标:血氨:98.0μmol/L,谷丙转氨酶 103U/L,直接胆红素 50.1μmol/L,尿素 14.60mmol/L,肌酐 22.0μmol/L,白蛋白 29.1g/L,血钙 2.52mmol/L,血钾 5.07mmol/L,血钠 136mmol/L。凝血功能:凝血酶原时间测定 16.3 秒;凝血酶原活动度 66%;纤维蛋白原定量 3.26g/L;部分活化凝血酶原时间 59.9 秒。D- 二聚体定量测定 0.6mg/L;纤维蛋白降解产物 4.1μg/ml;INR1.32。血型:B 型;Rh 阳性。血培养:未见细菌生长。尿培养:阿氏肠杆菌,头孢吡肟敏感。胸腹 X 线:右侧水平裂略宽,肠道充气偏少;双侧髂骨与耻骨连接处软骨异常骨化。头颅 MRI:硬膜下少量出血,双侧脑室扩大,脑室旁囊肿。左顶叶局部脑沟较深。心脏超声:①小型房间隔缺损（继发孔）+ 卵圆孔未闭;②左肺动脉流速增快。肌肉活检:肌肉活检组织经组织化学、酶组织化学和免疫组化染色分析,未见特殊病例结构特征。代谢性疾病筛查:入院后 2 日,血、尿串联质谱筛查未见明确异常。遗传性疾病检测:SMA-MLPA 检

测:未检测到 *SMN1* 和 *SMN2* 基因第 7、8 号外显子拷贝数变异;PWS/AS-MLPA 检测:未检测到染色体 15q11-13PWS-AS 相关区域基因的拷贝数变异及区域内 CpG 岛的甲基化状态异常;临床外显子测序:检测到 *PEX1* 基因复合杂合变异。

4. 治疗经过 患儿入住 NICU,积极完善相关检查,给予暖箱保暖、心电血氧监护。呼吸方面:入院后予间断鼻导管吸氧,入院第 30 日,因呼吸困难、二氧化碳潴留,予 NCPAP 辅助通气治疗,上机 3 日后,二氧化碳潴留改善,改为鼻导管吸氧,后经皮氧饱和度稳定,无呼吸困难发生。消化方面:入院后完全静脉营养 2 日,因吸吮差,后予深度水解乳清蛋白奶粉鼻饲喂养,逐渐增加奶量;入院后第 17 日,出现血便,考虑 NEC,予抗感染、禁食、胃肠减压及静脉补液支持治疗;入院后第 22 日,重新深度水解乳清蛋白奶粉鼻饲喂养,逐渐增加奶量;入院后第 37 日,达到全肠道喂养,耐受可。生化检查提示肝功能异常和胆汁淤积,给予利胆和保肝治疗。住院期间,给予冰冻血浆、丙种球蛋白支持治疗。感染方面:入院后常规给予氨苄西林舒巴坦+头孢他啶抗感染治疗 5 日;入院后第 17 日,出现 NEC,再次给予氨苄西林舒巴坦、美罗培南、甲硝唑抗感染治疗 5 日;入院第 30 日,因呼吸困难、二氧化碳潴留,伴发热 37.8℃,再次给予氨苄西林舒巴坦及头孢吡肟抗感染治疗 5 日;后因尿培养:阿氏肠杆菌,头孢吡肟敏感,故头孢吡肟抗感染治疗用至 10 日,复查尿培养阴性。

5. 出院情况 患儿于暖箱中,体温正常,鼻导管吸氧下血氧饱和度维持在 95% 左右,鼻饲奶,耐受可,大小便正常。查体见:神清,反应欠佳,皮肤稍苍白,肌肉活检处未见红肿及渗血渗液。前囟平软,呼吸运动及呼吸频率正常,双肺呼吸音稍粗,未闻及干湿啰音,心音有力,律齐,未闻及杂音。腹部平软,肝脾未及肿大,肠鸣音正常。四肢肌张力低,原始反射未引出。患儿家属考虑远期预后不佳,要求自动出院。进行鼻饲、吸痰和基本复苏培训,患儿带胃管签字出院。

(二)临床分析

1. 主治医生 根据患儿病史及临床表现,入院时初步诊断为新生儿肌张力低下、新生儿肺炎、房间隔缺损。患儿病程中,出现肝功能异常、NEC 及泌尿系感染,经过治疗后,NEC 及泌尿系感染得到控制。辅助检查中,X 线提示双侧髂骨与耻骨连接处软骨异常骨化,肌活检阴性,临床外显子检测到 *PEX1* 基因复合杂合变异,考虑 Zellweger 综合征。

2. 副主任医师 患儿在新生儿期,表现为明显的肌张力低下、喂养困难、肌活检阴性。此类情况需要与常见的一些病因进行鉴别:①Prader-Willi 综合征:该疾病可在新生儿期出现肌张力低下及喂养困难,需注意进行鉴别,但该病患儿中出现肝功能异常及骨骼系统异常的较少,且患儿部分有特殊面容、皮肤苍白、生殖系统发育不良,与目前患儿临床表现不完全符合,经过 PWS/AS-MLPA 检测,可明确除外;②脊肌萎缩症:表现为新生儿期严重的肌张力低下,但出现肝功能异常及骨骼系统异常的较少,肌活检可有特征性改变,SMA-MLPA 检测可明确除外;③染色体疾病:如 21-三体综合征等,可以出现多脏器功能受累,累及神经系统、消化系统、骨骼系统,必要时可行染色体相关检查,明确除外。

3. 主任医师 目前对过氧化物酶体疾病 Zellweger 综合征的定义,已经划分为 Zellweger 谱系疾病(Zellweger spectrum disorder, ZSD)。该病患儿在新生儿期可出现肌张力低下、喂养困难。其他临床表现还包括特殊面容(面部平坦、宽鼻梁、前囟及骨缝增大)、惊厥、肾囊肿、软骨发育异常及较为严重的肝功能受损。严重患儿出现明显发育落后,并在出生的第一年死亡。针对性的辅助检查中可以看到血 VLCFA 浓度升高。该疾病为参与过氧化物酶体功能的基因缺陷所导致,最常见的是 *PEX1* 基因缺陷。本例患儿临床主要特征为生后即出现肌张力低下、反应差及软骨异常骨化,新生儿后期出现肝功能异常。病程中曾出现肺部感染、NEC 及泌尿道感染,感染控制尚满意,临床表现符合 ZSD 诊断。辅助检查中,常规的血尿串联质谱并未见明确异常,肌活检阴性。临床外显子检测在患儿 *PEX1* 基因上检测到 2 个无义突变,均导致了蛋白质的截断,经过父母验证,父母分别为其中单一杂合变异的携带者,患儿携带的复合杂合无义变异,复合该疾病的常染色体显性遗传模式。在治疗方面,患儿喂养仍需依靠鼻饲完成,可尝试喂养训练,并进行早期康复训练;继续保肝治疗,定期评估肝肾功能及内环境情况;注意神经系统及发育评估,警惕惊厥发作。目前针对 ZSD 的治疗,多着重于对症处理,及对主要脏器功能的维持。建议患儿父母进行产前遗传咨询,可进行相应的生殖干预及产前诊断。

案例 11 两性畸形

(一)病例介绍

1. **病史** 患儿,男 / 女? 12 天,因"反应差、拒奶、嗜睡 6 天"来诊。系 G_2P_2,38 周自然分娩儿,出生体重 3 500g,母孕期无合并症,无特殊用药史。患儿出生后无抢救史。母乳喂养。家族史:有姐姐,出生后有相似症状,1 个月后死亡。患儿就诊前 6 日在家中出现反应差,拒奶,奶量逐日减少,嗜睡,小便量减少,无发热、抽搐、腹泻等。

2. **体格检查** 体温 36.5℃,脉搏 150 次 /min,呼吸 45 次 /min,血压 50/30mmHg,体重 3 000g,反应差,脱水貌,皮肤弹性差,全身皮肤黏膜黑,乳晕、外生殖器色素沉着,心、肺、腹未见异常,四肢肌张力稍差,原始反射稍减弱,外生殖器外观异常,似女性,但有男性化表现,阴唇融合,似阴囊性尿道下裂,未扪及睾丸,阴蒂肥大似阴茎但短小,长 0.5cm,未见阴道开口。

3. **实验室检查** 血常规正常;血气分析:pH 7.12,$PaCO_2$ 40mmHg,HCO_3^- 16mmHg,BE-10mmHg,Na^+ 119mmol/L,K^+ 7.5mmol/L Cl^- 81mmol/L;血氨:正常;肝肾功:正常;甲状腺功能:正常;17- 羟孕酮水平 450nmol/L;腹部 CT:双侧肾上腺较厚,体积较为丰满;腹部超声:可见子宫及双侧卵巢,腹腔内未见睾丸;染色体:46,XX;21- 羟化酶缺陷症 *CYP21A2* 基因检测:1.3 号外显子的杂合缺失突变,c.1069C>T, p.(Arg357Trp)的纯合突变。患儿父亲 *CYP21A2* 基因的大片段杂合缺失,至少包含了 1-3 号外显子,患儿父亲 c.1069C 位点未见异常;患儿母亲 c.1069C 位点检查发现 c.1069C>T 杂合突变。

(二)临床分析

1. **特点分析** 该患儿为足月新生儿,以反应差、拒奶、嗜睡等不典型临床表现为主要症状就诊,入院查体发现患儿有严重脱水,体重下降,外生殖器发育异常,两性畸形,女性男性化表征,皮肤色素沉着;影像学检查提示女性内生殖器,染色体核型为 46,XX,提示患儿生物学性别为女性,结合其他辅助检查:代谢性酸中毒,低钠高钾血症,双侧肾上腺较厚,17-OHP 显著升高,*CYP21A2* 基因检测异常,确认该患儿发生两性畸形的原因为先天性肾上腺皮质增生症。

2. 知识拓展　46,XX 性发育障碍最常见的是先天性肾上腺皮质增生症。其中 21- 羟化酶缺陷（21-OHD）占 90%~95%，分为经典型（包括失盐型及单纯男性化型）和非经典型，女性患者可表现为出生时两性畸形，不同程度男性化体征，但有完全正常的女性内生殖器结构。男性患者可表现为假性性早熟，外生殖器性别不清，男性阴茎大或尿道下裂，隐睾，女性外生殖器男性化，乳晕、外生殖器色素沉着；生后不久出现水盐代谢障碍或高血压，家族史中有类似疾病应高度警惕，实验室检查是确诊的重要依据。

3. 主要诊断　先天性肾上腺皮质增生症（21- 羟化酶缺陷）；两性畸形；重度脱水；代谢性酸中毒；电解质紊乱：低钠高钾血症。

4. 治疗方案　补液、纠酸、补充糖皮质激素（氢化可的松）及盐皮质激素（氟氢可的松）等，患儿病情好转出院，内分泌科随访调节药物剂量及小儿外科随访纠正外生殖器畸形。

（吴本清　杨玉兰　林新祝　杨传忠　段　江　花少栋　刘卫鹏　唐　军　周文浩）

参考文献

1. 邵肖梅 . 叶鸿瑁 . 丘小汕 . 实用新生儿学 . 第 4 版 . 北京：人民卫生出版社，2011.

2. 王棵，朱军 . 2014 年全国出生缺陷人群监测主要结果报告 . 全国妇幼卫生年报，2016,（3）：7–8.

3. 易玲，朱军 . 2015 年全国妇幼卫生三网监测主要结果分析报告摘要 . 全国妇幼卫生年报，2016,（4）：9–10.

4. 周沫 . 出生缺陷临床图谱 . 广州：广东科技出版社，2009.

5. 李松 . 出生缺陷诊断图谱 . 第 2 版 . 北京：北京医科大学出版社，2002.

6. 李正 . 先天畸形学 . 北京：人民卫生出版社，2000.

7. 朱军，李胜利 . 中国出生缺陷图谱 . 北京：人民卫生出版社，2008.

8. Dias M, Partington M, et al. Congenital Brain and Spinal Cord Malformations and Their Associated Cutaneous Markers. Pediatrics, 2015, 136（4）：1105–1119.

9. Bartel–Friedrich S. Congenital Auricular Malformations：Description of Anomalies and Syndromes. Facial Plast Surg, 2015, 31（6）：567–580.

10. Simeone RM, Feldkamp ML, Reefhuis J, et al. CDC Grand Rounds：Understanding the Causes of Major Birth Defects – Steps to Prevention. MMWR Morb Mortal Wkly Rep, 2015, 64（39）：1104–1107.

11. 秦振庭 . 小儿体液学 . 北京：北京医科大学、中国协和医科大学联合出版社，1997.

12. Steurer MA, Berger TM. Infusion therapy for neonates, infants and children. Anaesthesist, 2011, 60（1）：10–22.

13. Masilamani K, van der Voort J, The management of acute hyperkalaemia in neonates and children. Arch Dis Child, 2012, 97（4）：376–380.

14. Pieltain C, Rigo J.Early mineral metabolism in very–low–birth–weight infants. J Pediatr

Gastroenterol Nutr, 2014, 58（4）: 39.

15. Dupuy O, Aubert P, Dumuis ML, et al. Hyperparathyroidism during pregnancy: dangerous association for the mother and her infant. Rev Med Interne, 2010, 31（11）: 9-10.

16. 李廷玉. 婴儿营养原理与实践. 北京: 人民卫生出版社, 2009.

17. Ma G, Jin Y, Li Y, et al. Iron and zinc deficiencies in China: what is a feasible and cost-effective strategy? Public Health Nutr, 2008, 11（6）: 632-638.

18. Oken E, Duggan C. Update on micronutrients: iron and zinc. Curr Opin Pediatr, 2002, 14（3）: 350-353.

19. Marquardt ML, Done SL, Sandrock M, et al. Copper deficiency presenting as metabolic bone disease in extremely low birth weight, short-gut infants. Pediatrics, 2012, 130（3）: 695-698.

20. Kaler SG.Neurodevelopment and brain growth in classic Menkes disease is influenced by age and symptomatology at initiation of copper treatment.J Trace Elem Med Biol, 2014, 28（4）: 427-430.

21. 魏克伦. 杨于嘉. 新生儿学手册. 第5版. 长沙: 湖南科学技术出版社, 2006.

22. 宋燕燕, 蔡岳鞠. 新生儿液体治疗中的矛盾和对策. 实用儿科临床杂志, 2012, 27（14）: 1061-1064.

23. 武荣, 封志纯, 刘石. 新生儿诊疗技术进展. 北京: 人民卫生出版社, 2016.

24. David H. Adamkin, Clinical Report-Postnatal Glucose Homeostasis in Late-Preterm and Term Infants. Pediatrics, 2011, 127（3）: 575-579.

25. Cornblath M, Hawdon JM, Williams AF, et al. Controversies regarding definition of neonatal hypoglycemia: Suggested operational thresholds. Pediatrics, 2000, 105（5）: 1141-1145.

26. 卢伟, 肖凯. 法医毒物检验技术方法的质量要求. 科研, 2015（5）: 00215.

27. 常靖, 王芳琳, 张泽楠, 等. 法医毒物检验中毒物的快速筛查与检测研究进展. 中国法医学杂志, 2015, 30（1）: 49-52.

28. 刘英姿, 王成祥, 李延阁. 原子荧光光谱法在金属毒物检验中的应用. 刑事技术, 2007（1）: 30-33.

29. 李敏, 郭巧珍, 邵兵, 等. 超高效液相色谱-飞行时间质谱法快速筛查尿液中353种有毒有害化合物. 中国卫生检验杂志, 2015（4）: 463-466.

30. 黄澄如. 孙宁. 张潍平. 实用小儿泌尿外科. 北京: 人民卫生出版社, 2006.

31. Thyen U, Lanz K, holterhus PM, et al.Epidemiology and initial management of ambiguous genitalia at birth in Germany. Horn Ret, 2006, 66（4）: 195-203.

32. Houk CP, Hughes JA, Ahmed SF, et al. Summary of consensus statement on intersex disorders and their management. International Intersex Consensus Conference.Pediatrics, 2006, 118（2）: 753-757.

33. Hughes IA, Houk C, Ahmed SF, et al. Consensus statement on management of intersex disorders. J Pediatr Urol, 2006, 2（3）: 148-162.

34. Weiss B. Anogenital distance: defining "normal". Environ Health Perspect, 2006, 114（7）: 399.

35. 巩纯秀,秦淼. 儿科内分泌医师对性发育障碍患者处理方法探讨. 中国实用儿科杂志, 2013, 28 (10): 725-731.

36. Warne GL, Bhatia V, Sytsma S.Ethic and intersex. Berlin：Springer, 2006.

37. Meyer-Bahlburg HF, Migeon CJ, Berkovitz GD, et al. Attitudes of adult 46, XY intersex persons to clinical management policies. J Urol, 2004, 171 (4): 1615-1619.

53检